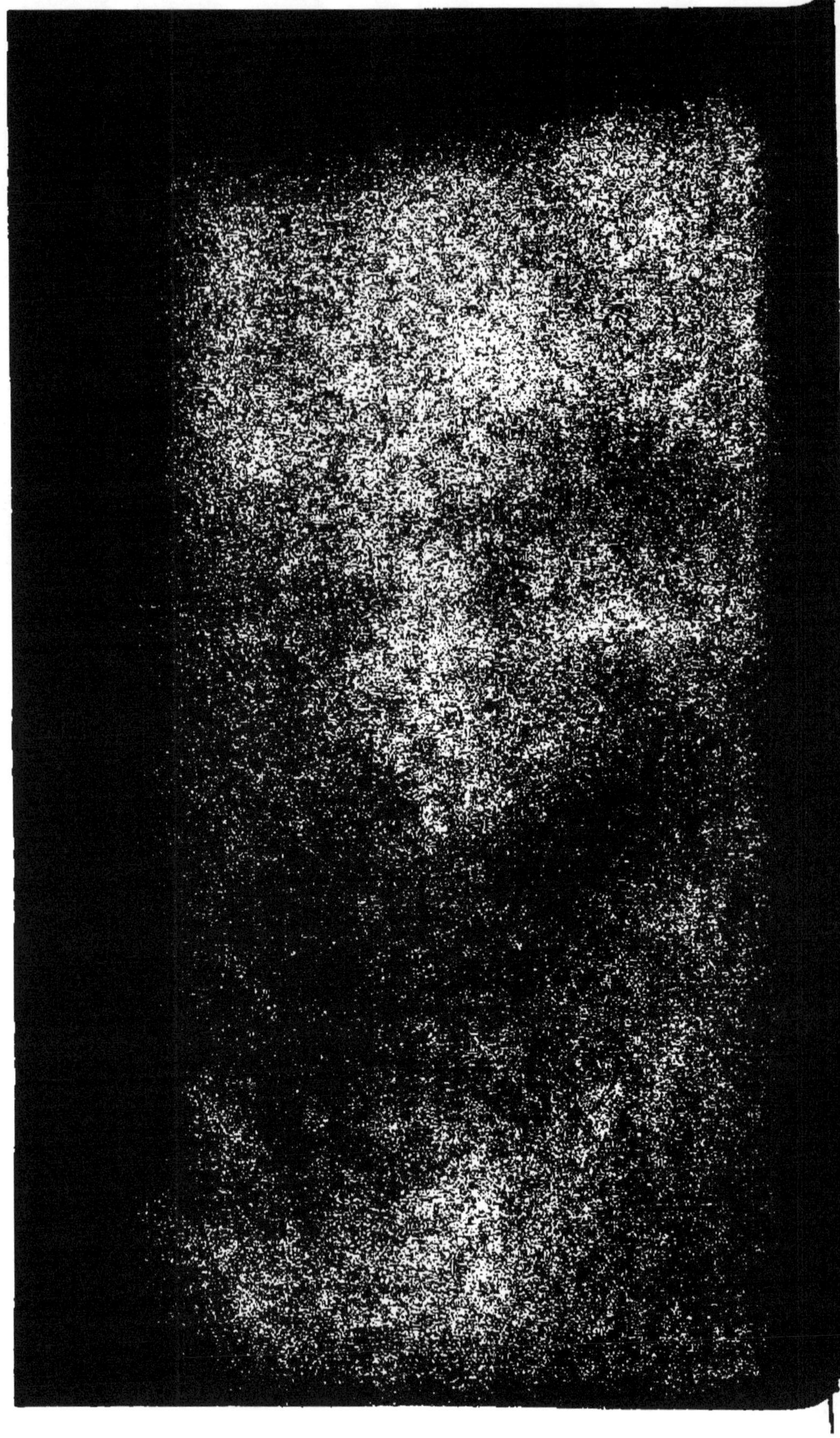

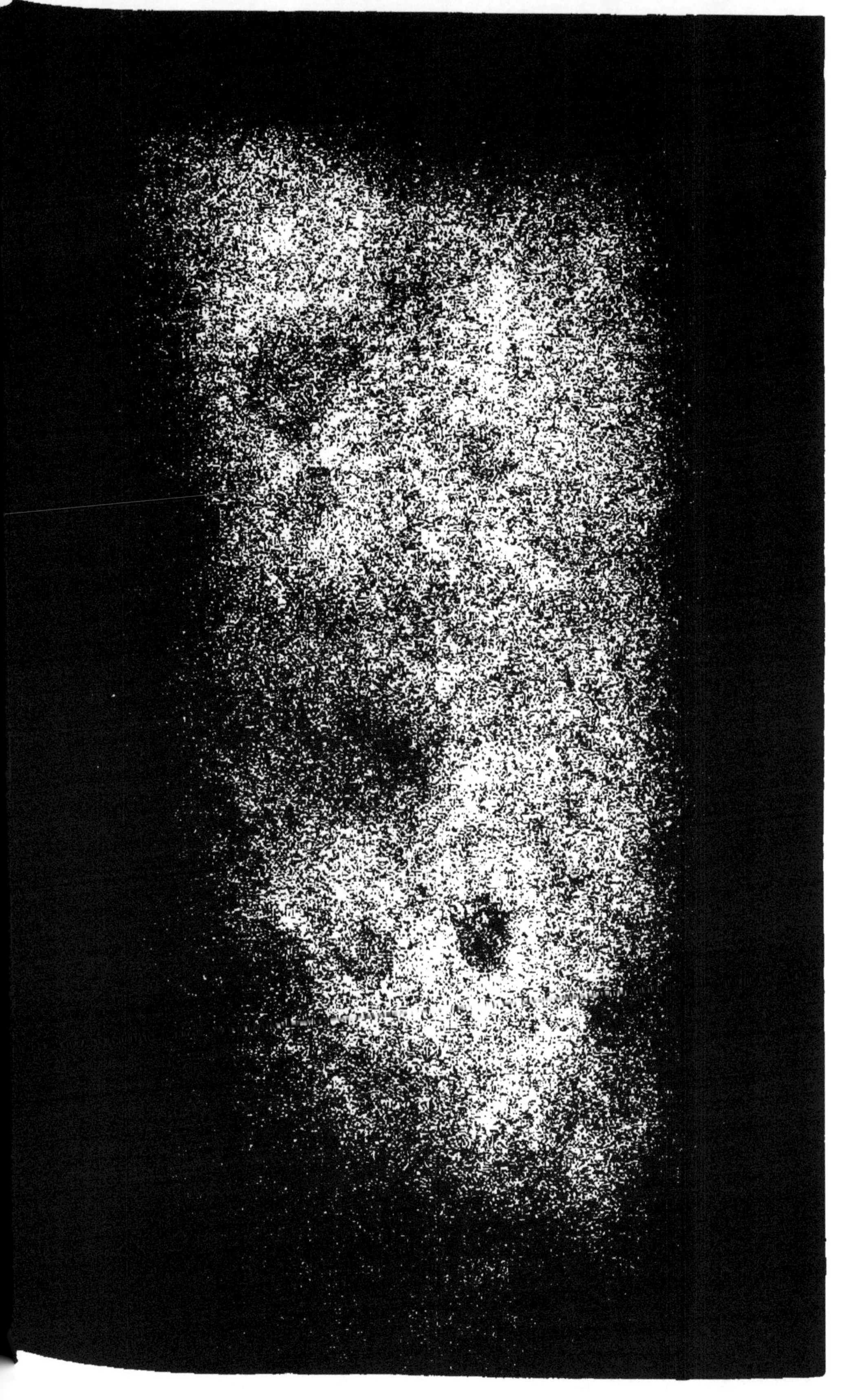

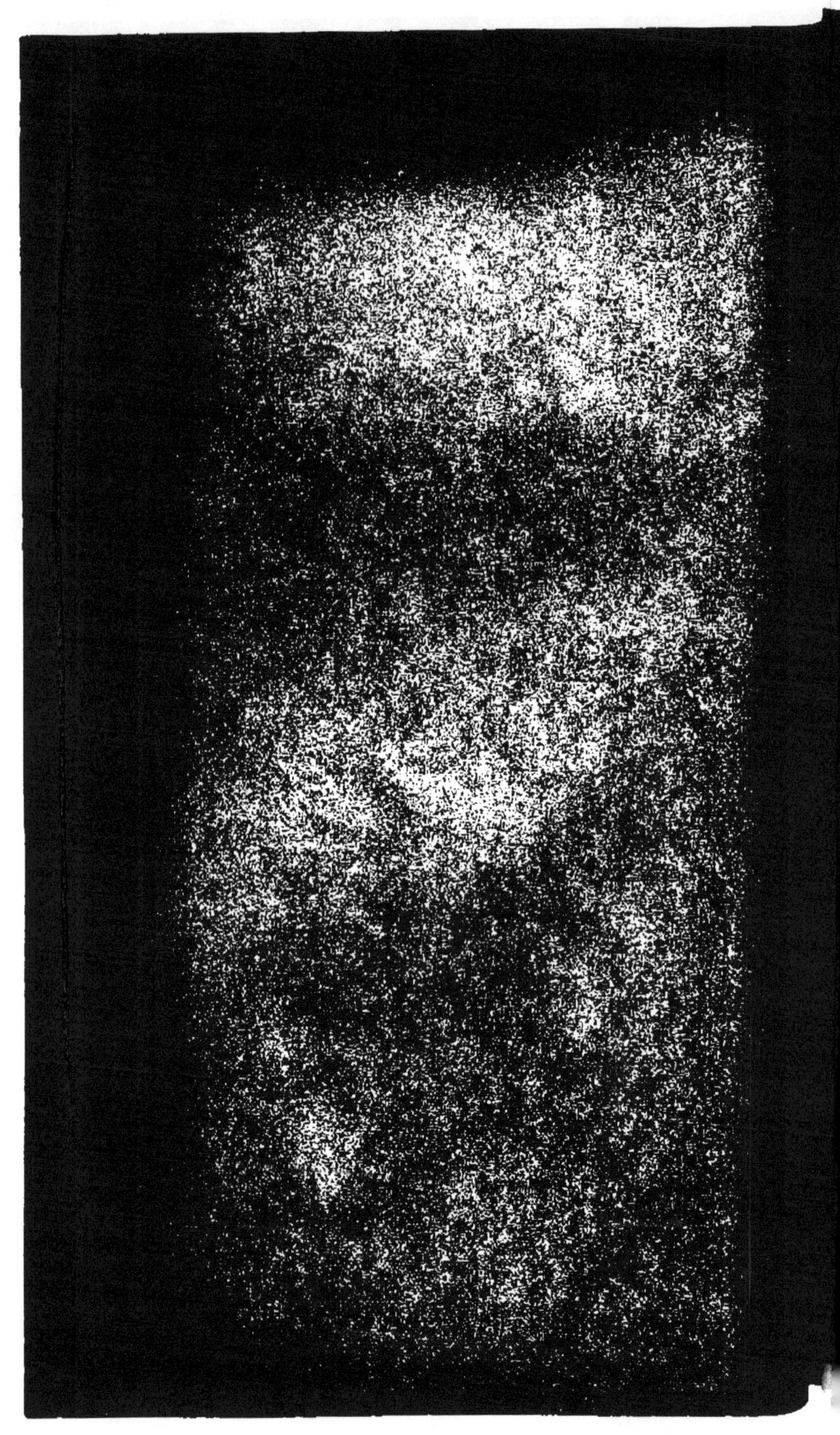

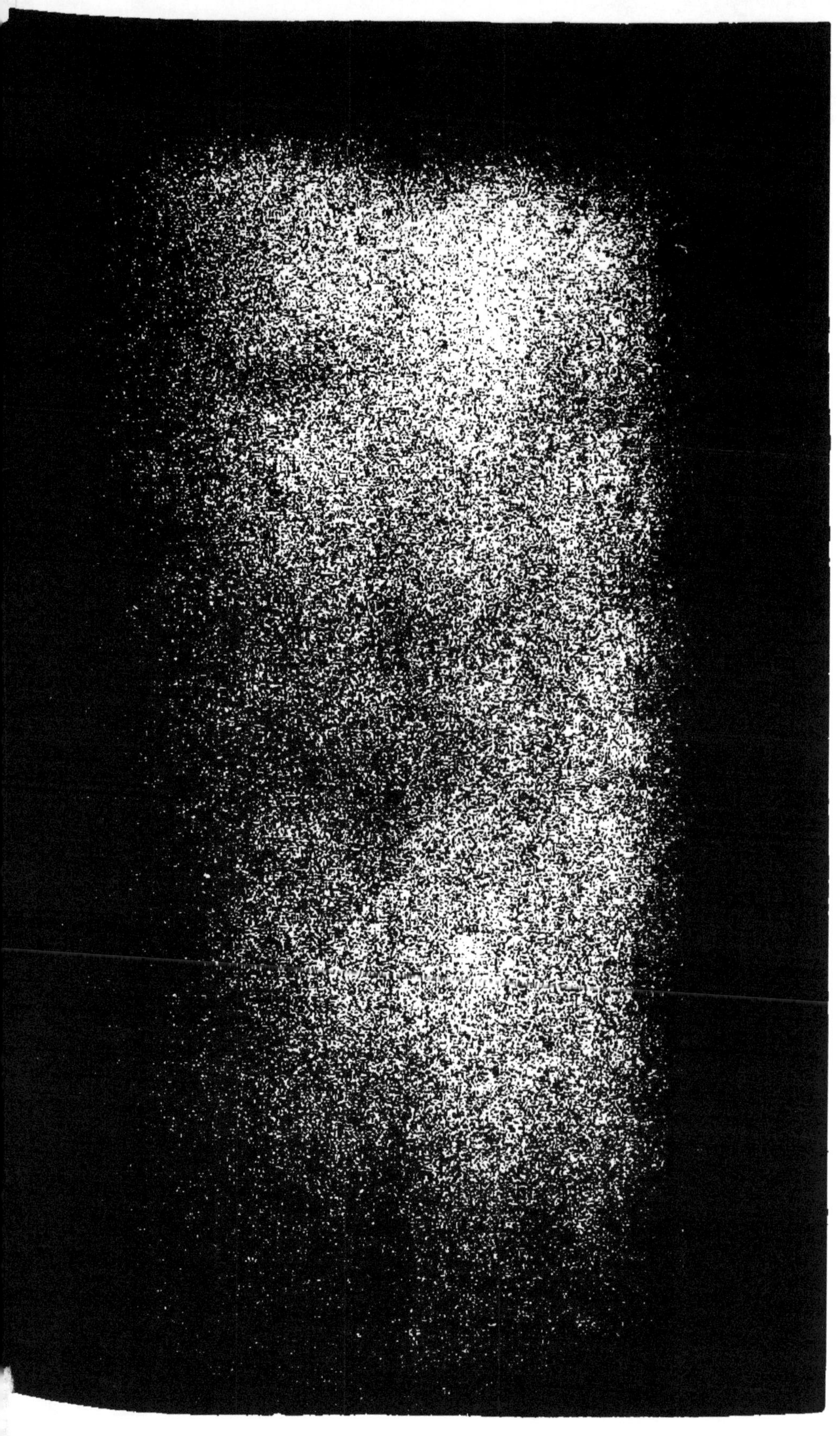

TRAITÉ

D'ANATOMIE

DESCRIPTIVE

Corbeil, typ. et stér. de Crété.

TRAITÉ
D'ANATOMIE
DESCRIPTIVE

PAR

J. CRUVEILHIER

PROFESSEUR HONORAIRE DE LA FACULTÉ DE MÉDECINE DE PARIS, ETC.

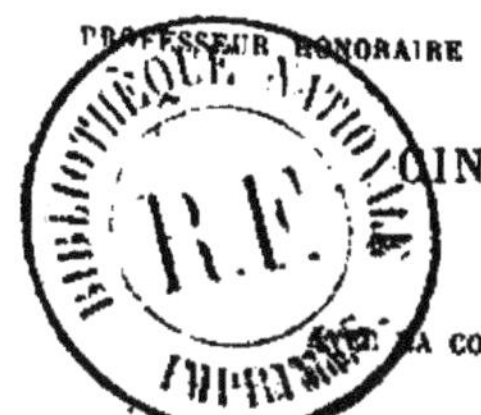

CINQUIÈME ÉDITION
revue et corrigée

AVEC LA COLLABORATION DE MM. LES DOCTEURS

MARC SÉE

CHEF DES TRAVAUX ANATOMIQUES ET PROFESSEUR AGRÉGÉ A LA FACULTÉ DE MÉDECINE DE PARIS
CHIRURGIEN DES HOPITAUX

ET CRUVEILHIER FILS

Professeur agrégé à la Faculté de médecine de Paris, chirurgien des Hôpitaux.

TOME PREMIER

OSTÉOLOGIE, ARTHROLOGIE,
MYOLOGIE

PARIS

P. ASSELIN, SUCCESSEUR DE BÉCHET JEUNE ET LABÉ

LIBRAIRE DE LA FACULTÉ DE MÉDECINE

Place de l'École-de-Médecine

1871

[illegible]

[illegible]

[illegible]

[illegible]

[illegible]

[illegible]

[illegible]

[illegible]

[illegible]

[illegible]

[illegible]

[illegible]

[illegible]

[illegible]

ANATOMIE DESCRIPTIVE

CONSIDÉRATIONS GÉNÉRALES

§ 1er. — OBJET ET DIVISION DE L'ANATOMIE.

Définition de l'anatomie.

Considérée sous le point de vue le plus général, l'*anatomie* (1) est une science qui a pour objet la structure des êtres vivants : elle est la science de l'organisation.

Or, les êtres vivants ou organisés se divisent en deux grands groupes, les végétaux et les animaux : il y a donc une *anatomie végétale* et une *anatomie animale*.

A. comparée.

Quand l'anatomie embrasse dans une étude générale toute la série des animaux, en examinant comparativement les mêmes organes dans les diverses espèces, elle prend le nom d'*anatomie comparée*.

L'anatomie comparée devient l'*anatomie philosophique* ou *transcendante*, lorsque de la réunion et de la comparaison des faits particuliers elle déduit des résultats généraux, des lois générales d'organisation.

A. spéciale.

Quand l'anatomie a pour objet l'étude d'une seule espèce, elle s'appelle *anatomie spéciale* : anatomie de l'homme, anatomie du cheval, etc.

A. physiologique. A. pathologique.

Tantôt l'anatomie étudie les organes sains : elle prend alors le nom d'*anatomie physiologique* : tantôt elle étudie les organes malades : elle prend alors celui d'*anatomie pathologique*.

Anatomie descriptive. A. générale. Histologie.

Lorsque l'anatomie physiologique étudie successivement les différents organes du corps, elle est appelée *anatomie descriptive*. Si, au contraire, sans s'arrêter à aucun organe en particulier, elle s'applique à connaître les matériaux, les éléments anatomiques dont ces organes sont formés, elle prend le nom d'*anatomie générale*. Celle-ci s'appelle *anatomie de texture* ou *histologie*, quand elle s'attache surtout à déterminer les parties constituantes ou les éléments dont ces matériaux sont composés, et le mode de groupement de ces éléments.

Un mot sur ces deux manières d'envisager l'anatomie.

Objet de l'anatomie descriptive

L'anatomie descriptive nous apprend le nom des organes, ou la nomenclature anatomique, leur nombre, leur situation, leur direction, leur volume, leur poids, leur couleur, leur consistance, leur figure, leurs régions et leurs rapports ; en un

(1) Le mot *Anatomie* vient du grec (τέμνω et ἀνά, couper parmi). La dissection est, en effet, le principal moyen d'étude de l'anatomiste ; mais les injections, la dessiccation, l'emploi des agents chimiques constituent des moyens auxiliaires très-utiles. Dans ces derniers temps, l'examen microscopique a enrichi la science d'un ordre de faits de la plus haute importance.

mot, elle trace la topographie du corps humain. Sous plus d'un rapport, elle es à la médecine ce que la géographie est à l'histoire.

Anatomie des peintres.

On peut rattacher à l'anatomie descriptive, comme étant une de ses dépendances l'*anatomie des peintres et des sculpteurs*, qu'on peut définir la connaissance d la surface extérieure du corps, soit dans les diverses attitudes du repos, soi dans les divers mouvements. Nous ferons remarquer à ce sujet que la détermi- nation précise des saillies et des creux extérieurs peut fournir des indices extrê- mement précieux sur la situation et l'état des parties profondes, et qu'à ce titr elle ne doit pas être négligée par le médecin.

L'anatomie descriptive, telle que nous venons de l'envisager, est parvenue e ce moment à un haut degré de précision, et c'est à elle que font allusion ceu qui disent qu'il n'y a plus rien à faire en anatomie.

Objet de l'anatomie générale.

L'anatomie générale étudie les substances organisées dont sont composés le organes, abstraction faite du volume, de la forme et de la situation de ces der- niers ; elle envisage ces substances non-seulement dans toutes les régions, tou les organes où elles se présentent chez un même animal, mais encore dans tout la série des êtres vivants. Un exemple fera mieux comprendre notre pensée : l'ana- tomie descriptive nous fait connaître les muscles (biceps, brachial antérieur), le os, le foie, etc., d'un animal déterminé ; l'anatomie générale est l'étude de la substance musculaire, de la substance osseuse, de la substance du foie, examinée dans toute la série animale. Par elle, les organes sont décomposés en tissus sim- ples ou complexes, ceux-ci en éléments anatomiques, qu'elle étudie d'une ma- nière abstraite, indépendamment des organes qu'ils concourent à former. Recon- stituant ensuite l'économie de toutes pièces, par une sorte de synthèse, ell montre dans la combinaison des tissus ou éléments anatomiques deux à deux, trois à trois, le secret de l'organisation des parties les plus complexes et les plu différentes au premier abord.

Analyse et synthèse des organes.

Une branche de l'anatomie cultivée de nos jours avec beaucoup de succès, c'es l'*anatomie du fœtus*, appelée aussi *anatomie d'évolution*, et plus généralement *ana tomie des âges* ; elle a pour objet l'étude du développement des organes, des mo- difications successives, et quelquefois même des métamorphoses qu'ils subissen depuis le premier moment de leur apparition jusqu'à leur état parfait, et depui leur état parfait jusqu'à leur décrépitude.

Anatomie du fœtus.

Anatomie appliquée.

Enfin, il est une espèce d'anatomie qu'on peut appeler *anatomie appliqué* parce qu'elle s'attache surtout à faire ressortir les applications pratiques qu'o peut faire de l'anatomie à la médecine et à la chirurgie. Dans cette manièr d'envisager l'anatomie, le corps est décomposé en régions ou départements, cha- que région en couches successives. On détermine les rapports des différente couches entre elles, et, dans chaque couche, les parties qui la constituent. En u mot, on se propose constamment pour but la solution de cette question : « Étan « données une région, une étendue quelconque de la surface du corps, déter- « miner les parties qui y correspondent à diverses profondeurs, et l'ordre d « leur superposition. » C'est cette espèce d'anatomie qu'on appelle généralemen *anatomie des régions*, *anatomie topographique*, et même *anatomie chirurgicale*, parc qu'elle a été étudiée principalement jusqu'à ce jour sous le point de vue de se applications à la chirurgie. Mais il serait facile de prouver qu'à l'exception de membres ou extrémités, dont la connaissance anatomique ne fournit que trè peu d'applications à la médecine proprement dite, l'étude des régions n'est pa moins importante pour le médecin que pour le chirurgien. Aussi, pour lu donner une dénomination en harmonie avec son but, on devra l'appeler *anatomie topographique médico-chirurgicale*. Anatomie topographique médico-chirurgicale.

Tels sont les différents points de vue sous lesquels l'anatomie peut être envisagée.

§ 2. — IDÉE GÉNÉRALE DU CORPS DE L'HOMME.

Avant d'aborder la description détaillée des nombreux organes dont la réunion constitue le corps humain, il nous a paru convenable de jeter un coup d'œil rapide sur l'organisme tout entier, de présenter toute la série de ces organes dans un résumé succinct. Ces idées d'ensemble, loin d'embarrasser l'esprit, l'éclairent et le satisfont à la fois, en lui montrant les objets dans leurs véritables rapports, et en lui découvrant le but de ses travaux.

Idée générale du corps humain. Deux cylindres creux.

L'idée la plus générale qu'on puisse se faire du corps humain, c'est celle de deux cavités allongées ou de deux cylindres creux placés parallèlement l'un au-devant de l'autre, et se touchant dans toute leur longueur. Le cylindre antérieur renferme tous les appareils de la nutrition et de la reproduction, et comme ces fonctions sont communes aux végétaux et aux animaux, on peut lui donner le nom de *cylindre végétatif* ou *splanchnique* (*fig.* 1). Le cylindre postérieur sert à loger les organes centraux du système nerveux, c'est-à-dire les instruments de la sensibilité, de l'intelligence et de la volonté, fonctions qui sont le partage exclusif de l'animalité; il convient donc de l'appeler *cylindre nerveux* ou *animal*.

Fig. 1.

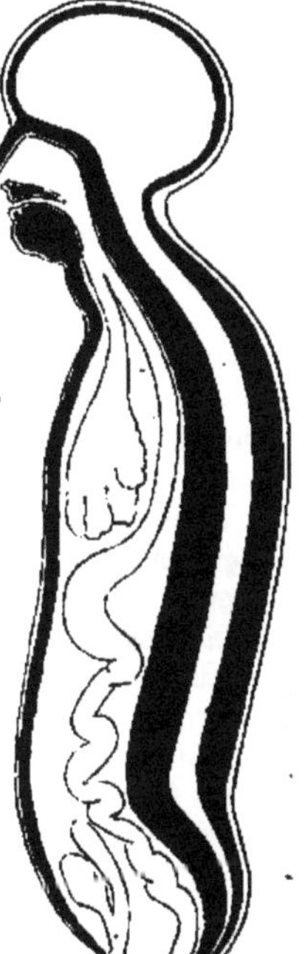

Coupe schématique antéro-postérieure du corps : le cylindre animal est en noir, le cylindre végétatif en rouge.

Ces deux cylindres ont leurs cavités parfaitement distinctes l'une de l'autre. Au voisinage de leur extrémité supérieure, ils se coudent presque à angle droit, de façon que le cylindre postérieur devient supérieur, et l'antérieur inférieur. En même temps le cylindre postérieur se dilate considérablement, pour constituer un renflement sphéroïdal dans lequel se trouve l'encéphale, et qui porte le nom de *crâne*; dans tout le reste de sa longueur, il présente un diamètre sensiblement égal, sauf à son extrémité inférieure, où il se termine en pointe.

Tête.

Le cylindre antérieur a une capacité de beaucoup supérieure à celle du cylindre postérieur. Sa portion coudée, placée au-dessous du crâne, constitue la *face*. Le crâne et la face sont intimement soudés ensemble, et forment la *tête*. Immédiatement au-dessous de la tête, se voit la portion la plus étroite du cylindre antérieur, laquelle, unie à la portion correspondante du cylindre postérieur, porte le nom de *col*. Puis vient une vaste cavité, dans laquelle se trouvent contenus les viscères, et qu'une cloison transversale divise en *cavité pectorale* et *cavité abdominale*. Cette portion inférieure du cylindre végétatif forme, avec celle du cylindre animal, ce qu'on appelle le *tronc*. A ce dernier sont appendus des espèces de prolongements articulés, appelés *membres*: on les distingue en *membres supérieurs* et *membres inférieurs*.

Col. Tronc.

Si maintenant nous voulons entrer dans quelques détails, nous voyons d'abord un tégument général, qui, comme un vêtement, enveloppe la totalité du corps et se moule, pour ainsi dire, sur toutes ses parties. Ce tégument, c'est la *peau*; les ongles et les poils en sont une dépendance. La peau présente un certain nombre d'ouvertures, qui établissent une communication entre l'extérieur et l'intérieur du corps; mais ces ouvertures ne consistent pas dans une perforation, une interruption réelle du tissu de la peau : sur le pourtour de chacune d'elles, la peau se réfléchit, en présentant d'importantes modifications dans sa structure, et va constituer les *membranes muqueuses*, sorte de *tégument interne* qui peut être regardé comme un prolongement du tégument externe. On pourrait donc à la rigueur considérer le corps de l'homme comme essentiellement formé par une peau repliée sur elle-même. Cette vue de l'esprit se trouve réalisée dans certaines espèces inférieures, où l'animal est réduit à un tube ou canal. Mais à mesure qu'on s'élève dans l'échelle animale, les couches qui séparent le tégument externe du tégument interne deviennent de plus en plus épaisses, et des cavités viennent s'interposer à ces deux téguments. Toutefois, quelque éloignés qu'ils soient l'un de l'autre, et quelques différences qu'ils présentent dans leur aspect extérieur, une foule d'analogies établissent d'une manière non équivoque la communauté de leur origine.

Peau. — Membranes muqueuses.

Sous la peau se voit une couche de *tissu cellulaire graisseux*, qui la soulève mollement, remplit les vides, et contribue à donner au corps ces formes arrondies, qui sont un caractère des animaux, et de l'espèce humaine en particulier. Dans quelques régions seulement, on trouve des muscles qui s'insèrent directement à la peau, qu'ils sont destinés à mouvoir : ce sont les *muscles peauciers*. Chez l'homme, les peauciers n'existent qu'à l'état de vestiges; ils sont presque tous concentrés au cou et à la face, où ils jouent un rôle important dans l'expression de la physionomie; tandis que chez les grands animaux ces muscles doublent partout la peau, et même, dans certaines classes à organisation très simple, constituent à eux seuls tout l'appareil de la locomotion.

Tissu cellulaire graisseux.

Dans le tissu cellulaire sous-cutané rampent les *veines* et *vaisseaux lymphatiques superficiels*; ces derniers traversent, de distance en distance, des renflements nommés *ganglions lymphatiques*, qui sont réunis par groupes dans certaines régions.

Veines, vaisseaux et ganglions lymphatiques.

Au-dessous du tissu cellulaire sous-cutané sont des lames resplendissantes et plus ou moins fortes, suivant les régions, qui engaînent les masses plus profondes et qui, par des prolongements détachés de leur face interne, forment plusieurs étuis fibreux ; ce sont les *aponévroses*.

Aponévroses.

Dans l'intérieur de l'aponévrose d'enveloppe se trouvent des parties fasciculées rouges, disposées en plusieurs couches; ce sont les *muscles*.

Muscles.

Au centre de toutes ces parties sont les *os*, pièces dures, inflexibles, servant de soutien à tout ce qui les entoure. C'est au voisinage des os, le plus profondément possible, et, par conséquent, à l'abri des corps extérieurs, que se trouvent les *vaisseaux* et les *nerfs* principaux. Enfin, entre ces diverses couches, au milieu des muscles, des vaisseaux et des nerfs, existe un *tissu cellulaire profond*, plus ou moins lâche ou chargé de graisse, qui isole les organes, en même temps qu'il les unit.

Os. — Vaisseaux. — Nerfs.

Telle est la structure générale des membres ou extrémités.

Si nous portons maintenant le scalpel sur le tronc, nous trouvons dans ses parois une disposition anatomique analogue à celle que nous venons d'indiquer pour les membres; mais plus profondément sont des cavités que tapissent des membranes minces, transparentes, humectées par un liquide qu'on nomme *sérosité* ; d'où le nom de *membranes séreuses*. Dans ces cavités sont logés des organes à structure complexe, portant le nom de *viscères*, et dont nous allons faire l'énumération rapide, en suivant un ordre en rapport avec les usages qu'ils remplissent dans l'économie.

Membranes séreuses. **Viscères.**

Le corps de l'homme, comme celui de tous les êtres organisés, est composé de parties nommées *organes* (ὄργανον, instrument), qui diffèrent entre elles par leur structure et par leurs usages, mais qui toutes sont réunies pour le double but de la conservation de l'individu et de la conservation de l'espèce.

Organes.

Pour concourir à ce résultat définitif, les organes sont distribués en un certain nombre de groupes ou de séries, dont chacune a une fin déterminée. Cette fin s'appelle *fonction* ; la série d'organes est un *appareil*.

Fonctions. **Appareils.**

Or, parmi les appareils nécessaires à la conservation de l'individu, les uns sont destinés à établir ses rapports avec les objets extérieurs : ce sont les *appareils de relation* ; les autres ont pour fonction de réparer les pertes que font incessamment les organes : ce sont les *appareils de nutrition*.

I. Appareils de relation. — Les appareils de relation se divisent en *appareil de sensation* et en *appareil de mouvement*.

L'appareil de sensation se compose : 1° des *organes des sens*, 2° des *nerfs*, 3° de *l'encéphale* et de la *moelle épinière*.

Les organes des sens sont : la *peau*, qui jouit d'une sensibilité dont l'exercice constitue le *tact* : la peau, rendue mobile et dirigée par la volonté, au moyen de la disposition que présente la main humaine, prend le nom d'*organe du toucher* ; l'*organe du goût*, qui réside dans la membrane muqueuse de la bouche, c'est-à-dire à l'entrée des voies digestives, et qui est en rapport avec les qualités sapides et jusqu'à un certain point nutritives des corps ; l'*organe de l'olfaction*, qui a son siége dans la muqueuse pituitaire, membrane qui tapisse les fosses nasales, à l'entrée des voies respiratoires : c'est à lui que nous devons la notion des odeurs ; l'*organe de l'ouïe*, placé sur les parties latérales de la base du crâne, à la structure duquel président les lois de l'acoustique, et qui est en rapport avec les vibrations sonores ; l'*organe de la vue*, situé dans la cavité orbitaire, lequel est en rapport avec la lumière, et dans la construction duquel on trouve observées les lois les plus importantes de la dioptrique.

Organes des sens.

De ces organes, les quatre derniers, réunis sous le nom d'organes des *sens spéciaux*, occupent la face ; quant au premier, ou organe du tact, il a son siége dans la peau et se trouve réparti sur toute la surface du corps.

Les sens spéciaux occupent la face.

Les organes des sens reçoivent les *impressions* venues du dehors ; mais ces impressions mourraient dans leur intérieur, s'il n'existait des conducteurs chargés de les transmettre aux organes centraux, où s'opère la *perception* : ces conducteurs sont les *nerfs*, cordons blancs, fasciculés, plexiformes, dont une extrémité pénètre dans les organes, et dont l'autre extrémité répond à la *moelle épinière* et au *cerveau* ; ces derniers constituent la partie centrale du système nerveux, dont les nerfs forment la partie périphérique.

Nerfs. **Moelle épinière.** **Cerveau.**

L'appareil de la locomotion comprend : 1° une partie active ou contractile : ce sont les *muscles* ; ceux-ci se terminent souvent par des *tendons*, organes d'un blanc nacré, qui, à la manière des cordes, réunissent en un seul point l'action des nombreux faisceaux dont se compose chaque muscle ; 2° une partie passive : ce sont les *os*, véritables leviers, qui forment la charpente du corps, et dont les

Muscles. **Tendons.** **Os.**

Cartilages. Membranes synoviales. Ligaments.

extrémités constituent par leur contact mutuel les *articulations* ; dans celles-ci nous trouvons : *a*) des *cartilages*, substances compressibles et élastiques, qui amortissent la violence des chocs et régularisent les contacts; *b*) un liquide onctueux, la *synovie*, sécrété par des membranes qu'on appelle *synoviales* : ce liquide remplit l'usage des corps gras dont sont enduits les rouages de nos machines ; *c*) enfin, des liens ou *ligaments*, qui maintiennent l'union des os.

Tels sont les appareils destinés à établir les relations de l'homme avec le monde extérieur.

II. Appareils de nutrition. — Les appareils qui accomplissent dans le corps de l'homme le grand acte de sa nutrition, sont les suivants :

Appareil digestif.

A. L'*appareil digestif*, essentiellement constitué par un tube ou canal non interrompu, auquel on donne le nom de *canal alimentaire*. Ce canal présente, dans les divers points de son trajet, de nombreuses différences de forme, de calibre, de structure ; c'est ce qui l'a fait diviser en un certain nombre de segments, qui sont : 1° la *bouche* ; 2° le *pharynx* ; 3° l'*œsophage* ; 4° l'*estomac* ; 5° le *canal intestinal*, qui se divise lui-même en deux portions : l'*intestin grêle*, comprenant le *duodenum*, le *jejunum* et l'*iléon* ; et le *gros intestin*, subdivisé en *cæcum*, *côlon* et *rectum*.

Glandes salivaires. Foie. Rate. Pancréas.

A ce long tube, dont la plus grande partie occupe la cavité abdominale, sont annexés : 1° les *glandes salivaires* ; 2° le *foie*, organe glanduleux, situé à la partie supérieure et droite de l'abdomen ; 3° la *rate*, qui forme, en quelque sorte, le pendant du foie à gauche ; 4° le *pancréas*, qui, par un orifice qui lui est commun avec le canal biliaire, verse dans le duodenum le fluide connu sous le nom de *suc pancréatique*.

Appareil absorbant. Chylifères. Vaisseaux lymphatiques. Ganglions lymphatiques.

B. A la surface interne du canal alimentaire, et plus particulièrement dans la portion qui porte le nom d'intestin grêle, prennent naissance des vaisseaux particuliers, dont la fonction consiste à puiser dans la cavité digestive certains éléments nutritifs provenant de la digestion ; ce sont les *vaisseaux absorbants chylifères*, qu'on nomme aussi *vaisseaux lactés*, à raison de la couleur blanche et laiteuse qu'ils présentent au moment où l'absorption s'opère. L'appareil absorbant se compose, en outre, d'un autre ordre de vaisseaux appelés *vaisseaux lymphatiques*, parce qu'ils contiennent un liquide incolore, qui porte le nom de *lymphe*, et qui est puisé par eux dans tous les points de l'économie. Tous les vaisseaux absorbants, de quelque ordre qu'ils soient, traversent d'espace en espace des renflements grisâtres, appelés *ganglions* ou *glandes lymphatiques*, et viennent en dernier résultat s'aboucher dans le système veineux.

Appareil veineux.

C. Le *système veineux*, qui concourt aussi à l'absorption, prend sa source dans tous les points de l'économie ; il se compose de vaisseaux qu'on appelle *veines*, lesquelles sont coupées de distance en distance par des *valvules*, et vont toutes, en définitive, aboutir à deux grosses veines appelées *veines caves* ; de ces dernières, l'une, *supérieure*, rapporte le sang de la moitié supérieure du corps ; l'autre, *inférieure*, rapporte le sang de la moitié inférieure.

Les deux veines caves se terminent au centre de la circulation, c'est-à-dire au *cœur*, véritable muscle creux, composé de quatre cavités contractiles : deux à droite, *oreillette* et *ventricule droits* ; deux à gauche, *oreillette* et *ventricule gauches*.

Appareil respiratoire. Poumons. Trachée.

D. Aux appareils dont il vient d'être parlé, succède, dans l'ordre des fonctions, l'*appareil respiratoire*, qui se compose de deux sacs spongieux, placés sur les côtés du cœur et remplissant la presque totalité de la poitrine : ce sont les *poumons*. Ceux-ci reçoivent l'air par un conduit commun, la *trachée-artère*, surmontée d'un organe vibratile, l'*organe vocal* ou *larynx*, qui vient communiquer au dehors par les cavités nasale et buccale. Larynx.

E. De celle des cavités du cœur qu'on appelle le ventricule gauche, part un vaisseau considérable, l'*artère aorte*, tronc principal et primitif de toute cette classe de vaisseaux qu'on nomme *artères*, et qui sont destinés à distribuer dans toutes les parties du corps un sang rouge, propre à y entretenir la vie. Système artériel.

F. Aux appareils de nutrition se rattache encore l'*appareil urinaire*, qui se compose : 1° des *reins*, organes sécréteurs de l'urine ; 2° des *uretères*, par lesquels l'urine s'écoule, au fur et à mesure de sa production, dans un grand réservoir, la *vessie*, d'où elle n'est expulsée que par intervalles à travers un conduit qui porte le nom de *canal de l'urèthre*. Appareil urinaire.

III. Appareil de reproduction. — Les organes qui servent à la conservation de l'espèce, constituent l'*appareil générateur* ou *de reproduction*. Ils sont différents chez l'homme et chez la femme.

Ce sont, pour l'homme : 1° les *testicules*, organes préparateurs du sperme ou fluide fécondant ; 2° les *canaux déférents*, conduits qui transmettent le sperme des testicules aux vésicules séminales ; 3° les *vésicules séminales*, réservoir du sperme ; 4° les *conduits éjaculateurs*, par lesquels le sperme est porté dans l'*urèthre* ; 5° la *prostate* et les *glandes de Cowper*, appareil glanduleux annexé aux organes de la transmission du sperme ; 6° la *verge*, au moyen de laquelle le liquide fécondant est porté dans l'intérieur des organes génitaux de la femme. Organes génitaux de l'homme.

L'appareil générateur se compose, chez la femme, des organes suivants : 1° des *ovaires*, dont la fonction est de produire l'ovule ; 2° des *trompes utérines*, qui transmettent de l'ovaire à l'utérus l'ovule fécondé ; 3° de l'*utérus* ou *matrice*, où l'œuf fécondé séjourne et se développe pendant la durée de la grossesse ; 4° du *vagin*, conduit qui livre passage au produit de la conception lors de son expulsion définitive ; 5° de la *vulve*, qui comprend l'ensemble des parties génitales externes de la femme. 6° On doit considérer comme annexées à cet appareil les *glandes mammaires*, organes producteurs du lait, qui est destiné à la nutrition de l'enfant nouveau-né. Organes génitaux de la femme.

§ 3. — PLAN GÉNÉRAL DE L'OUVRAGE

Dans quel ordre exposerons-nous les faits nombreux qui sont du domaine de l'anatomie ? Étudierons-nous les organes dans l'ordre de leur superposition ou dans l'*ordre topographique, à capite ad calcem ?* Mais il est évident que de cette manière on rapproche les parties les plus disparates, et qu'on sépare les unes des autres celles qui ont entre elles la plus grande analogie. L'*ordre physiologique*, c'est-à-dire l'ordre fondé sur les considérations qui président à la classification des fonctions, est évidemment le plus rationnel ; car il a l'avantage incontestable de préparer par l'étude des organes à l'étude de leurs fonctions. Mais on s'aperçoit facilement que cet ordre physiologique doit être modifié dans l'étude des organes par l'*ordre de la difficulté* ; car ce qui importe surtout dans un ouvrage d'enseignement, c'est de conduire l'esprit comme par degrés des objets simples et faciles à ceux qui sont plus compliqués. C'est par ce motif que l'appareil nerveux, qui devrait être rapproché de l'appareil locomoteur, si l'on adoptait l'ordre physiologique, sera relégué beaucoup plus loin. Ordre topographique. Ordre physiologique. Ordre de la difficulté.

Concilier l'ordre physiologique avec les difficultés des dissections, et autant que possible avec l'économie des sujets, tel est le but que nous nous sommes proposé, et que l'ordre généralement adopté paraît convenablement remplir sauf quelques modifications.

Le tableau suivant présente le plan général de cet ouvrage.

1° APPAREIL DE LA LOCOMOTION.	1° Des os.	Ostéologie.
	2° Des articulations	Arthrologie.
	3° Des muscles et des aponévroses	Myologie.
2° APPAREILS DE LA DIGESTION		Splanchnologie.
— DE LA RESPIRATION		
— GÉNITO-URINAIRE.		
— DE SENSATION		
3° APPAREIL DE LA CIRCULATION	Cœur	Angéiologie.
	Artères	
	Veines	
	Vaisseaux lymphatiques	
APPAREIL D'INNERVATION.	Moelle épinière	Névrologie.
	Encéphale	
	Nerfs	

PREMIÈRE PARTIE

APPAREIL DE LA LOCOMOTION

I. — DES OS OU DE L'OSTÉOLOGIE

CHAPITRE PREMIER

CONSIDÉRATIONS GÉNÉRALES

Les *os* sont des organes durs et rigides, destinés à servir de soutien à toutes les autres parties du corps, de moyens de protection à plusieurs, de points d'attache et de leviers aux muscles au milieu desquels ils sont situés. Définition des os.

Les os ont une structure et une composition chimique qui ne permettent point de les confondre avec d'autres parties dures qu'on rencontre dans l'organisme, telles que les dents, les ongles, les cornes. Un caractère extérieur qui les en distingue non moins nettement, c'est qu'ils ont une membrane fibreuse et vasculaire qui porte le nom de *périoste* (περί, autour; ὀστέον, os). Tous les os ont un périoste.

Ajoutons que les véritables os sont exclusivement propres aux animaux vertébrés. Les os sont propres aux animaux vertébrés.

L'étude des os ou l'*ostéologie* peut être considérée comme la base de l'anatomie; car, si l'on ne connaît pas les os, comment connaître les insertions musculaires, les rapports exacts des muscles, des nerfs, des viscères, et surtout des vaisseaux, pour lesquels les os fournissent des points de ralliement invariables? Aussi, depuis l'école d'Alexandrie, est-ce par l'ostéologie qu'on commence l'étude de l'anatomie, dont elle est en quelque sorte le vestibule. Importance de l'ostéologie.

De nos jours, des anatomistes transcendants se sont occupés d'une manière toute spéciale du système osseux, sans doute à cause de la facilité de son étude; et de leurs travaux, spéculatifs à beaucoup d'égards, sont résultées des notions beaucoup plus complètes sur des points de fine ostéologie, qui avaient à peine fixé l'attention des anciens observateurs.

Enfin, l'ostéologie est devenue, depuis les beaux travaux de Cuvier sur les animaux fossiles, une des bases de la paléontologie et de la géologie. Par l'étude des os, l'anatomiste a pu s'élever jusqu'à la détermination de genres et d'espèces d'animaux qui n'existent plus aujourd'hui, et donner en quelque sorte une nouvelle vie à ces vieux débris épars du règne animal antédiluvien. C'est ainsi que les ossements fossiles, placés dans un ordre invariable au milieu des couches secondaires du globe, ont été transformés en des monuments plus authentiques que les monuments historiques, quelque irrécusables qu'on suppose ces derniers.

§ 1. — IDÉE GÉNÉRALE DU SQUELETTE.

Les os forment un système, un tout, dont les différentes parties sont contigu et liées entre elles. Un seul os, l'*hyoïde*, fait exception à cette loi ; encore l ligaments au moyen desquels il tient au reste du système osseux sont-ils év demment la représentation des pièces osseuses qui, chez les animaux, unisse l'hyoïde au temporal. L'ensemble des os constitue le *squelette*. On appelle *sq* (Squelette naturel et artificiel.) *lette naturel* celui dont les diverses pièces sont unies par leurs ligaments, *squele* *artificiel* celui dont les pièces sont unies par des liens artificiels, tels que des fi métalliques.

(Idée générale du squelette. Colonne vertébrale. Crâne.) De cette réunion résulte une sculpture osseuse, symétrique, régulière, esse tiellement composée d'une colonne centrale, la *colonne vertébrale* (Co. v.) ou l *rachis*, se terminant à sa partie supérieure par un renflement considérab qu'on appelle *crâne* (Cr.), et à sa partie inférieure par une réunion de vertèbr soudées, qui constituent le *sacrum* (Sa.) et le *coccyx*. A cette colonne sont com appendus :

(Face.) 1° Au-devant et au-dessous du crâne, un édifice osseux très-compliqué : c'e la *face*, qui se divise en deux *mâchoires*, l'une *supérieure* (Ma. s.), l'autre *in rieure* (Ma. i.) ;

2° De chaque côté, douze arcs flexibles, élastiques, les *côtes* (Co.), qui aboutisse en devant à une autre colonne, le *sternum* (St.). L'ensemble de ces s et d (Thorax.) douze vertèbres correspondantes constitue le *thorax* ou la poitrine ;

(Membres.) 3° Quatre prolongements qui portent le nom de *membres* ou *extrémités*, *deux s périeurs* et *deux inférieurs* : les deux premiers, appelés aussi *membres thoraciqu* (Thoraciques) parce qu'ils répondent au *thorax* ; les deux inférieurs, nommés aussi *memb* (Abdominaux) *pelviens*, parce qu'ils répondent au bassin, *pelvis*, mais qui sont beaucoup mie désignés sous le nom de *membres abdominaux*.

Les membres thoraciques et les membres abdominaux, n'étant évidemme que deux variétés d'un même type fondamental, sont essentiellement compo d'un même nombre de parties analogues ; ce sont :

(Épaule et bassin.) *a.* Une ceinture osseuse, qui, pour le membre thoracique, est constituée p l'*épaule* (Cl., Om.), et pour le membre abdominal, par le *bassin* (Il.) ;

(Humérus et fémur.) *b.* Une deuxième partie qu'on peut, en quelque sorte, considérer comme corps du membre : c'est l'*humérus* (Hu.), pour le membre thoracique ; le *fém* (Fé.), pour le membre abdominal ;

(Avant-bras et jambe.) *c.* Un *manubrium* ou manche (pour nous servir d'une expression de Galien c'est, d'une part, l'*avant-bras* (Cu., Ra.) ; d'une autre part, la *jambe* (Ti., Pé

(Main et pied) *d.* Enfin, des appendices digités qui constituent les extrémités propreme dites : ce sont la *main* et le *pied*.

(Nombre des os.) **A. Nombre des os.** — Les auteurs ne sont point d'accord sur le nombre d os. Quelques-uns, par exemple, décrivent le sphénoïde et l'occipital comme formant qu'un seul os ; tandis que la plupart des anatomistes les considèr comme formant deux os bien distincts. Il en est qui admettent dans le stern trois pièces qu'ils décrivent isolément. Plusieurs, à l'exemple des anciens, fo de l'os de la hanche trois os distincts : le pubis, l'ischion et l'ilion ; d'autres connaissent cinq vertèbres pelviennes ou sacrées, trois ou cinq os hyoïdie enfin les os sésamoïdes, et même les os wormiens, négligés par les uns, so rangés par les autres au nombre des os.

Fig. 2.

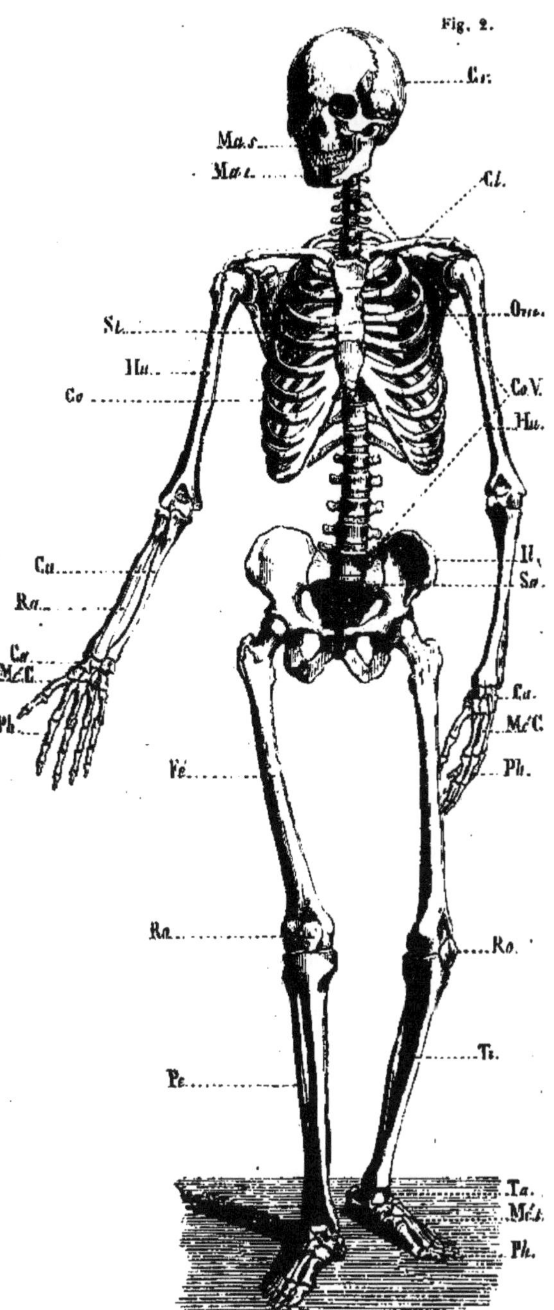

SQUELETTE.

Co. v., colonne vertébrale. — *Cr.*, crâne. — *Sa.*, sacrum. — *Ma. s.*, mâchoire supérieure. — *Ma. i.*, mâchoire inférieure. — *Co.*, côtes. — *St.*, Sternum. — *Cl.*, clavicule. — *Om.*, omoplate. — *Hu.*, humérus — *Cu.*, cubitus. — *Ra.*, radius. — *Ca.*, carpe. — *Mé. c.*, métacarpe. — *Ph.*, phalanges. — *Il.*, os iliaque. — *Fé.*, fémur. — *Ro.*, rotule. — *Ti.*, tibia — *Pé.*, péroné. — *Ta.*, tarse. — *Mé. t.*, métatarse. — *Ph.*, phalanges.

Différence entre les os proprement dits et les pièces d'ossification.

Loin de dissiper l'incertitude qui régnait encore sur le dénombrement dé pièces du squelette, les idées de quelques modernes sur le développement d os n'ont pas peu contribué à augmenter la confusion à ce sujet, attendu qu plusieurs d'entre eux ne distinguent pas les os proprement dits d'avec les pièc d'ossification. Toutefois, l'incertitude cessera à cet égard, si l'on ne considèr comme des os que les pièces du squelette séparables à l'époque du développ ment complet. Or, l'époque à laquelle se complète le développement du sys tème osseux est l'espace compris entre la vingt-cinquième et la trentième anné

C'est en partant de ces principes que nous compterons 198 os dans le corp humain, savoir :

Colonne vertébrale, y compris le *sacrum* et le *coccyx*		26
Crâne		8
Face		14
Os hyoïde		1
Thorax (côtes, sternum)		25
Pour chaque extrémité supérieure, épaule, bras, avant-bras et main	32,	64
— inférieure, bassin, cuisse, jambe et pied	30,	60
		198

Le nombre des os est de 198.

Total : 198 os, non compris les os wormiens et les os sésamoïdes, parmi les quels nous rangeons la rotule.

Or, parmi ces 198 os, il y en a 34 seulement d'impairs ; tous les autres so pairs, ce qui réduit à 116 le nombre des os à étudier.

B. Méthode générale de description des os. — Avant de procéder à l'é tude de chacune des pièces du squelette en particulier, nous devons expose la méthode générale qui nous servira de guide dans leur description.

Objets à considérer dans l'étude d'un os.

Les différents chefs auxquels peuvent se rattacher tous les détails descripti d'un os, sont relatifs : 1° au nom, ou à la nomenclature ; 2° à la situation gé nérale ; 3° à la direction ; 4° au volume et au poids ; 5° à la figure ; 6° aux ré gions ; 7° aux rapports ; 8° à la conformation intérieure ; 9° à la texture in time ; 10° au développement.

Nomenclature des os ; ses imperfections.

1. *Nomenclature.* — La nomenclature ostéologique offre de nombreuses im perfections. Persuadés de l'importance qu'il faut, dans l'étude des science attacher au choix du langage, quelques anatomistes ont tenté à plusieurs re prises des réformes qui n'ont eu que peu de succès, en sorte que les ancienne dénominations sont presque toutes conservées. Nous n'adopterons des nome clatures modernes que les noms remarquables par leur grande justesse, o ceux qui auront déjà reçu la sanction de l'usage.

Bases qui ont servi à la dénomination des os.

Toutefois, nous pouvons dire ici que les dénominations des os ont été déduite *a.* de leur situation : tel est le frontal, parce qu'il est situé au front ; *b.* d'un similitude grossière, soit avec des objets qu'on suppose généralement connu ainsi qu'on le voit pour les os appelés tibia, scaphoïde, marteau, enclume, étrie soit avec des formes géométriques : os carré, cuboïde ; *c.* de leur grandeur : l grand os du carpe, les petits os ou osselets de l'ouïe ; *d.* de quelque circonstan de leur conformation extérieure : os cribleux ou ethmoïde, os unciforme o crochu ; *e.* du nom de l'auteur qui les a décrits le premier avec le plus de soin cornets de Bertin, de Morgagni, apophyses d'Ingrassia.

2. *Situation générale.* — On détermine la *situation* d'un os, en comparant l

place qu'il occupe avec celle qui appartient à d'autres pièces du squelette. Pour rendre cette comparaison possible, on suppose le corps entouré de plusieurs plans, auxquels on donne les noms suivants : on appelle *plan antérieur* celui qui passe au-devant du front, de la poitrine et des pieds ; *plan postérieur*, celui qui passe derrière l'occiput et les talons ; *plan supérieur*, celui qui est placé horizontalement au-dessus de la tête ; *plan inférieur*, celui qui passe au-dessous de la plante des pieds ; et *plans latéraux*, les deux plans qui complètent, sur les côtés, l'espèce de boîte ou de parallélipipède dont on suppose que le corps est circonscrit. Enfin, le corps étant symétrique, c'est-à-dire divisible en deux moitiés semblables, on admet un septième plan, *plan médian* ou *antéro-postérieur*, qui trace la démarcation de ces deux moitiés. La ligne qu'on suppose marquer l'intersection du plan médian avec la surface antérieure du corps, porte le nom de *ligne médiane*.

Plans de circonscription du squelette.

Plan médian.

Ligne médiane.

Détermination de la position des os.

Cela étant admis, rien de plus facile que de déterminer la position d'un os. Est-il plus rapproché du plan antérieur que les os avec lesquels on le compare ? on dit qu'il leur est antérieur. Est-il plus rapproché du plan postérieur ? on dit qu'il leur est postérieur. Soient pris pour exemple les os malaires ou os de la pommette : relativement à toute la face, ils sont placés à la partie antérieure, supérieure, et un peu latérale ; relativement aux os voisins, ils sont situés au-dessous du frontal, au-dessus et un peu en dehors des os maxillaires, au-devant des grandes ailes du sphénoïde et de l'apophyse zygomatique du temporal.

Mise en position des os.

La situation d'un os impair ou médian est déterminée lorsqu'on connaît le rapport de cet os avec deux plans de circonscription ; celle d'un os pair n'est déterminée que par la connaissance des rapports de cet os avec trois plans de circonscription. Exemple : le *sternum*, os impair, peut être mis en position quand on connaît le plan antérieur et l'extrémité supérieure ; tandis que pour la position du *fémur*, os pair, il faut déterminer son plan antérieur, son plan interne et son extrémité supérieure.

Direction absolue.

13. *Direction*. — Considérés en eux-mêmes, indépendamment du squelette, les os peuvent être *rectilignes*, *curvilignes*, *anguleux*, *tordus* sur eux-mêmes. Les os longs ne sont jamais parfaitement rectilignes : tantôt ils présentent une incurvation légère, comme le fémur ; tantôt ils sont courbés en sens inverses à leurs deux extrémités, en forme d'S, comme la clavicule ; d'autres fois ils sont tordus sur eux-mêmes, suivant leur axe : tels sont l'humérus, le péroné, etc.

Direction relative : verticale, horizontale, oblique.

Détermination de l'obliquité d'un os.

Considérés dans leurs rapports avec les divers plans qui circonscrivent le corps, les os sont *verticaux*, *horizontaux* ou *obliques*. Quand un os est *oblique*, la direction en est déterminée par la situation respective de chacune des deux extrémités de l'os. Soit, par exemple, un os oblique dont une des extrémités est à la fois plus rapprochée du plan supérieur, du plan médian et du plan postérieur que l'autre extrémité : on dira que l'os est oblique de *haut en bas*, de *dedans en dehors* et d'*arrière en avant*. Il est facile de voir que de cette manière on indique avec la plus grande exactitude la direction d'un os relativement aux divers plans qui entourent le squelette.

Il faut bien remarquer que la direction doit être exprimée en partant toujours du même point, c'est-à-dire de la même extrémité. Ainsi, une fois qu'on a dit que l'os est dirigé de haut en bas, on doit, en déterminant l'obliquité d'avant en arrière et l'obliquité de dedans en dehors, partir toujours de l'extrémité supérieure.

Volume.

14. *Volume, poids, densité*. — Le *volume* d'un os pourrait se mesurer par l'éten-

due de ses trois dimensions; mais une appréciation rigoureuse de ce volu étant en général inutile, on s'est contenté d'indiquer le volume de chaque relativement à celui des autres, d'où la division des os en *grands, moyens* et *pe tits;* distinction tout à fait vague et futile, attendu que depuis l'os le plus vol mineux jusqu'au plus petit, il y a une gradation telle que les limites so tout à fait arbitraires.

Poids. Le *poids* du squelette, comparé au poids du reste du corps, le poids de ch que os en particulier, le poids comparatif des os entre eux ne présentent qu peu d'intérêt; il n'en est pas de même du *poids spécifique* ou de la *densité des* o

Poids spécifique, ou densité. Sous le point de vue de la *densité*, c'est-à-dire du nombre des molécules sou un volume donné, les os sont les plus pesants de tous les organes. Cette véri n'est nullement contredite par la légèreté de certains os, qui n'est qu'apparent et qui dépend des espaces vides ou cellules dont ils sont creusés.

Différences de densité suivant l'espèce d'os. Au reste, cette densité varie dans les diverses espèces d'os, dans les os de même espèce, et même dans les différentes parties du même os. Ainsi, dan les os longs, c'est à la partie moyenne qu'on remarque la plus grande densit les extrémités des mêmes os longs et les os courts ont une densité beaucou moindre. Les os larges tiennent le milieu entre le corps des os longs et les courts : parmi les os larges, les os du crâne sont bien plus denses que ceux d bassin.

Suivant l'âge. L'âge influe singulièrement sur le poids spécifique des os. On disait, il n'y pas longtemps, que les os du vieillard sont spécifiquement bien plus pesant que ceux de l'adulte, de même que les os de l'adulte sont spécifiquement plus pe sants que ceux de l'enfant; et cela paraissait d'autant plus probable, qu'on adme tait généralement, comme loi constante de l'organisation, que le phosphate cal caire augmente dans les os en raison directe des progrès de l'âge; et l'on sa que le poids des os dépend en partie de la présence du phosphate calcaire.

Mais sur ce point, comme sur tant d'autres, l'expérience a démenti les pr visions du raisonnement. Ainsi, il est positif que le poids spécifique, de mêm que le poids absolu de l'os, est beaucoup moins considérable chez le vieilla que chez l'adulte; et cette différence tient à la déperdition de substance qu subissent les os, comme d'ailleurs tous les autres tissus, par suite des progr de l'âge. Chez le vieillard, les parois du cylindre des os longs ont notablem diminué d'épaisseur, tandis que la cavité médullaire est proportionnellem beaucoup plus considérable. On peut même dire, avec Chaussier, que la cavit médullaire des os longs a un diamètre d'autant plus grand que l'individu e plus avancé en âge. Il en est de même des cellules du tissu spongieux, qui de viennent beaucoup plus amples dans la vieillesse, et dont les parois acquièren une extrême ténuité.

Densité moindre. Fragilité des os du vieillard.

La fragilité croissante des os, et, par conséquent, la fréquence des fractur dans la vieillesse, s'expliquent facilement, puisqu'à l'accumulation du pho phate calcaire, qui rend l'os moins élastique et plus fragile, se joint la dim nution de la masse, et conséquemment de la résistance. C'est uniquement sou le point de vue de la quantité de phosphate calcaire qu'on peut dire que l système osseux devient prépondérant dans la vieillesse.

Comparaison des os avec les objets connus. 5. *Forme.* — Pour faire connaître la forme des os, *a*) on les compare, soit divers objets connus, soit à certaines formes géométriques. Ainsi, on a compar le coronal aux coquilles des pèlerins, le sphénoïde à une chauve-souris do les ailes seraient étendues, etc. On conçoit que, malgré son inexactitude, c

...de de comparaison, si familier aux anciens, ne saurait être proscrit entière-...nt de la science. Quant à la comparaison des os, dont les formes sont si peu ...lières, avec les corps réguliers des solides dont s'occupe la géométrie, elle ... pas moins infidèle que la précédente, et cependant nous continuerons de ..., avec tous les anatomistes, que les os courts sont cuboïdes, le corps des os ... prismatique et triangulaire, la mâchoire inférieure parabolique; nous ...erons de sphères, de cônes, d'ovoïdes, de cylindres, etc.

Avec les formes géométriques.

... Il importe avant tout de déterminer s'ils sont *symétriques* ou *non symétri-*... Ainsi, parmi les os, les uns sont divisibles en deux moitiés qui sont exac-...ent la répétition l'une de l'autre : ce sont les *os symétriques* ou *impairs*, ...on appelle encore *os médians*, parce qu'ils occupent tous la ligne médiane. ...autres ne sont nullement divisibles en deux parties semblables : ce sont les ... *symétriques*, qu'on appelle encore *os pairs* ou *latéraux*, parce qu'ils sont ...ours pairs et placés de chaque côté de la ligne médiane.

Os symétriques, impairs, médians.

Os non symétriques, pairs, latéraux.

... Il est essentiel d'indiquer les rapports des trois dimensions des os entre ... Quand les trois dimensions, longueur, largeur et épaisseur, sont à peu ...égales, on dit que l'os est *court*; quand deux dimensions, la longueur et ...rgeur, l'emportent sur la troisième et sont à peu près égales, on dit que ...est *large* ou *plat*; enfin, la prédominance d'une dimension sur les deux au-... constitue le caractère des *os longs*. Disons toutefois que cette distinction ... pas rigoureuse, parce qu'il est des *os mixtes*, qui participent à la fois du ...ctère des os longs et du caractère des os larges.

Os courts.

Larges.

Os longs.

... os *longs* occupent les membres, au centre desquels ils forment une suite ...lonnes ou de leviers superposés. Les os des membres thoraciques sont ...ralement moins longs et moins volumineux que ceux des membres abdo-...ux. Les os les plus longs occupent la partie supérieure des membres.

Os longs.

...est à leur partie moyenne que les os longs offrent le diamètre le moins ...dérable. De cette partie, comme d'un centre, l'os va en augmentant gra-...ement de volume, à mesure qu'on approche des extrémités, qui sont ren-... et offrent souvent un diamètre double ou triple de celui du corps de l'os. ... divise les os longs en *corps* et en *extrémités*.

... *corps* des os longs est presque toujours prismatique et triangulaire; en ...que, sous ce rapport, les os semblent faire exception à cette loi générale ...rps organisés, pour lesquels existent les formes arrondies, et se rappro-...du règne minéral, auquel paraissent affectées les formes anguleuses.

Corps prismatique et triangulaire

... *extrémités* des os longs ne sont aussi volumineuses que parce qu'elles ...nt : 1° aux articulations; 2° aux insertions des ligaments et des muscles; ... réflexion des tendons, qu'elles éloignent du parallélisme. On peut con-...r dans chaque extrémité une partie articulaire, qui est lisse, couverte ...tilage dans l'état frais, non percée de trous, et une partie non articu-... qui est inégale, percée de trous, parsemée d'éminences et d'enfoncements.

Extrémités.

... os *larges*, destinés à former des cavités, sont plus ou moins recourbés sur ...êmes, et offrent à considérer deux surfaces, l'une profonde, concave, ... convexe, superficielle, et une circonférence. Il est des os larges qui ...alternativement concaves et convexes sur la même face; tels sont les os ...anches.

Os larges. Surfaces concave et convexe.

...s les os larges, les inégalités, les saillies et même les grandes concavités ...une des faces ne sont point en rapport rigoureux avec des dispositions ...spondantes sur la face opposée. Ainsi, la portion iliaque de l'os des han-

La concavité et la convexité des os larges ne sont point en raison directe l'une de l'autre.

ches représente en dedans, au lieu d'une convexité correspondante à la f
iliaque externe, une autre excavation ou fosse iliaque interne; de même
crâne, des empreintes et des éminences existent à la surface interne, ta
que la surface extérieure est uniformément convexe et presque lisse
bosse pariétale, les bosses occipitales elles-mêmes seraient deux ou trois
plus saillantes, si la concavité intérieure était fidèlement représentée au
hors par une saillie correspondante, et si cette concavité n'était pas creusé
grande partie aux dépens de l'épaisseur de l'os.

Circonférence. La circonférence des os larges, destinée soit à des articulations, soit à
insertions, présente pour l'un et l'autre usage une grande épaisseur. Ainsi
pariétaux, si minces à leur centre, deviennent beaucoup plus épais à leur
conférence. La circonférence est simplement épaissie, lorsqu'elle doit fou
des insertions musculaires : exemples, l'os des hanches; elle offre des de
lures, des coupes obliques ou biseaux, simples ou alternatifs, des sinuos
lorsqu'elle est destinée à des articulations : exemple, les os du crâne.

Os courts. Les *os courts* se rencontrent surtout à la colonne vertébrale, au carpe et
tarse, en un mot, partout où une grande solidité se trouve jointe à des m
vements partiels très-bornés. Ils sont toujours groupés en assez grand nom
Leur forme est extrêmement irrégulière, généralement cuboïde : ils sont d
leurs taillés à facettes pour leurs nombreuses articulations. La partie de l
surface qui n'est pas articulaire, est rugueuse, pour servir à des insertion
gamenteuses et tendineuses.

Régions. La surface des os présentant une foule d'objets à considérer, il est néces
pour n'omettre aucun détail essentiel dans la description, de diviser cette
face en un certain nombre de portions ou régions, que l'on passe succes
ment en revue. Ces portions de surface, appelées *faces*, sont limitées par
bords qui se réunissent pour former des *angles*.

Faces, bords, angles. Ainsi, dans le corps prismatique et triangulaire des os longs, on consi
trois faces et *trois bords*; dans les os larges, *deux faces* et une circonférence
divisée en *bords* et présentant des *angles*; dans les os courts on consi
six faces.

Nomenclature des faces et des bords. Les faces et les bords sont désignés tantôt d'après leur situation : *face*,
supérieur, inférieur, antérieur, postérieur, etc.; tantôt d'après les parties q
concourent à former : *face orbitaire, palatine* du maxillaire supérieur; t
eu égard à leurs rapports, *face cérébrale, face cutanée* des os du crâne;
frontal, occipital, temporal de l'os pariétal.

Lèvre externe, lèvre interne et interstice. Lorsque les bords donnent insertion à un grand nombre de muscles,
jugé convenable de diviser leur épaisseur en trois lignes parallèles :
moyenne, qu'on appelle *interstice*, et deux latérales, qu'on nomme *lèvre ex*
et *lèvre interne* : exemple, bord supérieur de l'os coxal, ligne âpre du fé

Les os présentent des éminences et des cavités sur lesquelles il impor
jeter ici un coup d'œil général.

Les éminences osseuses étaient distinguées par les anciens en deux gra
classes : les *apophyses* et les *épiphyses*. Voici sur quelles bases reposait cette
tinction, qui se rattache au mode de développement des diverses émine
Suivant eux, parmi ces éminences, les unes naissent du corps même de l'o
semblent n'en être que des prolongements, des végétations : ce sont les
Apophyses. *physes*; les autres, au contraire, se forment par des noyaux osseux isolés
apparaissent à des époques variables dans le cours du développement de

sont les *épiphyses*. Mais cette distinction, fondée sur une observation incomplète, a perdu toute sa valeur depuis que l'étude de l'ostéogénie a fait voir que la plupart des éminences osseuses se développent par des points isolés; en sorte que telle éminence, qui est épiphyse jusqu'à une certaine époque, devient apophyse quelque temps après. Si donc la plupart des éminences se forment par des points osseux particuliers, il ne peut y avoir entre elles d'autre différence que celle qui est relative à l'époque plus ou moins reculée de leur union avec le corps de l'os. Épiphyses.

Une distinction bien autrement importante est celle qui divise les éminences osseuses en *articulaires* et *non articulaires*.

A. Les *éminences articulaires* ont reçu différents noms. 1° On les appelle *dentelures*, lorsqu'elles forment des saillies anguleuses, analogues aux dents d'une scie : exemple, les dentelures des os du crâne. Cette forme d'éminences est exclusivement affectée aux articulations immobiles. Les autres éminences appartiennent aux articulations mobiles. Éminences articulaires. Dentelures.

Les éminences qui servent aux articulations mobiles ont reçu différents noms :

1° On les appelle *têtes*, quand elles représentent une portion de sphère supportée par une partie plus étroite, à laquelle on donne le nom de *col* : exemple, tête et col du fémur. Têtes.

2° *Condyles*, lorsqu'elles représentent une tête allongée ou une portion d'ovoïde coupé parallèlement à son grand diamètre : exemple, condyles de la mâchoire inférieure. Condyles.

B. Les *éminences non articulaires* sont, pour la plupart, destinées à des insertions musculaires. Elles ont reçu des noms qui sont, en général, déduits de leur forme. On appelle : Éminences non articulaires.

1° *Bosses*, celles qui sont peu élevées, lisses, à peu près également étendues dans tous les sens : exemples, bosses pariétales, bosses frontales. Bosses.

2° *Éminences mamillaires*, celles qui forment de petits mamelons : exemple, éminences mamillaires de la surface interne des os du crâne. Éminences mamillaires.

3° *Protubérances* ou *tubérosités*, celles qui sont d'un volume notable, arrondies, mais inégales : exemple, protubérance occipitale, tubérosité bicipitale du radius. Protubérances ou tubérosités.

4° *Épines* ou *apophyses épineuses*, celles qui, par leur forme aiguë, le plus souvent inégale, ont quelque analogie avec une épine : exemples, épine du tibia, apophyses épineuses des vertèbres. Épines.

5° *Lignes*, celles qui ont beaucoup d'étendue en longueur, très-peu en largeur et en hauteur ; telles sont les lignes demi-circulaires de l'occipital. Quand ces lignes sont plus saillantes et parsemées d'aspérités, on leur donne le nom de *lignes âpres* : exemple, ligne âpre du fémur. Lignes.

6° *Crêtes*, celles qui sont élevées et tranchantes : crête externe, crête interne de l'occipital, crête du tibia. On a donné à une de ces crêtes le nom d'*apophyse crista-galli*, parce qu'on l'a comparée à une crête de coq. Crêtes.

7° On a conservé le nom d'*apophyses* aux éminences qui ont un certain volume et semblent former comme un petit os surajouté à celui dont elles naissent ; on les a distinguées par différentes épithètes, presque toutes déduites de leur forme. Ainsi, on appelle *apophyses clinoïdes* quatre apophyses de l'os sphénoïde qu'on a comparées aux quatre angles d'un lit (κλίνη, lit ; εἶδος, forme). Apophyses *ptérygoïdes*, celles qu'on a crues ressembler à des ailes (πτέρυξ, [illegible] Apophyses.

Mastoïdes, celles qui ressemblent à une mamelle (μαστός, mamelle).

Apophyses *zymatogiques*, celles qu'on a trouvées ressembler à un joug (ζυγ joug).

Styloïdes, celles qui ressemblent à un stylet.

Coronoïdes, celles qui ressemblent à une dent de couronne.

Odontoïdes, celles qui ressemblent à une dent (ὀδούς, ὀδόντος, dent) : apoph odontoïde de la deuxième vertèbre cervicale.

Coracoïdes, celles qu'on a trouvées ressembler à un bec de corbeau (κό κόρακος, corbeau) : apophyse coracoïde de l'omoplate.

Apophyses *malléolaires* ou *malléoles*, celles qu'on a comparées à un mart (*malleus*, marteau).

Bases de la dénomination de certaines apophyses.

Quelques apophyses ont été désignées par des noms déduits, 1° des part qu'elles concourent à former : apophyses *orbitaires*, *malaires*, *olécrâne* (ὠλ coude ; κράνιον, tête) ; 2° de leur direction : exemple, apophyse *montante* maxillaire supérieur ; 3° de leurs usages : tels sont les *trochanters*, dont nom dérive de τροχάω (je tourne), parce que ces éminences donnent insert aux muscles qui font tourner la cuisse sur son axe.

Vices du langage ostéologique.

Nulle part, peut-être, le vice du langage ostéologique n'est poussé plus lo que dans la nomenclature des éminences. Ainsi, l'épine de l'omoplate peut-ê être comparée aux apophyses épineuses des vertèbres ? la longue apoph styloïde du temporal, à la petite apophyse dite styloïde du radius ? Plusie éminences qui remplissent des usages analogues, ont reçu des noms différen ainsi, la grosse et la petite tubérosité de l'humérus, qui donnent attache a muscles rotateurs de l'humérus, n'ont pas reçu la même dénomination que grand et le petit trochanter du fémur, qui donnent attache aux muscles ro teurs de cet os.

Aussi, tout en conservant les noms que l'usage a respectés, avons-nous so d'indiquer les noms plus rationnels que des anatomistes modernes, et nomm ment Chaussier, ont cherché à substituer aux anciennes dénominations.

Nous avons aussi, dans cette édition, donné les noms latins des diverses p ties ; la lecture des auteurs étrangers rend la connaissance de ces noms tou fait indispensable.

Du volume des éminences d'insertion.

Le volume des éminences d'insertion est, en général, proportionnel au no bre et à la force des muscles et des ligaments qui s'y implantent. Pour s convaincre, on n'a qu'à étudier comparativement le squelette de l'homme celui de la femme, le squelette d'un homme de cabinet et celui d'un athlète (

(1) Cette proportion remarquable entre le volume des saillies osseuses et la force muscles qui s'y insèrent, a fait attribuer la formation des éminences à la traction m culaire. Cette opinion est facile à réfuter ; et, sans entrer ici dans des détails qui ap tiennent à l'anatomie générale, je me contenterai d'établir par des faits que si les sai osseuses sont en rapport direct et nécessaire avec le développement du système mu laire, elles n'entrent pas moins dans le plan primordial de l'organisation ; si bien qu' existeraient lors même que les muscles n'auraient jamais exercé de tractions sur les J'ai eu occasion de disséquer deux fois l'extrémité thoracique d'individus qui, à la de convulsions éprouvées dans leur première enfance, avaient été frappés d'une para complète de cette extrémité : le membre avait à peine les proportions de celui d'un fant de huit ou neuf ans, bien que celui de l'autre côté fût parfaitement dévelo Eh bien ! dans le membre atrophié, les plus légères comme les plus fortes saillies ét parfaitement marquées. D'ailleurs, ne voit-on pas des cavités servir à l'insertion muscles très-vigoureux ? Témoin la fosse ptérygoïde du sphénoïde.

Les *cavités* des os sont nombreuses et variées. Indépendamment des grandes cavités du squelette, à la formation desquelles concourent plusieurs os et qui sont destinées à loger et à défendre les organes importants à la vie, il est un grand nombre de cavités plus petites, qui sont pratiquées dans la substance même des os. De même que les éminences, ces cavités des os se divisent en deux grandes classes, les *cavités articulaires* et les *cavités non articulaires*. Cavités des os.

Les *cavités articulaires* ont reçu des noms divers : celui de *cavité cotyloïde* désigne la cavité articulaire de l'os coxal, parce qu'elle est profonde, circulaire et semblable à une espèce de vase connu chez les anciens sous le nom de κοτύλη, cotyle, écuelle. Le nom de *cavité glénoïde* appartient à plusieurs cavités articulaires peu profondes : exemples, cavité glénoïde de l'omoplate, cavité glénoïde du temporal. A. Cavités articulaires. Cotyloïde. Glénoïde.

La dénomination d'*alvéole* a été consacrée aux espèces de cellules qui logent les racines des dents. Mais on ne doit point considérer comme une articulation le mode d'union des dents avec les os maxillaires, car nous verrons que les dents ne sont pas de véritables os. Alvéoles.

Les *cavités non articulaires* doivent être envisagées au double point de vue de leur forme et de leurs usages. Relativement à leur forme, on les a distinguées par les dénominations suivantes : B. Cavités non articulaires.

1° Les *fosses* sont des cavités largement excavées, plus évasées à leur entrée qu'à leur fond : exemple, fosses pariétales. Fosses.

2° On appelle *sinus*, les cavités dont l'ouverture d'entrée est étroite : sinus sphénoïdaux, maxillaires, etc. Sinus.

3° *Cellules*, celles qui sont peu considérables, multiples et qui communiquent entre elles : cellules ethmoïdales, etc. Cellules.

4° *Gouttières*, celles qui représentent un demi-canal : telles sont, au crâne, les gouttières longitudinales, latérales, etc. Les gouttières prennent le nom de *coulisses* lorsqu'elles sont tapissées par une couche mince de cartilage et laissent passer des tendons : exemple, coulisse bicipitale de l'humérus; elles prennent le nom de *poulie* ou de *trochlée* lorsque les deux bords et le fond de la coulisse sont revêtus par une lame cartilagineuse. Gouttières. Coulisses.

5° Les *sillons* sont des impressions superficielles, longues, très-étroites, destinées à loger des vaisseaux : ex., sillons de l'artère méningée moyenne. Sillons.

6° Les *rainures* sont des impressions plus profondes que les sillons, anguleuses dans leur fond : telle est la rainure mastoïdienne. Rainures.

7° L'*échancrure* est une dépression qui occupe un bord. Échancrure.

Les cavités que nous venons d'examiner n'existent que sur une des faces de l'os et ne le percent point d'outre en outre. Celles qui offrent ce dernier caractère portent généralement le nom de *trous*. Quand l'ouverture est taillée irrégulièrement et comme déchirée, on lui donne le nom de *trou déchiré*. Quand l'ouverture est très-petite, inégale, elle est appelée *haitus*; quand elle est longue, étroite et analogue à une fracture, on l'appelle *fente, fissure* : fente sphénoïdale, fissure glénoïdale. Trou déchiré. Hiatus. Fente, fissure.

Si la perforation parcourt un trajet un peu étendu dans l'épaisseur de l'os, on lui donne le nom de *conduit* ou de *canal* : conduit vidien, canal carotidien. Conduit ou canal.

Il existe des conduits qui logent les vaisseaux destinés à la nutrition des os; on leur donne le nom de *conduits nourriciers*. On divise les conduits nourriciers en trois genres. Conduits nourriciers, divisés en trois genres.

Le premier genre, qui appartient exclusivement au corps des os longs et

Conduits nourriciers du corps des os longs et des os larges.

à quelques os larges, pénètre très-obliquement dans l'épaisseur de l'os : ce les *conduits nourriciers proprement dits*. Les anatomistes ont soin de mentio dans la description de chaque os leur situation, leur capacité relative et l *direction*.

Conduits du tissu spongieux.

b. Le second genre est affecté aux extrémités des os longs, aux bords o voisinage des bords dans les os larges, et à toute la portion non articulair la surface des os courts. Ces conduits avoisinent, pour la plupart, les sur articulaires. Leur nombre est toujours considérable ; Bichat en a compté quarante sur l'extrémité tibiale du fémur, vingt sur une vertèbre, cinq sur le calcanéum.

Conduits capillaires.

c. Le troisième genre de conduits nourriciers comprend des canaux exc vement petits, qui existent en nombre indéfini à la surface de tous les o distinctement, et qu'on aperçoit très-bien avec une forte loupe. Leur prés est encore indiquée par les gouttelettes de sang qui apparaissent à la sur d'un os frais dont on vient de détacher le périoste, à la surface interne d du crâne, par exemple, après la séparation de la dure-mère. Le diamètr ces petits conduits a été évalué à un dixième de millimètre. Ces conduits en quelque sorte, précédés par des sillons creusés à la surface de l'os et d lesquels rampent les petits vaisseaux nourriciers, avant de pénétrer dan paisseur de l'os.

Canalicules vasculaires, ou de Havers.

A ces trois ordres de conduits nourriciers, il faut joindre les canalicules culaires, désignés sous le nom de *canalicules de Havers* et servant à log véritable réseau capillaire des os. Nous les étudierons en détail à l'occasio la structure des os.

Trajet ultérieur de ces conduits.

Le trajet ultérieur de ces conduits est le suivant : les conduits du pr genre qui appartiennent aux os longs, se divisent bientôt en deux conduit condaires, l'un ascendant, l'autre descendant, et vont communiquer avec l vité centrale ou médullaire des os longs. Les conduits du premier genr appartiennent aux os larges, sont des espèces de canaux sinueux, qui parco un assez long trajet dans l'épaisseur de ces os.

Les conduits du deuxième genre traversent quelquefois l'os de part en (ex., ceux des corps de vertèbre) et communiquent avec les cellules du spongieux. Quant aux conduits du troisième genre, leur terminaison a li une profondeur plus ou moins considérable, dans l'épaisseur de la subs compacte, pour les os longs, et de la substance spongieuse pour les os co Tous communiquent avec les canalicules de Havers.

Telles sont les formes et les dispositions générales de toutes les cavités voient à la surface des os. Voici quels sont leurs *usages* :

Usages des cavités des os.

1° Réception de certains organes comme dans une enceinte protect telles sont les fosses occipitales, qui reçoivent une portion du cervelet.

2° Insertion d'organes musculeux ou fibreux : telles sont les cavités dan quelles s'implantent des fibres musculaires, comme les fosses temporale, rygoïdienne, etc.

3° Transmission de certains organes qui, comme les vaisseaux et les doivent sortir d'une cavité osseuse ou y pénétrer : tels sont les fentes, le duits et les trous, etc.

4° Multiplication et accroissement des surfaces : tels sont les sinus et ce affectés spécialement à l'organe de l'odorat, dont ils multiplient la surfac leurs anfractuosités.

5° Glissement des tendons et parfois réflexion telle que la direction primitive de la puissance est changée. A cette classe des cavités de glissement se rattachent la gouttière ou coulisse bicipitale de l'humérus, la gouttière de l'obturateur interne, etc. Ces gouttières ou coulisses sont généralement converties en canaux par la présence d'une gaîne fibreuse qui les complète.

6° Nutrition des os. C'est à cette classe que se rapportent les conduits nourriciers.

Impression des os.

Nous devons rapprocher des cavités osseuses les *empreintes* ou impressions que présente la surface de plusieurs os ; par exemple, l'impression ou fossette des glandes sublinguale et sous-maxillaire, et les impressions dites digitales de la surface interne des os du crâne.

Les cavités ne sont pas le produit mécanique d'une pression.

De même que le relief des éminences avait été attribué à l'influence toute mécanique des tractions musculaires, de même on a considéré comme le résultat de pressions et de pulsations les diverses empreintes et les sillons vasculaires que présente la face interne des os du crâne. Ce qu'il y a de certain, c'est que les impressions et les éminences de la surface interne des os du crâne répondent exactement aux saillies et aux enfoncements de la surface du cerveau, de même que les sillons osseux de l'artère méningée moyenne représentent parfaitement les ramifications de cette artère.

Avant de procéder à l'étude de la conformation intérieure des os, rappelons quelques préceptes qui doivent constamment servir de guide dans la description de leur conformation extérieure.

Préceptes importants relatifs à la description des os.

1° Il faut toujours diviser la surface d'un os de manière à n'embrasser à la fois qu'un petit nombre d'objets. Ainsi, pour décrire un os large, on divisera sa surface en deux faces, en bords et en angles, qu'on étudiera successivement.

2° L'os une fois divisé en régions, on examinera chacune d'elles, en ayant soin de procéder toujours par opposition, c'est-à-dire de passer de la face supérieure à l'inférieure, de l'antérieure à la postérieure ; c'est le seul moyen, dans une description un peu compliquée, de n'omettre aucune circonstance d'organisation et d'éviter les répétitions fastidieuses.

3° Il faut encore, dans l'examen de tous les objets que présente chaque région, chaque face, par exemple, s'imposer une marche constante et régulièrement progressive. Ainsi, quand on a d'abord exposé les objets placés en avant, on continue l'examen sans interruption d'avant en arrière.

4° Enfin, dans les os symétriques, il faut toujours commencer la description par les objets situés sur la ligne médiane, pour passer ensuite à ceux qui sont placés sur les côtés.

§ 2. — CONFORMATION INTÉRIEURE DES OS.

Le tissu des os renferme des éléments partout identiques, mais qui, par de simples différences dans leur mode d'arrangement, donnent naissance à deux formes ou variétés du tissu osseux. Une de ces formes porte le nom de *substance compacte* ; l'autre est désignée sous le nom de *substance spongieuse*. A cette dernière se rattache une variété qui a longtemps porté le nom de *tissu réticulaire*.

Substance spongieuse.

La *substance spongieuse* ou *celluleuse* se présente sous l'aspect de cellules et d'aréoles de forme irrégulière, de capacité variable, communiquant toutes entre elles, et dont les parois incomplètes ont la forme de fibres, de colonnettes ou de petites lamelles.

Substance compacte.

La *substance compacte* se montre généralement sous l'apparence de fibres fo tement pressées les unes contre les autres, de manière à constituer un tis serré, compacte.

Dans les os longs, les fibres apparentes de la substance compacte sont dirig suivant la longueur de l'os ; dans les os larges, elles partent d'un centre p s'étendre par rayons divergents vers tous les points de la circonférence ; d les os courts, elles sont irrégulièrement disposées pour former la couche sup ficielle ou l'écorce de l'os.

Les deux formes du tissu osseux étant connues, examinons leur distribu générale dans les différentes espèces d'os.

1. Conformation intérieure des os longs. — Un os long scié verticalem présente dans son corps une cavité cylindrique qui, à l'état frais, renferme u graisse molle, connue sous de *moelle*.

Moelle.

Canal médullaire.

C'est dans la portion moyenne de l'os que cette cavité, appelée *canal mé laire* des os longs, présente les plus grandes dimensions ; à mesure qu'on loigne de cette portion moyenne, on voit le canal se rétrécir ; en même te il est entrecoupé d'espace en espace par des lamelles qui se détachent des pa et forment des espèces de cloisons incomplètes : ainsi, j'ai vu le cylindre d fémur divisé en deux moitiés, indépendantes l'une de l'autre, par une cloi horizontale qui occupait précisément la partie moyenne de l'os.

Sa forme indépendante de celle de l'os.

Le canal médullaire n'est pas régulièrement cylindrique et, d'un autre cô sa forme ne reproduit nullement celle de la surface extérieure de l'os. Il co munique avec l'extérieur de l'os au moyen des conduits nourriciers du pr mier ordre. Quelquefois ces conduits vasculaires sont creusés dans l'épais même des parois osseuses pendant un long trajet, marchent parallèlemen l'axe longitudinal de la cavité médullaire, avec laquelle ils communiquent p une foule d'ouvertures, à la manière des veines spléniques et sus-hépatiq et vont transmettre les vaisseaux jusqu'aux extrémités de l'os.

Usages du canal médullaire relatifs :

1° A la solidité.

On a supposé tour à tour, ou que la cavité des os n'existait que pour ser de réceptacle à la moelle, ou que la moelle n'existait que pour remplir la ca des os. Quels que soient les usages de la moelle, il est certain que l'existe d'une cavité au centre des os longs est une condition avantageuse pour la so dité, car on prouve en mécanique que, de deux tiges formées d'une même s stance et d'une égale quantité de cette substance, celle qui sera creuse et d par conséquent, les diamètres seront plus grands, aura plus de résistance celle qui sera massive. Donc, grâce à la cavité médullaire, il y a augm tation de solidité sans augmentation de poids. Un autre avantage qui rés de l'existence de la cavité centrale, c'est d'augmenter le volume de l sans en augmenter le poids. On conçoit, en effet, que les os devant offrir insertions musculaires multipliées, il importait que leur surface ne fût pas duite à des dimensions trop petites. Or, c'est ce qui serait arrivé, si les pa de la tige creuse s'étaient en quelque sorte rapprochées pour former une massive.

2° A l'augmentation de volume sans augmentation de poids.

Proportion entre l'épaisseur des parois du cylindre et le diamètre du canal médullaire.

Le rapport entre l'épaisseur des parois du cylindre et le diamètre du ca médullaire présente des variétés, qui s'observent non-seulement chez les di rents individus, mais surtout dans les différents âges. Chez le vieillard, l'ép seur des parois est proportionnellement beaucoup moindre que chez l'adul de là une cause de plus grande fragilité des os dans la vieillesse. On tro quelquefois, chez l'adulte, ces parois tellement minces que l'os se brise

...plus léger effort. C'est dans des cas de cette espèce qu'on voit des fractur... ...produire par le simple effet de la contraction musculaire.

Tissu réticulaire.

C'est dans le canal central des os longs que se remarquent les filaments ... très-déliés qui forment, par leurs entre-croisements à larges mailles, la ... de tissu spongieux qu'on appelle *tissu réticulaire*, et qui semble destinée ...porter le tissu adipeux médullaire. A mesure qu'on avance vers les extré... ..., on voit le tissu compacte diminuer, les cellules se multiplier, de telle ... que les extrémités de l'os ne sont autre chose que du tissu spongieux ... par une lame mince de tissu compacte. Il semble que, pour former ces ...les des extrémités, le tissu compacte qui constitue le corps de l'os se ...divisé et subdivisé en lames et en lamelles.

Pourquoi les extrémités des os longs sont spongieuses.

L'avantage de la disposition spongieuse dans les extrémités, toujours volumi...ses, des os longs est facile à saisir ; elles n'auraient pu être compactes sans ... le poids de l'os eût été considérablement augmenté, et l'excès de solidité ... une pareille texture aurait existé en pure perte.

Lames ou tables.

CONFORMATION INTÉRIEURE DES OS LARGES. — Si vous râpez la surface d'un ... large, si vous le sciez perpendiculairement ou obliquement, vous trou... ... qu'il est composé de deux *lames* ou *tables* de tissu compacte, séparées par ...épaisseur plus ou moins considérable de *tissu spongieux* : de là isolement ... deux lames et possibilité des fêlures et des éclats de l'une d'elles, l'autre ...nt intacte.

...illeurs, l'épaisseur des lames compactes et celle du tissu spongieux ne sont ... uniformes dans toute l'étendue d'un os large. A son centre, par exemple, ...e existe-t-il une légère couche de tissu spongieux ; d'où la transparence ... en ce point. Vers la circonférence, au contraire, le tissu spongieux forme ... couche très-épaisse. (Ex., os coxaux.) Aux os de la voûte du crâne, la sub...ce spongieuse prend le nom de *diploé* (διπλόος, double), parce qu'elle est ...tenue dans l'intervalle des deux lames.

Diploé.

...près ce qui vient d'être dit, on voit que les caractères distinctifs des os lar... ...résident autant, pour le moins, dans la conformation intérieure que dans la ...formation extérieure ; aussi les côtes, qui, en égard à leurs attributs exté..., semblent appartenir aux os longs, ont-elles été rangées parmi les os larges, ... qu'elles offrent dans leur conformation intérieure les caractères de cette ...ière espèce d'os.

Analogie qui existe entre un os court et les extrémités d'un os long.

CONFORMATION INTÉRIEURE DES OS COURTS. — Supposez l'extrémité d'un os ... séparé du corps de l'os, et vous aurez un os court, aussi bien au point ...e de la conformation extérieure qu'à celui de la formation intérieure ; ... une masse spongieuse, revêtue d'une couche mince de tissu compacte. ...ay a fait remarquer qu'il est facile de reconnaître, pour chaque os ..., une direction générale qu'affectent les trabécules et lamelles de la sub... ...-spongieuse, et que cette direction est toujours perpendiculaire aux sur... ... de pression.

Structure spongieuse.

C'est à leur structure spongieuse que les os courts, ainsi que les extrémités ... longs, doivent leur légèreté spécifique.

Ampleur des cellules du tissu spongieux chez le vieillard.

...us ferons observer que tout ce qui vient d'être dit relativement à la conforma... intérieure des os, ne s'applique rigoureusement qu'à ceux de l'adulte, parce ...les aréoles du tissu spongieux sont d'autant moins développées qu'on les ...ine chez des sujets plus jeunes. Et de même que nous avons vu les parois ... cylindre des os longs diminuer d'épaisseur, et la cavité médullaire augmenter de diamètre chez le vieillard, de même, par les progrès de l'âge, les par des cellules deviennent extrêmement minces et les cellules très-amples. Il m'e arrivé, dans quelques cas pathologiques, à la suite de tumeurs blanches de l'a ticulation tibio-tarsienne, par exemple, de rencontrer de véritables canaux m dullaires dans le cuboïde et le calcanéum. J'ai remarqué, dans un cas tumeur cancéreuse du sein, que les côtes qui avoisinaient la production morbi étaient creusées d'une sorte de canal médullaire. C'est à cette diminution de substance osseuse, à cette espèce d'atrophie des os qu'il faut attribuer la fra lité qu'on remarque si souvent dans tout le système osseux à la suite d'un gra nombre de maladies chroniques, et même à la suite du repos au lit longtem continué.

§ 3. — TEXTURE DES OS.

L'étude de la texture des os comprend 1° celle du *tissu osseux* proprem dit, à laquelle se rattache l'analyse chimique des os; 2° celle de leurs vaisseau artères, veines et lymphatiques ; 3° celle de leurs nerfs ; 4° celle de la mem brane d'enveloppe des os ou du périoste ; 5° enfin, celle de la moelle.

Tissu propre des os

I. *Tissu propre des os.* — A. *Analyse chimique.* — Le *tissu propre des os* ou *ti osseux* est une substance blanche, dure, résistante, qui donne au squelette solidité et aux leviers l'inflexibilité nécessaire à la précision des mouvements (1 Deux substances bien distinctes le composent : l'une est organique, l'au

Substance organique.

appartient au règne minéral. Si l'on soumet un os à l'action de l'acide nitriq étendu, la substance osseuse deviendra flexible et élastique, à la manière d'u cartilage ; l'os aura perdu une grande partie de son poids, bien qu'il conser exactement le même volume et la même forme. Les sels terreux ont été dissou il ne reste plus que la matière organique, laquelle, soumise à l'ébullition, pr sente tous les caractères de la gélatine.

Substance inorganique.

D'un autre côté, calcinez les os : toute la partie organique sera détruite, répandant une odeur de corne brûlée. Il vous restera un corps qui conser exactement le volume et la forme de l'os non calciné, mais qui est léger, p reux et d'une fragilité telle qu'il se réduit en poudre par la plus faible pr sion ; blanc, si la calcination a été complète ; noir, quand elle a été incomplè susceptible de se vitrifier par l'action d'une chaleur plus vive et plus longtem continuée. L'exposition prolongée à l'air et à l'humidité enlève également a os leur matière organique et ne laisse qu'un résidu calcaire.

La partie inorganique donne aux os leur dureté et leur inaltérabilité ; à partie organique ils doivent l'élasticité et la vitalité.

Résultats de l'analyse chimique des os.

Voici, quant à la proportion relative et à la nature des substances organiq et inorganiques contenues dans les os, les résultats qu'a fournis l'analyse ch mique à Berzélius :

1° PARTIE ORGANIQUE	1° Matière animale réductible en gélatine par la coction	32,17
	2° Matière animale insoluble	1,13
2° PARTIE INORGANIQUE	Phosphate de chaux	51,4
	Carbonate de chaux	11,30
	Fluate de chaux	2,0
	Phosphate de magnésie	1,16
	Soude et hydrochlorate de soude	1,20

(1) Il est bien entendu que cette inflexibilité n'est pas absolue.

Proportions diverses des deux substances des os.

Les deux espèces de substances des os ne sont pas en même proportion dans les divers âges : contrairement aux résultats obtenus par M. Nélaton, qui considère le tissu osseux comme un composé défini, dans lequel les rapports de la partie organique avec la partie inorganique seraient invariables, on admet généralement que, chez les enfants, l'élément organique domine sur l'élément inorganique, et l'on explique ainsi la rapidité de la reproduction des os et leur moindre fragilité dans les premiers temps de la vie. Chez les vieillards, au contraire, c'est l'élément inorganique qui prédominerait ; de là la fragilité, le peu de vitalité des os à cet âge de la vie. Le fémur d'un petit garçon de neuf mois renfermait 36,43 pour 100 de sels calcaires ; celui d'une femme de 25 ans, 68,64, et celui d'une femme de 72 ans, 69,82.

Suivant l'âge.

Quoi qu'il en soit de cette composition chimique des os, toutes les formes du tissu osseux, savoir, le tissu compacte des os longs, larges et courts, les lamelles et trabécules qui, par leur entre-croisement, forment et le tissu aréolaire du canal des os longs et le tissu spongieux des os courts et des extrémités des os longs, enfin le diploé des os plats, toutes ces formes du tissu osseux, disons-nous, sont constituées par une seule et même substance ; mais cette substance prend différents aspects, différentes formes et se dispose en lames minces, en lames épaisses, en petites lamelles et en trabécules.

Suivant la forme du tissu osseux.

Cependant il résulterait des recherches de Frerichs que la substance compacte renferme moins de principes organiques que la substance spongieuse, fait qu'on pourrait expliquer peut-être par l'abondance plus grande, dans cette dernière, du tissu médullaire et des vaisseaux, dont il est difficile de débarrasser le tissu osseux.

Voici les résultats d'une analyse comparative de Frerichs :

	SUBSTANCE	
	COMPACTE.	SPONGIEUSE.
Phosphates.............	58,7 — 59,5	50,2 — 51,1
Carbonate de chaux	10,1 — 9,4	11,7 — 10,9
Matières organiques.....	31,5 — 30,5	38,2 — 37,4

Suivant les os.

Il suit de là que les os longs renferment plus de matériaux inorganiques que les os courts. Les os du crâne, en particulier l'occipital et le rocher, se rapprochent beaucoup des os longs. Chez l'homme, c'est le fémur qui l'emporte sur tous les autres os par la proportion de sels inorganiques qu'il renferme ; à côté de lui se placent les autres os longs des membres, l'occipital, etc. Les côtes, les vertèbres, les os courts se font remarquer, au contraire, par leur pauvreté relative en sels calcaires.

Rapport variable entre le phosphate et le carbonate de chaux.

Suivant Bibra, le rapport entre la quantité de phosphate et celle de carbonate calcaire contenues dans les os est loin d'être constant dans les diverses classes d'animaux ; il y aurait aussi moins de carbonate de chaux dans les os des jeunes animaux que dans ceux des animaux âgés.

Étude microscopique des os.

B. *Étude microscopique du tissu osseux.* — Le tissu osseux est formé d'une substance dure et homogène, de couleur blanche, qui résulte de l'union intime d'une matière organique, convertie en gélatine par l'ébullition, avec des sels calcaires. Cette *substance osseuse* est creusée d'une infinité de vacuoles microscopiques, dans lesquelles sont renfermées des cellules ramifiées, appelées *cellules osseuses*, et qui communiquent entre elles par des canalicules extrêmement ténus, que nous nommerons *canalicules osseux* ; elle est de plus parcourue un système de canaux beaucoup plus larges, dans lesquels cheminent vaisseaux capillaires des os, et qui, pour cette raison, portent le nom de *nalicules vasculaires.*

Canalicules vasculaires.

1° *Canalicules vasculaires.*— Les *canalicules vasculaires des os,* désignés aussi le nom de *canalicules de Havers,* sont conduits creusés dans l'épaisseur de substance osseuse et servant à loger réseau capillaire des os. On les renco partout où la substance osseuse est a mulée en masses un peu considérabl ils ne font défaut que dans les cloiso trabécules de la substance spongieuse où celles-ci conservent leurs dimens habituelles.

Largeur.

La largeur de ces canalic varie entre 0mm,1 et 0mm,2.

Direction.

Leur di tion, dans les os longs, est en gén parallèle à l'axe longitudinal de l'os. ces canaux longitudinaux sont reliés tre eux par de nombreuses branc transversales ou obliques, d'où résulte réseau à mailles allongées et la plu rectangulaires, de 0mm,15 à 0mm,30 de geur. La même disposition s'observe d les côtes, dans la mâchoire inférieu Dans les os plats, les canalicules va laires sont presque toujours parall aux deux faces de l'os, et s'irradient tour d'un point central, tel que la b pariétale, la bosse frontale, l'angle su rieur et antérieur du frontal. Dans os courts, enfin, la direction des can vasculaires est plus irrégulière ; cependant, le plus souvent, une direction l'e porte sur les autres, et cette direction est telle que l'os résiste plus facilem aux pressions qu'il est destiné à subir : c'est ce qui s'observe facilement sur os du pied, sur les corps de vertèbre.

Fig. 3.

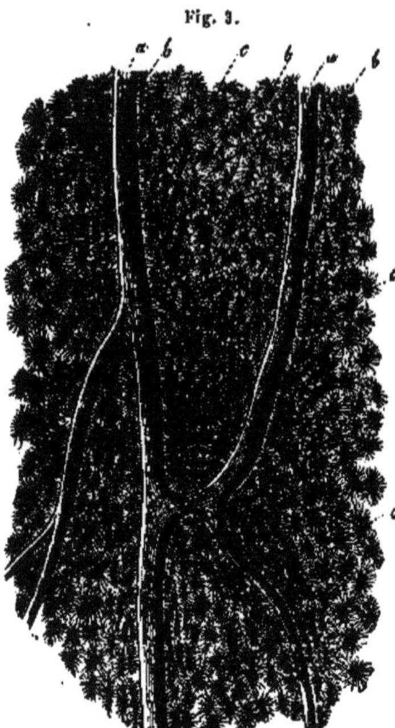

Tranche longitudinale de la diaphyse du fémur (*).

Les canalicules vasculaires conservent un calibre assez uniforme dans paisseur de la substance compacte ; au voisinage de la substance spongieuse, les voit tantôt s'élargir progressivement pour se continuer insensiblement a

Rapports.

les cellules de cette substance, et tantôt s'y ouvrir brusquement. Ils com niquent avec la surface de l'os et avec le canal médullaire des os longs l'intermédiaire des canaux ramifiés ou conduits nourriciers dont il a été q tion précédemment. Au niveau des surfaces articulaires, et partout où le sont recouverts de cartilage, les canalicules vasculaires se terminent en a C'est à la disposition des canalicules vasculaires que les os doivent leur ap rence fibreuse.

Les canalicules de Havers renferment les vaisseaux capillaires des os ; l

(*) *a*. Canalicules vasculaires; *b*, *c*, lacunes osseuses. (D'après Kœlliker.)

diamètre étant, en général, supérieur à celui de ces vaisseaux, l'espace non occupé par ces derniers est rempli par une matière grasse analogue à la moelle.

2° *Substance osseuse ou fondamentale.* — Blanche, homogène, finement granulée, elle affecte une disposition lamellaire, qu'il est très-facile de mettre en évidence en traitant les os par un acide. Dans la diaphyse des os longs, on distingue deux systèmes de lamelles osseuses ; les unes, en effet, appartiennent aux canalicules vasculaires, les autres sont communes à l'os tout entier (*fig.* 4). Substance fondamentale.

Les systèmes de lamelles des canalicules vasculaires représentent des séries de tubes emboîtés les uns dans les autres, et ayant pour axe un vaisseau sanguin. Le nombre des lamelles propres à chaque canalicule est fort variable ; communément on en trouve de 3 à 15. On peut dire, d'une manière générale, que le nombre des lamelles est en raison inverse du diamètre du canalicule ; il n'y a d'exception que pour les canalicules très-petits, qui ont des parois fort minces. Chacune de ces lamelles a en moyenne $0^{mm},01$ d'épaisseur, et la paroi tout entière comporte de $0^{mm},02$ à $0^{mm},2$. Lamelles.

Fig. 4.

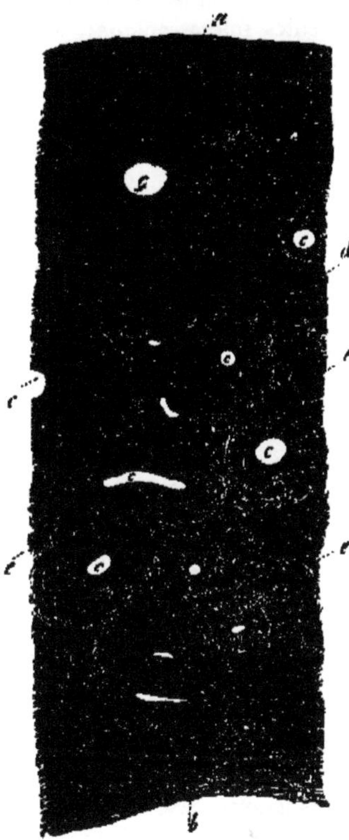

Portion d'une tranche horizontale d'un métacarpien, traitée par la térébenthine (*).

A la surface des os longs, immédiatement au-dessous du périoste, on trouve plusieurs couches de substance osseuse formant une gaîne à l'os tout entier : ce sont les couches ou lamelles dites *fondamentales*. Des lamelles semblables, mais toujours moins nombreuses et moins développées, entourent le canal médullaire.

Partout où existe de la substance compacte parcourue par des canalicules vasculaires, les lamelles présentent la même disposition ; leur nombre, du reste, est en rapport avec celui des canalicules. Ainsi, à la surface des épiphyses des os longs, on trouve peu de lamelles fondamentales ; dans les os plats, les lamelles fondamentales forment des feuillets parallèles aux deux faces de l'os. Quant aux lamelles de la substance spongieuse, elles n'existent que dans les rares cloisons et trabécules parcourues par des canalicules vasculaires, et encore y sont-elles très-minces et peu nombreuses.

Les lamelles osseuses sont formées d'une substance homogène, dans laquelle on distingue souvent un pointillé très-fin ; on peut donc croire qu'elles résultent de la Structure des lamelles.

(*) Grossissement de 90 diamètres. — *a*, surface externe de l'os ; *b*, surface interne ; *c*, coupe transversale des canalicules vasculaires et de leurs systèmes de lamelles ; *d*, lamelles interstitielles ; *e*, lacunes osseuses, avec leurs prolongements. Il est nécessaire d'étudier les figures 3, 4 et 5 à l'aide d'une forte loupe, pour bien comprendre le système de lamelles des canalicules vasculaires et les lacunes osseuses avec leurs canalicules osseux. (Kœlliker.)

juxtaposition de molécules microscopiques isolées, pâles, qui seraient les élém ultimes de la substance osseuse. Quelquefois aussi elles présentent des lignes tr pâles qui rayonnent autour du canal central ; ce sont les ramifications des cavi dont il nous reste à parler.

Lacunes et cellules osseuses. 3° *Lacunes et cellules osseuses, canalicules osseux.* — Dans la substance osseu quelle que soit sa disposition morphologique, sont disséminés une foule de co puscules microscopiques, donnant naissance à des prolongements ramifi Quand l'examen porte sur une tranche d'os desséchée, ces corpuscules parais noirs, à cause de l'air qu'ils contiennent. Cette circonstance avait fait cro d'abord qu'ils étaient remplis de molécules calcaires ; d'où le nom de *corpuscu calcaires*, sous lequel on les avait désignés. Mais lorsqu'on étudie un os frais,

Fig. 5.

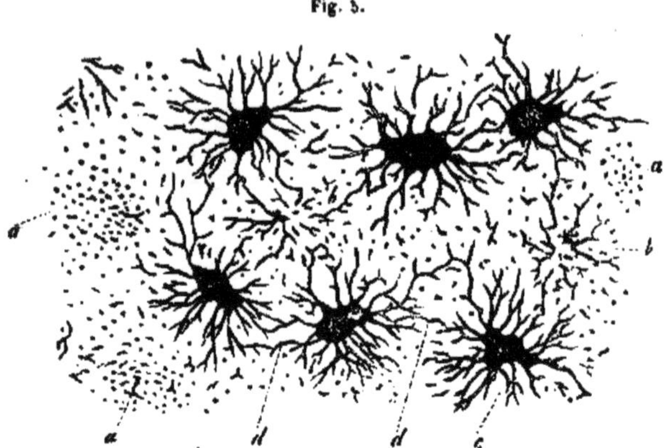

Lacunes osseuses du pariétal, vues de face, avec leurs canalicules osseux (*).

reconnait que ce sont des cavités, des lacunes de la substance osseuse, occup et remplies complétement par de véritables cellules, auxquelles il convient donner le nom de *cellules osseuses*.

Les *lacunes osseuses* sont aplaties, lenticulaires, ou allongées comme des gra nes de courge. Leurs dimensions moyennes sont les suivantes : longueur, 0mm,0 largeur, 0mm,01 ; épaisseur, 0mm,007. De leurs faces, et surtout de leurs bor partent de nombreux canalicules, que nous appellerons *canalicules osseux*, et qu rayonnent dans toutes les directions, en suivant un trajet fort irrégulier, sou vent curviligne, et en fournissant fréquemment des branches, qui se ramifie à leur tour.

Nombre. Les lacunes osseuses sont extrêmemnt nombreuses ; on a estimé qu'il s'e trouve un millier, en moyenne, sur une étendue d'un millimètre carré de su stance compacte. Elles occupent ordinairement l'épaisseur des lamelles, que quefois leurs intervalles ; toujours elles sont disposées de telle façon que leu

Disposition. faces sont parallèles à celles des lamelles. Dans les lamelles qui entourent im médiatement un canalicule vasculaire, les prolongements dirigés en deda s'ouvrent dans ce canalicule ; dans l'épaisseur des trabécules de la substanc spongieuse, les canalicules osseux communiquent avec les aréoles de cette su

(*) Grossissement de 450 diamètres. Les petits points qu'on voit sur les lacunes et dans leurs interva *a*, *a*, représentent des canalicules coupés en travers, ou leur embouchure dans les lacunes. (Kœllike

stance. En certains points, comme au voisinage des surfaces articulaires, ils se terminent en cul-de-sac. Mais, dans l'immense majorité des cas, les canalicules osseux sont anastomosés les uns avec les autres, reliant les lacunes entre elles, et constituant dans l'épaisseur de la substance osseuse un vaste système de canaux et de cavités, qui communiquent largement avec le canal médullaire, les canalicules vasculaires et les aréoles du tissu spongieux.

Virchow a démontré que chacune de ces lacunes, avec ses prolongements, renferme une cellule de même forme, qu'on peut isoler, munie de ses ramifications, en faisant macérer un os dans l'acide chlorhydrique. Ces cellules contiennent une substance fluide, transparente, dont la nature est peu connue jusqu'ici; quelquefois on y trouve un noyau.

2° Vaisseaux des os.

B. *Vaisseaux des os.* — a) *Artères.* Elles sont de trois ordres, comme les conduits osseux que nous avons fait connaître en parlant des cavités des os.

Artères. Du premier ordre.

Il existe, pour chaque canal médullaire, au moins une artère principale, ou artère *médullaire*, qui pénètre par le conduit nourricier et se divise presque immédiatement en deux rameaux; l'un de ces rameaux se dirige de bas en haut, l'autre, de haut en bas; tous deux se subdivisent en une infinité de ramuscules, dont l'entrelacement forme le réseau vasculaire qu'on avait désigné sous le nom de membrane médullaire. Ce réseau s'anastomose avec les vaisseaux du deuxième ordre, qui pénètrent par les extrémités des os longs, et de cette importante communication, il résulte que les vaisseaux, malgré l'extrême différence de leur mode de pénétration dans les os, peuvent se suppléer réciproquement. Bichat en rapporte un exemple remarquable, observé sur un tibia dont le trou nourricier était oblitéré, et dont cependant la nutrition s'était conservée dans toute son intégrité. C'est de l'artère médullaire que naissent les ramuscules destinés aux couches de tissu compacte qui forment les parois du canal médullaire.

Du deuxième ordre.

Les *artères du deuxième ordre*, destinées au tissu spongieux, pénètrent dans les os par les trous nourriciers du deuxième ordre. Il s'en faut bien que leur nombre soit déterminé par celui des trous, lesquels, pour la plupart, livrent passage à des veines. Ces artères communiquent d'ailleurs et avec l'artère médullaire dont nous avons parlé, et avec les artères périostiques.

Du troisième ordre

Les *artères du troisième ordre* ou *artères périostiques* sont extrêmement multipliées. A cette classe appartiennent les innombrables petites artères qui, après s'être ramifiées en réseau dans le périoste, sont reçues dans les canaux de troisième ordre. Au niveau du corps des os longs, ils pénètrent aussi dans les pertuisillons qui aboutissent, ainsi que nous l'avons dit, aux canalicules de la substance compacte.

Veines des os.

b) Les *veines* des os suivent le même trajet que les artères; il y a généralement deux veines pour une artère. Il existe, en outre, dans l'épaisseur des os larges, des os courts et des extrémités des os longs, des canaux veineux particuliers, décrits pour la première fois par Dupuytren dans les os du crâne, où ils sont très-apparents. Ces canaux veineux sont criblés d'ouvertures, par lesquelles ils reçoivent le sang des parties voisines; la membrane interne des veines les tapisse; une lame extrêmement mince de tissu compacte forme leurs parois. Nous verrons plus tard qu'il y a analogie parfaite entre les canaux veineux des os et les sinus de la dure-mère. La seule différence, c'est que, dans les sinus, les parois sont fibreuses, tandis qu'elles sont osseuses dans les canaux veineux.

Canaux veineux des os.

Vaisseaux lymphatiques.

c) Malgré quelques observations incomplètes, il est vrai, qui tendraient à faire admettre, l'existence des *vaisseaux lymphatiques* dans les os ne peut considérée comme un fait certain.

3° Nerfs des os.

III. *Nerfs des os.* — Les *nerfs* des os peuvent être démontrés sur la plupart pièces du squelette; mais il faut bien distinguer les nerfs qui ne font que tra ser les os de ceux qui vont se perdre dans leur épaisseur. (Voy. *Névrologie.*)

La diaphyse des os longs reçoit généralement un rameau nerveux d'un cert volume, qui accompagne l'artère nourricière, et va se distribuer dans la subst médullaire. D'autres filets, beaucoup plus petits, se détachent des plexus co nus dans le périoste et accompagnent les fines ramifications vasculaires qui p nètrent dans la substance compacte. Les épiphyses des os longs, ainsi que le courts, reçoivent également de nombreux ramuscules nerveux, qui tantôt ch minent avec les vaisseaux, et tantôt ont un trajet indépendant; les corps de v tèbre sont remarquables par la quantité des filaments nerveux qui pénètr dans leur épaisseur.

De ces nerfs, les uns proviennent manifestement du système cérébro-spin tels sont ceux qui accompagnent l'artère nourricière de la diaphyse du fémur, l'humérus; les autres ont leur source dans le grand sympathique, comme cert filets des corps des vertèbres. — On ignore encore comment ils se terminent.

4° Périoste.

IV. *Périoste.* — Le *périoste* (περί ὀστέον), considéré par les anciens anatomis comme le centre du système fibreux, d'où partent les tendons, les ligame et les aponévroses, est une membrane fibreuse qui recouvre la plus grande par de la surface des os. D'un blanc brillant, ou blanc jaunâtre, le périoste est lo

Épaisseur.

de présenter partout la même épaisseur ; d'une manière générale, celui qui re les os superficiels, tels que le tibia, est plus épais et plus résistant que celui recouvre les os profonds, situés au milieu des masses musculaires. Le périoste notablement épaissi dans les points qui sont en rapport avec les gaînes tendin ses, les ligaments, les tendons. Mince et transparent au niveau de la diaphyse d os longs en rapport avec le corps charnu des muscles, il devient solide et ré tant sur les épiphyses, et partout où des organes fibreux viennent s'insérer lui ou se perdre dans son épaisseur.

Face profonde.

Par sa *face profonde*, le périoste adhère aux os, par l'intermédiaire des p longements vasculaires et fibreux qu'il envoie dans leurs canaux. Suivant la ture et le nombre de ces prolongements, l'adhérence entre les deux organes plus ou moins intime. Le périoste mince qui recouvre la diaphyse des os lon celui qui tapisse la voûte crânienne et la cavité orbitaire, se détachent avec plus grande facilité ; au contraire, le périoste des os courts, celui des épiphy des os longs, de la base du crâne, de la voûte palatine, tiennent aux os par d adhérences extrêmement fortes et multipliées. Ces adhérences sont égaleme très-intimes au niveau des sutures crâniennes, des insertions tendineuses, articulations.

Face superficielle.

La *face superficielle* du périoste est en rapport avec la couche sous-cut née au genou, au tibia, au coude, où des prolongements fibreux établissent d adhérences entre la peau et le périoste. Au crâne, le périoste est séparé cuir chevelu par un tissu cellulaire très-lâche, qui permet à celui-ci d'exécu des glissements fort étendus. Au niveau des coulisses tendineuses de la main du pied, le périoste est en rapport avec des membranes synoviales; celui de face interne des côtes est recouvert par la plèvre. Enfin, dans les cavités osse ses qui sont tapissées par une muqueuse, il y a une véritable fusion entre cett brane et le périoste : c'est ce qui se voit dans les fosses nasales, dans le conduit auditif interne, dans l'oreille moyenne, à la voûte palatine, sur les ...es, dans le sinus maxillaire.

Surfaces osseuses privées de périoste.

...iques portions de la surface des os ne sont point revêtues de périoste ; ce sont : ...tes les surfaces articulaires recouvertes de cartilage. Le périoste ne fournit point d'enveloppe aux cartilages diarthrodiaux ; il ne s'interpose pas non plus ... l'os et le cartilage, mais se continue tout simplement avec ce dernier. Par ...ération, ou à la suite de certaines maladies des os, on peut enlever d'une ... pièce le périoste, avec toute la calotte cartilagineuse qui coiffe la surface ...ulaire ; 2° les points de l'os où s'insèrent directement certains tendons ou ligaments, tels que les ligaments jaunes des vertèbres, les disques intervertébraux, les ligaments sacro-iliaques, le tendon du deltoïde, du triceps fémoral, etc. Sur tous ces points, il est impossible de découvrir la moindre lamelle ...stique interposée entre l'os et le tendon.

Au niveau des trous et canaux dont sont percés les os, le périoste fournit des prolongements pour tapisser leur intérieur : c'est ce qui se voit pour la fente sphénoïdale, le trou optique, etc.

Texture.

La *texture* du périoste est fort simple : cette membrane est formée exclusivement de *tissu conjonctif* dit fibreux et de *tissu élastique*. Ce dernier, peu abondant dans la couche superficielle, est au contraire très-répandu dans la couche profonde du périoste, où des fibres lastiques fort nombreuses forment ...seaux très-serrés et souvent de véritables membranes élastiques. Cette ...nce de structure se retrouve partout où le périoste a une certaine épaisseur, sans qu'il soit possible néanmoins de séparer les deux couches l'une de l'autre.

Vaisseaux et nerfs.

Le périoste reçoit de nombreux *vaisseaux*. Parmi les *artères*, il faut distinguer celles qui ne font que le traverser, de celles qui lui appartiennent en propre et qui se résolvent en capillaires dans son épaisseur, principalement ... ses couches superficielles. Les *veines* du périoste sont encore plus nombreuses que ses artères, ainsi qu'il résulte des injections que j'ai faites avec ...gery ; il y a généralement deux veinules pour une artériole. On n'a point ... trouvé de *lymphatiques* dans le périoste.

Quant aux *nerfs*, indépendamment de ceux qui appartiennent aux os, il y a ...ues filets qui se ramifient et se terminent dans l'épaisseur du périoste ; mais ...t peu nombreux et accompagnent généralement les vaisseaux sanguins.

Le périoste joue un rôle fort important dans l'accroissement et la nutrition ...

5° Moelle.

...*Moelle des os.* — Le canal central des os longs et les aréoles de la substance spongieuse sont remplis d'une matière molle, demi-fluide, qu'on appelle *moelle*... Les caractères physiques, de même que la composition chimique et ...logique de cette substance, varient suivant qu'on l'examine dans le canal médullaire ou dans les cellules spongieuses. Dans le premier, la moelle présente ... couleur jaune, ce qu'elle doit à la prédominance des cellules adipeuses (suivant Berzelius, la moelle d'un humérus de bœuf renferme 96 pour 100 de ...e) ; la moelle de la substance spongieuse a une coloration rouge et ne renferme que des traces de matière grasse.

Absence de membrane médullaire.

Les anatomistes répétaient tous, à la suite les uns des autres, que les cavités ... des os sont creusés, sont tapissées par une membrane, à laquelle ils donnaient le nom de *membrane médullaire* ou *périoste interne*, lorsque les recherches de MM. Gosselin et Regnauld démontrèrent que cette membrane n'existe p et qu'on ne trouve dans les os qu'un réseau vasculaire abondant, dont les les polygonales, plus serrées au voisinage de l'os, contiennent la *substance laire proprement dite*. Celle-ci renferme les éléments suivants :

Composition 1° Une *matière homogène*, amorphe, que certains micrographes rangent p les substances conjonctives, bien que ses caractères chimiques s'éloignent tablement de ceux du tissu cellulaire ou conjonctif.

2° Des *vésicules adipeuses*, extrêmement abondantes, ainsi que nous l'avo dans la moelle jaune, où elles forment des amas considérables, comme le tissu adipeux ; très-rares, au contraire, dans la moelle rouge, celle des de vertèbre, par exemple.

3° Des *cellules spéciales*, auxquelles M. Ch. Robin a donné le nom de *locelles*. On ne les rencontre que dans la moelle rouge, en particulier da corps de vertèbre, les os du crâne, le sternum, les côtes ; jamais dans l longs des membres. Elles sont sphériques ou polyédriques, à bords irrégu ou dentelés, et renferment des *noyaux* sphériques, larges de 5 à 8 milli de millimètre, finement granulés, et généralement dépourvus de nucléole *noyaux* existent également à l'état de liberté, soit isolés, soit réunis en no plus ou moins considérable dans une substance homogène, et constitua *myéloplaxes* ou *plaques à noyaux multiples* de M. Robin. Les myéloplax rencontrent plus abondamment dans le tissu spongieux, où ils sont so adhérents à la substance osseuse. Leur forme et leurs dimensions sont variables ; aplatis ou polyédriques, ils ont de 0mm,02 à 0mm,1 de diamèt renferment, au milieu d'une substance finement granulée, de 2 à 30 no ovoïdes, avec ou sans nucléole, et mesurant 0mm,009 à 0mm,011 de long sur 0mm,005 à 0mm,006 de largeur.

§ 4. — DÉVELOPPEMENT DES OS OU OSTÉOGÉNIE.

Objet de l'ostéogénie. Les os présentent, depuis le premier moment de leur apparition dans le tus jusqu'à leur développement complet, une série de changements fo marquables, qui constituent un des points les plus importants de leur his La connaissance de cette série de changements ou des périodes successive développement des os est l'objet de l'*ostéogénie*.

On admettait autrefois, dans le développement des os, trois phases périodes, désignées sous les noms d'*état muqueux*, *état cartilagineux* et *osseux*. L'*état muqueux* des anciens auteurs est celui dans lequel on ne t encore, dans les régions où se montreront plus tard les os, que ces cel formatrices ou embryonnaires qui résultent de la multiplication des cellul blastoderme, et qui ne diffèrent en rien des cellules formatrices des a organes.

L'*état cartilagineux* était considéré par la majorité des anatomistes comm intermédiaire nécessaire entre l'état muqueux et l'état osseux ; cette opi qui est encore celle de quelques micrographes, doit être rejetée comme traire à l'observation exacte.

La substance osseuse est le résulat de transformations spéciales que su un petit nombre de tissus unis entre eux par des connexions étroites, et a groupés, sous le nom de *tissus de la substance conjonctive*. De ces tissus, ne considérerons ici que le *tissu cartilagineux* et le *tissu conjonctif* propreme

…mi les os, il en est un grand nombre qui se montrent d'abord à l'état …agineux : ils constituent alors, par leur réunion, le *squelette primitif* ou *…agineux*; d'autres ne passent point par l'état cartilagineux : ce sont les *os …daires*.

Ossification du cartilage. — Le *squelette cartilagineux* ou *primitif* comprend …lonne vertébrale, les côtes, le sternum, les os des membres, la base du …

Squelette cartilagineux ou primitif.

…ces parties, il en est, comme la colonne vertébrale, qui sont déjà for… de pièces distinctes à l'état cartilagineux, comme elles le seront plus tard …at osseux ; d'autres, telles que le sternum, le bassin, la base du crâne, …représentés par un cartilage unique, et ne se divisent en pièces distinctes …ar les progrès de l'ossification.

Composition du cartilage d'ossification.

…cartilages d'ossification sont formés d'une *substance fondamentale* ou in…llulaire, … laquelle … dissémi… des *cellu…* …rondies, …nt plus …dantes, …vement à …se de la …ance fon…entale, … examine …artilage plus jeune. Ces cellules, qui sont … dans une cavité creusée au sein de la …nce cartilagineuse, renferment cha… un *noyau* arrondi, vésiculeux, muni …ême d'un *nucléole* (*fig.* 6).

Fig. 6.

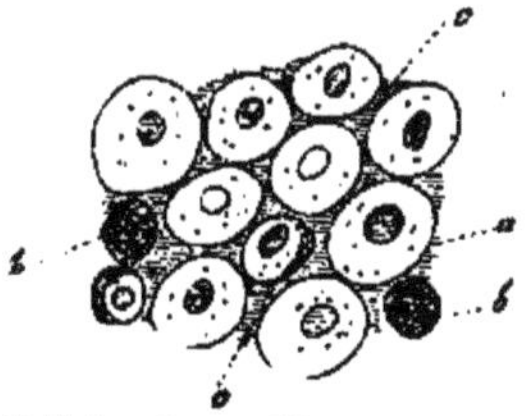

Cellules de cartilage de l'humérus d'un embryon de brebis (*).

Ossification du cartilage. Multiplication des cellules.

…des premiers phénomènes qui annon…le début du travail d'ossification dans …oint du cartilage, consiste dans l'ac…ement de volume et la *multiplication …cellules*, soit par voie de segmenta…soit par génération endogène. Les cel… nouvelles sont disposées, dans les …ges, en séries linéaires, parallèles à la …ion que suit le travail d'ossification; …les os courts et larges, en groupes ar…. La couche de cartilage dans laquelle …mplissent ces phénomènes de multi…tion de cellules, a une étendue variable dans les divers cartilages; très… autour des points osseux des épiphyses et des os courts, elle offre 1/2 à 1 mil…

Fig. 7.

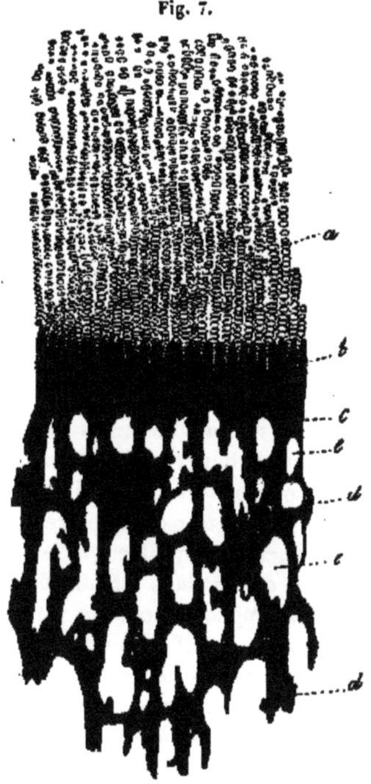

Coupe longitudinale de la diaphyse fémorale d'un enfant de quinze ans (**).

(*) … cellules à noyau dont le contenu est transparent; *b*, cellules à contenu opaque, sans noyau visible; …ance intercellulaire.

(**) … cartilage qui va être envahi par l'ossification : les cellules y sont disposées en séries; *b*, limite …fication; *c*, amas de substance calcaire au voisinage de la limite d'ossification; *d*, substance spon… l'os formée par résorption de la substance osseuse; *e*, espaces médullaires, dont le contenu … figuré.

limètre d'épaisseur dans la diaphyse des os longs. La substance fondame de cette couche est jaunâtre, demi-transparente, et présente un aspect manifestement fibreux.

Dépôt de matière calcaire.

Un autre phénomène, qui suit immédiatement celui que nous venons de crire, c'est le *dépôt de matière calcaire* dans l'épaisseur de la substance inte lulaire. Ce dépôt se fait sous la forme de granulations opaques ou grume qui s'interposent entre les séries ou groupes de cellules, et constituent tour d'eux des espèces de gaînes ou de réseaux. Ces granulations, compo de phosphate et de carbonate de chaux, donnent à la partie qu'elles env sent une opacité qui tranche sur la transparence du cartilage. L'union de matériaux calcaires avec la substance cartilagineuse donne naissance à la s tance fondamentale de l'os, qui est granuleuse dans l'origine, mais devient à peu homogène. Dans les os courts et dans les épiphyses, il se forme d'a un noyau osseux central ; dans la diaphyse des os longs, au contraire, c'es surface du cartilage qui se charge de matériaux calcaires, quelquefois toute son étendue.

Moelle fœtale.

Les capsules calcifiées qui entourent les cellules s'ouvrent les unes dan autres, par suite de la dissolution des cloisons qui les séparent; la substanc terstitielle du cartilage se détruit également : de là résultent de vastes ca anfractueuses, renfermant un tissu rougeâtre appelé *moelle fœtale*, et com de cellules arrondies, à un ou deux noyaux et à contenu granuleux. De ce lules, les unes se transforment plus tard en tissu conjonctif, vaisseaux, cell adipeuses, nerfs; la plupart sont des *cellules formatrices de la substance osseuse* dernières, appelées *cellules ostéogènes* ou *ostéoblastes*, se développent en cell osseuses étoilées, en même temps qu'apparait entre elles une substance inte tielle qui s'incruste de sels calcaires.

Développement des vaisseaux.

Le *développement des vaisseaux* au sein de la substance cartilagineuse pré plus ou moins longtemps l'apparition des points osseux. Ces vaisseaux par du périchondre et occupent des canaux creusés dans le cartilage et limités des cellules étroites et allongées, canaux qui traversent ce dernier en tous et se terminent par des extrémités en cul-de-sac renflées. Ces canaux pren naissance par liquéfaction des éléments du cartilage et renferment une sort moelle de cartilage formée de petites cellules arrondies, aux dépens desque se développent bientôt de véritables vaisseaux remplis de sang.

Dépôts périostiques.

Lorsque l'ossification a atteint la surface du cartilage primitif, il se fait face interne du périoste, très-épais et très-vasculaire à cette époque, une duction de substance osseuse qui se continue pendant toute la durée du loppement et d'où résulte l'accroissement de l'os en épaisseur. Cette produ a lieu aux dépens d'un tissu particulier (*blastème sous-périostal* d'Ollier), ém du périoste, sous la forme d'une lamelle mince, molle, adhérente à l'os, et posée d'une substance fibroïde et de nombreuses cellules à noyau arrondi oblongues (ostéoblastes) qui se transforment bientôt en cellules osseuses étoi En même temps que cette transformation a lieu dans les couches profond ce tissu et que de la substance interstitielle se dépose entre les cellules, p charge de matériaux calcaires, de nouvelles cellules formatrices sont pr tes extérieurement, aux dépens des matériaux fournis par le périoste.

Leur ossification.

L'ossification de ces *dépôts périostiques* s'opère dans les points en contact l'os; elle se manifeste sous la forme de lamelles fenêtrées ou de réseaux, les mailles desquels les cellules conservent leur aspect primitif et devienne le des couches osseuses de nouvelle formation. Ces mailles représentent les es des canalicules de Havers de la substance compacte. Elles renferment moelle rougeâtre, dans laquelle on voit apparaître bientôt du tissu conjonc- des vaisseaux, qui entrent en communication avec ceux des parties pro- de l'os et avec ceux du périoste.

Canal médullaire.

ndant que se produisent ces dépôts périostiques, on voit se développer les os longs, à partir de la naissance, le *canal médullaire*. C'est une grande é centrale, remplie d'abord par les cellules de la moelle fœtale, puis par la lle proprement dite, et qui résulte de la liquéfaction de la substance osseuse diaphyse. Elle grandit pendant toute la durée de l'accroissement de l'os, nt d'abord l'os primitif, puis les dépôts périostiques successifs, de sorte qu'un vant d'atteindre son développement complet, se régénère plusieurs fois talité.

Formation des canalicules vasculaires.

canalicules vasculaires ou de Havers ne résultent pas d'une sorte de ramol- ment de la substance cartilagineuse, avant ou après l'époque où elle s'était égnée de matériaux calcaires ; ils sont dus à la persistance des cavités qui aissent dès l'origine dans les dépôts périostiques. Ces canaux, d'abord très- , se rétrécissent par suite du dépôt successif, sur leur paroi, de lamelles ses fournies par leur contenu.

s le développement des vaisseaux n'est point indispensable pour l'ossifica- car très-souvent il lui est consécutif ; d'autre part, les vaisseaux existent des cartilages qui ne doivent point s'ossifier, tels que les cartilages cos- ceux du larynx. En facilitant les échanges de matériaux, les vaisseaux ne que hâter la marche de l'ossification dans les régions qu'ils desservent.

2° Ossification du tissu conjonctif.

Ossification du tissu conjonctif. — Les os qui ne sont point représentés dans uelette cartilagineux primitif sont : le pariétal, le frontal, l'occipital, moins ndyles et l'apophyse basilaire, la portion écailleuse du temporal et l'apo- se zygomatique, l'anneau tympanique, etites ailes du sphénoïde, une partie des des ailes, les os du nez, ceux de la face, et, nt Bruch, la clavicule.

Fig. 8.

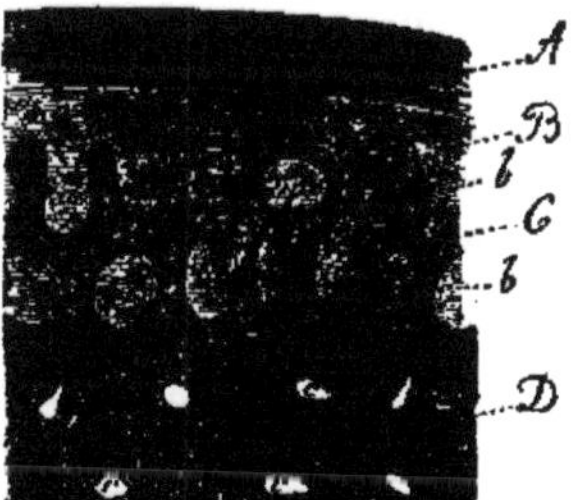

Coupe transversale de la diaphyse d'un métatarsien de veau. Grossissement de 45 diamètres (*).

s l'épaisseur d'une membrane formée de conjonctif, au point où doit se former un osseux, se dépose une couche d'un blas- mou, composé de cellules analogues à du tissu conjonctif, et d'une substance intercellulaire. Ce blastème, qui n'existe en masses considérables, s'ossifie comme pôts périostiques, c'est-à-dire que les cel- prennent la forme étoilée des cellules ses, tandis que des sels calcaires envahis- substance fondamentale, en formant des s, des réseaux, qui entourent les portions stème non encore envahies. A mesure que l'ossification fait des progrès, de elles quantités de blastème se déposent sur les bords et sur les faces de tite lamelle osseuse, qui, de la sorte, croît en étendue et en épaisseur.

(*) périoste. — B, blastème d'ossification. — C, couche osseuse de nouvelle formation : — *a*, grandes qui renferment les restes du blastème d'ossification ; — *b*, cloisons osseuses, réunies en réseau. ouche osseuse plus développée : — *c*, canalicules vasculaires, entourés de lamelles.

Quant aux portions de blastème comprises dans les mailles du réseau osse celles qui sont superficielles diminuent de plus en plus, et se transforment vaisseaux logés dans des canalicules, comme dans la substance compacte ; ce qui sont profondément situées deviennent de la substance médullaire, et les paces qui les logent, quelquefois élargis par résorption, forment les aréoles tissu spongieux.

a. — Développement et ossification du squelette.

Un double fait frappe de prime abord dans l'étude de l'évolution du squele c'est, d'une part, la régularité qui préside au développement des tissus don transformation donnera naissance aux pièces osseuses ; d'autre part, l'irrég rité avec laquelle cette transformation s'opère.

Ainsi, dans tout vertébré supérieur, nous voyons d'abord se former, dessous des premiers rudiments du système nerveux central, la corde dorsal sa gaine ; dans les parties latérales de cette gaine se développent des plaques tilagineuses, qui s'étendent, se soudent bientôt sur la ligne médiane, pour stituer les corps de vertèbre, et envoient vers la face supérieure de l'emb des prolongements qui deviendront les lames des vertèbres ; puis apparaissent apophyses transverses, des côtes, un sternum cartilagineux. Ce n'est que tard que se montrent les pièces cartilagineuses destinées à servir de soutien membres, qui se présentent à ce moment comme de simples tubercules sura tés au tronc.

Apparition successive des points d'ossification.

Que l'on examine maintenant la marche de l'ossification dans ces diverses ces cartilagineuses, et l'on sera étonné du désordre, pour ainsi dire, qui pré à cette évolution du système osseux.

Le premier point d'ossification se montre, dès la quatrième semaine, dan clavicule ; le deuxième, dans la mâchoire inférieure. Du trente-cinquième quarantième jour apparaissent, tantôt successivement, tantôt simultaném des points osseux au fémur, à l'humérus, au tibia, à l'os maxillaire supérieur quarantième au cinquante-cinquième jour se montrent, à de courts interva les points d'ossification de la portion annulaire des premières vertèbres, du c des vertèbres moyennes, des côtes, de la portion large des os du crâne, du roné, de l'omoplate, de l'iliaque, des os du nez, des os malaires, des os pala des os métacarpiens, des phalanges des doigts et des orteils, des méta siens, etc., points d'ossification qui se développent plus ou moins rapidement dant tout le reste de la vie intra-utérine.

Des os à la naissance.

A la naissance, le corps des os longs et les os larges sont déjà très-dévelop Parmi les os courts, on trouve : 1° les vertèbres, qui ne sont pas moins préc dans leur évolution que les os longs et les os larges ; 2° le calcanéum, le cub et quelquefois l'astragale ; mais ces derniers points d'ossification ne sont l'état naissant. Une seule extrémité d'os long commence à s'ossifier ; c'est l'ex mité inférieure du fémur. Les autres os courts et les autres extrémités de longs se pénètrent successivement, mais à des époques plus ou moins éloig de phosphate calcaire.

Y a-t-il une loi qui règle l'apparition successive des points d'ossification ?

De tous les os du tarse, le dernier à s'ossifier est le scaphoïde ; de tous ceux carpe, le plus tardif est le pisiforme. La rotule s'est ossifiée à trois ans.

C'est en vain qu'on s'est efforcé de saisir *la loi générale qui règle l'appar successive des pièces d'ossification.* L'ordre dans lequel se succèdent les p ossification, est tout à fait indépendant du volume des os, car nous voyons la clavicule s'ossifier avant le fémur. Il n'est pas plus en rapport avec les fonctions dont l'os est chargé, car rien dans ces fonctions ne justifierait cette précocité de l'ossification dans la clavicule. Le voisinage du cœur et des gros vaisseaux a été invoqué avec aussi peu de raison pour expliquer le développement hâtif de certains os; car si les côtes, qui avoisinent, le cœur s'ossifient rapidement, le sternum, qui l'avoisine bien davantage encore, est un des derniers qui présente des points d'ossification.

Activité circulatoire.

L'activité circulatoire des divers os ou la quantité de sang qu'ils reçoivent paraît exercer une grande influence sur la marche de l'ossification : c'est du moins ce que nous constatons dans la série animale et à l'état pathologique. Mais cette donnée, appliquée à une seule espèce, ne fait que reculer la difficulté, sans la résoudre, parce qu'on pourra toujours se demander pourquoi la circulation est plus active dans tel os que dans tel autre.

Points d'ossification divisés : 1. en primitifs. 2. En complémentaires.

Si plusieurs os n'offrent que des *points d'ossification primitifs*, si tous les changements ultérieurs qu'ils doivent éprouver consistent dans l'extension pure et simple de ces points d'ossification, le plus grand nombre présentent, indépendamment de ces pièces essentielles, des *points d'ossification complémentaires*. Ainsi, à côté du frontal, dont les deux points d'ossification primitifs suffisent au développement complet de l'os, nous voyons les vertèbres, qui présentent : 1° trois points d'ossification primitifs, un pour le corps, deux pour les lames et les apophyses; 2° cinq points d'ossification complémentaires, savoir : deux pour le corps, un pour le sommet de chaque apophyse transverse, un pour le sommet de l'apophyse épineuse.

Loi qui préside à la réunion ou soudure des points osseux.

L'étude du développement des os ne se borne pas à déterminer le nombre et l'époque d'apparition des points d'ossification, elle embrasse aussi les changements ultérieurs qui se passent dans le système osseux. Ces changements comprennent : 1° *la réunion des points d'ossification primitifs* ; 2° *l'apparition et la soudure des points d'ossification complémentaires* ; 3° *l'accroissement des os*. Or, le développement et la réunion des points d'ossification ne sont pas toujours en rapport avec l'ordre de leur apparition ; souvent même ce développement et cette réunion ont lieu en sens inverse. Ainsi, l'extrémité inférieure du fémur est la première épiphyse qui paraisse, et c'est de toutes la dernière à se réunir ; tandis que, par une disposition opposée, l'extrémité supérieure du radius paraît l'une des dernières, et se soude avant toutes ou presque toutes les autres épiphyses.

Il résulte des recherches de A. Bérard : *a*) que des deux extrémités des os longs, c'est toujours celle vers laquelle se dirige le conduit nourricier, qui se soude la première avec le corps de l'os. Ainsi, au membre supérieur, le conduit nourricier de l'humérus se dirige de haut en bas, vers le coude, et ceux du radius et du cubitus de bas en haut, vers le coude encore ; or, dans ces trois os, l'extrémité cubitale se réunit à la diaphyse plus tôt que les extrémités qui regardent l'épaule et le poignet. Au membre inférieur, la disposition des conduits est inverse ; ils s'éloignent du genou : aussi la réunion des épiphyses se fait-elle d'abord en haut pour le fémur, et en bas pour le tibia et le péroné.

Époque où la réunion des points d'ossification est complète.

b) Si, dans un os long, il n'y a que deux points d'ossification, l'un pour une des extrémités et l'autre pour la deuxième extrémité et le corps, l'extrémité qui s'ossifie ainsi conjointement avec le corps est celle vers laquelle se dirige le conduit nourricier. Ainsi, au premier métacarpien et au premier métatarsien, le conduit nourricier est dirigé vers le pouce et vers le premier orteil ; et c'est l'extré phalangienne qui, dès le principe, est confondue avec le corps de l'os.

La soudure des points d'ossification n'est complète que vers l'âge de vingt-c ans, époque à laquelle l'épiphyse inférieure du fémur se réunit au corps de l

Sous le titre de *lois générales d'ostéogénie*, Serres a donné les résultats de observation sur le développement des os impairs ou médians, des éminence des cavités. Un examen rapide de ces lois complétera ce que nous avons à d sur les points d'ossification.

Loi de symétrie.

1° Par la *loi de symétrie,* qui, suivant cet anatomiste, préside au développem de tous les os situés sur la ligne médiane, tout os médian serait primitivem double, c'est-à-dire composé de deux moitiés séparées qui, marchant à la r contre l'une de l'autre, finiraient par se confondre. Ainsi, il y aurait primitivem deux demi-rachis osseux, deux demi-sternum. La portion basilaire de l'occi tal, le corps du sphénoïde, la lame criblée de l'ethmoïde, le vomer, les a physes épineuses des vertèbres auraient été primitivement doubles.

Objections.

Mais cette loi comporte de nombreuses exceptions. Si, par exemple, plusie pièces du sternum se développent souvent par deux points latéraux, la prem et la dernière se développent toujours ou presque toujours par un point médi Les corps de vertèbre se développent le plus souvent par un seul point ; la p tion basilaire de l'occipital, la lame perpendiculaire de l'ethmoïde, le vomer, apophyses épineuses des vertèbres sont dans le même cas. Des divisions inc plètes sur la ligne médiane ne sauraient être données comme une preuve l'existence de deux points primitifs d'ossification.

Loi de développement pour les éminences.

Objections.

2° Toute éminence, dit Serres, se développe par un point d'ossification. C est vrai en général ; mais combien d'éminences qui ne sont autre chose l'extension de la pièce d'ossification qui les supporte ! Où est le point d'ossifica pour les apophyses articulaires des vertèbres, pour l'apophyse coronoïde du bitus, pour les protubérances occipitales externe, interne, etc. ? Il y a des é nences doubles qui se développent par un seul point : exemple, les condyles fémur.

Loi de développement pour les cavités.

3° Toute cavité est formée par la réunion de deux pièces, au moins, d'ossi tion ; en sorte que, lorsqu'un os creusé d'une cavité est composé de plusie pièces, c'est au niveau de cette cavité que se trouve le point de conjuga Exemple, l'os coxal, dont les trois pièces viennent se réunir dans la cavité c loïde. La même loi présiderait, d'après Serres, à la formation des trous, conduits osseux de toute espèce : ainsi, le canal médullaire des os longs, tou canaux vasculaires et nerveux, le canal carotidien, vidien, etc., tous les trou la base du crâne seraient formés primitivement de deux moitiés. Mais les sont en opposition avec cette assertion, présentée d'une manière si absolue

b. — **Marche de l'ossification dans les trois espèces d'os. — Accroissement des os.**

Formation du corps.

Formation des extrémités.

1° *Os longs.*— C'est dans le milieu et dans l'axe de leur corps que l'ossific des os longs commence, pour s'étendre de là vers la surface et vers les extr tés. Plus tard, et à des époques variables, on voit paraître, au centre de dernières, encore cartilagineuses, un point osseux qui s'accroît aux dépen cartilage interposé entre lui et la portion de diaphyse déjà ossifiée. Ce carti s'accroît à mesure qu'il est envahi par l'ossification, jusqu'à ce que l'os ait ac longueur normale ; il ne constitue plus alors qu'une cloison, qui devient de plus en plus mince et finit par s'ossifier complétement.

Soudure des épiphyses.

C'est cette réunion qui porte le nom de *soudure des épiphyses*. L'époque à laquelle elle se complète, n'est point circonscrite dans des limites précises : c'est de vingt à vingt-cinq ans qu'elle se termine.

Épiphyses essentielles. Complémentaires.

Tous les os longs ont deux épiphyses essentielles, auxquelles se surajoutent plusieurs épiphyses complémentaires. Les phalanges font exception à cette règle : elles n'ont qu'une épiphyse.

Mode d'accroissement en longueur des os longs.

L'accroissement en longueur n'a lieu qu'aux dépens de la lame cartilagineuse qui sépare l'épiphyse du noyau central. La conséquence de ce fait, c'est que les os cessent de croître en longueur lorsque cette couche cartilagineuse est envahie à son tour par l'ossification. Ce mode d'accroissement a été bien établi par Hunter. Si l'on perce deux trous dans la diaphyse d'un os long, on trouvera, au bout d'un certain temps, que leur écartement n'a pas varié, bien que l'os se soit allongé. Mais si, à l'exemple de Flourens, on plante un clou dans l'épiphyse de l'os, un autre dans l'extrémité de la diaphyse voisine, on verra la distance entre les deux clous croître en même temps que la longueur de l'os.

Fig. 9.

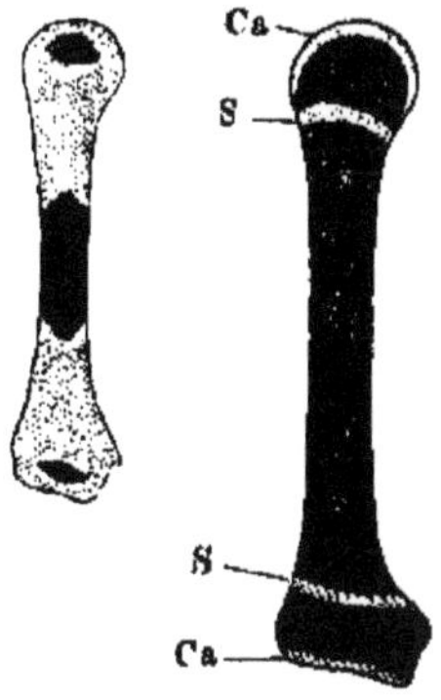

Ca — S — S — Ca

Ossification des os longs (*).

Mode d'accroissement en diamètre.

Les os longs croissent en diamètre par l'addition de couches osseuses nouvelles à leur surface : c'est ce qui résulte des expériences de Duhamel, renouvelées par Flourens. Nourrissez un pigeon avec des aliments teints de garance, puis suspendez pendant quelque temps l'usage de la matière colorante, pour le reprendre ensuite. Si vous examinez alors les os, vous trouverez sous la couche la plus superficielle, qui est rouge, une couche blanche, puis une couche rouge. Dans cette expérience, il n'est pas douteux que le phosphate calcaire ne soit le véhicule de la matière colorante, car les os seuls présentent la coloration rouge. Tout ce qui est cartilage, reste étranger à la coloration.

Ces couches nouvelles sont un produit du périoste, qui sécrète constamment, par sa face profonde, un blastème destiné à se convertir en os. Le blastème périostique forme une couche d'un blanc jaunâtre, composée d'une substance vaguement fibroïde et de cellules à noyau arrondies ou allongées. L'ossification envahit ce blastème partout où il est en contact avec l'os ; le dépôt de sels calcaires a lieu dans la substance intercellulaire, sous la forme de réseaux, circonscrivant des espaces arrondis ou polygonaux, dans lesquels le blastème, au lieu de s'ossifier, se transforme en vaisseaux sanguins et en substance médullaire, et qui deviennent eux-mêmes les canalicules vasculaires de la substance compacte.

Formation du canal médullaire.

Les dépôts périostiques forment, autour de l'os issu de cartilage, des cylindres emboîtés les uns dans les autres et dont le nombre augmente aussi longtemps que l'os croît en diamètre. Mais en même temps s'opère une résorption des parties centrales, d'où résulte la formation du canal médullaire. Les dimensions de plus en plus grandes que prend ce canal à mesure que l'individu avance en âge,

(*) Ca, cartilage articulaire. S, lame cartilagineuse qui sépare la diaphyse de l'épiphyse.

font comprendre, comme Kœlliker le fait remarquer, que la diaphyse d'un hu-mérus, par exemple, arrivé à son développement complet, ne contient pas atome de la substance du même os examiné chez le nouveau-né ; de même la diaphyse humérale de ce dernier ne contenait pas un atome de la substance seuse qui formait la même diaphyse chez l'embryon âgé de trois mois.

Mais il est un moment où les os longs cessent de croître en diamètre, où, p conséquent, il ne se dépose plus de couches nouvelles à leur surface ; sans q le diamètre du cylindre osseux prendrait des proportions de plus en plus gra des. MM. Brullé et Hugueny ont constaté que, chez les animaux soumis à l'ex rimentation au moyen de la garance, on observe, tant dans les couches inter que dans les couches externes, des portions rouges et des portions blanch c'est-à-dire des portions nouvellement déposées et des portions qui ont échap à l'absorption. Il y aurait donc dans les os, comme dans tous les organes, double mouvement par lequel les molécules osseuses sont apportées, p reprises, après avoir fait partie de ces organes pendant un temps plus ou moi long.

Développement des os larges symétriques. Non symétriques.

2° *Os larges.* — Parmi les os larges, ceux qui sont symétriques présent souvent deux points d'ossification, placés sur les côtés de la ligne médiane. L os non symétriques se développent quelquefois par un seul point d'ossificatio comme les pariétaux ; d'autres fois, par plusieurs points, comme les temp raux.

Développement par irradiation.

Une des circonstances les plus remarquables du développement des os larg c'est l'espèce d'irradiation ou de rayonnement suivant lequel se propage phosphate calcaire, qui, du centre de l'os où s'est formé primitivement le noy osseux, se porte par rayons divergents vers toute la circonférence, en produisa des stries osseuses, séparées par des intervalles que remplissent bientôt d'aut rayons. Comme tous ces rayons n'ont pas une longueur égale, et qu'ils sont parés, vers la circonférence, par des intervalles plus ou moins considérabl

Formation des dentelures.

il en résulte que le pourtour d'un os large qui s'ossifie, offre une bordu festonnée ou découpée, qu'on a comparée aux dentelures d'un peigne. Cet disposition est l'origine des inégalités que présentent les sutures.

Absence du tissu spongieux dans les premiers temps.

Dans les premiers temps de leur ossification, les os larges sont proportionne lement beaucoup plus minces qu'ils ne le seront par la suite, attendu que l tissu celluleux n'est pas encore développé (1).

Espaces cartilagineux. Fontanelles.

A l'époque de la naissance, les centres osseux primitifs n'étant point enco réunis entre eux, et, d'autre part, l'ossification qui part du centre des os n'ay pas atteint leur circonférence, il en résulte que les différentes parties d'u même os et les divers os qui, par la suite, doivent être contigus, sont sépar par des intervalles membraneux, qui, au crâne, constituent les *fontanelles.*

Formation du tissu spongieux et des deux tables.

Après la naissance, l'ossification s'étend de plus en plus dans les os larg leur épaisseur et leur dureté s'accroissent en même temps ; ils semblent se viser en deux lames ou tables, dont le tissu spongieux remplit l'intervalle.

Épiphyses marginales.

Quelques os larges sont pourvus de points d'ossification épiphysaires ou co plémentaires, qui occupent toujours la circonférence de l'os : on les appe *épiphyses marginales* (*margo*, bord). Ainsi, dans la partie du cartilage qui répo

(1) Par conséquent, il n'y a pas de distinction entre la table externe et la table inte des os du crâne. La nécrose des os du crâne, à la naissance, occupe donc toute l'épaisse de l'os.

…rête de l'os coxal, on voit se développer un point osseux qui s'étend dans …la longueur de ce bord et forme une épiphyse marginale; celle-ci se …plus tard avec le reste de l'os, et, sous ce rapport, est exactement analo… …x épiphyses que présentent les extrémités des os longs.

…points épiphysaires ne sont donc point l'apanage exclusif des os longs, …que l'avait dit Bichat : nous en trouverons également dans quelques os …

…ce serait une fausse analogie que celle qui assimilerait les os wormiens, … durant le développement du crâne, aux épiphyses des os longs et des os …; car ils présentent des caractères qu'on ne retrouve jamais dans les véri… …épiphyses. Ainsi :

Les os wormiens ne sont pas des épiphyses.

Différences.

…ur réunion ne se fait point par soudure, comme celle des épiphyses; …ment elle a lieu par suture.

… n'offrent rien de constant, ni dans l'époque de leur origine, ni dans leur …, ni dans leur forme, qui est irrégulière, ni dans leur grandeur, qui est …éral d'autant plus considérable que leur apparition a été plus précoce, …qu'ils ont eu le temps de s'étendre davantage, avant d'arriver à la ren… …des os environnants.

…out ce qui vient d'être dit, nous devons conclure que les os larges ont un … mode d'accroissement en largeur : 1° l'addition successive de substance … aux bords mêmes de l'os; 2° la formation des épiphyses marginales.

Double mode d'accroissement en largeur des os larges.

… tout os large qui se forme de plusieurs pièces, et qui présente à sa su… …e une surface articulaire, celle-ci devient le centre vers lequel tous les …viennent se réunir à l'époque où l'ossification s'achève.

…*courts*. — Ce sont les derniers à s'ossifier. Un très-grand nombre d'os …sont encore cartilagineux à la naissance.

Ils sont les derniers à s'ossifier.

…s courts ne sont point privés de points osseux épiphysaires : les vertèbres …lcanéum en offrent des exemples.

…este, l'ossification présente dans les os courts les mêmes phases et la …marche que dans les extrémités des os longs, lesquelles ressemblent aux …ts sous tant de rapports.

… Des changements qui se passent dans les os complétement développés.

…d les os ont acquis leur développement complet, ils ne cessent point, …la, d'éprouver certains changements.

…roissement en longueur est terminé à l'époque où toutes les pièces osseu… …t réunies; cette époque varie entre vingt à trente ans. Mais l'accrois… …en épaisseur continue encore après cette époque. Pour s'en assurer, il …e comparer les os d'un jeune homme à ceux d'un adulte de quarante …ns la vieillesse, les os subissent encore des modifications importantes : le …édullaire des os longs augmente de diamètre, et l'épaisseur des parois … d'une manière proportionnelle; en outre, le tissu compacte perd de sa …et devient plus spongieux. Il se passe quelque chose d'analogue dans les …s et les os courts. Ribes a constaté qu'il y a résorption du tissu spon… …ns les os courts, dans les extrémités des os longs, et surtout dans les os …t les deux tables se rapprochent et se confondent.

Accroissement en hauteur.

Accroissement en épaisseur dans l'âge adulte.

Raréfaction du tissu osseux dans la vieillesse.

…tre fait important à consigner ici, c'est que les proportions respectives

Variation dans la proportion de substance organique et de phosphate calcaire.

de phosphate calcaire et de substance organique subissent, dans les os, des [illegible] gements continuels. Ainsi, une analyse de Davy a prouvé que, chez un [illegible] de quinze ans, la proportion de phosphate calcaire était moindre d'un [illegible] quième que chez l'adulte. Le même chimiste a trouvé que dans un oc[illegible] d'adulte, comparé à un occipital de vieillard, la proportion de phosphate ca[illegible] était :: 64 : 69.

Nutrition des os.

La *nutrition des os*, enfin, le mouvement de composition et de décomp[illegible] qui la constitue, sont démontrés chez les jeunes sujets par l'expérience [illegible] garance (1).

Les os des animaux adultes ne se colorent plus par la garance. Il ne fa[illegible] pas inférer de là que le mouvement nutritif y est arrêté ; ce fait indique [illegible] ment que les sels calcaires qui fixent la garance, n'éprouvent plus qu[illegible] mutations insensibles. Mais la substance organique continue à se nourrir [illegible] ce que nous observons dans les os, le démontre incontestablement.

La colonne vertébrale étant la pièce en quelque sorte fondament[illegible] squelette, c'est par elle que nous commencerons la description partic[illegible] des os.

CHAPITRE II

DES OS EN PARTICULIER

SECTION I. — DE LA COLONNE VERTÉBRALE

Synonymie et définition.

La *colonne vertébrale* (2), *épine, rachis*, est cette longue tige osseuse, [illegible] flexible, levier principal du corps, qui sert de soutien à presque tout l'[illegible] osseux, et en même temps de cylindre protecteur à la moelle.

Situation et rapports généraux.

Elle est située à la partie postérieure et médiane du tronc, au-desso[illegible] crâne, d'où elle s'étend jusqu'au bassin ; elle se termine (*fig.* 10) par deux [illegible] osseuses, le sacrum et le coccyx, qu'on peut considérer encore comme la [illegible] inférieure de cette colonne (3).

Avec le crâne. Avec le bassin.

La colonne vertébrale s'articule avec le crâne à la réunion du tiers pos[illegible] de cette cavité osseuse avec ses deux tiers antérieurs ; en bas, elle re[illegible] la partie postérieure du bassin, double disposition très-favorable à la [illegible] bipède.

(1) Une objection un peu subtile serait celle-ci : La matière colorante ne pou[illegible] pas être déposée, puis reprise, sans que pour cela les molécules de phosphate [illegible] fussent soumises aux mêmes vicissitudes ?

(2) Du mot latin *vertere*, tourner, parce que c'est autour d'elle que tourne l[illegible] comme sur un axe.

(3) Le *sacrum* et le *coccyx* n'ont été séparés de la colonne vertébrale qu'en rai[illegible] soudure des vertèbres qui les constituent ; mais il en est de la soudure comme [illegible] ques différences de forme et de développement, qui établissent des variétés, mais [illegible] raient motiver une séparation complète.

Avec le canal alimentaire.

...olonne vertébrale est placée en arrière du canal alimentaire chez l'homme, ...is que chez les animaux, elle est placée au-dessus de ce canal. Au-devant ...le pèsent encore les organes de la respiration ...la circulation, qu'elle protége, et qui tendent ...cesse à l'incliner en avant ; de ses parties ...ales naissent les côtes, ainsi que les mem... thoraciques et abdominaux, qui prennent ...le un point d'appui, immobile et immédiat ...les membres abdominaux, mobile et mé... ...our les membres thoraciques.

Avec les autres pièces du squelette.

Sa division en quatre régions.

...près les limites qui viennent d'être assignées ...olonne vertébrale, on voit qu'elle mesure ...la longueur du tronc, formant à elle seule ...la charpente du cou, la colonne postérieure ...rax, la charpente des lombes, et même la ...postérieure du bassin : de là sa division en ...*cervicale, région dorsale* ou *thoracique, région* ...*aire, région pelvienne* ou *sacro-coccygienne*.

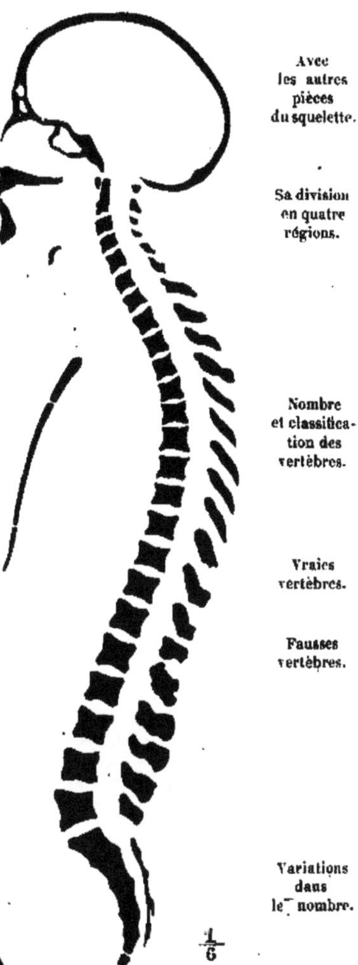
Fig. 10.
1/6
Section médiane des os du tronc.

Nombre et classification des vertèbres.

...colonne vertébrale est composée de vingt-... superposés et comme empilés, dont les ...derniers ont reçu le nom de *sacrum* et de ...et dont les autres, qui constituent la co... vertébrale proprement dites, sont appelés ...*res*. On a aussi désigné ces derniers sous le ...de *vraies vertèbres*, par opposition aux ver... qui, par leur soudure, constituent le sa... et le coccyx, et qui ont été appelées *fausses* ...*es*. Il y a cinq fausses vertèbres pour le sa... et quatre fausses vertèbres rudimentaires ...le coccyx. Nous ferons abstraction, pour le ...t, de ces deux derniers os, qui seront l'ob... ...ne description à part. Les sept premières ...res forment la région cervicale ; les douze ...vent, la région dorsale ; les cinq dernié... région lombaire.

Vraies vertèbres.

Fausses vertèbres.

Variations dans le nombre.

...mbre des vertèbres est soumis à quelques ...ons peu communes : il peut arriver qu'il ...que six vertèbres cervicales ; et Morgagni, ...premier a remarqué cette anomalie, la ...re comme une cause prédisposante de ...xie, attendu qu'elle détermine plus de ...dans la région cervicale et, par suite, ...rochement trop considérable du cœur et du cerveau. Il y a, dans quel... ..., treize vertèbres dorsales. Quelquefois la cinquième vertèbre lombaire ...qu'un avec la première vertèbre sacrée, et il n'existe alors que quatre ...es lombaires. Dans d'autres cas, au contraire, c'est la première pièce du ...qui reste distincte, et alors on peut admettre six vertèbres lombaires. ...ertèbres présentent des caractères généraux, qui les différencient de ... autres os ; elles offrent, dans chaque région, des caractères particuliers, qui les différencient des vertèbres des autres régions. Il existe dans chaque groupe ou région, certaines vertèbres qui se distinguent p caractères propres et individuels.

§ 1er. — CARACTÈRES GÉNÉRAUX DES VERTÈBRES.

Parties constituantes de la vertèbre.

Trou vertébral.

Corps.

Apophyses épineuses et transverses.

Apophyses articulaires.

Échancrures.

Toute vertèbre, étant essentiellement un anneau symétrique (A), segme cylindre protecteur de la moelle, est percée d'un trou : *trou vertébral ou dien* (*Foramen vertebrale*, Fv). Concourant, autre part, à former une colonne de soutien présente une espèce de renflement ou de cy plein, dont on aurait enlevé le cinquième posté Ce renflement est le *corps* (C) de la vertèbre. vertèbre donne attache à des muscles nombreu trois éminences d'insertion très-prononcées, *physe épineuse* et les *apophyses transverses* (*Pr spinosus et transversi*, Ps, Pt). Elle se réunit ou cule avec les vertèbres voisines par d'autres nences, appelées *apophyses articulaires* (*Processu culares*), au nombre de quatre, deux *supéri* deux *inférieures* (Pai). Enfin, elle offre des *éch res*, deux *supérieures*, deux *inférieures* (*Incisuræ brales sup. et inf.* Ji, Js), concourant à form qu'on appelle les *trous de conjugaison* (*Foramen intervertebrale*, Fi, *fig.* 12), qui livrent passage à des vaisseaux et à des nerfs.

Fig. 11.

Quatrième vertèbre dorsale, vue par sa face inférieure (*).

Faces du corps. Supérieure. Inférieure.

Excavation des faces.

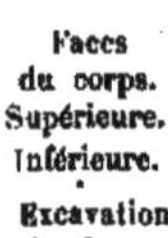

1. *Corps de la vertèbre* (C). — Il occu partie antérieure de l'anneau vertéb présente *quatre faces*. La *supérieure* et *férieure* sont en rapport, la première, a vertèbre située au-dessus de celle qu'on mine, la seconde, avec la vertèbre situé dessous. Chacune de ces faces est légère excavée, de manière que les faces corre dantes de deux vertèbres voisines interc un espace lenticulaire, occupé par les di intervertébraux. La double excavation s ficielle que présente chaque vertèbre, vestige de la grande cavité bicône, si re quable, dont sont creusées les vertèbr poissons.

Fig. 12.

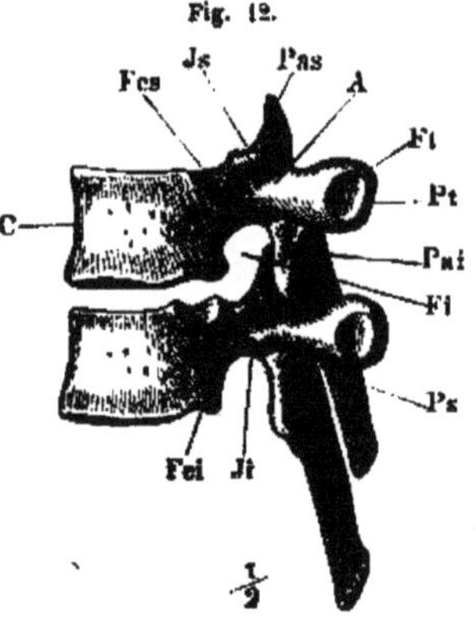

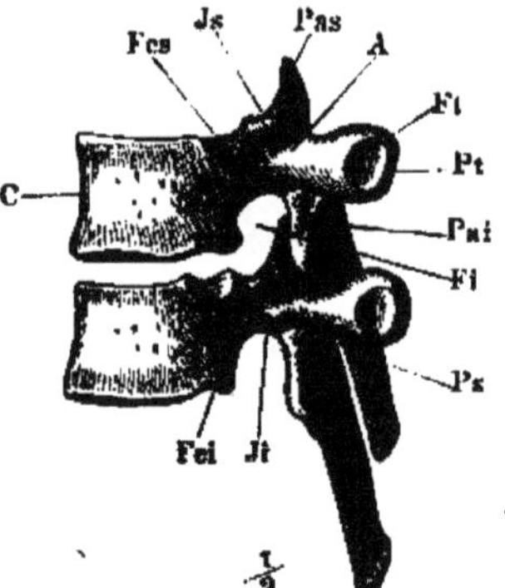

Deux vertèbres dorsales, vues de profil (**).

Face antérieure.

Creusée en gouttière horizontale.

La *face antérieure* du corps de vertè convexe transversalement ; elle présent toutes les vertèbres, à l'exception des bres cervicales, une gouttière horizontale, plus profonde sur les parti

(*) C, corps de vertèbre. — A, arc. — *Fv*, trou vertébral. — *Ps*, apophyse épineuse. — *Pt*, transverse. — T, rugosité des apophyses transverses. — *Pai*, apophyse articulaire inférieure. — F facette costale inférieure.

(**) *Js*, échancrure supérieure. — *Ji*, échancrure inférieure. — *Fi*, trou de conjugaison. — Fc facette costale supérieure. — *Pas*, apophyse articulaire supérieure. — *Ft*, facette articulaire de l'a transverse. — Les autres lettres comme pour la figure 11.

...à la partie moyenne, beaucoup plus profonde d'un côté que de l'autre ...cas de déviation de la colonne vertébrale, et qui est le rudiment de ...glement circulaire que présentent les vertèbres des reptiles et des pois- ...les vertèbres cervicales des oiseaux. Économie de poids et de volume, ...le double avantage qui résulte de cette dépression circulaire, essentielle- ...destinée à loger les vaisseaux intercostaux ou lombaires.

Face postérieure.

Ses trous vasculaires.

...*postérieure*, concave, fait partie du canal vertébral; elle est percée de ...nombreux et considérables, orifices de canaux veineux creusés dans l'épais- ...corps de la vertèbre. On trouve aussi quelques trous vasculaires sur la ...térieure de ce corps; mais ils sont moins considérables que ceux de la ...stérieure.

Trou vertébral.

Il est triangulaire.

...*vertébral* (Fv). — Le trou vertébral offre, dans les diverses régions, des ...ces considérables de forme et d'étendue : dans presque toutes les ver- ...il se rapproche plus ou moins de la forme triangulaire. Les différences ...ésente dans l'étendue de ses diamètres, paraissent en rapport, d'une part, ...volume de la moelle, de l'autre, avec l'étendue des mouvements qui se ...dans telle ou telle région.

Apophyse épineuse et lames.

...*physe épineuse* (Ps).—C'est cette éminence considérable, en forme d'épine, ...de la partie postérieure de l'arc vertébral. Bras de levier de la puissance ...présentent les muscles extenseurs du tronc, elle varie pour la longueur, ...e et la direction dans les diverses régions; de sa base, comme bifurquée, ...t les deux *lames* qui constituent les parties latérales et postérieures de l'arc.

Apophyses articulaires.

Au nombre de quatre : deux supérieures, deux inférieures.

...*physes articulaires* (Pas et Pai, *fig.* 12).—Elles naissent des parties latérales ...de la vertèbre; leur direction est en général verticale, c'est-à-dire per- ...laire à la direction des surfaces articulaires du corps, qui sont horizon- ...lles sont au nombre de quatre, deux *supérieures* ou *ascendantes* et deux *in-* ...ou *descendantes*; placées symétriquement de chaque côté de la ligne ...e, revêtues de cartilage, pour s'unir aux apophyses articulaires des ...es adjacentes, elles débordent en haut et en bas le niveau du corps des ver- ...en sorte que leurs articulations correspondent aux disques interver- ...; d'où il résulte que la colonne vertébrale présente deux séries d'articu- ...successives : l'une en avant, constituée par la réunion des corps entre ...autre en arrière, résultant de l'union des apophyses articulaires.

Apophyses transverses.

...*physes transverses* (Pt). — Au nombre de deux, l'une à droite, l'autre à gau- ...éminences naissent de chaque côté de l'anneau vertébral, se dirigent ...talement en dehors, et présentent une longueur et un volume variables ...diverses régions.

Échancrures au nombre de quatre : deux supérieures, deux inférieures.

Pédicule.

Étroitesse de la partie pédiculée.

...devant des apophyses articulaires et transverses, immédiatement derrière ...de la vertèbre et sur les côtés, sont les *échancrures* (*incisuræ*, Js et Ji, ...au nombre de quatre, deux supérieures, deux inférieures, ciselées sur ...es latérales de l'arc. Leur profondeur, qui n'est pas la même dans toutes ...ns, est en général plus considérable dans les échancrures inférieures ...les échancrures supérieures. Ces échancrures réduisent à une sorte de ...la portion d'arc sur laquelle elles sont creusées; aussi ce pédicule est-il ...la plus faible de la vertèbre, et devient-il le siége principal de la tor- ...t s'accompagnent les déviations de la colonne vertébrale.

Résumé des parties constituantes.

...1° sur la ligne médiane, un *corps*, un *trou*, une *apophyse épineuse*; 2° de ...côté, une *lame*, deux *apophyses articulaires*, une *apophyse transverse*, deux ...es, un *pédicule* : telles sont les parties constituantes de la vertèbre.

§ 2. — CARACTÈRES PROPRES AUX VERTÈBRES DE CHAQUE RÉGIO[N]

Caractères bien tranchés dans les vertèbres du milieu de chaque région.

C'est surtout dans les vertèbres du milieu de chaque région que les car[actères] de région sont bien tranchés; car dans les vertèbres placées sur les lim[ites] existe des caractères mixtes, qui appartiennent à la fois aux deux régions limite desquelles ces vertèbres se trouvent situées.

Un seul caractère suffirait pour distinguer chaque région.

Il est à remarquer qu'un seul caractère différentiel suffirait pour f[aire] connaître tout d'abord les vertèbres de chaque région : ainsi, les vertèb[res cer]vicales se reconnaîtront toujours à la présence du trou dont est percée l[a base] de leurs apophyses transverses; les vertèbres dorsales, à la présence des f[acettes] dont sont creusées les parties latérales de leur corps; les vertèbres lomba[ires, à] l'absence même des deux caractères précédents. On pourrait donc, à la ri[gueur,] se contenter de ces signes distinctifs; mais une vue aussi générale ne [saurait] suffire à l'exactitude des descriptions anatomiques. C'est, au reste, bien p[lus par] son ensemble que par un seul détail de sa conformation qu'une vertèbre [est cer]vicale, dorsale ou lombaire.

Comparons successivement, dans les diverses régions, chacune des pa[rties de] la vertèbre.

A. — Corps des vertèbres.

Caractères différentiels du corps des vertèbres.

Les caractères différentiels des corps de vertèbre étudiés dans les diver[ses ré]gions sont les suivants :

1. Volume.

1° Le *volume va en croissant depuis la région cervicale jusqu'à la région lo[mbaire]* (*fig.* 10). — Si l'on représente le volume du corps des vertèbres cervicale[s par 1,] celui du corps des vertèbres dorsales devra être représenté par 1 $\frac{1}{2}$, et ce[lui des] vertèbres lombaires par 2.

2. Proportion des diamètres.

2° *Proportion des diamètres.* — Dans toutes les vertèbres, le diamètre tra[nsverse] est le plus grand, le diamètre vertical le moindre.

Le *diamètre vertical* est de 25 millimètres pour les vertèbres lomba[ires, de] 18 millimètres pour les dorsales, de 12 millimètres pour les cervicales. Il [est le] même en arrière et en avant dans les régions cervicale et lombaire, l[a con]vexité antérieure de ces deux régions tenant à la forme en coin des disque[s inter]vertébraux. Il est, au contraire, moins étendu e[n avant] qu'en arrière dans la région dorsale; d'où résulte l[a con]cavité antérieure de cette région.

Fig. 13.

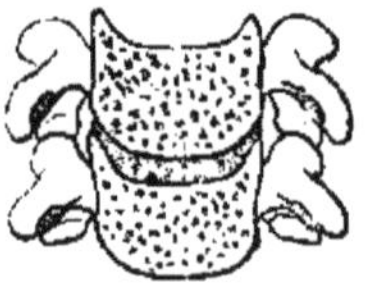

$\frac{1}{2}$

Section transversale des corps de la quatrième et de la cinquième vertèbre cervicale.

Le *diamètre transverse*, dans la région lombaire, [ne dé]passe que d'un tiers, tout au plus, le diamètre ve[rtical et] le diamètre antéro-postérieur; dans la région do[rsale, il] n'y a prédominance bien marquée d'aucun di[amètre.] Dans la région cervicale, le diamètre transverse es[t à peu] près le double du diamètre antéro-postérieur et [du dia]mètre vertical.

3. Crochets latéraux des vertèbres cervicales.

3° *Crochets latéraux du corps des vertèbres cervicales.* [— Des] deux côtés de la face supérieure du corps des vertèb[res cer]vicales, naissent deux petits crochets latéraux, qui [sont re]çus dans deux enfoncements creusés sur les côtés de [la face] inférieure de la vertèbre qui est au-dessus (*fig.* 13). Cet engrènement sp[...]

...s vertèbres cervicales supplée à l'engrènement moins parfait de leurs ...es articulaires. Disons toutefois que la présence du disque intervertébral ... de beaucoup l'importance de cet engrènement.

...s *demi-facettes de chaque côté du corps des vertèbres dorsales* (*fig.* 12, Fcs, Fci). 4. Demi-facettes latérales du corps des vertèbres dorsales.

...mi-facettes, réunies aux demi-facettes cor...ntes des deux vertèbres voisines, consti... excavations anguleuses, où sont reçues ...mités postérieures des côtes (*fig.* 14). Ce ... est spécifique pour les vertèbres dor-...

Fig. 14.

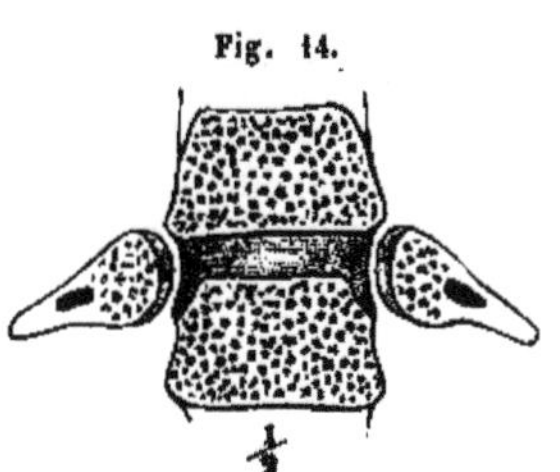

Section transversale de la cinquième et de la sixième vertèbre dorsale, et de la tête des côtes correspondantes.

...*vation des faces supérieure et inférieure du ...indre à la région dorsale qu'aux régions ...t lombaire.* — Il résulte de cette disposition ...u et aux lombes chaque couple de ver...tercepte un espace lenticulaire plus con... qu'à la région dorsale, puisque les ...ons qui concourent à former cet espace ... profondes ; d'où résulte un avantage ...pour la mobilité, qui est d'autant plus grande que les substances in...rales sont plus considérables. 5. Différences dans l'excavation des faces supérieure et inférieure.

...les caractères spécifiques du corps des vertèbres dans les diverses ré...t les suivants : Résumé.

...*chets latéraux de la face supérieure, pour les vertèbres cervicales* ;

...*ttes latérales, pour les vertèbres dorsales* ;

...*nce des deux caractères précédents et prépondérance de volume, pour les ver...mbaires.*

...mmes donc maintenant en état de résoudre ce problème : étant donné ... d'une vertèbre, déterminer à quelle ...ette vertèbre appartient.

...rou rachidien et échancrures.

Fig. 15.

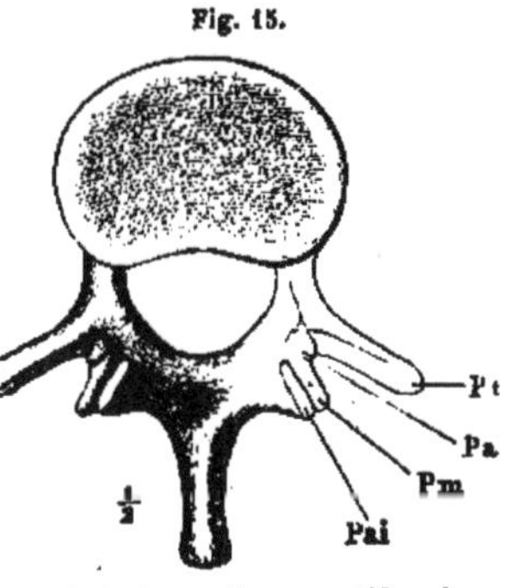

Face inférieure d'une vertèbre lombaire (*).

...t pas jusqu'au trou rachidien et aux ...ures qui ne présentent des différences ... dans les vertèbres des trois régions, ...e puissent servir à les faire recon... un œil exercé.

...a région cervicale, il y a *prédominance ...able du diamètre transverse* sur le dia...ntéro-postérieur de ce trou (*fig.* 16). Proportions des diamètres du trou rachidien.

...a région dorsale, il y a presque *éga...* les diamètres antéro-postérieur et ...e ; mais cette région présente ceci ...quable, qu'il existe sur la face postérieure du corps des vertèbres une ...n médiane très-prononcée (*fig.* 11).

...a région lombaire, il y a *prépondérance du diamètre transverse* ; mais ...beaucoup moins marquée qu'à la région cervicale (*fig.* 15).

(*) ...ophyse transverse. — *Pai*, apophyse articulaire inférieure. — *Pm*, tubercule mamillaire. — ...le accessoire.

Voici un tableau comparatif des diamètres du trou rachidien dans les di[...] régions :

DIAMÈTRE TRANSVERSE.		DIAMÈTRE ANTÉRO-POSTÉRIEUR.	
Au col..........	23 mil.	Au col..........	13 mil.
Au dos..........	15 mil.	Au dos..........	13 mil.
Aux lombes......	21 mil.	Aux lombes......	17 mil.

L'étendue des diamètres est en rapport, 1. Avec l'étendue des mouvements. 2. Avec le volume de la moelle. Échancrures.

On peut remarquer ici que *ces différences sont en rapport avec l'étendue d[...] vements* dans chaque région. Dans la région lombaire, qui est plus mobil[...] la région dorsale, le trou est plus considérable, et dans la région cervical[...] jouit de mouvements d'inclinaison latérale plus étendus que la région lom[...] le diamètre transverse est aussi plus considérable relativement à cette der[...] dans la proportion de 11 à 10. Il faut noter que les diamètres du trou so[...] rapport, non-seulement avec la mobilité des diverses régions, mais encore [...] le volume de la moelle dans chacune d'elles.

Les *échancrures* offrent aussi des différences dans les diverses régions : [...] aux régions dorsale et lombaire, les échancrures inférieures sont beaucoup [...] profondes que les supérieures ; à la région cervicale, elles sont presque [...] en profondeur. Au reste, on peut remarquer que la profondeur des écha[...] res et, par conséquent, le diamètre des trous de conjugaison sont générale[...] proportionnels, non-seulement au volume des ganglions vertébraux, mai[...] core au calibre des sinus veineux qui établissent une communication ent[...] veines intérieures et les veines extérieures du rachis.

Nous pouvons donc considérer comme possible la solution de ce probl[...] le trou d'une vertèbre et les échancrures étant donnés, déterminer à [...] région cette vertèbre appartient.

C. — Apophyses épineuses et lames.

Caractères des apophyses épineuses. 1. A la région cervicale.

1° Dans la *région cervicale* (*fig.* 15), les *apophyses épineuses* sont prismati[...]

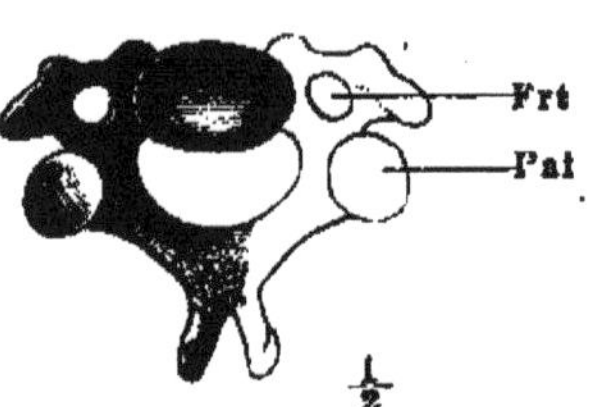

Face inférieure de la cinquième vertèbre cervicale (*).

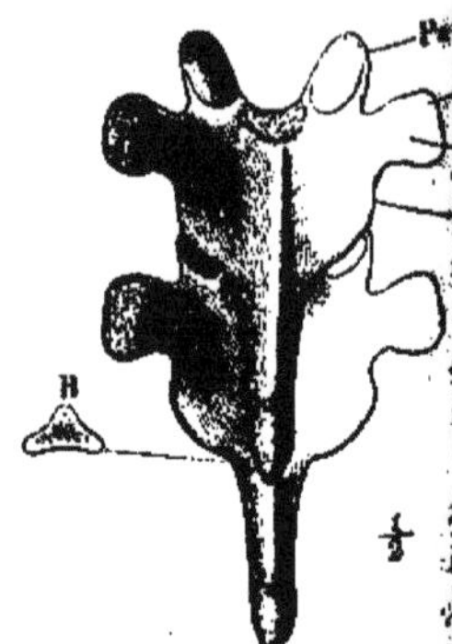

Face postérieure des vert[...] dorsales (**).

triangulaires, *creusées en gouttière* inférieurement, pour recevoir, penda[...]

(*) *Pai*, apophyse articulaire inférieure. — *Fat*, trou de l'apophyse transverse.

(**) B, section transversale de leur apophyse épineuse. — *Pt*, apophyse transverse. — *Pas*, [...] articulaire supérieure. — *Pai*, apophyse articulaire inférieure.

l'apophyse épineuse de la vertèbre qui est au-dessous ; elles sont *bituber-* à leur sommet, pour servir à des insertions musculaires ; leur direction *rizontale* et par là très-favorable au mouvement d'extension.

la *région dorsale* (*fig.* 18), les apophyses sont prismatiques et triangulaires, mmet *tuberculeux*. Leur *direction*, *extrêmement oblique*, se rapproche beau- de la verticale. Cette direction, jointe à leur grande longueur, leur permet order beaucoup en bas le niveau du corps de la vertèbre à laquelle elles tiennent. Il en résulte une sorte d'imbrication telle que dans le plus léger ment d'extension, les apophyses épineuses se touchent les unes les autres. 2. A la région dorsale.

la *région lombaire* (*fig.* 19), les apophyses épineuses sont larges, épaisses, 3. A la région lombaire.

Fig. 18.

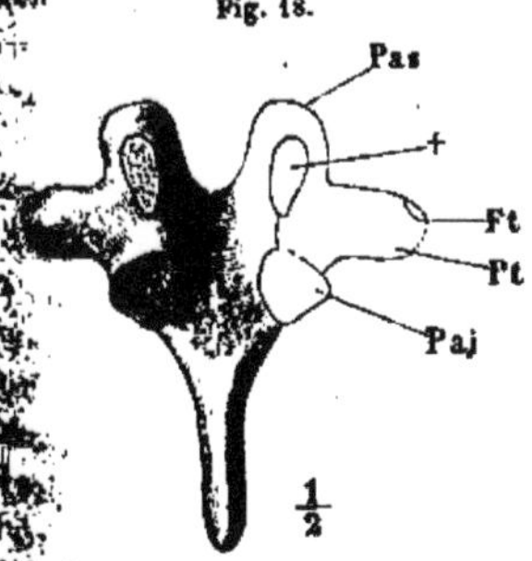

Face antérieure de l'arc d'une vertèbre dorsale (*).

Fig. 19.

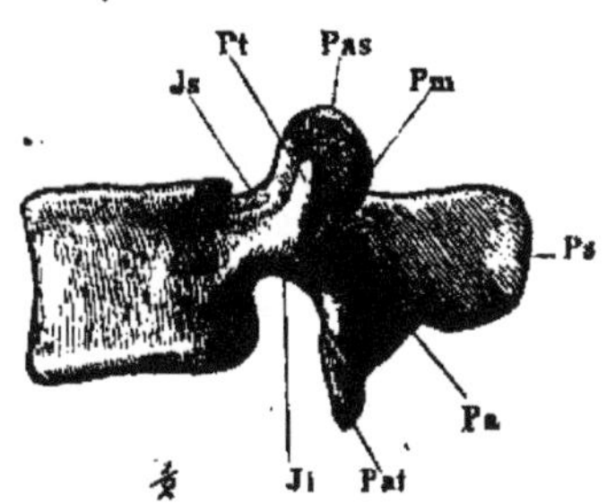

Face latérale d'une vertèbre lombaire (**).

latères, offrant sur leurs faces latérales une ample surface à insertion ; elles tent un *bord postérieur épais, tuberculeux*, triangulaire. Leur *direction*, qui *rizontale*, ne s'oppose point à l'extension.

deux *lames* qui forment l'arc postérieur de la vertèbre, sont continues avec e de l'apophyse épineuse. Leur longueur est en raison directe des dimen- de la partie du canal à laquelle elles correspondent, et leur épaisseur en du volume de l'apophyse épineuse. 1° A la *région cervicale*, les lames sont , *très-longues*, *inclinées* de telle manière que, dans la station de la tête, -dire dans l'état intermédiaire à la flexion et à l'extension, le bord infé- de la lame qui est au-dessus dépasse en arrière le bord supérieur de la qui est au-dessous. Il y a pour ces lames une imbrication véritable, non marquée que celle des apophyses épineuses de la région dorsale : aussi sans exemple qu'un instrument piquant ait pénétré, durant l'extension, le canal rachidien, au niveau des cinq dernières vertèbres cervicales. Cela oit d'autant mieux que la moindre impression éprouvée à la nuque pro- par un mouvement instinctif, l'extension forcée de la tête, circonstance gmente encore l'imbrication des lames. 2° A la *région dorsale*, l'épaisseur mes est plus considérable qu'au cou, beaucoup moindre qu'aux lombes ; *gueur* est *très-peu considérable*, comparativement à celle des lames de la

Caractères des lames des vertèbres. Région cervicale.

Région dorsale.

ction du col de l'arc. — *Pt*, apophyse transverse. — *Ft*, facette articulaire. — *Pas*, apophyse supérieure. — *Pai*, apophyse articulaire inférieure.

apophyse épineuse. — *Pas*, apophyse articulaire supérieure. — *Pai*, apophyse articulaire infé- — *Pt*, apophyse transverse. — *Js*, échancrure supérieure. — *Ji*, échancrure inférieure. — *Pm*, tu- millaire. — *Pa*, tubercule accessoire.

région cervicale ; au lieu de former un rectangle allongé, elles représ un carré, et même les dimensions verticales tendent à l'emporter sur les di

Région lombaire.

sions transversales. 3° A la *région lombaire*, épaisseur très-prononcée, b transversale, *hauteur verticale prépondérante*, tels sont leurs caractères. En ral, on peut établir que la hauteur des lames est proportionnelle à ce corps de la vertèbre à laquelle elles appartiennent. C'est pour cette rais les lames sont si étroites dans la région cervicale.

Résumé.

En résumé, les caractères des apophyses épineuses et des lames sont :

1° Région cervicale : *Apophyses épineuses prismatiques et triangulaires, creu gouttière inférieurement, bituberculeuses à leur sommet, horizontales, courtes, nues à des lames longues, étroites et minces, inclinées de manière à s'imbriquer.*

2° Région dorsale : *Apophyses épineuses prismatiques et triangulaires, lo obliques, tuberculeuses à leur sommet, avec lames courtes, verticales.*

3° Région lombaire : *Apophyses épineuses quadrilatères, fortes, horizontales lames très-courtes, très-épaisses, verticales.*

On peut donc résoudre ce problème : *Étant données une apophyse épin ses lames, déterminer à quelle région elles appartiennent.*

D. — Apophyses articulaires.

Caractères des apophyses articulaires.

1. A la région cervicale.

1° A la *région cervicale*, les apophyses articulaires constituent de *petites col* ces apophyses ont une direction telle que le plan de leur surface articulai *avec l'horizon un angle* d'autant plus grand qu'on approche davantage de la r dorsale. Les apophyses supérieures regardent en h en arrière, les inférieures en bas et en avant (*fig* Nous insistons sur cette direction, parce que c'es qui rend possibles les mouvements de flexion, d'e sion et d'inclinaison latérale, qui seule aussi peu mettre les déplacements des vertèbres cervicales fracture des apophyses articulaires. Il faut, en remarquer que *la facette articulaire droite se trouve même plan que la facette articulaire gauche.*

Fig. 20.

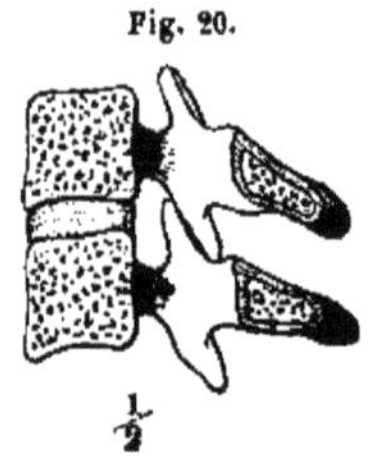

$\frac{1}{2}$

Section antéro-postérieure de la quatrième et de la cinquième vertèbre cervicale.

2. A la région dorsale.

2° A la *région dorsale*, les apophyses articulaires de *simples lames*, à direction *verticale*, à *surface pla* surface articulaire des apophyses supérieures re en arrière et en dehors ; celle des apophyses a laires inférieures regarde en dedans et en avant (*fig.* 24). *La facette ar du côté droit n'est pas sur le même plan que celle du côté gauche.*

Quequefois engrènement des apophyses articulaires

Nous ferons remarquer que, dans certains cas, on trouve un engrènem apophyses articulaires dorsales, l'extrémité supérieure des apophyses artic supérieures étant reçue dans une échancrure profonde, pratiquée au-de au-dessus de la facette de l'apophyse articulaire inférieure appartena vertèbre précédente.

3. A la région lombaire.

3° A la *région lombaire*, les apophyses articulaires sont des *lames trè* à *direction courbe*, à *facette concave* pour les articulaires supérieures, à convexe pour les articulaires inférieures. Dans les articulaires supérie facette regarde en dedans et en arrière ; dans les articulaires inférieur regarde en dehors et en avant. Les unes et les autres représentent *deux se de cylindre* parfaitement circonscrits l'un à l'autre, ou plutôt les inférieu

...des *demi-gonds*, qui sont reçus dans des *demi-anneaux* représentés par les ...yses articulaires supérieures (*fig.* 21). Nous devons signaler ici des tuber... apophyses d'insertion qui pro... en arrière les apophyses articu... supérieures, tubercules qu'on peut ... *apophysaires* (*mamillaires*, Henle, ... qui sont destinés à des insertions ...aires.

Tubercules apophysaires.

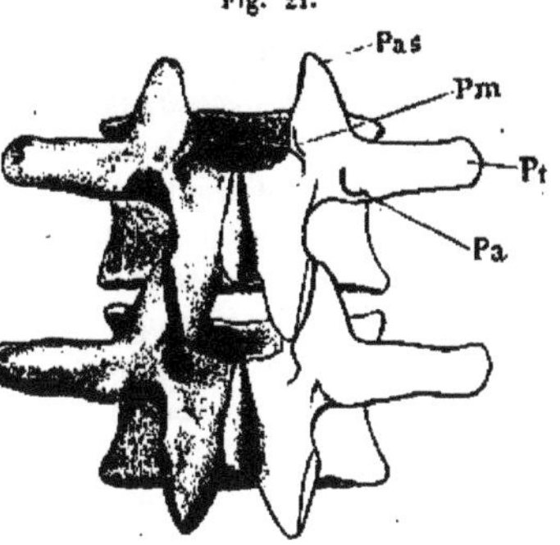

Face postérieure de la troisième et de la quatrième vertèbre lombaires (*).

Résumé.

..., *petites colonnes taillées à facettes ... inclinées de 45 degrés environ, si... le même plan des deux côtés, voilà ...tère des apophyses articulaires cer...; lames minces, verticales et planes, ...ées sur le même plan, voilà les ca... des vertèbres dorsales ; lames fortes, ...es, tuberculeuses, à surface articu...urbe, tel est le caractère des apo... articulaires dans la région lombaire.*

...ide de ces caractères, on peut toujours résoudre ce problème : *Étant don... apophyses articulaires d'une vertèbre, déterminer à quelle région cette ver...partient.*

E. — Apophyses transverses.

Caractères des apophyses transverses.

...ne partie ne présente, dans la série des vertèbres, des différences aussi ...ées de région à région que les *apophyses transverses*.

1. A la région cervicale.

...la *région cervicale* (*fig.* 22), ces apophyses sont *creusées en gouttière supé...ent*, pour loger les branches antérieures des ...ervicaux ; *percées à leur base*, pour donner pas... l'artère vertébrale ; offrant *deux bords*, l'un ...ur, l'autre postérieur, auxquels s'attachent les ... intertransversaires, et une *extrémité libre bi...* à insertion musculaire. Il faut ajouter que ces ...es transverses, étant sur le même plan que le ... la vertèbre, doublent le diamètre transverse ...èbres cervicales en devant et leur permettent ... de support à un grand nombre de parties.

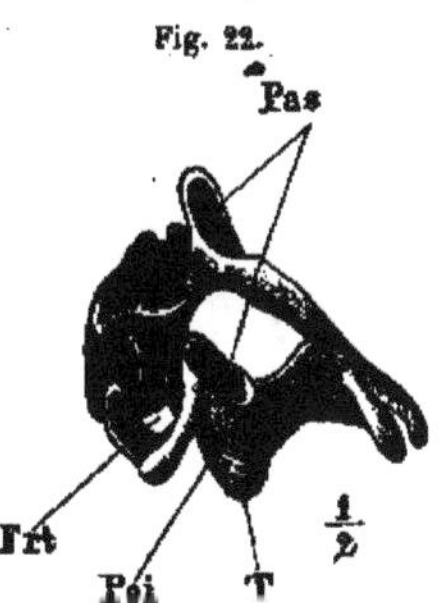

Vertèbre cervicale vue obliquement par ses faces supérieure et latérale (**).

2. A la région dorsale.

...la *région dorsale* (*fig.* 23), ce sont de très-*grosses ... horizontales*, beaucoup plus fortes que celles ... autres régions, d'un volume double et même ... celui des apophyses épineuses, fortement ... en arrière, creusées à *leur sommet* et en de...ne *facette articulaire* (F), qui s'articule avec la tubérosité des côtes (1).

(*) ...pophyse transverse. — *Pas*, apophyse articulaire supérieure. — *Pm*, tubercule mamillaire. — ... accessoire.

(**) ...apophyse articulaire supérieure. — *Pai*, apophyse articulaire inférieure. — *Frt*, trou de l'apo...verse. — T, rugosités à insertion musculaire.

(1) ...ques anatomistes ont attribué une grande importance à la direction des facettes ... des apophyses transverses et ont fondé sur cette direction des théories rel... mécanisme de la respiration.

Les modifications importantes que présentent les apophyses transverse[s] vertèbres dorsales sont évidemment en rapport avec la nature de leurs [fonc]tions, qui ne consistent pas seulement à fournir des points d'insertion [aux] muscles, mais encore à soutenir les côtes avec lesquelles elles s'articulent.

3. A la région lombaire. 3° A la *région lombaire* (*fig.* 24), les apophyses transverses sont des *lames minces*, étroites, aplaties d'avant en arrière, situées sur un plan antérieur à celui qu'occupent les apophyses transverses dorsales, à peu près sur le même plan que les côtes, avec lesquelles elles ont, du reste, de nombreuses analogies : de là le nom d'*apophyses costiformes*, qui leur est donné par quelques anatomistes. Sur leur face postérieure, on voit

Fig. 23.

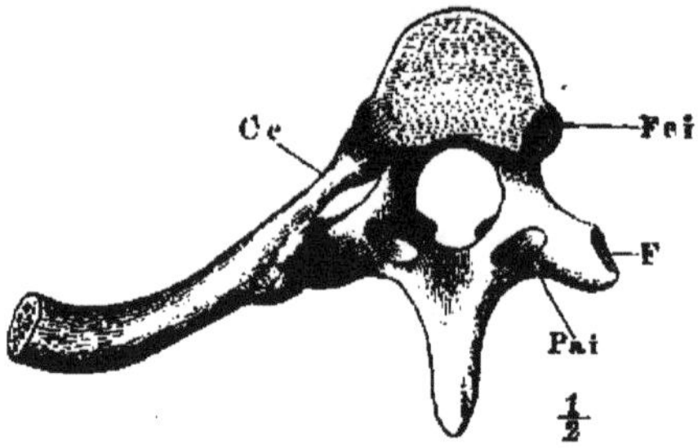

Face inférieure d'une vertèbre dorsale avec la côte correspondante (*).

Fig. 24.

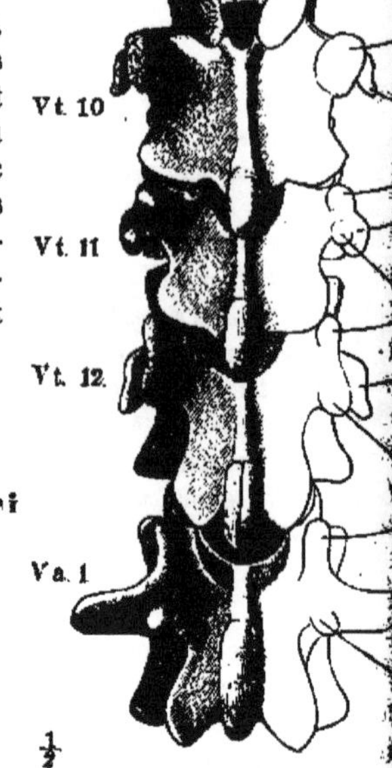

Face postérieure des dixième, on[zième] et douzième vertèbres dorsal[es et de] la première lombaire (**).

un *tubercule* destiné à des insertions musculaires, et que l'on a appelé *tu[bercule] apophysaire* (Pa) (1).

(*) F, facette articulaire de l'apophyse transverse. — *Fci*, facette costale inférieure. — *Cc*, côte. — *Pai*, apophyse articulaire inférieure.

(**) *Vt*, vertèbre thoracique. — *Va*, vertèbre lombaire. — *Pt*, apophyse transverse. — *Pm*, [tubercule] mamillaire. — *Pa*, tubercule apophysaire. — T, rugosités à insertion musculaire.

(1) Nous venons de donner des apophyses transverses une description qui est co[nforme] à celle qu'on trouve le plus généralement dans les ouvrages d'anatomie de l'homm[e]. plusieurs anatomistes modernes n'admettent point la classification que nous [venons] d'adopter pour les apophyses transverses. Se fondant sur ce qu'on observe sur le[s sque]lettes d'un grand nombre d'animaux vertébrés, lesquels sont pourvus de côtes cervi[cales et] lombaires, ils établissent que, chez l'homme, la moitié antérieure des apophyse[s trans]verses cervicales représente les côtes qui se trouvent à la région dorsale ; que ce[s côtes] sont représentées à la région lombaire par les lames minces qui portent habitue[llement] le nom d'apophyses transverses, tandis que les parties véritablement analogues [aux apo]physes transverses dorsales sont : 1° à la région cervicale, la moitié postérieure d[e l'apo]physe transverse ; 2° à la région lombaire, les tubercules que nous avons app[elés apo]*physaires*, et que nous avons vus former derrière les apophyses articulaires sup[érieures] une saillie qui semble en être le prolongement.

Ainsi, *la forme d'une gouttière percée d'un trou à sa base est propre aux apophyses transverses cervicales; celle d'une grosse apophyse fortement déjetée en arrière, tubercule et articulaire à son sommet est propre aux apophyses transverses dorsales; d'une petite côte mince, à sommet mousse, est propre aux apophyses transverses lombaires.* Résumé.

Concluons que rien n'est plus facile que la solution de ce problème : *Étant donnée une apophyse transverse, déterminer à quelle région de la colonne vertébrale elle appartient.*

§ 3. — CARACTÈRES PROPRES A CERTAINES VERTÈBRES.

Après avoir énuméré les *caractères généraux* des vertèbres, à l'aide desquels nous pouvons les reconnaître au milieu de tous les autres os, et les *caractères propres* aux vertèbres des diverses régions, qui permettent de distinguer les unes des autres les vertèbres cervicales, dorsales et lombaires, il nous reste à examiner quelles sont, dans chaque région, les vertèbres qu'on peut distinguer des autres de la même région.

On pourrait, à la rigueur, déterminer le rang qu'occupe chaque vertèbre dans sa région en l'examinant comparativement à toutes celles de la même région ; sous ce rapport, les personnes qui ont l'habitude de monter des squelettes, acquièrent une facilité surprenante. Mais ce n'est que dans un bien petit nombre de vertèbres qu'on trouve des particularités assez caractéristiques pour que, en l'absence de toutes les autres vertèbres de la même région, on puisse déterminer le rang qu'elles occupent. Caractères différentiels des vertèbres de la même région.

C'est seulement dans les vertèbres qui sont aux extrémités de chaque région que, par le fait même de cette position, offrent des caractères mixtes, qu'on peut saisir des attributs tout à faits distinctifs et individuels.

Dans cette catégorie se trouvent les deux premières et la septième vertèbre cervicales, la première, la onzième et la douzième dorsale, et enfin la cinquième lombaire; chacune de ces vertèbres doit être examinée séparément.

PREMIÈRE VERTÈBRE CERVICALE OU ATLAS. Atlas.

Fig. 25.

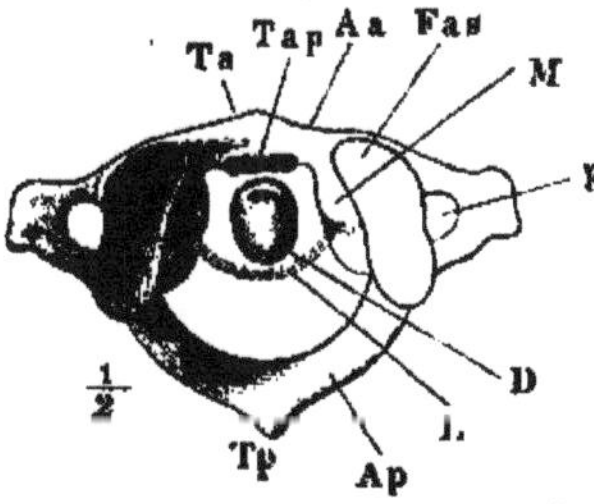

Atlas vu par sa face supérieure (l'apophyse odontoïde (D) *de l'axis est figurée en place)* (*).

Dans la première vertèbre ou l'atlas (fig. 25), le *corps* est remplacé par un arc aplati d'avant en arrière, *arc antérieur de la première vertèbre* (Aa). La convexité de cet arc, tournée en avant, offre un tubercule, appelé *tubercule antérieur de l'atlas* (Ta); sa concavité, tournée en arrière, présente une facette ovalaire, très-légèrement concave (Tap), destinée à s'articuler avec l'apophyse odontoïde de la deuxième vertèbre; le bord supérieur et le bord inférieur donnent attache à des ligaments. Arc antérieur. Tubercule antérieur.

Le trou de la première vertèbre est beaucoup plus considérable que celui de Dimensions considérables du trou de la première vertèbre.

(*) Aa, arc antérieur. — *Ap*, arc postérieur. — *Ta*, tubercule antérieur. — *Tp*, tubercule postérieur. — *Tap*, facette articulaire de l'arc antérieur. — M, masse latérale. — *Fas*, facette articulaire supérieure. — *Frt*, trou de l'apophyse transverse. — D, apophyse odontoïde. — L, ligament transverse.

toutes les autres. Le diamètre antéro-postérieur, qui est de 14 millimètr cou et au dos, de 19 millimètres aux lombes, est ici de 32 millimètres; diamètre transverse, qui est de 26 millimètres au cou, de 16 millimètr dos, de 23 millimètres aux lombes, est ici de 30 millimètres. Cette prépo rance remarquable de tous les diamètres n'est pas proportionnelle au vol de la moelle dans ce point; elle dépend de ce que la partie antérieure du est destinée à loger l'apophyse odontoïde (D) de la deuxième vertèbre; en que le diamètre antéro-postérieur de la portion d'anneau qui appartient moelle, ne dépasse pas de beaucoup le diamètre antéro-postérieur du trou chidien dans les autres vertèbres. Le diamètre transverse seul reste plus co dérable; d'où la possibilité de déplacements latéraux ou de luxations inc plètes de la première vertèbre sur la deuxième, sans compression notabl la moelle.

Échancrures supérieures très-profondes.

Les *échancrures* sont creusées sur l'arc postérieur, à sa jonction ave masses latérales. Elles sont postérieures aux apophyses articulaires, tandis dans les autres vertèbres, elles leur sont antérieures. Les *supérieures* sont profondes, souvent converties en trou par une languette osseuse, et semb se continuer jusqu'au trou percé à la base de l'apophyse transverse, au m d'une gouttière horizontale qui contourne la partie postérieure de la mass ticulaire. Cette gouttière est quelquefois elle-même convertie en un canal que complet par une languette osseuse. De la réunion de l'échancrure s rieure, de la gouttière et du trou qui est à la base de l'apophyse trans résulte un *canal inflexe*, vertical d'abord, puis horizontal, qui conduit l'a vertébrale dans la cavité du crâne. Par l'échancrure supérieure, qui forme que à elle seule le premier trou de conjugaison, passent non-seulement tère vertébrale, mais encore la veine du même nom, ainsi que le premier cervical. Les échancrures *inférieures* ne présentent rien de particulier, n'est qu'elles sont assez profondes pour former à elles seules les trous de co gaison compris entre la première et la deuxième vertèbre.

Canal inflexe de l'artère vertébrale.

Échancrures inférieures.

Point d'apophyse épineuse. Tubercule postérieur.

Arc postérieur.

L'*apophyse épineuse* n'existe pas; elle est remplacée par un *tubercule pos* (Tp), à insertion musculaire, analogue au tubercule antérieur, ou plutôt rant une apophyse épineuse tronquée. Quelquefois, au lieu d'un tubercul ne trouve que quelques inégalités. Deux *lames* étroites, fortes et longues stituent l'*arc postérieur* (Ap), qui forme plus de la moitié de la circonféren la vertèbre.

Masses latérales.

Les *colonnes articulaires* que nous avons signalées dans toute la région cale, sont énormes dans l'atlas et portent le nom de *masses latérales* (M). disposition est en rapport avec le rôle de l'atlas, qui répond à tout le pou du trou occipital et qui, par ses deux colonnes articulaires latérales, sup les condyles occipitaux et, par conséquent, le poids de la tête.

Direction des facettes articulaires. Supérieures. Inférieures.

Des quatre *facettes articulaires*, les *supérieures* (Fas) sont concaves, inclin dedans, elliptiques, obliquement dirigées d'arrière en avant et de deh dedans, configurées pour se mouler sur la convexité des condyles occip qu'elles embrassent, et pour cela présentant un bord externe et une ext postérieure très-relevés. En dedans et au-dessous de ces facettes articul sont des inégalités qui donnent attache au ligament transverse ou ann Les facettes articulaires *inférieures* sont circulaires, planes et regardent e et un peu en dedans.

Apophyses transverses très-volumineuses.

Les *apophyses transverses* sont très-volumineuses, triangulaires, à un so

...le, qui donne insertion aux principaux muscles rotateurs de la tête ; per... un trou à leur base (Frt), comme celles de toutes les autres vertèbres cer..., mais non creusées en gouttière.

Résumé des caractères propres de l'atlas.

...i, *forme annulaire, dimensions transversales telles que l'atlas surmonte la co... vertébrale à la manière d'un chapiteau ; trou vertébral beaucoup plus grand que les autres vertèbres ; absence de corps et d'apophyse épineuse ; masses latérales ..., supportant des apophyses transverses extrêmement fortes, non canaliculées, ...erculeuses* : voilà les caractères propres de l'atlas.

II. — SECONDE VERTÈBRE CERVICALE OU AXIS.

Axis.

Apophyse odontoïde.

...corps de la deuxième vertèbre cervicale (*fig.* 26) est surmonté d'une émi... destinée à correspondre à l'arc antérieur de l'atlas ; c'est l'*apophyse odon...* (en forme de dent, D), espèce de pivot cy...ïde, de 14 millimètres de longueur, au...quel tourne la tête : de là le nom d'*axis* ... à la vertèbre qui le supporte. Continue ...rps par une base assez large, l'apophyse ...ïde se rétrécit aussitôt, pour se renfler en ... de tête et se terminer par un sommet ru... qui donne attache aux ligaments odon...s. La portion étranglée de l'apophyse ...ïde s'appelle *col* ; c'est la partie la plus ... de cette apophyse : aussi est-ce là qu'ont ...rs lieu ses fractures. Le col ou rétrécis...t circulaire de la partie inférieure de l'odontoïde contribue à mainte... mécaniquement cette apophyse dans l'anneau moitié osseux, moitié liga...eux dans lequel elle roule. Deux *facettes articulaires* convexes se voient, ...en avant, l'autre en arrière, sur cette apophyse, pour répondre, la pre... à l'arc antérieur de l'atlas, la seconde, au ligament transverse ou an...e (L, *fig.* 25).

Son col.

Ses facettes articulaires.

Fig. 26.

D

Fas

Frt

Pai

$\frac{1}{2}$

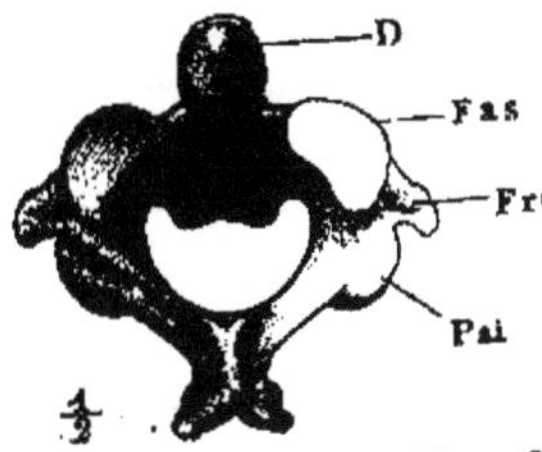

Axis vu par sa face supérieure (*).

Corps de l'axis.

...corps de l'axis offre, en avant, une crête triangulaire, à base inférieure, ...le, saillante, qui sépare deux enfoncements latéraux, destinés à des in... musculaires. La face postérieure répond au canal vertébral. La face ...ure a son plus grand diamètre d'avant en arrière ; il est très-oblique... coupé de haut en bas et d'arrière en avant, légèrement concave : d'où ...tement réciproque de la deuxième et de la troisième vertèbre cervicale. ...ble emboîtement ne se remarque pas dans les vertèbres suivantes.

Trou de l'axis.

...trou a la forme d'un cœur de carte à jouer ; son diamètre antéro posté... mesure 18 millimètres, c'est-à-dire 4 millimètres de plus que celui des ... vertèbres cervicales ; son diamètre transverse est le même. Cette prédo...ce dans la capacité du trou de la deuxième vertèbre est en rapport avec ...ue des mouvements qui se passent entre cette vertèbre et la première.

Point d'échancrure supérieure.

... existe point d'*échancrure supérieure*, l'échancrure inférieure de l'atlas con...t à elle seule le trou de conjugaison correspondant. L'*échancrure infé...* n'offre rien de particulier.

... apophyse odontoïde. — *Fas*, facette articulaire supérieure. — *Frt*, trou de l'apophyse transverse. — ... apophyse articulaire inférieure.

L'apophyse épineuse est énorme.

L'*apophyse épineuse*, énorme par ses dimensions en largeur et en épai plus encore que par sa longueur, offre, en quelque sorte, exagérés tous le ractères dès apophyses épineuses cervicales : forme prismatique et triangu gouttière inférieure, double tubercule de terminaison, donnant attache muscles très-forts. L'apophyse épineuse est pour l'axis, mais dans des p tions beaucoup plus grandes, ce que l'apophyse transverse est pour l'a parce que toutes deux sont destinées à donner insertion aux muscles pu qui meuvent la tête sur la colonne vertébrale.

Lames proportionnelles à l'apophyse épineuse.

Les *lames* étant, en général, proportionnelles aux apophyses épineus conçoit que les lames de la deuxième vertèbre doivent être extrêmement f aussi, de toutes les lames vertébrales, celles de l'axis sont-elles les plus épa

Apophyses articulaires supérieures, placées sur les côtés du corps. Facettes horizontales

Les *facettes articulaires supérieures* (Fas) sont placées, ainsi que les col apophysaires qui les soutiennent, sur les côtés du corps. Ces facettes o une surface considérable, plane, presque horizontale, légèrement incli dehors : cette direction permet à l'articulation atloïdo-axoïdienne d'ê centre de tous les mouvements de rotation de la tête.

Apophyses transverses petites. Canal inflexe.

Les *apophyses articulaires inférieures* (Pai) ont la place qu'elles occupen toutes les autres vertèbres cervicales.

Les *apophyses transverses* (Frt, *fig.* 27) sont petites, à un seul tubercule, tri laires, déjetées en bas, percées à leur base d'un ou plutôt d'un canal inflexe creusé sur les côt corps; canal d'abord vertical, puis horizontal. la présence de ce canal et de celui que nous décrit sur l'atlas, qui détermine le trajet si co qué de l'artère vertébrale avant son entrée da crâne.

Fig. 27.

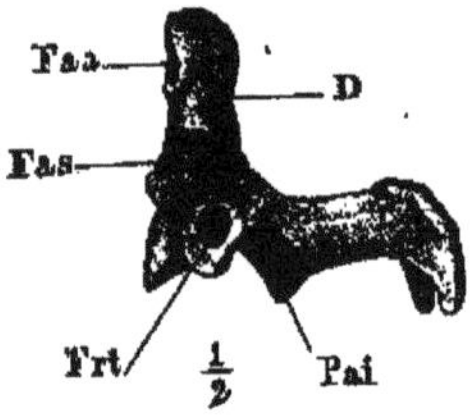

Faa — D — Fas — Frt — 1/2 — Pai

Face latérale de l'axis (*).

Caractères de l'axis.

Ainsi, *presence de l'apophyse odontoïde, volume é de l'apophyse épineuse et des lames, largeur et di horizontale des surfaces articulaires supérieures, q placées sur les côtés du corps, brièveté des apophyses verses, qui sont triangulaires et unituberculeuses*, voilà les caractères spéc de la deuxième vertèbre.

III. — SEPTIÈME VERTÈBRE CERVICALE OU PROÉMINENTE.

Corps.

Le *corps* conserve les caractères observés dans les vertèbres cervicales; par son *volume plus considérable*, il se rapproche du corps des vertèbres do et assez souvent il est creusé, sur les côtés, d'une *demi-facette* ou d'un de facette pour l'articulation de la première côte.

Apophyse épineuse.

L'*apophyse épineuse* a la plus grande analogie avec les apophyses épi dorsales ; elle est en effet pyramidale, uni-tuberculeuse à son sommet, *lo* dépassant de beaucoup le sommet des apophyses épineuses cervicales : d nom de *proéminente*, qui a été donné à cette vertèbre (*fig.* 18).

Apophyses articulaires

Les *apophyses articulaires*, presque verticales, ne sont pas supportées p petites colonnes.

Apophyses transverses.

L'*apophyse transverse*, bien que creusée en gouttière et percée d'un tr base, comme dans les autres vertèbres cervicales, se rapproche beaucou

(*) D, apophyse odontoïde. — *Faa*, facette articulaire antérieure. — *Fas*, facette articulaire sup — *Fat*, trou de l'apophyse transverse. — *Pai*, apophyse articulaire inférieure.

[illegible]physes transverses dorsales. Le bord postérieur de la gouttière est épais, [illegible]culeux et représente exactement une apophyse transverse dorsale; tan[illegible]que le bord antérieur de la gout[illegible] est mince, à l'état de vestige, ex[illegible] dans le cas où, détaché du corps [illegible], il forme une côte surnumé[illegible] (1). Le *trou* qui est à la base de [illegible]physe transverse cervicale, manque [illegible]ment; mais le plus souvent il est [illegible] à de très-petites dimensions; il [illegible] pas rare de le voir double. Ce [illegible] n'est jamais traversé par l'artère [illegible]brale.

Trou de l'apophyse transverse.

Fig. 28.

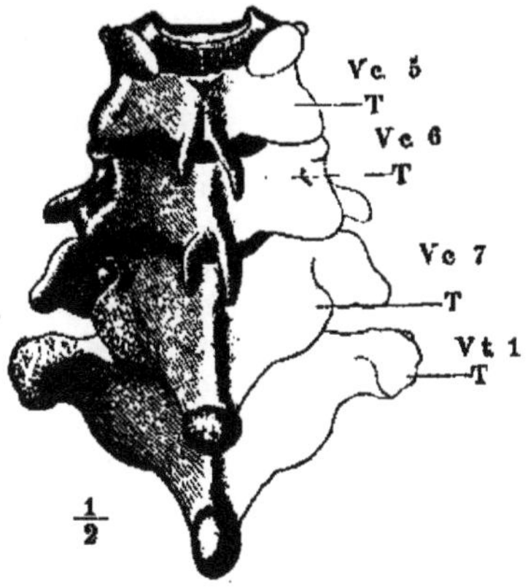

1/2

Face postérieure des cinquième, sixième et septième vertèbres cervicales et de la première dorsale (*).

[illegible]. — PREMIÈRE VERTÈBRE DORSALE.

Première vertèbre dorsale.

[illegible] première vertèbre dorsale semble [illegible] encore appartenir aux cervicales [illegible] corps, qui est surmonté latéra[illegible] de *deux crochets*; mais par tous [illegible]tres caractères, elle est vertèbre [illegible]le. Ajoutons à cela que son corps [illegible]urvu de chaque côté d'une *facette complète* pour l'articulation de la pre[illegible] côte, et d'un *tiers ou quart de facette* pour l'articulation de la seconde.

V. — ONZIÈME ET DOUZIÈME VERTÈBRE DORSALE.

Onzième vertèbre dorsale.

[illegible] *onzième vertèbre dorsale* offre, de chaque côté de son *corps*, une *facette articu*[illegible] *complète*, pour la onzième côte; [illegible] corps est volumineux; son *apo*[illegible] *transverse* est remplacée par [illegible] *tubercule*.

Douzième vertèbre dorsale.

La *douzième vertèbre dorsale* est [illegible]baire (*fig.* 29) eu égard à son [illegible], dont le *volume* le cède à peine [illegible] du corps des vertèbres de [illegible] région, et dont le diamètre [illegible]verse commence à l'emporter [illegible] autres diamètres. Son apo[illegible] *épineuse* est horizontale, forte, [illegible]latère. Ses *apophyses transverses* sont remplacées par des tu[illegible]les qui, comme ceux de la onzième dorsale, sont évidemment continués

Fig. 29.

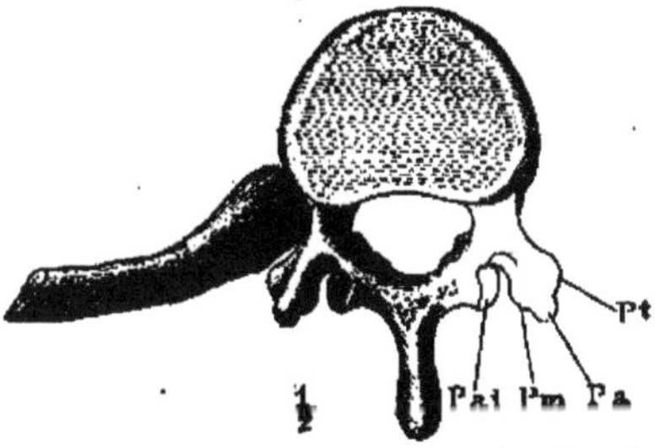

1/2

Face inférieure de la douzième vertèbre dorsale, avec la côte correspondante (**).

(*) [illegible] vertèbre cervicale. — *Vt*, vertèbre thoracique. — T, rugosités musculaires.

(**) [illegible], apophyse articulaire inférieure. — *Pt*, apophyse transverse. — *Pa*, tubercule accessoire. — [illegible]cule mamillaire.

(1) [illegible]ette dernière circonstance est une de celles qui sont invoquées avec le plus de [illegible] par ceux qui établissent la distinction des apophyses transverses et des apophyses [illegible]formes.

à la région lombaire par les tubercules que nous avons nommés apophy[illegible] Enfin, il faut joindre à tous ces caractères la présence, sur les côtés du [illegible] de facettes articulaires complètes.

Comment on distingue la douzième de la onzième vertèbre dorsale.

La douzième dorsale se distingue de la onzième en ce qu'elle a des [illegible]physes articulaires inférieures à surface courbe.

VI. — CINQUIÈME VERTÈBRE LOMBAIRE.

Coupe très-oblique du corps.

La face inférieure du *corps* de cette vertèbre (*fig.* 10) est *taillée très-obliqu*[illegible] d'avant en arrière et de bas en haut. Les *apophyses transverses* (*fig.* 30), va[illegible] dans leurs dimensions, sont généralement beaucoup *plus volumineuse*[illegible] celles des autres vertèbres lombaires ; enfin, les *apophyses articulaires inféri*[illegible] beaucoup plus distantes l'une de l'autre que celles des autres vertèbr[illegible] sont plus convexes, mais bien *planes*, et regardent directement en [illegible] (*fig.* 30 et 31).

Apophyses articulaires inférieures planes.

Telles sont les vertèbres qui, dans chaque région, présentent des cara[illegible] particuliers. En exceptant les deux premières vertèbres cervicales, qui o[illegible] plusieurs caractères tout à fait étrangers à ceux de la région, on pourrait [illegible] des vertèbres qui viennent d'être décrites en particulier, que les variétés qu[illegible] présentent, se résument par la proposition suivante : *Les vertèbres qui so*[illegible] *cées aux limites de deux régions, réunissent des caractères appartenant à chacu*[illegible] *ces deux régions.*

§ 4. — VERTÈBRES DE LA RÉGION SACRO-COCCYGIENNE.

Toutes les vertèbres de cette région, au nombre de neuf, sont, dans [illegible] adulte, réunies en deux os : les cinq supérieures forment le *sacrum*, les q[illegible] inférieures constituent le *coccyx*.

I. — SACRUM.

Nom. Situation.

Le *sacrum* a été ainsi nommé parce que les anciens avaient, dit-on, cou[illegible] d'offrir aux dieux, dans les sacrifices, cette partie de la victime. Il est situ[illegible] partie postérieure et médiane du bassin, bien en arrière du point où ce[illegible] vité s'articule avec les fémurs, circonstance avantageuse à la station. En[illegible] à la manière d'un coin, entre les os coxaux, il répond, en haut, à la co[illegible] vertébrale proprement dite, en bas au coccyx.

Direction oblique par rapport à l'axe du corps. Angle sacro-vertébral.

Il est dirigé obliquement d'avant en arrière et de haut en bas (*fig.* 10) [illegible] il résulte que la colonne représentée par le sacrum forme, avec la co[illegible] lombaire, un angle obtus saillant en devant, rentrant en arrière. Cet [illegible] nommé *promontoire* ou *angle sacro-vertébral*, est très-important à étudier, [illegible] le point de vue de la station, et sous celui de l'accouchement (1). Indépenda[illegible] de cette direction oblique par rapport à l'axe du corps, le sacrum est rec[illegible] sur lui-même d'arrière en avant, de manière à offrir une concavité antér[illegible]

(1) L'angle sacro-vertébral n'existe aussi prononcé que chez l'homme, parce que l'h[illegible] seul est destiné à l'attitude bipède. Contre cet angle vient se briser, en partie, la q[illegible] de mouvement qui est transmise au sacrum par la colonne vertébrale. Sous le rap[illegible] l'accouchement, cet angle explique la rareté des positions directes du sommet de la[illegible]

Volume.

...le plus volumineux de tous les os de la colonne vertébrale ; de là le ... *grande vertèbre*, que lui donnait Hippocrate. L'homme est, de tous les ...fères, celui qui présente le sacrum proportionnellement le plus déve... ce qui est en rapport avec l'attitude bipède et avec l'attitude assise qui ...artiennent d'une manière spéciale (1).

Figure.

Régions.

...crum présente la *forme* d'une pyramide quadrangulaire aplatie d'avant ...ière, à sommet tronqué, à base regardant en haut. Symétrique comme ... os impairs, il présente à considérer une *face antérieure*, une *face posté*... deux *faces latérales*, une *base* et un *sommet*. Il est creusé d'un canal ... *canal sacré*.

Face antérieure.

Concavité variable suivant le sexe.

Opinions diverses des auteurs à ce sujet.

... *face antérieure*, *pelvienne* ou *rectale* (*fig.* 30), fait partie de l'excavation ...in, et présente une conca... ...riable suivant les individus et ... les sexes. Sous ce dernier ..., les anatomistes sont loin ...corder entre eux : selon les ...est chez la femme que l'exca... antérieure du sacrum est ...considérable ; il en résulte, ...ils, cet avantage que le bas... ...ant chez la femme plus d'am... et de capacité, offre une voie ...cile aux mouvements de la ... fœtus, pendant l'accouche... ...Selon quelques autres, au ... le sacrum présenterait ...rbure très-prononcée chez ..., tandis que chez la femme, ... presque droit. Une trop ... courbure du sacrum, d'a... ...s derniers, rétrécirait, chez ...me, non-seulement le diamè... ...éro-postérieur du détroit infé... ...mais encore le même diamètre ...oit supérieur du bassin, dis... ... qui devrait s'opposer à l'as... ... de l'utérus du petit dans le bassin.

Fig. 30.

Face antérieure du sacrum et de la cinquième vertèbre lombaire (*).

... apprécier la valeur de ces assertions contradictoires, j'ai comparé un ...nombre de sacrums appartenant à des sujets de sexes différents, et je ...ié convaincu qu'à quelques exceptions près, la courbure du sacrum était ... plus considérable chez la femme que chez l'homme. Les accoucheurs ...ient trop étudier les variétés que présente cette courbure du sacrum. ... rachitisme du sacrum auquel ne participent pas les autres os du

(*) ... apophyse articulaire supérieure. — *Fsa*, trous sacrés antérieurs.

... oiseaux, destinés comme l'homme à la station bipède, sont aussi remarquables ... volume considérable de leur sacrum.

bassin, et qui s'explique par les usages de cet os, qui sert de base de sus-
tion à tout le tronc.

Quatre saillies transversales.

La concavité antérieure du sacrum est interrompue par *quatre sailli-* *crêtes transversales*, qui répondent à l'union des vertèbres sacrées : ce so- analogues des saillies intervertébrales. Quelquefois la première est telle- proéminente qu'elle a pu être prise, pendant le toucher, pour l'angle s- vertébral.

Trous sacrés antérieurs.

De chaque côté de la ligne médiane, se voient les *trous sacrés antérieurs* au nombre de quatre, d'un diamètre considérable pour les deux premiers, coup moindre pour les deux derniers, donnant passage aux branches rieures des nerfs sacrés, aux veines sacrées et à quelques artérioles. En de- de ces trous, sont des gouttières, qui conduisent les nerfs sacrés et do- attache, par leurs bords, aux digitations du muscle pyramidal.

Cette face antérieure du sacrum répond à l'intestin rectum, qui en s- courbure.

2° La *face postérieure, spinale* ou *cutanée* (*fig.* 31) présente une convexité

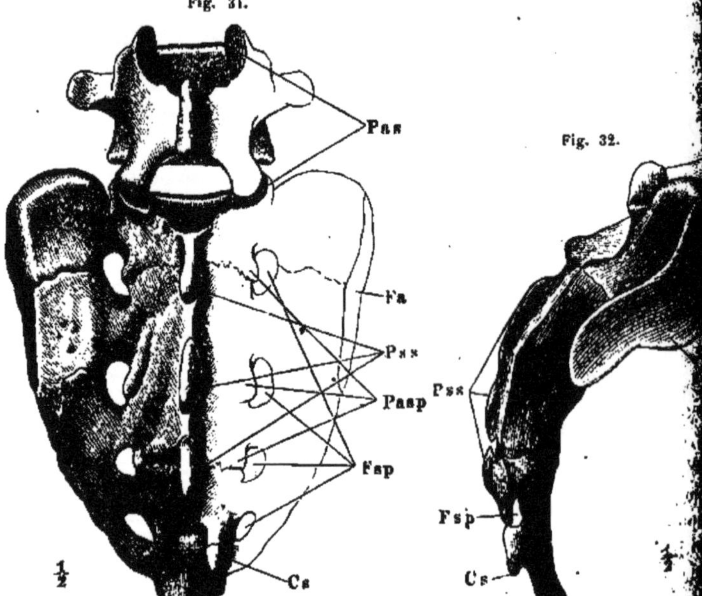

Face postérieure du sacrum et de la cinquième vertèbre lombaire (*).

Face latérale du sacrum

reusement proportionnelle à la concavité de la face antérieure. *a.* Sur
médiane de cette face se voit la *crête sacrée* (Pss), qui fait suite aux apo-
épineuses de la colonne vertébrale. Souvent continue dans toute sa long-

Crête sacrée.

(*) *Pas*, apophyses articulaires supérieures. — *Pss*, apophyses épineuses, formant la crête sa-
Pasp, traces des apophyses articulaires. — *Fsp*, trous sacrés postérieurs. — *Cs*, petite corne du sa-
Fa, facette auriculaire.

(**) *Fa*, facette auriculaire. — *Pas*, apophyse articulaire supérieure. — *Pss*, crête sacrée. —
sacré postérieur. — *Cs*, petite corne du sacrum.

quelquefois interrompue, bifide inférieurement et forme les bords de ...tière qui termine le canal sacré. Il est rare de trouver la crête sacrée ...ée dans toute sa longueur.

...r les *côtés* de la ligne médiane, se trouvent deux gouttières peu pro... *gouttières sacrées*, continuation des gouttières vertébrales; on y voit ... *trous sacrés postérieurs* (Fsp), plus petits que les antérieurs, mais moins ...ment décroissants, et donnant passage aux branches postérieures des ...crés, à des veines et à des artérioles. Les gouttières sacrées sont bornées ...ux rangées de saillies inégales. La première rangée, située en dedans ...ous (Pasp), représente les apophyses articulaires soudées entre elles; la ...e, située en dehors des trous, se compose d'éminences beaucoup plus ...ncées, qui représentent les apophyses transverses, également soudées. Gouttières sacrées. Trous sacrés postérieurs.

Les *faces latérales* (*fig.* 32) sont triangulaires, larges en haut, minces en ... elles constituent de véritables bords, et coupées obliquement d'avant ...rière et de dehors en dedans; de telle sorte que le sacrum représente, ...les os coxaux, un coin antéro-postérieur, aussi bien qu'un coin vertical. ...nt, se voit une facette demi-ovalaire (Fa), en forme de croissant, qu'on ...parée à l'auricule humaine, *facette auriculaire*, et qui s'articule avec l'os ... Derrière elle, sont des aspérités très-prononcées, des enfoncements irré... donnant attache à des ligaments. Au bord sinueux qui termine infé...ment chaque face latérale, s'insèrent les ligaments sacro-sciatiques. Facette auriculaire.

...a *base* présente, *a*. sur la *ligne médiane*, une *facette ovalaire*, en tout sem... à la face supérieure du corps ... vertèbre lombaire. Cette ...répond à la face inférieure ...s de la cinquième lom... Derrière elle, est une ouver... triangulaire, entièrement ...ble au trou des autres ver... c'est l'*orifice supérieur du* ... *sacré*, borné en arrière par ... lames qui se réunissent pour ... une apophyse épineuse (1), ...encement de la crête sa... Facette ovalaire. Orifice supérieur du canal sacré.

Fig. 33.

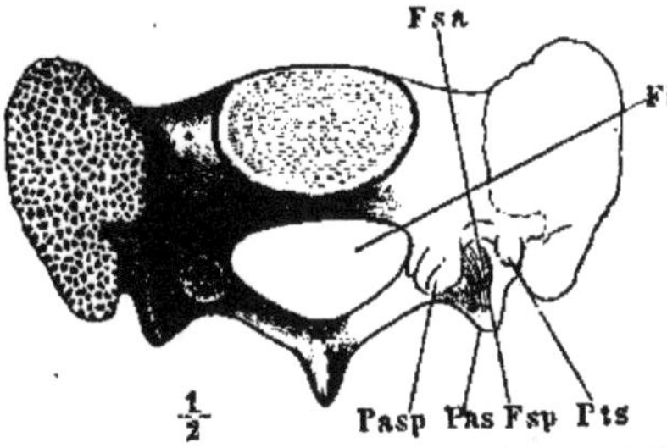

Face inférieure de la première vertèbre sacrée (*).

...De *chaque côté* de la ligne médiane, se voient deux surfaces triangulaires, ... regardant en avant et en haut, et faisant partie du grand bassin. Elles ...séparées de la face antérieure du sacrum par un bord mousse, que nous ... constituer la partie postérieure du *détroit supérieur*. Derrière la facette ... médiane de la base sont deux *échancrures*, qui concourent à former les ... derniers trous de conjugaison; derrière les échancrures, se voient les *apo...* *articulaires*, ayant la même configuration que les apophyses articulaires ...ures de la cinquième vertèbre lombaire, et s'articulant avec les apo... articulaires inférieures de la même vertèbre. Échancrures. Apophyses articulaires.

(*) ...canal sacré. — *Fsa*, trou sacré antérieur. — *Fsp*, trou sacré postérieur. — *Pts*, trace des apo... transverses. — *Pas*, apophyse articulaire supérieure. — *Pasp*, trace de l'apophyse articulaire

(1) Il n'est pas très-rare de voir cette apophyse épineuse bifurquée.

5° Le *sommet* tronqué, présent une facette elliptique, transversale, ar avec la base du coccyx. Derrière elle se voit la fin de la gouttière sacré née par deux petites apophyses, destinées à s'articuler avec deux apo semblables du coccyx : ce sont les *petites cornes du sacrum* (*fig.* 31).

Gouttière sacrée. — *Petites cornes du sacrum.*

6° Le *canal sacré*, creusé dans l'épaisseur du sacrum, dont il mesure to hauteur, fait suite au canal vertébral ; prismatique et triangulaire, lar périeurement, il est étroit et aplati à sa partie inférieure, où il dégén une gouttière, convertie en canal par des ligaments. Le canal sacré lo nerfs sacrés, et communique à la fois avec les trous sacrés antérieurs e les trous sacrés postérieurs.

Canal sacré.

II. — COCCYX.

Forme générale.

Qu'on se représente quatre, rarement cinq tubercules aplatis (*fig.* 34 cessivement décroissants, ordinairement soudés entre eux, rarement dis dont le plus considérable, aplati d'avant en arrière, répond au sommet crum, tandis que le moindre est libre, et l'on aura une idée de cet os, gulaire, comme noueux, rudiment de la queue des animaux et dont la tion est, en général, celle de la partie inférieure du sacrum (*fig.* 10). le coccyx former, dans certains cas, un angle droit et même un angl avec le sacrum.

Face postérieure.

1° La *face postérieure, spinale* ou *cutanée*, est inégale, pour l'insertion des vroses des muscles *grands fessiers*.

Fig. 34.

C c

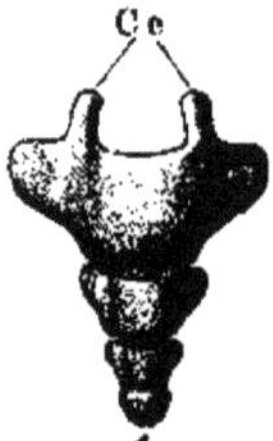

1/2

Face postérieure du coccyx (*).

Face antérieure.

2° La *face antérieure* présente, en petit, le même aspect face antérieure du sacrum et répond, comme elle, au r

Bords.

3° Ses *bords*, minces, sinueux et tuberculeux, donnent a aux ligaments sacro-sciatiques.

Cornes du coccyx.

4° Sa *base*, souvent soudée au sacrum, même chez les sujets, présente une facette articulaire elliptique, exact configurée sur celle du sommet du sacrum. En arrière deux apophyses dirigées de bas en haut (*cornes du coccyx*), quefois continues avec les petites cornes du sacrum ; en d sont deux *échancrures*, converties en trous par des ligamen qui livrent passage aux cinquièmes paires des nerfs sacré

Sommet, quelquefois dévié.

5° Le *sommet*, quelquefois renflé, d'autres fois bifu donne attache au releveur de l'anus. Il n'est pas rare d les dernières pièces du coccyx déviées d'un côté ou de l'autre de la lign diane.

§ 5. — DE LA COLONNE VERTÉBRALE EN GÉNÉRAL.

Situation générale.

Considérée dans son ensemble, la colonne vertébrale représente une l tige osseuse, mesurant toute la hauteur du tronc et située sur la ligne diane, en arrière du canal alimentaire, des organes de la respiration et circulation, entre la tête, qui la surmonte à la manière d'un chapiteau bassin, dont elle forme la paroi postérieure. Elle doit être étudiée sous l port de ses *dimensions*, de sa *direction*, de sa *forme* et de ses *régions*.

(*) Cc, cornes du coccyx.

A. — Dimensions.

longueur ou *hauteur* de la colonne vertébrale n'est pas en rapport avec la moelle épinière, qui ne dépasse pas, chez l'adulte, le niveau de la e vertèbre lombaire. Dimensions de la colonne vertébrale.

uteur de la colonne vertébrale varie aux différents *âges*; ordinairement en augmentant jusqu'à la vingt-cinquième année, mais quelquefois son ment en hauteur s'arrête longtemps avant cet âge. Stationnaire chez elle diminue dans la vieillesse par l'incurvation du tronc en devant, par l'affaissement des corps de vertèbre et des disques intervertébraux. énéralement admis que c'est l'affaissement de ces mêmes disques qui e, après de longues marches ou la station prolongée, une diminution qui peut aller jusqu'à $0^{m},0135$; mais cette opinion n'est nullement ée. Hauteur variable suivant les âges.

uteur de la colonne vertébrale, mesurée par un fil qui en suit les és, est en général de 75 centimètres ; mesurée par un fil rectiligne, elle centimètres, ce qui fait une différence de 6 centimètres. Cette haut pas rigoureusement proportionnelle à la taille des différents individus, end surtout du plus ou moins de longueur des membres abdominaux. Hauteur mesurée par un fil.

un adulte de moyenne taille, la colonne cervicale a 14 centimètres de la colonne dorsale 27 centimètres, la colonne lombaire 17 centimè- olonne sacro-coccygienne 17 centimètres. La différence qui existe, au vue de la taille, entre les deux sexes, dépend surtout des membres : en moyenne, la colonne vertébrale de l'homme ne l'emporte que llimètres environ sur celle de la femme (1). Hauteur de chacune des régions.

diamètre antéro-postérieur est de 8 centimètres au niveau de l'angle sacro- l et de la colonne lombaire, de 6 centimètres au niveau de la région et de 4 centimètres au niveau de la région cervicale. Dimensions antéro-postérieures

diamètre transverse est de 42 millimètres au niveau de la région lom- e 28 millimètres au niveau de la région dorsale, et de 5 centimètres à n cervicale. Il est à remarquer que ce dernier chiffre comprend les s transverses; tandis que ces apophyses ne sont pas comprises dans ures transversales des autres régions. Dimensions transversales.

B. — Direction.

alement dirigée, la colonne vertébrale présente plusieurs *courbures* es, qui lui donnent un aspect très-irrégulier. Ces courbures, exami- s le sens antéro-postérieur, sont au nombre de quatre (*fig.* 10) : en une convexité au cou, une concavité à la région dorsale, une con- Direction.

onçoit que, dans les cas de déviation, la hauteur mesurée par une ligne verti- nte des différences considérables, tandis que, mesurée par une ligne qui suit les elle est à peu près constante. Sur le squelette d'une femme rachitique, un fil étendu du tubercule de l'atlas à la base du sacrum avait 50 centimètres, tandis qui suivait les inflexions avait 69 centimètres; différence : 19 centimètres. De ilité d'un allongement rapide et considérable chez les individus déviés qu'on l'extension continuel.

vexité à la région lombaire, une concavité à la région sacro-coccygienne. courbures de la partie antérieure correspondent, en arrière, des courbu sens opposé.

Solidarité des diverses régions sous le rapport de la courbure.

Les trois premières courbures sont toujours en raison directe les un autres; en sorte que, dans le cas de convexité plus prononcée à la régio vicale, il y a, à la région dorsale, une concavité, et à la région lombair convexité proportionnelles. Telle est, en un mot, la dépendance mutu ces courbures que la moindre modification dans l'une d'elles en entra correspondantes dans les deux autres.

Ces courbures augmentent la résistance.

Ces courbures sont soumises à de nombreuses variétés individuelles paraissent avoir pour effet d'augmenter la résistance de la colonne ver dans le sens vertical; car on démontre en physique que, de deux tiges blables, toutes choses égales d'ailleurs, celle qui présente des inflexions nes, résiste plus à une pression verticale que celle qui est rectiligne, à des décompositions de mouvement qui ont lieu à chaque courbure (1).

Angle sacro-vertébral.

A la réunion des pyramides sacro- coccygienne et cervico-dorso-lom se voit l'*angle sacro-vertébral*, très-obtus, saillant en avant, rentrant en angle dont la saillie variable intéresse à un haut degré les accouche qui, opposant une convexité à la surface convexe de la tête et du co fœtus, explique la rareté des positions directes de cette tête et de ce C'est à l'angle sacro-vertébral que vient, en définitive, aboutir le poids du c'est là, bien plus efficacement encore qu'aux courbures graduelles et lières des autres régions, qu'est décomposée la quantité de mouvemen reçue la colonne vertébrale.

Courbure latérale.

Indépendamment des courbures antéro-postérieures, il existe, au nive troisième, quatrième et cinquième vertèbres dorsales, une *inclinaison* ou une *dépression latérale*, dont la concavité est à gauche. Comme c'est préci à ce niveau que la principale artère de l'économie, l'*aorte*, se recourbe devenir descendante, d'ascendante qu'elle était d'abord, les anciens attribué cette concavité à la présence de la crosse de l'aorte. L'ing

Opinion de Bichat et de Béclard.

Bichat soupçonna que cette déviation était due à l'habitude presque gé où l'on est de se servir de la main droite; cette habitude obligeant, à incliner la partie supérieure du tronc à gauche, pour offrir un poin pui et une espèce de contre-poids à l'action du membre thoracique d répétition fréquente de cette inclinaison finissait par en perpétuer l'exis Dans cette hypothèse, les individus gauchers devraient offrir une dévia sens opposé, et c'est en effet ce que l'observation paraît avoir démo Béclard dans un cas particulier, et son autorité avait entraîné l'assen universel (2).

Voyant, d'une part, cette constante uniformité de l'inclinaison latéra

(1) On a même cru pouvoir exprimer par des chiffres que la résistance de la vertébrale, supposée rectiligne, serait à la résistance de la colonne vertébrale, nous la voyons, comme 1 est à 16. On a dit que les courbures étaient le résultat tion musculaire; mais ces courbures sont trop fixes, leur but trop important po doive les rapporter à une cause autre qu'un système général d'organisation, et dépendre d'un agent aussi variable que la contraction musculaire.

(2) On a pensé aussi que la déviation latérale était due à l'attitude du fœtus sein de la mère. Mais, s'il en était ainsi, la déviation devrait exister à la naiss je puis affirmer qu'elle n'existe jamais alors.

..., d'autre part, que le corps des vertèbres est déprimé plutôt qu'incurvé ...iné à ce niveau, et que toutes les fois qu'une artère s'appuie sur un os, ...pression marque son passage sur ce dernier, je me suis demandé si ...n des anciens ne serait pas plus fondée qu'on ne le croit communément. ...soudre cette question d'une manière définitive, il fallait trouver l'oc... d'étudier la colonne vertébrale chez un sujet qui présenterait une trans... de l'aorte ; or, sur deux individus qui offraient ce vice de conformation, ...constater une dépression des troisième, quatrième et cinquième vertè... ...horaciques à droite (1).

La courbure latérale n'est qu'une dépression artérielle.

...toire des courbures accidentelles ou déviations appartenant à l'anatomie ...gique, il nous suffira d'indiquer ici que toutes ces déviations sont le ... des causes suivantes : 1° l'usure des vertèbres par la carie ou le ramol...ent ; 2° le défaut d'équilibre entre la résistance de la colonne vertébrale ...oids du corps, seul ou chargé de fardeaux ; 3° les tractions musculaires ; ...équente répétition d'une attitude dans laquelle la colonne vertébrale est ... (2).

Des causes générales des déviations.

C. — **Forme et régions.**

...en devant, la colonne vertébrale représente deux pyramides adossées ...base. La pyramide inférieure (*fig.* 10, p. 43) est constituée par la colonne ...coccygienne (3) ; la pyramide supérieure a sa base adossée à celle de la ...re et son sommet surmonté par l'atlas, comme par une espèce de cou...ent.

Double pyramide.

...établi encore d'autres subdivisions, sur lesquelles nous n'insisterons pas, ... elles sont dépourvues d'utilité (4). Ce qu'il nous importe de savoir, c'est

(1) ... docteur Géry a présenté à l'Académie de médecine un autre cas d'inversion ... des viscères, y compris l'aorte. Or, la colonne vertébrale offrait à droite la con... plutôt la dépression latérale. Le fait a été parfaitement constaté par M. Bonamy, ... l'ouverture du sujet. Il résulte d'informations positives que cet individu n'était ...her.

(2) ... colonnes cervicale et sacro-coccygienne seules peuvent se dévier isolément ; leur ...e est, en effet, indépendant du reste de la colonne vertébrale. Je ne saurais trop ...attention sur les déviations ou le rachitisme du sacrum, qui se concilie souvent ... très-bonne conformation du levier vertébral, tandis que, dans d'autres cas, le ...mieux conformé coïncide avec la colonne vertébrale la plus difforme. Ainsi, chez ... dont la colonne vertébrale avait sa rectitude naturelle, j'ai vu les deux pre... ...ces du sacrum former avec le reste de ces os un angle très-aigu, rentrant en ... excès opposé, c'est l'aplatissement du sacrum, qui offre en avant une surface ...on peut atteindre à l'aide du toucher. Cette diminution de la concavité du sa... ... conséquences très-graves pour l'accouchement.

(3) ...pyramide inférieure ou sacro-coccygienne est courte, à sommet très-délié, formé ...te du coccyx ; à base très-large, formée par la base du sacrum. Le rétrécissement ... sacrum s'explique aisément, car le poids du corps étant transmis au bassin par ... au niveau des premières vertèbres sacrées, tout ce qui est au-dessous devient ... la transmission.

(4) ... les principales : Le rétrécissement que présente la colonne dorsale au niveau ...aison, ou plutôt de la dépression latérale, a fait subdiviser la pyramide supé... ...deux pyramides adossées par leur sommet ; mais cette distinction subtile et ..., plus subtile encore, par laquelle on subdivise la plus supérieure de ces pyra-

Renforcement progressif. Renforcements partiels.

que la colonne vertébrale va se renforçant progressivement de la partie rieure vers la partie inférieure, preuve bien évidente de la destinati l'homme à l'attitude bipède ; mais qu'il existe, suivant les besoins, des cements partiels dans divers points de cette colonne, renforcement dans antéro-postérieur, renforcement dans le sens transversal, renforceme corps, renforcement des apophyses épineuses ou des apophyses transvers sont, par exemple, le renforcement des deux premières vertèbres cervica lesquelles repose la tête, le renforcement de la septième vertèbre cervi de la première dorsale, le renforcement transversal des régions cervi lombaire, qui a pour but de rendre plus solides les mouvements latérau

Forme générale de la colonne vertébrale.

Du reste, envisagée d'une manière générale, la colonne vertébrale repr en avant, un cylindre noueux ; en arrière et sur les côtés, une pyramide gulaire hérissée d'éminences et percée de trous. Que de choses irrégulièr cette structure, si l'on se borne au premier coup d'œil ! Mais lorsqu'on e l'ensemble et que l'on rattache les formes aux usages, alors on se sent p d'admiration en voyant qu'il n'est pas le plus petit tubercule, le plu hiatus, les plus petites circonstances de forme qui n'aient une destinatio marquée et qui ne concourent à la perfection du tout.

Régions.

La colonne vertébrale, considérée dans son ensemble, présente une face rieure, une face postérieure, deux faces latérales, une base, un sommet canal.

Face antérieure.

1° *Face antérieure.* Convexe au cou, elle devient concave au dos, pour re convexe aux lombes et fortement concave au sacrum. Elle présente une s petites colonnes osseuses superposées, que séparent, sur le cadavre, d delles blanches, flexibles, assez analogues aux rondelles de drap inte entre les éléments de la pile de Volta ; rondelles proéminentes, qui do la colonne vertébrale un aspect noueux, et dont le diamètre vertical rarement, mais ne dépasse jamais la moitié de la hauteur des vertèbr

Gouttière transversale du corps des vertèbres.

centes. Chaque corps de vertèbre est creusé, en avant, d'une gouttière tr sale, dont la profondeur est plus considérable chez les vieillards que jeunes sujets, qui ne diminue en rien la force de la vertèbre, et à laque donné l'usage secondaire de loger les vaisseaux correspondants. Cette g ou cet étranglement circulaire nous paraît plutôt être un vestige de l bicône que présentent les vertèbres des poissons et des reptiles. Étroite gion dorsale, où elle forme cloison, la partie antérieure de la colonne ve s'élargit et s'aplatit aux lombes, s'élargit et s'aplatit proportionnellem coup plus au cou, où elle sert de support à un grand nombre de parties, s'aplatit et s'excave au sacrum, où elle doit faire partie d'une cavité, e présente en outre dix trous *sacrés antérieurs*, cinq de chaque côté : v *trous de conjugaison* de la région sacrée, que nous retrouverons, dans le régions, sur les parties latérales de la colonne vertébrale.

Une couche ligamenteuse revêt toute la face antérieure de la colonn brale ; les muscles longs et droits cervicaux antérieurs, les piliers du diap

mides en deux pyramides secondaires, adossées par leur base, qui répondrait à la dorsale, ces distinctions, dis-je, ont été suggérées par le désir d'arriver à quel de rigoureux. Or, je ne connais rien de pire que la précision et la rigueur appliq objets qui n'en sont nullement susceptibles. D'ailleurs, ces subdivisions ne peuv pliquer qu'à la colonne vertébrale vue par devant ; elles sont démenties par l'ob lorsqu'on étudie cette colonne dans d'autres sens.

Connexions de la face antérieure.

Avec les organes digestifs.

muscles psoas répondent à quelques parties de cette face, qui a des *con-* importantes *a. avec le canal alimentaire*, dont l'entonnoir pharyngo-œso- repose sur les régions cervicale et dorsale, de même que la partie ure, le rectum, qui offre une si grande analogie de structure avec l'œso- repose sur la région sacro-coccygienne et en suit exactement la courbure. ous de l'œsophage, l'estomac et le duodenum embrassent la colonne ale, sur laquelle ils reposent ; et le reste du canal alimentaire, alors qu'il décrit des courbures multipliées qui l'en éloignent, y tient encore liens membraneux (les mésentères).

Avec les organes de la circulation.

ec *les organes de la circulation*. Sur la colonne vertébrale appuient le l'aorte, celle-ci dans toute son étendue. Ce rapport entre le système et la colonne vertébrale est tellement dans les vues de la nature que l'aorte a pris fin et s'est divisée pour se rendre aux membres inférieurs, continuée par une petite branche, la sacrée-moyenne, qui longe la acro-coccygienne ; et chez les animaux, lorsque la colonne vertébrale, ongeant en queue au delà des cavités splanchniques, rendait nécessaire nce d'un vaisseau principal pour nourrir ce prolongement caudal, la a organisé pour les vertèbres caudales un canal artériel tout à fait sem- au canal supérieur ou médullaire. Aussi certains naturalistes regardent- cavités splanchniques antérieures au corps des vertèbres comme les es du canal vertébral, en sorte que, d'après une manière de voir fort use, le tronc serait composé d'une colonne, formée par les corps des s ; de cette colonne naîtraient, 1° en arrière, deux lames qui iraient un canal couvert pour loger la moelle épinière ; 2° en avant, les côtes, ent former un autre canal couvert, destiné à protéger les viscères.

Idée ingénieuse des naturalistes

Rapport des grosses artères avec la colonne vertébrale.

égion cervicale de la colonne vertébrale, répondent encore les artères et les artères vertébrales, ces dernières logées dans un canal creusé paisseur des vertèbres de cette région. Les rapports des grosses artères colonne vertébrale expliquent les tentatives, quelquefois heureuses, de sion qui ont été faites sur les vaisseaux qui longent le rachis, telles que e primitive (1), l'aorte abdominale ; ils expliquent aussi les battements, les, chez les personnes amaigries, tout le long de la colonne lombaire, ts qui en ont imposé quelquefois pour des anévrysmes.

Rapports de la colonne vertébrale avec les veines.

evons encore signaler les rapports de la colonne vertébrale avec les gros eineux, les veines caves ascendante et descendante, les jugulaires, les primitives, et cet immense réseau rachidien dont les troncs occupent antérieure de la colonne vertébrale (troncs qu'on peut appeler système s azygos), vaste moyen de communication entre les veines des extré upérieures et celles des extrémités inférieures. C'est encore sur la co- rtébrale que reposent le canal thoracique et la grande veine lympha- ntres de la circulation lymphatique et lactée.

Avec le canal thoracique.

Avec les organes de la respiration.

ace antérieure du rachis affecte encore des rapports avec les *organes ration* ; elle a des connexions médiates avec la trachée, d'où le nom trachélienne, imposé à la région cervicale (Chaussier), et avec les

(1) Ici le tubercule ou la racine antérieure de l'apophyse transverse de la sixième ervicale, tubercule que Chassaignac a indiqué pour servir de guide dans la liga- rtère vertébrale, si jamais on pratiquait cette ligature, et pour fournir des indi- iles dans la ligature de l'artère carotide primitive.

poumons, qu'elle sépare l'un de l'autre par sa portion dorsale, qu'elle en par les côtes, qu'on peut considérer comme des apophyses transvers développées.

Avec le grand sympathique.

d. La colonne vertébrale sert encore de support au système des *nerfs sympathique*, qui mesurent toute sa longueur et dont les renflements g naires sont proportionnels au nombre des pièces qui la constituent.

Ainsi, la colonne vertébrale, centre de l'économie relativement à l motion, l'est également sous le point de vue du support et de la pro qu'elle fournit aux principaux appareils, à la moelle épinière, au canal à l'appareil de la circulation artérielle, veineuse, lymphatique, aux org la respiration, au grand sympathique. On conçoit la difficulté de reco par la région antérieure, les lésions de la colonne vertébrale, vu l'épais parties qui la recouvrent.

2° *Face postérieure* (*fig.* 35). *Sur la ligne médiane*, elle présente une séri nences, régulièrement situées les unes au-dessous des autres, et conn le nom d'*apophyses épineuses*. L'ensemble de ces éminences constitue u

Crête épinière.

Fig. 35.

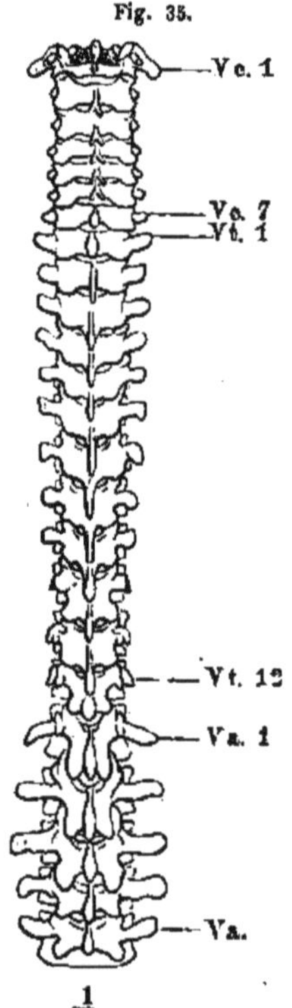

$\frac{1}{6}$

Face postérieure de la colonne vertébrale.

verticale, qu'on a appelée *épine*, d'où les noms de colonne épinière, de rachis (ῥάχις, épine), im la colonne vertébrale. Cette crête est bien loin uniforme dans toute sa longueur : elle prése régions cervicale, thoracique, lombaire et sa cygienne des différences parfaitement adapt usages respectifs de ces régions. Elle comme périeurement par un tubercule, appartenant à mière vertèbre, se renfle subitement au nive seconde vertèbre ou axis, rentre, pour ainsi niveau des troisième, quatrième et cinquiè tèbres cervicales, pour augmenter progressiv la sixième et surtout à la septième, qui porte de *proéminente;* en sorte que, dans la région c l'épine décrit une courbe à concavité postérie partenant à un cercle beaucoup plus petit qu vexité observée antérieurement. Jusque-là, nences sont horizontales, bituberculeuses à leur à partir de la septième vertèbre cervicale apophyses deviennent obliques, prismatiques gulaires, unituberculeuses. Leur obliquité et leur force diminue depuis la première vert sale jusqu'à la dixième; les apophyses devien rizontales, plus courtes, mais plus fortes aux onzième et douzième vertèbres dorsales; larges, quadrilatères, horizontales au niveau vertèbres lombaires. Nous ferons remarque apophyses épineuses de la douzième dorsale première lombaire représentent exactement force et le degré de saillie, celles de la sept vicale et de la première dorsale. Enfin, c finit comme en mourant dans la région sacro-coccygienne, où elle quefois remplacée par une gouttière. La crête sacrée, dans ces cas,

Différences de la crête épinière dans les diverses régions.

demi-crêtes, laissant dans leur intervalle une rainure, qui se continue sur le coccyx.

...s petites circonstances de conformation de la crête épinière ont un but facile à saisir. Ainsi, au point de vue physiologique, cette crête peut ...sidérée comme le bras de levier des puissances qui produisent l'exten... conçoit encore que c'est à la région cervicale que le mouvement d'ex... est le plus considérable ; qu'il doit être presque nul à la région dorsale, ...paraître à la région lombaire. L'intervalle des apophyses épineuses me...ur ainsi dire, l'étendue de ce mouvement. Pourquoi les trois renforce...diqués, savoir : celui de la deuxième vertèbre cervicale, celui de la ... cervicale et de la première dorsale, celui de la douzième dorsale et de ...ère lombaire ? Le premier est pour l'articulation et les mouvements ...iers de la tête ; le second, pour les mouvements du cou ; le troisième, ...sertion des muscles extenseurs des lombes. En un mot, tout s'explique, ...la forme triangulaire du bord postérieur des apophyses épineuses lom...dont les angles inférieurs donnent insertion aux faisceaux musculaires ...versaires épineux (1). Importance de l'étude de la crête épinière. Sous le rapport physiologique.

...s *côtés de la crête médiane* (*fig*. 35) se voient deux gouttières, larges et ... planes au cou, larges et profondes à la partie supérieure du dos, se ...ant à la partie inférieure de la région dorsale, pour s'élargir aux lombes ...ase de la région sacrée, se rétrécir de nouveau et finir comme en mou... partie inférieure de cette dernière région. Au niveau de la région ..., chaque gouttière est divisée en deux gouttières plus petites par la ...ue forme la série des apophyses articulaires, lesquelles font évidemment ... apophyses transverses du dos, dont elles sont les analogues. La lar... la profondeur de ces gouttières sont exactement proportionnelles aux ...usculaires qu'elles sont destinées à recevoir, et c'est pour cette raison ...ont plus considérables aux régions cervicale et lombaire qu'à la région ... Ces masses musculaires débordent la crête épinière chez les individus ...et pourvus d'embonpoint, tandis que c'est la crête, au contraire, qui ... chez les individus amaigris ; d'où les eschares qui surviennent sur ... les plus saillants et les plus comprimés, à la suite d'un décubitus ...ngtemps continué. Gouttières vertébrales. Causes des différences de la gouttière vertébrale dans les diverses régions.

...oint de vue pathologique, la pointe ou le sommet de la crête épinière étant la ...ie de la colonne vertébrale qui soit accessible, sur le vivant, à nos moyens ...ation, on conçoit de quelle importance est l'étude des moindres différences que ...ce sommet, puisque ce n'est que par l'appréciation de ces différences que nous ...mesurer les degrés de déviation de la colonne vertébrale. Hâtons-nous d'ajouter ...faut bien que les déviations latérales et antéro-postérieures des corps de verté... exactement représentées par celles des apophyses épineuses, à cause de la tor...rouvent constamment, dans ce cas, les pédicules des vertèbres. Or, cette tor...isant d'une manière alternative, de même que la déviation des corps, il en ...e disproportion énorme entre la déviation vue antérieurement et la déviation ...rieurement. Il y a même plus : les courbures naturelles que nous avons étudiées ... antérieur, ne sont pas parfaitement représentées en arrière, vu le défaut ...ité de la crête. Je ne saurais trop appeler l'attention des praticiens sur certaines ... propres aux apophyses épineuses. Combien de fois n'ai-je pas vu le sommet ...e plusieurs apophyses épineuses hors de rang, et l'apophyse suivante reprenant ... naturelle ! J'ai rencontré un cas dans lequel les sommets des apophyses épi...rivaient des espèces de zigzags. Sous le rapport ...thologique. Déviations normales dont sont susceptibles les apopyses épineuses.

3° *Faces latérales* (*fig.* 36). Elles présentent en avant : *a.* la partie latér corps des vertèbres, de la gouttière transversale de ces corps, gouttière to plus prononcée aux lombes qu'au dos et au cou, c vieillards que chez les adultes ; *b.* à la région d des facettes destinées à s'articuler avec les côtes ; en arrière, des ouvertures qu'on appelle *trous de gaison*, en nombre égal à celui des vertèbres. L considérable de tous est, sans contredit, celui situé entre la quatrième et la cinquième vertèb baire. Ces trous vont ensuite en diminuant prog ment jusqu'à la partie supérieure de la région d ils augmentent un peu à la région cervicale, plus considérable est situé entre la deuxième et sième vertèbre de cette région. La région sacro gienne paraît, au premier abord, dépourvue de tr conjugaison ; mais cette exception n'est qu'app et les trous de conjugaison, bien loin d'y man sont, au contraire, doubles et rejetés en avant arrière, à cause de l'articulation latérale du sacru sont les trous sacrés antérieurs et postérieurs. mensions des trous de conjugaison ne sont nu proportionnelles au volume des ganglions et de qui les traversent ; elles sont bien plutôt en rappo les veines destinées à établir des communication le système veineux intravertébral et le système v extravertébral ; *d.* derrière et entre les trous de conjugaison, se rema série des apophyses transverses, espèces d'apophyses épineuses latérale la forme et les dimensions varient suivant les régions, et qui concou former les parties latérales de la gouttière étudiée sur la face postér *e.* entre les apophyses transverses se voient les *apophyses* dites *articulaires*

Trous de conjugaison. Leurs différences.

Les trous sacrés sont des trous de conjugaison.

Fig. 36.

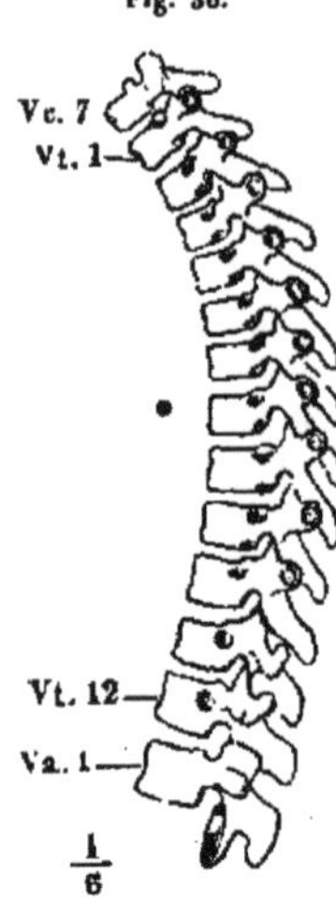

Face latérale de la colonne vertébrale, région dorsale.

4° *Canal vertébral.* Les trous de conjugaison que nous avons observés faces latérales de la colonne vertébrale, viennent tous s'ouvrir dans un ca règne dans toute la longueur de cette colonne : c'est le *canal vertébral.* Ce creusé dans l'épaisseur de la colonne vertébrale, en suit toutes les cou mais non toutes les variations de forme et de volume. On peut même d ses dimensions, dans tel ou tel point de sa longueur, sont en raison inv celles de la colonne vertébrale ; ainsi, tandis que la portion la plus volum de la colonne est à la région lombaire, la partie la plus ample du canal région cervicale. On a dit que ce canal se renfle comme la moelle épiniè sert à loger ; mais où est le renflement du canal correspondant au ren cervical de la moelle ? où est même le renflement correspondant au ren lombaire de la tige nerveuse ? La véritable loi qui préside aux dimens canal, dans les diverses régions, c'est la mobilité (1). Plus une régio colonne vertébrale est mobile, plus les dimensions du canal y sont considé disposition qui prévient la compression de la moelle correspondante. Ai à la région cervicale et à la région lombaire que le canal a le plus de ca

Loi qui préside aux dimensions du canal vertébral.

(1) Ainsi que l'a d'ailleurs démontré le docteur Earle par des observations d'a comparée. (*Philos. Trans.*, 1822.)

la région dorsale et surtout à la région sacrée qu'il en a le moins. Une du canal rachidien, pratiquée perpendiculairement à son axe longitudonne, dans la région dorsale, une surface à peu près circulaire, mesumillimètres en diamètre (*fig.* 11) ; dans les régions cervicale et lombaire, face triangulaire, à sommet arrondi et tourné en arrière (*fig.* 15 et 16) ; région sacrée, une surface semi-lunaire, concave en avant (*fig.* 33). Si mètre transverse l'emporte à la région cervicale sur le diamètre antéroeur, c'est à cause de l'étendue des mouvements latéraux. Au reste, il s'en que le canal vertébral soit rempli par la moelle épinière : quelque x qu'eût été le mécanisme de la colonne vertébrale, par cela seul qu'elle ile, la moelle eût éprouvé des compressions funestes, sans l'intervalle nsidérable qui la sépare des parois osseuses, intervalle rempli par les s, par du liquide et, aux lombes, par une assez grande quantité de peux.

Moyens de protection du canal vertébral

nal vertébral est presque également *protégé* en avant, en arrière et sur en avant, par les corps de vertèbre ; sur les côtés, par les apophyses es et articulaires ; en arrière, par les apophyses épineuses, qui éloice canal tous les corps vulnérants, et par les lames vertébrales, dont valles sont remplis par des ligaments (les *ligaments jaunes*). Or, la nature u les désavantages de la présence de ces ligaments : 1° en donnant à ents le moins de largeur possible, en sorte que les bords voisins des touchent ; 2° au cou, où l'écartement des lames devait être le plus able, en donnant à ces lames une inclinaison telle que le bord supérieur e qui est au-dessous, s'imbrique sous le bord inférieur de la lame qui essus ; 3° enfin, aux lombes, où l'écartement des lames ne devait pas coup moindre, vu l'étendue du mouvement d'extension, en donnant s latérales et aux pédicules un développement considérable aux dépens , en sorte qu'il n'y a, pour ainsi dire, pas de lames, ces lames se troubies par les masses latérales. On peut défier de pénétrer dans le canal l par la région lombaire, à moins d'enfoncer l'instrument entre les s épineuses. Le même défi peut être porté pour la région cervicale pentension, à cause de l'imbrication des lames, mais non dans la flexion la tête, lorsque l'instrument est dirigé de bas en haut.

Usages du canal vertébral.

demande *pourquoi ce canal vertébral,* nous répondrons qu'il doit être comme une gaîne osseuse et protectrice, comme un névrilème osseux lle épinière, surajouté au névrilème fibreux, car il disparaît avec cette hez les animaux invertébrés. On ne saurait méconnaître, comme usage , celui de diminuer le poids du levier vertébral, et à cet égard le rtébral est l'analogue du canal médullaire des os longs. Une colonne pleine aurait nécessité des puissances musculaires bien plus considé-

§ 6. — CONFORMATION INTÉRIEURE DES VERTÈBRES.

Abondance du tissu spongieux dans le corps des vertèbres.

tion faite de la couche mince de tissu compacte qui le revêt à l'extécorps des vertèbres est exclusivement composé de tissu spongieux à llules. Il n'en est pas de même des diverses apophyses, dans lesquelles e une assez grande quantité de tissu compacte ; encore faut-il remarces apophyses sont celluleuses dans tous les endroits où elles se renflent. Les lames sont presque entièrement compactes. L'abondance d[…] spongieux explique comment le poids de la colonne vertébrale est si pe[…] dérable, relativement à son volume.

Canaux veineux des vertèbres.

Les vertèbres sont, de tous les os du squelette, ceux qui offrent les *ca[…] neux* les plus considérables. La disposition, d'ailleurs très-variable, que [...] tent ces canaux dans l'intérieur du corps de la plupart des vertèbres, est [...] vante : un canal unique, dirigé horizontalement d'arrière en avant, com[...] à la face postérieure du corps de la vertèbre ; après un trajet de quelqu[...] limètres, il se divise en deux, trois ou quatre canaux, qui s'écartent à [...] et vont tantôt s'ouvrir directement sur la face antérieure du corps, ta[...] perdre dans les cellules. Tous ces conduits sont tapissés par une lame [...] tissu compacte et criblée de trous (1).

Variétés dans leur disposition.

§ 7. — DÉVELOPPEMENT.

Le développement de la colonne vertébrale comprend : 1° le dévelop[...] des vertèbres en général ; 2° le développement de celles des vertèbres q[...] sentant des différences dans leur forme, en présentent aussi dans leur m[...] développement ; 3° le développement de la colonne vertébrale considér[...] son ensemble.

A. — Développement des vertèbres.

Trois points primitifs.

Chaque vertèbre se développe primitivement par *trois points d'ossificati[…]* médian, pour le corps, et deux latéraux, pour le reste de l'anneau ver[...] A ces *points primitifs*, se joignent, à des époques plus ou moins reculée[...] *points d'ossification complémentaires* ou *points épiphysaires*, qui sont : 1° un [...] pour le sommet de chaque apophyse transverse, un point pour le som[...] l'apophyse épineuse et deux points pour le corps, l'un à la face supé[...] l'autre à la face inférieure, qui représentent deux lames très-minces ; e[...] qu'il y a une époque où la colonne vertébrale offre autant de triples [...] osseux qu'il y a de corps de vertèbre. Enfin, un point compléme[...] montre dans chaque tubercule apophysaire des vertèbres des lombes, [...] fait sept points d'ossification complémentaires pour cet ordre de vertèb[...]

Cinq points complémentaires.

Deux autres points complémentaires pour les vertèbres lombaires.

Ordre d'apparition.

En général, *c'est dans les lames que se voient les premiers points osseux* ; il[...] dent de quelques jours l'apparition du point osseux du corps. Du reste [...] loi n'est pas générale, ainsi que Béclard l'a fait remarquer.

Époque de l'apparition des points primitifs ; des points complémentaires.

C'est du quarantième au cinquantième jour de la vie intra-utérine q[...] raissent les premiers points d'ossification. Celui du corps occupe le ce[...] cartilage, sous la forme d'un grain osseux qui s'étend horizontalement, [...] nière à prendre un aspect lenticulaire. Les points d'ossification des lame[...] raissent à l'union des apophyses transverses et des apophyses articulaire[...]

Ce n'est qu'à quinze ou dix-huit ans que se manifestent les points [...] complémentaires. Quelquefois cependant, suivant la remarque de Bi[...] point qui couronne le sommet de l'apophyse épineuse, est primitif et, d[...] cas, il est situé à l'endroit où l'apophyse épineuse se continue avec les l[...]

Ordre de soudure.

Toujours les deux points osseux latéraux qui ont constitué les lames, [...]

(1) *Voyez* les belles planches de Breschet sur le système veineux.

La soudure des points primitifs s'effectue des deux côtés du corps.

entre eux avant de s'unir au corps. Cette union commence à s'effectuer près la naissance; ce n'est que vers quatre ans et demi que les points latéraux s'unissent au corps. L'union s'effectue sur les côtés du corps, manière que les points latéraux viennent former les parties latérales de . Dans la région cervicale, les points latéraux anticipent assez sur le édian pour former au moins les deux cinquièmes du corps de la ver- C'est donc sur le corps de la vertèbre, c'est-à-dire sur sa partie essen- nt articulaire, que se fait la jonction des trois points primitifs.

de vingt à vingt-cinq ans que se réunissent les points épiphysaires des ses transverses et épineuses; la réunion des lames épiphysaires du corps omplète que de vingt-cinq à trente ans.

— Développement de quelques vertèbres en particulier.

i les vertèbres, celles qui offrent de grandes différences dans leur forme, nt aussi dans leur mode de développement: ce sont l'*atlas*, l'*axis*, la *sep- rtèbre cervicale*, la *première lombaire*, et les vertèbres qui, par leur réunion, ent le *sacrum* et le *coccyx*.

Atlas. Nombre des points osseux.

tlas. Les anatomistes modernes admettent pour cette vertèbre *cinq* ou *six* d'ossification, savoir : un ou deux pour l'arc antérieur, deux pour les latérales, et deux pour l'arc postérieur. Je n'ai jamais observé de points cation spéciaux pour les masses latérales, le même point appartenant à la térale et à la moitié d'arc de chaque côté. Je n'admets donc que *quatre* 'ossification : deux pour l'arc antérieur et deux pour l'arc postérieur.

Ordre d'apparition.

dans quel ordre apparaissent ces différents points : *a*. ceux de l'arc pos- deviennent manifestes du quarantième au cinquantième jour ; *b*. ceux antérieur ne paraissent que dans la première année après la naissance.

Ordre de réunion.

réunissent dans l'ordre suivant : les deux points osseux de l'arc posté- réunissent les premiers ; les deux points de l'arc antérieur s'unissent peu de temps après, et enfin l'arc antérieur se soude avec le postérieur.

Axis. Cinq ou six points.

s. Il existe assez souvent deux points osseux pour le corps de l'axis, et deux points osseux latéraux pour l'apophyse odontoïde. Ainsi, cette ver- développe par *cinq* ou *six points*, savoir : deux pour les lames ou l'arc ur, un ou deux pour le corps, deux pour l'apophyse odontoïde (1).

Ordre d'apparition.

e d'apparition des points osseux est le suivant : *a*. ceux des lames se t du quarantième au cinquantième jour de la vie intra-utérine; *b*. ceux dans le sixième mois; *c*. ceux de l'apophyse odontoïde, peu de temps la naissance, le corps de l'axis est proportionnellement plus développé i des autres vertèbres.

Ordre de réunion.

dure a lieu ainsi qu'il suit : *a*. les deux lames s'unissent entre elles peu après la naissance ; *b*. les deux points de l'apophyse odontoïde sont distincts pendant tout le cours de la première année ; *c*. le corps et l'a- odontoïde s'unissent dans le courant de la troisième année; *d*. les le corps, pendant la quatrième ou la cinquième année.

Septième vertèbre cervicale.

tième vertèbre cervicale. Indépendamment des points osseux communs à s vertèbres, la septième vertèbre cervicale en présente deux autres, si-

(1) ...el admet en outre, avec Nesbitt, entre l'apophyse odontoïde et le corps, un ...eux qui apparaîtrait dans le cours de la première année après la naissance.

tués de chaque côté du corps, dans l'épaisseur du cartilage qui forme la antérieure de l'apophyse transverse. L'existence de ce point, qui a été par Hunauld, mais qui ne me paraît pas constant, établit une analogie les apophyses transverses des vertèbres cervicales et les côtes, et une a temporaire entre ces mêmes apophyses transverses et les côtes cervic certains animaux. Elle explique une anomalie qui n'est pas très-rar l'homme, nous voulons parler de l'existence d'une *côte cervicale surnumér*

Côte cervicale surnuméraire.

Première vertèbre lombaire.

4° *Première vertèbre lombaire.* Son apophyse transverse se développe qu fois par un point qui reste isolé du corps de l'os, et constitue une *côte su raire lombaire.*

Nombre des points osseux.

5° *Sacrum et coccyx.* Les trois premières vertèbres sacrées présenten cune *cinq points primitifs*, savoir : un pour le corps, deux pour les deux et deux pour la partie antérieure des masses latérales. Les deux dernièr tèbres sacrées ne présentent que *trois points.*

Il est de vingt-un pour le sacrum et de quatre pour le coccyx.

Les vertèbres coccygiennes se développent chacune par *un seul point* : pas rare de voir les deux premières se former par deux points latéra s'unissent sur la ligne médiane; il existe donc vingt-un points primitifs p sacrum et quatre pour le coccyx.

Points osseux complémentaires.

Plus tard, deux lames épiphysaires se forment pour le corps de chacu vertèbres sacrées, ce qui donne dix nouveaux points osseux complémen

Ils sont au nombre de douze.

Plus tard encore, de chaque côté du sacrum et au niveau de la s articulaire, se forment deux lames, ce qui porte à douze le nombre des complémentaires et à trente-trois le nombre des points d'ossificati sacrum.

Ordre d'apparition.

L'ossification des vertèbres sacrées et coccygiennes est plus tardive qu des autres vertèbres. Elle débute par le corps, où elle se manifeste du de au troisième mois, dans les trois premières vertèbres sacrées; c'est d quième au sixième mois que s'ossifient les corps de la quatrième et de quième vertèbre sacrée. Les lames paraissent du sixième au neuvième m n'est, le plus souvent, que dans la première année après la naissance qu sifie la première vertèbre coccygienne; la deuxième s'ossifie de cinq à di la troisième, de dix à quinze; la quatrième, de quinze à vingt.

Ordre de réunion.

La réunion des points osseux se fait en plusieurs temps : il y a d'abo nion des points osseux qui constituent chaque vertèbre sacrée ; plus tar fectue la soudure des vertèbres sacrées entre elles.

Réunion des points osseux de chaque vertèbre.

La *réunion des points osseux de chaque vertèbre* a lieu ainsi qu'il suit : points osseux des lames des vertèbres sacrées s'unissent d'abord entre eu chaque vertèbre ; *b.* les points osseux latéraux antérieurs des trois pre vertèbres sacrées s'unissent à ceux des lames; c. ce n'est que longtemp cette réunion que s'effectue celle des masses latérales avec le corps.

La soudure des masses latérales avec le corps est beaucoup plus préco la quatrième et la cinquième vertèbre sacrée que dans les trois autres, q cependant celles par lesquelles l'ossification a débuté.

Après la soudure des masses latérales, le sacrum est donc composé d pièces, qui restent isolées jusqu'à la quinzième année.

Réunion des vertèbres sacrées entre elles.

La *réunion des vertèbres sacrées entre elles* commence à s'effectuer de à dix-huit ans, époque à laquelle se développent les lames épiphysaires d des vertèbres sacrées; à vingt-cinq ans, paraissent les lames épiphysair surface iliaque du sacrum. La réunion débute par les vertèbres inféri

...ue de bas en haut. La première vertèbre sacrée ne se réunit complé-...que de la vingt-cinquième à la trentième année.

...n du corps de chaque vertèbre avec les lames épiphysaires s'effectue ...conférence vers le centre, en sorte que dans la coupe verticale d'un ...complétement ossifié à l'extérieur, on trouve presque toujours une lame ...neuse intermédiaire. J'ai constaté l'existence de cette disposition entre ...ière et la deuxième vertèbre sacrée, chez des sujets d'un âge très-

Elle procède de la circonférence vers le centre.

...union des pièces du coccyx a lieu plus tôt que celle des pièces du sa-... Elle commence par les deux premières pièces; la troisième et la qua-...pièce se soudent ensuite; en dernier lieu se fait l'union de la deuxième ... troisième. Vers quarante, cinquante et quelquefois soixante ans, le ... soude au sacrum. Cette soudure est plus tardive chez la femme que ...homme; quelquefois même elle n'a jamais lieu.

Réunion des vertèbres coccygiennes.

C. — Développement du rachis en général.

... la fin du premier mois après la conception, le rachis mesure, pour ..., toute la longueur du corps, les membres n'existant encore qu'à l'état ... tubercules. Cette disproportion s'efface progressivement par l'allonge-... membres, de telle sorte que la colonne vertébrale ne forme plus, à ...nce, que les trois cinquièmes de la hauteur du sujet, et chez l'adulte, ...deux cinquièmes.

Longueur considérable du rachis chez le fœtus.

... les parties qui concourent à la formation du canal protecteur de la ...précèdent de beaucoup, dans leur développement, celles qui appartien-...cialement à la locomotion, ainsi qu'on le voit en comparant les lames ... et aux apophyses. L'ossification envahit les lames progressivement de ... bas, depuis la région cervicale jusqu'à la région sacro-coccygienne. ...cation des corps de vertèbre procède d'une manière bien différente : de ... dorsale, comme d'un centre, elle s'étend vers les deux extrémités de ...e (1).

Précocité de développement des parties qui concourent à la formation du canal.

... la colonne vertébrale offre encore de remarquable dans les premiers ... sa formation, c'est 1° l'*absence complète de courbures*, 2° une *différence de* ...le qu'au lieu de représenter une pyramide à base inférieure, comme ...dulte, elle figure une pyramide à base tournée en haut.

Absence des courbures.

...ure qu'on s'éloigne de l'enfance, la colonne vertébrale revêt peu à peu ...ctères qu'elle présente chez l'adulte. Chez le vieillard, elle devient le ...une courbure antérieure plus ou moins prononcée. Il n'est pas rare de ...er plusieurs vertèbres dorsales ou lombaires soudées entre elles plus ou ...omplétement, par une couche osseuse qui leur forme une espèce de ...est ce mode d'ankylose que j'ai cru devoir appeler *ankylose par inva-*

Courbure antérieure chez le vieillard.

Soudures partielles.

...ification des corps de vertèbre débutant par la partie moyenne du rachis, si ... à la dessiccation la colonne vertébrale d'un fœtus, les portions restées à ...artilage s'affaissent et la série des tubercules osseux offre l'aspect d'une série ... de maïs.

Aspect du rachis chez le fœtus.

SECTION II. — DE LA TÊTE.

La tête est la partie la plus compliquée du squelette ; elle a été plus tieusement étudiée que le reste de l'ostéologie, en raison de son impor peut-être aussi en raison de la difficulté même de son étude.

Tête divisée en crâne et en face.

La tête est composée de deux parties bien distinctes : l'une, destinée à d'enveloppe protectrice à l'encéphale, forme la portion supérieure du de la vie animale : c'est le *crâne* (*fig.* 37) ; l'autre, destinée à recéler et téger presque tous les organ sens, en même temps qu'elle la mastication, se compose de osseuses développées dans les de l'extrémité supérieure du végétatif : c'est la *face*.

Fig. 37.

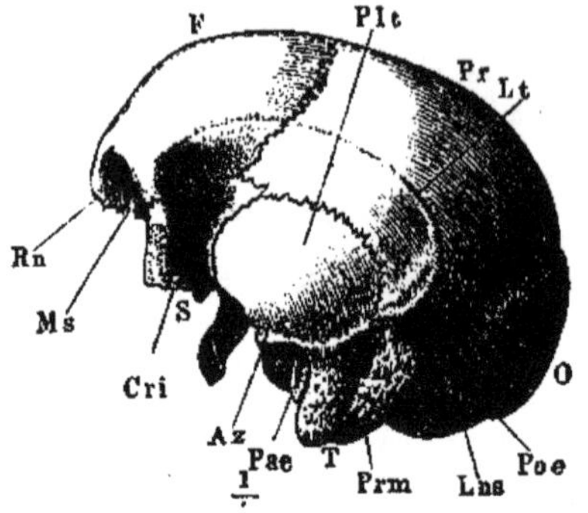

Crâne vu de profil (on a enlevé l'arcade zygomatique) (*).

§ 1. — DES OS DU CRÂ

Le crâne est composé de huit os.

Le crâne (de κράνος, casque) boîte osseuse, composée de c'est-à-dire de huit pièces dis et séparables après le développ complet du squelette. Ce sont la ligne médiane et d'arri avant, quatre os impairs : l'o (O), le *sphénoïde* (S), l'*ethmoïde* le *frontal* (F) ; *b.* sur les côtés,

Quatre os impairs.

Quatre os pairs.

os pairs : les deux *pariétaux* (Pr) et les *temporaux* (T) (1). A ces os, il faut j les petits os surnuméraires appelés *os wormiens*.

I. — OCCIPITAL.

Situation.

L'*occipital* occupe la partie postérieure, inférieure et moyenne du crâne il forme pour ainsi dire la base (2).

Il répond en bas à la colonne vertébrale, en avant au sphénoïde, et se comme enclavé entre le pariétal et le temporal d'un côté et les mêmes côté opposé.

Figure.

C'est un os large, impair, symétrique, représentant assez bien un peu régulier de sphéroïde, découpé sur sa circonférence.

(*) O, occipital. — S, sphénoïde. — F, frontal. — Pr, pariétal. — Z, os malaire. — T, tem *Az*, arcade zygomatique.— *Poe*, protubérance occipitale externe. — *Lns*, ligne demi-circulaire — *Prm*, apophyse mastoïde. — *Pae*, trou auditif externe. — *Cri*, crête sous-temporale. — *Ms*, b rieur de l'orbite. — Rn, racine du nez. — *Plt*, fosse temporale. — *Lt*, ligne demi-circulaire.

(1) Parmi les os du crâne, plusieurs concourent à la formation de la *face*, l'*ethmoïde*, le *frontal*, les *temporaux* et le *sphénoïde*. Le premier de ces os, l'ethmo partient certainement bien plus à la face qu'au crâne. L'*occipital* et les *pariét* seuls affectés exclusivement au crâne.

(2) C'est l'*os proræ* de Fabricius d'Aquapendente, qui donnait, suivant la méta phore, le nom d'*os puppis* au frontal, et d'*os carinæ* au sphénoïde.

Régions.

…pital présente à considérer une *face postérieure*, une *face antérieure* et une …nce.

Trou occipital.

…e *postérieure, externe* ou *cutanée* (*fig.* 38). Convexe, elle présente à sa …férieure le *trou occipital* (foramen occipitale). Ce trou, le plus grand du … après le trou sous-pubien de l'os coxal, mesure 35 millimètres d'a… arrière, et 30 millimètres dans le sens transversal ; il est plus considé… …e les trous des vertèbres et donne passage à la moelle, à ses enveloppes, … spinaux et aux artères vertébrales.

… même face on voit :

Apophyse basilaire.

…*devant* du trou, la face inférieure de l'*apophyse basilaire*, dirigée horizon…, rugueuse, for… voûte osseuse du …, pourvue sur la …édiane d'une crête … moins saillante, … les sujets, et d'un …e (*Tp*, *fig.* 39), au… …ttache une portion …uche fibreuse du …r.

Fig. 38.

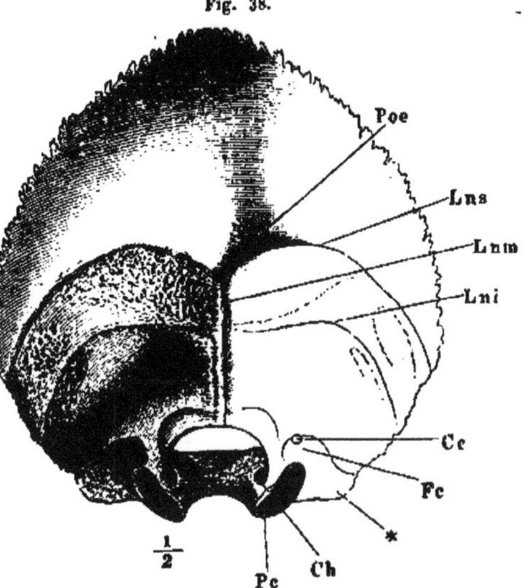

Face postérieure de l'occipital (*).

Écaille occipitale.

Crête occipitale externe.

Protubérance occipitale externe.

…*arrière* du trou, … l'*écaille occipitale*, …ente : sur la *ligne* … la *crête occipitale* (linea nuchæ me… …nm), étendue en… …artie postérieure … occipital et la *pro*… …*e occipitale externe* … qui manque chez … sujets et qui, chez …, est remplacée …e dépression. Sur … de la crête occipitale externe, se voient des inégalités, bornées en haut … ligne courbe à concavité inférieure ; cette ligne, appelée *ligne demi*… …*supérieure* (linea nuchæ sup., *Lns*), part de la protubérance occipitale …ige horizontalement en dehors. Les inégalités comprises entre la ligne …culaire supérieure et le trou occipital, sont divisées en deux séries par …re ligne, à concavité inférieure : c'est la *ligne demi-circulaire inférieure* … l'occipital. Lignes et inégalités sont destinées à l'insertion d'un grand … de muscles.

Ligne demi-circulaire supérieure.

Ligne demi-circulaire inférieure.

Condyles de l'occipital.

…*chaque côté* du trou occipital se voient, en avant, deux éminences arti…, convexes, elliptiques, dirigées d'arrière en avant et de dehors en de… …gardant en bas et un peu en dehors : ce sont les *condyles de l'occipital* (… condyloidei, Pc), qui s'articulent avec l'atlas. Derrière eux sont deux

(*) … crête occipitale externe. — Poe, protubérance occipitale externe. — *Lns*, ligne demi-circulaire … — *Lni*, ligne demi-circulaire inférieure. — *Pc*, condyles de l'occipital. — *Ch*, canal condylien … — Cc, canal condylien postérieur. — Fc, fossette condylienne. — * Surface jugulaire, où s'insère … grand droit postérieur de la tête.

Fossettes condyliennes postérieures.

fossettes nommées *condyliennes postérieures*, souvent percées d'un trou

Trous condyliens postérieurs.

Fossettes et trous condyliens antérieurs.

Fig. 39.

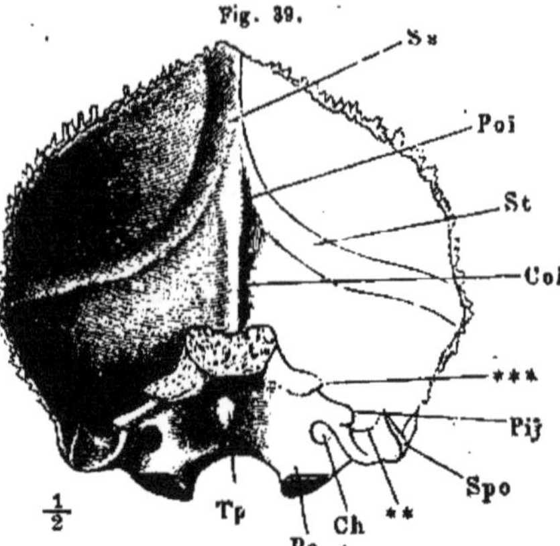

Face inférieure de l'occipital (*).

condylien postérieur (can loid., Cc), qui donne p une veine. En avant e hors des condyles sont *settes* et les *trous condy térieurs* (can. hypoglo véritables canaux inf travers lesquels passent l grands hypoglosses. En des condyles se voit une inégale : c'est la *surfac laire*, qui donne atta muscle droit latéral de

Surface jugulaire.

2° *Face antérieure, in encéphalique*. Elle est tapi la dure-mère, dispositi mune à la face encéphal tous les os du crâne, et que nous indiquons une fois pour toutes. On re sur cette face :

Fig. 40.

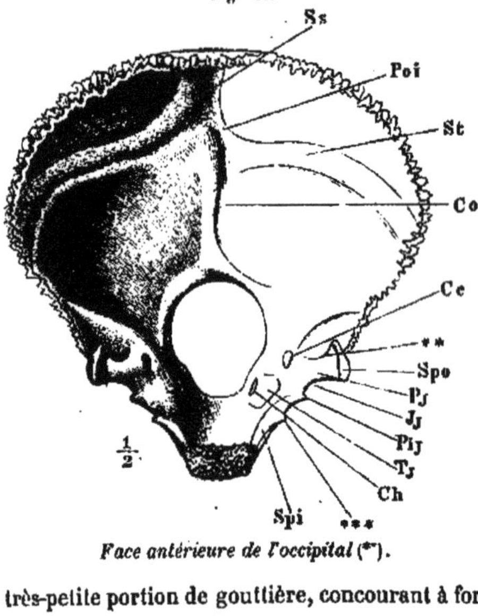

Orifice interne du trou occipital.

a. Le *trou occipit* évasé en dedans qu hors.

Gouttière basilaire.

b. *En avant* de ce *gouttière basilaire*, ment oblique de h bas et d'avant en arri parties latérales de gouttière sont elles creusées d'une goutti petite, concourant à les *gouttières pétreus rieures* (Spi, *fig*. 40).

Gouttières pétreuses inférieures.

c. De *chaque côté* occipital et en devant saillie qui répond au c et surtout au canal co antérieur, qui la trav

Saillie du canal condylien antérieur.

d. Un peu plus en de en arrière se remarq

Face antérieure de l'occipital (**).

Portion de gouttière latérale.

très-petite portion de gouttière, concourant à former la fin de la *gouttière*

(*) *Poi*, protubérance occipitale interne. — *Ss*, gouttière sagittale. — *St*, gouttière latérale. — occipitale interne. — *Tp*, tubercule pharyngien. — *Pc*, condyle. — *Ch*, trou condylien ante Spo, synchondrose sous-occipitale. — *Pij*, épine intrajugulaire. — ***, Saillie qui limite en ava jugulaire. — **, crête transversale séparant le sinus latéral de la veine jugulaire.

(**) *Spi*, gouttière pétreuse inférieure. — *Ch*, trou condylien antérieur. — *Cc*, trou condylien p — *Pj*, éminence jugulaire. — *Jj*, échancrure jugulaire. — *Pij*, épine sous-jugulaire. — *Tj*, jugulaire. — ***, saillie qui limite en avant la fosse jugulaire. — *Poi*, protubérance occipitale i *Coi*, crête occipitale interne. — *Ss*, gouttière sagittale. — *St*, gouttière latérale. — *Spo*, syn pétro-occipitale. — **, crête transversale séparant le sinus latéral de la fosse jugulaire.

rrière du trou occipital se voient quatre fosses, dites *occipitales*, deux *supé-u cérébrales* et deux *inférieures* ou *cérébelleuses*, séparées les unes des r une *saillie cruciale*. La branche verticale de cette saillie est creusée oitié supérieure par une gouttière qui est la terminaison de la *gouttière* (Ss); dans sa moitié inférieure, elle est formée par la *crête occipitale in-*). La branche horizontale est creusée par une gouttière qui fait partie *tières latérales* (St); la *protubérance occipitale interne* (Poi) se trouve au t des quatre branches. Les gouttières latérales droite et gauche ont t la même largeur et la même profondeur; presque toujours la supério-pour la droite, qui souvent se continue toute seule avec la gouttière

Fosses occipitales. Saillie cruciale. Fin de la gouttière sagittale. Crête occipitale interne. Gouttières latérales. Protubérance occipitale interne.

irconférence de l'occipital présente quatre bords et quatre angles.

bords supérieurs ou *pariétaux*, remarquables par la longueur de leurs es, s'articulent avec les bords postérieurs des pariétaux, pour former la *mbdoïde*.

bords inférieurs ou *temporaux* sont divisés en deux portions égales par *jugulaire* (Pj), qui s'articule avec le temporal. Cette éminence, ordinai-rès-peu considérable, constitue chez quelques sujets une véritable *apo-gulaire*, que j'ai vue s'articuler avec l'apophyse transverse de l'atlas. portion de ce bord qui est située au-dessus de l'éminence jugulaire, est nt dentelée et s'unit à la portion mastoïdienne du temporal; la por-ée au-dessous de cette éminence est épaisse, sinueuse, sans dentelures, le par juxtaposition avec la portion pierreuse du temporal.

Éminence jugulaire.

ant de l'éminence jugulaire est une échancrure profonde, *échancrure* (incisura jug., Ij), souvent divisée en deux portions par une crête, *apo-se-jugulaire* (Pij), et qui concourt à former le trou déchiré postérieur.

gle supérieur, aigu, est reçu dans l'angle rentrant formé par les bords des pariétaux. Il est quelquefois remplacé par un os wormien. C'est le que répond la *fontanelle postérieure*.

Angle supérieur.

gle inférieur, très-épais, tronqué, est constitué par l'*apophyse basilaire* C). Il présente une face articulaire rugueuse, qui s'articule avec le corps oïde. Cette articulation se fait à l'aide d'un cartilage, qui s'ossifie de e heure : aussi plusieurs anatomistes décrivent-ils le sphénoïde et l'oc-mme ne formant qu'un seul os (1).

Angle inférieur.

angles latéraux, extrêmement obtus, très-peu saillants, sont reçus, de côté, dans l'angle rentrant formé par la réunion du pariétal avec le . C'est à ces angles que répondent les *fontanelles latérales* et *postérieures*.

Angles latéraux.

des connexions. L'occipital s'articule avec six os : les deux pariétaux, temporaux, le sphénoïde et l'atlas.

Résumé des connexions.

ation intérieure. Cet os est presque exclusivement formé de tissu com-niveau des fosses occipitales supérieures et inférieures, où il est d'une excessive, surtout pour les inférieures. Dans le reste de son étendue, le gieux se trouve compris entre deux lames ou tables de tissu compacte ; externe est beaucoup plus épaisse et moins fragile que la table interne, elle aussi lame vitrée, à raison de sa fragilité. Dans les condyles et ophyse basilaire, le tissu spongieux est fort abondant.

Conformation intérieure.

tomie comparée semble justifier cette manière de voir, puisqu'elle nous montre basilaire et le sphénoïde confondus chez quelques animaux inférieurs.

Quatre points d'ossification.

Développement. L'occipital se développe par *quatre points d'ossification:* u l'écaille, c'est-à-dire pour toute la portion de l'occipital qui est en arr trou ; un pour chaque partie latérale ou portion condylienne de l'occip pour la portion ant ou portion basilai quatre portions ou d'ossification sont rées par certains ana comme autant d'os di sous les noms d'o postérieur et supérieu cipitaux latéraux, d'o antérieur ou d'os re (1). Du reste, voi quel ordre se succè points d'ossification : mier qui apparaît, e de l'écaille ou pièce rieure, sous la forme d'un petit écusson oblong, transversalement s niveau des protubérances occipitales. L'écaille existe constamment vers lieu du deuxième mois de la vie intra-utérine. Les deux points qu raissent ensuite, sont les deux portions latérales ou condyliennes. La basilaire paraît en dernier lieu. Je n'ai jamais vu cette portion basilaire par deux points latéraux ; sur un fœtus de deux mois et demi, elle se pr sous la forme d'un trait linéaire, occupant exactement la ligne médiane d'avant en arrière. On voit d'ailleurs que les quatre points d'ossification nissent au trou occipital.

Fig. 41.

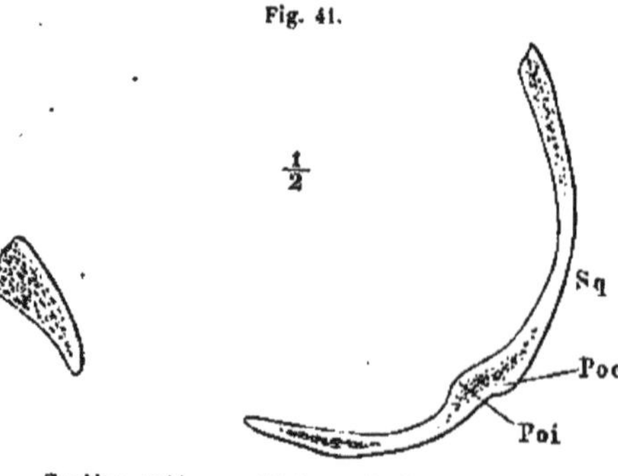

Section antéro-postérieure de l'occipital (*).

Ordre d'apparition.

Il s'en faut bien, du reste, que les anatomistes s'accordent sur le nom points d'ossification de l'occipital. Meckel en admet huit pour l'écaill pour les condyles, un pour la portion basilaire. Béclard en admet quat ment pour l'écaille postérieure. Cette dernière manière de voir est app l'existence de quatre divisions qui existent au pourtour de l'écaille, savo supérieure, anguleuse, qui donne quelquefois à la fontanelle postér forme losangique de la fontanelle antérieure ; une inférieure, qui n'e chose qu'une petite échancrure pratiquée sur la partie postérieure et m du trou occipital ; deux latérales, qui répondent aux fontanelles latérale térieures. L'opinion de Meckel est peut-être fondée sur certains cas an dans lesquels l'écaille occipitale se trouve divisée en un nombre cons de pièces, semblables à autant d'os wormiens articulés par engrenage.

II. — FRONTAL OU CORONAL.

Le *frontal* ou *coronal* est *situé* à la partie antérieure du crâne et au-d la face.

Forme.

(*) C, corps de l'occipital. — *Sq*, écaille. — *Poe*, protubérance occipitale externe. — *Poi*, pr occipitale interne.

(1) Cette manière de voir est justifiée par l'anatomie comparée, qui montre ce portions ou pièces d'ossification séparées toute la vie, et par conséquent constitua d'os distincts dans les animaux vertébrés inférieurs.

...té comparé à une coquille. C'est un os impair, symétrique, représentant ...ment considérable d'une sphère creuse.

Direction. ...ses trois quarts supérieurs, cet os est courbe, vertical, plus ou moins in- ...haut en bas et d'ar- ...n avant; dans son ...inférieur, il est plan ...ontal.

Régions. ...nsidère à cet os une ...térieure, une face ...ure, une face infé- ...t trois bords.

Face antérieure. ...*face antérieure, cuta-* ...*frontale* (*fig.* 42) est ... et lisse; elle pré- ...

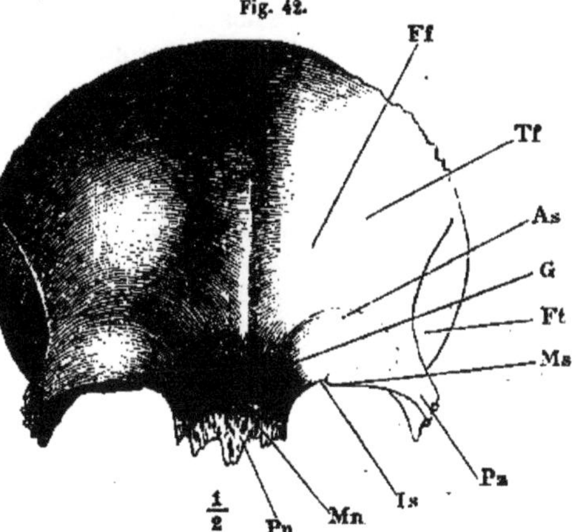

Fig. 42.

Face antérieure du frontal (*).

Suture médiane du frontal. ...r la *ligne médiane*, ...e jeunes sujets, une ...qui n'existe que très- ...t chez l'adulte, où ...laisse presque jamais ..., si ce n'est à la par- ...rieure de cette face.

Bosse frontale moyenne. ...de la ligne médiane est une bosse, qui porte le nom de *bosse frontale* ...(glabella, G).

Bosses frontales. ...les *côtés* et de haut en bas, se voient d'abord deux surfaces lisses, puis ...llies, nommées *bosses frontales* (tuberes frontales, T*f*), d'autant plus pro- ...qu'on les examine chez des sujets plus jeunes. Au-dessous des bosses ..., et de chaque côté de la bosse frontale moyenne, est une saillie ar- ...us prononcée en dedans qu'en dehors, et qui détermine le relief des

Arcades surcilières. ...: ce sont les *arcades surcilières* (As). Tout à fait sur le côté de la face an- ...du frontal, on remarque une surface triangulaire, déprimée, regardant ...nt en dehors, séparée de la bosse frontale par une espèce de *crête* di- ...bas en haut et d'avant en arrière; cette surface triangulaire (*facies*

Portion de la crête et de la fosse temporale. ..., F*t*), qui est recouverte par le muscle temporal, forme la portion an- ...de la fosse temporale.

...antérieure du frontal est séparée de la peau par les muscles frontal, ...re, surcilier et temporal, ainsi que par la portion antérieure de l'apo- ...épicrânienne.

Face inférieure. ...ce *inférieure* ou *orbito-ethmoïdale* présente, à sa *partie moyenne*, une large ...re rectangulaire, mesurant d'avant en arrière toute l'étendue de la

Échancrure ethmoïdale. ...rieure de l'os. Cette échancrure, qui porte le nom d'*échancrure ethmoï-* ...ura ethmoidalis), parce qu'elle reçoit l'ethmoïde, offre :

Épine nasale. ...vant et sur la ligne médiane, un prolongement nommé *épine nasale* ... nasalis, P*n*, *fig.* 42, 43, 44 et 46). Rugueuse en avant, pour soutenir ...pres du nez, avec lesquels elle s'articule, cette épine est creusée en ...e deux petites gouttières, séparées par une crête verticale; la crête

...frontale moyenne.—T*f*, bosse frontale. —A*s*, arcade surcilière. — F*t*, surface temporale. — ...ntale.— P*n*, épine nasale. — M*n*, échancrure nasale. — I*s*, trou sus-orbitaire. — M*s*, arcade ... P*e*, apophyse orbitaire externe.

s'articule avec la lame perpendiculaire de l'ethmoïde, les deux petites gouttières font partie de la voûte des fosses nasales.

Orifice des sinus frontaux.

b) Plus en arrière et de chaque côté, l'*orifice* très-évasé des *sinus frontaux*.

c) Les deux bords de l'*échancrure ethmoïdale*, creusés de demi-cellules correspondant à celles de l'ethmoïde. On trouve aussi sur ces bords deux et quelquefois trois petites demi-gouttières, concourant à la formation des *conduits orbitaires internes*, distingués en *antérieur* et en *postérieur* (foramina ethm. ant. et post.).

Fig. 43.

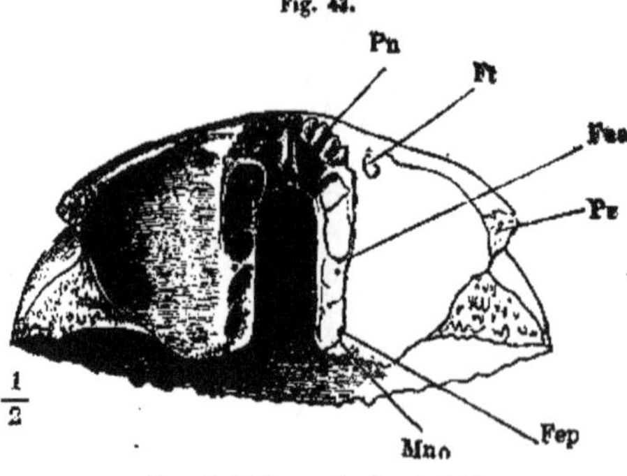

Face inférieure du frontal (*).

Fig. 44.

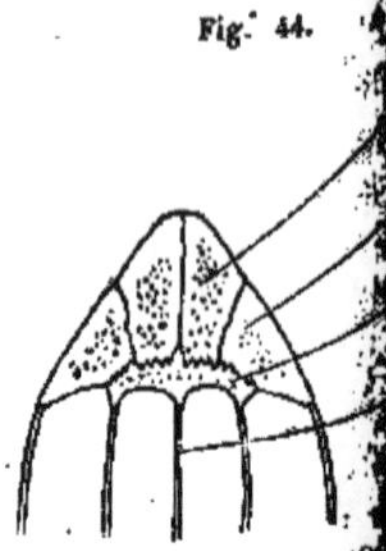

Section transversale ... *nasale* (**).

Conduits orbitaires internes.

Voûte orbitaire.

Fossette lacrymale.

Dépression de la poulie cartilagineuse.

Face postérieure.

La face orbito-ethmoïdale offre, de chaque côté de l'échancrure ethmoïdale, la *voûte orbitaire*, triangulaire, à base antérieure, plus concave en dehors, où elle loge la glande lacrymale (*fossette lacrymale*) qu'en dedans, où existe une petite dépression (*fossa trochlearis*, ...), destinée à l'insertion de la poulie cartilagineuse sur laquelle se réfléchit le tendon du muscle grand oblique de l'œil.

Fig. 45.

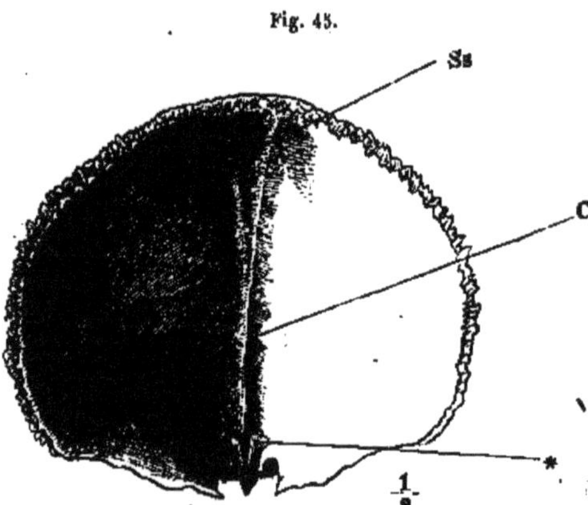

Face postérieure du frontal (***).

3° La *face postérieure* ou *cérébrale* (*fig.* 45) est concave, parsemée d'éminences mamillaires et d'impressions digitales, traversée d'arrière en avant et de bas en haut par des sillons artériels.

Gouttière longitudinale.

Crête frontale.

a) *Sur la ligne médiane*, se voit la *gouttière longitudinale* (Ss), terminée en bas par une crête saillante, *crête frontale* (Cf), qui manque quelquefois, et au ...

(*) *Pn*, épine nasale. — *Ft*, fossette trochléenne. — *Fea*, conduit orbitaire antérieur. — *Fep*, conduit orbitaire postérieur. — *Mno*, bord naso-orbitaire. — *Pz*, apophyse orbitaire externe.

(**) N, os du nez. — M, apophyse montante du maxillaire supérieur. — Pn, épine nasale. — E, ...

(***) Ss, gouttière sagittale. — *Cf*, crête frontale. — *, surface légèrement rugueuse qui s'articule avec les ailes de l'apophyse crista-galli.

Trou borgne.

e est le *trou borgne* (foramen cœcum, Frc, *fig.* 46) ou *épineux;* ce trou est efois remplacé par une échancrure, que complète l'ethmoïde. Derrière borgne est l'échancrure ethmoïdale, déjà décrite.

Fosses frontales.

Bosses orbitaires

chaque côté de la ligne médiane se trouvent les *fosses frontales*, plus pro-que ne semble l'indiquer la saillie des bosses correspondantes; inférieu-sont les *bosses orbitaires,* regardant directement en haut, séparées des ontales par un *angle rentrant* (1). Ces bosses sont couvertes d'éminences ées, qui sont reçues dans les anfractuosités correspondantes du cerveau.

Bord supérieur ou pariétal.

bord supérieur ou *pariétal* (*fig.* 42 et 45) est demi-circulaire, hérissé s, coupé en biseau, en haut, aux dépens de la lame interne de l'os, in-ment et sur les côtés, aux dépens de sa lame externe. Il offre à sa partie e un angle très-mousse, qui est reçu dans l'angle rentrant formé par étaux. Cet angle manque chez les jeunes sujets; à sa place, est l'angle r de la *fontanelle antérieure.*

Bord inférieur ou sphénoïdal.

bord inférieur ou *sphénoïdal* (*fig.* 43), très-court, très-mince, excepté à émités, est rectiligne et interrompu par l'échancrure ethmoïdale; taillé u pour supporter les petites ailes du sphénoïde, il se termine en dehors, ction avec le bord supérieur, par deux surfaces triangulaires très-larges, ent dentelées, qui s'articulent avec les grandes ailes du sphénoïde.

Bord antérieur ou orbito-nasal.

Échancrure nasale.

Arcade orbitaire.

bord antérieur ou *orbito nasal* présente à sa partie moyenne l'*échancrure* margo nasalis, Mn, *fig.* 42), qui s'articule, au milieu, avec les os propres sur les côtés, avec les apophyses montantes des os maxillaires supé-g. 44). Au bas de cette échancrure se voit la face antérieure de l'épine De chaque côté s'étend l'*arcade orbitaire* (margo supra-orbitalis, Ms), plus n dehors qu'en dedans, interrompue à la réunion de son tiers interne deux tiers externes par un trou, souvent par une échancrure, gament convertit en trou : c'est urcilier ou l'*échancrure sus-orbi-* qui donne passage aux vaisseaux nerfs frontaux. On voit ordi-ent dans le fond de l'échancrure plusieurs trous vasculaires, qui perdre dans le diploé; ce sont tissants de canaux veineux, qui t dans l'épaisseur du frontal un rt étendu. L'arcade orbitaire se de chaque côté par une apo-celle qui est en dedans, *apo-bitaire interne*, plus large, plus s'articule avec l'os unguis; l'au-pophyse *orbitaire externe* (proc. ticus, Pz), plus épaisse, s'arti-c l'os malaire.

Trou sus-orbitaire.

Apophyses orbitaires interne et externe.

Fig. 46.

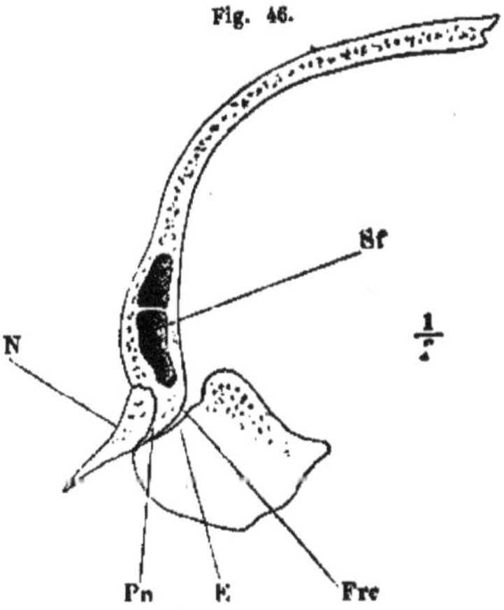

Section verticale et médiane du frontal, en rapport avec l'os du nez et l'ethmoïde (*).

Résumé des connexions.

é *des connexions.* Le frontal s'articule avec douze os, savoir : les deux

(*) sinus frontal. — N, os propre du nez. — Pn, épine nasale. — E, lame perpendiculaire de — Frc, trou borgne.

(1) angle rentrant mesure assez exactement l'angle facial.

pariétaux, le sphénoïde, l'ethmoïde, les deux os propres du nez, les deux é laires, les deux unguis, les deux maxillaires supérieurs.

Conformation intérieure.

Conformation intérieure. Le frontal est très-épais dans sa portion verti dans son apophyse orbitaire externe; il est très-mince dans sa portion ho tale. Aussi possède-t-on de nombreux exemples de la facilité avec laque instruments vulnérants peuvent pénétrer dans le crâne par la face e ethmoïdale. Le frontal est creusé de deux cavités profondes, dont les orifi voient sur les côtés de l'échancrure ethmoïdale : ce sont les *sinus fronta* donnent à la portion inférieure et moyenne de cet os une très-grande épa Séparés l'un de l'autre par une cloison, qui est souvent déjetée d'un côté l'autre et presque toujours perforée pour établir une libre communication eux, ces sinus ont une capacité très-variable. Il n'est pas rare de les v prolonger dans toute l'étendue des voûtes orbitaires, jusqu'au voisinag bord sphénoïdal. L'étude de ces sinus, qui sont affectés à l'organe de l'o est d'une grande importance pour l'appréciation de l'angle facial, et auss l'appréciation des doctrines phrénologiques.

Sinus frontaux.

Deux points d'ossification. Époque de leur apparition.

Développement. Le frontal se développe par *deux points d'ossification lat* qui apparaissent vers le milieu du second mois et qui débutent par les a orbitaires. A l'époque de la naissance, les bords voisins des deux pièces du f ne sont séparés que par un intervalle linéaire, excepté supérieurement, voit un espace anguleux, formant l'angle antérieur de la fontanelle antér

Époque de leur soudure.

Les deux pièces du frontal s'unissent par suture dans le courant de la mière année. La suture s'efface peu à peu dans les années qui suivent ; c' partie inférieure qu'elle disparaît en dernier lieu. Il n'est pas rare de suture des deux moitiés du frontal persister toute la vie. Indépendamme changements généraux que présente le frontal pendant son développem existe des changements particuliers qui ont trait aux sinus frontaux. Ce commencent à paraître dans le cours de la première année, augmentent peu, et leur accroissement continue non-seulement dans l'âge adulte encore jusque dans la vieillesse.

Développement des sinus frontaux.

III. — SPHÉNOÏDE.

Position.

Ainsi nommé du grec σφὴν (coin), parce qu'il est enclavé comme un coin les os du crâne, le *sphénoïde* est situé à la partie antérieure et moyenne base de cette boîte osseuse (1).

Forme.

Os impair, symétrique, constitué par une partie centrale ou *corps*, d'o sent, de chaque côté, deux prolongements horizontaux, appelés *grandes et ailes du sphénoïde*, et, en bas, deux colonnes verticales, appelées *apophy rygoïdes*, le sphénoïde a été comparé à une chauve-souris dont les ailes étendues. Nous le diviserons en corps et en parties latérales.

Division.

A. — Corps du sphénoïde.

Sa forme cuboïde permet d'y considérer six faces :

1° Une *face supérieure* ou *cérébrale*; on y trouve d'avant en arrière : *a*. u

(1) Le sphénoïde est considéré comme un os isolé par presque tous les ana Sœmmering et Meckel le réunissent, dans la description, à l'occipital, sous le *basilaire* ou *sphéno-occipital*.

...lisse, plane, légèrement déprimée de chaque côté de la ligne médiane, ...sion *olfactive,* qui répond aux nerfs olfactifs ; *b.* une gouttière transversale, ...pond au chiasma des nerfs optiques, *gouttière optique* (sulcus opticus, So, ...) et qui se continue, de chaque côté, avec le *trou* ou *canal optique* (Co, ...); *c.* une fossette quadrilatère, profondément excavée en arrière, dans la-...est logé le corps pituitaire : c'est la *selle turcique, fosse sus-sphénoïdale* ou ...*tuitaire* (F*h*, *fig.* 47) ; *d.* sur les côtés de cette ...sont deux gouttières nommées *gouttières* ...*uses* ou *carotidiennes* (Sc, *fig.* 47), parce ...répondent au sinus caverneux et à l'ar-...carotide. La gouttière caverneuse donne ..., vers sa partie antérieure, à un tendon ...s'insèrent trois des muscles de l'œil, ten-...improprement appelé ligament de Zinn ; ...encore près de l'extrémité antérieure de ...gouttière, entre elle et la fosse pituitaire, ...te, chez quelques sujets, l'*apophyse clinoïde* ...e (1), qui n'est le plus souvent qu'un ...tubercule, mais qui est quelquefois assez développée pour se réunir, soit ...apophyses clinoïdes antérieures, ce qui est le cas le moins rare, soit aux ...ses clinoïdes posté-...s.

Dépression olfactive.
Gouttière optique.
Trou optique.
Fosse pituitaire.
Gouttières carotidiennes ou caverneuses.
Insertion du ligament de Zinn.
Apophyse clinoïde moyenne.

Fig. 47.

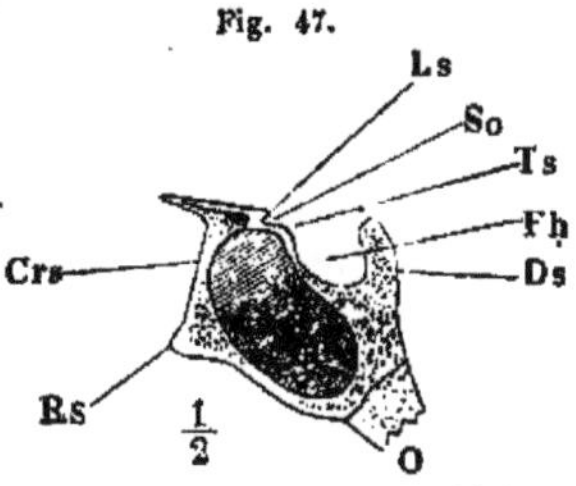

Section médiane antéro-postérieure du sphénoïde (*).

...En arrière de la fosse ...taire, se dresse une *lame* ...*ilatère* (dorsum sellæ, ...bliquement dirigée de ...en bas et d'avant en ar-..., dont la face antérieure, ...ve, fait partie de cette ..., dont la face posté-..., plane, se continue ... gouttière basilaire. ...ds latéraux de la lame ...échancrés, répondent ...rfs de la quatrième et ...sixième paire (2) ; son ...supérieur établit une limite tranchée entre la gouttière basilaire et la fosse ...taire. De chaque extrémité de ce bord naît une apophyse angulaire, nommée ...e *postérieure* (Pcp) (de κλίνη, lit), parce qu'on a comparé les apophyses cli-...s antérieures et postérieures aux quatre angles d'un lit.

Lame quadrilatère.

Fig. 48.

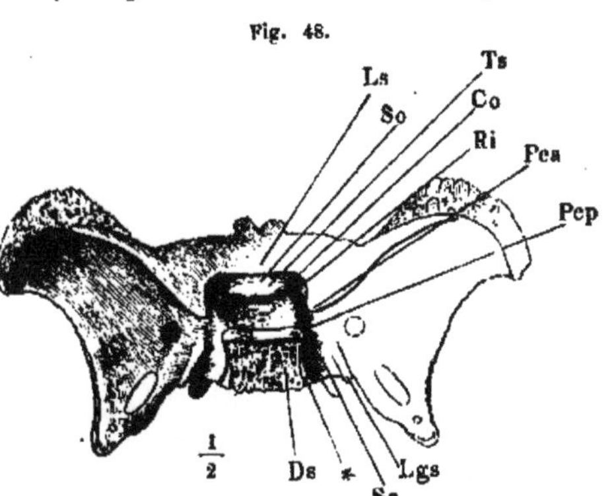

Face supérieure du sphénoïde (**).

Apophyses clinoïdes postérieures.

(*) ..., bord sphénoïdal. — So, gouttière optique. — Ts, tubercule de la selle turcique. — Fh, fosse ...re. — Ds, lame quadrilatère. — Crs, crête sphénoïdale. — Rs, bec du sphénoïde. — O, occipital.

(**) Ds, lame quadrilatère. — Ls, bord sphénoïdal. — So, gouttière optique. — Ts, tubercule de la selle ...que. — Co, trou optique. — Ri, racine inférieure des petites ailes. — Pca, apophyse clinoïde anté-... — Pcp, apophyse clinoïde postérieure. — Lgs, lamelle qui limite en dehors la gouttière caroti-... — Sc, gouttière carotidienne. — *, lamelle qui est en rapport avec le sommet du rocher et fait ...du sinus pétreux inférieur.

(1) Dans les cas où les apophyses clinoïdes moyennes sont réunies aux clinoïdes posté-..., elles le sont toujours alors aux apophyses clinoïdes antérieures.

(2) Il y a quelquefois deux échancrures, l'une supérieure, pour la quatrième paire, ...inférieure, pour la sixième.

Petites ailes ou ailes orbitaires.

f. Des parties latérales et antérieures du corps du sphénoïde naissent apophyses triangulaires, aplaties de haut en bas, extrêmement minces et fr dirigées transversalement : ce sont les *petites ailes* ou *ailes orbitaires* du noïde (*alæ orbitales*), nommées aussi *apophyses d'Ingrassia*, du nom de l'a miste qui les a le mieux décrites. Ces apophyses offrent : 1° une face supér plane, correspondant aux lobes antérieurs du cerveau ; 2° une face inféri qui fait partie de la voûte orbitaire ; 3° un bord antérieur, taillé en bisea dépens de la face inférieure et reposant sur le bord postérieur du fronta l'ethmoïde ; 4° un bord postérieur, mince et tranchant en dehors, plus ép dedans et qui concourt à séparer les fosses antérieures des fosses moyenn la base du crâne ; 5° un sommet pointu, d'où le nom d'*apophyses ensifor xiphoïdes* ; 6° une base, présentant l'orifice crânien du *trou* ou *canal optiqu* lequel est dirigé de dedans en dehors et d'arrière en avant, et donne p au nerf optique et à l'artère ophthalmique. L'angle saillant formé par la ré de la base de la petite aile avec son bord postérieur constitue l'*apophyse c antérieure* (Pca), au-dessous de laquelle est l'échancrure profonde, convertie quefois en trou, qui donne passage à l'artère carotide interne. Cette échan ou ce trou carotidien n'est séparé du trou optique que par une languette os

Trou optique.

Apophyses clinoïdes antérieures.

Sphénoïde antérieur.

Sphénoïde postérieur.

Toute la portion du sphénoïde qui est placée au-devant de la selle turc y compris les petites ailes, constitue le *sphénoïde antérieur* des anatomiste dernes ; elle appartient aux fosses antérieures de la base du crâne. Tout le de l'os forme le *sphénoïde postérieur* ; il appartient aux fosses moyennes de la du crâne, et est situé sur un plan inférieur au sphénoïde antérieur. La sé tion de ces deux pièces, qui, chez l'homme, n'est que temporaire et n'a lieu pendant les premiers mois de la vie du fœtus, est permanente chez les mammif

2° La *face inférieure* ou *gutturale* du corps du sphénoïde (*fig.* 49) présente :

Fig. 49.

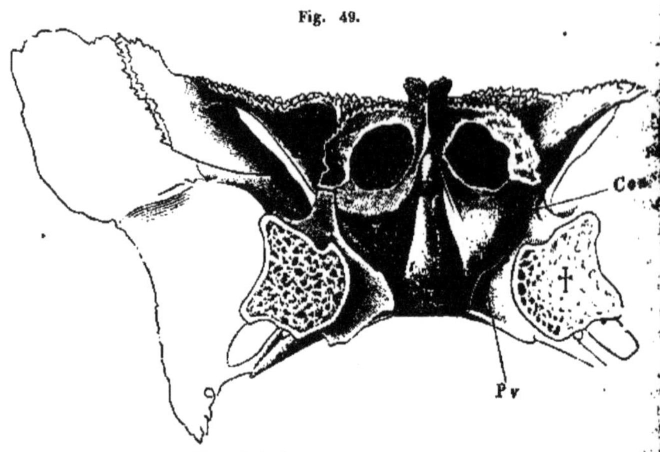

Face inférieure du sphénoïde (*).

Bec du sphénoïde.

la ligne médiane, une crête appelée *bec du sphénoïde*, *rostrum* (Rs, *fig.* 50) saillante en avant qu'en arrière, reçue dans la gouttière du vomer et co

(*) Les apophyses ptérygoïdes ont été coupées à leur base. — *Cos*, cornet sphénoïdal. — *Pv*, a vaginale. — †, section de l'apophyse ptérygoïde.

…rête antérieure du corps de l'os ; *b.* sur les côtés, une *rainure profonde*, …r une lamelle (apophyse vaginale, Pv, *fig.* 49) sous laquelle s'engagent … de la gouttière du vomer. C'est dans le fond de cette rainure qu'on … l'orifice d'un *canal temporaire*, qui n'existe que sur des sphénoïdes de …ujets, canal qui traverse obliquement les côtés du corps de cet os, pour …vrir en dedans de la fente sphénoïdale. Ce canal est la trace de la réunion, …complète, du sphénoïde antérieur et du sphénoïde postérieur ; il cesse …pparent dès que les sinus du sphénoïde sont développés. Plus en dehors … même face, on trouve une petite gouttière antéro-postérieure, portion …uit *ptérygo-palatin* (Spp, *fig.* 51), par lequel passe l'artère ptérygo-palatine. … en dehors encore, on voit naître de la face inférieure du corps du sphé… *apophyses ptérygoïdes* (πτέρυξ, aile) (*fig.* 50) : ce sont deux éminences con…s, qui descendent verticalement des parties latérales de la face inférieure … du sphénoïde. La *face antérieure* des apophyses ptérygoïdes est large et …haut, où elle fait partie de la *fosse ptérygo-maxillaire*, étroite et bifide …où elle présente des inégalités, pour s'articuler avec l'os palatin ; leur *face* …re est occupée par une fosse profonde, donnant insertion au muscle pté… interne : c'est la *fosse ptérygoïde* (*fig.* 52, Fop), limitée par deux la…externe, plus large, est appelée *aile externe* (lamina lateralis), l'interne, …ite, est appelée *aile interne* (l. medialis) de l'apophyse ptérygoïde. Au… l'aile interne est un enfoncement elliptique, appelé *fossette scaphoïde*, …ne attache au muscle péristaphylin externe. La *face interne* de l'apophyse …de est une surface plane, qui concourt à former la paroi externe et l'ori…érieur des fosses nasales. La *face externe* est une surface large, qui forme … interne de la *fosse zygomatique* et donne insertion au muscle ptéry…externe. La base de l'apophyse ptérygoïde, élargie transversalement, se confond avec le reste de l'os ; elle est percée, en avant, de deux trous très-importants, l'un interne et inférieur, c'est l'orifice antérieur du *canal* …n *ptérygoïdien* (Cv, *fig.* 50), dont l'orifice postérieur se voit sur les côtés

Canal temporaire.

Gouttière ptérygo-palatine.

Apophyses ptérygoïdes.

Fosse ptérygoïde.

Aile externe, aile interne de l'apophyse ptérygoïde.

Conduit vidien.

Fig. 50.

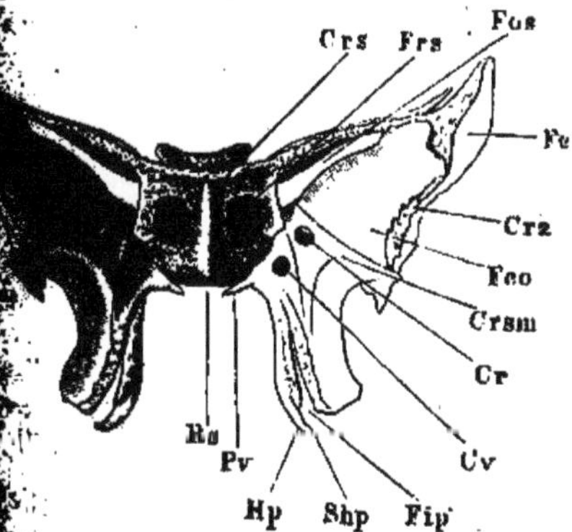

Face antérieure du sphénoïde (*).

Fig. 51.

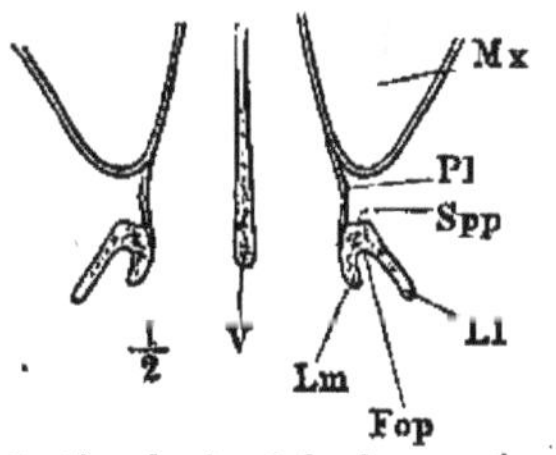

Section horizontale des apophyses ptérygoïdes (**).

…rête sphénoïdale.— *Frs*, ouverture des sinus sphénoïdaux. — *Fos*, fente sphénoïdale.— *Fct*, sur…ale. — *Crz*, crête zygomatique. — *Fco*, face orbitaire. — *Crsm*, crête sphéno-maxillaire. — …nd rond. — *Cv*, canal vidien. — *Fip*, fissure ptérygoïde. — *Hp*, crochet de l'aile interne. — … du crochet. — *Pv*, apophyse vaginale. — *Rs*, bec ou rostrum du sphénoïde.

…omer. — *Lm*, aile interne. — *Ll*, aile externe de l'apophyse ptérygoïde. — *Fop*, fosse ptérygoïde. …outtière ptérygo-palatine. — *Pl*, os palatin. — *Mx*, maxillaire supérieur.

du corps du sphénoïde ; l'autre externe et supérieur, un peu plus consid[illegible]

Orifice antérieur canal grand rond. c'est l'orifice antérieur du *canal grand rond* (Cr), ou *maxillaire supérieur*[illegible] l'orifice postérieur se voit sur la grande aile du sphénoïde, à côté du corp[illegible] languette osseuse sépare ce dernier trou de la fente sphénoïdale. Le so[illegible]

Crochet de l'aile interne. profondément bifurqué, pour recevoir la tubérosité de l'os palatin. La b[illegible] interne de la bifurcation est très-déliée et se recourbe en crochet (h[illegible] Hp, *fig.* 52), pour servir de point de réflexion au tendon du muscle p[illegible] phylin externe.

3° La *face antérieure* ou *ethmoïdale* du corps du sphénoïde présente *sur* [illegible] *médiane* et de haut en bas : *a.* une petite saillie anguleuse, horizontale, [illegible] lée avec le bord postérieur de la lame criblée de l'ethmoïde, auquel [illegible]

Crête sphénoïdale. souvent soudée ; *b.* une crête verticale, *crête sphénoïdale* (Crs), formée par [illegible] lie de la cloison qui sépare les sinus sphénoïdaux, cloison qui se réunit [illegible] aigu avec le bec du sphénoïde, pour former une épine extrêmement sai[illegible] chez quelques sujets ; cette crête s'articule avec la lame perpendiculaire de[illegible]

Sinus sphénoïdaux. moïde. *Sur les côtés,* sont les *ouvertures des sinus sphénoïdaux* (*foramina* [illegible] Frs, *fig.* 50), au nombre de deux (1), séparés l'un de l'autre par une clois[illegible] jetée tantôt à droite, tantôt à gauche, et subdivisés chacun en plusieurs [illegible] par des cloisons incomplètes. Ces sinus, qui manquent chez les enfants, acqu[illegible] un très-grand développement chez l'adulte ; ils occupent alors tout le co[illegible] sphénoïde, qu'ils convertissent en une vaste cellule à parois très-minces, [illegible] cavité se prolonge jusque dans l'épaisseur de la base des petites ailes du sph[illegible] et même jusque dans l'épaisseur de l'os palatin, dont une cellule s'ouv[illegible] le sinus sphénoïdal. En dehors de l'orifice inégal des sinus sphénoïdaux, [illegible] surface couverte d'aspérités, articulée en haut avec les masses latérales de[illegible]

Fig. 52.

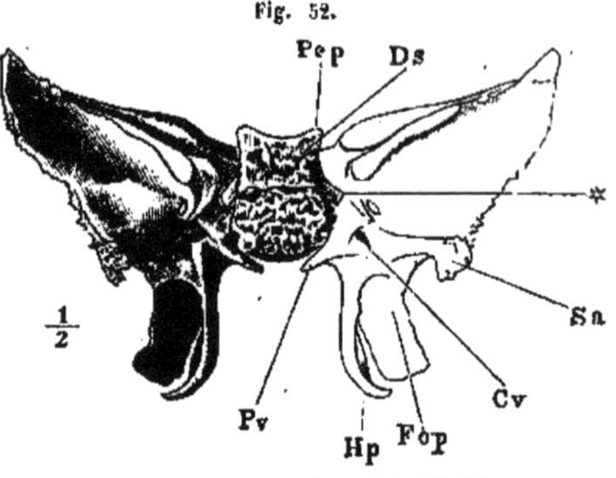

Face postérieure du sphénoïde (*).

Fig. 53.

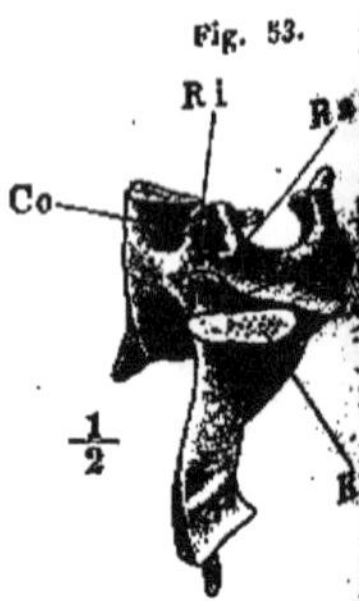

Face latérale du co[illegible] sphénoïde (**).

moïde, en bas avec l'os palatin. L'orifice du sinus est en grande partie [illegible] par une lame de forme très-variable, recourbée sur elle-même, et qui p[illegible]

(*) Ds, lame quadrilatère. — Pep, apophyse clinoïde postérieure. — Sa, épine du sphénoïde. — [illegible] vidien. — Fop, fosse ptérygoïde. — Hp, crochet de l'aile interne. — Pv, apophyse vaginale. [illegible] tière qui fait partie du sinus pétreux inférieur.

(**) Les grandes et les petites ailes ont été coupées à leur base. — Co, trou optique. — Ri, [illegible] terne de la petite aile. — Cr, trou grand rond. — Ra, Rm, Rp, racines des grandes ailes.

(1) Chez un sujet, il n'existait qu'un seul sinus sphénoïdal, s'ouvrant dans la fos[illegible] droite.

Cornet sphénoïdal.

...rnet *sphénoïdal* (Cos, *fig.* 49) ou *cornet de Bertin.* Cette lame, qui reste ...de l'os pendant un certain temps, semble naître de l'extrémité supé... os palatins, pour venir former la paroi antérieure et une portion de ...férieure du sinus ; il n'est pas rare de la voir soudée à l'os palatin ou ...oïde, dont elle se sépare avec brisement dans la désarticulation de la ...

...face *postérieure* ou *occipitale* du corps du sphénoïde est quadrilatère, ...e, inégale, et s'articule avec une surface correspondante de l'apophyse ...de l'occipital, au moyen d'un cartilage dont l'ossification est très-pré... ...rticalement dirigée, cette face forme un angle très-obtus, ouvert en ...ec la lame quadrilatère qui surmonte en arrière la fosse pituitaire. Sur ...et en bas se voit l'orifice postérieur du conduit vidien ou ptérygoïdien. ...*faces latérales* du corps du sphénoïde sont confondues avec la base des ...ailes, qui nous restent à décrire.

B. — Parties latérales ou grandes ailes du sphénoïde.

Grandes ailes ou ailes temporales.

...t deux larges ailes triangulaires, qui se détachent des parties latérales ...du sphénoïde et qui présentent à considérer trois faces, une *supérieure,* ...*rieure* et une *inférieure*; deux bords, un *externe* et un *interne* ; deux extré... ...ne *antérieure* et une *postérieure.*

...face *supérieure* ou *cérébrale,* qui fait partie de la fosse moyenne et laté... ...la base du crâne, est ... quadrilatère, creu... ...pressions cérébrales ...llons artériels. A sa ...interne, on voit, d'a... ... arrière : *a.* le *trou* ...*e supérieur* ou *grand* ...(*fig.* 54), déjà indiqué, ...court, obliquement ... dedans en dehors ...rè en avant, et don... ...ge au nerf maxil... ...érieur ; *b.* le trou ...*maxillaire inférieur* ... véritable trou beau... ...considérable que le précédent, perforant l'os directement de haut en ...vrant passage au nerf maxillaire inférieur ; 3° le trou *petit rond* ou ...*neux* (Fs), destiné à l'artère méningée moyenne.

Trou grand rond.

Fig. 54.

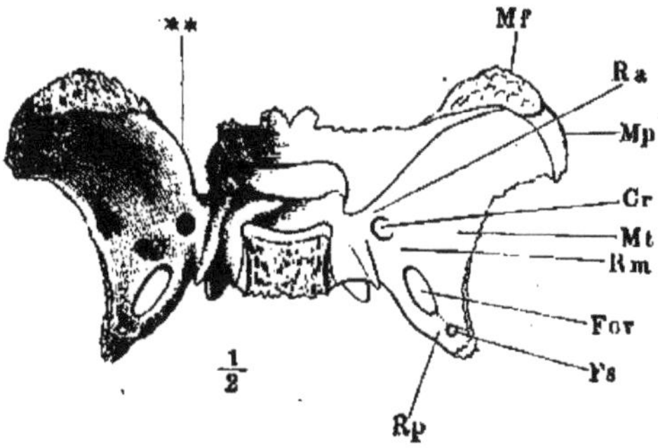

Face supérieure du sphénoïde (*).

Trou ovale.

Trou petit rond.

...face *externe* ou *temporo-zygomatique* (*fig.* 55) est divisée par une crête

(*) ... aile gauche a été sciée à sa base. — *Ra,* racine antérieure des grandes ailes. — *Rm,* racine ... — *Rp,* racine postérieure. — *Cr,* trou grand rond. — *Fov,* trou ovale. — *Fs,* trou sphéno-épi... ... bord frontal. — *Mp,* bord pariétal. — *Mt,* bord temporal. — **, bord inférieur de la fente ...

...rou grand rond a été nommé maxillaire supérieur, parce qu'il donne passage à ... maxillaire supérieure de la cinquième paire de nerfs, et le trou ovale a été ...axillaire inférieur, parce qu'il donne passage à la branche maxillaire inférieure ...me paire.

Portion temporale.

Portion zygomatique.

transversale (*Cri*) en deux portions, l'une supérieure ou temporale (F… fait partie de la fosse du même nom et donne attache au muscle te… l'autre inférieure, qui forme la paroi supérieure de la fosse zygoma… donne attache au muscle ptérygoïdien externe (*Fci*). C'est sur cette … partie qu'on … rifice inférie… trous ovale … rond.

La face orbitaire forme la paroi externe de l'orbite.

3° La *face* … ou *orbitaire* est … latère et lisse, … la plus grande … de la paroi ext… l'orbite. Son … périeur s'articu… le frontal; son … inférieur (*Cro*) … tie de la *fent*… *maxillaire*; l'…

Fig. 55.

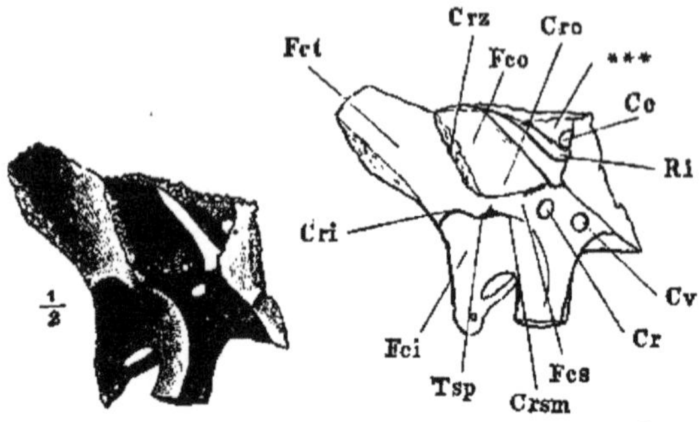

Face externe des grandes ailes du sphénoïde (*).

fait partie de la *fente sphénoïdale*, et présente constamment, vers son e… inférieure, un petit tubercule, dont j'ignore l'usage; l'externe (*Crz*) s'un… malaire.

Fente sphénoïdale.

4° Le *bord interne*, convexe, commence, en dehors, par une large surfa… gulaire, très-inégale, qui s'articu'e avec une surf… logue de l'os frontal; plus en dedans, il forme l… externe de la *fente sphénoïdale* (fissura orbitalis su… *fig.* 50), dont la lèvre interne est formée par les … ailes du sphénoïde; cette fente, oblique en bas e… dans, large en dedans, étroite en dehors, donne … à la troisième, à la quatrième paire de nerfs, à la b… ophthalmique de la cinquième, à la sixième paire … plus à la veine ophthalmique et à un prolongeme… dure-mère. L'extrémité externe de cette fente prése… échancrure, quelquefois convertie en trou, pour … sage d'un rameau récurrent de l'artère ophtha… destiné à la dure-mère. Au-dessous de la fente s… dale, le bord interne se confond avec les parties latérales du corps du sph… En arrière, le bord interne des grandes ailes reparaît, pour se porter … directement de dedans en dehors et s'articuler avec le rocher. Là, il est … en gouttière, pour loger la portion cartilagineuse de la trompe d'Eustac…

Échancrure de la fente sphénoïdale.

Fig. 56.

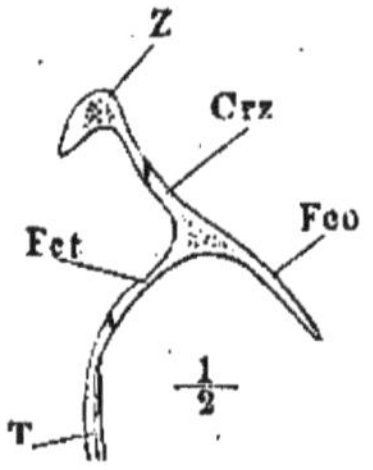

Section horizontale des grandes ailes (**).

Gouttière de la trompe d'Eustache.

5° Le *bord externe*, concave et largement taillé en biseau, supérieurem… dépens de la table externe, inférieurement aux dépens de la table intern… s'articuler avec le temporal.

(*) *Fct*, facette temporale. — *Cri*, crête sous-temporale. — *Fci*, facette zygomatique. — *Tsp*… épineux. — *Crsm*, crête sphéno-maxillaire. — *Fcs*, facette sphéno-maxillaire. — *Cr*, trou gra… *Cv*, trou vidien. — *Ri*, racine inférieure des petites ailes. — *Co*, trou optique. — *Cro*, crête … *Fco*, facette orbitaire. — *Crz*, crête zygomatique. — ***, crête qui se voit sur la face inférieure … ailes et qui limite en haut la fente sphénoïdale.

(**) Z, os malaire. — T, os temporal. — *Crz*, crête zygomatique. — *Fco*, face orbitaire. … temporale.

[illegible]émité *antérieure*, très-mince, est taillée en biseau aux dépens de la ta-[illegible], pour s'articuler avec l'angle antérieur et inférieur du pariétal.

[illegible]émité *postérieure* se prolonge en une apophyse verticale, appelée l'*é-*[illegible]*énoïde* (Sp); reçue dans l'angle rentrant que forme la portion écail-[illegible]temporal avec le rocher, cette épine donne attache à une lame fibreuse [illegible]ment appelée ligament latéral interne de la mâchoire inférieure; elle [illegible]lement attache au cordon fibreux appelé muscle antérieur du marteau. Épine du sphénoïde.

des connexions. Le sphénoïde s'articule avec tous les os du crâne et [illegible]eurs de ceux de la face, savoir, les os palatins, le vomer et les os de la [illegible]

[illegible]ation *intérieure*. Le trait le plus saillant de la conformation intérieure [illegible]oïde est l'existence des *sinus sphénoïdaux*, qui convertissent le corps de [illegible]deux ou plusieurs cellules. Le tissu compacte domine dans les petites [illegible] grandes ailes du sphénoïde, ainsi que dans les apophyses ptérygoïdes; [illegible]uve du tissu spongieux que dans les portions épaissies de ces ailes et [illegible]physes.

[illegible]*ement*. Chez le fœtus, le sphénoïde est divisé en deux portions bien [illegible] 1° un sphénoïde antérieur, que constituent les petites ailes et la por-[illegible]rps qui les soutient; 2° un sphénoïde postérieur, que constituent les [illegible]les et la portion du corps répondant à la selle turcique. Sphénoïde antérieur. Sphénoïde postérieur.

[illegible]*oïde antérieur* se développe par *quatre points d'ossification* : deux pour [illegible]eux pour les petites ailes (1). Le *sphénoïde postérieur* se développe aussi [illegible] *points* : deux pour le corps et deux pour les grandes ailes. Nombre des points.

[illegible]s huit points d'ossification, on en trouve deux autres de chaque côté, [illegible] pour l'aile interne de l'apophyse ptérygoïde, et un pour le cornet [illegible]; ce qui porte à douze le nombre des points d'ossification du sphénoïde.

[illegible]s quel *ordre* apparaissent ces divers points : 1° ceux des grandes ailes, [illegible]t bien distincts que du quarantième au quarante-cinquième jour de [illegible]a-utérine; 2° peu de jours après, les points des petites ailes, qui sont [illegible] dehors du trou optique; 3° vers la fin du second mois, les germes [illegible] corps du sphénoïde postérieur; 4° à la fin du troisième mois, les [illegible]eux du corps du sphénoïde antérieur; 5° à peu près à la même épo-[illegible]ermes osseux des ailes externes des apophyses ptérygoïdes; 6° au [illegible]ois de la vie fœtale, d'après Béclard, à la deuxième année après la [illegible] suivant Bertin, paraissent les points d'ossification des cornets sphé-[illegible] Ordre d'apparition.

[illegible] points du corps du sphénoïde postérieur se soudent du troisième au [illegible] mois de la vie intra-utérine; ce n'est que dans les cinq ou six pre-[illegible] après la naissance que se fait la réunion du corps du sphénoïde aux [illegible]es. Les deux points osseux du corps du sphénoïde antérieur se sou- Ordre de réunion.

[illegible] Albinus, le sphénoïde antérieur est exclusivement formé par la réunion, sur [illegible]diane, des points osseux des petites ailes. D'après Béclard, tantôt les choses [illegible]omme l'indique Albinus, tantôt il y aurait un point osseux médian; d'autres [illegible]erait pour chacune des petites ailes deux points, dont l'un, interne, formerait [illegible] petite aile et la demi-circonférence interne du trou optique; dont l'autre, [illegible]erait le reste de la petite aile. Ce sont ces deux points que je considère [illegible]ant le corps du sphénoïde antérieur. Quant aux points très-nombreux admis [illegible] anatomistes, ce ne sont ordinairement que des grains osseux épars, qu'on a [illegible] pièces constantes d'ossification.

dent avec les petites ailes avant de se souder entre eux ; cette soudure troisième au quatrième mois de la vie fœtale. La réunion sur la ligne des deux points latéraux du corps du sphénoïde antérieur s'effectue du au neuvième mois de la vie fœtale ; les ailes internes des apophyses pt commencent à se souder pendant le sixième mois (1).

Le corps du sphénoïde antérieur se soude avec le corps du sphéno rieur du huitième au neuvième mois de la vie fœtale. Les cornets sp ne se réunissent au corps de l'os que de quinze à dix-huit ans.

Les changements que subit ultérieurement le sphénoïde, tiennent au pement des sinus. De dix-huit à vingt-cinq ans, le corps du sphénoïde l'occipital.

IV. — ETHMOÏDE.

Nom. Ainsi nommé (de ἠθμός, crible) parce qu'il présente une multitude

Situation. l'*ethmoïde* est situé à la partie moyenne et antérieure de la base du appartient plutôt à la face et aux fosses nasales qu'au crâne. Reçu dans crure médiane de la face orbitaire du frontal, il est comme encaissé os, qui lui correspond en avant et sur les côtés, et le sphénoïde, qui en arrière.

Figure. Os symétrique, cuboïde, l'ethmoïde est composé de trois portions : *tion moyenne* ou *lame criblée* et deux *masses latérales*.

Lame criblée. A. *Lame criblée* (Lc, *fig.* 57 et 58). C'est une lame horizontale, située su

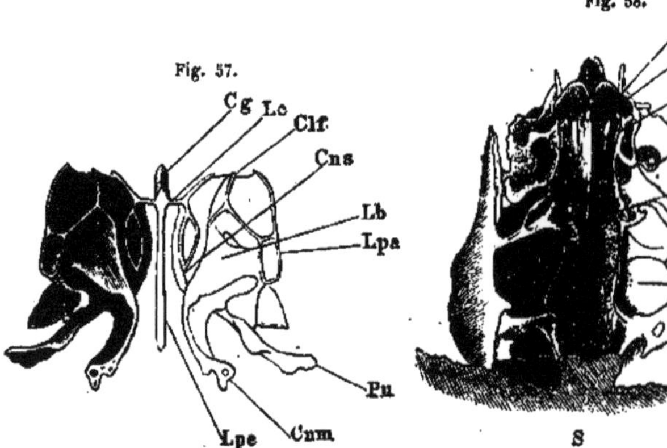

Section transversale de l'ethmoïde (*). *Face supérieure de l'ethmoï*

médiane, quadrilatère, percée de trous, qui présente à considérer deu deux bords.

(*) *Cg*, apophyse crista-galli. — *Lc*, lame criblée. — *Clf*, cellules frontales. — *Cns*, cornet *Lb*, labyrinthe. — *Lpa*, lame papyracée. — *Pu*, apophyse crochue. — *Cnm*, cornet moyen perpendiculaire.

(**) *Cg*, apophyse crista-galli. — *Pa*, ses prolongements antérieurs. — *Lc*, lame criblée papyracée. — *Clf*, cellules frontales. — *, trou du filet ethmoïdal. — S, frontal.

(1) Chez les animaux, les deux sphénoïdes restent isolés toute la vie ; l'aile l'apophyse ptérygoïde forme aussi un os distinct.

ce *supérieure* présente : *a. sur la ligne médiane*, une apophyse verticale, ire, perpendiculaire à la lame criblée : c'est l'*apophyse crista-galli* (Cg), mmet renflé donne attache à la faux du cerveau, dont le bord anté- termine en devant par deux petites éminences (Pa) qui s'articulent avec , et complètent souvent le trou borgne ; dont le bord supérieur, obli- mince, se continue jusqu'au bord postérieur de la lame criblée par ssement notable. Cette apophyse présente de nombreuses variétés dans e et dans sa direction ; elle est souvent déviée de l'un ou de l'autre b. *de chaque côté*, une gouttière, plus profonde et plus étroite en avant ière : c'est la *gouttière ethmoïdale*, percée, dans toute son étendue, de mbreux, qui ont été décrits avec beaucoup d'exactitude par Scarpa et qui sés en deux séries : l'une *interne*, formée de trous plus grands, situés le apophyse crista-galli ; l'autre *externe*, formée de trous plus petits. Tous ent des filets du nerf olfactif ; ils ont la forme d'entonnoirs, et sont les conduits qui se divisent en traversant la lame criblée et se terminent re, soit sur les cornets, soit sur la lame perpendiculaire de l'ethmoïde. ouvertures, il en est une qui, sous la forme d'une *fente* antéro-posté- ge l'apophyse crista-galli et donne passage au *filet ethmoïdal* du *rameau erf ophthalmique* (*, *fig.* 58).

Apophyse crista-galli.

Gouttière ethmoïdale.

Trous olfactifs.

Fente du filet ethmoïdal.

ce *inférieure* de la lame criblée fait partie de la voûte des fosses nasales. nte sur la ligne médiane une rticale, antéro-postérieure, ivise en deux parties égales : *lame verticale de l'ethmoïde* 59), quadrilatère, épaissesur- vant et en bas, qui fait suite hyse crista-galli, souvent dé- n côté ou de l'autre, consti- partie la cloison des fosses Cette lame s'articule par son térieur avec l'épine nasale du t avec les os propres du nez, bord postérieur avec la crête oïde, par son bord inférieur vomer et le cartilage de la lle se confond par son bord supérieur avec la lame criblée, qu'elle rpendiculairement, et avec l'apophyse crista-galli, qui paraît en être ndance.

Lame perpendiculaire de l'ethmoïde.

Fig. 59.

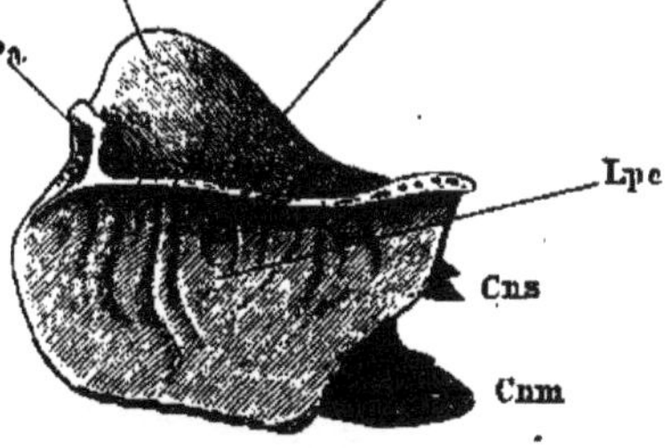

Face latérale de l'ethmoïde, dont on a enlevé le labyrinthe gauche (*).

ord *antérieur* de la lame criblée s'articule avec le frontal.

ord *postérieur* est ordinairement échancré, pour recevoir l'épine qui la crête médiane du sphénoïde.

es *latérales*. — Cuboïdes, à cellules extrêmement vastes et irrégulières, semble porte le nom de *labyrinthe*. On leur considère six faces : 1° une

Masses latérales.

pophyse crista-galli. — *Pa*, ses prolongements antérieurs ou ailes. — *Lc*, lame criblée. — rticale. — *Cns*, cornet supérieur. — *Cnm*, cornet moyen.

gni parle d'un asthmatique chez lequel l'apophyse crista-galli était si oblique- e que la gouttière ethmoïdale, étroite d'un côté, était considérable du côté op- avait beaucoup plus de trous d'un côté que de l'autre.

Cellules ethmoïdales

face supérieure, qui présente des cellules incomplètes (*Clf*, *fig*. 58), qu vrent, comme une espèce de couvercle ou de toit (*tectum*), les dem correspondantes de l'échancrure ethmoïdale du frontal. On trouve a ou trois gouttières qui, réunies à des gouttières analogues du frontal, les *conduits orbitaires internes*.

2° Une *face inférieure*, qui offre des lames minces, irrégulièrement nées, qui concourent à rétrécir l'o du sinus maxillaire. Il en est une, ent ordinairement fort remarquable, qu tue l'*apophyse unciforme* ou la *grande ap* l'ethmoïde (*processus uncinatus*, Pu, *fig* 61 et 62) ; c'est une lame recourbée, de la face inférieure des cloisons tra qui ferment les cellules ethmoïdal rieures ; elle est placée entre l'extrém rieure du cornet moyen et la *lame p* ou *os planum*, parties qui vont être Cette apophyse s'articule quelquefois cornet inférieur des fosses nasales.

Apophyse unciforme.

Fig. 60.

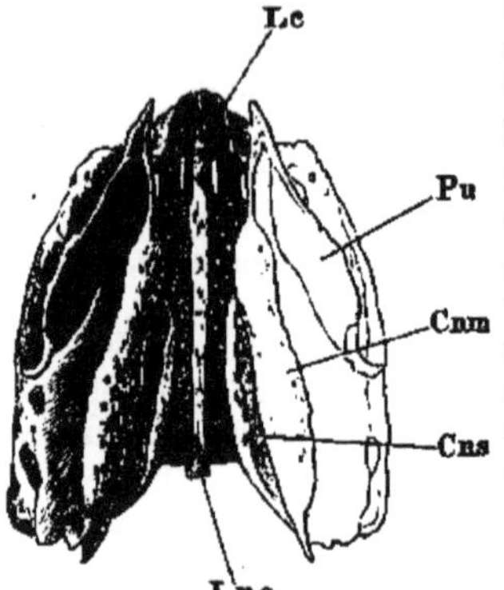

Face inférieure de l'ethmoïde (*).

3° La *face antérieure* présente des d lules (Cll, *fig*. 61), que recouvrent l'o et l'apophyse montante de l'os maxill

4° A la *face postérieure* se voient l postérieure des cornets et méats supérieur et moyen, et une *surface conc* gale, répondant aux cellules ethmoïdales postérieures. Cette surface s avec le sphénoïde et avec l'os palati

5° La *face ex* masses latérales une lame quad lisse, verticale, tr à laquelle les anc naient le nom *papyracée* ou *os* (Lpa, *fig*. 61). Ce qui représente u gle dont le grand horizontal, est contournée su même, et form grande partie de interne de l'or bord supérieur a avec le frontal, et concourt à former les orifices des conduits orbit

Lame papyracée ou os planum.

Fig. 61.

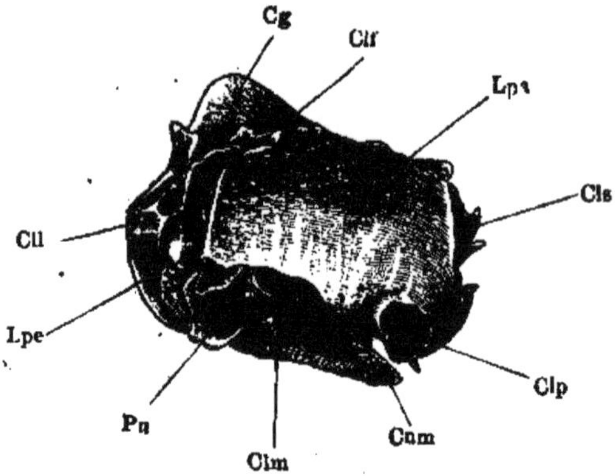

Face externe de l'ethmoïde (**).

(*) Lc, lame criblée. — Lpe, lame perpendiculaire. — Cns, cornet supérieur. — Cnm, corne Pu, apophyse unciforme.

(**) Cg, apophyse crista-galli. — Lpa, lame papyracée. — Clf, cellules frontales. — Cls, noïdales. — Clp, cellules palatines. — Clm, cellules maxillaires. — Cll, cellules lacrymales. perpendiculaire ou verticale. — Cnm, cornet moyen. — Pu, apophyse unciforme.

...n bord inférieur s'articule avec les os maxillaire supérieur et palatin; ...antérieur, avec l'os unguis; son bord postérieur, avec le sphénoïde et ...in.

Face interne.

...ce *interne* (*fig.* 62) des masses latérales, qui constitue la plus grande ... la paroi externe des fosses nasales, présente : *a*) en avant, une *surface* ...re, rugueuse, sillonnée de conduits et de gouttières, qui logent les ...du nerf olfactif; *b*) en arrière, deux lames minces, recourbées sur elles-...n forme de cornet : ce sont les ...*moïdaux*, l'un supérieur, plus pe-... *supérieur* (concha superior, *Cns*, ...*ornet de Morgagni*, que Bertin dit ... double; l'autre inférieur, plus ...ble, *cornet moyen* (*Cnm*). Ce dernier ... par son extrémité postérieure ... palatin, et se continue par son ...rieur avec une cloison transversale, ... le bord inférieur de la lame pa-...et ferme, mais incomplétement, ...les moyennes ou frontales. Le cor-...rieur et le cornet moyen sont sé-... de l'autre par une gouttière ...le, nommée *méat supérieur* (meatus nar. sup., *Mns*) des fosses nasales, à ... supérieure duquel apparait une *ouverture* de communication avec les ...ethmoïdales postérieures.

Cornet supérieur.

Cornet moyen.

Fig. 62.

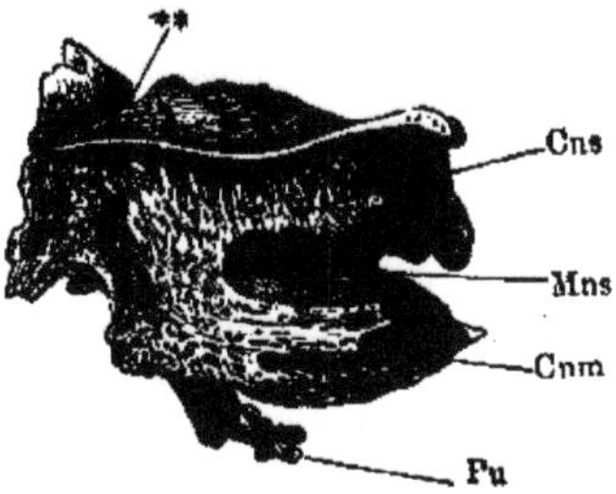

Face interne de la masse latérale de l'ethmoïde (*).

Méat supérieur.

...ous du cornet moyen se voit une gouttière antéro-postérieure, qui fait ... méat moyen des fosses nasales et qui conduit à une cellule large en ...e en haut, qu'on a, pour cette raison, désignée sous le nom d'*infundi-*... entonnoir. Cet entonnoir, d'une part, communique par une petite ... avec les cellules ethmoïdales antérieures, et d'autre part, fait com-... directement les sinus frontaux avec le méat moyen.

Infundibulum.

...*ation intérieure*. — L'ethmoïde se compose de lames extrêmement minces ..., papyracées, limitant des cellules irrégulières, dont le nombre, la ...les dimensions sont fort variables. On reconnait cependant que ces cel-... disposées en deux séries bien distinctes et qui n'ont aucune commu-... l'une avec l'autre, les *cellules antérieures*, qui s'ouvrent dans le méat ... l'infundibulum; ce sont les plus nombreuses et les plus vastes; les ...*térieures*, qui s'ouvrent dans le méat supérieur.

Conformation intérieure.

Cellules antérieures.

Cellules postérieures.

...n peu de substance spongieuse dans l'apophyse crista-galli, qui est ... creusée d'un petit sinus communiquant avec les sinus frontaux; il ... de la substance spongieuse à la partie supérieure et à la partie infé-... la lame verticale de l'ethmoïde; enfin on en trouve dans les cornets, ...ne disposition remarquable, elle occupe la superficie de l'os. La légè-...ique de l'ethmoïde, qui est telle que, par une exception toute spéciale, ... lorsqu'on le plonge dans l'eau, sa fragilité, si grande qu'il se brise ...indre pression, s'expliquent aisément par sa structure spongieuse.

Siége de la substance spongieuse de l'ethmoïde.

...*des connexions*. — L'ethmoïde a des rapports avec treize os, qui sont : le

Connexions.

...et supérieur. — *Mns*, méat supérieur. — *Cnm*, cornet moyen. — *Pu*, apophyse unciforme. ...re concourant à former le conduit orbitaire antérieur.

frontal, le sphénoïde, les unguis, les os maxillaires supérieurs, les cor[...] rieurs, les os propres du nez, les os palatins, le vomer.

Développement. *Développement.* — L'ossification de l'ethmoïde ne commence qu'au ci[...] mois de la vie fœtale. C'est par les masses latérales, et plus particulière[...] l'os planum que débute l'ossification ; peu de temps après, paraissent le[...] et ce n'est qu'après la naissance que s'ossifie la partie moyenne. L'apophy[...] galli et la partie voisine de la lame verticale deviennent osseuses de [...] un an, ainsi que la lame criblée. A la fin de la première année, la lame[...] est unie aux masses latérales. Chez le fœtus à terme, les masses laté[...] si peu développées que la paroi interne et la paroi externe de ces deu[...] sont presque contiguës. A l'âge de quatre à cinq ans, les cellules sont [...] tement formées.

V. — PARIÉTAUX.

Nom. Ainsi nommés parce qu'ils forment la plus grande partie des parois laté[...] crâne (*parietes*, parois), les *pariétaux* sont au nombre de deux, l'un droi[...]

Situation. gauche (1), quelquefois soudés entre eux dans l'âge adulte. Ils occupent [...] met et les parties latérales du crâne. Quadrilatères, épais dans leur m[...] périeure, ces os vont en s'amincissant vers la partie inférieure ; aussi [...] souvent que ce[...] fracture seule, [...] de chocs qui o[...] directement sur [...] supérieure.

Fig. 63.

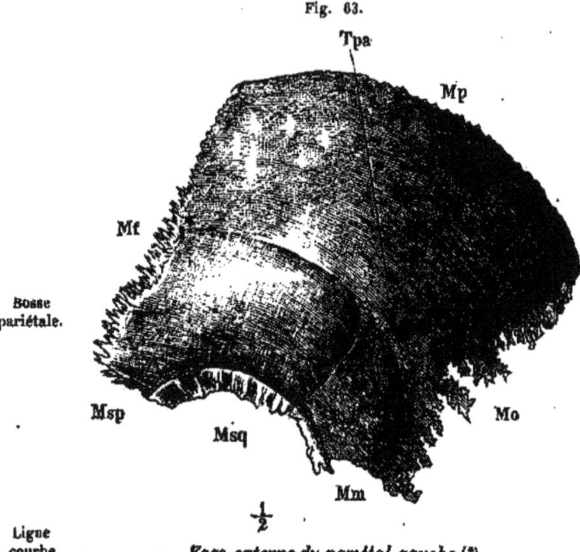

Face externe du pariétal gauche (*).

Les pariétaux [...] tent deux faces [...] bords et quatre a[...]

Bosse pariétale. 1° La *face* e[...] *cutanée* est conve[...] bombée à sa parti[...] ne, qui constitue [...] *pariétale tuber p*[...] *Tpa*) ; plus saill[...] l'enfant que chez [...] cette bosse corres[...] extrémités du pl[...] diamètre transv[...] la voûte du crâne[...]

Ligne courbe. sous d'elle, est u[...] courbe demi-ci[...] à concavité inféri[...] gne à peine indiquée, chez la plupart des sujets, qui limite en haut un[...] appartenant à la fosse temporale, et qui donne attache à l'aponévrose te[...]

(*) *Tpa*, bosse pariétale. — *Mp*, bord pariétal. — *Mo*, bord occipital. — *Mm*, bord ma[...] *Msq*, bord squameux. — *Msp*, bord sphénoïdal. — *Mf*, bord frontal.

(1) Pour mettre le pariétal en position, il faut diriger le bord concave de l'os [...] l'angle aigu en avant.

Ligne courbe temporale.

portion de cette face qui est au-dessous de la ligne courbe temporale, ttache au muscle temporal ; le reste est recouvert par l'aponévrose épi- e, qui sépare le pariétal de la peau.

Gouttières rameuses.

face *interne* ou *encéphalique* (*fig.* 64), concave, parsemée d'éminences ma- et d'impressions digitales, est parcourue par des sillons ou gouttières , analogues aux nervures d'une feuille de figuier, et qui viennent abou- à l'angle antérieur et inférieur, les autres, au nombre de deux au moins, inférieur de l'os ; ces sillons répondent aux ramifications de l'artère moyenne. A sa partie moyenne, cette face présente une concavité : *fosse pariétale,* qui nd à la bosse du om.

Fosse pariétale.

Fig. 64.

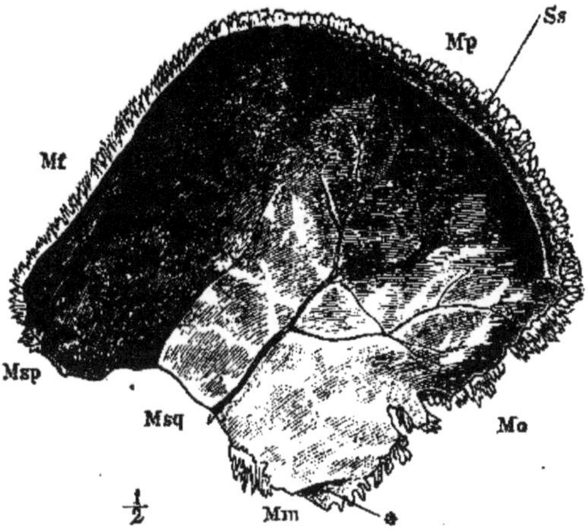

Face interne du pariétal droit (*).

Bord sagittal.

bord supérieur, ou *pariétal* (Mp), is, dentelé, est le des quatre bords; ule avec celui du osé pour former *sagittale*. Il est côté de la face dans toute sa r, par une demi- qui, réunie à i-gouttière du opposé, forme la *longitudinale* (Ss). re de voir cette creusée égale- les deux parié-

Gouttière longitudinale.

Trou pariétal.

resque toujours elle est déviée. Un trou, appelé *pariétal,* très-variable dimensions, dans sa position et même dans son existence, avoisine le érieur, et s'ouvre dans la partie postérieure de la gouttière ; il contient , quelquefois très-volumineuse. Enfin, pour ne rien omettre, on ren- esque toujours, sur les côtés de la gouttière, des dépressions fort irré- plus considérables chez les vieillards que chez les jeunes sujets, et qui à de petites masses granuleuses connues sous le nom de *glandes de*

Bord temporal.

rd inférieur ou *temporal* est le plus court ; il est concave, mince, large- é en biseau aux dépens de la table externe de l'os, en manière d'écaille *uamosus*, Msq) à sillons radiés. Il s'articule avec la portion écailleuse du et avec la grande aile du sphénoïde.

Bord frontal.

ord antérieur ou *frontal* (Mf), moins épais et moins profondément den- le bord occipital, est taillé en biseau, supérieurement aux dépens de la erne, inférieurement aux dépens de la table interne, pour s'articuler ontal, qui offre des dispositions réciproquement inverses.

Bord occipital.

ord postérieur ou *occipital* (Mo) est très-profondément dentelé, pour

ttière sagittale. — *, gouttière qui fait partie de la gouttière latérale. — *Mp*, bord pariétal. occipital. — *Mm*, bord mastoïdien. — *Msq*, bord squameux. — *Msp*, bord sphénoïdal. — ntal.

s'articuler avec le bord supérieur de l'occipital et former la *suture lam*

Angles supérieurs. Angles inférieurs. Angle sphénoïdal. Angle mastoïdien.

7° Des *quatre angles*, les deux *supérieurs* sont droits ; des deux angles *inf* l'*antérieur* ou *sphénoïdal* (Msp) est aigu, très-allongé, très-aminci par les en sens opposés du bord antérieur et du bord inférieur de l'os. C'est en de cet angle qu'est logé le sillon principal, quelquefois converti en cana plet, qui loge l'artère et les veines méningées moyennes : aussi recomm t-on d'éviter cet angle dans l'opération du trépan. L'angle *postérieur* ou *ma* (Mm) est comme tronqué, reçu dans l'angle rentrant que forme la portio leuse avec la portion mastoïdienne du temporal. En dedans, il est creusé portion de gouttière, appartenant à la gouttière *latérale* (*, *fig.* 64).

Connexions.

Résumé des connexions. — Le pariétal s'articule avec cinq os : le pariétal opposé, le frontal, l'occipital, le temporal et le sphénoïde. En haut, il n'est de la peau que par l'aponévrose épicrânienne et présente, par conséque grande surface à l'action des corps extérieurs : d'où la fréquence de ses fra Cet os loge l'artère et les veines méningées moyennes, circonstance qui ex pourquoi les fractures du pariétal sont, bien plus que toutes les autres, ac pagnées d'épanchements sanguins entre l'os et la dure-mère.

Canaux veineux du diploé.

La *conformation intérieure du pariétal* est tout à fait analogue à celle du f On y trouve, comme dans ce dernier os, des canaux veineux parcourant u trajet dans l'épaisseur de la substance diploïque. Sur un grand nombre de taux, on peut voir sans préparation les principaux canaux veineux, en p le pariétal entre l'œil et la lumière.

Développement.

Développement. — Cet os se développe par *un seul point d'ossification*, montre au centre de l'os, dans le lieu où existe la bosse pariétale. Les pr linéaments se voient dès le quarante-cinquième jour de la vie intra-ut Les angles sont les dernières parties de l'os qui se développent. C'est au de ces angles, et par suite de leur absence chez le fœtus et chez l'enfant veau-né, qu'existent les fontanelles du crâne.

VI. — TEMPORAL.

Nom. Position.

Le *temporal*, ainsi nommé parce qu'il répond à la région de la tempe, os pair, qui occupe la partie latérale et inférieure du crâne. Il est situé sous du pariétal, au-dessus du maxillaire inférieur, au-devant de l'occip derrière le sphénoïde. Il recèle dans son épaisseur un appareil extrêm compliqué, appartenant au sens de l'ouïe.

Il se compose de quatre parties.

Sa *forme* est très-irrégulière ; on n'en peut donner une idée exacte que description des diverses portions dont il se compose : ce sont la portio rieure ou *écailleuse* (squamosa), la portion inférieure ou *mastoïdienne* et tion interne ou *pyramide*. La pyramide est elle-même formée de deux p en partie soudées ensemble, mais qui se développent isolément : la port *reuse* et la portion *tympanique*.

A. — Portion écailleuse.

Portion écailleuse.

En forme de squame ou d'écaille demi-circulaire, représentant très-bie des valves de certaines coquilles, elle occupe la partie antérieure et sup de l'os et constitue sans contredit la portion la moins épaisse de la p nienne : d'où l'opinion vulgaire et très-fondée du danger des chutes

…nger qui, du reste, est beaucoup diminué par la présence de l'arcade …que et du muscle temporal.

…face *externe* de la portion écailleuse du temporal (*fig.* 65) est convexe, … et parcourue par quelques …sculaires ; elle fait partie de …emporale. De sa partie inférieure … détache l'*apophyse zygomatique* (…), ainsi nommée du grec … joins, parce qu'elle unit la …térale du crâne à la face. Cette …, qu'on appelle encore *anse* … (*ansa capitis*), est une des …ues du squelette. Large à son … dirigée en dehors, elle se …mmédiatement, puis se con… …r elle-même, pour se porter … en avant et un peu de dedans …. Elle est aplatie de dehors en dedans et présente une *face externe* … facile à sentir à travers la peau, au-dessous de laquelle elle est im…ment placée ; une …, concave et … *bord supérieur* …, qui donne at… …ponévrose tem… …n *bord inférieur* …épais, qui donne …u muscle mas… … *sommet* taillé …ent aux dépens … inférieur, som… …llongé, dentelé, … sur une sur… …ue correspon… … appartient à …re. La *base* de … zygomatique … en gouttière …ment, pour offrir une poulie de réflexion au muscle temporal ; elle … en arrière, en deux portions ou *racines* (*fig.* 66 et 67) : l'une *inférieure* …ale (tuberc. articul., *Ta*), plus considérable, recouverte de cartilage, … en devant la cavité glénoïde, en même temps qu'elle augmente …e la surface articulaire ; l'autre *supérieure, longitudinale* ou *antéro-*

Apophyse zygomatique.

Fig. 65.

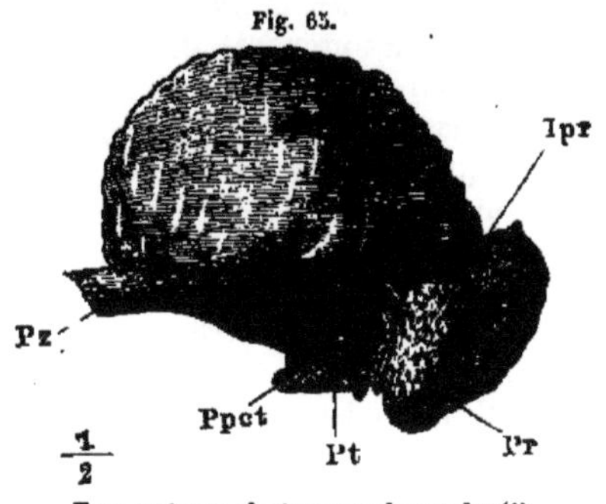

Face externe du temporal gauche (*).

Fig. 66.

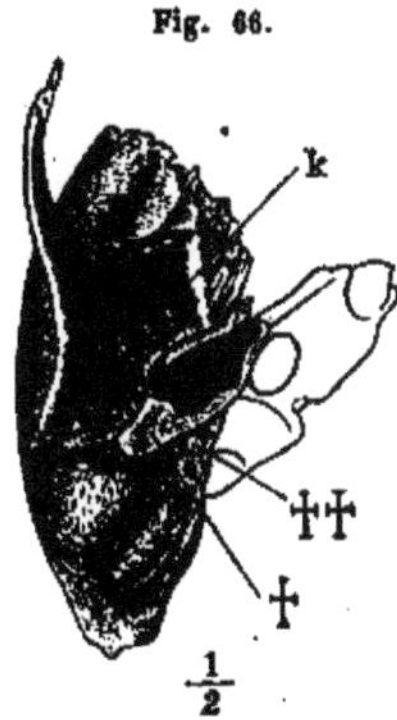

Face inférieure du temporal droit, moins la portion tympanique (**).

Fig. 67.

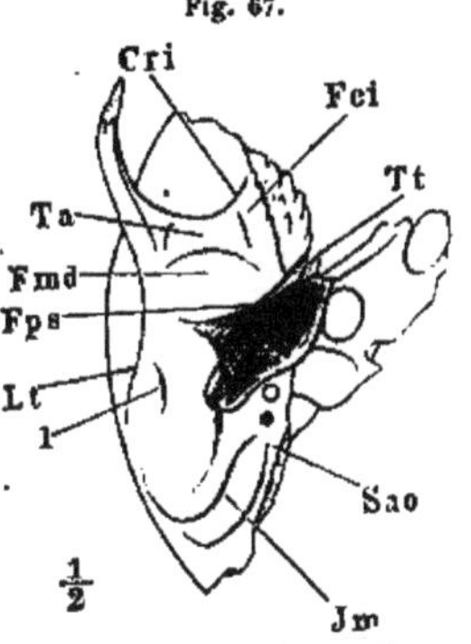

Le même os avec la portion tympanique (***).

Racines de l'apophyse zygomatique.

…yse zygomatique. — *Ipr*, échancrure pariétale. — *Pr*, portion mastoïdienne. — *Pt*, por… … — *Ppet*, portion pierreuse.

… transversale limitant la cavité glénoïde. — †, trait de scie qui a séparé la portion tym… …section de l'apophyse styloïde.

… sous-temporale. — *Ta*, tubercule articulaire (racine transverse de l'apophyse zygoma… … cavité glénoïde. — *Fps*, fissure pétro-squameuse. — *Lt*, ligne temporale. — *l*, petite crête … du conduit auditif externe. — *Jm*, rainure digastrique. — *Sao*, sillon de l'artère occi… …voûte de la caisse du tympan. — *Fci*, surface triangulaire qui fait partie de la fosse

1° Transverse. 2° Longitudinale, subdivisée en deux branches. Tubercule du ligament latéral externe de l'articulation temporo-maxillaire. Cavité glénoïde. Félure de Glaser. Apophyse grêle de Raw.

postérieure (linea temporalis, Lt), est bifurquée, et présente *a)* une bran périeure, qui va gagner la ligne demi-circulaire temporale ; *b)* une b inférieure, qui passe entre le conduit auditif et la cavité glénoïde. A l' où les deux racines, la transverse et la longitudinale, se réunissent, se un *tuberculé* très-prononcé, qui donne insertion au ligament latéral exte l'articulation du temporal avec l'os maxillaire. Entre les deux racines se *cavité glénoïde* (fossa mandibularis, Fmd), divisée en deux portions : l'un *rieure,* qui seule est articulaire, l'autre *postérieure,* étrangère à l'artic Ces deux portions de la cavité glénoïde sont séparées par une fente *scissure glénoïdale* ou *fêlure de Glaser*, à travers laquelle passent l'apophy de Raw (*Tt*, *fig.* 69), le faisceau fibreux appelé muscle antérieur du mar les vaisseaux auditifs internes (1).

2° La *face interne* de la portion écailleuse (*fig.* 68) offre une concavité ment plus considérable que la convexité de la face externe. On y remar

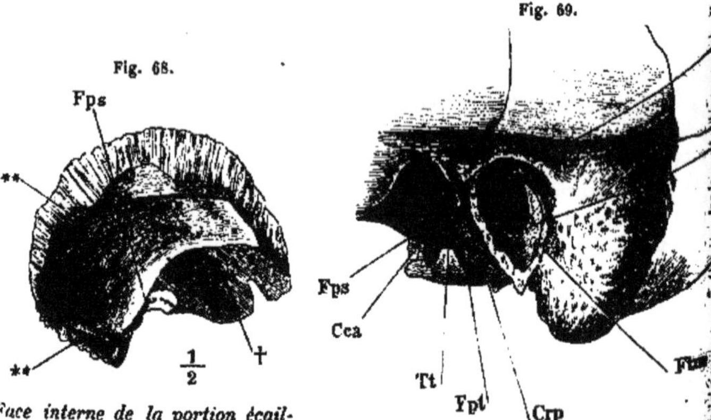

Face interne de la portion écailleuse (*).

Portion inférieure du temporal gauche (

inégalités communes à tous les os du crâne, et des sillons vasculaires dont le principal est dirigé horizontalement d'avant en arrière et qu des divisions de l'artère méningée moyenne.

3° La *circonférence* de la portion écailleuse est confondue, en bas, avec de l'os ; mais il existe toujours, surtout à la face interne, des traces de qui unit la portion écailleuse à la portion pierreuse (fissure pétro-squ Fps). Sa portion libre, qui forme les trois quarts environ d'un cercle, une très-large coupe oblique aux dépens de la table interne, mais se dans ses deux tiers postérieurs, qui s'unissent au pariétal. Dans son ti rieur, elle est plus épaisse, taillée en biseau aux dépens de la table et s'articule avec le sphénoïde.

(*) *Fps*, fissure pétro-squameuse. — **, Sillon de l'artère méningée moyenne. Section de
(**) *Pae*, trou auditif externe. — *Mty*, bord tympanique. — *Ftm*, fissure tympanico-mas *Crp*, crête pétreuse. — *Fpt*, fissure pétro-tympanique. — *Tt*, voûte de la caisse du tympan carotidien. — *Fps*, fissure pétro-squameuse.

(1) Le nerf qui porte le nom de corde du tympan passe par un autre conduit distinct de la scissure glénoïdale.

B. — Portion mastoïdienne.

Peu prononcée chez les jeunes sujets, très-développée, au contraire, adulte, la portion mastoïdienne occupe la partie postérieure et inférieure poral.

face *externe* (*fig.* 69), convexe, rugueuse, se termine en bas et en avant apophyse en forme de mamelon, *apophyse mastoïde*. En dedans de cette se voit une rainure profonde, qui porte le nom de *rainure digastrique* mastoïd., *lm*, *fig.* 67), parce qu'elle donne attache à un muscle de ce

Apophyse mastoïde.

Rainure digastrique.

rière de l'apophyse mastoïde est le *trou* ou *canal mastoïdien*, qui donne à l'artère mastoïdienne et à une veine, mais qui présente des variétés dans ses diamètres et dans sa situation. Au-dessus de l'apophyse *surface raboteuse*, destinée à l'insertion des muscles splénius et sterno-ien.

Trou mastoïdien.

face interne de la portion mastoïdienne (*fig.* 70) est concave et fait partie latérales et postérieures du crâne. On y remarque gouttière très-profonde et , en forme de demi-cylindre (sinus transv., *Sst*) : portion la plus large de la latérale. Presque toujours grande inégalité entre la de gouttière du temporal celle du temporal gauche; le fond de cette gouttière trou ou canal mastoïdien ordinairement par un ou pertuis.

Fig. 70.

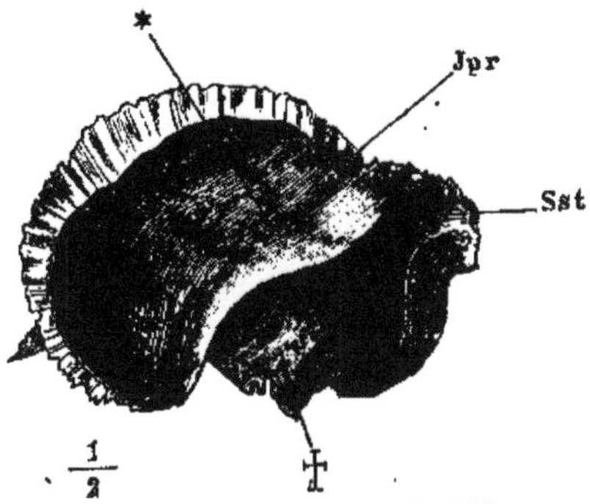

Face interne du temporal droit (*).

Portion de la gouttière latérale.

Ouverture interne du trou mastoïdien.

circonférence, extrêmement dentelée, forme en haut nt, avec la circonférence de la portion squameuse, un *angle rentrant* parietalis, *Ipr*), dans lequel est reçu l'angle postérieur et inférieur du puis elle se recourbe en demi-cercle, pour s'unir à l'occipital par un et inégal.

Angle rentrant ou pariétal de la portion mastoïdienne.

C. — Pyramide.

mide est une sorte d'apophyse pyramidale dont la base repose sur la ne de la portion mastoïdienne et de la portion squameuse, et qui obliquement d'arrière en avant et de dehors en dedans dans la cavité . Elle comprend, avons-nous dit, deux portions distinctes : la portion et la portion *tympanique*.

Pyramide formée de deux parties.

ortion pierreuse, de beaucoup la plus considérable, se compose : sorte de massif ou d'un *corps* en forme de prisme quadrangulaire

Corps.

(*) ...chancrure pariétale. — *Sst*, gouttière latérale. — *, limite entre la portion squameuse et la ...oïdienne. — +, section de la pyramide.

(*fig.* 71, 72 et 73), dont une des extrémités est appliquée contre la par rieure et inférieure de la face interne de la portion mastoïdienne, e

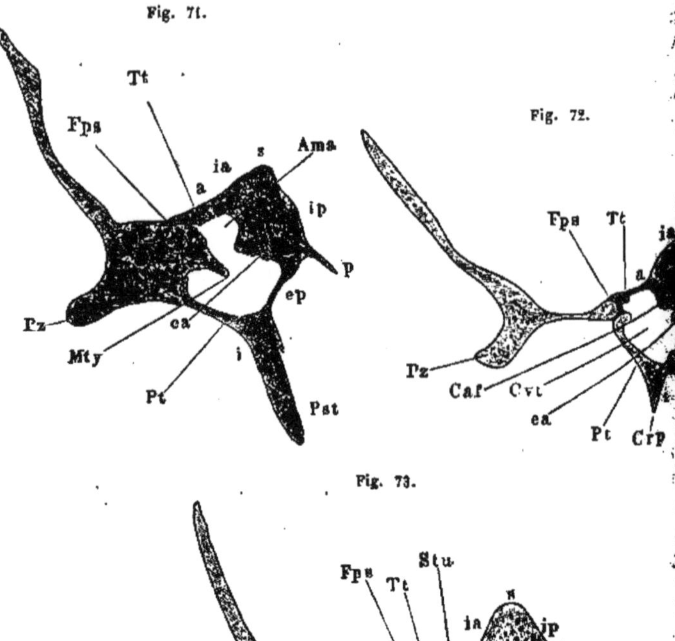

Sections du temporal suivant un plan perpendiculaire à l'axe longitudina. de la et passant, fig. 71, *au-devant du bord antérieur du conduit auditif externe* (*) *en avant de l'apophyse styloïde* (**) ; *fig.* 73, *en avant de l'orifice du canal caro*

Rocher. dirige obliquement en avant et en dedans, de façon que son axe prolon contrerait celui du côté opposé vers le bord postérieur de la cloison d nasales. Le nom de *rocher*, qui lui a été donné, indique assez l'excessi du tissu osseux qui le compose, dureté qui, d'une part, est importan nature de ses fonctions, car le rocher sert de réceptacle à l'appareil vi

(*) P, angle postérieur. — *s*, angle supérieur de la portion pierreuse. — *a*, angle antérieur inférieur. — *ia*, face interne et antérieure. — *ip*, face interne et postérieure. — *ep*, face ex térieure. — *ea*, face externe et antérieure. — *Tt*, voûte de la caisse du tympan. — *Fps*, squameuse. — *Ama*, cellules mastoïdiennes. — *Pst*, apophyse styloïde. — *Pt*, portion tym *Mty*, bord tympanico-squameux. — *Pz*, apophyse zygomatique.

(**) *Caf*, aqueduc de Fallope. — *Fps*, fissure pétro-squameuse. — *Crp*, crête pétreuse. — C tympan.

(***) *Stu*, cloison de la trompe. — *Cca*, canal carotidien. — *Cm*, canal musculo-tubaire.

...on, et qui, d'autre part, rend compte de sa fragilité, prouvée par la fré- ...e de ses fractures.

...corps de la portion pierreuse est placé de telle façon que deux de ses angles ...) se trouvent dans un plan vertical, et deux (*a* et *p*) dans un plan horizon- ...De ses quatre faces, deux sont supérieures ou internes, l'une antérieure (*ia*) ...autre postérieure (*ip*), et font partie de la face interne de la base du crâne. ...deux autres faces sont inférieures ou externes ; l'une, postérieure (*ep*), est ...et se voit à la face externe de la base du crâne ; l'autre, antérieure (*ea*), est ...verte en partie par la portion écailleuse, en partie par la portion tympa- ...et forme la paroi postérieure de la caisse du tympan. Cette face sera étu- ...avec l'oreille.

Voûte de la caisse du tympan.

...un prolongement en forme de lame, qui se détache de l'angle antérieur ..., et qui continue la face antérieure et supérieure pour venir s'appliquer ...la face interne et le bord de la portion écailleuse. Cette lame ferme par ...la caisse du tympan, et en constitue la voûte (*tegmentum tympani*, de ...). Le lieu où s'opère la réunion avec la portion écailleuse, se reconnaît à ...ure (fiss. pétro-squameuse, *Fps*), souvent presque effacée en dehors, tou- ...très-marquée en dedans.

...*portion tympanique* (Pt) forme une sorte de gouttière à concavité supé- ...dont le bord antérieur s'applique contre la portion écailleuse, le bord ...eur contre la portion mastoïdienne, de manière à convertir en une ...ure elliptique (trou auditif externe) l'échancrure qui existe entre elles, ...canal elliptique la lame concave de la portion écailleuse qui forme la ...supérieure du conduit auditif externe.

...bord postérieur est séparé de la portion mastoïdienne par la fissure tympa- ...mastoïdienne ; son bord antérieur se termine au-dessous de l'extrémité ...de la voûte de la caisse. En dehors, la soudure est complète ; plus en ...il reste toujours entre les deux portions une fente (fissure pétro-tym- ...*Fpt*, *fig.* 69).

...fissures pétro-squameuse et pétro-tympanique sont parallèles, juxtaposées, ...ées seulement par une lamelle irrégulière, comme tranchante, interpo- ...les bords de la portion écailleuse et de la portion tympanique ; cette ...n'est autre chose que le bord antérieur de la voûte de l'oreille moyenne, ...é par en bas, le long du bord de la portion écailleuse (*fig.* 73) ; les deux ...ont généralement connues sous le nom de fissure de Glaser.

Face antérieure et inférieure de la pyramide.

...*antérieure et inférieure* de la pyramide, qui se voit à la base du crâne, ...dans sa moitié externe, qui appartient à la portion tympanique et qui ...en arrière de la fissure de Glaser. Au-devant du bord interne de la ...tympanique, au sommet de l'angle que fait la portion écailleuse avec la ..., se voit l'orifice d'un canal (*Can. musculo-tubaire*, Henle, *Cm*), qu'une ...horizontale (*septum tubæ*, *Stu*) divise en deux canaux superposés, l'un ...formant la portion osseuse de la trompe d'Eustache, l'autre supérieur, ...e muscle interne du marteau.

Apophyse styloïde.

...*postérieure et inférieure* est très-inégale et présente de dehors en dedans : ...apophyse très-longue et très-grêle, ayant ordinairement de 3 à 4 cen- ...et quelquefois jusqu'à 5 centimètres de longueur. Cette apophyse, ...mme *styloïde* (process. styloïdeus, *Pst*), est, chez l'homme, continue ...de l'os dans le plus grand nombre des cas ; mais quelquefois elle s'arti- ...lui d'une manière mobile, représentant ainsi la disposition qui existe

chez les animaux, où elle forme toujours un os à part, connu sous le
styloïdien. — *b*. En arrière de cette apophyse, entre elle et l'apophyse

Fossette et trou stylo-mastoïdien.

Fig. 74.

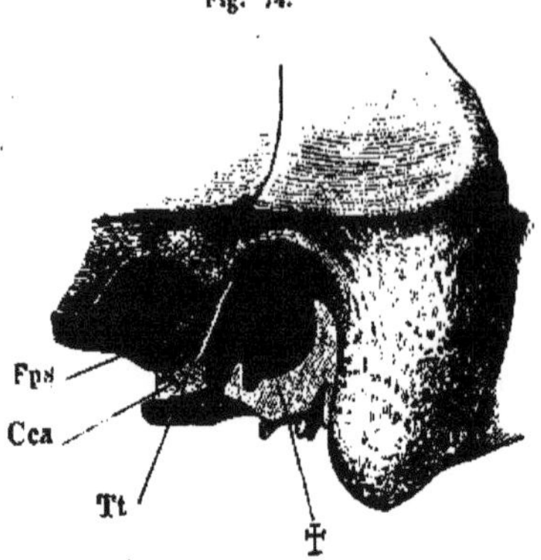

Portion du temporal gauche, dont on a enlevé la portion tympanique (*).

Fig. 75.

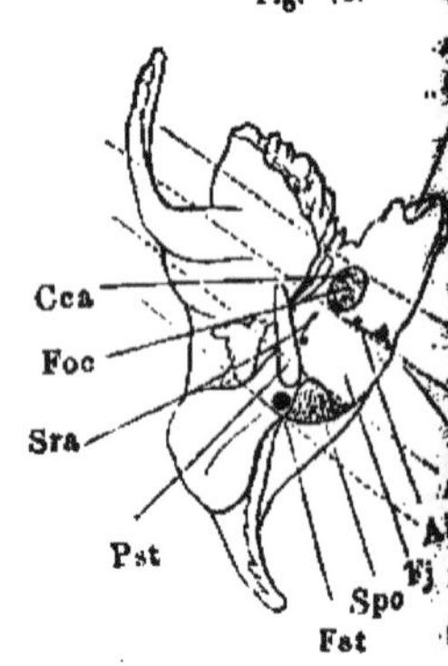

Face inférieure du temporal dro... ayant subi un mouvement ... de bas en haut autour de so... téro-postérieur (**).

est une espèce de petite fosse, au fond de laquelle se voit le *trou stylo-m...* (*Fst*); ce trou, au voisinage duquel on trouve un ou plusieurs *trous access...* l'orifice inférieur d'un canal, nommé improprement *aqueduc de Fall...* donne passage au nerf facial. — *c*. En dedans de l'apophyse styloïde et du tr... mastoïdien, existe une facette triangulaire, qu'on peut appeler *facette j...* et qui s'articule avec une facette semblable appartenant à l'occipital (... *drose pétro-occipitale*, Spo). — *d*. Un peu en dedans et en arrière de l'apop... loïde, se voit une fossette profonde, faisant partie du *trou déchiré post...* concourant à former la *fosse jugulaire* (Fj), qui contient un renflement... nommé *golfe de la veine jugulaire*. — *e*. L'orifice inférieur du *canal carotid...* que traverse l'artère carotide, et qui est dirigé d'abord verticalement ... haut, puis horizontalement en avant et en dedans, pour redevenir ver... terminaison dans la cavité du crâne. — *f*. Une *surface rugueuse*, donnant ... au muscle péristaphylin interne. — *g*. Enfin, au-devant de l'apophyse sty... une lame osseuse, en forme de *crête verticale*, continuation de la portio... nique qui constitue tout à la fois la partie inférieure du conduit aud... partie postérieure de la cavité glénoïde. Cette crête verticale, en parti... par les auteurs sous le nom d'*apophyse vaginale styloïdienne*, forme le b... rieur de la pyramide, comme nous verrons plus loin.

Facette jugulaire. Fossette jugulaire du temporal.

Orifice inférieur du canal carotidien.

Surface rugueuse à insertion musculaire.

Crête verticale.

Apophyse vaginale.

Sillon du filet crânien du nerf vidien.

La *face antérieure et supérieure* (*fig*. 76) présente un sillon dirigé d'ava... rière et de bas en haut, qui va se terminer, vers le milieu de cette fac... petite ouverture inégale, nommée *hiatus de Fallope* (Hcf), qui communi...

(*) *Fps*, fissure pétro-squameuse. — *Cca*, canal carotidien. — *Tt*, voûte de la caisse du ... †, section de la portion tympanique.

(**) *Cca*, canal carotidien. — *Foc*, orifice du canal carotico-tympanique. — *Sra*, sillon de ... culaire du pneumogastrique. — *Pst*, apophyse styloïde. — *Fst*, trou stylo-mastoïdien. — *Spo*, s... pétro-occipitale. — *Fj*, fosse jugulaire. — *Ait*, orifice inférieur du canal tympanique. — ... externe de l'aqueduc du limaçon.

de Fallope. Le sillon et l'hiatus contiennent le grand nerf pétreux et une artériole. Tout près du sommet de la pyramide, et au-dessous

Hiatus de Fallope.

supérieur est une dépression, sur laquelle tronc du trijumeau (*It*). Au-dessous du grand nerf pétreux superficiel, se voit un, parallèle au premier, et conduisant à supérieure du canal tympanique (Asc) : sillon du petit nerf pétreux superficiel.

postérieure et supérieure (*fig*. 77) présente obliquement dirigé de dedans en dehors en avant : c'est le conduit *auditif interne* ticus int., *Pai*), moins long que l'externe, mine une lame divisée par une crête en deux parties : l'une supérieure, sur existe une ouverture isolée, qui commence *de Fallope* et reçoit le nerf facial ; l'autre, criblée de plusieurs ouvertures, *lame nerf auditif*, à travers laquelle pénètrent de ce nerf. En dehors du trou auditif un peu plus près du bord supérieur de ide, se voit une dépression profonde, (***, *fig*. 77) : c'est un vide au-dessous du circulaire supérieur. Plus en dehors, à nce du trou auditif interne et de la gouttière latérale, est une autre icale ou oblique : c'est l'ouverture externe de l'aqueduc du vestibule

Fig. 76.

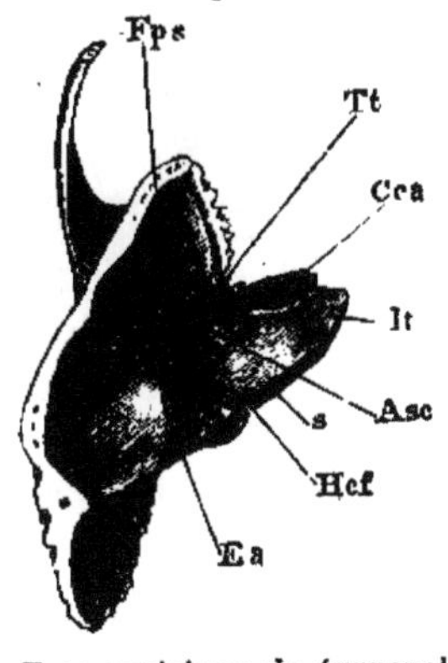

Face supérieure du temporal gauche. D'un trait de scie horizontal, on a retranché la moitié supérieure de la portion écailleuse et de la portion mastoïdienne (*).

Conduit auditif interne.

Orifice supérieur de l'aqueduc de Fallope.

Lame criblée du nerf auditif.

Ouverture de l'aqueduc du vestibule.

par lequel la dure-mère envoie ngements vasculaires au périoste inthe. — La *gouttière pétreuse inférieure* empiète un peu sur la partie inférieure interne de cette face.

bords séparent les faces de la pyra-

supérieur se prolonge en dehors, de crête, sur la portion mastoïdienne pour gagner de là le bord supé- la gouttière latérale de l'occipital il présente *a*) un *sillon* destiné à gouttière *pétreuse supérieure* ; *b*) une ant plus prononcée qu'on l'exa- temporal d'un plus jeune su- répond au relief que forme le canal demi-circulaire supérieur (E*a*) ; de cette saillie est un *cul-de-sac*, dont la profondeur est en raison l'âge et qui s'efface peu à peu chez l'adulte.

Fig. 77.

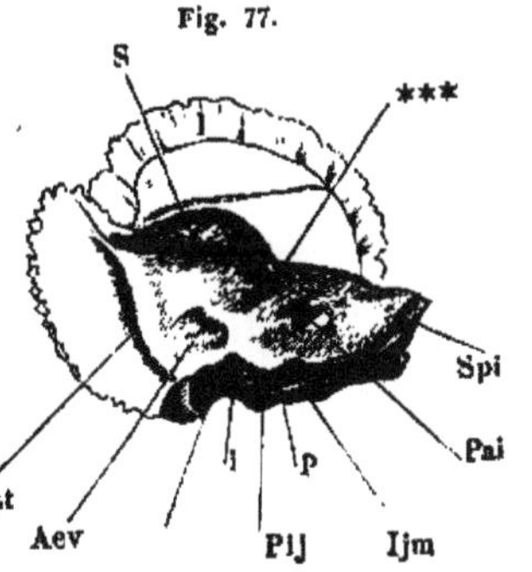

Face postérieure du temporal gauche (**).

Gouttière pétreuse supérieure.

Bosselure du canal demi-circulaire supérieur.

Cul-de-sac sans nom.

supérieur de la pyramide. — *Cca*, canal carotidien. — *Tt*, voûte de la caisse du tympan. — pétro-squameuse. — E*a*, saillie du canal demi-circulaire supérieur. — H*cf*, hiatus de Fal- ouverture supérieure du canal tympanique. — I*t*, dépression du nerf trijumeau.

supérieur. — *i*, bord inférieur. — *p*, bord postérieur. — S*st*, gouttière latérale. — A*ev*, ori- de l'aqueduc du vestibule. — I*jl*, portion externe du trou déchiré postérieur. — P*ij*, épine — I*jm*, portion interne du trou déchiré postérieur. — P*ai*, trou auditif interne. — S*pi*, si- inférieur. — ***, dépression au-dessous du canal demi-circulaire supérieur.

Dépression du nerf trijumeau.

Le *bord antérieur* ou *sphénoïdal* (*fig.* 78) se confond dans sa moitié avec la portion écailleuse, dont il es par une suture (fissure pétro-squ *Fps*), qui persiste quelquefois même âge avancé, et dont la trace ne s'ef mais complétement. Ce bord est libre moitié interne ; il forme, en se réu avec la portion squameuse, un ang trant, au sommet duquel se voient vertures de deux canaux adossés com canons d'un fusil double, et séparés p petite lamelle osseuse (septum tub Le *canal supérieur* (C*tt*,), beaucoup plu contient le muscle interne du mar canal inférieur (T*u*) constitue la po seuse de la *trompe d'Eustache*. Tou communiquent avec la caisse du ty la lamelle qui les sépare, porte le *béc de cuiller*.

Fig. 78.

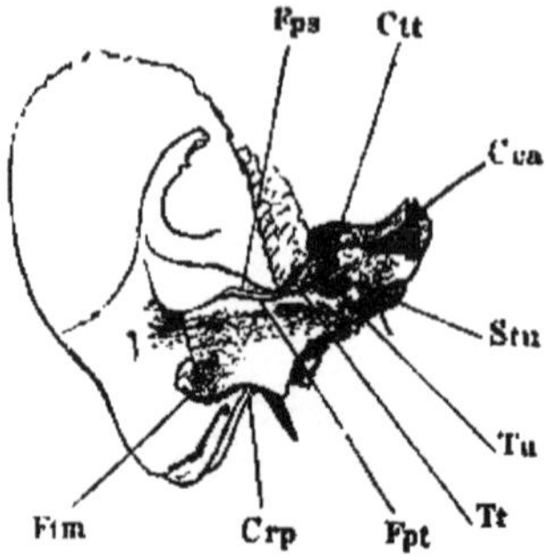

Face inférieure du temporal droit, le crâne ayant subi un mouvement de rotation de bas en haut autour de son axe antéro-postérieur (*).

Canal du muscle interne du marteau.

Portion osseuse de la trompe d'Eustache.

Bec de cuiller.

Le bord *inférieur* a la forme d'une crête (crête pétreuse, *Crp*) tra fortement échancrée et dentelée, qui commence à la fissure tympanico dienne, passe immédiatement au-devant de l'apophyse styloïde et de l'or férieur du canal carotidien, et se perd vers le sommet de la pyramide.

Le *bord postérieur* de la pyramide (*fig.* 77 et 79, P) commence, en près de la surface jugulaire de la portion mastoïdienne, se dirige en en dedans, d'abord tranchant, puis de plus mousse et profondément échancré, rem suite obliquement vers le bord supérieur, joint au sommet de la pyramide. La portion et tranchante de ce bord se voit à la face in crâne, où elle forme le bord antérieur du chiré postérieur. Une saillie pointue (proc fra-jugularis, P*ij*) la divise en deux écha secondaires : l'échancrure jugulaire posté externe (I*jl*), logeant le renflement veineu sous le nom de *golfe de la veine jugulaire*, chancrure jugulaire antérieure ou inter livrant passage aux nerfs pneumogastrique pharyngien et spinal. Immédiatement au de l'échancrure jugulaire, déjà sur la fa rieure et inférieure, se voit une dépressi forme d'une pyramide triangulaire aplati sommet de laquelle se trouve un trou : c'es *inférieur de l'aqueduc du limaçon* (apertura externa aquæd. cochleæ, Aex) qui fait communiquer le périoste externe avec celui du labyrinthe.

Échancrure pour le trou déchiré postérieur.

Fig. 79.

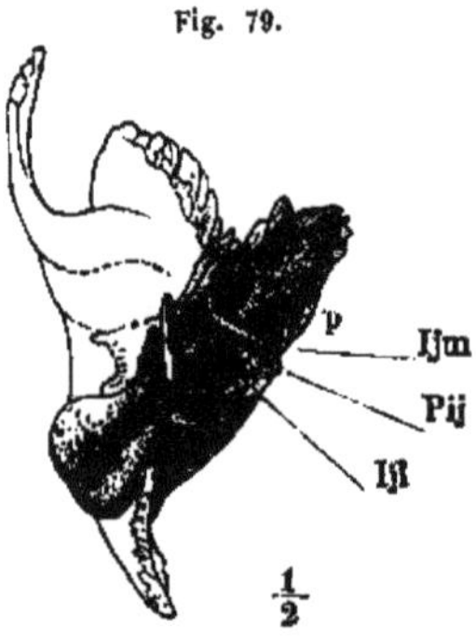

Face inférieure du temporal droit, le crâne ayant subi un mouvement de rotation de haut en bas autour de son axe antéro-postérieur (**).

Orifice inférieur de l'aqueduc du limaçon.

(*) *Fps*, fissure pétro-squameuse. — *Ctt*, canal du tenseur tympanique. — *Cca*, canal ca *Stu*, cloison du canal musculo-tubaire. — *Tu*, trompe d'Eustache. — *Tt*, voûte de la caisse du *Fpt*, fissure pétro-tympanique. — *Crp*, crête pétreuse. — *Ftm*, fissure tympanico-mastoïdien

(**) *p*, bord postérieur. — I*jm*, échancrure jugulaire interne. — P*ij*, épine sous-jugulaire. — crure jugulaire externe.

...tion interne du bord postérieur de la pyramide répond au bord externe ...physe basilaire de l'occipital et du corps du sphénoïde; elle est séparée ... par une fente (fissure pétro-basilaire), comblée par du fibro-cartilage ...voit à la face interne de la base du crâne, au fond d'une gouttière qui ...inus pétreux inférieur.

... confondue avec le reste de l'os, présente l'orifice évasé du *conduit au-...rne* (porus acusticus extern., Pae, *fig.* 69), orifice situé derrière la cavité ... et garni inférieurement d'aspérités pour l'insertion du cartilage de la ... Le conduit auditif externe est plus étroit au milieu qu'à ses extrémités ...te une courbure dont la concavité regarde en bas et en avant ; il est ...incipalement par une *lame recourbée* (portion tympanique) qui constitue ... postérieure de la cavité glénoïde. Conduit auditif externe.

...met (*fig.* 76) est très-inégal, comme tronqué ; il présente l'orifice supé-... *canal carotidien* et fait partie du trou déchiré antérieur. Orifice supérieur du canal carotidien.

...*é des connexions.* — Le temporal s'articule avec cinq os, savoir : trois os du ... pariétal, l'occipital, le sphénoïde ; et deux os de la face, l'os malaire ...xillaire inférieur. On pourrait, à la rigueur, y ajouter l'os hyoïde, qui ... l'apophyse styloïde par un ligament. Connexions

...*rmation intérieure.* — Compacte dans sa portion écailleuse, excepté à la cir-...ce, où l'on trouve des traces de diploé ; plus compacte encore et analogue ...ureté aux dents ou à certaines exostoses éburnées dans la portion pier-... temporal est creusé de cellules très-considérables dans la portion mas-..., qui est extrêmement sujette aux caries. Nous renvoyons l'histoire ... auditives creusées dans l'intérieur du rocher à l'article *Oreille* et la ...n des conduits nerveux et vasculaires dont le temporal est parcouru, ... nerfs et vaisseaux qui les traversent. (Voyez pour l'aqueduc de Fal-...scription du nerf facial.) Conformation intérieure.

...*pement.* — Le temporal se développe par *cinq points d'ossification* : un ...rtion écailleuse, un pour la portion pierreuse, un pour la portion mas-..., un pour la portion tympanique et un pour l'apophyse styloïde. Cinq points d'ossification.

... osseux qui paraît le premier, est celui de la portion écailleuse ; il se ...re la fin du deuxième mois de la vie intra-utérine. La portion pier-...ifie presque immédiatement après, par un point qui s'étend de la base ...mmet de la pyramide. Le troisième point est celui du cercle du tympan, ...anneau creusé, dans toute sa circonférence interne, d'une rainure pour ...ment de la membrane du tympan. Ce cercle, d'abord dirigé presque ...lement, devient de plus en plus oblique par les progrès de l'âge ; il est ... partie supérieure, et ses deux extrémités, qui sont appliquées sur la ...cailleuse, se croisent au lieu de s'unir. Dans un grand nombre d'ani-... cercle du tympan constitue pendant toute la vie un os distinct, connu ...om d'*os tympanal.* Le quatrième point d'ossification est celui de la portion ...nne ; il n'apparaît que dans le cinquième mois. Le cinquième point, ... l'apophyse styloïde, est le plus tardif ; comme le précédent, il reste dis-... la vie chez un grand nombre d'animaux : c'est l'*os styloïdien.* Il n'est ...de voir, chez l'homme, l'absence de soudure de cette apophyse. Époque d'apparition. Cercle du tympan. Os styloïdien.

...oppement de ces cinq pièces se fait d'une manière inégale ; celle dont ...on marche le plus promptement, est la portion pierreuse. La portion ...ne, la portion écailleuse et la portion pierreuse se soudent entre elles ...première année ; l'apophyse styloïde se soude à l'âge de trois ou quatre Ordre de jonction.

ans. A la naissance, la cavité glénoïde présente une surface presque pla[illegible] dépend de l'absence du conduit auditif et du faible développement [illegible] cine transverse de l'apophyse zygomatique. Les changements ultérie[illegible] prouve le temporal dépendent du développement 1° du conduit audit[illegible] la cavité glénoïde ; 3° de l'apophyse mastoïde, qui se creuse de cellules [illegible] plus considérables que l'individu est plus avancé en âge. Dès la premiè[illegible] qui suit la naissance, les saillies de la surface du rocher, si considérab[illegible] le fœtus, se sont effacées et les creux se sont remplis.

Il est digne de remarque que les temporaux des individus les plus [illegible] en âge présentent des traces de la soudure de la base du rocher avec la [illegible] écailleuse et la portion mastoïdienne.

§ 2. — DU CRANE EN GÉNÉRAL.

Position. Les différents os qui viennent d'être étudiés, se réunissent pour f[illegible] crâne, boîte osseuse qui renferme le cerveau, le cervelet, la protubéran[illegible] laire et le bulbe rachidien. Le crâne est situé en arrière et au-dessus de [illegible] il occupe la partie la plus élevée du squelette et fait suite à la colon[illegible] brale.

Forme. La *forme* du crâne (*fig.* 80) est celle d'un ovoïde aplati en bas et sur les [illegible] dont la grosse extrémité est tournée en arrière. Le crâne n'est jamais [illegible] ment symétrique ; mais un défaut de symétrie très-prononcé m'a paru [illegible]

Symétrie jamais complète. coïncider avec un état pathologique de l'encéphale. L'examen attentif d[illegible] d'un grand nombre d'idiots et de maniaques m'a présenté une différ[illegible] marquable entre les deux moitiés latérales de cette cavité.

Dimensions. Les *dimensions* du crâne (*fig.* 81 et 82) ont été déterminées avec [illegible] d'exactitude par Bichat. Le *diamètre antéro-postérieur*, mesuré du tro[illegible] à la protubérance occipitale interne, est de 13 centimètres et demi [illegible] le *diamètre transversal*, mesuré de la base d'un des rochers à celle de l'[illegible] de 12 centimètres ; le *diamètr*[illegible] étendu de la partie antérieure [illegible] occipital au milieu de la suture [illegible] est un peu moindre que le diamè[illegible] verse. En avant et en arrière d[illegible] ont été mesurées la largeur et la [illegible] du crâne, c'est-à-dire en avant [illegible] rière de la base des rochers, les [illegible] diminuent progressivement. Il [illegible] que la partie du crâne qui a le pl[illegible] pacité, est celle qui répond à la ré[illegible] deux tiers antérieurs avec le tie[illegible]

Fig. 80.

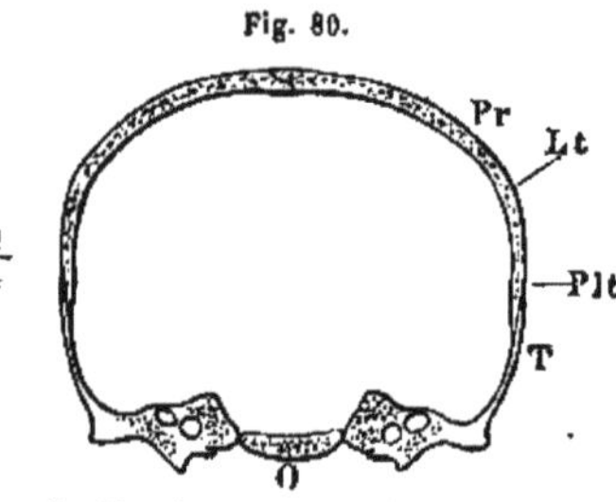

Section transversale du crâne (*).

rieur du crâne, c'est-à-dire à l'endroit où se trouve le concours ou, q[illegible] passe l'expression, le *confluent* du cerveau, du cervelet et de la moelle [illegible]

Variétés du crâne dans sa forme et dans ses dimensions. Mais le crâne présente de nombreuses différences, soit dans l'éten[illegible] dimensions, soit dans sa forme.

Les *variétés* que présente la forme du crâne chez les différents indi[illegible] raissent généralement dépendre de l'excès de tel ou tel diamètre, et [illegible]

(*) *Pr*, pariétal. — *T*, temporal. — *Lt*, ligne temporale. — *Plt*, fosse temporale.

...le sujet que l'augmentation d'un des diamètres coïncidant presque avec une diminution proportionnelle dans les autres diamètres, il en ...la différence absolue de volume est peu considérable.

Variétés d'âge, de sexe, de race.

...présente aussi, dans sa forme et dans son volume, des variétés chez ...nts *peuples*, ainsi que l'ont établi les recherches de Blumenbach et de ...g. Chez plusieurs nations, la configuration du crâne dépend de l'u... ...on est d'exercer sur la tête des enfants nouveau-nés une compression

Fig. 81.

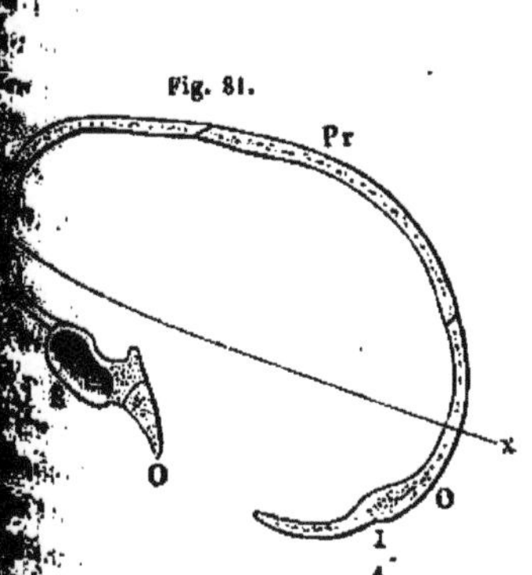

...icale et antéro-postérieure du crâne (*).

Fig. 82.

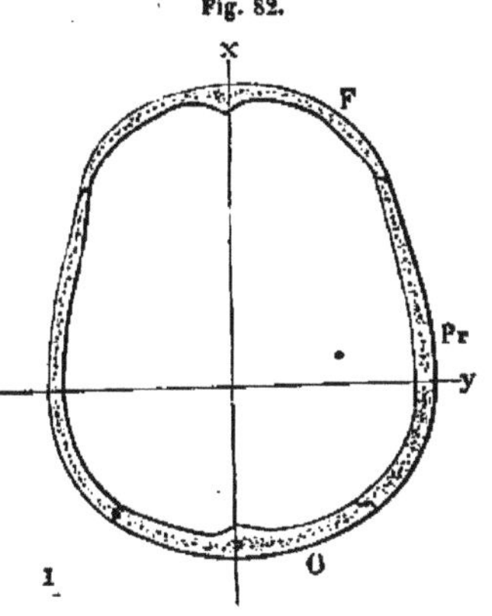

Section horizontale du crâne (**).

...nte ou fréquemment réitérée. Enfin, le crâne offre des variétés relatives ...*sexe*, aux *races* : il est proportionnellement plus considérable chez le ...chez l'adulte, chez l'homme que chez la femme, chez la race blanche ...ique que chez les autres races humaines, et notamment que chez la ...

Les différences portent sur la capacité du crâne.

...que soient, au reste, les variétés que présente le crâne, il est à re... ...qu'elles portent exclusivement sur la voûte.

Mensuration de la voûte.

Angle facial de Camper.

...ne étant exactement moulé sur le cerveau, on a attaché un grand intérêt ...ciation exacte de ses dimensions, qui traduisent à l'extérieur les dimen... ...cerveau : de là les diverses méthodes de mensuation imaginées pour cet ... plus ancienne est celle qui a été proposée par Camper, sous le nom ...*cial*. Cet angle est destiné à mesurer le rapport qui existe entre le vo... ...crâne et celui de la face. Tirez une ligne qui, des dents incisives ...de la mâchoire supérieure, vienne passer au-devant de la ligne mé... ...front; coupez cette ligne par une autre qui, de ces mêmes dents in... ...boutisse au conduit auditif, et vous aurez l'angle facial, qui est de 80 ... l'Européen, de 75° dans la race mongole et de 70° dans la race nè... ...circonstance anatomique n'avait point échappé au génie observateur ...ens. On voit, en effet, que dans les statues de leurs héros et de leurs ... ont poussé jusqu'à l'exagération la grandeur de l'angle facial, qui est ... même davantage, dans la statue du Jupiter Tonnant.

...pital. — Pr, pariétal. — F, frontal. — N, os du nez. — E, ethmoïde. — S, sphénoïde. — ... antéro-postérieur.

...ontal. — Pr, pariétal. — O, occipital. — x, diamètre antéro-postérieur. — y, diamètre ... maximum.

L'angle facial ne fournissant aucune donnée sur la capacité des régio térieures du crâne, Daubenton a eu spécialement en vue cet objet mesure qui porte le nom d'*angle occipital de Daubenton*; mais cette comme celle qui précède, comme, au reste, toutes les mesures linéair quées à la détermination de la capacité du crâne, est nécessairement D'une part, en effet, l'épaisseur variable des parois de la cavité et le dév ment plus ou moins considérable des sinus, d'une autre part, la saillie rable des alvéoles ou leur affaissement, après la chute des dents, intro dans le problème à résoudre des données dont il n'est pas tenu compte; faut-il remarquer que l'angle facial et l'angle occipital n'expriment mensions que dans un sens. Or, la capacité d'une cavité, comme le d'un solide, ne peut être déterminée que par la connaissance de ses mensions. Ce n'est donc que par des mesures de surface et des mesure à l'intérieur du crâne que la capacité de cette boîte osseuse peut être ment appréciée. Tel est le but que s'était proposé Cuvier, en compara *du crâne* et l'*aire de la face*, sciés verticalement d'avant en arrière.

Angle occipital de Daubenton. Imperfection de ce mode de mensuration. Insuffisance des mesures linéaires. Mesures de surface. Aires de la face et du crâne.

La coupe du crâne représente un ovale, dont la grosse extrémité est en arrière; celle de la face est triangulaire. Chez l'Européen, l'aire d égale quatre fois celle de la face, la mâchoire inférieure exceptée; che gre, l'aire de la face augmente d'un cinquième. Le résultat le plus gén quel conduise l'examen comparatif du crâne et de la face chez l'hom dans les mammifères, c'est que le crâne et la face sont dans un rapport de développement. L'une de ces parties semble, pour ainsi dire, n'aug qu'aux dépens de l'autre.

Les dimensions du crâne sont en raison proportionnellement inverse de celles de la face.

A. — Des diverses régions du crâne.

Le crâne, considéré en totalité, présente à étudier une *surface exté* une *surface interne* ou *encéphalique*. Dans cette étude, beaucoup d'objets crits dans l'histoire de chaque os seront seulement indiqués; ceux qui de l'union des os en une pièce commune, seront examinés plus en détai

1. — SURFACE EXTERNE DU CRANE.

La surface extérieure du crâne se divise en région supérieure ou vo gion inférieure ou base et régions latérales.

A. *Région supérieure* ou *voûte* (*fig.* 84). — Elle est limitée par une ligne laire qui, partant de la bosse frontale moyenne, aboutirait à la protu occipitale externe, en suivant le contour de la fosse temporale. Cette rég est recouverte principalement par les muscles occipito-frontaux, prése

Sur la ligne médiane (*fig.* 85), 1° la trace de l'union entre les moitiés tives du frontal; 2° la suture *bipariétale* ou *sagittale* (*sagitta*, flèche avant, coupe perpendiculairement la suture fronto-pariétale, et qui, en se termine à l'angle supérieur de la suture *occipito-pariétale* ou (λ des Grecs).

Suture bipariétale.

Sur les côtés, trois bosses plus ou moins saillantes, suivant les individ tant plus saillantes que les individus sur lesquels on les examine, son avancés en âge. Ces trois bosses sont la bosse frontale, la bosse pariéta bosse occipitale supérieure. Entre la bosse frontale et la bosse pariét

Bosses frontale, pariétale, occipitale supérieure.

suture *fronto-pariétale*; entre la bosse pariétale et l'occipitale, se re- suture *lambdoïde*. Indépendamment de ces trois grandes proémi- existe une foule d'autres bosselures plus petites, qui ont acquis beau- portance dans le système de Gall, sous le nom de *protubérances*. (Suture fronto-pariétale, lambdoïde. Protubérances de Gall.)

inférieure ou *base du crâne* (*fig*. 83). — Aplatie et très-inégale, bornée par la protubérance occipitale externe (*Poe*) et la ligne demi-circulaire de l'occipital (*Lns*), en avant par la bosse nasale, elle est circonscrite par une ligne étendue de l'apophyse mastoïde (*Pm*) et de l'apophyse (Limites.)

Fig. 83.

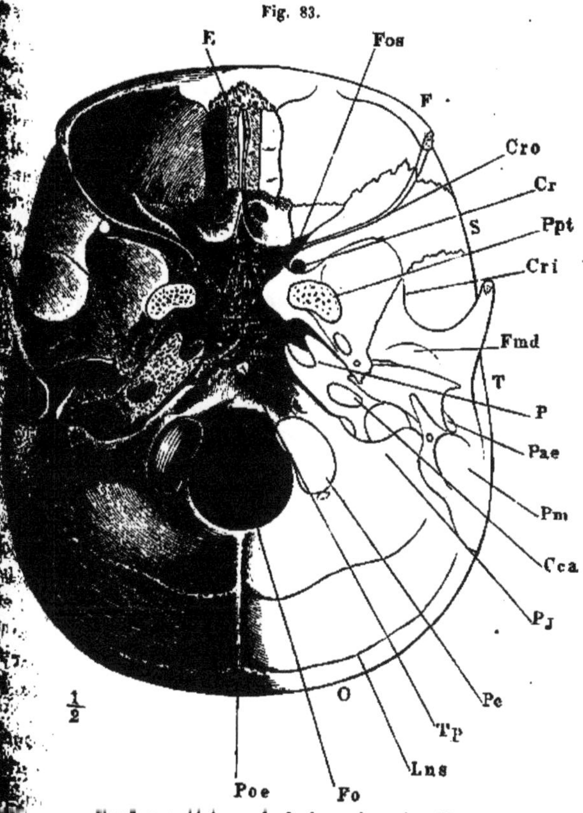

Surface extérieure de la base du crâne (*).

-terne du frontal (F) d'un côté, aux mêmes parties du côté opposé. -ntenterons de décrire ici la moitié postérieure de la base du crâne; -é sera comprise dans la description de la face, avec laquelle elle

(*) ... ptérygoïdes ont été sciées à leur base. — O, occipital. — T, temporal. — S, sphénoïde. — E, ethmoïde. — *Poe*, protubérance occipitale externe. — *Fo*, trou occipital. — *Lns*, ligne ... supérieure. — *Tp*, tubercule pharyngien. — *Pc*, condyles de l'occipital. — *Pj*, apophyse ... — canal carotidien. — *Pm*, apophyse mastoïde. — *Pae*, trou auditif externe. — *Fmd*, ca- ... — *Cri*, crête sous-temporale. — *Ppt*, section de l'apophyse ptérygoïde. — *Cr*, trou grand ... orbitaire, formant le bord supérieur de la fente sphéno-maxillaire. — *Fos*, fente

concourt à former les fosses orbitaires, nasales et zygomatiques. Les ptérygoïdes, en bas, et plus haut le bord postérieur du sphénoïde éta limite de ces deux moitiés.

La moitié postérieure de la base du crâne présente, d'arrière e 1° *sur la ligne médiane*, la protubérance occipitale externe (Poe), la cr tale externe, le trou occipital (Fo), les condyles (Pc), la surface basil et enfin la suture transversale qui résulte de l'articulation du corps noïde avec l'angle inférieur tronqué de l'occipital : c'est la *suture s pitale.*

Protubérance occipitale externe. Crête occipitale externe. Trou occipital. Condyles. Surface basilaire. Suture sphéno-occipitale.

2° *Sur les côtés*, les bosses occipitales inférieures, offrant chez les divers différences de volume auxquelles Gall, dans son système crânologique, une grande importance. Ces bosses sont limitées en haut par la ligne de laire supérieure de l'occipital (Lns); sur leur partie moyenne se dessine courbe occipitale inférieure, séparée de la précédente par des emprei culaires. Entre la ligne courbe occipitale inférieure et le trou occipital encore des inégalités, destinées aussi à des insertions de muscles. Plus on trouve la fosse condylienne postérieure et le trou condylien postéri l'existence n'est pas constante. En dehors des condyles de l'occipital, est la jugulaire, l'éminence de même nom (Pj) et la *suture pétro-occipitale*, obli dirigée d'arrière en avant et de dehors en dedans, sans engrenure et juxtaposition complète des os, et terminée en arrière par une ouvertu dérable, à bords inégaux, nommée *trou déchiré postérieur* (foramen Frj, *fig.* 86), lequel est divisé par une languette osseuse en deux por *antérieure*, plus petite, à travers laquelle passent des nerfs, l'autre *post* grande, appelée *fosse jugulaire* et recevant un renflement veineux co nommé *golfe de la veine jugulaire*. La suture pétro-occipitale se termin à une autre ouverture inégale, de forme triangulaire, fermée par un véritable fontanelle, qui se trouve à la limite de trois os, l'occipital, le le sphénoïde : c'est le *trou déchiré antérieur* (foramen lacerum, Frl, *fig* devant de la suture pétro-occipitale, se voient la face inférieure du ro ses nombreuses aspérités, puis, d'arrière en avant, l'apophyse mastoïd rainure digastrique, le trou stylo-mastoïdien, l'apophyse styloïde et ou sa *gaîne*, l'orifice inférieur du canal carotidien (Cca). Plus en av *suture pétro sphénoïdale*, à l'extrémité externe de laquelle s'ouvre, par dirigé obliquement en avant et en bas, la portion osseuse de *d'Eustache.*

Bosses occipitales inférieures. Lignes demi-circulaires de l'occipital. Fosse et trou condyliens postérieurs. Surface jugulaire. Éminence jugulaire. Suture pétro-occipitale. Trou déchiré postérieur. Fosse jugulaire. Trou déchiré antérieur.

Ainsi, toutes les sutures de la moitié postérieure de la base du crâne aboutissant le trou déchiré antérieur (*fig.* 86) : de l'angle interne par sphéno-occipitale, qui s'étend transversalement d'un des trous déch rieurs à l'autre ; de l'angle externe part la suture pétro-sphénoïdale, q tinue avec la scissure de Glaser ; de l'angle postérieur part la sut occipitale, qui s'unit à angle obtus avec la suture occipito-mastoïdie ces sutures, sans exception, se font par juxtaposition, et non par comme les sutures de la voûte.

Toutes les sutures de la moitié postérieure de la base aboutissent au trou déchiré antérieur.

C. *Régions latérales du crâne* (*fig.* 84). Bornée en arrière par la su doïde, en avant par l'apophyse orbitaire externe, en haut par la lig temporale, cette région, plus ou moins bombée, suivant les sujets, est la portion la plus aplatie de la voûte. Elle présente, d'arrière en *région mastoïdienne*, le trou mastoïdien, le conduit auditif externe

Région mastoïdienne.

...et la racine transverse de l'apophyse zygomatique; 2° la *région* ou ...*rale*, concave en avant, convexe en arrière, bornée en bas et en dehors ...*zygomatique* ou *anse de la tête*, très-écartée du crâne, et dont l'écar... est en général très-considérable chez les carnivores; bornée en bas et en ... une crête (crête sous-temporale, *Cri*, *fig.* 90), qui sépare la fosse tem... la fosse zygomatique. La fosse temporale est sillonnée de sutures nom... dont voici la disposition : *a.* on voit descendre verticalement la suture

Région ou fosse temporale.

Sutures de la fosse temporale.

Fig. 84.

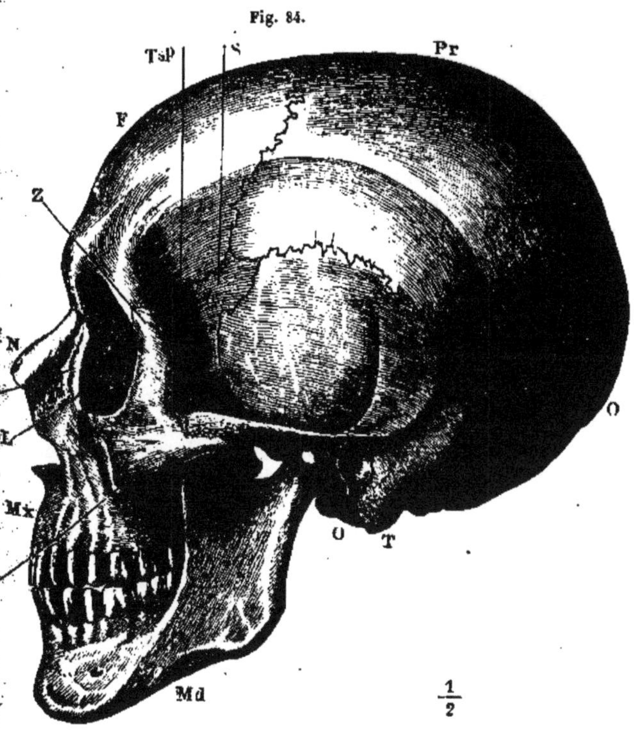

Tête vue de profil (*).

...*tale*; *b.* de l'extrémité inférieure de cette suture, on en voit partir deux ... en avant : c'est la suture *sphéno-frontale*; l'autre en arrière : c'est la ...*étale*. Chacune d'elles ne tarde pas à se subdiviser en deux branches. ...no-pariétale naissent : *c.* la *spheno-temporale*, qui suit une direction des... et va se terminer à la scissure de Glaser, et *d.* la *temporo-pariétale*, qui ...horizontalement et va se continuer avec la suture lambdoïde. Les ...sphéno-temporale et temporo-pariétale font toutes deux partie de ce ...nommé *suture écailleuse*. De la suture *sphéno-frontale*, que nous avons

Sutures sphéno-frontale,

Sphéno-pariétale.

Les sutures sphéno-temporale et temporo-pariétale constituent la suture écailleuse.

(*) ...al. — *Pr*, pariétal. — S, sphénoïde. — F, frontal. — Z, os malaire. — N, os du nez. — ... L, os lacrymal. — *Mx*, maxillaire supérieur. — *Md*, maxillaire inférieur. — T, temporal. ...le épineux. — *Tx*, tubercule malaire.

Sutures fronto-jugale, et sphéno-jugale.

négligée un moment, naissent : *e.* la suture *fronto-jugale* (1), qui marche h… talement, et *f.* la suture *sphéno-jugale*, qui est descendante. Les dénomi… données à ces sutures indiquent pour chacune les os dont elle est form… système d'exposition que nous venons d'adopter, nous a paru le plus p… faciliter le souvenir de ces nombreuses sutures, en les subordonnant le… aux autres. Le tableau suivant résume très-exactement ce qui vient d'ê…

Suture fronto-pariétale.	Sphéno-pariétale.	Sphéno-temporale. Temporo-pariétale.
	Sphéno-frontale.	Fronto-jugale. Sphéno-jugale.

Disposition générale des biseaux dans ces sutures.

Toutes ces sutures ont ceci de très-remarquable que tous ou presque t… os qui concourent à leur formation, sont taillés en biseau en manière d'é… et, de plus, que l'écaille de tout os placé au-dessus est recouverte par l'écai… l'os placé au-dessous ; en sorte que chaque écaille inférieure empêche la… rieure corespondante de se porter en dehors et lui résiste à la manière de… boutants. (Voyez *Arthrologie*, *Mécanisme du crâne.*)

II. — SURFACE INTERNE DU CRANE.

Pour bien voir la surface interne du crâne, il faut le soumettre à deux… pes, l'une horizontale, dirigée de la protubérance occipitale à la bosse fr… moyenne, l'autre verticale, dirigée d'avant en arrière sur la ligne médian…

Crête frontale. Gouttière longitudinale.

1° *Voûte du crâne* (*fig.* 85). — On y trouve, d'avant en arrière, *a.* sur la *lig… diane*, la crête frontale, la *gouttière longitudinale*, peu profonde, prolon… avant jusqu'à la crête frontale, en arrière jusqu'à la protubérance occi… interne et présentant dans le sens de sa longueur la trace linéaire de l… des deux pièces qui forment le frontal pendant les premières années de… et la face interne de la suture sagittale (Ss). La gouttière longitudinale loge… toute sa longueur le sinus longitudinal supérieur ; elle présente l'orifice in… des trous pariétaux.

Fosses frontales. Suture fronto-pariétale. Fosse pariétale. Suture lambdoïde. Fosses occipitales supérieures. Gouttières vasculaires.

b. Sur les côtés, les fosses frontales, au niveau des bosses du même n… face interne de la suture fronto-pariétale, la face interne du pariétal et la… pariétale, la suture lambdoïde et les fosses occipitales supérieures.

Faisons remarquer, à l'égard des fosses, qu'elles sont toutes plus pr… que ne semblerait l'indiquer la saillie des bosses correspondantes, parce q… sont creusées en partie aux dépens de l'épaisseur des os ; à l'égard des… qu'elles sont beaucoup moins profondément dentelées à la face interne q… ne le sont à la face externe du crâne.

Du reste, toute la face interne de la voûte est parcourue de goutti… meuses, creusées principalement sur les pariétaux ; les unes sont veine… autres artérielles. Les gouttières veineuses, qui n'existent pas d'une m… manifeste chez tous les sujets, mais qui sont quelquefois énormes, se disti… des gouttières artérielles par les trous dont elles sont criblées.

2° *Base du crâne* (*fig.* 86). — Elle présente trois séries de fosses ou trois…

(1) L'os malaire porte le nom d'os jugal, d'où les noms de fronto-jugale et de… jugale.

comme par étages sur un plan incliné d'avant en arrière et de haut
les distingue en région antérieure, moyenne et postérieure.
antérieure ou *ethmoïdo frontale*. — Constituée par le frontal (F), l'eth-
et les petites ailes du sphénoïde (Ao), elle présente : *a. à sa partie*

Fig. 85.

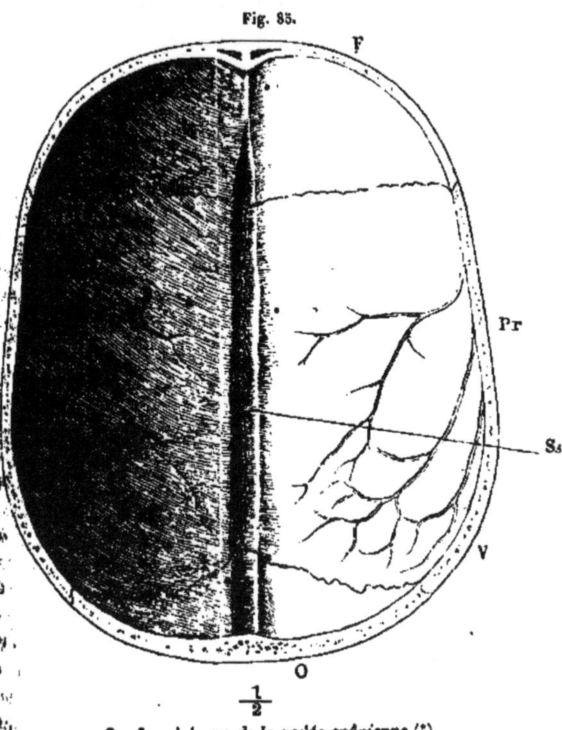

$\frac{1}{2}$

Surface interne de la voûte crânienne (*).

en avant, la *fosse ethmoïdale*, divisée par l'apophyse crista-galli (Cg) en gouttières profondes, antéro-postérieures, *gouttières ethmoïdales*. Cette apo- séparée de la crête frontale par une échancrure, au fond de laquelle borgne. Dans les gouttières ethmoïdales se voient les trous de la lame la fente ethmoïdale, destinée au filet ethmoïdal du rameau nasal, interne de la *suture ethmoïdo-frontale*, dirigée d'avant en arrière, l'orifice orbitaires internes, la trace de la suture *ethmoïdo-sphénoïdale*, dirigée lement. Derrière la fosse ethmoïdale est la surface olfactive, légère- imée de chaque côté de la ligne médiane, pour le passage des nerfs cette surface appartient aux petites ailes du sphénoïde. Fosses et gouttières ethmoïdales. Surface olfactive.

côtés, les bosses orbitaires, si remarquables par la saillie de leurs parcourues par de très-petites gouttières pour des rameaux de l'artère On y voit encore la *suture fronto-sphénoïdale*, qui indique l'union des du sphénoïde avec la portion orbitaire du frontal. Les bosses orbi- ment les lobes antérieurs du cerveau. Bosses orbitaires.

al. — V. — Pr, pariétal. — F, frontal. — Ss, gouttière longitudinale.

Partie médiane.

B. *Région moyenne* ou *sphéno-temporale.* — Elle présente : *a. dans sa p* *diane*, formée par le corps du sphénoïde, la gouttière optique, la fosse p profondément excavée en arrière, la lame carrée (*Ds*), les gouttières ca ses, les apophyses clinoïdes antérieures (*Pca*) et postérieures.

Fosses sphéno-temporales.

b. Sur les côtés, deux fosses très-profondes, répondant aux cornes sphén du cerveau mées *fosses* *moyennes* de du crâne; en dehors, en dedans sont born avant par postérieur tites ailes d noïde, en par le bor rieur de l mide. Ces qu'on pour peler *sphén* *rales*, sont par la fac rieure et an de la pyr face intern portion é du tempo face supér grandes sphénoïde présentent en arrière, sphénoïda le trou gr ou maxill périeur (C

Fig. 86.

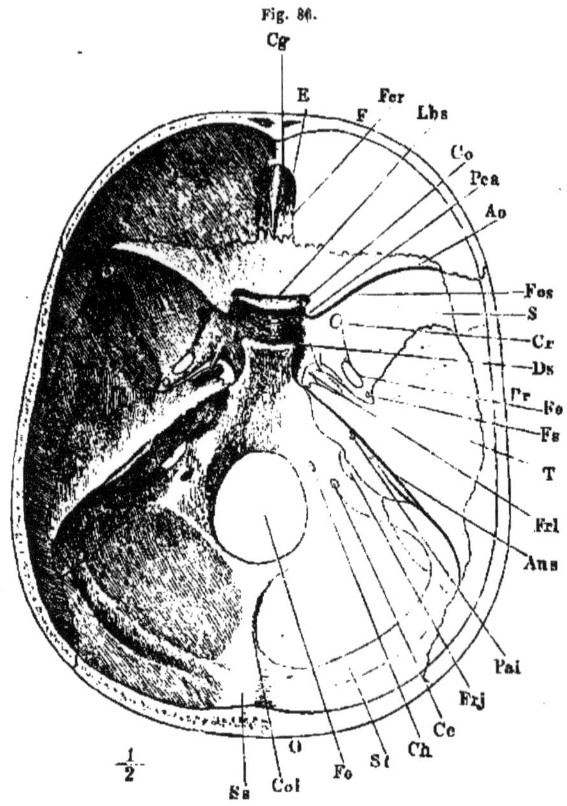

Face interne de la base du crâne (*).

ovale ou maxillaire inférieur (*Fo*), le trou petit rond ou sphéno-épin l'orifice interne du trou déchiré antérieur (*Frl*) et l'hiatus de Fallope. la réunion du sphénoïde avec la portion écailleuse, d'une part, avec pierreuse, de l'autre (*sutures sphéno-temporale, pétro-sphénoïdale*). Ces melonnées comme d'ailleurs toute la surface du crâne qui répond au sont traversées, d'arrière en avant et de dedans en dehors, par une

Gouttière rameuse de l'artère méningée moyenne.

(*) O, occipital. — T, temporal. — *Pr*, pariétal. — S, sphénoïde. — F, frontal. — E, Ss, gouttière sagittale. — *Coi*, crête occipitale interne. — *Fo*, trou occipital. — *St*, gouttière *Ch*, trou condylien antérieur. — *Cc*, trou condylien postérieur. — *Frj*, trou déchiré posté trou auditif interne. — *Ans*, bord supérieur de la pyramide. — *Frl*, trou déchiré antérieur sphéno-épineux. — *Fo*, trou ovale. — *Ds*, lame quadrilatère. — *Cr*, trou grand rond. — Fo noïdale. — *Ao*, petites ailes du sphénoïde. — *Pca*, apophyses clinoïdes antérieures. — *Ca*, — *Lbs*, bord sphénoïdal. — *Fcr*, lame criblée. — *Cg*, apophyse crista-galli.

du trou sphéno-épineux (Fs), longe le bord externe du sphénoïde, ou est creusée sur la suture sphéno-écailleuse, et se subdivise bientôt en ...nches : l'une antérieure, plus considérable, qui poursuit son trajet l'angle antérieur inférieur du pariétal, où elle se continue avec la gout-...euse antérieure de cet os; l'autre postérieure, qui se dirige horizon-... en arrière, et gagne l'angle antérieur et inférieur du pariétal. Dans ... cas, la portion de gouttière étendue du trou petit rond au sommet de ...aile du sphénoïde a un diamètre presque égal à celui des gouttières ... presque toujours alors cette portion de gouttière est criblée de trous. ...ent l'artère méningée moyenne et une grosse veine.

Gouttière basilaire.

...ion *postérieure* ou *temporo-occipitale*. — Elle présente : *a. à la partie* ... la *gouttière basilaire,* formée par l'occipital et par la lame carrée, la ...éno-occipitale, le trou occipital (Fo), les trous condyliens antérieurs (Ch), ...ccipitale interne (Coi), la protubérance du même nom.

Fosses occipitales inférieures.

...les côtés, les *fosses occipitales inférieures,* les plus profondes de toutes les ... crâne, formées par la face postérieure et supérieure du rocher, par la ...totalité de la face encéphalique de l'occipital, et un peu par l'angle ... et postérieur du pariétal. On y trouve le *trou déchiré postérieur* (Frj), ... la suture qui unit le temporal à l'occipital et, le long de la suture ...ipitale, une petite gouttière nommée *gouttière pétreuse inférieure.*

Gouttière latérale.

... occipitale inférieure est bornée en haut par une gouttière large et ... destinée à loger le sinus latéral et qu'on appelle *gouttière latérale* (Sl). ...ttière commence à la protubérance occipitale interne et se porte horizon-...en dehors jusqu'à la base du rocher ; là, elle s'élargit encore, contourne ... rocher, en se prolongeant dans la fosse occipitale de haut en bas et ... en dedans ; arrivée à la suture occipito-mastoïdienne, elle se relève, pour ...er dans le trou déchiré postérieur. Par la gouttière latérale, la fosse ... inférieure est divisée en deux parties : l'une antérieure, formée par le ...érieur et supérieur du rocher, l'autre postérieure, formée par l'occipi-... cette gouttière viennent s'ouvrir le *trou mastoïdien,* le *trou condylien* ... (Cc), quand il existe, ainsi que les *gouttières pétreuses supérieure* et *in-*

...e plus variable que les dimensions des gouttières latérales ; le plus sou-...uche est moins large et moins profonde que la droite, surtout dans sa ...rizontale.

La surface interne du crâne est moulée sur la surface du cerveau.

... éminences et dépressions que présente la surface interne du crâne, ...noncées sont celles de la base ; cette disposition s'observe surtout aux ...llaires et aux fosses moyennes et latérales. Depuis les travaux de Gall ...rzheim, on est revenu à l'opinion des anciens, qui regardaient ces ...et ces enfoncements comme répondant, celles-là aux anfractuosités, ... circonvolutions du cerveau : le crâne est, en effet, moulé sur le ..., pour s'en convaincre, on n'a qu'à répéter une expérience que j'ai ...urs fois sur cet objet. Enlevez le cerveau de la cavité du crâne, rem-...te cavité de plâtre gâché, que vous retirerez lorsqu'il aura été dessé-... trouverez sur le moule en plâtre l'image fidèle des circonvolutions et ...uosités du cerveau. Aussi, dans l'hydrocéphale chronique, où les iné-... cerveau s'effacent par l'accumulation du liquide, la surface interne ...ésente-t-elle à peine des vestiges d'éminences et de dépressions. Le ..., malgré sa dureté, se moule aisément sur les organes et cède avec facilité à la compression qu'exercent sur lui les parties molles. Il est rare le crâne d'un sujet un peu avancé en âge, sans rencontrer dans quelqu une usure plus ou moins considérable des parois crâniennes, soit par de petits corps blancs appelés Glandes de Pacchioni, soit par des veines

Un point anatomique digne d'attention est l'absence, à la surface crâne, de dispositions correspondantes à celles de la surface intérieur la voûte orbitaire, comparée à la face crânienne de la portion orbi frontal. C'est aux dépens du diploé que sont en partie creusées les imp digitales. Les deux lames compactes qui constituent les os du crâne quelque sorte indépendantes l'une de l'autre : l'interne appartient peut parler ainsi, à l'encéphale, l'externe appartient au système locom diploé est la limite de ces deux lames. Ce fait anatomique contrarie la de Gall sur les protubérances ; il prouve, en effet, que les circonvolutio brales ne se traduisent point fidèlement à l'extérieur par des saillies o bérances correspondantes.

Indépendance des deux lames des os du crâne.

Pour compléter l'histoire anatomique du crâne, il nous reste à fa naître : 1° le crâne considéré comme région de la colonne vertéb 2° son développement général ; 3° les connexions de ses diverses pièces pour ce dernier article, l'*Arthrologie*.)

B. — Du crâne considéré comme région de la colonne verté

Nous connaissons maintenant les diverses pièces qui constituent le le crâne dans son ensemble. Nous pouvons donc jeter un coup d'œil p que sur cette boîte osseuse, que nous avons déjà présentée plusieurs fo une dépendance du canal rachidien, comme le renflement céphaliq canal.

Le crâne peut être considéré comme région céphalique du rachis.

Sous ce point de vue, le crâne peut être envisagé comme la région s ou céphalique du rachis et, à l'aide d'une induction légitime, il nous s que aussi facile d'apprécier les analogies et les différences entre les céphaliques et les vertèbres proprement dites que les analogies et les di entre les vertèbres des autres régions.

Coupe qui rend manifeste l'analogie du crâne et du rachis.

Prenez une colonne céphalo-rachidienne, soumettez-la à une coupe antéro-postérieure qui la divise en deux moitiés latérales, et vous ve vité rachidienne se continuer avec la cavité crânienne, les corps de se continuer avec le crâne par l'apophyse basilaire, le corps du sphé pophyse *crista-galli* et la lame perpendiculaire de l'ethmoïde ; vous ver les lames vertébrales remplacées par la voûte osseuse formée, en ar l'occipital, en avant, par le frontal, au milieu, par les pariétaux et p tion écailleuse des temporaux ; les apophyses épineuses, représent crête et la protubérance occipitales externes, atrophiées en quelque l'homme, mais très-développées chez les animaux et se prolonge pariétaux ; les apophyses transverses, continuées par les apophyses zygomatiques et orbitaires externes. Nous retrouverons enfin les trous gaison, mais modifiés, ainsi qu'on va le voir.

(1) L'analogie que les naturalistes ont si ingénieusement établie entre le cr lonne vertébrale, est tellement passée dans le domaine de l'enseignement devoir présenter ici les considérations principales sur lesquelles elle s'appu

...onne vertébrale étant composée de deux portions, dont l'une sert de co-... soutènement, l'autre, de cavité protectrice, on concevra sans peine que ...ère devait être rudimentaire dans la région céphalique, qui n'avait rien ...ter, tandis que la seconde devait être à son *maximum* de développement, ...'elle était destinée à protéger un organe qui est également, chez ..., à son *maximum* de développement, l'encéphale ; de même que, par ...n, nous avons vu les corps des premières vertèbres sacrées s'agrandir ...ns de leur cavité. L'immobilité des différentes pièces qui constituent ... ne nous empêchera pas d'accepter un semblable rapprochement, car ...ns déjà vu une soudure, plus complète encore, pour la région sacro-...ne.

La cavité protectrice est à son maximum de développement.

...osé, nous admettrons *trois vertèbres céphaliques* : une postérieure ou occi-...e moyenne ou sphéno-temporo-pariétale, une antérieure ou sphéno-...-frontale.

On peut admettre trois vertèbres céphaliques.

...*vertèbre postérieure* ou *occipitale* a pour *corps* l'apophyse basilaire, pour ...portion large de l'occipital, que nous pouvons considérer comme formée ...union de deux lames vertébrales étalées ; le *trou* ou *foramen* rachidien ...ou occipital, limité en avant par le corps, et en arrière par les lames ; ... *épineuse* est représentée par la protubérance occipitale externe et la ... même nom, qui donnent attache aux muscles extenseurs de la tête, ... des spinaux postérieurs ; l'*apophyse transverse* est représentée par l'a-...mastoïde, qui donne attache aux muscles latéraux. La portion pier-... temporal pourrait être rattachée au corps de la vertèbre occipitale, ...t pas plus rationnel de la considérer comme un os surnuméraire, un ...plissage, destiné à servir de réceptacle à un sens spécial.

Vertèbre postérieure ou occipitale.

...*vertèbre moyenne* ou *sphéno-temporo-pariétale* a pour *corps* le corps du ...e ou sphénoïde postérieur. Peu importe qu'il soit creusé ou non d'une ... le renfle en ampoule et en augmente le volume. L'*arc* ou les *lames* ...ées par les grandes ailes du sphénoïde, la portion écailleuse du tem-... pariétaux ; cet arc, étroit à sa jonction avec le corps, s'élargit prodi-...nt pour former la plus grande partie de la voûte du crâne. Le *trou* ou ...st l'espace qui sépare le corps du sphénoïde de la voûte crânienne.

Vertèbre moyenne ou sphéno-temporo-pariétale.

...*vertèbre antérieure* ou *sphéno-ethmoïdo-frontale* est en avant ce que la ver-...cipitale est en arrière, et ferme dans le premier sens la cavité crâ-... *corps*, bien plus rudimentaire que dans les vertèbres précédentes, ...il n'entre pour rien dans le mécanisme du crâne, est constitué par ... *crista-galli*, la *lame verticale de l'ethmoïde*, qui lui fait suite (1), et par ... du corps du sphénoïde qui soutient les petites ailes du sphénoïde ... antérieur des animaux et du fœtus humain). L'*arc* ou les *lames* sont ...ées par la totalité du frontal, qui peut être considéré comme formé ...lames réunies sur la ligne médiane par un de leurs bords ; le *trou* est ... par la concavité du frontal. Point d'*apophyse épineuse*. Pour *apophyses* ..., nous trouvons les apophyses orbitaires externes, qui soutiennent, ...s apophyses zygomatiques, une partie de la face.

Vertèbre antérieure ou sphéno-ethmoïdo-frontale.

... maintenant à démontrer les *trous de conjugaison*. Il semble, au premier

Des trous de conjugaison crâniens.

(1) ... bon de rappeler que l'apophyse crista-galli et la lame verticale de l'ethmoïde ...ent qu'une seule lame continue, coupée perpendiculairement par la lame ...pophyse *crista-galli* n'est autre chose que la portion de la lame verticale qui ...au-dessus de la lame criblée.

abord, presque impossible de rattacher les trous si multipliés dont est
base du crâne, à la loi si simple qui préside aux trous de conjugaison
lonne vertébrale, lesquels résultent tous, sans exception, de la conjug
échancrures correspondantes de deux vertèbres voisines. Cependant, rien
facile. Rappelons d'abord que la région sacrée nous a présenté deux fois
trous de conjugaison que les autres régions, en raison de la soudure
tèbres qui la constituent. Du crâne devaient sortir un grand nombre
destinés à se distribuer au loin ; ne soyons donc pas étonnés si les trous
jugaison seront multiples et en quelque sorte divisés. L'anatomie
lèverait d'ailleurs tous nos scrupules, en nous montrant dans certaines
de la colonne vertébrale proprement dite les trous de conjugaison
eux-mêmes.

Les trous de conjugaison du crâne sont multiples et comme divisés.

Cela posé, à quelles parties livrent passage les trous de conjugaison du
A des nerfs et à des veines. Les nerfs vont donner le sentiment et le mouv
toutes les parties du corps, mais le sentiment du tact seulement. Lors
vaisseaux artériels ont dû être protégés par la colonne vertébrale, ils
un canal bien distinct du canal vertébral ; le canal creusé aux dépens de
des apophyses transverses cervicales, le canal rachidien antérieur des
dont l'aorte se prolonge au delà du tronc, en sont des exemples. Ainsi
devons, au crâne, éliminer les trous ou canaux qui donnent passage à de
spéciaux ou qui conduisent des artères dans le crâne. Or, ces trous sont
trous de la lame criblée de l'ethmoïde, par lesquels s'exprime le nerf
faction ; 2° les trous optiques, destinés à l'organe de la vision ; 3° le
auditif interne, destiné au nerf de l'audition ; 4° le trou déchiré antér
le canal carotidien, destiné à conduire l'artère carotide interne dans la
crâne ; 5° le trou sphéno-épineux, pour l'artère et la veine méningées mo

Analyse des trous crâniens.

On doit faire le départ des trous qui donnent passage à des nerfs spéciaux et aux artères.

Cette élimination faite, rien de plus facile que le parallèle des trous
base du crâne avec les trous de conjugaison du rachis. D'abord, ces trou
concentrés à la base du crâne, à côté du corps des vertèbres céphaliques
même manière que les trous de conjugaison du rachis sont ciselés sur
dicule qui unit le corps à l'arc des vertèbres. Les trous de conjug
chidiens sont formés par la réunion de deux vertèbres ; or, il n'y a qu
vertèbres pour la région céphalique ; donc il doit n'y avoir que deux tr
conjugaison de chaque côté.

Situation des trous de conjugaison.

1° Le *trou de conjugaison postérieur du crâne* résulte de la juxtapositi
vertèbre occipitale et de la vertèbre moyenne ; il est représenté par le
chiré postérieur, auquel nous rapportons le *trou condylien antérieur*. Qu
que des lamelles osseuses les séparent ! Nous verrons, en effet, à l'occ
l'articulation occipito-atloïdienne, qu'un canal fibreux unique, formé
faisceaux que nous appellerons de renforcement, contient à la fois le ne
hypoglosse, qui passe par le trou condylien antérieur, les nerfs pneum
que, glosso-pharyngien et accessoire de Willis et la veine jugulaire inte
passent par le trou déchiré postérieur. A ce canal fibreux font suite le
osseux déchiré postérieur et condylien antérieur. Or, de même que les t
conjugaison rachidiens donnent passage à des veines et sont proportio
diamètre des veines qui les traversent, de même le trou de conjugaison
rieur du crâne donne passage à la veine jugulaire interne, et le trou
postérieur est proportionnel au développement de cette grosse veine.

Le trou déchiré postérieur et le trou condylien antérieur constituent le trou de conjugaison postérieur.

B. Le *trou de conjugaison antérieur du crâne* se trouve sur les limites de

...nne et de la vertèbre antérieure ; il est essentiellement représenté par ...hénoïdale, autour de laquelle se groupent les *trous maxillaire supérieur* ...re *inférieur*. Par cette fente et ces trous passent la sixième, la qua... troisième et la cinquième paire, dont la distribution, si compliquée, ... les trous maxillaires supérieur et inférieur ; par la fente sphénoïdale ... outre, non-seulement la veine ophthalmique, mais encore un plexus ...ès-analogue aux veines des trous de conjugaison et que nous décri...ard. A ce trou de conjugaison doit se rallier, malgré l'intervalle qui ..., le canal destiné au nerf facial.

La fente sphénoïdale, les trous maxillaire supérieur et inférieur et même le canal du nerf facial constituent le trou de conjugaison antérieur.

...t la manière dont il convient d'envisager le crâne, considéré dans ses ...avec la colonne vertébrale. Poussée plus loin, l'analogie nous paraît ...nuisible que profitable à la science. Chargés par la nature de cet ou... transmettre intact le dépôt de l'anatomie classique, nous ne cesserons ...nir contre les écarts de cette anatomie transcendante qui fait consister ...mérite, non dans des découvertes positives, qu'elle abandonne aux es...ires, mais dans des rapprochements bizarres, qui ne reposent sur au... sérieuse (1).

§ 3. — DÉVELOPPEMENT GÉNÉRAL DU CRANE.

Précocité de développement du crâne.

...oppement du crâne est remarquable par sa grande précocité. De très...re, la tête, sous la forme d'une vésicule ovoïde, l'emporte de beaucoup ... reste du corps. Relativement à l'ordre suivant lequel s'ossifient les di...ces du crâne, on peut remarquer que les os de la voûte s'ossifient avant ... base, de la même manière que, dans les vertèbres, l'ossification des ...cède celle des corps. Dans les deux cas, l'évolution est plus prompte ...tion qui remplit plus spécialement un office de protection.

A. — Os du crâne à la naissance.

Le progrès de l'ossification est plus rapide à la base qu'à la voûte du crâne.

... la voûte paraissent avant ceux de la base. Mais, à la naissance, l'os...est beaucoup moins avancée à la voûte qu'à la base ; en sorte que, ...us à terme, les os de la base forment un tout solide et sont immo... que les os de la voûte sont séparés par des espaces membraneux, ...ermettent des mouvements assez étendus. A cette époque, la voûte ...t en quelque sorte malléable.

Absence des sutures.

...ssance, on ne rencontre rien d'analogue à ce mode d'union qu'on ...ures. Chaque os présente néanmoins, à sa circonférence, des dente... l'on a comparées à celles d'un peigne. L'existence de ces dentelures ...ue à laquelle les os sont arrivés au contact, prouve qu'elles ne sont ...et mécanique de la rencontre des os entre eux. La seule influence ...qu'elles éprouvent dans leur formation, c'est la déviation des den... se rencontrent. La suture frontale est celle qui se forme la première.

Fontanelles.

... particularité de cette époque du développement est l'existence de ...les membraneux qu'on nomme *fontanelles*. Voici le mécanisme de ...on : l'ossification de chaque os marchant du centre vers la circonfé-

(1) ...rait à la rigueur considérer les apophyses jugulaires, qui quelquefois s'ar... l'apophyse transverse de l'atlas, comme représentant les apophyses articu...res de la vertèbre occipitale.

rence, les points les plus éloignés du centre sont les derniers atteints p[illegible] fication. Or, comme dans les os larges les portions les plus éloignées [illegible] sont les angles, il en résulte que, là où se trouvent plusieurs angles, [illegible] un espace non ossifié : c'est cet espace qui porte le nom de *fontanell*[illegible] les fontanelles ont été indiquées dans la description des os du crâ[illegible] étude particulière se rattache à l'histoire de l'accouchement, à r[illegible] signes importants qu'elles fournissent pour déterminer la position de [illegible] A quatre ans, toute trace des fontanelles a, en général, complétement [illegible]

B. — Des os wormiens.

Os wormiens. Les os wormiens devant être considérés comme des points supplém[illegible] d'une ossification quelquefois trop lente, nous croyons devoir en plac[illegible] cription dans cette histoire générale du développement du crâne.

Noms. Ainsi nommés parce qu'on en attribue la première description à [illegible] médecin de Copenhague, les *os wormiens* portent aussi le nom d'*os ép*[illegible] *complémentaires* du crâne, *ossa triquetra*, *ossa raphogeminantia*. Ils n'o[illegible] constant, ni dans leur siége, ni dans leur nombre, ni dans leur forme, [illegible] leur volume. On peut dire cependant que c'est dans la suture lambdo[illegible] à-dire dans la plus inégale de toutes les sutures, et au confluent de [illegible] sutures qu'on les rencontre le plus communément ; ils en augmente[illegible] les aspérités, circonstance qu'il ne faut pas perdre de vue dans le diag[illegible] fractures du crâne.

Os triangulaire de Blasius ou os épactal. Le plus remarquable des os wormiens est celui qui remplace qu[illegible] l'angle supérieur de l'occipital et que Blasius a appelé *os triangulaire* [illegible] *épactal* proprement dit. Quelquefois on voit trois ou même quatre os [illegible] remplacer toute la portion de l'occipital qui est au-dessus de la pro[illegible] occipitale externe. Il n'est pas rare de voir dans la suture sagittale un [illegible] mien, qu'on peut comparer à l'*os interpariétal* des animaux.

Os wormien interpariétal. Bertin a décrit un os quadrangulaire occupant la fontanelle anté[illegible] que j'ai eu occasion de rencontrer. L'angle antérieur et inférieur du [illegible] est quelquefois remplacé par un os wormien ; enfin, j'en ai vu un dans [illegible] écailleuse.

Les os wormiens sont souvent formés aux dépens de la table externe. Les os wormiens sont formés tantôt aux dépens de la table externe se[illegible] tantôt aux dépens de la table interne, plus souvent aux dépens de tou[illegible] seur du crâne. Leur circonférence est dentelée comme celle des os du [illegible]

Les os wormiens déterminent, lorsqu'ils sont considérables, des su[illegible] *dentelles*. C'est ainsi qu'on a vu le pariétal divisé en deux parties par un[illegible] dirigée du bord supérieur au bord inférieur de cet os.

Développement. Leur mode de développement est semblable à celui des os larges, [illegible] qu'il a lieu par un rayonnement du centre vers la circonférence. Ce[illegible] vant Béclard, que cinq ou six mois après la naissance que se dévelop[illegible] wormiens ; à leur rencontre avec les os environnants, se forment de[illegible] qui sont, de toutes celles du crâne, les premières à s'effacer.

Ce ne sont pas des clefs de voûte. D'après tout ce qui vient d'être dit sur cette classe d'os irréguliers, [illegible] sorte *accidentels*, il est évident qu'on ne saurait les envisager que [illegible] *points d'ossification supplémentaires*, et non comme jouant un rôle imp[illegible] le mécanisme de la solidité du crâne, ainsi que tendrait à le faire [illegible] nom de *clefs de voûte*, qui leur a été donné par quelques anatomistes.

Progrès du développement chez l'adulte et le vieillard.

Diminution du tissu fibreux ou cartilagineux qui réunit les os entre eux. — *Augmentation d'épaisseur.* — *Soudure.* — *Continuité des canaux veineux.*

...e fibreuse ou cartilagineuse qui séparait les os dans le principe, s'ossifie ...u, et les sutures finissent par être tellement serrées qu'il est presque ...e d'isoler les os sans rompre leurs dentelures. En même temps que les ...nt en largeur, leur épaisseur augmente ; le diploé, qui n'existait pas ...premiers temps, se développe entre les deux lames compactes. Chez l'a...sieurs os commencent déjà à se souder : on en a un exemple dans l'u...écoce du sphénoïde et de l'occipital.

...e vieillard, la trace des sutures s'efface en partie, en sorte qu'il semble ...s certains cas, que le crâne ne forme qu'une seule pièce. La continuité ...ns os est quelquefois telle que les canaux veineux de l'un communi...s'abouchent directement avec les canaux veineux de l'autre. Cette dis...des sutures marche de la table interne vers la table externe ; ordinaire...est la suture sagittale qui s'efface d'abord, puis la suture frontale et la ...mbdoïde.

Soudures prématurées.

...e quelquefois que les os du crâne se soudent entre eux de très-bonne ...ossification prématurée d'une ou plusieurs sutures est suivie d'un dé...ent irrégulier de la cavité crânienne, et donne lieu, comme l'a démon...ow, à beaucoup de formes anormales du crâne.

...t pas rare de voir les os du vieillard, fort amincis, présenter dans ...ue plus ou moins grande l'aspect d'une lame de corne mince et trans...Dans ces cas, qui tiennent à l'atrophie des os du crâne, ces os semblent ...leur table interne ou vitrée ; une dépression considérable qui occupe ...externe, témoigne de l'absorption du diploé et de la table externe.

Variétés dans la densité du crâne chez les vieillards.

...iminution d'épaisseur, jointe à la fragilité croissante du tissu osseux, ex...facilité avec laquelle se fracturent les os du crâne chez les vieillards. ...uité de ces os explique, en outre, comment le crâne peut se fracturer ...étendue considérable. Au reste, rien de plus variable que l'épaisseur ...ité des os du crâne chez les vieillards : en regard des os du crâne qui ...quelque sorte la fragilité du verre, se voient des os mous, spongieux, ...ssent difficilement briser par le marteau, sous l'action duquel ils se ...t avant de se rompre. J'ai également rencontré plusieurs fois, chez les ...les dents de la suture pariétale et de la suture lambdoïde émoussées, ...articulaires de ces os juxtaposés, non engrenés, et n'ayant pour tout ...nion qu'une couche fibreuse, qui permettait la séparation facile des ...re lambdoïde est, de toutes les sutures du crâne, celle qui m'a le plus ...résenté cette disposition ; or, dans tous les cas de ce genre que j'ai ob...bords supérieurs de l'occipital débordaient de beaucoup les bords ...ants des pariétaux, qui semblaient appartenir à une sphère d'un ...moindre que l'occipital.

§ 4. — DES OS DE LA FACE.

Définition.

...est cette sculpture osseuse très-compliquée, située à la partie anté...inférieure de la tête, creusée de fosses profondes et destinée à servir ...tacle aux organes de la vue, de l'odorat et du goût ; 2° d'appareil de ...

...on fondamentale du squelette de la face est constituée par des pièces osseuses développées dans la partie supérieure et horizontale du cyli

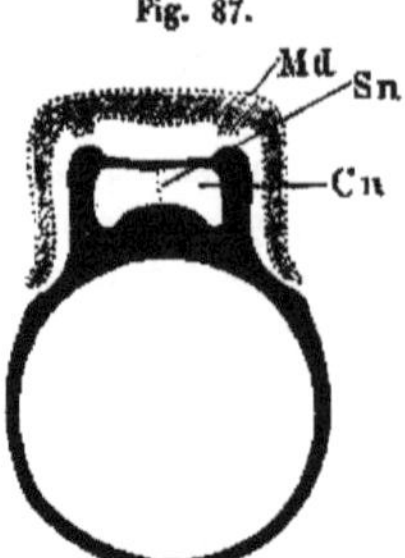

Fig. 87.

Figure schématique représentant une coupe horizontale de la tête (*).

gétatif. De même que la colonne vertébrale pro dite envoie dans la paroi correspondante de ce des arcs osseux qui portent le nom de *côtes*, de vertèbres crâniennes envoient dans le même cy pièces osseuses dont la forme est modifiée en leurs fonctions spéciales, mais dans lesquelles il difficile de reconnaître les analogues des côtes surtout en ce qui concerne l'os maxillaire inf

La portion du cylindre végétatif qui forme la divisée en deux compartiments superposés cloison horizontale, qui porte le nom de *voûte* Le compartiment supérieur est subdivisé en de tiés latérales par une cloison verticale, appelé *des fosses nasales*. Il en résulte que le cylindre se trouve partagé en trois canaux distincts; d périeurs : ce sont les *fosses nasales*, et un inférieur : c'est la *cavité bucc*

Fig. 88.

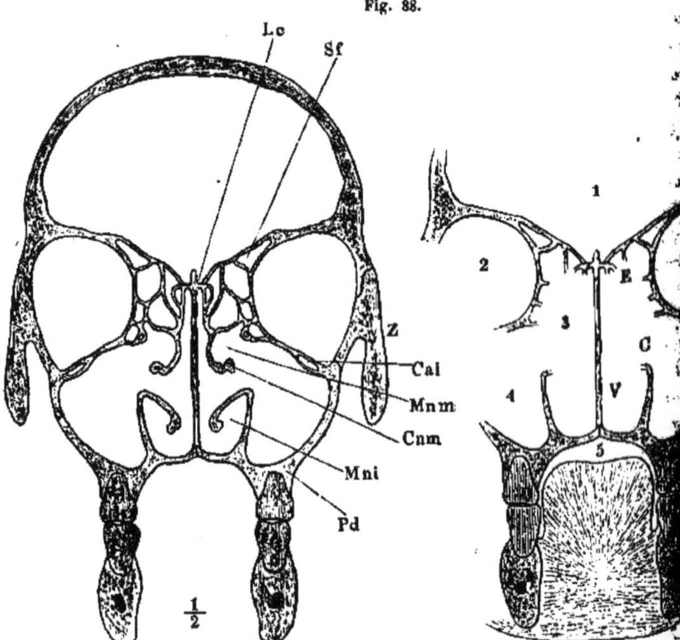

Section verticale et transversale de la tête, passant par la troisième mola

La cloison des fosses nasales est formée par une simple lame,

(*) Md, mâchoire inférieure. — Sn, cloison des fosses nasales. — Cn, fosses nasales.

(**) Z, os malaire. — Lc, lame criblée de l'ethmoïde. — Sf, sinus frontal. — Cai, canal — Mnm, méat moyen. — Cnm, cornet moyen. — Mni, méat inférieur. — Pd, bord alvéolaire crânienne. — 2. Cavité orbitaire. — 3. Fosses nasales. — 4. Sinus maxillaire. — 5. Cavité F, frontal. — E, ethmoïde. — V, vomer. — C, cornet inférieur. — Mx, maxillaire supérieur laire inférieur.

partie cartilagineuse. Leur paroi externe est fort compliquée, en nombreux prolongements osseux qu'elle envoie dans l'intérieur de

de vue de l'anatomie descriptive, la face se divise en deux parties : *supérieure* et la *mâchoire inférieure*. Un seul os constitue la mâchoire la mâchoire supérieure est essentiellement composée par deux os sus-maxillaires ou *maxillaires supérieurs*. Les autres os peuvent être comme des accessoires, comme des os de remplissage : ce sont les *os os malaires* ou *jugaux*, les *os propres du nez*, les *os unguis* ou *lacry-rnets inférieurs* et le *vomer* ; en tout treize os pour la mâchoire supé- un seul impair, le vomer.

Division de la face en mâchoire supérieure et en mâchoire inférieure.

est donc constituée par quatorze os, deux impairs et médians : l'os inférieur et le vomer ; six pairs et latéraux : les os sus-maxillaires ou supérieurs, les os palatins, les os malaires ou jugaux, les os propres os unguis ou lacrymaux et les cornets inférieurs.

I. — OS MAXILLAIRES SUPÉRIEURS OU SUS-MAXILLAIRES.

bre de deux, articulés en partie sur la ligne médiane, les *os maxillaires* forment la presque totalité de la mâchoire supérieure. Leur forme est ère ; ils sont rangés dans la classe des os courts.

Régions.

considère trois faces, une externe, une interne et une supérieure ; et un antérieur, un postérieur et un inférieur.

Face externe.

Fossette du myrtiforme.

Fosse canine ou sous-orbitaire.

Tubérosité maxillaire.

externe ou *faciale* présente, d'avant en arrière, *a*. une petite fos-laquelle s'insère le muscle myrtiforme, et qui est bornée en dehors que fait l'al- dent canine ; ette plus pro- mée *fosse canine bitaire* (fossa *fig*. 89), sur- l'*orifice du ca-bitaire* (foramen , Fi) ; c. plus une crête ver- sépare la fosse la *tubérosité* celle-ci, plus nt qu'après la dent de sa- usée de petits *uits dentaires postérieurs* et *supérieurs* (Cap, *fig*. 90), pour le passage et nerfs du même nom.

Fig. 89.

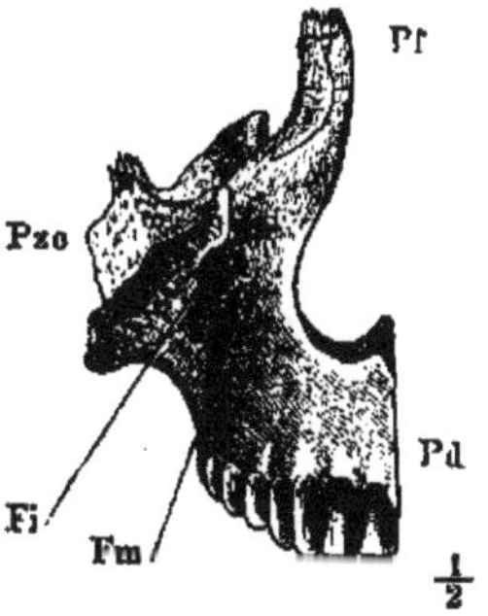

Face antérieure du maxillaire supérieur droit (*).

Fig. 90.

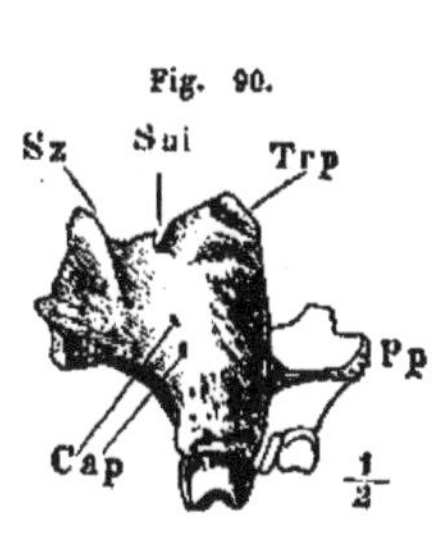

Face postérieure du maxillaire supérieur gauche (**).

Conduits dentaires postérieurs.

Apophyse montante.

se prolonge, en haut, en une longue apophyse verticale, appelée l'*apo-nte* ou *nasale* (*fronto-nasale*, Chaussier ; processus frontalis, Pf, *fig*. 89),

se montante. — Pzo, apophyse malaire. — Fi, trou sous-orbitaire. — Fm, fosse canine. olaire.

is dentaires postérieurs. — Pp, apophyse palatine. — Trp, trigone palatin. — Sui, gout-ire. — Sz, épine zygomatique.

apophyse pyramidale, aplatie d'avant en arrière, offrant : *a.* une *face e*[...] où se voient les orifices de quelques petits canaux vasculaires qui vont [...] niquer avec l'intérieur des fosses nasales; *b.* une *face interne,* qui [...] haut en bas, une surface inégale, qui concourt à fer mer les cellu[...] rieures de l'ethmoïde ; une crête horizontale, qui s'articule avec l[...] moyen (crista ethmoïdalis, Ce, *fig.* 91); une surface concave, qui f[...] du méat moyen des fosses nasales ; une autre crête horizontale, q[...] cule avec le cornet inférieur (crista turbinalis, Ct). Cette face est, com[...] terne, percée de trous et parsemée de sillons artériels ; *c.* un *bord* [...] mince, coupé en biseau aux dépens de sa table interne et s'appuyan[...] du nez ; *d.* un *bord postérieur*, épais et creusé par une gouttière : c'est la [...]

Gouttière lacrymo-nasale. *lacrymo-nasale* (Sl, *fig.* 92), qui fait partie de la *gouttière lacrymale,* en [...]

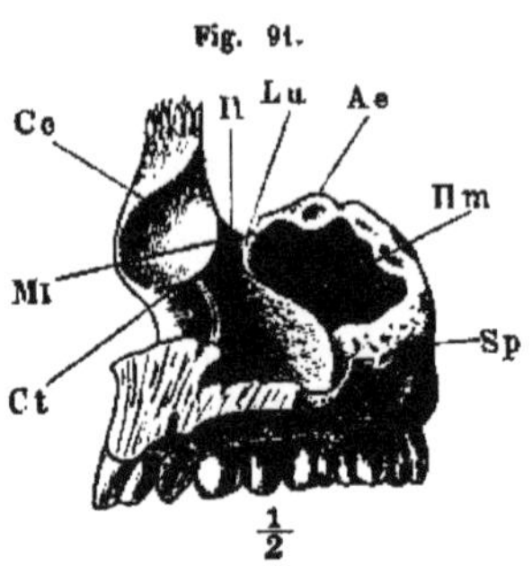

Face interne du maxillaire supérieur droit (*).

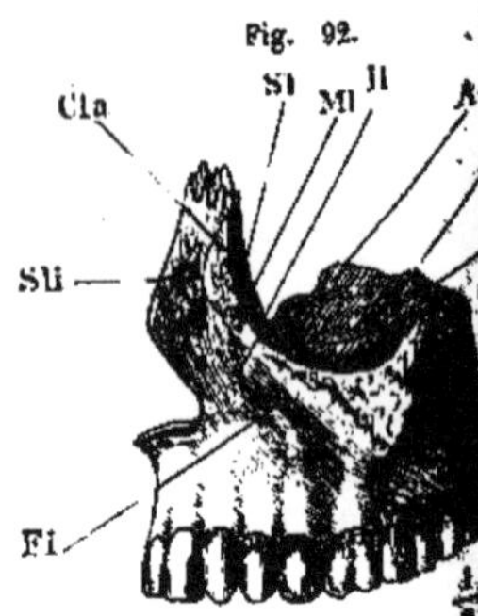

Face latérale du maxillaire s[...] *gauche* (**).

canal nasal, en bas, et qui offre deux bords ou lèvres, l'une interne [...] crymalis, Ml), très-mince, articulée avec l'unguis et le cornet inférieu[...] externe (crista lacrym. ant., Cla), mousse, donnant attache au tendon [...]

Sa direction. à quelques fibres de l'orbiculaire des paupières. La *direction* de la [...] lacrymo-nasale est légèrement courbe ; sa convexité est en dedans et [...] sa concavité en dehors et en arrière ; *e.* un sommet tronqué, den[...] s'articule avec la portion latérale de l'échancrure du frontal.

2° La *face supérieure* ou *orbitaire* (Po, *fig.* 92), la moins étendue, [...] presque totalité du plancher de l'orbite. Triangulaire, horizontale, u[...] clinée de dedans en dehors et de haut en bas, elle présente, en arr[...]

Gouttière et canal sous-orbitaires. *gouttière* (sulcus infraorbitalis, Sui, *fig.* 90), qui se continue avec le c[...] *orbitaire.* Celui-ci, d'abord simple demi-canal, puis canal complet, [...] d'arrière en avant et de dehors en dedans, et s'infléchit en bas p[...] s'ouvrir à la partie supérieure de la fosse canine. Avant sa termi[...]

Conduit dentaire antérieur et supérieur. donne un petit conduit, *conduit dentaire antérieur et supérieur*, creusé [...] paisseur de la paroi antérieure du sinus maxillaire, et qui loge les va[...]

(*) *Ce*, crête ethmoïdale. — *Ct*, crête qui s'articule avec le cornet inférieur. — *Ml*, bord [...] *Il*, échancrure lacrymale. — *Lu*, lunule lacrymale. — *Ae*, angle ethmoïdal. — *Hm*, orifice du [...] laire. — *Sp*, sillon ptérygo-palatin.

(**) *Fi*, trou sous-orbitaire. — *Cap*, conduits dentaires postérieurs. — *Sli*, trace d'une [...] crête lacrymale antérieure. — *Sl*, gouttière lacrymo-nasale. — *Ml*, bord lacrymal. — *Il*, [...] lacrymale. — *Ae*, angle ethmo-lacrymal. — *Sli*, scissure orbitaire. — *Po*, face orbitaire.

... aux dents incisives et canine. Quelquefois cette branche du canal ... le sinus maxillaire ; je l'ai vue, sur plusieurs sujets, se recourber ... conduire jusqu'à la tubérosité maxillaire une branche anosto... le nerf sous-orbitaire et les nerfs palatins.

...bitaire a pour limites : *a.* un *bord externe*, qui fait partie de la fente ...illaire; *b.* un *bord interne*, qui s'articule avec l'os unguis et l'os planum ...; un *angle saillant* (angle ethmo-lacrymal, *Ae*) sépare la portion ... la portion ethmoïdale de ce bord. Celle-ci se termine, en arrière, ...ace triangulaire rugueuse, qui s'articule avec l'apophyse orbitaire ... (trigone palatin, *Trp*, *fig.* 90); celle-là est fortement échancrée ...hancrure lacrymale, *Il*, *fig.* 91), où elle forme le bord externe de ...rieur du canal nasal; *c.* un *bord antérieur*, qui fait partie du pourtour ... A l'extrémité externe de ce bord, on trouve une éminence très- ...sentant comme une perte de substance : c'est l'*apophyse malaire* ...atico-orbitalis, *Pzo*, *fig.* 89), qui répond au sommet du sinus maxil- ...icule avec l'os de la pommette. L'extrémité interne de ce bord se ...c l'apophyse montante. Apophyse malaire.

...*interne* ou *naso-palatine* est divisée en deux portions inégales par une ...tale, quadrilatère, qui s'en détache à angle droit : c'est l'*apophyse* ... palatinus, *Pp*, *fig.* 90), dont la *face supérieure*, lisse et creusée en Apophyse palatine.

Fig. 93.

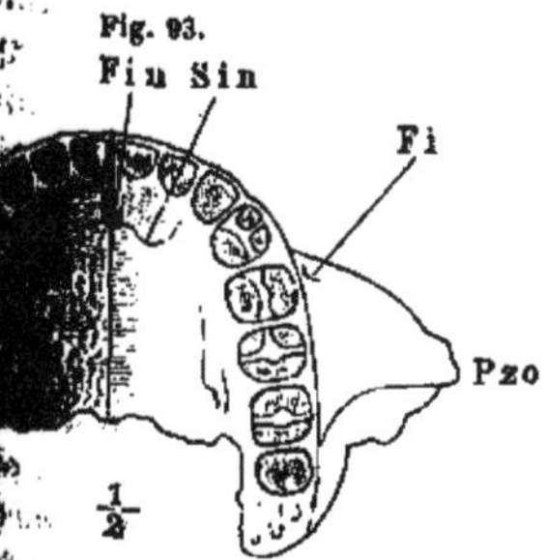

...re du maxillaire supérieur (*).

Fig. 94.

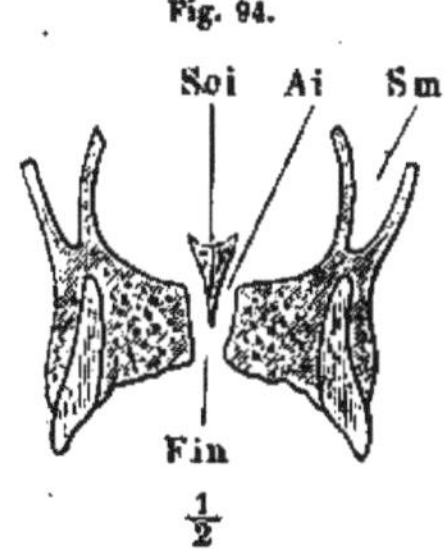

Section transversale du palais entre les deux incisives (**).

... large en arrière qu'en avant, fait partie du plancher des fosses ... la *face inférieure*, rugueuse et comme chagrinée, fait partie de la ... (*fig.* 93); dont le *bord interne*, très-épais en avant, s'articule avec ...spondant de l'os sus-maxillaire opposé. Ce bord est surmonté, dans ...érieure, par une *crête* (semicrista incisiva, *Sci*), qui concourt à for- ... dans laquelle est reçu le vomer, et présente, à la réunion de son ... avec les deux tiers postérieurs, une gouttière oblique de bas en ...re en avant, qui, par sa réunion avec la gouttière opposée, con- ... *palatin antérieur* ou *incisif* (canalis incisivus, *fig.* 94), simple en ...ouble en haut (*Ai*). Le *bord antérieur* de l'apophyse palatine, très- ...artie de l'orifice antérieur des fosses nasales; le *bord postérieur*, Crête de l'apophyse palatine. Canal palatin antérieur.

(*) ... malaire. — *Sin*, suture incisive. — *Fin*, orifice inférieur du canal palatin antérieur. ...bitaire.

(**) ...sale. — *Ai*, orifice supérieur du canal palatin antérieur. — *Fin*, orifice inférieur de ce ... maxillaire.

taillé en biseau aux dépens de la table supérieure, supporte la portio tale de l'os palatin.

Sillons des vaisseaux et nerfs palatins postérieurs.

La portion de la face interne de l'os sus-maxillaire qui est au-desso physe palatine, a peu d'étendue; elle fait partie de la voûte palati plus ou moins profond, bordé de crêtes saillantes, longe le bord ext pophyse palatine et protége les vaisseaux et les nerfs palatins post membrane palatine revêt cette région.

La portion de la face interne qui est au-dessus de l'apophyse palat tient aux fosses nasales; elle est tapissée par la membrane pituitair d'avant en arrière : *a.* la face interne de l'apophyse montante (*fig.* 91); sous de la crête inférieure de cette apophyse, une surface lisse, qui fai méat inférieur des fosses nasales; *c.* l'extrémité inférieure de la go crymo-nasale, convertie parfois en canal complet par une languett *d.* l'orifice du sinus maxillaire (H*m*), large sur un os maxillaire isolé, m un os maxillaire articulé, est rétréci par des prolongements apparte palatin, à l'ethmoïde, au cornet inférieur et à l'os unguis. Tous ces lent avec le pourtour de cette ouverture, qui est encore bien plus étr les os sont revêtus de la pituitaire. Le bord de cet orifice est tranc tout son pourtour, excepté en haut et en avant, où il se renverse en la forme d'une lamelle semi-lunaire (*lunula lacrymalis*, Lu), qui conc mer la paroi interne du canal nasal. A sa partie inférieure, l'orifice maxillaire présente une fissure, dans laquelle est reçue une lame ap l'os palatin (c'est ce mode d'articulation qui a reçu le nom de *schin* dessus de cet orifice se voient de petites cellules qui s'articulent moïde ; derrière l'orifice il y a une surface inégale, articulée avec et enfin une gouttière, qui fait partie du conduit palatin postérieur.

Orifice du sinus maxillaire.

Sinus maxillaire.

L'orifice qui vient d'être décrit, conduit dans l'intérieur d'une ca nomme *sinus maxillaire* ou *antre d'Hygmore*, bien qu'elle ait été décrite ment par Vésale. Creusée seur de l'os maxillaire, ce la forme d'une pyramide t dont la base est en deda sommet répond à l'apoph la paroi supérieure au p l'orbite, la paroi antérieu canine, la paroi postérieu bérosité maxillaire. Ces de parois sont traversées par linéaires ou crêtes, qui rép conduits dentaires antér térieurs. Plusieurs de ces saillantes, divisent la port à laquelle elles correspond sieurs cellules ou arrière saillie se fait aussi rema paroi supérieure ; elle trajet du canal sous-orbitaire. L'extrême ténuité de cette paroi

Fig. 95.

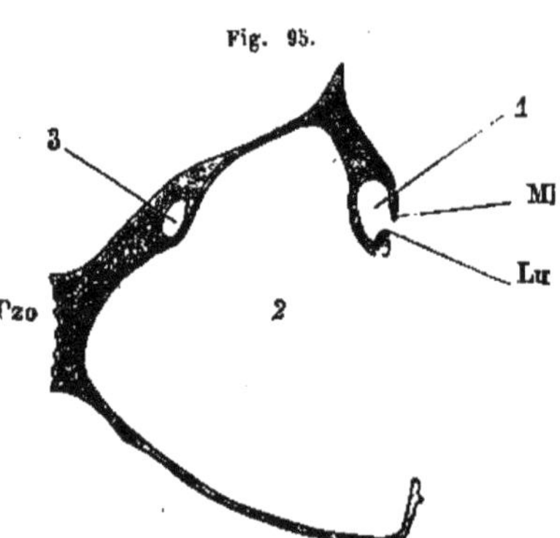

Coupe horizontale du maxillaire supérieur droit, immédiatement au-dessous de la paroi supérieure (*).

Ténuité de la paroi supérieure.

(*) 1. Canal lacrymo-nasal. — *Ml*, bord lacrymal. — *Lu*, lunule lacrymale. — 2. Sinus 3. Canal sous-orbitaire. — *Pzo*, apophyse malaire.

...laire est une circonstance anatomique très-importante à noter ; ...ique l'influence des tumeurs développées dans le sinus maxillaire sur ... organes contenus dans la cavité orbitaire. La cloison qui sépare, en ...nd des alvéoles de la cavité du sinus, est aussi tellement mince qu'on ...étrer très-facilement dans le sinus par les alvéoles. Cette remarque ... surtout à l'alvéole de la dent canine.

Bord antérieur. Épine nasale.

...ord *antérieur* de l'os maxillaire (*fig.* 96) présente, en bas, une portion ... verticale, surmontée par une petite éminence, appelée *épine nasale* ... haut, il s'échancre profondément, pour former la moitié de l'ori-...eur des fosses nasales et se continuer ensuite avec le bord antérieur ...yse montante.

Bord postérieur.

...rd *postérieur*, vertical, est très-épais; il s'articule, en bas, avec l'apo-...rygoïde, par l'intermédiaire de l'os palatin ; en haut, il fait partie de ...érygo-maxillaire.

Bord alvéolaire. Alvéoles.

...rd *inférieur* ou *alvéolaire* est la partie la plus épaisse, la plus résistante et, ...e sorte, la base de l'os. Il est creusé de cavités conoïdes, séparées par de ...isons : ce sont les *alvéoles*, dont les dimensions sont proportionnelles aux ...'ils doivent loger et qui se subdivisent parfois, comme ces racines, ...trois ou quatre cavités secondaires. Le fond de ces alvéoles avoisine le sinus ..., dans lequel ils ... quelquefois. Les ... empiètent beau-...us sur la par-...ieure que sur la ...térieure de l'os, ...illies et dépres-...icales que pré-...bord alvéolaire ...emier sens. ...rque sur le bord ... des jeunes su-...ipalement au ...es incisives, des ... remarquables, auxquels on a attaché beaucoup d'importance relati-... la direction que suivent les dents de la deuxième dentition.

Fig. 96.

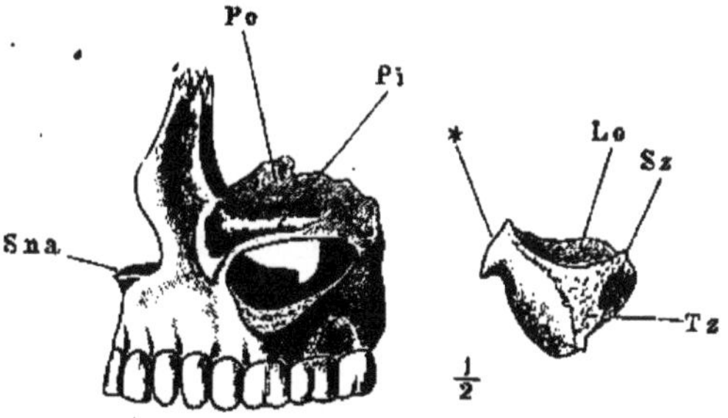

Po Pi Sna * Lo Sz Tz $\frac{1}{2}$

Maxillaire supérieur gauche (*).

Conformation intérieure.

...ation *intérieure*. — L'os maxillaire supérieur est très-léger, eu égard à ... ce qui tient à la vaste cavité dont son corps est creusé. Beaucoup ...pacte que la plupart des os courts, il ne présente de substance spon-... au bord alvéolaire, à la tubérosité maxillaire et à l'éminence malaire.

...des *connexions*. — Le sus-maxillaire s'articule avec deux os du crâne, le ... l'ethmoïde, et avec tous les os de la face. Les deux sus-maxillaires ...ent les seize dents de la mâchoire supérieure.

Nombre des points d'ossification. Probabilité de l'existence de trois pièces.

...ement. — Les anatomistes ne sont nullement d'accord sur le nombre et ...osition des points osseux qui concourent à la formation de l'os maxil-...ieur. Ce que l'observation m'a démontré, c'est que sur l'os maxil-...œtus, et même sur celui de l'adulte, on trouve deux scissures très-

(*) ... zygomatique a été détachée par un trait de scie oblique qui, du canal sous-orbitaire, se ... et en bas. — *Sna*, épine nasale. — *Po*, face orbitaire. — *Pi*, portion externe de la face ... *Tz*, tubérosité malaire. — *Sz*, épine malaire. — *Lo*, lame orbitaire.

remarquables, qui semblent indiquer la séparation primitive de l'os en tr

Scissure incisive.

a. Une première scissure, qu'on peut appeler *scissure incisive* (sutu *Sin, fig.* 93), se voit du côté de la voûte palatine ; elle tombe sur la sépare les alvéoles de la canine et de l'incisive latérale, se continue, jusqu'au canal palatin antérieur et se prolonge, en haut, sur la face l'apophyse montante. Cette scissure n'est apparente que sur la face maxillaire supérieur ; sur la face externe de cet os (*Sli, fig.* 92), ell pas ou s'efface de si bonne heure qu'on ne la rencontre presque

Vestige de l'os incisif ou intermaxillaire des animaux.

portion de l'os maxillaire circonscrite par la scissure soutient les dents et représente l'os incisif ou intermaxillaire des animaux. Dans le bec c'est au niveau de cette scissure qu'a lieu la solution de continuité donc probable que cette partie antérieure de l'os maxillaire se dév un point spécial.

Scissure orbitaire.

b. Une deuxième scissure, non moins constante, se voit au niveau d sous-orbitaire (*Sli, fig.* 92) et se prolonge, sous la forme d'une petite qu'à l'orifice antérieur de ce conduit : on peut l'appeler *scissure orbit*

Époque d'apparition.

L'os sus-maxillaire, un des plus précoces dans son développement, trentième au trente-cinquième jour de la vie intra-utérine. C'est au l'arcade alvéolaire que débute l'ossification.

État de l'os maxillaire à la naissance.

A la naissance, l'os maxillaire supérieur a très-peu de hauteur et d'étendue d'avant en arrière. Il est, à cette époque, spécialement for portion alvéolaire, qui est presque contiguë au plancher de l'orbite. maxillaire est déjà très-apparent.

Chez l'adulte.

A la puberté et dans l'âge adulte, les dimensions verticales s'accro l'ampliation du sinus maxillaire.

Chez le vieillard.

Chez le vieillard, la portion alvéolaire s'a diminue de hauteur.

Fig. 97.

Os palatin gauche, vu par derrière (*).

II. — OS PALATINS.

Situation.

Ces petits os ont été longtemps confondus, en partie, avec les os sus-maxillaires, dont ils destinés à continuer, en arrière, l'apophyse pal portion nasale ; aussi est-il très-difficile de l culer sans brisement. Pour avoir une bonn leurs nombreuses connexions, il importe de l en place, articulés avec les os sus-maxillaires. conseil de Bertin, il convient d'avoir plusieur tions, d'étudier l'os palatin, tantôt libre, tant son semblable, tantôt uni au sphénoïde ou à laire supérieur.

Figure.

Qu'on se représente deux lames minces, fr drilatères, l'une horizontale, l'autre verticale, unies à angle droit, une idée exacte de ce petit os, généralement regardé comme le p des os de la face, à cause des trois éminences à facettes qui nai

(*) *Ph*, lame horizontale. — *Ppe*, lame verticale. — *Por*, apophyse orbitaire. — *Ip*, écha — *Ps*, apophyse sphénoïdale. — *Ppy*, apophyse pyramidale. — *, gouttière interne, logea de l'apophyse ptérygoïde. — **, gouttière moyenne, qui fait partie de la fosse ptérygoïdie tière externe, logeant l'aile externe de l'apophyse ptérygoïde.

étudierons successivement la lame horizontale et la lame verticale.

Lame horizontale.

horizontale (pars horizontalis, Ph, *fig.* 97), seule connue des anciens par eux sous le nom d'*os quadratum*, présente : 1° une *face supérieure* complète en arrière le plancher des fosses nasales et en forme la plus large ;

Crête du péristaphylin externe.

face inférieure, qui complète de même la voûte palatine ; elle est ru- peu concave en avant, et présente, en arrière et en dehors, une *crête* pour l'attache du péristaphylin externe (*fig.* 98). Au-devant de cette orifice inférieur du *canal palatin postérieur* (Fpp).

Orifice du canal palatin postérieur.

bord antérieur présente une coupe oblique, au moyen de laquelle il le bord postérieur de l'apophyse palatine du sus-maxillaire.

bord postérieur, concave, très-mince, donne attache au voile du palais.

Épine nasale postérieure.

bord interne est surmonté d'une *crête*, formant un des côtés de la rai- née au vomer, et se termine en arrière par une *demi-épine* qui, réunie bord opposé, constitue l'*épine nasale postérieure* (Snp, *fig.* 101), donnant muscles releveurs de la luette.

bord externe s'unit à la portion verticale.

portion ou *lame verticale*, un peu inclinée en dedans, quadrilatère, plus plus large et plus mince que la précédente, présente :

face interne (*fig.* 99), qui concourt à former la paroi externe des fosses

Fig. 98.

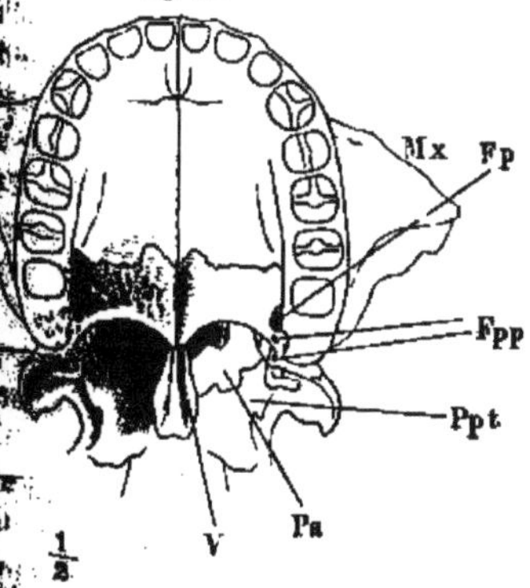

Mx Fp Fpp Ppt Ps V $\frac{1}{2}$

...ure de la voûte palatine et des os qui ...les orifices postérieurs des fosses na-

Fig. 99.

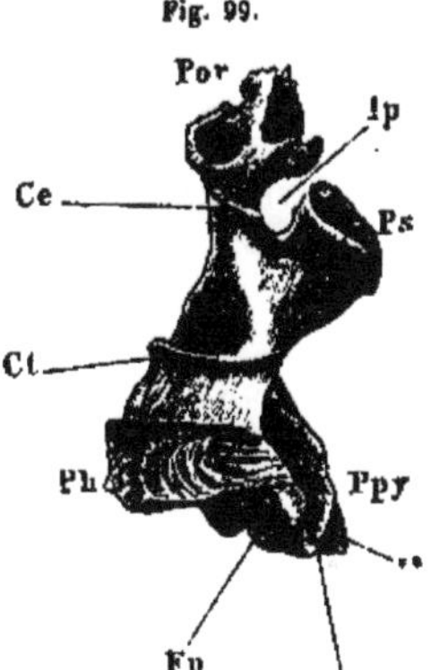

Face interne de l'os palatin droit (**).

...qui présente de haut en bas : *a.* une crête horizontale (*Ce*), articulée cornet moyen ; *b.* une gouttière, appartenant au méat moyen ; *c.* une crête (*Ct*), qui s'articule avec le cornet inférieur ; *d.* une autre gouttière, partie du méat inférieur.

...illaire supérieur. — *p*, os palatin. — V, vomer. — *Ps*, apophyse sphénoïdale. — *Ppt*, apophyse ... *Fpp*, orifice du canal palatin postérieur. — *Fp*, trou ptérygo-palatin.

... horizontale. — *Ct*, crête qui s'articule avec le cornet inférieur. — *Ce*, crête ethmoïdale. — ... orbitaire. — *Ip*, échancrure palatine. — *Ps*, apophyse sphénoïdale. — *Ppy*, apophyse py- ... *Fp*, trou ptérygo-palatin. — *, gouttière de l'aile interne. — **, surface triangulaire qui ... de la fosse ptérygoïde.

2° Une *face externe* (*fig.* 100), lisse en haut et en arrière, où elle co
former le fond de la fosse zygomatique, rug
avant, pour s'articuler avec l'os sus-maxillair
quel elle est appliquée. Cette face est traversée
gouttière verticale, qui forme presque à elle se
nal palatin postérieur.

Canal palatin postérieur.

Fig. 100.

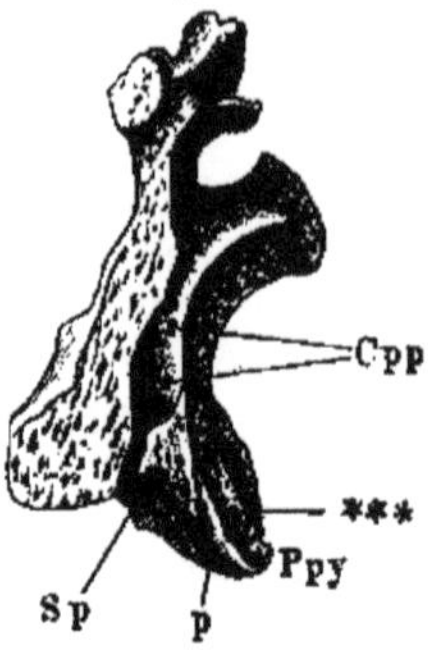

Face externe de l'os palatin gauche (*).

Languette du bord antérieur.

3° Un *bord antérieur* ou *maxillaire*, très-min
offre en bas une *languette* osseuse mince et fragil
dans la fissure de l'orifice du sinus maxillaire,
trécit.

Apophyse ptérygoïdienne ou pyramidale.

4° Un bord *postérieur* ou *ptérygoïdien*, qui ap
le côté interne de l'apophyse ptérygoïde et
sente en bas, à l'angle qu'il forme par sa réuni
le bord postérieur de la portion horizontale,
physe très-considérable, eu égard au volume
c'est l'*apophyse palatine; tubérosité de l'os du pal*
nommée *apophyse ptérygoïdienne* ou *pyramide*
pyramidalis, Ppy), déjetée en dehors, confondue par sa base avec le
l'os, comme enclavée dans la bifurcation de l'apophyse ptérygoïde,
en arrière de trois gouttières, l'une
(**, *fig.* 97), qui fait partie de la fosse
dienne, et deux latérales, rugueuses (* et
reçoivent le sommet des deux ailes de l'
ptérygoïde. En bas, l'apophyse pyrami
plète la voûte palatine (*p*, *fig.* 98 et 100
sente les orifices des *conduits accessoires*
palatin postérieur (Fpp, *fig.* 98 et 101). En
elle offre une surface inégale, articulée
avec la tubérosité du sus-maxillaire,
le reste de son étendue et concourant
la fosse zygomatique. La partie moy
cette apophyse est creusée verticalement
canal palatin postérieur.

Fig. 101.

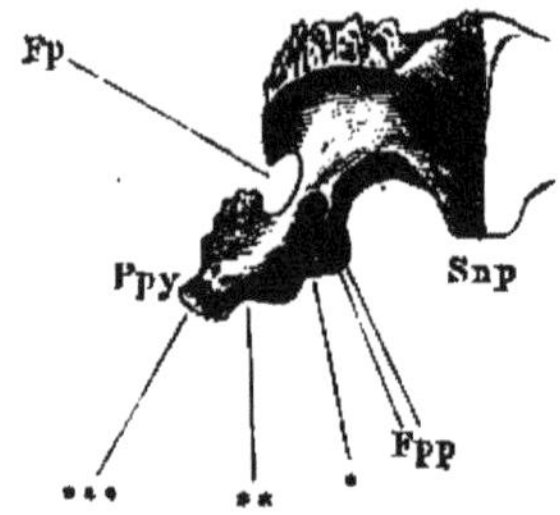

Os palatin droit, vu par sa face postérieure (**).

Conduits accessoires du canal palatin postérieur.

5° Le *bord inférieur* de la partie verticale se confond avec le bord ex
la lame horizontale.

6° Le *bord supérieur* ou *sphénoïdal* correspond dans presque toute son
au sphénoïde; il présente une échancrure profonde (*incisura palatina*,
qui forme les trois quarts et quelquefois la totalité d'un trou que co
sphénoïde : c'est le *trou sphéno-palatin* (Fsp, *fig.* 102), qui répond au
sphéno-palatin et laisse passer les vaisseaux et nerfs du même nom. Ce
surmonté de deux *apophyses*, l'une *antérieure* ou *orbitaire* (processus
Por), l'autre *postérieure* ou *sphénoïdale* (proc. sphenoidalis, Ps). Celle
élevée que l'antérieure, présente trois facettes : une interne, qui fait
fosses nasales; une externe, qu'on voit dans la fosse zygomatique, et u

Trou sphéno-palatin.

Apophyse sphénoïdale.

Ses trois facettes.

(*) Cpp, canaux palatins postérieurs. — Ppy, apophyse pyramidale. — Sp, gouttière ptérygo
p, surface lisse, appartenant à l'apophyse pyramidale qui complète la voûte palatine. —
de l'aile externe de l'apophyse ptérygoïde.

(**) Fp, trou ptérygo-palatin. — Fpp, orifice palatin postérieur. — Ppy, orifice du canal pa
rieur. — Snp, épine nasale postérieure. — *, gouttière qui reçoit l'aile interne. — **, gouttière
— ***, gouttière qui reçoit l'aile externe.

...i s'articule avec le sphénoïde et présente une gouttière concourant ...ation du *conduit ptérygo-palatin*. Conduit ptérygo-palatin.

...yse *orbitaire* (Por), plus considérable, inclinée en dehors, soutenue ...portion étranglée ou *col*, présente ...ettes, dont *trois* sont *articulaires*. ...sont : *a.* l'*interne*, qui est concave ...à l'ethmoïde, dont elle couvre et ...les cellules; *b.* l'*antérieure*, qui ...trigone palatin de l'os maxillaire ...; *c.* la *postérieure*, qui s'unit au ...par des inégalités disposées au-...cellule creusée dans l'apophyse ...mmunication avec le sinus sphé-... Apophyse orbitaire. Son col. Ses cinq facettes, dont 1° trois articulaires, l'interne, l'antérieure et la postérieure.

...es *facettes non articulaires* sont : ...rieure, lisse, qui forme la portion ...eculée du plancher de l'orbite; ... qui contribue à former la fosse ...ue et qui est séparée de la pré-...ar un petit bord qui fait partie de ...phéno-maxillaire. 2° Deux non articulaires, la supérieure et l'externe.

Fig. 102.

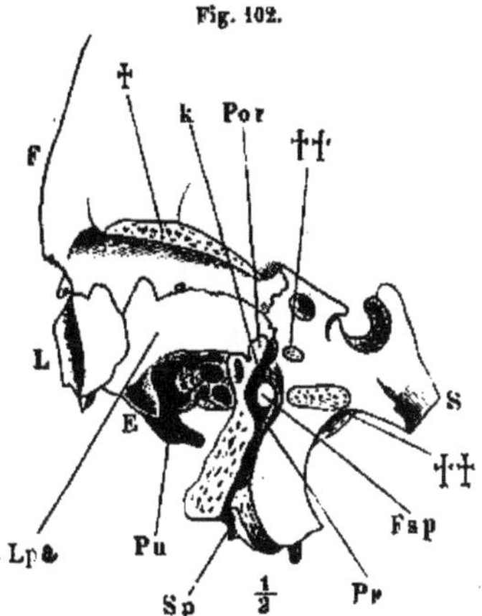

Face externe de l'os palatin gauche, en connexion avec l'ethmoïde et le sphénoïde (*).

...ation *intérieure*. — Épais et cellu-... l'apophyse palatine, cet os est ...dans tout le reste de son étendue.

...des *connexions*. — Cet os s'articule avec le palatin du côté opposé, avec ...axillaire, le sphénoïde, l'ethmoïde, le cornet inférieur et le vomer. Il ...e des fosses nasales, de la voûte palatine, du plancher de l'orbite, de ...ptérygoïde, de la fosse zygomatique et de la fosse ptérygo-maxillaire.

...pement. — Le palatin se développe par un seul point d'ossification, qui ...du quarantième au cinquantième jour de la conception, au point de ...des portions verticale et horizontale et de l'apophyse pyramidale. Chez ...et chez le nouveau-né, cet os est en quelque sorte écrasé, de telle ...sa portion verticale est moins longue que l'horizontale, et qu'il offre ...minance marquée dans ses dimensions antéro-postérieures. Cette dis-...est en harmonie avec la brièveté du diamètre vertical de l'os maxil-...érieur. Un seul point d'ossification.

III. — OS MALAIRES.

...malaires (*mala*, joue), nommés aussi *os de la pommette*, à cause de leur ...nce, os *jugaux* ou *zygomatiques*, parce qu'ils joignent la face au crâne, ...sur les parties supérieures et latérales de la face (1); on peut les re-... Situation.

(*) ... — L, os lacrymal. — E, ethmoïde. — S, sphénoïde. — Lpa, lame papyracée de l'ethmoïde. ...yse unciforme du même os. — Sp, gouttière ptérygo-palatine. — Ps, apophyse sphénoïdale. ...sphéno-palatin. — Por, apophyse orbitaire. — *k*, angle qui sépare la facette orbitaire de la ...ique de l'apophyse orbitaire. — †, section de la lame orbitaire du frontal. — ††, section ...des grandes ailes du sphénoïde.

(1) ...mettre l'os malaire en position, il faut diriger en dehors la face convexe et ...la portion plate à bord épais et mousse, en avant la surface triangulaire ra-

garder comme un prolongement de l'apophyse malaire ou jugale des
laires supérieurs. Aussi doit-on, pour mieux saisir leurs rapports, les étu
Forme. culés avec ce dernier os (*fig.* 103). Ils présentent la *forme* d'un qu
très-irrégulier. On leur consi
faces : une antérieure, une
rieure et une supérieure
bords et quatre angles.

Fig. 103.

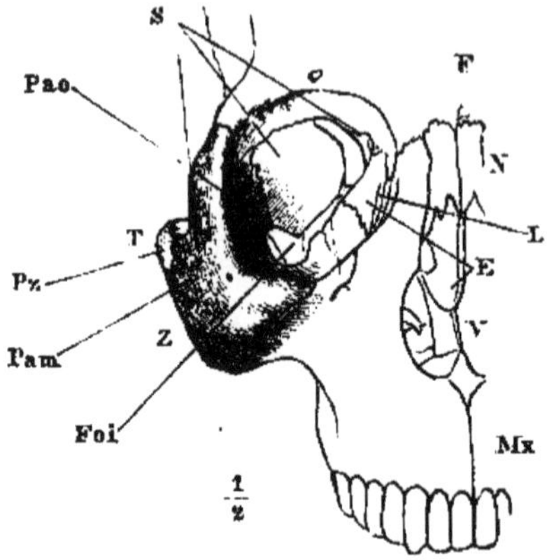

Squelette de la face, vu par devant (*).

Trous malaires. 1° La *face antérieure* ou (*fig.* 106), dirigée en dehors, et lisse, présente l'orifice de p trous (*trous malaires*, *Czf*), d des nerfs et à des vaisseau face donne attache inférie au muscle grand zygomatiq forme la portion la plus sail la joue et n'est séparée de que par le muscle orbicu paupières ; aussi est-elle trè à l'action des corps vulnéra

2° La *face supérieure* ou (*fig.* 104), étroite, surtout en fait partie de la paroi exte

Orifice orbitaire des trous malaires. peu du plancher de l'orbite. Percée d'un trou, *orifice orbitaire du condui* cette face appartient à une apophyse qui naît de l'os malaire à angle d

Apophyse orbitaire. l'*apophyse orbitaire* (pars orbitalis, *Pao*, *fig.* 103), dont la face inférieure fait partie des f porale et zygo dont le bord semi-lunaire et constitue le b rieur et supérie malaire, dont le térieur, dentelé leux, s'articule par un biseau, sphénoïde (*fig.* bas, par un bi considérable ,

Fig. 104.

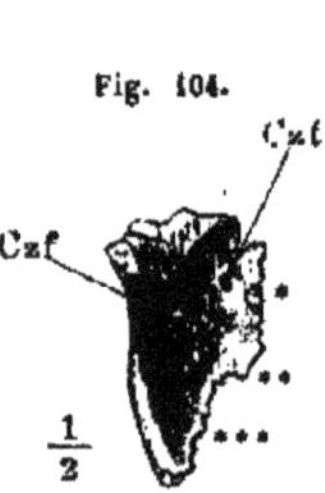

Face orbitaire de l'os malaire droit (**).

Fig. 105.

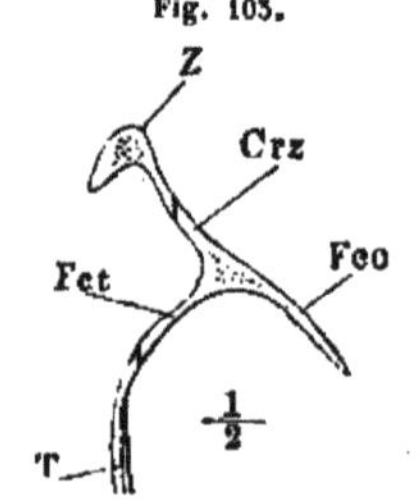

Section horizontale de l'os malaire, en connexion avec la grande aile du sphénoïde (***).

Bord orbitaire. maxillaire supérieur ; à la portion moyenne de ce bord répond l'ext térieure de la fente sphéno-maxillaire.

3° La *face postérieure* ou *temporale* (*fig.* 107), concave, présente, en arr surface lisse, qui concourt à former la fosse zygomatique et sur laquell s'ouvrir un ou plusieurs trous malaires; en avant, une surface

(*) S, sphénoïde. — F, frontal. — N, os nasal. — L, os lacrymal. — E, ethmoïde. — V, vom maxillaire supérieur. — T, temporal. — *Foi*, fente sphéno-maxillaire. — Z, os malaire. — malaire. — *Pz*, apophyse zygomatique. — *Pao*, portion orbitaire.

(**) *Czf*, orifice orbitaire du canal malaire. — *Czt*, autre orifice orbitaire. — *, portion s bord postérieur. — **, portion qui limite en avant la fente sphéno-maxillaire. — ***, portio

(***) T, temporal. — *Fco*, face orbitaire de la grande aile. — *Fct*, face temporale. — *Crz*, — Z. os malaire.

...aboteuse, qui s'articule avec l'apophyse malaire du sus-maxillaire. ...*quatre bords*, deux sont *supérieurs* : l'un *antérieur* ou *orbitaire* est semi-...arrondi, mousse et forme le tiers externe de la base de l'orbite; l'autre

Fig. 106.

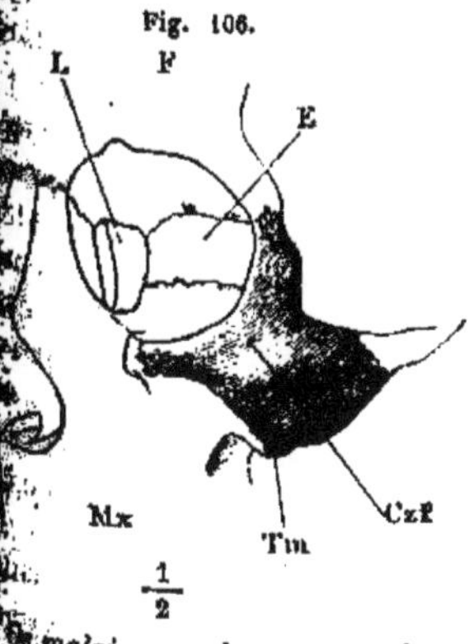

...*malaire gauche, presque de profil* (*).

Fig. 107.

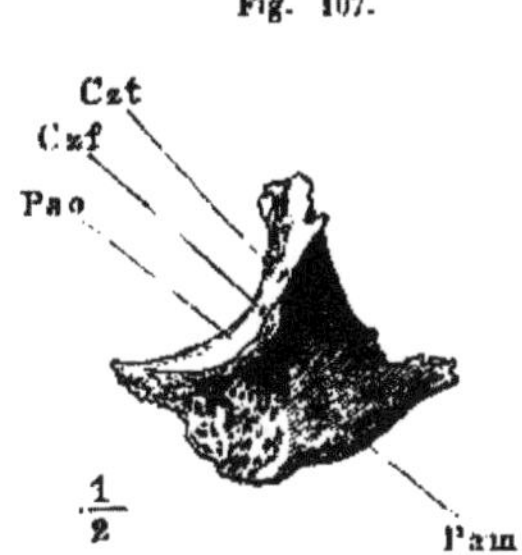

Face postérieure de l'os malaire droit (**).

...mince, sinueux, taillé en manière d'S, borne en avant la fosse tem-...c'est le *bord temporal*. Des *deux bords inférieurs*, l'un *antérieur*, articu-...inégal, s'appuie sur l'os sus-maxillaire : c'est le *bord maxillaire*; ...*postérieur*, presque horizontal, épais, tuberculeux, donne attache au ...masséter : c'est le *bord massétérin*.

Bord temporal. Bord maxillaire. Bord massétérin.

...*quatre angles* (*fig.* 106), l'un *supérieur* ou *frontal*, très-allongé, vertical, ...portion la plus épaisse de l'os et s'articule avec l'apophyse orbitaire ...du frontal; le deuxième, *postérieur* ou *zygomatique*, plus large et plus ...le précédent, est dentelé et taillé en biseau aux dépens de son bord supé-...pour s'articuler avec l'apophyse zygomatique du temporal, qu'il supporte; ...ième, *antérieur* ou *interne*, est très-aigu et s'articule avec l'os maxillaire, ...du canal sous-orbitaire; le quatrième, *inférieur*, est droit ou même ...s'articule avec la portion externe de l'apophyse malaire du maxillaire ...Un tubercule mousse (tubercule malaire T*m*) se voit au niveau de ...

Angle frontal. Angle zygomatique. Angle orbitaire ou interne. Angle malaire.

...*ation intérieure*. — Cet os est presque entièrement compacte; il est habi-...ment traversé par un conduit, qu'on peut appeler *conduit zygomatique* ou ...ordinairement simple, quelquefois double ou même multiple, et qui ...moins par trois orifices : un supérieur ou orbitaire, qui se voit sur la ...ce nom; un *orifice malaire superficiel*, qu'on trouve sur la face cutanée du ...un *orifice malaire profond*, qui se trouve sur la face postérieure de l'os, ...de réunion de l'apophyse orbitaire avec le corps de l'os.

Conduit zygomatique ou malaire.

...*des connexions*. — Cet os s'articule avec l'os maxillaire supérieur, le ...le sphénoïde et le temporal. Il forme la charpente de la joue et fait ...de l'orbite, de la fosse temporale, de l'arcade et de la fosse zygomatiques.

...nasal. — L, os lacrymal. — F, frontal. — E, ethmoïde. — *Mx*, os maxillaire supérieur. — ...le malaire. — *Czf*, trou malaire.

...portion malaire. — *Pao*, portion orbitaire. — *Czf*, canal malaire. — *Czt*, autre canal

Développement.

Développement. — L'os malaire se développe par un seul point d'oss
qui apparaît vers le cinquantième jour de la vie fœtale. Les changem
rieurs qu'il subit ne présentent rien de particulier.

IV. — OS NASAUX (OS PROPRES DU NEZ).

Situation.

Os pairs, asymétriques, très-petits chez l'homme, juxtaposés, que
soudés entre eux supérieurement, situés à la partie supérieure et moyen
face et constituant, ainsi que le
l'indique, la charpente de la r
seuse du nez.

Direction.

Dirigés obliquem
haut en bas et d'arrière en a
n'offrent pas chez tous les
même degré d'inclinaison; ce
flue sur le degré de saillie de la
moyenne du nez.

Fig. 110.

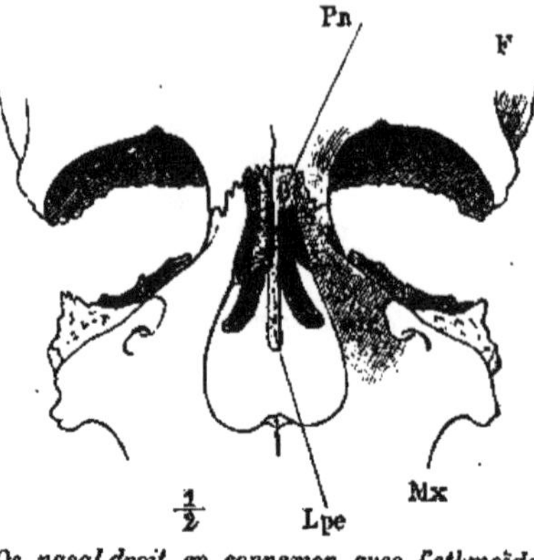

Os nasal droit, en connexion avec l'ethmoïde, le frontal et le maxillaire supérieur (*).

Figure.

Ils ont la *forme* d'un quad
allongé; épais et étroits en h
sont larges et minces inférieu
et présentent à considérer u
antérieure, une face postérie
quatre bords (*fig.* 108).

1° La *face antérieure* ou *cutan*
recouverte que par le muscle
midal et par la peau, d'où la
des fractures de l'os du nez;
en haut, elle est plane et même un peu convexe dans sa portion inférieu

Trou vasculaire.

voit constamment l'orifice d'un conduit vasculaire, variable pour le siég
quefois unique, souvent accompagné de plusieurs autres trous, moins c
rables.

Sillons vasculaires et nerveux.

2° La *face postérieure* ou *pituitaire* (*fig.* 109), concave, forme la portio
rieure de la voûte des fosses nasales, et présente des sill
culaires et nerveux. Un de ces sillons (Se), plus marqué,
le bord externe de l'os et sert à loger le filet ethmoïdal
nasal. Cette face est tapissée par la membrane pituitaire.

Fig. 109.

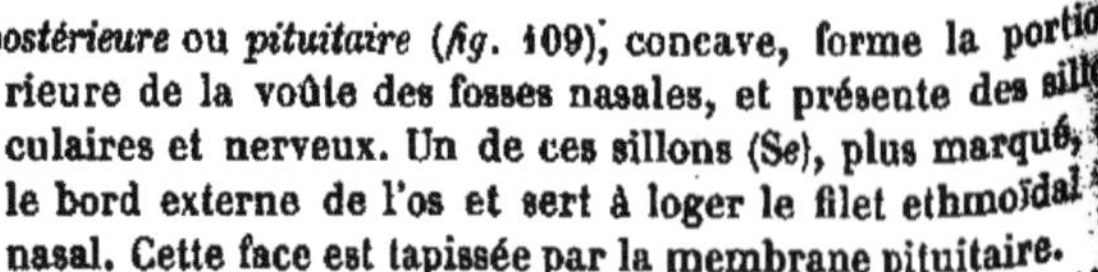

Os nasal droit, vu par son bord interne (**).

Bords.

3° Des quatre *bords*, le *supérieur*, court, épais, dentelé, s'a
avec l'échancrure nasale du frontal; l'*inférieur*, très-min
allongé, légèrement échancré à sa partie moyenne, pour
sage d'un filet nerveux, fait partie de l'orifice antérieur de
nasales et s'unit au cartilage latéral du nez; le *bord int*
épais supérieurement et taillé en biseau, de telle maniè
rapproché du bord de l'os opposé, il concourt avec lui à la formatio
rainure, dans laquelle sont reçues l'épine nasale du frontal et la lame
de l'ethmoïde (V, *fig.* 44 et 46); le *bord externe*, un peu plus long que l'i
taillé en biseau aux dépens de la table superficielle, légèrement dentel
cule avec l'apophyse montante du maxillaire supérieur, qui s'appuie su

(*) *Mx*, os maxillaire supérieur. — F, frontal. — *Pn*, apophyse nasale du frontal. — *Lpe*, la
diculaire de l'ethmoïde.

(**) *Se*, sillon ethmoïdal.

connexions. — Les deux os propres du nez s'articulent entre eux et ...tal, l'ethmoïde et l'os maxillaire supérieur, ainsi qu'avec les carti... ...aux du nez; ils sont traversés par des conduits vasculaires, qui établis... ...mmunication entre la peau du nez et la muqueuse des cavités nasales.

Conformation intérieure.

...tion intérieure. — Épais et celluleux en haut, mince et tout compacte ...nasal est parcouru par des sillons nerveux et vasculaires.

Développement.

...ment. — Il a lieu par un seul point osseux, qui apparaît avant la fin ...me mois.

V. — OS UNGUIS OU LACRYMAUX.

Situation.

...les plus petits os de la face ; ils sont minces, papyracés et ont la trans... ...la ténuité et même la forme d'un ongle, ce qui leur a valu l'un des ...s qu'ils portent. Situés à la partie interne et antérieure de l'orbite, ils ... c'est-à-dire non symétriques ; leur *forme* est irrégulièrement quadri-

Figure.

...déterminée par celle du vide qu'ils doivent remplir. On leur considère ...et quatre bords.

Crête verticale de l'unguis.

...*face externe* ou *orbitaire* est divisée en deux portions inégales par une ...*ale* (crista lacr. post., *Clpo*, *fig.* 110), qui se termine en bas par une ...rochet (*ha*-... La portion ...à la crête ..., creusée ...uttière po-...rcée à jour, ...e à la demi-...de l'apo-...ntante du ...supérieur, ...*outtière la*-

Gouttière lacrymale.

Fig. 111.

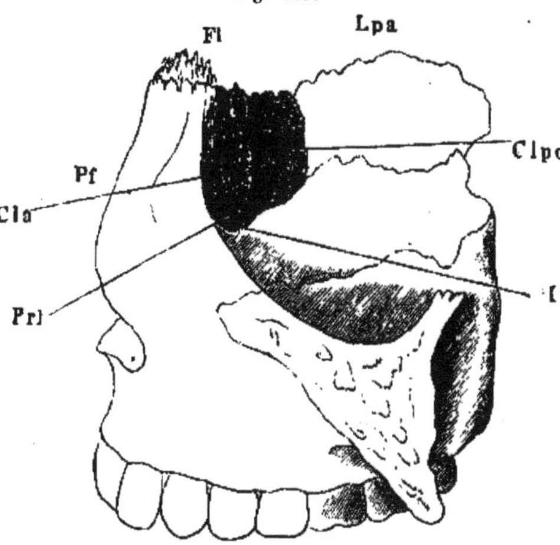

Os lacrymal gauche, en connexion avec l'ethmoïde et le maxillaire supérieur (**).

...g. 110.

Clpo
Sl
Hl

...*rne de l'os* ...*droit* (*).

...cus lacrymalis), d'où le nom d'os lacrymal (1). La portion de l'unguis

...le lacrymale. — *Sl*, gouttière lacrymale. — *Hl*, crochet qui termine la crête.
...se montante. — *Fl*, fosse lacrymale.— *Lpa*, lame papyracée de l'ethmoïde. — *Clpo*, crête ...rieure. — *Cla*, crête lacrymale antérieure du maxillaire supérieur. — *Prl*, apophyse lacry... ...inférieur. — H, crochet de l'os lacrymal.

...ence des os lacrymaux est subordonnée à la sécrétion des larmes : on ne ...ces os chez les animaux qui, vivant dans l'eau, sont dépourvus des glandes, ...uent des voies lacrymales. Ces os sont d'ailleurs des plus variables quant à ...sions ; quelquefois ils concourent à peine à former la gouttière lacrymale, ...ils la forment presque entièrement.

qui est postérieure à la crête verticale, complète la paroi interne de l

Rainure verticale.

2° La *face interne* ou *ethmoïdale* (*fig.* 112) présente une rainure verticale pond à la crête externe; la portion qui est au-devant de la rainure, fai du méat moyen; en arrière, est une surface rugueuse qui répond à l'eth dont elle couvre les cellules antérieures.

Bords. Supérieur. Inférieur.

3° Des quatre *bords* (*fig.* 111), le *supérieur*, inégal, s'articule avec l' orbitaire interne du frontal; l'*inférieur* s'articule, en avant, avec le inférieur, par une petite languette anguleuse qui concourt à la form canal nasal; en arrière, avec le bord interne de la face orbitaire

Antérieur. Postérieur.

maxillaire supérieur; le *bord antérieur* par juxtaposition à l'apophyse mon l'os maxillaire; le *bord postérieur*, ment dentelé, s'articule avec l'os pla l'ethmoïde.

Fig. 112.

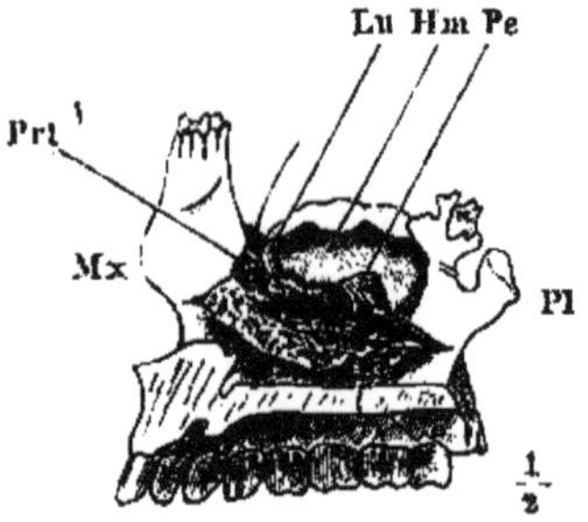

Face interne de l'os lacrymal droit, en connexion avec le maxillaire supérieur (*).

Résumé des connexions.

Résumé des connexions. — L'unguis a avec le frontal, l'ethmoïde, le maxill périeur et le cornet inférieur. Il co la formation du sac lacrymal, du ca et de la paroi interne de l'orbite.

Il est le plus ténu et le plus fragile de tous les os du squelette.

Conformation intérieure. — Formé lamelle très-mince de tissu compact plus fragile de tous les os ; sa ténu fragilité sont d'autant plus impor noter qu'on agit parfois sur cet l'opération de la fistule lacrymale. précautions pour éviter de le traverser dans l'opération de la fistule la par la méthode ordinaire; de là aussi, par une sorte de compensation bilité d'ouvrir aux larmes, en le traversant, une voie artificielle dans nasales.

Développement.

Développement. — L'os unguis s'ossifie au commencement du troisième se développe par un seul point d'ossification.

VI. — CORNETS INFÉRIEURS OU SOUS-ETHMOÏDAUX.

Situation.

Les cornets inférieurs, ainsi nommés à cause de leur forme recourb *binatum*), qui leur donne quelque ressemblance avec certaines coquille (*concha nasi inferior*, Sœmm.), sont *situés* à la partie inférieure de la par des fosses nasales, au-dessous de l'ethmoïde (*fig.* 113), d'où le nom *sous-ethmoïdaux*, et complètent la série des cornets de l'ethmoïde,

Forme.

pourraient être considérés comme une dépendance. Ce sont des os symétriques, ayant leur plus grand diamètre dirigé d'avant en arrière considère deux faces, deux bords et deux extrémités.

1° Leur *face interne* est convexe et regarde la cloison du nez, qu'el quelquefois, lorsque celle-ci est déviée; 2° leur *face externe* (*fig.* 114) es et fait partie du méat moyen. Toutes deux sont rugueuses, comme spo

Spongiosité de leur surface.

ce qui a fait dire que ces os faisaient exception à la loi générale p tous les os présentent la substance spongieuse à l'intérieur ; mais la s

(*) *Ct*, crête du maxillaire supérieur qui s'articule avec le cornet inférieur. — *Lu*, luna

...faces dépend de la multiplicité des canaux ou demi-canaux prodi-...nt ramifiés, destinés à protéger les vaisseaux de la pituitaire.

Elle paraît dépendre de la multiplicité des canaux vasculaires.

...ord *supérieur* ou *articulaire* (*fig.* 113), très-inégal, offre, d'avant en ... un bord mince, ...cule avec l'apo...ontante de l'os ...aire ; *b.* une pe...ce triangulaire, ... nom d'*apophyse* ... *lacrymale* (pro..., Prl), qui s'ar-...son sommet avec ... par ses deux ... les deux lèvres ...yse montante de ...aire supérieur, ...pléter le canal ...ne lame recour-...*. maxillaris*, Pm, *fig.* 114), nommée *apophyse auriculaire* par Bertin, ...parait à l'oreille du chien, lame qui se dirige en bas et s'applique en ...orifice du sinus maxillaire, qu'elle concourt à rétrécir ; *d.* derrière ...hyse, un bord mince, qui s'articule avec une petite crête de l'os pala-..., entre l'apophyse auriculaire et l'apophyse lacrymale, de petites ... s'unissent à l'ethmoïde (Pe).

Apophyse nasale ou lacrymale.

Apophyse auriculaire.

Fig. 113.

1/2

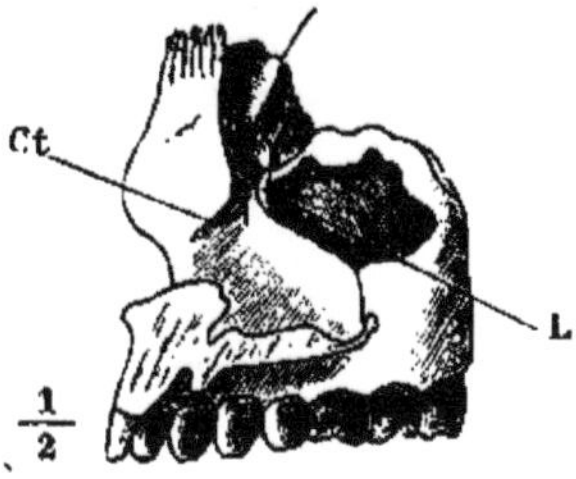

Face interne du cornet inférieur droit, en connexion avec le maxillaire supérieur et l'os palatin (*).

Fig 114.

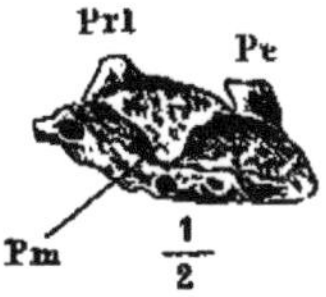

1/2

Face externe du cornet inférieur gauche (**).

...d *inférieur* ou *libre*, convexe, plus épais à sa partie moyenne qu'à ses ... est séparé du plancher des fosses ... un intervalle plus ou moins ...le, disposition importante à con-... l'introduction des instruments ...sses nasales.

Bord libre du cornet.

...émité *antérieure* est un peu moins ... la *postérieure*, ce qui sert à distin-...ornet droit du gauche.

...des *connexions*. — Les cornets infé-...rticulent avec les os maxillaires ... les os palatins, l'ethmoïde et les ...ont des rapports importants avec ...érieur du canal nasal, qu'ils ga-... de l'atteinte des corps extérieurs. ... considérer comme appartenant ...ment à la pituitaire, dans l'épais-...quelle ils sont développés.

Fig. 115.

1/2

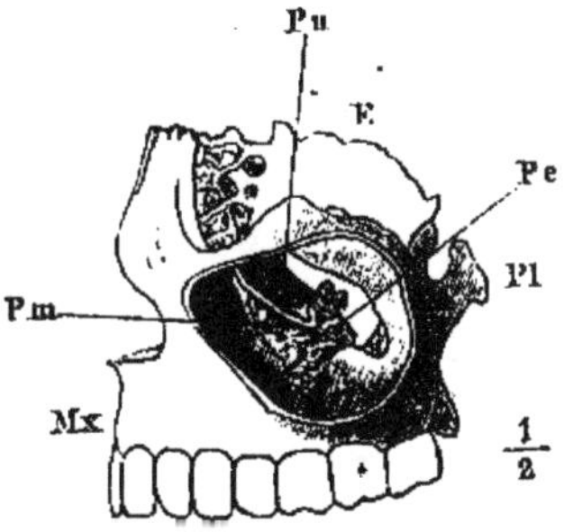

Maxillaire supérieur gauche, en connexion avec l'ethmoïde, l'os palatin et le cornet inférieur (***).

...ation *intérieure*. — Leur aspect spongieux à l'extérieur (*spongiosa infe-*

Conformation intérieure.

...axillaire supérieur. — *Prl*, apophyse lacrymale du cornet. — *Lu*, lunule lacrymale. — *Pe*, apo-...ale. — *Hm*, orifice du sinus maxillaire. — *Pl*, os palatin.

...ophyse lacrymale. — *Pe*, apophyse ethmoïdale. — *Pm*, apophyse maxillaire.

...enlevé la paroi externe du sinus maxillaire. — *Mx*, maxillaire supérieur. — *Pl*, os palatin. — ... *Pu*, apophyse unciforme de l'ethmoïde. — *Pm*, apophyse maxillaire du cornet. — *Pe*, apo-...dale.

riora) dépend de la multitude des canaux vasculaires (1) dont leur su[...] sillonnée ; mais ils sont presque exclusivement composés de tissu comp[...]

Développement. *Développement.* — Leur ossification ne commence que cinq mois aprè[...] sance, par un seul noyau situé à leur partie moyenne.

VII. — VOMER.

Situation. Ainsi nommé à cause de sa forme, qui a été comparée à celle d'[...] charrue, le *vomer* est symétriq[...] sur la ligne médiane, et forme[...] postérieure de la cloison des [...] sales ; il est mince, aplati, qua[...] et présente à considérer deux [...] quatre bords.

Fig. 116.

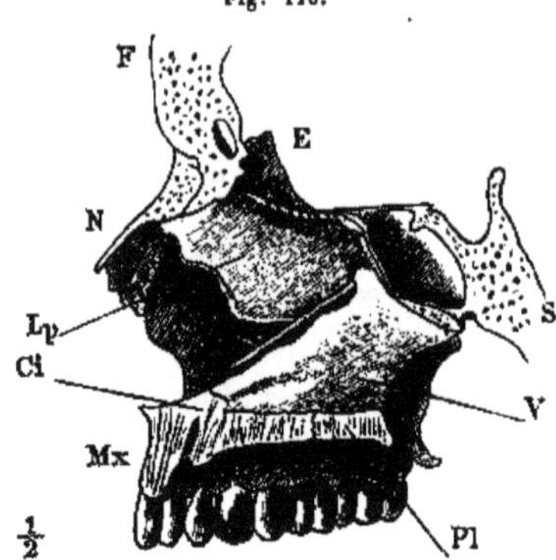

Cloison osseuse des fosses nasales, vue du côté gauche (*).

Faces latérales. 1° Les *faces latérales* (*fig.* [...] planes, souvent déjetées d'un [...] de l'autre de la ligne médiane[...] convexes et concaves en sens [...] quelquefois ce déjettement a [...] sens inverse de l'inclinaison [...] sente la lame perpendiculaire [...] moïde, laquelle forme alors [...] vomer un angle obtus. Un [...] très-saillant, apophysaire, se [...] quefois au niveau de cet angl[...] quelques cas, il n'y a qu'un tubercule sans déviation. Toujours lisses [...] par la pituitaire, les deux fa[...] mer présentent de petits sillo[...] laires et nerveux.

Fig. 117.

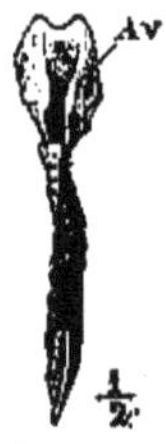

Vomer vu par la face antérieure et supérieure (**).

Fig. 118.

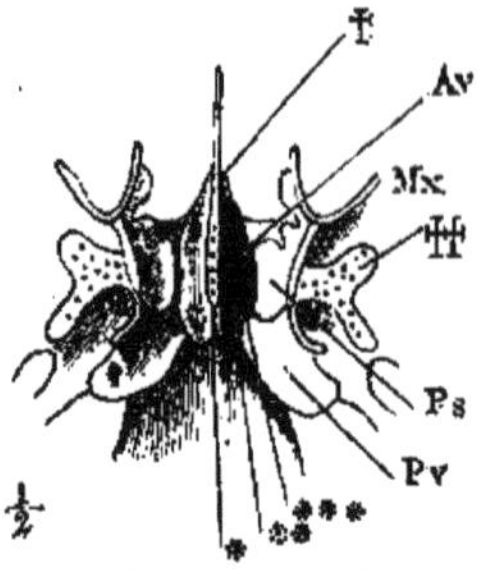

Voûte des fosses nasales, vue par en bas (***).

Bord sphénoïdal. Bord maxillaire. Des quatre bords, le *supérieur* [...] *noïdal* est le plus court et le p[...] il est creusé profondément en [...] pour recevoir la crête infé[...] sphénoïde ; les deux lèvres de [...] tière, fortement déjetées en [...] qui ont reçu de quelques au[...] le nom d'*ailes du vomer* (*fig.* [...] sont reçues dans les rainure[...] même face inférieure et c[...] un petit conduit (*, *fig.* 118 et[...] donne passage à des vaisseaux et à des filets nerveux. La face inféri[...] ailes du vomer fait partie de la voûte des fosses nasales (*fig.* 118).

(*) *Mx*, maxillaire supérieur. — *Ci*, crête incisive. — E, ethmoïde. — *Lp*, lame perpe[...] N, os nasal. — F, frontal. — S, sphénoïde. — *Pl*, os palatin. — V, vomer.

(**) *Av*, ailes du vomer.

(***) *Av*, ailes du vomer. — *Mx*, maxillaire supérieur. — *Ps*, apophyse sphénoïdale de l'[...] *Pv*, apophyse vaginale. — *, canal qui donne passage à des vaisseaux et à des nerfs. — [...] vasculaire. — ***, troisième canal vasculaire. — †, section horizontale du vomer. — ††, [...] physe ptérygoïde du sphénoïde.

(1) Bertin comparait les cornets inférieurs à un pont solide sous lequel passent [...]

inférieur ou *maxillaire* (*fig.* 116), le plus long de tous, est reçu dans la qui résulte de la réunion des os palatins, en arrière, des os maxillaires , en avant ; il se termine quelquefois par une apophyse plus ou moins derrière l'épine nasale antérieure.

Bord ethmoïdal.

antérieur ou *ethmoïdal* présente la continuation de la gouttière du bord , pour s'articuler avec le bord in- la lame perpendiculaire de l'eth- recevoir, en bas, le prolongement ce cartilage (1).

Fig. 119.

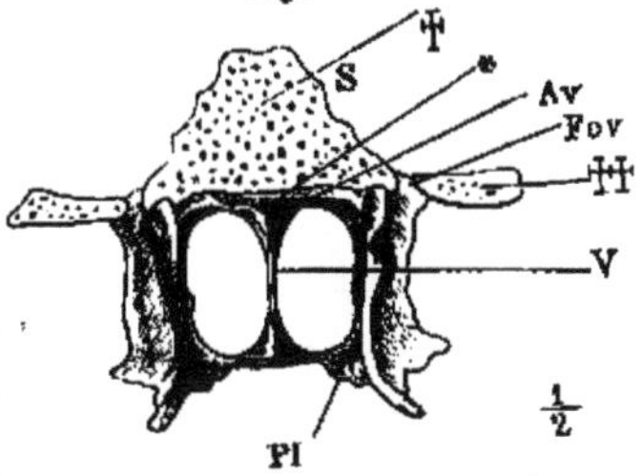

Cloison osseuse des fosses nasales, vue par derrière (*).

Bord guttural.

postérieur ou *guttural* (*fig.* 119) est mince et tranchant, incliné de et d'arrière en avant, et forme obtus avec le bord inférieur ; il ouvertures postérieures des fosses

Résumé des connexions.

des connexions. — Le vomer s'arti- le sphénoïde, l'ethmoïde, les os supérieurs, les os palatins ; en ; il s'articule, en outre, avec le cartilage de la cloison.

Conformation intérieure.

tion intérieure. — Le vomer est composé de deux lames compactes très- distinctes dans la moitié ou les deux tiers supérieurs et antérieurs de

Développement.

ement. — Le vomer se développe par un *seul point d'ossification*. C'est tie inférieure que débute l'ossification, qui apparaît avant la fin du mois. Il se présente alors sous la forme d'une gouttière profonde, plus rière qu'en avant, embrassant le cartilage, comme il embrassera plus e sphénoïdale. A la naissance, le vomer n'est encore qu'une gout tard, cette disposition n'est manifeste que pour la moitié ou les deux ieurs de cet os. Il n'est pas sans intérêt de noter la manière insolite de l'ossification, qui se fait ici de la surface à la profondeur du

VIII. — OS MAXILLAIRE INFÉRIEUR.

qu'un nombre considérable d'os entrent dans la composition de la supérieure, un seul constitue la mâchoire inférieure : c'est l'*os inférieur*, sur lequel on ne saurait trop appeler l'attention, vu l'im- et la multiplicité des conséquences pratiques qui découlent de la con- de sa forme et de ses connexions.

Situation. Figure.

cupe la partie inférieure de la face. Il a la forme d'une courbe para- dont les deux extrémités, qu'on appelle *branches*, forment un angle la portion moyenne, qui porte le nom de *corps*.

ou *portion moyenne.* — Le *corps* représente une parabole ou un fer à

(*) — *Pl*, os palatin. — S, sphénoïde. — *Av*, ailes du vomer. — *Fov*, trou oval. — *, canal aux vaisseaux destinés aux lames du vomer et au cartilage de la cloison. — †, section phénoïde. — ††, section des grandes ailes du sphénoïde.

(1) it sous le nom de *prolongement caudal du cartilage de la cloison* une lan- ueuse qui est reçue entre les deux lames du vomer.

cheval, convexe en avant, concave en arrière. On lui considère une [...]rieure, une *face post*[...] *bord supérieur* et un [...]*rieur*.

Fig. 120.

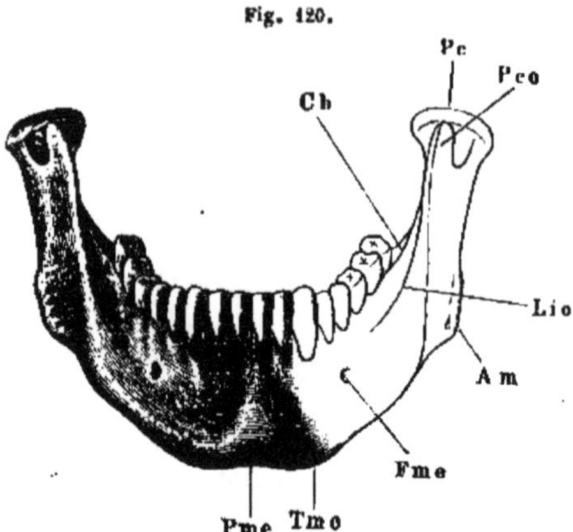

Face antérieure du maxillaire inférieur (*).

Symphyse du menton.

1° La *face antérieure* présente à sa *parti*[...] une ligne verticale, *symphyse du menton* trace de l'union des [...] dont cet os est comp[...] les jeunes sujets, [...] restent distinctes tou[...] chez un grand nomb[...]maux (1).

Symphyse arquée et non anguleuse.

La manière dont [...]nies les deux moitiés de l'os maxillaire, [...] forment un arc au [...] mer un angle, com[...] les animaux, constitue un des caractères distinctifs de l'espèce huma[...]

Sa direction verticale. *rection verticale* de la symphyse, comparée à la direction très-oblique [...] et en bas, presque horizontale, qu'elle présente chez les animaux, [...] autre caractère, non moins distinctif, de l'homme, qui seul est pou[...] qu'on appelle le *menton* (2).

Éminence mentonnière. En avant, la symphyse se termine inférieurement par une éminen[...]laire, appelée *mentonnière* (*Pme*). En arrière, elle présente en bas qua[...] tubercules, deux supérieurs et deux inférieurs, connus sous le nom [...]

Apophyses géni. d'*apophyses géni* (spina mentalis, *Spm*, *fig.* 121 et 122 ; de γένειον, ment[...] donnent attache aux muscles génio-hyoïdiens et génio-glosses.

Fossette mentonnière. De *chaque côté* de la symphyse, la face antérieure du corps de l[...] inférieure présente : *a.* une *petite fossette* à insertion musculaire, no[...] sette mentonnière ; *b.* une ligne qui, née de l'éminence mentonnière [...] obliquement en haut et va se continuer avec le bord antérieur de la [...]

Ligne oblique ou maxillaire externe. la mâchoire : c'est la *ligne oblique* (*Lio*) ou *maxillaire externe*, égalemen[...] à des insertions musculaires ; *c.* au-dessus de cette ligne, se voit le *trou* [...] (*Fme*), orifice inférieur du *canal dentaire inférieur*, par lequel passent les va[...] nerfs mentonniers ; *d.* la face antérieure de l'*arcade alvéolaire*, remarquab[...]

(*) *Pme*, éminence mentonnière. — *Tme*, tubercule mentonnier. — *Fme*, trou mentonnier [...] de la mâchoire. — *Lio*, ligne oblique. — *Pco*, apophyse coronoïde. — *Pc*, condyle. — *Cb*, [...]cinateur.

(1) Bien plus, elles constituent, chez les serpents, une articulation mobile. Ce[...] en harmonie avec celle des deux moitiés de la mâchoire supérieure, permet à [...] d'avaler une proie beaucoup plus volumineuse que leur tête et même que tout [...]

(2) Il est curieux de voir la symphyse, verticale et même un peu oblique [...] bas et d'arrière en avant (*fig.* 11) dans la race caucasique, devenir oblique [...] arrière dans la race nègre et se rapprocher de la disposition qu'elle offre [...]maux, particulièrement chez le singe. Du reste, l'inclinaison variable de la [...] détermine les différences qui existent entre les divers individus, relativement à [...] menton.

...liefs, répondant aux alvéoles et séparés par des cannelures verticales, ...ent aux cloisons interalvéolaires ; *e.* au-dessous de la ligne oblique ... une surface lisse, séparée de la peau par le muscle peaucier.

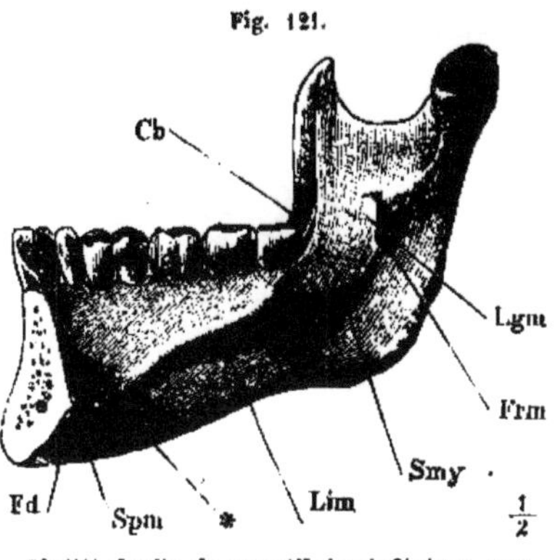

Fig. 121.

Moitié droite du maxillaire inférieur, vue par sa face interne (*).

...face *postérieure* ou *linguale* ...est moulée, en quelque sorte, ...ngue ; elle présente : *a.* la ...*ïdienne* (*Lim* ; de μύλος, dent ...nommée aussi *ligne oblique* ...*re interne* ; née de l'apophyse ...ligne, qui est destinée à des ...musculaires, se porte en ...arrière, et devient plus sail-...veau de la dernière dent ... au-dessous de cette ligne, ...*pression* large, mais superfi-...loge la glande sous-maxil-...dessus de la ligne oblique ...la symphyse, se voit une ...ui loge la glande sublin-...st une surface lisse, recou-...la membrane buccale et gingivale.

Ligne myloïdienne.

Dépression de la glande sous-maxillaire.

Fossette sub-linguale.

...oblique externe et la ligne oblique interne divisent le corps du maxillaire ...deux parties : l'une *supérieure* ou *alvéolaire*, l'autre *inférieure* ou *basi-*...emière constitue presque à elle seule le corps de l'os maxillaire chez le ...l'enfant ; chez l'adulte, elle ne forme plus que les deux tiers de la hau-... l'autre tiers étant formé par la portion basilaire ; chez le vieillard, ...rtion alvéolaire disparaît presque entièrement et il ne reste que ...basilaire.

Portion alvéolaire.

Portion basilaire.

Leur proportion aux divers âges.

...*supérieur* ou *alvéolaire* (*fig.* 120) décrit une courbe plus petite que le ...laire correspondant de l'os maxillaire supérieur ; aussi, dans une ...n régulière, les dents incisives inférieures sont-elles débordées par ...ures. Moins épais en avant qu'en arrière, où il se déjette en dedans, ...creusé d'une série d'alvéoles, semblables à ceux des os maxillaires ...et moulés, comme ceux-ci, sur les racines des dents, dont ils repré-...ctement la forme.

Bord alvéolaire.

...*inférieur* ou la *base de la mâchoire* (*fig.* 122) est la portion la plus ...par conséquent la plus résistante de l'os ; il appartient à une courbe ...plus considérable que celui du bord supérieur ; d'où il résulte, dans ...ent d'élévation de cet os, une sorte de projection de la mâchoire de ...ut et d'arrière en avant, projection qui est d'ailleurs très-variable ...férents sujets.

Base de la mâchoire.

...*es de la mâchoire inférieure.* — Entièrement destinées à l'insertion des ...vateurs de cette mâchoire, elles ont un développement proportionnel ...de ces muscles. Elles sont quadrilatères et présentent : *a. une face* ...*massétérine* (*fig.* 123), recouverte par le muscle masséter, qui y prend ...ns, surtout en bas, où se voient des empreintes et des crêtes, et où

Branches de la mâchoire inférieure.

(*) ...fournissant des insertions au muscle buccinateur. — *Frm*, orifice supérieur du canal den-...pine de cet orifice. — *Smy*, sillon mylo-hyoïdien. — *Lim*, ligne myloïdienne. — *Spm*, apo-... *Fd*, fossette digastrique. — *, fossette sublinguale.

cette face est plus ou moins déjetée en dehors; au-devant de ces crête dépression légère, qui répond à l'artère faciale; *b.* une *face interne* ou *dienne* (*fig.* 121), également rugueuse, pour l'insertion du muscle ptér interne, et qui présente l'orifice supérieur, évasé, du canal dentaire in (*Frm*). Cet orifice est armé d'une sorte d'épine (*Lgm*), à laquelle s'att

Orifice évasé du canal dentaire inférieur.

Fig. 122.

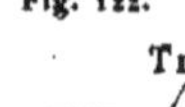

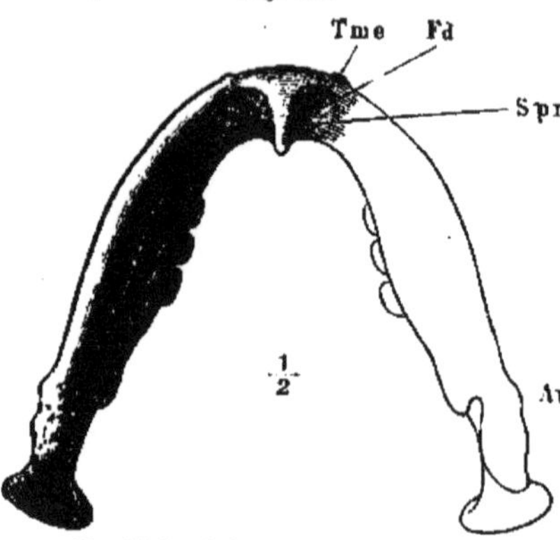

Maxillaire inférieur vu par en bas (*).

Fig. 123.

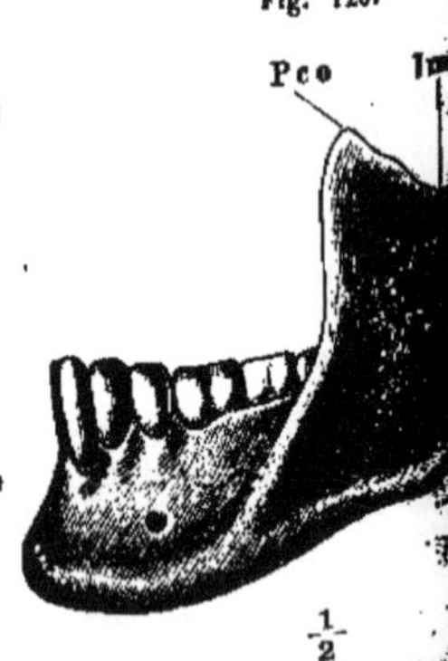

Maxillaire inférieur vu de

lame fibreuse appelée improprement ligament latéral interne de l'ar temporo-maxillaire; il est le point de départ d'une petite gouttière qu même direction que le canal dentaire, et qui porte le nom de *sillon* *dien* (*Smy*), parce qu'elle loge le nerf du même nom; *c.* un *bord* *po* *parotidien*, arrondi, embrassé par la parotide et donnant attache, en ba gament stylo-maxillaire; *d.* un *bord antérieur*, creusé d'une gouttière (Co qui fait suite au bord alvéolaire; la lèvre antérieure et la lèvre postér cette gouttière sont formées par la terminaison des lignes obliques e interne; *e.* un *bord supérieur*, très-mince, formant une grande échancru *sigmoïde* (*Imd*, *fig.* 123), à raison de sa forme, et donnant passage à des nerf vaisseaux; *f.* un *bord inférieur*, qui fait suite au bord inférieur du corp

Sillon mylo-hyoïdien.

Échancrure sigmoïde.

Angle de la mâchoire.

L'angle que forment les branches avec le corps de l'os maxillaire porte le nom d'*angle de la mâchoire* (Am). Droit chez l'adulte, il est chez l'enfant, de même que chez les carnassiers et quelques rongeurs, favorable à l'action de la puissance.

Les branches de la mâchoire inférieure sont terminées en haut par physes, l'une antérieure : c'est l'*apophyse coronoïde*; l'autre postérieur *condyle*.

Apophyse coronoïde.

1° L'*apophyse coronoïde* (Pco) (1), en forme de dent de couronne, est

(*) *Tme*, tubercule mentonnier. — *Fd*, fossette digastrique. — *Spm*, apophyses géni. — *Am* mâchoire.

(**) *Am*, angle de la mâchoire. — *Pc*, condyle. — *Pco*, apophyse coronoïde. — *Imd*, éch moïde.

(1) Pour avoir une idée convenable de cette apophyse, il convient de l'étudi carnassiers, qui la présentent à son maximum de développement. Là il n'e ainsi dire, pas de branches de la mâchoire inférieure; l'apophyse coronoïde ment du corps de l'os.

...jetée en avant, à base large, à sommet pointu ; elle donne insertion au ...mporal. Les dimensions de cette apophyse dans les différentes espèces ...sont dans une proportion rigoureuse et constante, d'une part, avec la ...r et l'étendue de la fosse temporale, de l'autre, avec la force et le degré ...ure de l'arcade zygomatique.

...ndyle (Pc), qui s'articule avec la cavité glénoïde du temporal, est une ...e oblongue, dont le grand diamètre est dirigé de dehors en dedans et un ...nt en arrière ; il est soutenu par une portion rétrécie, qu'on appelle *col* ... Ce col est déjeté en dedans, de telle sorte que le condyle qu'il sup...borde peu le plan externe de la branche maxillaire. Le col est, en ou... profondément excavé en dedans, pour l'insertion du ptérygoïdien ex...constitue la portion la plus faible de l'os maxillaire inférieur. Condyle. Son col.

...*des connexions*. — L'os maxillaire inférieur s'articule avec le temporal ... dents de la rangée inférieure.

...*ation intérieure*. Compacte à sa surface, diploïque dans son épaisseur, ...laire inférieur est creusé, dans une grande partie de son étendue, par ...appelé *canal dentaire* ou *maxillaire inférieur* et destiné à loger les ra...rveux et vasculaires qui se distribuent aux dents de cette mâchoire. ... commence à la partie moyenne de la face interne de la branche maxil...ait suite à une gouttière complétée par une lame fibreuse qui ne paraît ...tre usage que celui de protéger ces vaisseaux et nerfs et de les sépa...uscle ptérygoïdien interne. De là, le canal dentaire se porte en avant ...ns, au-dessous de la ligne myloïdienne, dont il suit la courbure ; il se ...raduellement, et se divise, au niveau de la deuxième petite molaire, ...anaux, dont l'un, plus considérable et très-court, s'ouvre à la surface ...u corps de la mâchoire inférieure : c'est le *trou mentonnier*, déjà décrit ; ...re, très-petit, continue le trajet primitif et se perd au niveau de ...moyenne inférieure. Dans son trajet, le canal dentaire inférieur com...avec chaque alvéole ...quelquefois par deux ...stinés à transmettre ... leurs vaisseaux et ... La situation re...canal dentaire subit ... variations aux di...ques de la vie. Chez ...ouveau-né, avant l'é...s dents, il occupe la ...plus inférieure de la ... inférieure ; après la ...dentition, il répond à ...au niveau de la ligne ...ne ; après la chute ..., il longe le bord alvéolaire. Sur l'os maxillaire du vieillard, l'orifice ...du canal dentaire, ou le trou mentonnier, avoisine le bord supérieur ...es dimensions du canal dentaire n'offrent pas des différences moins

Canal dentaire. Sa division. Sa communication avec les alvéoles. Variations qu'il subit, 1° dans sa situation, 2° dans ses dimensions.

Fig. 124.

A B C — Cb, Lio, Lim, Smy, Cmd

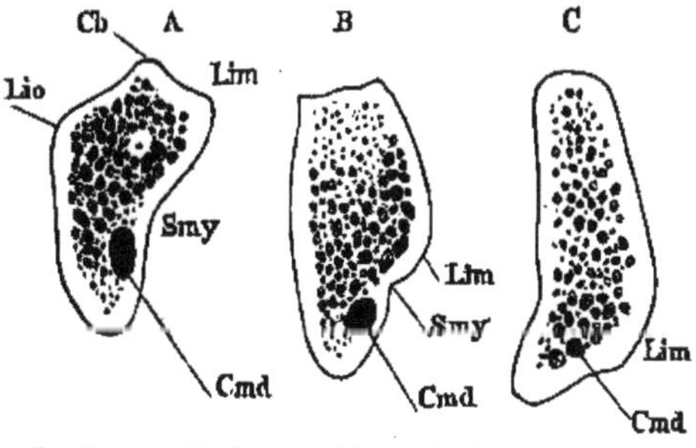

Sections verticale la moitié droite du maxillaire inférieur (*).

(*) ...rrière de la dernière molaire ; B, en avant de la troisième molaire ; C, en avant de la première ... Cmd, canal dentaire. — *Smy*, sillon mylo-hyoïdien. — *Lim*, ligne myloïdienne. — *Cb*, crête ...r. — *Lio*, ligne oblique.

remarquables : très-considérable chez le fœtus et chez l'enfant, avant l'é des dents des deux dentitions, il se rétrécit dans l'âge adulte, mais surto le vieillard.

Nombre des points d'ossification.

Développement. — L'os maxillaire inférieur se développe par *deux poi fication*, un pour chaque moitié latérale. Autenrieth admet, en outre, tro d'ossification complémentaires : un pour le condyle, un pour l'apoph noïde, un pour l'angle ; mais je ne les ai jamais observés. Il n'en est pas d'un point d'ossification décrit et figuré par Spix, et qui formerait le côté du bord alvéolaire ou plutôt du canal dentaire. Sur un fœtus de cin soixante jours environ, j'ai vu une espèce d'aiguille osseuse qui longeait

Aiguille de Spix.

interne du corps et de la branche de l'os ; cette aiguille était complétem sur l'une des moitiés de l'os maxillaire, elle adhérait sur l'autre moitié tiers interne de sa longueur. L'épine qui couronne le canal dentaire, n' chose que l'extrémité interne de cette aiguille osseuse. Il suivrait de là maxillaire inférieur se développe par quatre points d'ossification.

Époque d'apparition.

L'os maxillaire inférieur est le plus précoce de tous les os de la tête, e le plus précoce de tous les os du corps, après la clavicule. Déjà du tren trente-cinquième jour de la vie intra-utérine, le bord inférieur du corp a paru ; il s'étend en arrière pour former la branche, et en avant pour portion qui soutient les deux incisives. C'est peut-être à la même épo paraît le point osseux du canal dentaire. De cinquante à soixante jours, moitié de l'os est déjà creusée d'une gouttière, commune à la fois au ca taire et aux alvéoles. Plus tard, la gouttière devient très-considérable et en alvéoles, à l'aide de cloisons incomplètes d'abord, puis complètes ; ces et leurs cloisons occupent toute la hauteur du corps de l'os. Sur les m du fœtus, il y a plusieurs trous et canaux accessoires du canal dentaire in

Gouttière commune au canal dentaire et aux alvéoles.

Époque de la soudure.

Le point d'ossification de Spix se soude du cinquantième au soixantiè (d'après Spix, il demeure distinct jusqu'au quatrième mois). Chez le fœtus on trouve encore des vestiges de l'aiguille de Spix dans une scissur remarque au pourtour de l'orifice du canal dentaire. Les deux moitiés maxillaire se soudent dans la première année qui suit la naissance. L de la soudure existent encore quelque temps, mais ne tardent pas à s tandis que chez les animaux la suture persiste toute la vie.

Changements ultérieurs qu'éprouve l'os maxillaire inférieur.

Les changements qu'éprouve l'os maxillaire après la naissance, sont 1° à l'angle que forme la branche avec le corps de l'os, angle qui, de qu'il était à la naissance, devient droit après le développement comple forme du corps de l'os, qui se modifie par suite de l'éruption des de première et de la deuxième dentition, de la chute des dents chez les et de l'usure des bords alvéolaires.

§ 5. — DE LA FACE EN GÉNÉRAL.

Idée générale de la face.

Les quatorze os que nous venons de décrire, réunis entre eux et forment une sculpture osseuse symétrique, extrêmement compliquée, q loger les organes de la vue, de l'odorat et du goût, et qui est l'instrum mastication ; cette sculpture osseuse, dont l'ensemble constitue la *face*, au-dessous du crâne, dont elle peut être considérée comme un appen devant de la colonne vertébrale, dont elle est séparée par le pharynx limitée de chaque côté par les arcades zygomatiques.

1. — CONFORMATION EXTÉRIEURE.

...oins volumineuse que le crâne, la face ne forme guère que le quart ...e total de la tête.

...faire une juste idée des *dimensions de la face*, il faut les étudier sur une ...iane de la tête (*fig.* 125). On voit alors que la face est comprise dans ... triangulaire dont la limite supérieure est représentée par la surface ...ui sépare le crâne de la face, dont la limite antérieure répond à la ...ement dite et dont la limite inférieure est un plan passant sous la ...du menton. Si l'on fait passer cette limite inférieure au-dessus de la ...inférieure, sous la voûte palatine, on reconnaît que, prolongée en ...le rencontre le plan du trou occipital. Le crâne ayant beaucoup moins ...r en arrière qu'en avant, on conçoit que le même plan horizontal, qui ... crâne en arrière, en est séparé en avant par toute la hauteur de la ...s-maxillaire de la face.

Limites de la face. Elles circonscrivent un espace triangulaire.

...ètre *vertical*, qui s'étend de la bosse frontale au menton, est, de tous ...ètres de la face, le plus considérable. Mais il va en diminuant de la par...ure à la partie postérieure de la face.

Diamètre vertical de la face.

...nsions *transversales*, considérables au niveau des pommettes, décroissent ... et au-dessous de ce niveau.

Diamètre transversal.

...ètre *antéro-postérieur*, très-étendu à la partie supérieure, où il mesure

Diamètre antéro-postérieur.

Fig. 125.

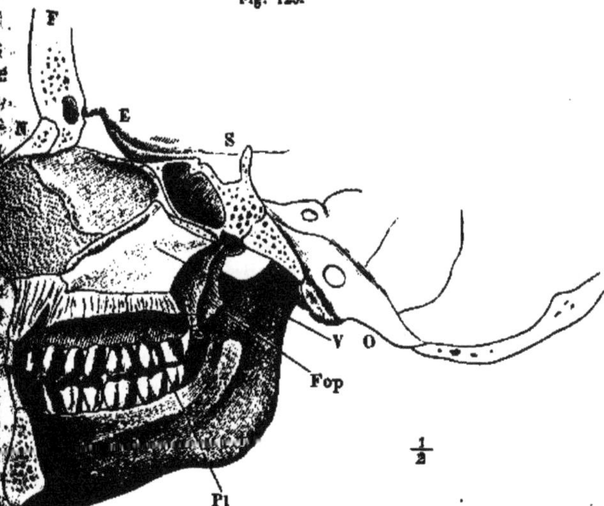

...*postérieure de la tête, passant à gauche de la cloison des fosses nasales* (*).

...valle entre l'épine nasale et l'apophyse basilaire, se rétrécit brus...la partie inférieure, au niveau du menton, où il est réduit à la seule ... la symphyse.

...aire inférieur. — Mx, maxillaire supérieur. — N, os du nez. — F, frontal. — E, ethmoïde. ... O, occipital. — V, vomer. — Pl, os palatin. — Fop, fosse ptérygoïde. — *, cartilage

Les dimensions générales de la face sont en raison inverse de celles du crâne dans la série des animaux.

Relativement au volume total de la face, nous nous bornerons ici à ce qui a été dit de la proportion rigoureusement inverse de l'aire du cr[illegible] l'aire de la face dans la série des animaux (1).

La face représente une pyramide quadrangulaire, dont la base, [illegible] haut et en arrière, est unie à la base du crâne, et dont le sommet, [illegible] bas et en avant, répond au menton; on peut donc lui considérer cinq régions : une *supérieure*, une *antérieure*, une *postérieure* et deux *latérales*.

A. Région supérieure ou cranienne. — Elle fait corps avec la [illegible]rieure du crâne (2), de telle sorte que le crâne et la mâchoire sup[illegible] forment qu'une seule pièce et ne peuvent se mouvoir séparément. Ce[illegible]

Région médiane.

présente : 1° *sur la ligne médiane* (*fig.* 125), et d'arrière en avant, *a*. l'a[illegible] *du vomer avec le sphénoïde*, articulation dans laquelle il y a réciprocité [illegible]tion, la crête sphénoïdale étant reçue entre les lames du vomer, et les [illegible] cet os étant reçues dans les fissures correspondantes du sphénoïde ; *b*. l'[illegible]tion du vomer avec le bord postérieur de la lame perpendiculaire [illegible]moïde; *c*. l'articulation de cette lame perpendiculaire avec l'épine [illegible] frontal et celle de l'épine avec les os propres du nez.

Régions latérales.

2° *Sur les côtés* (*fig.* 132), et de dedans en dehors : *a*. la voûte [illegible] nasales, formée en arrière par la face inférieure du corps du sphénoïde [illegible] lieu par la lame criblée, en avant par la face postérieure des os propres [illegible] *b*. plus en dehors, la base des apophyses ptérygoïdes, l'articulation de l'[illegible] avec le sphénoïde, le canal ptérygo-palatin, le trou sphéno-palatin ; *c*. [illegible]tion des masses latérales de l'ethmoïde avec le sphénoïde, en arrière [illegible] frontal, en avant ; *d*. l'articulation de l'apophyse orbitaire interne du fr[illegible] l'unguis ; *e*. l'articulation de l'échancrure nasale du frontal avec l'apoph[illegible]tante du maxillaire supérieur et les os propres du nez ; *f*. plus en dehors [illegible] la voûte orbitaire, bornée en dehors par l'articulation du frontal avec [illegible]laire et le sphénoïde et par la fente sphénoïdale ; *g*. la face antérieure [illegible] grandes ailes, qui forme la plus grande partie de la paroi externe de [illegible] *h*. en dehors de l'orbite, l'arcade zygomatique.

Régions de la face.
Région antérieure.

B. Région antérieure ou cutanée. — Elle constitue la face propre[illegible] C'est de la conformation de cette région, des proportions entre les [illegible]tres verticaux et transverses, de l'aplatissement antéro-postérieur, [illegible]

Ses variétés nationales et individuelles.

ou vertical de cette charpente, de la dépression ou de la saillie des bo[illegible]laires, des os propres du nez et des os malaires que dépendent [illegible] caractères nationaux et un grand nombre des caractères individuels [illegible] humaine. D'autres différences proviennent des parties molles et ne [illegible] moins importantes.

Ses limites.

Cette région est *limitée* en haut par le front, en bas par la base de [illegible]laire inférieur, latéralement par une ligne qui passerait par l'apoph[illegible]taire externe, l'os malaire et la crête qui sépare la fosse canine de la [illegible]

Bosse nasale. Suture fronto-nasale.

maxillaire. Elle présente : 1° *sur la ligne médiane* (*fig.* 126), la bosse n[illegible] suture transversale formée par l'articulation des os propres du nez avec [illegible]tal, *suture fronto-nasale;* au-dessous de cette suture, le *nez*, émin[illegible]

Nez.

(1) Voyez Crâne en général, Angle facial de Camper, Angle occipital de Daubenton [illegible] de Cuvier.

(2) Cette région est complétement artificielle, et son étude ne peut avoir d'a[illegible] que celui de faire connaître d'une manière plus exacte l'ensemble des rapp[illegible] avec la face.

étroite en haut ou à sa racine, large en bas ou à sa base, formée de articulés par juxtaposition, d'une part, entre eux, sur la ligne médiane, part, avec l'apophyse montante de l'os maxillaire supérieur. Au-dessous éminence est l'*orifice antérieur des fosses nasales*, en forme de cœur à jouer, présentant l'épine nasale antérieure. Au-dessous de laquelle on voit : une suture, la *suture maxillaire*, qui sépare les moyennes, l'ouverture de la bouche et la symphyse du menton.

Orifice antérieur des fosses nasales.

Épine nasale antérieure.

Suture maxillaire.

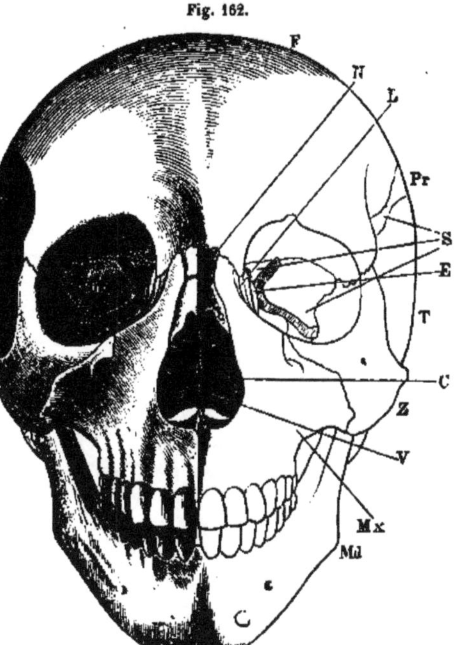

Fig. 162.

Face antérieure de la tête (*).

Sur les *côtés*, on voit la base ou *base de l'orbite*, dirigée en dehors, qui a la forme d'un quadrilatère irrégulier, et en haut, *le trou sus-orbitaire* ; en bas, le *trou sous-orbitaire* ; en dehors, la *suture fronto-jugale* ; en dedans, la *suture fronto-maxillaire*. Au-dessous de l'orbite, la fosse canine, les dents molaires et dentaires des deux mâchoires, la ligne oblique externe, le trou mentonnier et la base du maxillaire inférieur.

Base de l'orbite.

Suture fronto-jugale.

Suture fronto-maxillaire.

Face postérieure ou gutturale. — Elle répond au pharynx et à la colonne vertébrale, et présente de haut en bas (*fig.* 127) : 1° une portion verticale postérieure ; 2° une portion horizontale, et une portion verticale antérieure.

1° Portion verticale.

La *portion verticale postérieure* offre, *a.* sur la *ligne médiane*, le bord postérieur de la cloison des fosses nasales, formé par le vomer ; l'extrémité postérieure de l'articulation du vomer avec le sphénoïde ; l'épine nasale postérieure ; *b.* de *chaque côté*, l'orifice postérieur des fosses nasales, quadrilatère, plus étendu de haut en bas que transversalement, formé en dedans par le vomer, en dehors par l'apophyse ptérygoïde, en haut par le sphénoïde réuni à l'os palatin, en bas par l'os palatin. En dehors est la *fosse ptérygoïdienne*, formée par le sphénoïde et un peu par le palatin. — Plus en dehors encore, on voit une fosse profonde, ou plutôt un grand vide circonscrit en dedans par l'aile externe de l'apophyse ptérygoïde et la tubérosité de l'os maxillaire, en dehors par la branche de l'os maxillaire inférieur : c'est la *fosse zygomatique*.

Bord postérieur de la cloison.

Épine nasale postérieure.

Ouvertures nasales postérieures.

Fosse ptérygoïdienne.

Fosse zygomatique.

La portion *horizontale* est la *voûte palatine*. Elle est parabolique, extrême-

2° Portion horizontale.

Voûte palatine.

(*) Md, maxillaire inférieur. — Mx, maxillaire supérieur. — V, vomer. — Z, os malaire. — C, cornet ... T, temporal. — E, ethmoïde. — S, sphénoïde. — Pr, pariétal. — L, os lacrymal. — N, os nasal. — F, frontal.

ment rugueuse, revêtue par la membrane palatine. Elle est formée p
physes palatines des os maxillaires supérieurs et par la portion hori
os palatins et présente, en conséquence, une *suture cruciale*, au point

Fig. 127.

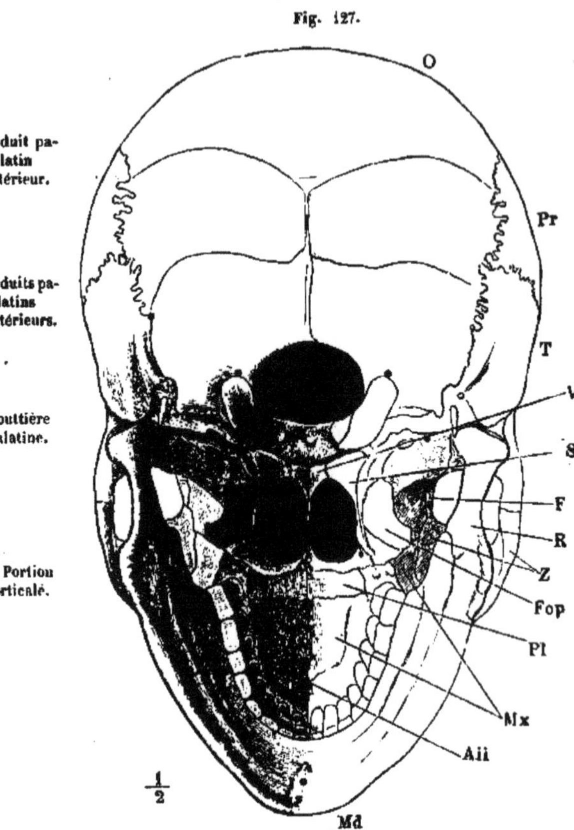

Face inférieure de la tête (*).

Conduit palatin antérieur.

Conduits palatins postérieurs.

Gouttière palatine.

3° Portion verticale.

laquelle vient
joindre le vom
voûte palatine
de plusieurs t
voit : l'orifice in
conduit palatin
(*Aii*), canal sim
rieurement, qui
que en haut,
rendre dans ch
rine ; les *conduits*
postérieurs, gran
tits, qui s'ouvr
partie postérie
terne de la voûte
une *gouttière* qu
le bord extern
voûte, et loge
seaux et les ner
postérieurs au
leurs conduits.

3° La *portion*
antérieure prése
la ligne médiane,
de deux os m
supérieurs, l'inte
dents incisives
de chaque mo
symphyse du
l'apophyse gén
chaque côté, la f
rieure du bord
supérieur et de

dentaires supérieure et inférieure, qui se croisent à la manière de cisea
partie moyenne et se rencontrent corps pour corps à leur partie pos
la face postérieure de l'os maxillaire inférieur ; la ligne oblique int
fossettes sublinguale et sous-maxillaire, et enfin la base de la mâch
rieure.

D. Régions latérales ou zygomatiques. — Bornées en haut et en de
l'arcade zygomatique (*fig.* 128), en haut et en dedans par la crête t

(*) *Md*, maxillaire inférieur. — *Aii*, orifice inférieur du canal palatin antérieur. — *Mx*, ma
rieur. — *Pl*, os palatin. — *Fop*, fosse ptérygoïdienne. — *Z*, os malaire. — *R*, branche de la
S, sphénoïde. — *F*, frontal. — *V*, vomer. — *T*, temporal. — *Pr*, pariétal. — *O*, occipital.

(1) D'où la subtilité anatomique qui consistait à demander quelle était la par
lette où, avec la pointe d'une épingle, on pouvait toucher cinq os à la fois.

…e la fosse temporale de la fosse zygomatique (crête sous-temporale, …présentent un premier plan, formé par la branche de la mâchoire in… …Ce premier plan enlevé, on arrive à une fosse, la *fosse zygomati-* Fosse zygomatique. …la paroi supérieure est formée par la face inférieure des grandes ailes …oïde, la paroi antérieure par la tubérosité maxillaire, la paroi interne …externe de l'apophyse ptérygoïde, et la paroi externe par la branche …laire inférieur. La paroi postérieure et la paroi inférieure manquent. …d de cette fosse, entre l'os maxillaire et la face antérieure de l'apophyse …, se voit une large fente verticale, désignée par Bichat sous le nom de …*go-maxillaire* (Fism, *fig.* 129) ; cette fente conduit dans une espèce de Fente ptérygo-maxillaire.

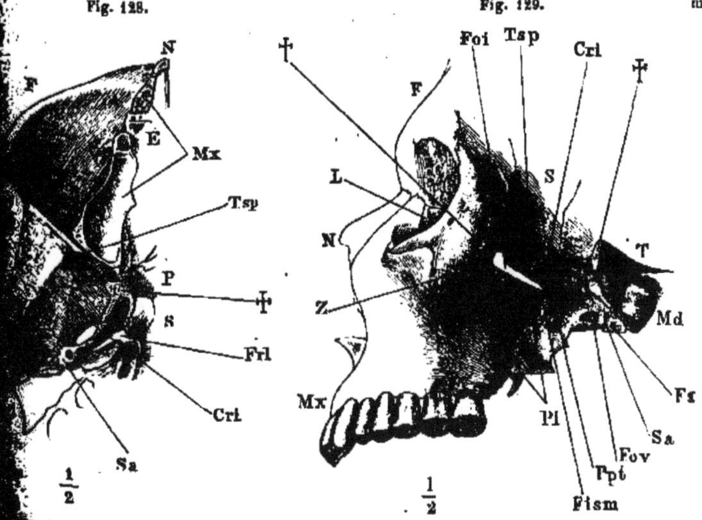

…ntale de la face à travers la …rieure de l'os malaire (*).

Région latérale gauche de la face, légèrement tournée à droite et en haut (**).

…e *arrière-fond de la fosse zygomatique* par les anciens anatomistes, Fosse ptérygo-maxillaire. …*-maxillaire* par Bichat, à la formation de laquelle concourent trois …llaire en avant, l'apophyse ptérygoïde en arrière, l'os palatin en de…). Cette fosse est importante à étudier en raison des cinq trous ou …y aboutissent, savoir : trois en arrière, le trou *grand rond* (Cr), le trou Trous grand rond, …*rygoïdien* (Cv) et le trou *ptérygo-palatin* (Cp) ; un quatrième en de- vidien, Ptérygo-palatin, … *sphéno-palatin* (Fsp); un cinquième en bas, l'orifice supérieur du Sphéno-palatin, …*postérieur*. Palatin postérieur.

…sse ptérygo-maxillaire présente, à la réunion de sa paroi supérieure

(*) … — Pz, apophyse zygomatique. — Z, os malaire. — *Pam*, portion malaire. — *Pao*, por… — F, frontal. — N, os nasal. — E, ethmoïde. — *Mx*, maxillaire supérieur. — *P*, os pala…oïde. — *Frl*, trou déchiré antérieur. — *Cri*, crête sous-temporale. — *Tsp*, tubercule …épine du sphénoïde. — †, section des apophyses ptérygoïdes.

(**) …ygomatique et le maxillaire inférieur ont été enlevés. — *Mx*, maxillaire supérieur. — Z, os …os du nez. — L, os lacrymal. — F, frontal. — S, sphénoïde. — T, temporal. — *Md*. maxil… — *Pl*, os palatin. — *Foi*, fente sphéno-maxillaire. — *Cri*, crête sous-temporale. — *Tsp*, … — *Fs*, trou sphéno-épineux. — *Sa*, épine du sphénoïde. — *Fov*, trou ovale. — *Ppt*, apo… — *Fism*, fente ptérygo-maxillaire. — †, section de l'arcade zygomatique.

avec sa paroi antérieure, la fente *sphéno-maxillaire* ou *orbitaire infé*[...] qui fait un angle aigu avec la fente sphénoïdale, un angle droit ave[...] ptérygo-maxillaire. La fente sphéno-maxillaire, traversée seulement [...] ques nerfs et vaisseaux, est formée en dedans par l'os maxillaire et l'[...] en dehors par le sphénoïde, et à son extrémité antérieure, très-larg[...] malaire.

Fente ptérygo-maxillaire.

II. — CAVITÉS DE LA FACE.

Usages des cavités de la face.

L'étude des os que nous venons de passer en revue nous a fait [...] l'existence d'un grand nombre de cavités qui, indépendamment de l'[...] cial auquel elles sont affectées, ont pour effet commun d'augmenter [...]

Fig. 130.

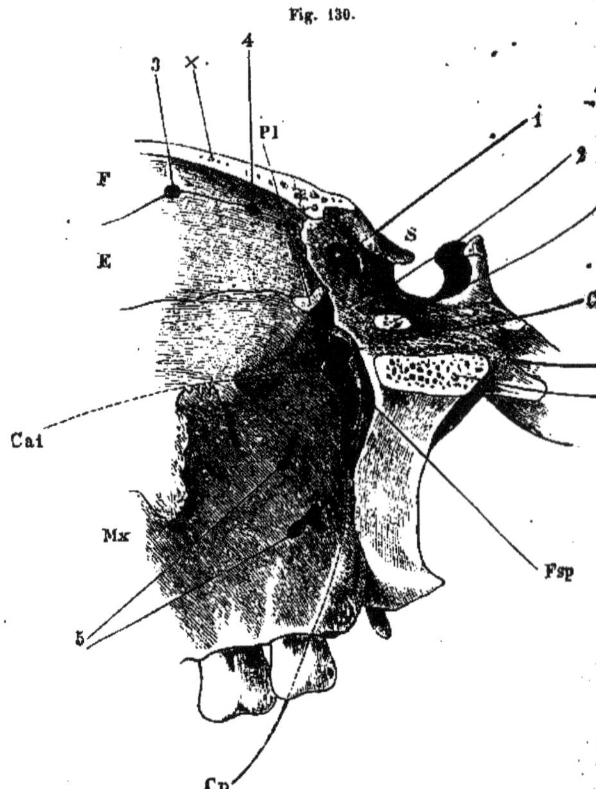

Région de la fosse sphéno-maxillaire (*).

blement le volume de la face et d'en multiplier les surfaces, sans qu[...] en soit accru en proportion.

(*) *Mx*, maxillaire supérieur. — E, ethmoïde. — F, frontal. — *Pl*, os palatin. — S, sphén[...] optique. — 2, bord interne de la fente sphénoïdale. — 3, trou ethmoïdal antérieur. — 4, [...] postérieur. — 5, ouvertures des canaux dentaires postérieurs. — *Cai*, canal sous-orbitai[...] grand-rond. — *Cv*, trou vidien. — *Fsp*, trou sphéno-palatin. — *Cp*, canal ptérygo-palatin[...] de la voûte de l'orbite. — †, section des grandes ailes du sphénoïde à leur racine.

cavités de la face peuvent se rattacher à cinq principales, les deux ...itaires, les deux fosses nasales, dont tous les sinus sont des dépen... la cavité buccale. Cette dernière, dépourvue de paroi inférieure sur ... et complétée par des parties molles sur le cadavre, fait partie de ...érieure de la face et nous est suffisamment connue.

Orbites.

... OU CAVITÉS ORBITAIRES. — Les *cavités orbitaires*, au nombre de ...situées au-dessous de la portion antérieure du crâne, sur les côtés des ...es, présentent la forme d'une pyramide quadrangulaire, dont l'axe, ... arrière, couperait à angle, un peu en arrière de la selle turcique, ...rbite du côté opposé. Il faut toutefois remarquer que la paroi interne ... est presque entièrement étrangère à cette obliquité et se dirige, ...ni, d'avant en arrière.

Obliquité de l'orbite.

La paroi interne y est étrangère.

...présente à considérer quatre parois triangulaires, dont une supé... inférieure, une externe et une interne ; quatre angles, qui corres... l'intersection des parois, une base et un sommet.

...i *supérieure* ou *voûte orbitaire*, concave, est formée par le frontal en ... l'aile orbitaire ou petite aile du sphénoïde en arrière, et présente ...arrière : *a.* en dehors, la fossette lacrymale ; *b.* en dedans, la petite

Voûte orbitaire.

Fig. 131.

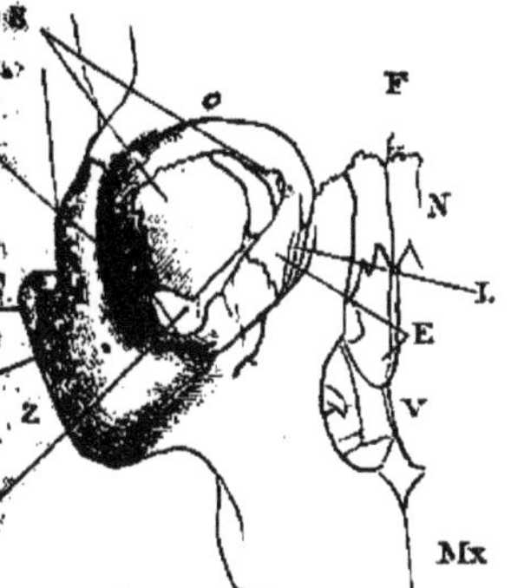

...ure du crâne, légèrement tourné à gauche (*).

Fig. 132.

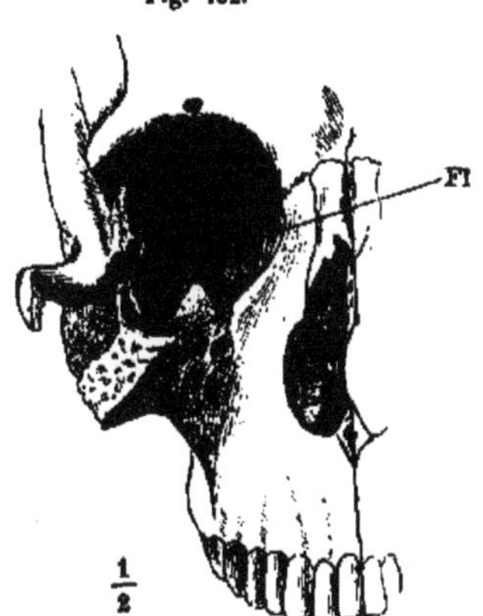

Face antérieure du crâne, légèrement tourné à gauche (**).

...aux bords de laquelle s'attache la poulie du grand oblique ; *c.* la su...on des petites ailes du sphénoïde avec la portion orbitaire du frontal ; ...optique.

...oi *inférieure* ou le plancher de l'orbite forme un plan incliné en de...hors, et présente d'avant en arrière : *a.* le canal sous-orbitaire; *b.* une ...iquant la réunion de l'os malaire avec le maxillaire supérieur ; *c.* la ...re du maxillaire supérieur ; *d.* une suture indiquant la réunion du

Paroi inférieure.

...illaire supérieur. — V, vomer. — E, ethmoïde. — L, os lacrymal. — N, os nasal. — F, fron...oïde. — T, temporal. — Z, os malaire. — *Pao*, portion orbitaire de l'os malaire. — *Pam*, ... — *Pz*, apophyse zygomatique. — *Foi*, fente sphéno-maxillaire.

...levé l'os malaire. — *Fl*, gouttière lacrymale.

maxillaire supérieur avec l'os palatin ; *e.* la facette orbitaire de l'os pal... paroi sépare l'orbite du sinus maxillaire.

Paroi externe.

3° La *paroi externe*, plane et très-oblique, est formée par le sph... arrière, par l'os malaire, en avant, et par le frontal, en haut. Elle pr... suture à peu près verticale, *suture sphéno-jugale*, et une suture an... rieure, qui unit le sphénoïde et l'os malaire au frontal. Cette face s... bite de la fosse temporale.

Paroi interne.

4° La *paroi interne*, formée par l'unguis, l'ethmoïde et le sphénoïd... deux sutures verticales : en avant, celle qui unit l'unguis à l'eth... arrière, celle qui unit l'ethmoïde au sphénoïde. Au-devant de ces s...

Gouttière lacrymale.

trouve la *gouttière lacrymale* (Fl), formée par la réunion de l'unguis e... physe montante du maxillaire supérieur ; à la partie inférieure de...

Orifice du canal nasal.

tière, se trouve l'orifice large et très-oblique du canal nasal, qui va s... le méat moyen, et établit ainsi une communication directe entre la ... taire et la cavité nasale.

Plans.

5° Des *quatre angles* plans de l'orbite, deux sont supérieurs, deux i...

Angle supérieur externe.

Des deux angles plans supérieurs, l'un est interne, l'autre est extern... *supérieur externe* présente, en arrière, la fente sphénoïdale ; plus en ... côté interne de la suture sphéno-frontale et de la suture fronto-jugale...

Angle supérieur interne.

L'*angle supérieur interne* présente la suture d'union du frontal avec l'e... en arrière, avec l'unguis, en avant ; c'est au niveau de cette suture qu... les orifices des deux *conduits orbitair*... qui tous deux livrent passage à des v... par l'antérieur passe, en outre, le filet... dal du nerf nasal.

Fig. 133.

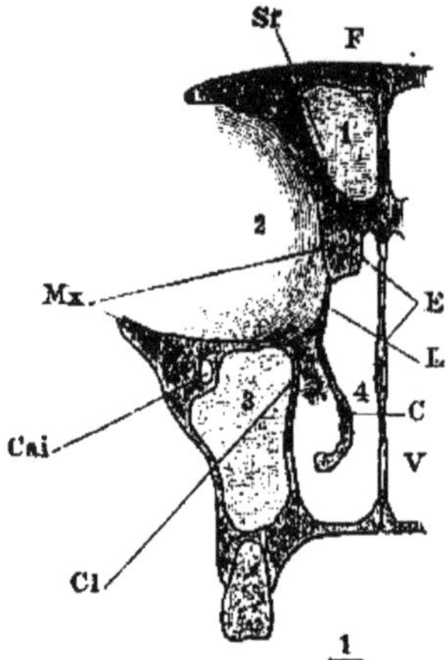

Section verticale et transversale de la face, en avant de la première molaire (*).

Angles inférieurs.

Des deux *angles plans inférieurs*, l'e... sente la fente sphéno-maxillaire, u... de l'os malaire et l'ouverture du ca... malaire ; l'*interne* présente une su... zontale non interrompue, qui unit... l'os maxillaire à l'unguis ; plus en a... maxillaire à l'ethmoïde, et enfin l'os... l'ethmoïde.

Coupe oblique de la base de l'orbite.

6° La *base de l'orbite* est coupée obliqu... dedans en dehors et d'avant en arriè... sente un diamètre vertical qui, le plus... est tout à fait perpendiculaire à l'hor... qui parfois est rendu légèrement obl... la saillie des sinus frontaux. Le s...

Sommet.

l'orbite répond à la portion la plus... la fente sphénoïdale et au trou opti... au-dessus et en dedans de cette fente... convergent les trois fentes sphénoïdale... maxillaire et ptérygo-maxillaire.

Situation.

B. Fosses nasales. — Au nombre de deux, séparées l'une de l'... une cloison verticale antéro-postérieure, les *fosses nasales* sont de gr...

(*) 1, sinus frontal. — 2, cavité orbitaire. — 3, sinus maxillaire. — 4, cavité nasale. — ... E, ethmoïde. — L, lacrymal. — C, cornet inférieur. — V, vomer. — *Mx*, maxillaire su... canal sous-orbitaire. — *Cl*, canal nasal.

creusées, en quelque sorte, dans l'épaisseur de la portion moyenne plutôt ménagées dans l'interstice des os de cette portion moyenne dans l'épaisseur de plusieurs des os de la face et du crâne par des appelées *sinus*. Sinus.

nasales sont situées au-dessous de la partie antérieure et médiane du crâne, au-dessus de la cavité buccale, entre les fosses orbitaire, zygomatique d'un côté et les mêmes fosses du côté opposé.

une idée exacte, soit des dimensions, soit de la forme des fosses faut les étudier sur des coupes horizontales et sur des coupes verti- dernières doivent être faites d'avant en arrière et transversalement. Forme générale.

de vue de leurs *dimensions*, les fosses nasales présentent un dia- plus considérable au milieu, où il est de 5 centimètres, qu'en arrière ; un diamètre transverse beaucoup moins long que les et qui va se rétrécissant (1) de la partie inférieure, où il mesure à la partie supérieure, où il n'a que de 2 à 3 millimètres, à obliquité que présente la paroi externe ; un diamètre antéro-pos- tout l'intervalle compris entre l'orifice antérieur et l'orifice des fosses nasales, et qui est de 7 centimètres environ. Dimensions. Diamètres.

nasales présentent une *direction* horizontale ; elles sont néanmoins inclinées en arrière et en bas, ce qui dépend et de l'inclinaison de inférieure et de l'obliquité du corps du sphénoïde, qui fait partie de supérieure. Direction.

nasales sont des cavités irrégulières, anfractueuses, auxquelles on dérer quatre parois, une supérieure, une inférieure, une interne et ; et deux orifices, l'un antérieur, l'autre postérieur. Régions.

supérieure ou *voûte des fosses nasales* (*fig.* 134) présente une conca- de en bas ; elle est formée, en avant, par les os propres du nez par l'épine nasale du frontal, au milieu, par la lame criblée de (*Lc*), en arrière, par le corps du sphénoïde (S). Cette paroi offre transversales, qui sont, d'avant en arrière, la suture qui indique du nez au frontal, et celle qui indique l'union de l'ethmoïde au C'est sur cette paroi supérieure qu'on voit, en arrière, l'orifice du *dal* (*Seph*). Paroi supérieure ou voûte.

inférieure ou le *plancher*, beaucoup plus large, mais moins longue supérieure, présente une concavité transversale ; elle est dirigée arrière et un peu de haut en bas, ce qui concourt à déterminer l'o- fosses nasales. Du reste, cette paroi inférieure est formée, en avant, maxillaire supérieur (*Mx*), en arrière, par l'os palatin (*Pl*) ; une suture indique l'union de ces deux os. Près de son extrémité antérieure côtés de la ligne médiane, le plancher des fosses nasales offre l'orifice chacune des branches du conduit palatin antérieur. Paroi inférieure ou plancher. Sa direction oblique.

interne (*fig.* 125), formée par la cloison, est ordinairement plane, concave ou convexe, suivant que la cloison est déjetée d'un côté ou). Paroi interne.

(1) rétrécissement progressif des fosses nasales de bas en haut et l'obliquité de leur doivent être pris en grande considération quand on introduit des instru- les fosses nasales.

fois la déviation de la cloison est assez considérable pour que la paroi interne externe, de telle sorte qu'il en résulte une grande difficulté pour le pas-

On y voit la suture qui indique l'union du vomer (V) avec la lame per-laire de l'ethmoïde (E). Cette cloison est profondément échancrée en le squelette, et l'échancrure, qui est formée, en haut, par la lame p

Fig. 134.

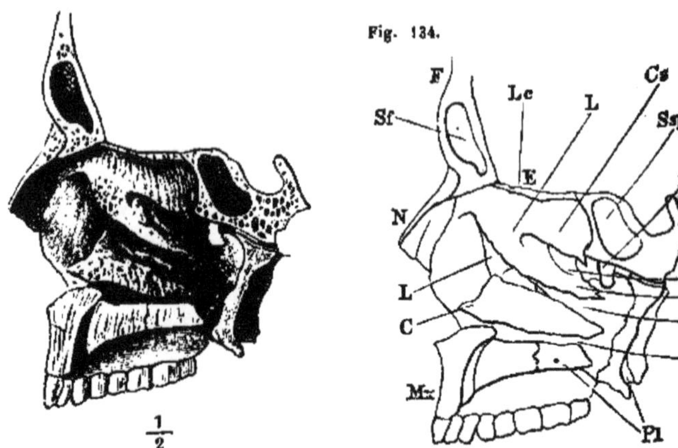

Paroi externe des fosses nasales (*).

laire de l'ethmoïde, en bas, par le vomer, est remplie, dans l'état fra cartilage appelé cartilage de la cloison (*).

Paroi externe.

4° La *paroi externe* (*fig.* 134), remarquable par ses anfractuosités, par l'ethmoïde, l'unguis, le palatin, le maxillaire supérieur et le corne des fosses nasales.

Ses trois cornets. Ses trois méats.

Elle présente de haut en bas : *a.* le *cornet supérieur* ou *cornet de M* au-devant duquel est une surface inégale, quadrilatère ; *b.* le *méat* (*Mns*), à la partie postérieure duquel on trouve le trou sphéno-palati l'ouverture des cellules ethmoïdales postérieures ; c. au-dessous du rieur, le *cornet moyen* (*Cm*) ; *d.* le *méat moyen* (*Mnm*), au-dessous du corne ce méat présente, en arrière, l'ouverture du sinus maxillaire, (*voyez* Os maxillaire supérieur), et en avant, l'infundibulum, qui co les cellules ethmoïdales antérieures (1) ; *e.* le *cornet inférieur* (C) *inférieur* (*Mni*), dans lequel on trouve l'*orifice inférieur du canal nasal*.

L'ouverture antérieure et l'ouverture postérieure des fosses nasal décrites avec la région antérieure et la région inférieure de la face.

§ 6. — DÉVELOPPEMENT GÉNÉRAL DE LA FACE.

Le développement de la face ne consiste pas uniquement dans l'

(*) *Mx*, maxillaire supérieur. — *Pl*, os palatin. — C, cornet inférieur. — L, labyrinthe. — F, frontal. — E, ethmoïde. — S, sphénoïde. — *Sf*, sinus frontal. — *Lc*, lame criblée. supérieur. — *Ssph*, sinus sphénoïdal. — *Fsp*, trou sphéno-palatin. — *Mns*, méat supérieur. moyen — *Mnm*, méat moyen. — *Mni*, méat inférieur.

sage de l'air. Cette disposition a fait croire, dans certains cas, à l'existence d' (*Voyez* la description du vomer.)

(1) Il est bon de rappeler ici que le sinus maxillaire s'ouvre quelquefois dan bulum, tantôt à la partie postérieure, tantôt à la partie moyenne de cet inf dans ce dernier cas, le sinus maxillaire paraît s'ouvrir directement dans le

...dimensions : la prédominance partielle de certaines régions ou ...ité relative entraîne, dans les divers âges, des différences de confi... sont tout à fait caractéristiques.

Prédominance de la partie supérieure de la face.

...n antérieure de la face aux différents âges. — 1° *Chez le* ...rtie supérieure de la face offre une prédominance remarquable, ...eloppement précoce du frontal et à la grande capacité des orbites.

Exiguïté de la partie moyenne.

...n moyenne ou sus-maxillaire est, au contraire, très-rétrécie par suite ... de sinus maxillaire ; les dimensions verticales de l'os maxillaire su... du palatin sont même tellement réduites que le bord de l'orbite et ...olaire sont presque continus ; il n'y a pas de fosses canines. Nous de... que le relief du bord alvéolaire, qui renferme encore tous les ger...ts, entre pour beaucoup dans l'absence de cette fosse canine.

Absence de fosse canine.

Relief des bords alvéolaires.

... maxillaire inférieur est rétréci dans le sens vertical comme le ...périeur et présente, comme lui, un relief très-prononcé en avant ...résence des germes dentaires dans les alvéoles. Cette circonstance ...n des germes dentaires faisant proéminer le bord alvéolaire déter... symphyse une légère obliquité d'avant en arrière et de haut en bas. ...sés causes du rétrécissement vertical de la face chez le fœtus, il faut ...u de hauteur de l'ethmoïde.

Dimensions transversales.

...sions transversales de la face sont très-étendues au niveau des or... ...rtie inférieure de la face, elles sont, au contraire, beaucoup plus ...portionnellement, que chez l'adulte.

Caractères de la face chez le fœtus.

... le caractère de la face chez le fœtus, c'est donc l'exiguïté des ...verticales et la prédominance de largeur de la partie supérieure ... inférieure.

Chez l'adulte.

...*ge adulte*, le développement du sinus maxillaire, l'aplatissement et ...t vertical des arcades alvéolaires donnent à la face l'expression qui ... à cet âge.

Chez le vieillard.

...*vieillard*, la chute des dents et l'affaissement du rebord alvéolaire ...partie, à la face l'expression qu'elle avait chez le fœtus, et de plus ...t et la proéminence du menton, qui, par la diminution du dia...al, se rapproche du nez, lui impriment un caractère particulier, qui ...out de ce que la symphyse, de verticale qu'elle était chez l'adulte, ...que d'arrière en avant et de haut en bas ; cette obliquité est préci...erse de celle qu'on observe chez le fœtus. Chez le vieillard, enfin, ... mâchoire redevient un peu obtus et le corps de la mâchoire infé...duit à sa portion basilaire ; la portion alvéolaire est complétement ...al dentaire occupe, par conséquent, le bord supérieur de l'os.

...s latérales de la face aux différents âges. — Les régions ... la face sont celles qui subissent le moins de changements ; car si le ...ent du sinus maxillaire tend à augmenter, chez l'adulte, le relief ...rosité maxillaire, d'un autre côté, l'inclusion des germes dentaires ...axillaire supérieur pendant la vie fœtale compense assez exacte...t de saillie produit par l'absence du sinus.

Obliquité des branches de la mâchoire chez le fœtus.

...n postérieure de la face aux différents âges. — Dans sa ...le, cette région présente, chez le fœtus et l'enfant, les dispositions ... le bord postérieur des branches de la mâchoire inférieure est très... s'éloigne considérablement de la direction à peu près verticale qu'il ...hez l'adulte ; les apophyses ptérygoïdes et les ouvertures nasales postérieures sont dirigées très-obliquement de haut en bas et d'arriè au lieu d'être verticales, ce qui dépend de l'absence du sinus max en se développant, les repousse en arrière.

De l'obliquité du bord postérieur de la branche maxillaire, il rés condyle qui surmonte ce bord regarde en arrière par sa surface au lieu de regarder en haut.

Influence du sinus maxillaire sur les changements que subit la configuration de la face.

Dans sa portion horizontale ou palatine, la région inférieure de la portionnellement moins d'étendue d'avant en arrière que chez l'adu est une conséquence de l'obliquité que présente l'apophyse ptérygoïde de développement du sinus maxillaire. On voit donc, aux divers â grande influence exercent les différents états de ce sinus sur toute la tion de la face.

Développement des cavités.

On comprend facilement qu'au milieu de tous les changements que conformation de la face, les cavités dont elle est creusée doivent en é très-importants. Le plus remarquable est la lenteur du développemen nasales, comparées aux fosses orbitaires. On peut même dire qu'il y unes et les autres un rapport inverse de développement. La cavit destinée à recevoir le globe de l'œil, qui est déjà très-développé à l'ép naissance, a beaucoup de capacité. Elle doit cette disposition uniqueme loppement rapide du frontal et du sphénoïde ; car le malaire et le n'y concourent que faiblement, et l'ethmoïde a si peu de hauteur en diamètre vertical de l'orbite, qui dépend de celui de l'ethmoïde, est dérable que le diamètre horizontal de cette cavité. Les fosses nasales de très-petites dimensions chez le fœtus, acquièrent, par l'accroisseme teur de l'ethmoïde, du palatin, du maxillaire supérieur, du vomer, de par l'accroissement des cornets, une étendue de surface qu'augment l'ampliation du sinus maxillaire, des sinus sphénoïdaux, des cellules et des sinus frontaux. Nous devons faire remarquer, à l'égard de cett cavité, que son développement est dû surtout à l'écartement des deu frontal, dont l'antérieure se déjette presque toujours en avant, la restant immobile. On connaît cependant des exemples qui prouvent lame postérieure qui, par sa dépression en arrière, fait presque exc les frais de la formation du sinus.

Rapport inverse de développement entre les orbites et les fosses nasales.

SECTION III. — DU THORAX OU DE LA POITRINE.

Idée générale du thorax.

Des parties latérales des vertèbres dorsales partent une série d'arcs aboutissent, en avant, à un os médian appelé *sternum*, circonscriva vaste cavité destinée principalement à loger les poumons et le cœur sous le nom de *thorax* ou poitrine. Osseux dans la plus grande partie due, ces arcs, appelés *côtes*, deviennent cartilagineux au voisinage de avec le sternum, et dans cette portion antérieure de leur trajet, il nom de *cartilages costaux*. Leur nombre est égal, de chaque côté, vertèbres dorsales. Il y a donc vingt-quatre côtes, qui, jointes aux bres dorsales et au sternum, constituent trente-sept os pour la c *thorax* ou de la *poitrine*, qui serait mieux nommée cavité *thoraco-abd* elle est commune à la fois aux organes de la poitrine et aux organes men. Les vertèbres dorsales nous étant déjà connues, il ne nous res que le sternum et les côtes.

Le thorax serait mieux nommé cavité thoraco-abdominale.

1. — STERNUM.

[1] (du mot grec στέρνον, poitrine), os de la poitrine par excellence, ... de colonne osseuse aplatie, symétrique, qui occupe la partie an... ...édiane du thorax. Il est *situé* entre les côtes, au milieu desquelles ... suspendu et qui le soutiennent à la manière d'arcs-boutants. Su... ... les clavicules, et par elles les membres thoraciques, prennent sur ... appui dans leurs mouvements. Le sternum n'est pas immobile ... qu'il occupe : il s'élève et s'abaisse, ainsi que nous le verrons en ...écanisme du thorax (2). — Situation.

... n'est pas verticale, mais légèrement oblique de haut en bas et ...avant, de telle sorte que le plan du sternum coupe la colonne verté... ...au de la troisième vertèbre cervicale. Cette direction, jointe à la ...ale des vertèbres, donne au thorax une grande capacité. La plus ...ation paraît celle dans laquelle le sternum fait avec l'axe du corps ...20 à 25 degrés. Au reste, cette inclinaison varie beaucoup suivant les ...t les âges, et même suivant les sexes : tantôt vertical, tantôt re... ...ui-même d'avant en arrière, plus ou moins rapproché de la colonne ...ernum présente dans son ensemble, ou dans quelques-unes de ses ...mbreuses variétés, qui déterminent en grande partie les différentes ... poitrine. — Direction.

...e sa *forme* générale, le sternum a été comparé par les anciens à ...diateurs ; la partie supérieure, plus large, formait la poignée (*manu*... ... partie moyenne, le corps (C, *mucro*), l'extrémité inférieure ou ap... ...ide, la pointe (*processus ensiformis*, P) de l'épée. Large de 6 centi... ... à sa partie supérieure, il se rétrécit bientôt, pour s'élargir de ... arrondir, en se terminant en bas par une extrémité très-étroite. ... est de 15 à 20 centimètres, c'est-à-dire les deux tiers environ de ...colonne dorsale, présente beaucoup de variétés ; elle est un peu ...rable chez la femme que chez l'homme. Son épaisseur ne peut ...ée qu'à l'aide d'une coupe verticale antéro-postérieure qui divise ... deux parties égales ; on voit alors qu'épais de 10 à 12 millimètres ...ité supérieure, il se réduit à 4 ou 6 millimètres au niveau de ... poignée avec le corps, augmente progressivement d'épaisseur jusqu'à ...érieure du corps, où il recouvre l'épaisseur de 10 à 12 millimètres, ... au niveau de l'appendice xiphoïde que 2 millimètres seulement d'é... ...anciens, et même quelques anatomistes modernes, décrivent sépa... ...pièces dans le sternum, trois os sternaux. On est même allé jusqu'à ...nt d'os sternaux qu'il y a de pièces d'ossification, ce qui est con... ... les lois de l'ostéogénie. — Forme générale. — Dimensions en largeur, — En hauteur, — En épaisseur.

...singulièrement fixé l'attention de quelques anatomistes transcendants mo... ...regardent comme une colonne vertébrale, antérieure au canal intestinal ...érieure chez les animaux. Il est plus rationnel de considérer le sternum ... de la soudure des portions antérieures des côtes et comme complétant ...antérieur des vertèbres.

... cet os en position, diriger la face convexe en avant et un peu en haut, ... plus épaisse en haut.

On considère au sternum deux faces, deux bords et deux extrémi[...]

1° La *face antérieure* ou *cutanée* (*fig.* 135), légèrement convexe de [...] présente trois ou quatre lignes saillantes transversales, traces de la[...] pièces primitives de l'os et séparant des surfaces d'inégale largeur[...] lignes qui indique l'union des deux premières pièces du sternum[...] remarquable et la plus constante; toujours plus ou moins saillante, anguleuse et comme tuberculeuse, elle a [...] pour le cal d'une fracture ou pour une [...] partie inférieure de cette face, on trouve, ch[...] sujets, un *trou* qui perce l'os de part en part[...] ce trou est remplacé par une ouverture co[...] laquelle on a attaché beaucoup d'importa[...] étant une preuve de la séparation primitive[...] la ligne médiane (1). La face antérieure du [...] recouverte par la peau, dont la sépare une [...] épaisse de fibres aponévrotiques entre-cro[...] toir, appartenant aux muscles grands p[...] haut, cette face donne attache aux muscles [...] toïdiens.

Ligne qui indique l'union de la première pièce avec la seconde.

Trou sternal.

Fig. 135.

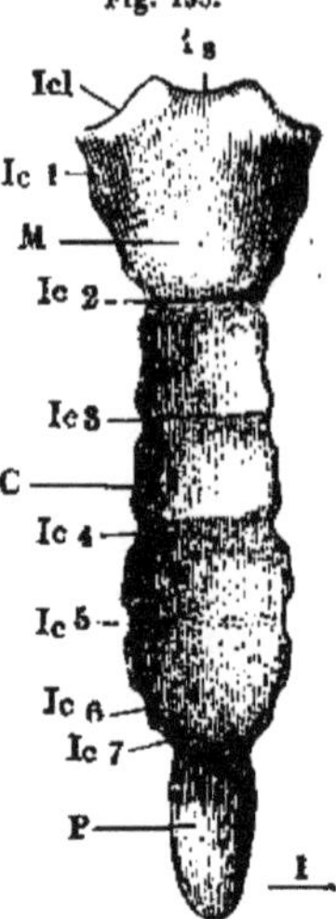

Face antérieure du sternum (*).

Fig. 136.

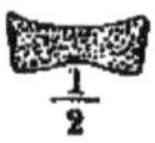

1/2

Section transversale du sternum.

2° La *face postérieure*, *médiastine* ou *cardi[...]* ment concave de haut en bas et transversalem[...] présente, chez les jeunes su[...] gnes correspondantes à celle[...] antérieure, mais beaucoup [...] noncées; toutes, à l'excepti[...] qui sépare la première de l[...] pièce, s'effacent complètem[...] l'ossification est terminée; [...] qui est lisse, est en rapport a[...] organes contenus dans la poitrine et notamment avec le cœur, [...] le sternum forme une espèce de bouclier (2). Elle donne attache, [...] muscles sterno-hyoïdiens et thyro-hyoïdiens, en bas et sur les côtés, [...] triangulaires du sternum. A la partie inférieure de cette face, se [...] sieurs trous nourriciers.

Le sternum constitue le bouclier du cœur.

3° Les *bords*, épais, sinueux, offrent sept cavités articulaires, sépa[...] des autres par des échancrures semi-lunaires, plus étendues en [...] haut qu'en bas, où les facettes sont très-rapprochées les unes d[...] plus élevée de ces sept cavités (Ic 1) est peu profonde, triangulaire [...] dans un âge plus avancé avec le cartilage de la première côte; [...] sont plus profondes, anguleuses, placées aux extrémités de chacu[...] indiquées plus haut : toutes sont destinées à s'articuler avec les c[...] sept premières côtes. Quand on les examine sur un os desséché, elle[...]

Des sept cavités articulaires des bords du sternum.

(*) M, poignée. — C, corps. — P, appendice xiphoïde. — Is, fourchette sternale. — Ic[...] laire. — Ic 1, Ic 2, Ic 3, Ic 4, Ic 5, Ic 6, Ic 7, cavités articulaires destinées aux côtes.

(1) La présence de cette ouverture explique comment du pus placé derri[...] a pu, dans certains cas, se faire jour au dehors, sans usure préalable de l[...]

(2) Cette utilité du sternum est manifeste chez certains animaux qui, [...] pas de côtes, présentent cependant un sternum. Ex.: la grenouille.

plus anguleuses et d'autant plus profondes que le sternum que l'on ...artient à un sujet plus jeune.

...mité *supérieure* ou *claviculaire*, plus large et plus épaisse que tout le ...os, offre : *a*. une échancrure médiane, concave transversalement, qui ...om de *fourchette du sternum* (incisura semilunaris, *ls*) ; *b*. de chaque ...facette articulaire oblongue, concave de dehors en dedans, convexe ...arrière, articulée avec la clavicule (*lcl*) et entourée d'inégalités pour ...ons de muscles et de ligaments. Il arrive assez souvent que les deux ...claviculaires ne sont pas à la même hauteur, fait déjà remarqué par ...et que j'attribue, de même que la différence dans leurs dimensions, ...inégale des deux surfaces articulaires. Le bord supérieur du sternum ...niveau du bord inférieur de la deuxième vertèbre dorsale.

Fourchette sternale.

Facettes claviculaires.

Inégalité en hauteur et en dimension de ces facettes.

...mité *inférieure* ou *abdominale* est formée par l'*appendice xiphoïde* (P) ..., aussi nommé *cartilage xiphoïde*, parce qu'il reste souvent cartila...que dans l'âge adulte, et même, en partie, jusque dans la vieillesse. ...r, sa forme et sa direction présentent une foule de variétés : souvent ...elquefois percé d'un trou ou même de deux trous, déjeté tantôt en avant, ...le côté, fortement déprimé dans certains cas, cet appendice donne in...r son sommet, à un prolongement aponévrotique qu'on nomme *ligne* ...en arrière, il répond médiatement à l'estomac, qui repose sur lui dans ...quadrupède (1). Le sommet de l'appendice répond à la dixième ver...ale. Il est à remarquer que l'appendice xiphoïde, beaucoup moins ...le reste de l'os, fait suite à la lame postérieure du sternum, et nullement ...antérieure ; d'où la dépression qu'on observe en avant, au niveau de ...ice.

Appendice xiphoïde.

...*connexions*. — Le sternum s'articule avec seize os, savoir, avec qua..., par l'entremise de leurs cartilages, et avec les deux clavicules.

...tion *intérieure*. — Le sternum, par sa texture, appartient aux os larges, ...sa forme le rapproche des os longs. Il est, en effet, formé de deux ...pactes très-minces, entre lesquelles se trouve une substance spon...ellules très-amples, à parois très-déliées et remplies d'une moelle rouge ...re. Le sternum est un des os les plus spongieux du corps humain, et ...doute à cette circonstance de sa texture qu'est due la fréquence de ses ...

Abondance du tissu spongieux.

...ement. — L'ossification du sternum est des plus tardives : jusqu'au ...ois de la vie fœtale, on ne voit aucun point osseux dans le cartilage, ...age, dont se compose alors cet os.

Lenteur de son ossification.

...m est aussi, de tous les os du squelette, celui dans lequel les phéno...ossification offrent le moins de régularité. Nous allons, pour simpli... successivement le développement des trois parties du sternum que ...indiquées sous les noms de *poignée*, de *corps* et d'*appendice xiphoïde*.

Irrégularité de son ossification.

...ant, cet appendice est sous-cutané, et la peau qui le recouvre est tellement ...la moindre contusion brise les forces de l'homme le plus robuste et amène ...d'où l'importance qu'on a accordée aux différentes configurations de cet appen...eut-être les noms de creux de l'estomac, scrobicule du cœur, *præcordia*, qu'on ...la région correspondante. On a beaucoup parlé du déplacement de l'appendice ...des accidents auxquels il donne lieu ; mais ce déplacement n'a jamais été ...les accidents qu'on lui a attribués dépendaient très-certainement de la lésion ... situées plus profondément.

1° *Ossification de la poignée.* — Tantôt la poignée présente un seul p[illegible] sification arrondi, oblong transversalement, tantôt elle en présente[illegible] alors il peut arriver, ou que ces points soient placés l'un au-dessus de l'[illegible] qu'ils soient placés l'un à côté de l'autre. Dans le premier cas, le plus[illegible] deux points osseux est le plus gros ; dans le second cas, les deux noyau[illegible] être égaux et symétriques, ce qui a lieu très-rarement, ou bien ils sont[illegible] c'est ce qu'on observe presque toujours.

Variétés.

Enfin, la poignée peut présenter plus de deux noyaux osseux. Albinu[illegible] sur un sujet trois points, et sur un autre quatre points osseux.

Nombre de points.

Il est à remarquer que, dans le cas de pluralité des points osseux [illegible] gnée, les plus gros sont, en général, les plus élevés ; les exceptio[illegible] règle sont très-rares. Du reste, ces points osseux apparaissent du cinq[illegible] sixième mois de la vie fœtale.

2° *Ossification du corps.* — Les points osseux qui entrent dans la comp[illegible] corps ont ordinairement une forme arrondie, quand ils sont impairs ou[illegible] quand ils sont pairs ou latéraux, ils sont plus allongés, plus petits, [illegible] n'être chacun que la moitié d'un noyau unique (1).

Variétés dans les points osseux du corps.

Ces différents points osseux sont toujours placés de manière à [illegible] deux articulations costo-sternales ; en sorte que, dans chaque interv[illegible] deux côtes, il se développe une pièce du sternum. Il n'y a d'exception[illegible] la dernière pièce, qui est commune à l'articulation de la sixième et [illegible] la septième côte. Toutes les fois qu'il y a plusieurs points osseux dans[illegible] intercostal, ils sont, suivant la remarque d'Albinus, placés l'un à côté [illegible] et non l'un au-dessus de l'autre.

Il existe une pièce du sternum pour chaque espace intercostal.

Il existe donc primitivement quatre pièces pour le corps du sternum[illegible] cune de ces pièces est composée, tantôt d'un seul point médian, tantô[illegible] points latéraux.

L'*ordre* dans lequel procède l'ossification du corps du sternum est [illegible] les deux pièces supérieures paraissent les premières, savoir, du cinq[illegible] sixième mois de la vie fœtale ; la troisième apparaît au sixième mois[illegible] trième apparaît le plus souvent après la naissance, quelquefois vers [illegible] gestation.

Ordre d'apparition des points du corps.

L'ossification du corps du sternum présente bien plus fréquemment[illegible] de la poignée l'exemple de deux noyaux symétriques, placés de chaque[illegible] ligne médiane.

Réunion des points d'ossification du corps. — Il faut distinguer, dans la [illegible] différentes parties dont se compose le corps du sternum, la *conjuga*[illegible] c'est-à-dire l'union des points osseux situés sur les côtés de la ligne [illegible] la *conjugaison verticale* ou l'union des pièces sternales proprement di[illegible] remarque que toujours la conjugaison latérale précède toute [illegible] verticale.

Conjugaison latérale.

Conjugaison verticale.

La conjugaison verticale débute par les deux pièces inférieures. [illegible] réunion, le corps est réduit à trois pièces. La deuxième pièce s'unit [illegible] pièce inférieure ; c'est tantôt à la réunion de ces deux pièces, tantôt à [illegible] des deux points latéraux de la quatrième avec ceux de la troisième pi[illegible]

Ordre que suit la conjugaison verticale.

(1) Dans un cas, toutes les pièces du corps du sternum se développai[illegible] points latéraux, à l'exception de la première pièce, qui se développait [illegible] médian.

...it le trou sternal, quand il existe; quelquefois le trou sternal se voit ...deux points d'ossification latéraux de la quatrième pièce. Ce n'est que ...à vingt-cinq ans que la première pièce du corps se réunit aux autres. ...remarquer que les pièces osseuses du corps se réunissent dans un ...cisément inverse de celui dans lequel elles apparaissent. En effet, l'ap... ...des points osseux procède de haut en bas, tandis que leur réunion se fait ...haut; ce qui confirme cette assertion avancée précédemment, savoir: ...re d'apparition des points d'ossification n'est pas toujours corrélatif de ...soudure ou de conjugaison.

Situation du trou sternal.

...cation de l'appendice. — Elle se fait ordinairement par un seul noyau; ...is il en existe deux et, dans ces cas, ils sont rarement symétriques. C'est ...rtie supérieure du cartilage que l'ossification débute; il est bien rare ...envahisse la totalité. L'époque d'apparition du point osseux est exces... ...variable; quelquefois elle a lieu vers l'âge de trois à quatre ans, d'au... ...ulement dans la douzième, et même dans la dix-huitième année.

Cette ossification est rarement complète.

...ge adulte, le sternum est composé des trois pièces dont je viens d'indi... ...éveloppement, pièces que les anciens décrivaient séparément, comme ...s distincts. De quarante à cinquante ans, quelquefois même plus tard, ...e s'unit au corps; rarement le corps s'unit à la poignée. Quand cette ...lieu, elle n'est le plus souvent qu'apparente; car, lorsqu'on scie l'os ...ment, on retrouve l'articulation sous une couche osseuse fort mince (1).

Trois pièces chez l'adulte.

...ce qui a été dit des nombreuses variétés de l'ossification du sternum, ...ossible d'assigner à cet os un nombre limité de points osseux. A ceux ...és indiqués, j'en ajouterai deux autres, décrits par Béclard sous le nom ...sus-sternaux*, et que j'ai vus sur trois sternums d'adulte, sous l'aspect ...pisiformes, placés de chaque côté de la fourchette du sternum.

Points épiphysaires sus-sternaux.

II. — COTES.

...(*costæ*, de *custodes*, comme si, d'après l'explication de Monro, elles ...gardiennes des organes importants contenus dans la poitrine) sont des ...s de la colonne vertébrale au sternum. Osseux dans les quatre cin... ...postérieurs, ces arcs sont cartilagineux dans leur cinquième antérieur. ...osseuse est la *côte* proprement dite; la portion cartilagineuse s'ap... ...age *costal*.

Étymologie. Situation.

...sont au nombre de vingt-quatre, douze de chaque côté; on en trouve ...is vingt-six, treize de chaque côté, et alors les *côtes surnuméraires* sont ...tantôt aux dépens des apophyses transverses de la septième vertèbre ...tantôt aux dépens des apophyses transverses de la première lombaire, ...en manifeste de l'analogie qui existe entre les côtes et les apophyses ...cervicales et lombaires. Quelquefois, mais plus rarement, il n'existe ...deux côtes, anomalie indiquée par Galien. Dans ce cas, on trouve ...s côtes continues dans une partie ou dans la totalité de leur longueur, ...première côte rudimentaire, qui est bien formée en arrière, mais qui,

Nombre. Côtes surnuméraires.

...à la Salpêtrière, plusieurs fois occasion de constater le fait de la persistance ...tion de la première avec la seconde pièce du sternum, même dans l'âge le ... Ce fait n'avait point échappé à Béclard; témoin le passage suivant: « La réu... ...mier os sternal avec le second n'a lieu que vers soixante ans, quelquefois ...et même jamais. »

en avant, tantôt se perd dans l'épaisseur des muscles scalènes, tant[ôt] ou se soude avec la deuxième côte, ou bien enfin va se fixer au ster[num]

On divise les côtes en deux classes : 1° celles qui s'étendent des v[ertèbres au] sternum : ce sont les *vraies côtes, côtes sternales* ou *vertébro-sternales*; [2°] qui ne se réunissent pas au sternum : ce sont les *fausses côtes, astern[o-ver]tébrales*. On nomme *côtes flottantes* les deux dernières fausses côtes, [parce que] leur extrémité antérieure est mobile dans l'épaisseur des parois du [ventre]. [Les] côtes se désignent par les noms numériques de *première, seconde*, etc., [en comp]tant de haut en bas. Il faut noter cependant que, dans plusieurs trai[tés de chi]rurgie, les côtes sont comptées de bas en haut, ce qui est plus facile [...]vant (2).

Vraies côtes. Fausses côtes. Côtes flottantes.

Forme. Les côtes présentent des *caractères généraux*, qui les distinguent [des] autres os, et des *caractères propres*, qui les différencient les unes des [autres].

A. Caractères généraux des cotes. — Les *côtes* représentent des [arcs] aplatis, de 10 à 18 millimètres de largeur, de 2 millimètres d'épai[sseur, dont] la longueur varie suivant le rang qu'elles occupent et dont la courb[ure ne sau]rait être assujétie à aucune mesure géométrique. Leur *direction*, q[ui s'écarte] notablement de l'horizontale, est d'autant plus oblique de haut en [bas et d'ar]rière en avant qu'elles occupent un rang plus inférieur : il en résu[lte que les] côtes forment, avec la colonne vertébrale, un angle variable, mais to[ujours ob]tus en haut et aigu en bas.

Direction.

Les côtes commencent, en arrière, par une extrémité plus volum[ineuse que] le reste de l'os, creusée de deux demi-facettes, l'une supérieure, l'[autre infé]rieure, que sépare une crête saillante (*crista capituli*, CCpt, *fig.* 137) et [qui s'arti]culent avec les deux de[mi-facettes] correspondantes appart[enant aux] corps des vertèbres dor[sales : c'est] la *tête* ou *extrémité poste[rieure de la]* côte (Cpt). A la tête su[ccède une] portion plus étroite, apl[atie d'avant] en arrière, très-rugueu[se dans ce] dernier sens, où elle ré[pond à l'a]pophyse transverse de l[a vertèbre] qui est au-dessous : c'e[st le *col* de]

Tête des côtes.

Fig. 137.

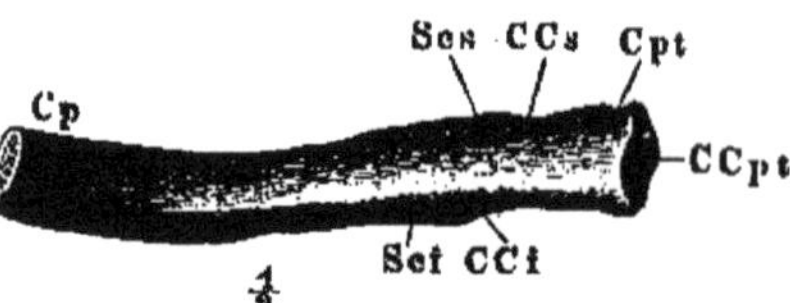

Face interne de la quatrième côte (*).

Col. *la côte* (collum costæ, Ccs), portion la plus faible de cet os, et qui se [briserait] avec la plus grande facilité, n'étaient l'apophyse transverse qui la sou[tient et les] liens puissants qui la fixent à cette apophyse.

Tubérosité de la côte. En dehors du col est une tubérosité, articulaire en bas et en avant, [non arti]culaire en haut et en arrière : c'est la *tubérosité* (tuberculum, T, *fig.* [...]

(*) Cp, corps de la côte. — Cpt, tête de la côte. — CCpt, crête qui sépare les demi-facett[es]. — CCs, crête supérieure du col de la côte. — CCi, crête inférieure du col. — Scs, gouttière [costale supé]rieure. — Sci, gouttière costale inférieure.

(1) Sur un sujet préparé pour une de mes leçons, les apophyses tran[sverses de la] deuxième, de la troisième et de la quatrième vertèbre lombaire constituai[ent de véritables] côtes surnuméraires, tandis que les apophyses transverses de la première v[ertèbre lom]baire présentaient la disposition accoutumée.

(2) Cette manière de compter les côtes trouve son application dans le cas [de plaies] des parois thoraciques et abdominales; elle permet d'arriver avec plus de [précision à] tel ou tel espace intercostal.

...ond au sommet de l'apophyse transverse vertébrale. Dans tout ce ...se porte de dedans en dehors, et un peu de haut en bas, pour at... ...mmet de l'apophyse transverse de la vertèbre correspondante. En ...tubérosité, elle suit encore la même direction, en commençant ...ésenter une légère courbure à concavité antérieure.

...ajet variable suivant le rang qu'occupe la côte, mais qui ne dépasse ...ètres, la côte se porte brusquement d'arrière en avant, en décrivant ...qui appartient à un diamètre beaucoup plus petit que le reste de ...de cette courbure est marqué, sur la surface convexe, par une li... oblique d'arrière en avant et de haut en bas; c'est l'*angle* de la ...138), qui donne insertion aux tendons du muscle sacro-lombaire. ...qui sépare la tubérosité de l'angle est la portion la plus épaisse et ...nte de l'os. Immédiatement en dehors de l'angle, la côte se porte, ...nt et en s'amincissant, d'arrière en avant, de telle manière que ...ression de Haller) l'arc qu'elle décrit représente, en quelque sorte, ...e la courbe postérieure. Elle finit ensuite brusquement à une cer... ...e du sternum, pour être continuée par un cartilage. Son *extrémité* ...ulaire, est creusée pour rece...er.

Courbure postérieure. Angle des côtes. Courbure antérieure. Extrémité antérieure.

Fig. 138.

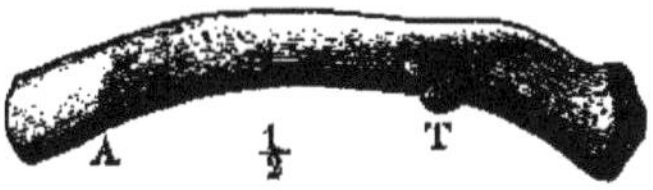

Face externe de la quatrième côte (*).

...mment des particularités qui ...tre indiquées, on remarque, ...émité antérieure de la côte, ...blique analogue à celle qui ...e des côtes, mais beaucoup ...cée : cette ligne pourrait être ...mme constituant l'*angle antérieur* des côtes. De même que l'angle ...lle est destinée à des insertions musculaires.

Angle antérieur.

...que la côte peut être divisée en : 1° *extrémité postérieure* ou tête, ...r un *col*; 2° *extrémité antérieure*, destinée à l'articulation de la côte ...ge, et 3° *corps*, présentant : *a*. une *face externe* ou cutanée, convexe, ...à des lignes plus ou moins saillantes, à insertion ...dont la plus postérieure constitue l'*angle postérieur*, ...érieure l'*angle antérieur* des côtes; *b*. une *face interne*, ...lmonaire, concave, lisse, que tapisse la plèvre et qui ...oumons; *c*. un *bord supérieur* (*fig.* 139), curviligne, ...n lèvre externe et lèvre interne pour l'insertion des ...rcostaux; *d*. un *bord inférieur*, appartenant à une ...onsidérable que le bord supérieur, mince, comme ...rne qu'il est creusé d'une gouttière ou d'un sillon, ...sur la face interne de l'os; c'est la *gouttière des côtes* ...is inf., Sci), destinée à loger et à protéger les vais... ...intercostaux.

Résumé des parties constituantes de la côte. Son corps. Divisé en deux faces. Deux bords. Gouttière des côtes.

Fig. 139.

A — Ses, Sci; B — Sci; 1/2

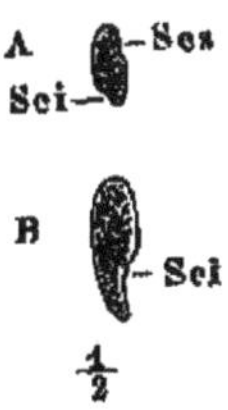

Section transversale d'une côte du côté droit (**).

...mment de la *courbure suivant les faces*, la côte pré... ...urbure autour de son axe, ou *courbure de torsion*, comme si, pen... ...s étaient encore flexibles, l'extrémité antérieure avait été portée ...dedans et de haut en bas, et l'extrémité postérieure dans un sens

Courbure de torsion.

(*) ...la côte. — T, tubérosité de la côte.

(**) ...du col, B au niveau du corps. — Ses, gouttière costale supérieure. — Sci, gouttière

Double courbure des côtes.

opposé. Les côtes présentent donc une *double courbure*, dont l'angle est le centre ; mais nous devons faire observer, contradictoirement des auteurs, que l'angle des côtes ne résulte nullement de leur courbure sion, car cet angle existe également sur les côtes qui ne sont pas tord

Il résulte de la courbure de torsion, qui est tout aussi peu régu courbure suivant les faces, que la côte, placée sur un plan horizont jamais sur ce plan par toute la longueur de ses bords.

Résumé des connexions. — Les côtes s'articulent, en arrière, avec le dorsales (V. *fig.* 23, p. 52), en avant, avec les cartilages costaux.

Les côtes appartiennent aux os larges.

Conformation intérieure. — A l'extérieur, les côtes représentent des mais leur conformation intérieure est celle des os larges : entre deux la de substance compacte est contenue de la substance spongieuse (fig. pouvons donc considé comme des segmen large, concave et conv opposés. La disposit ments est nécessitée p ges de la cavité tho substance compacte l beaucoup en quantité stance spongieuse, et substances sont telle ties que les côtes jo

Fig. 140.

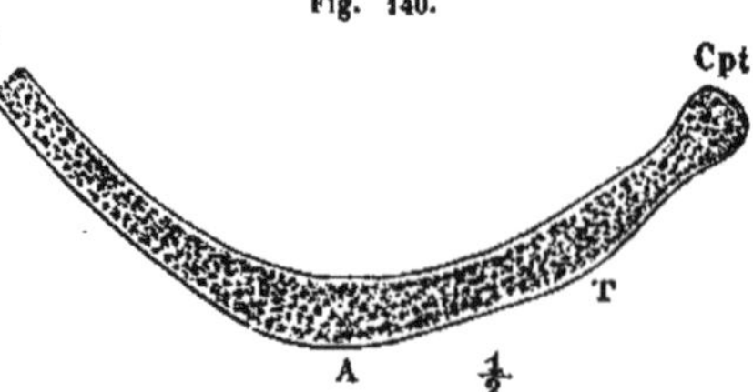

Section de la quatrième côte suivant sa longueur (*).

La flexibilité et l'élasticité des côtes résultent de leur structure.

jours d'une certaine flexibilité jointe à un faible degré d'élasticit jeunes sujets, la substance compacte domine sur la substance spo contraire a lieu chez les vieillards. Dans certains cas de maladie, la compacte est convertie en substance spongieuse, à l'exception de la l superficielle ; d'où l'extrême fragilité de ces os, qui se brisent quelq moindre pression.

Époque d'apparition.

Développement des côtes. — Les côtes doivent être rangées au nomb sont les premiers à se développer. C'est en effet du quarantième tième jour de la conception que commence l'ossification du corps.

Les côtes se développent par *trois* points osseux : un primitif, d saires. Le point primitif constitue seul le corps. Des deux points é l'un est destiné à former la tête de la côte, l'autre, la tubérosité. Les épiphysaires apparaissent de seize à vingt ans.

Les points épiphysaires se soudent avec le reste de l'os vers l'â cinq ans.

Ces points épiphysaires n'existent pas dans les deux côtes infé n'ont, par conséquent, qu'un seul point d'ossification.

Caractères différentiels.

B. Caractères différentiels des cotes. — Les caractères différent se rapportent : *a.* à leur longueur, qui va en augmentant depuis la p qu'à la septième, et en diminuant depuis celle-ci jusqu'à la douzièm courbure, qui appartient à des cercles d'un diamètre très-variable, les côtes supérieures correspondent au sommet et les autres à la b que représente la poitrine ; *c.* enfin, à des particularités de confo exigent une description spéciale pour la première, la deuxième et côte, ainsi que pour la onzième et la douzième.

(*) *Cpt*, tête. — A, angle de la côte. — T, tubérosité de la côte.

...re côte (*fig.* 141). — La première côte devait former, en quelque sorte, ...le incomplet de la boîte osseuse représentée par le thorax. Il suit de là ...la moins longue et proportionnellement la plus large de toutes les ...est courbée suivant ses bords et non point suivant ses faces, et la ...elle décrit fait partie d'une circon...aucoup plus petite que celle dont ...côtes sont des segments. Son extré...rieure présente une petite tête à ...que et convexe (*Cpt*), supportée par ...gé, grêle et cylindrique. La tubé...st très-saillante ; elle occupe le bord ...donne à la côte un aspect angu...rémité antérieure de la première ...s large que celle de toutes les au...

Brièveté.

Largeur.

Courbure suivant les bords.

Fig. 141.

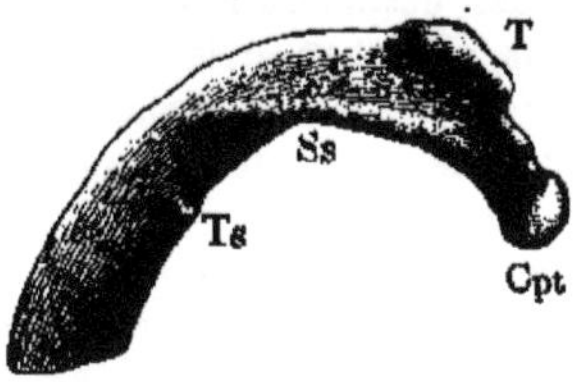

T Ss Ts Cpt $\frac{1}{2}$

Face supérieure de la première côte (*).

...*faces*, l'une est dirigée en haut et un peu en dehors, l'autre en bas ...n dedans. La face supérieure présente deux *dépressions*, séparées par ... La dépression antérieure répond à la veine sous-clavière, la posté...*us subclaviæ*, Ss), à l'artère du ... Le tubercule (*tuberc. scaleni*, Ts) ...re donne insertion à un muscle ...lène antérieur. Ce tubercule, qui ...un point de repère très-important ...ature de l'artère sous-clavière, ...vent ; il avoisine le bord interne ...ait uniquement de ce bord.

Dépressions vasculaires et tubercule de la face supérieure.

Fig. 142.

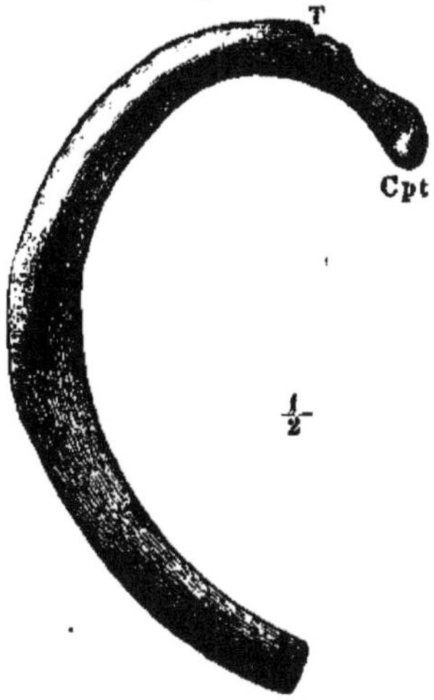

T Cpt $\frac{1}{2}$

Face supérieure de la deuxième côte (**).

... *bords*, l'un est *interne* et con...tre *externe*, convexe et dépourvu ... La première côte ne présente ni ...de torsion, ni angle ; aussi touche...toute sa longueur le plan horizontal ...on la pose. La face supérieure de ...e côte présente encore, près de son ...ntérieure, une dépression qui pa...ltat de la pression exercée sur elle ...cule. Dans un très-grand nombre ...vu cette dernière articulée immé...avec la première côte et constituant ...ulation costo-claviculaire. Les deux ...côtes sont les soutiens principaux ... auquel les cartilages de ces deux os sont unis par continuité de tissu.

Bords.

Dépression claviculaire.

...e côte (*fig.* 142). — Même forme que la précédente, dont elle ne dif-

Caractères différentiels de la deuxième côte.

(*) ... T, tubérosité. — Ss, dépression de l'artère sous-clavière. — Ts, tubercule du scalène ...

(**) T, tubérosité.

...rons ailleurs que le bord interne de la première côte répond à la portion de ...épasse en haut cette première côte et qu'il y imprime une rainure plus ou ...de, avec épaississement et transformation fibroïde de la plèvre pulmonaire ...nte.

fère que par la longueur, qui est au moins double. Elle appartient à un... centrique beaucoup plus grand et se trouve courbée à la fois suivant... suivant ses bords. Point de courbure de torsion, par conséquent, et... tout entière sur un plan horizontal; point d'angle proprement dit; ... dirigée en haut, présentant, vers le milieu de sa longueur, une émi... teuse, destinée à l'insertion du muscle grand dentelé; *face interne* re... bas, offrant en arrière, près de la tubérosité, une très-petite goutti... de la gouttière intercostale; *extrémité postérieure* pourvue de deux de... dont la supérieure très-petite.

Caractères différentiels de la troisième côte.

3° *Troisième côte.* — Elle diffère de la seconde par sa longueur plus g... la présence d'un angle et par une courbure de torsion assez prononcée... ses deux extrémités ne puissent reposer en même temps sur un plan h... Il est néanmoins bien plus facile de confondre la troisième côte avec la... que celle-ci avec la première.

De la onzième et de la douzième côte.

4° La *onzième* et la *douzième côte* (*fig.* 148) diffèrent de toutes les au... caractères suivants : *a.* elles représentent des arcs appartenant à une... rence beaucoup plus grande que les arcs figurés par les autres côtes... tête n'est pourvue que d'une seule facette articulaire, qui est apla... n'ont point de col proprement dit; *d.* point de tubérosité; *e.* point de... *f.* extrémité antérieure très-mince et très-aiguë. Du reste, elles sont... d'un angle, preuve évidente que l'angle des côtes ne résulte pas de la... ces os, car il n'y a pas vestige de torsion dans ces côtes.

Ces deux dernières côtes ne diffèrent entre elles que par leur lon... gale : la douzième est la plus courte ; chez quelques sujets elle n'a... tié de la longueur de la onzième.

III. — CARTILAGES COSTAUX.

Influence des cartilages sur l'élasticité des côtes.

Les côtes doivent, en partie, à leur texture la flexibilité et l'élas... elles sont douées; mais elles sont surtout redevables de ces deux pr... *cartilages costaux* (*fig.* 143) qui les prolongent en avant. Il y a dou... costaux, qu'on distingue par les noms numériques de premier, deux... sième, etc. Ils sont séparés les uns des autres par des intervalles qu... grands pour les premiers, et qui deviennent de moins en moins co... pour les suivants. Il n'est pas très-rare de rencontrer treize cartilag... d'autres fois il n'en existe que onze. On trouve quelquefois deux ca... réunissent en un seul, avant de s'articuler avec les parties latérales... Lorsqu'il y a treize cartilages, c'est presque toujours entre la tr... quatrième côte qu'existe le cartilage surnuméraire, qui est grêle,... sorte rudimentaire; il n'est point la continuation d'une côte et se ter... manière brusque ou insensible dans l'épaisseur des muscles.

Cartilages surnuméraires.

Cartilages sternaux.

Les sept premiers cartilages s'articulent immédiatement avec le ste... le nom de *côtes sternales* donné aux côtes que ces cartilages prolonge... Des cinq autres cartilages, les deux derniers n'ont aucune connex... cartilages qui les précèdent, et c'est cette indépendance des deux de... tilages qui a valu le nom de *côtes flottantes* aux côtes auxquelles... nent.

Cartilages asternaux.

A. Caractères généraux des cartilages costaux. — Les cartilages... tous aplatis comme les côtes et offrent assez exactement une larg...

Forme.

égales à celles de la côte à laquelle ils font suite. Leur *extrémité costale* est reçue dans une cavité creusée aux dépens de l'extrémité de la côte ; leur *extrémité interne* ou *sternale*, beaucoup plus étroite ...ne, est anguleuse et s'articule avec les facettes anguleuses corres... du sternum. Leur *face antérieure* ou cutanée est légèrement convexe Extrémités. Faces.

...te par les muscles de la région ... du tronc, à plusieurs desquels ...ctoral, en haut, grand droit et ...ique de l'abdomen, en bas) elle ...che. Leur *face postérieure* ou mé... ...t légèrement concave et répond, ... muscle triangulaire du sternum, ...ux mammaires internes et à la ... bas, au diaphragme et au muscle ... de l'abdomen. Leurs *bords supé... ...érieurs* répondent aux espaces ...x, et donnent attache aux mus... ...e nom. Bords.

...ages costaux, recouverts par un ...e épais et vasculaire, sont formés ... vrai dont les cavités oblongues ...and diamètre dirigé parallèle... ...urface dans les couches superfi... ...pendiculairement à la surface ...ortions centrales. Texture.

...incts des cartilages articulaires, ... singulière tendance à s'ossifier, ...ification se fait en partie à leur ... partie du centre à la circonfé...

Fig. 143.

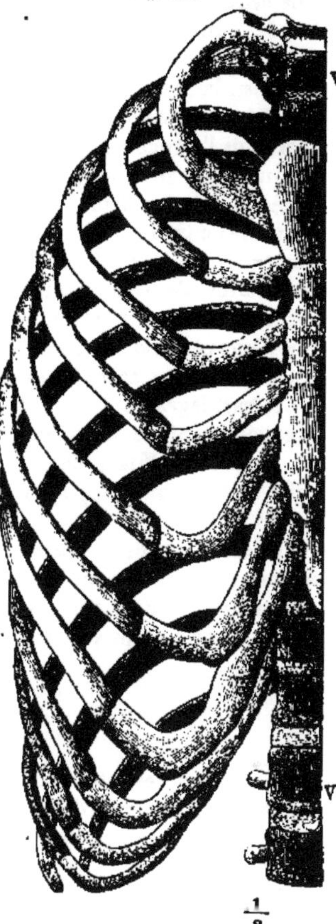

$\frac{1}{3}$

Face antérieure de la cage thoracique (*).

...CTÈRES DIFFÉRENTIELS DES CARTI...UX. — Les cartilages costaux vont ...ant de longueur depuis le pre... ...au septième et quelquefois jus... ...me, qui s'articule, dans ces cas, ...um ; ils vont, au contraire, en ... depuis le septième jusqu'au ... Cette différence de longueur ré... ... que les premières côtes se ter... ...vant, suivant une ligne oblique ... bas et de dedans en dehors ; en ...rnum n'ayant en hauteur que la moitié environ de la paroi latérale ... les quatre ou cinq premiers cartilages s'articuleraient seuls avec lui, ...ges qui suivent le troisième ne s'infléchissaient de bas en haut, ... trouver place sur les côtés du sternum, ou pour venir s'appliquer ...d inférieur des cartilages qui précèdent : aussi n'y a-t-il que les ... cartilages qui suivent la même direction que la côte osseuse. Longueur comparative des cartilages costaux. Inflexion des cartilages qui suivent le troisième.

Du premier cartilage costal.

Le *premier cartilage* est distinct de tous les autres par sa brièveté, par... seur et sa largeur, surtout à son extrémité interne, et par sa tendance... fication ; il est presque toujours osseux chez l'adulte. Ordinairement... avec le sternum, il ne lui est quelquefois que contigu, et dans ce ... son articulation avec cet os présente beaucoup de différences sous le ... la mobilité.

Deuxième et troisième cartilage costal.

Le *deuxième* et le *troisième cartilage costal* ne peuvent point être ... l'un de l'autre ; mais ils peuvent l'être de tous les autres : ils ont 3 ce... de longueur, sont perpendiculaires au sternum, ne s'infléchissent nul... sont aussi larges à leur extrémité sternale qu'à leur extrémité costale...

Quatrième cartilage.

Déjà le *quatrième cartilage* commence à s'infléchir de bas en haut, ap... suivi dans l'étendue de plusieurs millimètres la direction de la côte.

Cinquième, sixième et septième cartilage.

L'inflexion et la longueur des cartilages de la *cinquième*, de la *six...* la *septième côte* vont toujours en augmentant ; le septième a 8 centi... moins de longueur, tandis que le cinquième n'avait que de 26 à 28 milli... leur extrémité interne se rétrécit de plus en plus, pour répondre ... articulaires, de plus en plus étroites, des bords du sternum, avec le... forme un angle aigu ouvert en bas ; les bords des cartilages de la cinq... la sixième et de la septième côte s'articulent entre eux et présentent ... objet des facettes articulaires supportées par des éminences.

Huitième, neuvième et dixième cartilage.

Les cartilages de la *huitième*, de la *neuvième* et de la *dixième côte* ... graduellement de longueur. En dehors, ils ont la largeur de la cô... ils vont en s'effilant de dehors en dedans, pour se terminer par u... mité pointue, qui s'applique contre le bord inférieur de la côte qu... dessus.

Onzième et douzième cartilage.

Les cartilages de la *onzième* et de la *douzième côte* sont extrêmeme... surtout celui de la douzième, qui n'a que quelques millimètres ; leur... antérieure, libre, se perd, pour ainsi dire, dans l'épaisseur des parois ... men, en sorte qu'ils sont tout à fait indépendants des autres cartilag...

§ 1. — DU THORAX EN GÉNÉRAL.

Le sternum, les côtes et toute la région dorsale de la colonne verté... stituent la charpente d'une grande cavité splanchnique, le *thorax*, ... contenir et à protéger les principaux organes de la respiration et de... lation.

Situation générale.

A. Situation. — Le thorax occupe la partie supérieure du tronc... au-dessous de la tête, dont il est séparé par le cou, au-dessus de l'... dont le sépare le diaphragme, entre les extrémités supérieures, nom... cela membres ou extrémités thoraciques (1).

Limites du thorax.

Les limites de la cavité thoracique sont bien tranchées en haut... bas il n'existe sur le squelette aucune ligne de démarcation entre le... l'abdomen, ou plutôt la cage thoracique est commune à la fois aux vi...

(1) Il suit de là que la tête et les extrémités supérieures sont plus immédi... rapport avec les organes contenus dans le thorax, avec le cœur en partic... extrémités inférieures ; on a voulu expliquer ainsi l'influence de la brièveté d... production de l'apoplexie.

et aux viscères abdominaux ; de là une foule d'erreurs dans le langage et dans le diagnostic des maladies. Nous verrons plus tard que les deux sont séparées l'une de l'autre par une cloison mobile et musculeuse, qui nom de *diaphragme*.

Capacité du thorax en rapport avec le volume des poumons.

mensions, forme générale et direction. — La capacité du thorax est, ral, proportionnelle au volume des poumons, auxquels cette cavité ique est plus particulièrement destinée ; aussi les animaux dépourvus ons sont-ils également privés du thorax, qui n'existe, par conséquent, l'homme, les mammifères, les oiseaux et les reptiles. Jamais vous ne des poumons grêles dans une vaste cavité thoracique ; et réciproque-omme des poumons spacieux supposent une grande activité dans la res- et dans la circulation, et comme, d'autre part, une grande activité dans ration et dans la circulation suppose es musculaires considérables, un tho-développé est le cachet non équivo-e constitution vigoureuse.

Dilatabilité du thorax.

ifférent de la cavité abdominale, qui ptible d'une extensibilité en quelque mitée, le thorax ne devait présenter alternatives assez bornées de dilatation esserrement. Aussi trouverons-nous es deux conditions de solidité et de dans un mécanisme admirable, en quel le thorax remplit à la fois les de boite protectrice et celles de spirateur. Sous le rapport de la ca-omme sous celui de la protection et atabilité, on peut dire que le thorax milieu entre le crâne, complétement ible, et l'abdomen, éminemment di-

Figure.

ferait une idée bien fausse des *dimen-* de la *forme* du thorax, si l'on n'avait qu'à l'apparence qu'il présente exté-ment, lorsqu'il est encore revêtu des molles et entouré par l'espèce de formée par l'épaule autour de sa périeure ; on dirait alors d'un cône dont la base est en haut et le som-Dépouillé de tout son entourage, représente au contraire un cône dont en bas et le sommet en haut, ou cylindre rétréci à sa partie supé-les parois thoraciques convergent. de coupole (*fig.* 144). Cependant la ieure, au lieu de s'arrondir en voûte, conserve sa forme aplatie, et ulement en arrière (*fig.* 145).

Fig. 144.

1 2 3 10 11 $\frac{1}{3}$

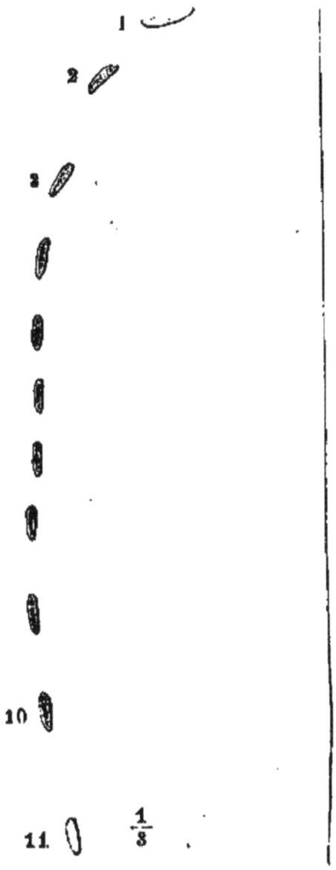

Section transversale de la cage thoracique.

Hauteur du thorax.

du thorax ne peut pas être mesurée exactement, le diaphragme, stitue la paroi inférieure, étant une cloison musculeuse éminemment

contractile et d'ailleurs diversement soulevée suivant le volume d
abdominaux, l'état de grossesse, l'hydropisie, etc. (1).

C'est donc à tort qu'on regarde le thorax osseux comme essent
affecté aux organes thoraciques ; il appartient presque autant aux vis
dominaux, ou plutôt il convient de diviser la charpente osseuse qui le
en deux parties : l'une supérieure, sus-diaphragmatique, qui forme l
proprement dite et renferme les poumons et le cœur ; l'autre inférie
diaphragmatique, qui est affectée aux viscères abdominaux, foie,

Parties sus- ou sous-diaphragmatiques du thorax.

estomac, duod
portion du cô
est à remarque
portions sus- et
phragmatique
rax varient s
dans leurs p
respectives, et
vent la partie
ou abdominal
sur la supér
thoracique. C
tions de haut
tent principal
les parties laté
au milieu, l
du thorax est
constamment
Au demeuran
teur de la p
rieur de la
thoraco-abdo
de 12 centim
de la paroi p
est de 27 ce
et cette haut
peu près
celle des paro
est de 34 ce

Diamètres verticaux des parois thoraciques.

Fig. 145.

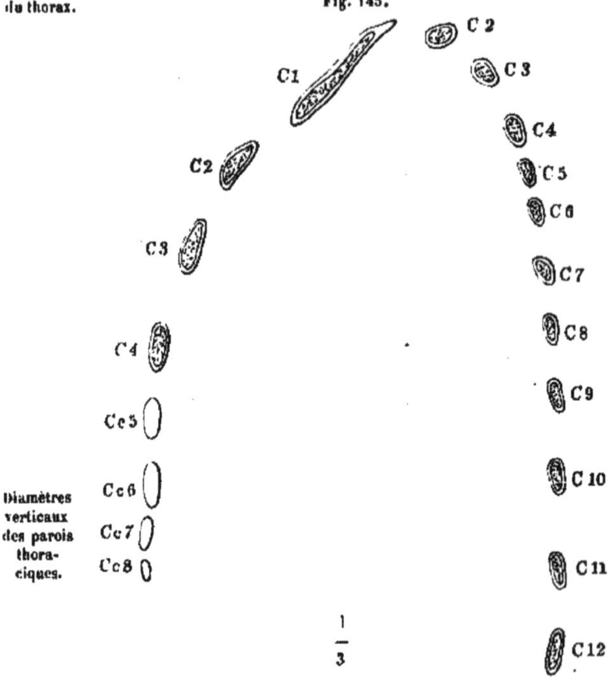

Section antéro-postérieure de la cage thoracique, à 8 centimètres en dehors de l'articulation sterno-claviculaire (d'après Pirogoff) (*).

c'est-à-dire que la paroi antérieure est à la paroi latérale :: 1 : 2, et
postérieure :: 2/3 : 1. Mais rien de plus variable que la hauteur de
térales du thorax ; d'où la différence qui existe entre les divers ind
tivement à l'espace qui sépare la dernière côte de la crête iliaque, esp
sous le nom d'*ilio-costal*. Or, la portion de cage thoracique qui app
poitrine, est limitée par un plan curviligne qui, partant de l'extrémité
du sternum, irait se terminer, en arrière, aux dernières côtes.

Mesures des diamètres transverse et antéro-postérieur.

Le *diamètre antéro-postérieur* et le *diamètre transverse* du thorax p

(*) C, côtes. — Cc, cartilages costaux.

(1) Aussi rien de plus difficile, dans quelques cas, que de déterminer si
vulnérant a pénétré dans la poitrine ou dans l'abdomen.

...plus facilement; tous deux vont croissant, d'une manière extrê-...ide, de la partie supérieure à la partie inférieure du thorax. ... antéro-posté-...ré de la colonne ...au sternum, est ...mètres environ ...du thorax, de 12 ... environ à la ...ré de la gout-...e au sternum, ...iamètre antéro-...à 25 millimètres ...ette brièveté du ...téro-postérieur ...rnum et la co-...ébrale est en ...le volume du ...correspond à ...du thorax et ...mensions beau-...es que les pou-...els répondent ...latérales. Enfin, le diamètre transverse est de 10 centimètres au ...26 centimètres à la base.

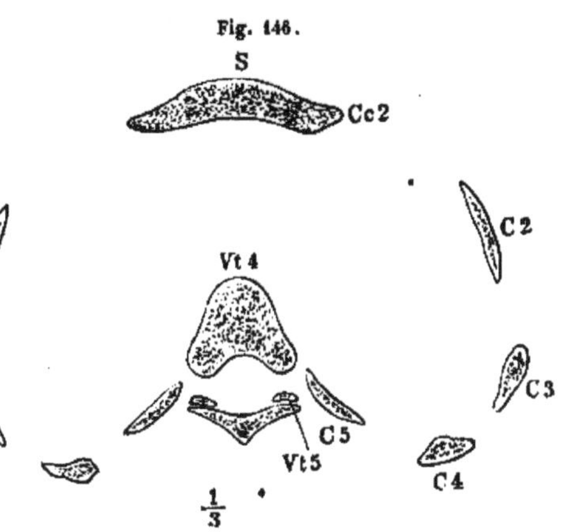

Section horizontale de la cage thoracique au niveau de la partie moyenne de la 2e vertèbre dorsale (d'après Pirogoff) (*).

...la *forme* du thorax présente une foule de différences suivant les ...sexes et les *âges*. Chez les animaux claviculés, et par conséquent ...e, le thorax est aplati d'avant en arrière et sa coupe horizontale ...d'un rein (*fig.* 146 et 147); il est, au contraire, aplati d'un côté à ...les animaux non claviculés. Cette dernière disposition se rencontre ...chez l'homme; alors le sternum est bombé en avant, les omoplates ...tes, la poitrine longue et étroite : c'est l'habitude du thorax des ...La saillie des omoplates vient de ce que, la longueur des clavicules ...nt pas en proportion du diamètre transverse de la cavité thoracique, ...espace entre les omoplates et les côtes. D'ailleurs, pour une bonne ...de la poitrine humaine, il ne faut pas que l'aplatissement an-...ur soit trop considérable (1).

Aplatissement antéro-postérieur du thorax.

Aplatissement latéral.

(*) ... — Cc2, 2e cartilage costal. — C2... C5, 2.... 5e côte. — Vt4, 4e vertèbre dorsale. — ...articulaire supérieure de la 3e vertèbre dorsale.

...tés individuelles dans la conformation du thorax reconnaissent souvent ...compressions exercées fréquemment ou d'une manière permanente sur ...nse; j'ai vu des enfants dont le thorax était parfaitement conformé à la ...qui ont été rendus par leur nourrice avec un sternum bombé en avant, sup-...cartilages déprimés. A cette époque de la vie, les moindres pressions exté-...nt déterminer des difformités durables. Voyez encore l'influence des corsets ...és sur la conformation du thorax. Longtemps la mode, docile aux conseils ...de l'hygiène, avait proscrit ce genre de vêtement, et nos dames se conten-...ets simples, qui se moulaient sur leur taille sans l'altérer; mais aujourd'hui ...personnes cherchent encore à se donner une taille étranglée en guêpe, il ...de propos ici de dire un mot des effets d'une constriction circulaire forte ...exercée sur la partie inférieure du thorax. Les dernières côtes sont refou-

Axe du thorax. Le thorax, ne formant pas un solide régulier, n'a pas une dire semble, un *axe*, auquel on puisse rapporter toutes ses parties ; ains dit que l'axe du thorax est oblique de haut en bas et d'arrière en av égard qu'à sa paroi antérieure ou sternale ; les parois latérales et p

Fig. 147.

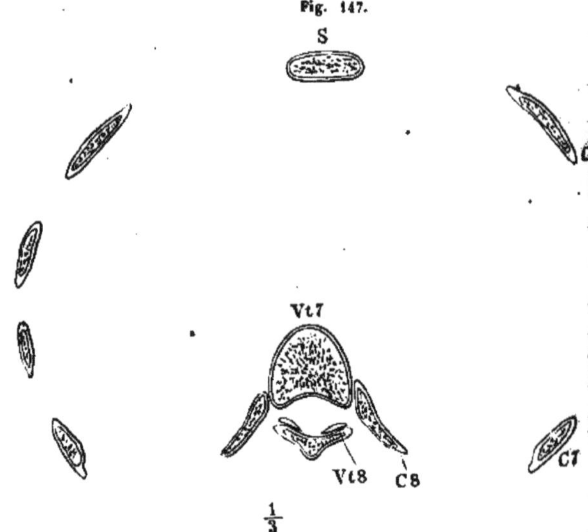

Section horizontale de la cage thoracique au niveau de la 7e vertèbre dorsale bord inférieur de cette vertèbre (d'après Pirogoff) (*).

sont totalement étrangères à cette obliquité qui, en agrandissant l'es le sternum et la colonne vertébrale, a permis de loger les viscère dans l'épaisseur du médiastin.

(*) S, sternum. — C4 à C8, 4e à 8e côte. — Vt7, 7e vertèbre dorsale. — Vt8, apophyse rieure de la 8e vertèbre dorsale.

lées en dedans et en avant; la pression porte principalement sur la sixième la huitième, la neuvième et la dixième côte. Le foie, la rate, l'estomac son haut avec le diaphragme ; les poumons, comprimés dans le même sens, ten en haut la première côte ; l'estomac devient plus oblique, le diaphragme se même ; l'arc du côlon est souvent refoulé en bas ; l'utérus chargé du prod ception devient oblique. Le foie est souvent étranglé au niveau du rebord des côtes et divisé en deux parties, l'une inférieure, qui descend plus l'abdomen, l'autre supérieure, qui est comme étreinte dans l'hypocho vieille femme dont le thorax en baril attestait l'habitude d'un corset très-ser de la septième côte droite touchait celui de la même côte gauche, et l'appe déprimé était refoulé derrière les cartilages réunis de la septième et de la h

Quant aux déformations du thorax qui résultent des déviations de la co brale, elles rentrent dans le domaine de l'anatomie pathologique et ne doiv occuper ici. Il en est de même des déformations qui tiennent aux lésions des tenus dans la poitrine, tels que les maladies du cœur, les épanchements dans le Il est bon de dire néanmoins que, si les organes contenus dans la cavité thor sent des déformations de la part des parois de cette cavité, les parois thora sent à leur tour l'influence des lésions des organes contenus dans leur cavité

...dérerons au thorax, comme à toutes les parois de cavité, une *surface* ...une *surface intérieure*; sa forme en cône tronqué nous permet d'y ... *circonférence inférieure* ou *base*, et une *circonférence supérieure* ou ...

...e **extérieure du thorax.** — Elle présente une région antérieure, ...postérieure et deux régions latérales.

...n *antérieure* ou *sternale* (*fig.* 143), beaucoup plus large en bas qu'en ...un plan incliné de haut en ...ère en avant, plus ou moins ..., suivant la conformation ...u thorax. — Région antérieure.

...ion présente : 1° au milieu, ...mée du sternum; 2° sur les ...ie des articulations des car...aux avec le sternum; 3° les ...ostaux, d'autant plus longs ...tiennent à des côtes plus in... entre les cartilages, des in...mmés *espaces intercostaux*; — Espaces intercostaux. ...s des cartilages, une ligne ...haut en bas et de dedans ... *ligne chondro-costale*, qui in...le des articulations des car...ux avec les côtes; 6° plus — Ligne chondro-costale. ...ncore, une ligne oblique, ...la série des angles anté...tes, et présentant la même — Ligne des angles costaux antérieurs. ...la ligne chondro-costale; ...les limites de la région an...

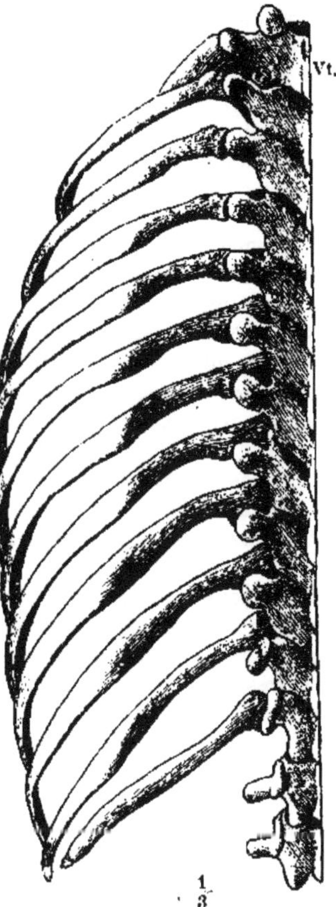

Fig. 148.

$\frac{1}{3}$

Face postérieure du thorax (*).

...ion *postérieure* ou *vertébrale* ...gèrement convexe de haut — Région postérieure. ...sente, *sur la ligne médiane*, ... apophyses épineuses dor... la largeur va en dimi...ant en bas; *sur les côtés*, ...res vertébrales; 2° la série ... transverses dorsales; ...ulation avec la tubérosité; ... postérieure des espaces ...; 4° une série de surfaces ... larges qu'elles sont plus ...et qui sont comprises entre l'angle et la tubérosité des côtes; — Ligne des angles costaux postérieurs. ...ligne oblique de haut en bas et de dedans en dehors, formée par ...angles costaux postérieurs.

...s *latérales* (*fig.* 149) représentent une espèce de gril curviligne, de ...s convexe en arrière qu'en avant, offrant la série des côtes et des ...s. — Régions latérales.

...rtèbre dorsale.

espaces intercostaux, de même que les régions antérieure et pos[illegible]
régions latérales vont en s'élargissant de haut en bas; elles consti[illegible]
face courbe, obliquement dirigée de haut en bas et de dedans en [illegible]
Largeur inégale des espaces inter-costaux. deux premiers espaces intercostaux sont à la fois les plus larges et les [illegible]
le troisième et le quatrième sont beaucoup plus larges en avant qu[illegible]
les suivants ont une largeur à peu près uniforme dans toute leur [illegible]
tefois, la largeur des espaces diminue en bas, où, suivant la remarq[illegible]
peu s'en faut que quelques côtes inférieures ne se touchent par [illegible]
y a une exception pour les deux derniers espaces intercostaux, qu[illegible]
limètres de largeur, tandis que les espaces intercostaux moyens n'o[illegible]
limètres environ.

Du reste, il est à remarquer que les espaces intercostaux [illegible] plus de largeur en avant qu'en arrière; il suffit, pour s'en convai[illegible] parer l'intervalle qui existe entre les extrémités antérieures de [illegible] et de la douzième côte avec celui qui sépare les extrémités p[illegible] ces deux côtes. La différence est de 5 centimètres environ en f[illegible] mier.

La longueur des espaces intercostaux augmente depuis le pre[illegible] sixième; elle diminue ensuite jusqu'aux deux derniers espaces, o[illegible] peu considérable.

D. Surface intérieure du thorax. — Elle est divisée, com[illegible] externe, en quatre régions (*fig.* 146 et 147).

Région antérieure. *a.* La *région antérieure* est la représentation exacte de la région [illegible] la surface externe, avec cette seule différence qu'elle est concave [illegible] convexe.

Région postérieure. *b.* La *région postérieure* présente, 1° sur la ligne médiane, la co[illegible] qui, à la manière d'une cloison incomplète, fait relief dans l'in[illegible] cavité thoracique et la divise en deux parties égales; 2° sur le[illegible] gouttières profondes, qui, rétrécies en haut, vont en s'élargissan[illegible] bas. Ces gouttières, qui répondent à la convexité postérieure de[illegible]

Ses deux gouttières pulmonaires. qu'on peut appeler *gouttières pulmonaires*, ne s'observent que ch[illegible] elles permettent à une partie du poids du corps d'être reportée en [illegible] sition très-avantageuse à l'équilibre de la station et qui atteste la [illegible] l'homme à l'attitude bipède.

Régions latérales. *c.* Les *régions latérales* forment un plan incliné intérieur, sem[illegible] incliné extérieur, avec cette différence qu'il présente une concavi[illegible] convexité.

E. Circonférences. — *a. Circonférence supérieure* ou *sommet* (*fi*[illegible]

Sa coupe oblique. est étroite proportionnellement à la circonférence inférieure, obli[illegible] de haut en bas et d'arrière en avant, et située presque dans le [illegible] num (*fig.* 149); elle a plus d'étendue transversalement que d'av[illegible] et présente la forme d'un cœur de carte à jouer. Le pourtour de [illegible] est formé, en avant, par l'extrémité supérieure du sternum; en [illegible] première vertèbre dorsale; sur les côtés, par les deux premières [illegible]

Organes auxquels elle donne passage. cartilages. Cette ouverture, que rétrécissent et protégent les cl[illegible] passage aux organes suivants : la trachée-artère, l'œsophage, le [illegible] cique, les artères et veines considérables qui appartiennent, soit [illegible] col, soit aux membres thoraciques, le sommet des poumons et [illegible] muscles du col.

Son évasement.

…nférence *inférieure* ou *base* (*fig.* 149), très-évasée, quadruple au moins …ente, est, comme celle-ci, plus étendue transversalement que d'avant … Elle présente : 1° en avant, une vaste échancrure, dont le pourtour …les carti- …septième, …euvième et …puis inter- …la dixième …ème, ainsi …onzième et … Au som- …échancrure …endice xi- …en arrière …chaque côté …ne verté- …échancrure, …oins consi- …l'antérieu- …échancrure …que à la …ité de la …te, qui for- …lonne ver- …angle aigu. …conférence …thorax ré- …insertions …très-multi-

Ses échancrures.

Fig. 149.

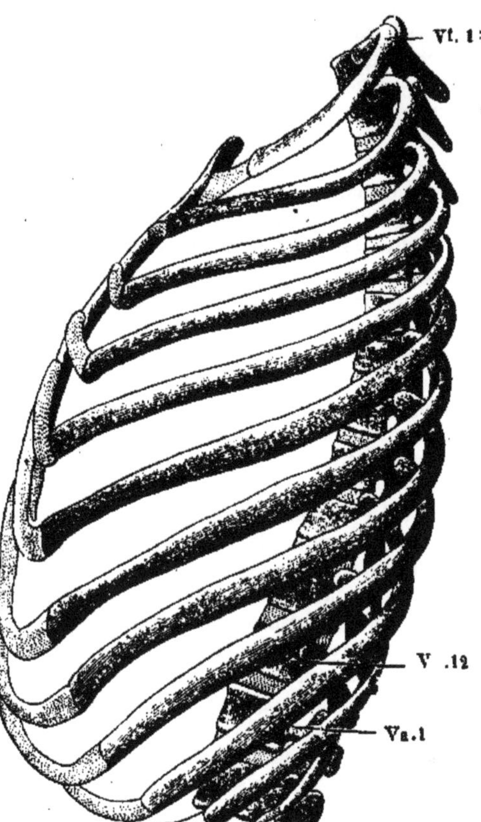

Face latérale de la cage thoracique (*).

Mobilité de la circonférence inférieure.

… mobilité …l'ouverture …inférieure, …se prêter à …es de dila- …resserre- …ale avec … presque …uverture thoracique supérieure. L'ouverture inférieure présente …de dimensions qui s'observent surtout pendant l'inspiration, ainsi …fluence de causes de dilatation accidentelles, comme la grossesse …ulations de liquide dans la cavité abdominale. Cette variabilité de …en rapport avec la compressibilité et la dilatabilité des viscères … A l'ouverture thoracique supérieure, cette variabilité eût entraîné …convénients, en raison de la compression à laquelle eussent été …achée-artère et les vaisseaux.

Invariabilité de la circonférence supérieure.

(*) …èbre dorsale. — Vt12, dernière vertèbre dorsale. — Va1, 1re vertèbre lombaire.

§ 2. — DÉVELOPPEMENT GÉNÉRAL DU THORAX.

Le thorax présente, aux divers âges de la vie, de très-grandes diffé sont en rapport avec celles qu'offrent les organes contenus dans sa cav noter avec soin cette relation pour bien saisir le sens des change s'opèrent, soit dans la forme, soit dans les dimensions du thorax.

Prédominance des dimensions antéro-postérieures chez le fœtus.

Un des caractères les plus remarquables du thorax chez le *fœtus*, c' dominance des dimensions antéro-postérieures sur les dimensions on trouve, en effet, qu'à cet âge, le sternum est très-écarté de l'épine saillie considérable en avant. Or, la prédominance des dimensions an rieures coïncide avec le développement considérable du cœur et du tous deux sont situés à la partie moyenne du thorax. D'un autre côté rité relative des dimensions transversales coïncide avec un volum considérable des poumons, lesquels occupent les parties latérales.

Absence des gouttières pulmonaires.

Un deuxième caractère du thorax chez le fœtus est l'absence, ou d peu de profondeur des gouttières que nous avons dit être propres à destinées à loger le bord postérieur des poumons. L'absence de goutti naires entraîne comme conséquence nécessaire l'absence, à la surface du thorax, des reliefs correspondants qu'on observe en arrière, che

Accroissement des courbures des côtes.

Les deux caractères qui viennent d'être indiqués, savoir, la prédom diamètres antéro-postérieurs et l'absence de gouttières, tiennent à cause, c'est-à-dire au faible degré de courbure des côtes chez le fœtu plus tard, les courbures s'accroissent, on voit peu à peu se former les postérieures, diminuer les diamètres antéro-postérieurs et augment mètres transverses ; de telle sorte qu'il y a dans la capacité absolue moins de différence qu'il ne semble au premier abord ; car les différ quées portent spécialement sur la prédominance comparative de tel mètre.

Brièveté du diamètre vertical.

Nous devons faire remarquer aussi que, chez le fœtus, le dia cal, principalement sur les côtés, est beaucoup plus court, en soulèvement du diaphragme par les viscères abdominaux et de l'éta ment des poumons.

État des circonférences chez le fœtus.

Les deux circonférences du thorax présentent des différences rem chez le fœtus, l'ouverture supérieure offre plus d'étendue d'avant en transversalement, ce qui est précisément l'inverse de ce qu'on o l'adulte ; quant à l'ouverture inférieure, elle présente un évase quable dans tous les sens, ce qui est en rapport avec le volume cons plusieurs des viscères abdominaux à cet âge, et notamment du foie.

Ampliation du thorax à la naissance.

A la naissance, il se fait une ampliation subite dans l'étendue de parce que l'accès de l'air augmente du double ou du triple le vol mons, qui, jusqu'à cette époque, étaient resserrés sur eux-mêmes. A

A la puberté.

la *puberté*, le thorax participe au grand développement que pren respiratoire ; c'est aussi l'époque où se prononcent le plus souvent la tions de cette cavité. Dans l'*âge adulte*, le thorax augmente encore, manière peu sensible.

Du thorax chez le vieillard.

Chez le *vieillard*, les différentes pièces du sternum sont soudées, mière, qui reste toujours distincte de la seconde ; les cartilages s' thorax tend, en quelque sorte, à ne former qu'une seule pièce, qui plus à ses diverses parties de se mouvoir les unes sur les autres.

SECTION IV. — DES MEMBRES OU EXTRÉMITÉS.

[illegible] étudié successivement : 1° la *colonne vertébrale*, pièce fondamentale [illegible]ité animale ; 2° la *cavité thoraco-abdominale*, essentiellement con[illegible] sternum et par les côtes avec leurs cartilages, qu'on peut consi[illegible] de longues apophyses transverses ; 3° le *crâne*, énorme renflement [illegible] vertébrale ; 4° la *face*, dont les deux mâchoires, véritables appen[illegible], représentent évidemment les côtes des vertèbres crâniennes.

Idée générale du tronc et de la tête.

[illegible] vertébrale toute seule a pu servir, à beaucoup d'animaux, d'organe [illegible], et la mâchoire, d'organe de préhension ; mais ces animaux sont [illegible]vre dans l'eau ou à ramper sur la terre. La colonne vertébrale de [illegible] animaux qui vivent dans l'air, n'est pas construite de manière à [illegible] locomotion complète, d'où la nécessité de longs appendices exclu[illegible]moteurs, qui ne sont continus au tronc que par une de leurs extré[illegible] en sont complétement isolés dans tout le reste de leur longueur. [illegible] se nomment les *membres* ; on leur donne aussi le nom d'*extré*[illegible] qu'ils sont les parties les plus éloignées des organes centraux du [illegible]mbres sont au nombre de quatre, *deux supérieurs* ou *thoraciques*, [illegible] parce qu'ils sont appendus au thorax, et deux *inférieurs* ou [illegible] qui prennent leur point d'appui sur l'abdomen ; ceux-ci, destinés [illegible] corps à la manière de deux piliers et à le transporter d'un lieu [illegible] ; ceux-là, destinés à saisir les corps, à les attirer ou à les repousser.

Des membres ou extrémités. Au nombre de quatre, deux supérieurs, deux inférieurs.

[illegible] supérieurs et inférieurs, remplissant des fonctions analogues, [illegible] sur le même type fondamental et présentent de grandes ressem[illegible] affectés en même temps à des fonctions spéciales, ils présentent [illegible] correspondantes. Voici les dispositions générales et communes [illegible]nt le squelette des membres :

[illegible]bres sont formés chacun par une série de colonnes superposées ; [illegible] au tronc par une ceinture ou zone particulière (*fig.* 150), les in[illegible] la ceinture pelvienne, ou le *bassin* (Oc), les supérieurs, par la cein[illegible], ou l'*épaule* (C, S).

Caractères généraux des os des membres.

[illegible] membres se présentent généralement sous l'aspect de leviers [illegible] superposés de manière à former une colonne brisée dont les pièces [illegible] sont mobiles les uns sur les autres.

[illegible] des membres vont en diminuant de volume et de longueur depuis [illegible] plus rapprochée du centre jusqu'à l'extrémité libre.

[illegible] des os, dans les divers segments, augmente d'autant plus qu'on [illegible] davantage de l'extrémité libre des membres.

[illegible] conséquence nécessaire de l'augmentation du nombre des os et [illegible]ution progressive de leur volume, les articulations deviennent [illegible] nombreuses et d'autant plus petites qu'on s'approche davantage [illegible] libre des membres.

A. — Des membres thoraciques.

[illegible] thoraciques se divisent en quatre segments, qui sont, de l'ex[illegible] du membre vers son extrémité périphérique, l'*épaule*, le *bras*, [illegible] la *main*.

§ 1. — DE L'ÉPAULE.

Forme générale.

L'épaule, placée à la partie supérieure et latérale de la poitrine, de deux os, formant nion une espèce de, qui offre une branche et une branche vertic che horizontale est la *clavicule* (C, *fig.* 150 verticale, par l'*omopl*

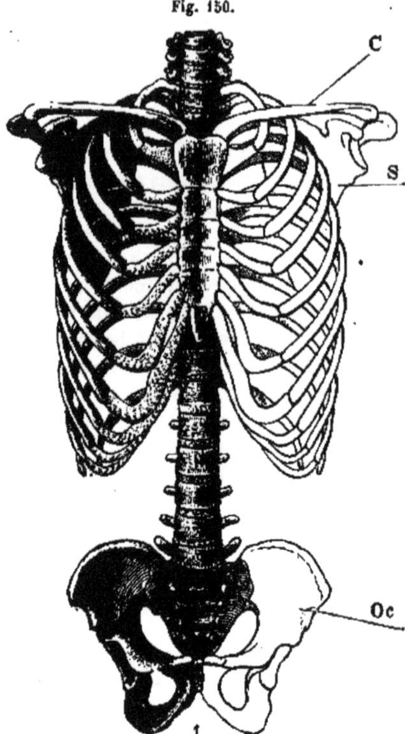

Fig. 150.

Squelette du tronc et ceintures des membres (*).

I. — CLAVIC

Importance.

La *clavicule* joue un portant dans le membre thoracique sur sa présence ch nombre d'animaux sence chez les autres des animaux en clavi claviculés (1).

Etymologie.

La *clavicule*, ainsi qu'elle a été comparé clef, occupe la partie antérieure du thorax,

Situation.

forme la partie anté paule; elle est hori *placée* entre le sternum elle prend un point l'omoplate, dont elle vements (2).

Longueur et volume.

Sa *longueur* et son chez les différents surtout dans les deux la femme, la clavicule est généralement plus longue, plus grêle moindre que chez l'homme.

Figure.

La clavicule est un os long, pair, et par conséquent non symét à son extrémité interne, qui est la plus volumineuse, aplati de ha son tiers externe et se renflant d'une manière progressive de deho à la manière d'un cône.

(*) S, omoplate. — C, clavicule. — Oc, os coxal.

(1) D'où vient à la clavicule cet insigne privilége? C'est qu'à l'existence attachées des modifications extérieures importantes dans l'organisation : pose la préhension, et conséquemment, dans les extrémités supérieures, que celui de support. La clavicule est le centre mobile de tous les mouve trémité supérieure, dont elle peut être considérée comme l'arc-boutant.

(2) Pour mettre la clavicule en position, il faut diriger en dehors l'extré l'os, en avant le bord concave de cette extrémité, et en haut sa face la

de la clavicule doit être étudiée avec soin. Cet os commence, en une extrémité aplatie et décrit incontinent une première courbe

Direction.

Fig. 151.

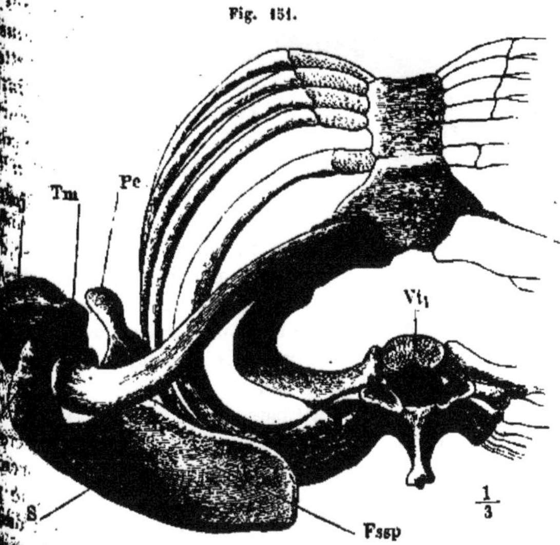

... du thorax, avec la clavicule, l'omoplate et la tête humérale gauches (*).

...antérieure, change aussitôt de direction, pour décrire une seconde ...plus considérable que la première, à concavité postérieure. Il suit ...clavicule présente deux courbures alternatives, à la manière d'une *S* ...position très-favorable pour la solidité, qui double peut-être la ré...elle oppose aux chocs dirigés de dehors en dedans, chaque courbure ...siége d'une décomposition de forces.

Sa courbure en *S* italique.

...diviser la clavicule en *corps* et en *extrémités*.

...présente deux faces, une supérieure, une inférieure, et deux bords, ..., l'autre postérieur.

Corps.

...*supérieure* du corps de la clavicule, presque immédiatement placée ... offre à l'action des corps extérieurs une surface assez étendue et ...quée, ce qui est une des causes de l'extrême fréquence des fractures ... par choc direct. Cette surface est recouverte par la peau, par le ... de nombreux filets du plexus cervical (1). Aussi les chocs sur la ...ils accompagnés d'une très-vive douleur, due à la compression ... nerfs de ce plexus. Près de l'extrémité interne, cette face pré...cule ou quelques rugosités, destinées à l'insertion du muscle ...mastoïdien ; elle offre aussi, en dehors, des inégalités destinées à ... musculaires.

Face supérieure.

(*) ... dorsale. — S, épine de l'omoplate. — A, acromion. — *Fssp*, fosse sous-épineuse. — ...coïde. — *Cp*, tête de l'humérus. — *Tmj*, grosse tubérosité de l'humérus. — *Tm*, petite ...humérus.

(1) ... rare de voir le corps même de la clavicule traversé par un des nerfs du

Face inférieure.

2° La *face inférieure* (*fig.* 152), large en dehors, étroite en dedans, précédente, est creusée d'un peu profonde, *gouttière sous-c* qui est dirigée dans le sens gueur de l'os et qui loge un mus sous-clavier. Quelquefois cett sente, près de l'extrémité int clavicule, une facette qui s'ar la première côte. Elle offre co des inégalités pour l'insertion costo-claviculaire (Tct). Près de mité externe, on voit une tub inégale et une ligne rugueuse, quement de dedans en dehors en avant, tubérosité et lign destinées à l'insertion de ligaments très-forts *coraco-claviculaires* (T qui unissent la clavicule à l'apophyse l'omoplate.

Gouttière sous-clavière.

Facette pour l'articulation costo-claviculaire.

Rugosités coracoïdiennes.

Fig. 152.

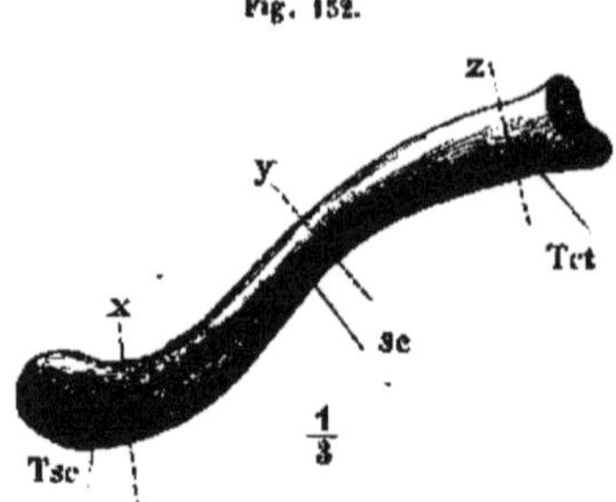

Face inférieure de la clavicule droite (*).

Fig. 153.

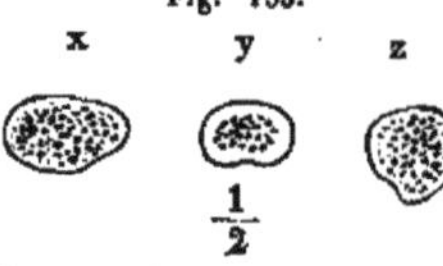

Sections de la clavicule faites perpendiculairement à sa direction (**).

Rapports.

Cette face répond, dans son tiers intern mière côte, qu'elle embrasse et qu'elle cro très-aigu ; dans son tiers moyen, au prem intercostal, dont elle est séparée par le chial et par les vaisseaux axillaires ; dan externe, elle est en rapport avec l'apo coïde et l'articulation du bras avec l'ép

Double courbure alterne du bord antérieur.

3° Le *bord antérieur*, mince en dehors, s'élargit à la manière d'un la partie interne ; concave dans son tiers externe, il est convexe da tiers internes. Cette convexité permet à la clavicule de résister, par le des voûtes, à l'action des chocs dirigés d'avant en arrière. Rugue tiers externe, où il donne insertion au muscle deltoïde, ce bord, est moins inégal dans les deux tiers internes, où s'insère le m pectoral.

Bord postérieur.

4° Le *bord postérieur*, concave et lisse dans ses quatre cinquièmes convexe et rugueux dans son cinquième externe, pour l'insertion du pèze. Ses rapports sont extrêmement importants : côtoyé par la clavière, il répond médiatement à l'artère du même nom, aux muscl et au plexus brachial ; il est longé, en dehors, par le muscle omoph On conçoit, d'après cela, quels peuvent être les dangers d'une fractu vicule, lorsque l'extrémité plus ou moins aiguë des fragments pénè les nerfs, soit dans les vaisseaux ; on comprend encore comment l'a forcé de la clavicule, en déterminant la compression des vaisseaux buent dans le membre thoracique, y suspend la circulation ; on s'exp comment on pourrait rendre très-facile la ligature de la sous-clavi préalablement la clavicule à sa partie moyenne (1). Il existe encore

Ses rapports.

Conséquences pratiques.

(*) Sc, gouttière sous-clavière. — Tct, inégalités auxquelles s'insère le ligament cost Tsc, rugosités coracoïdiennes.

(**) Suivant les lignes *x*, *y*, *z*, de la figure 152.

(1) A l'occasion des deux inductions pratiques relatives, l'une, à la fractu

c'est celui du sommet du poumon avec la clavicule, circonstance d'explorer la sonorité du sommet des poumons par la percussion de le (1).

Extrémité externe mince.

mités. — 1° L'*extrémité externe* ou *acromiale* de la clavicule est mince et haut en bas; elle présente une facette articulaire très-étroite, ellip-ardant en dehors et en bas, et articulée avec une facette correspon-l'acromion. Cette extrémité est la partie la moins résistante de la clavi-est presque immédiatement placée sous la peau et fort exposée à chocs extérieurs, qui la brisent quelquefois.

Extrémité sternale volumineuse.

...mité interne ou *sternale* est, au contraire, la partie la plus volumineuse résistante de l'os; elle mériterait le nom de tête de la clavicule. Desti-iculer avec le sternum, elle déborde dans tous les sens la surface arti-oncave que lui oppose cet os (*fig.* 150), disposition qui rend le dépla-eaucoup moins facile.

Variétés anatomiques relatives à la profession.

la clavicule offre de nombreuses variétés dans son corps et dans ses tant sous le rapport de son volume, que sous le rapport de sa direc-spection de l'extrémité interne ou externe de la clavicule, même sur le peut déterminer si l'individu se livre à une profession qui exige un nuel pénible. Il m'est même arrivé plusieurs fois, sur la seule circon-s prépondérance marquée dans le volume de l'extrémité interne de gauche, d'établir *à priori*, et sans erreur, que l'individu sur lequel cette disposition, était gaucher. Il est des clavicules dont la moitié présente une pyramide quadrangulaire: les attaches du grand pectoral no-cléido-mastoïdien, devenues plus prononcées et limitées par des antes, déterminent cette forme. Chez la femme, la clavicule est beau-

Au sexe.

grêle et présente des courbures moins prononcées que chez l'homme; cet os et son degré de courbure sont en rapport direct avec un exer-ieux et continu du membre thoracique. On conçoit dès lors quelle on doit attacher en médecine légale aux caractères d'un os dont suffit pour faire reconnaître *à priori* si l'individu auquel il appartenait, homme ou une femme, s'il se livrait ou non à une profession manuelle

Importance médico-légale de ces variétés.

des connexions. — La clavicule s'articule avec le sternum, l'omoplate avec la première côte.

Structure des os longs.

...tion intérieure. Sous le rapport de la conformation intérieure, la cla-ble tenir le milieu entre les os longs et les côtes; comme les premiers, présente un canal médullaire; mais elle se rapproche des côtes par

... la ligature de l'artère sous-jacente, des auteurs ont avancé que jamais la ...eaux n'a été observée dans ces cas; et d'autres, donnant à cette phrase : *on ...*, etc. une extension exagérée, m'ont fait dire que je conseillais, d'une ma-... la section de la clavicule pour arriver sur l'artère sous-clavière, alors que autre but que de déduire quelques conséquences pratiques d'un rapport ana-...tant.

... l'importance de ces rapports, on ne sera pas étonné que non-seulement la ... région, mais encore qu'elle ait servi à dénommer les vaisseaux placés der-...ais, par une de ces inconséquences de langage qu'on rencontre très-souvent ...ée, la portion de ces vaisseaux qui est située derrière la clavicule, s'appelle ...si, regardant la clavicule comme une limite naturelle, nous ferons com-... et la veine axillaires immédiatement au-dessous de la clavicule.

l'exiguïté même des dimensions de ce canal, ainsi que par la stru gieuse de ses extrémités. Sur plusieurs clavicules appartenant aux co la Faculté, je n'ai trouvé aucun vestige de canal médullaire.

Précocité du développement.

Développement. — L'ossification de la clavicule est très-précoce; e celle de tous les autres os et commence vers le trentième ou trente jour de la conception.

Les dimensions de la clavicule, comparées à celles des autres os d thoracique, présentent des différences considérables aux divers âge

Dimensions au 2ᵉ mois.

Au deuxième mois de la vie fœtale, la clavicule a déjà 7 millimètr gueur; à cette époque, elle mesure au moins quatre fois la longueur

Au 3ᵉ mois.

rus et du fémur. Dès le commencement du troisième mois, elle ne su que de moitié la longueur de ces deux os. A la fin du troisième mo encore plus longue que l'humérus, qui ne l'emporte en longueur q quatrième mois. Enfin, chez le fœtus à terme, l'humérus ne surpa cule que d'un quart, tandis que, chez l'adulte, il doit avoir le doubl gueur de cet os.

Deux points, un primitif, un complémentaire.

La clavicule ne présente qu'un seul point osseux primitif; vers l'âg à dix-huit ans, un point complémentaire ou épiphysaire apparaît, s d'une lamelle très-mince, à la partie antérieure de l'extrémité stern épiphysaire se soude au reste de l'os un an ou quinze mois après son

II. — OMOPLATE.

Étymologie.

L'*omoplate* (de ὦμος, épaule, et πλάτυς, large) ou *scapulum* est l'os l'épaule, dont elle constitue, chez l'homme, la partie postérieur grand nombre d'animaux, elle forme l'épaule à elle seule (1).

Situation.

Couché comme une espèce de bouclier sur la partie postérieure et du thorax, pour lequel il est un moyen de protection contre les choc cet os répond aux parties latérales de l'épine et se rapproche ou s cette dernière suivant les mouvements du membre thoracique, au un point d'appui mobile.

Volume.

L'omoplate est proportionnellement plus volumineuse chez l'homm les animaux.

Figure.

C'est un os triangulaire, non symétrique, large, mince, présentant trois bords et trois angles (2).

Fosse sous-scapulaire.

1° *Face antérieure* ou *costale* (*fig.* 154). — Elle est concave et représ pèce de fosse, qui a reçu le nom de *fosse sous-scapulaire* et que rempl du même nom. On y voit des crêtes obliquement dirigées de haut en hors en dedans (3), et destinées à l'insertion des aponévroses dont le m scapulaire est entrecoupé. Dans une bonne conformation, cette face

(1) La clavicule n'a été surajoutée à l'omoplate que lorsque les mouvemen et de circumduction du bras sont devenus nécessaires.

(2) Pour le mettre en position, il faut diriger en arrière et un peu en dehor est divisée en deux parties par une apophyse large et aplatie, en haut le court, en dehors et un peu en avant l'angle le plus épais.

(3) La direction de ces crêtes, au lieu d'être parallèle à celle qu'affecte arrière, la croise à angle; ce qui prouve, contre une hypothèse admise par ciens anatomistes, que ces crêtes et les gouttières qui les séparent, ne sont conséquence d'une pression exercée par les côtes sur la face antérieure de l'

...ent à la surface du thorax; mais lorsque la poitrine se rétrécit, ... les phthisiques, l'omoplate ne participant pas d'une manière pro... au rétrécissement, il s'établit une disproportion et des changements ... tels que les omoplates font relief en arrière et sont, en quelque sorte, ... côtes à la manière d'ailes : d'où l'expression de *scapulæ alatæ*, ap... habitude extérieure des omoplates chez les phthisiques.

...érieure ou *superficielle* (*fig.* 155). — Elle est divisée en deux régions ... une éminence triangulaire, nommée *épine scapulaire* (S). Cette Épine scapulaire.

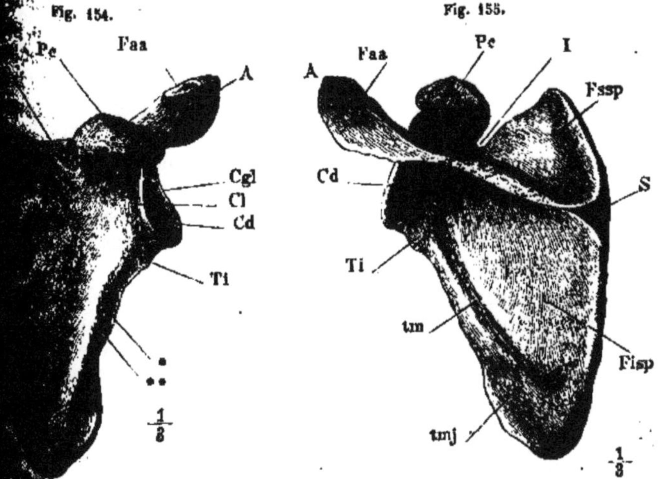

... de l'omoplate gauche (*). Face postérieure de l'omoplate gauche (**).

... à la réunion du quart supérieur avec les trois quarts inférieurs de ... face postérieure par un bord épais, qui mesure toute la largeur ... Puis l'épine se rétrécit immédiatement, pour se diriger horizon... arrière, en dehors et un peu en haut, et se continuer, en se re... élargissant, sous le nom d'*acromion* (A). L'épine scapulaire pré... ...dérer une *face supérieure* et une *face inférieure*, qui font partie, Ses faces. ... fosse sus-épineuse, l'autre, de la fosse sous-épineuse ; un *bord ex*... Ses bords. ... court, concave, épais, lisse, comme s'il devait faire fonction de ... effet il sert de poulie au tendon du muscle sous-épineux; un *bord* ... épais, sinueux, qui offre à son extrémité interne une surface Facette du trapèze. ... lisse, sur laquelle glisse une aponévrose du muscle trapèze. Ce ... immédiatement placé sous la peau, à travers laquelle on peut

(*) ... — *Faa*, facette articulaire de l'acromion. — *Pc*, apophyse coracoïde. — I, échancrure ... cavité glénoïde. — *Cl*, col. — *Cd*, condyle de l'omoplate. — *Ti*, tubercule sous glé... ... d'insertion de la 1re digitation du grand dentelé. — *s'*, lieu d'insertion de la portion ... ...ulaire. — *s''*, lieu d'insertion de la dernière digitation. — *, crête longitudinale du bord ... ...térieure qui est en avant de cette crête.

(**) ... — S, épine scapulaire. — I, échancrure scapulaire. — *Faa*, facette articulaire de ... l'apophyse coracoïde. — *Fssp*, fosse sus-épineuse. — *Cd*, condyle de l'omoplate. — ... ...ineuse. — *Ti*, tubercule d'insertion de la longue portion du triceps brachial. — *Tm*, lieu ... rond. — *Tmj*, lieu d'attache du grand rond.

le sentir facilement, même chez les sujets qui ont beaucoup d'em

Au lieu de se réunir pour former un angle, le bord externe et le

Apophyse acromion.

rieur de l'épine scapulaire se continuent avec une apophyse nom (de ἀκρός, sommet, et ὦμος, épaule), parce que cette apophyse cons le plus élevé de l'épaule. L'acromion fait donc suite à l'épine sca semble en être la racine. Dans le lieu où l'épine se continue avec l

Pédicule de l'acromion.

y a un rétrécissement, une sorte de *pédicule*, au delà duquel l'acro git, se contourne sur lui-même, se recourbe en une sorte de voûte qui présente une face antérieure, une face postérieure, un bord su bord inférieur, une base et un sommet. La *face postérieure* de l'acrom en arrière et en haut, est convexe, inégale, séparée de la peau p fibreux et par une bourse synoviale, et donne attache au trapèze et

Faces.

acromio-claviculaire. La *face antérieure*, regardant en avant et en

Bords.

cave, lisse, et répond à l'articulation du bras avec l'épaule. Le *bord su* donne attache au trapèze, présente une facette (Faa, *fig.* 155) articu facette correspondante de la clavicule ; le *bord inférieur* est conve

Sommet.

pour l'insertion du deltoïde ; le *sommet* forme la partie la plus éle

Base.

gnon de l'épaule et donne attache au ligament coraco-acromial ; la tinue avec l'épine : l'étroitesse de cette base ou *pédicule de l'acrom* la possibilité des fractures de l'acromion en ce point.

Toute la partie de la face postérieure de l'omoplate située au-dess

Fosse sus-épineuse.

scapulaire forme la *fosse sus-épineuse* (Fssp), fosse étroite vers sa par un peu élargie et moins profonde en dedans, remplie par le muscle

Fosse sous-épineuse.

Toute la partie située au-dessous de l'épine constitue la *fosse sous-ép* que remplit le muscle sous-épineux. Vers sa partie externe, cette f

Crête verticale de cette fosse.

une crête verticale, qui isole de la fosse sous-épineuse une surfac longée de haut en bas, et divisée elle-même par une crête obli surfaces plus petites, dont la supérieure donne attache au muscl (*tm*) et l'inférieure au muscle grand rond (*tmj*).

3° Des *trois bords* de l'omoplate, *a*. l'*interne*, qui a reçu aussi les

Bord interne ou spinal.

de l'omoplate, bord vertébral ou *spinal*, est le plus long chez l'homm chez les animaux il est le plus court. Ce bord est mince, oblique en dans dans son quart supérieur, oblique en bas et en dehors dans se inférieurs, ce qui lui donne une forme anguleuse ; c'est au nivea

Bord supérieur ou cervical.

saillant présenté par ce bord que se trouve l'épine de l'omoplate. *supérieur* ou *cervical* est le plus court et le plus mince ; il présente à s externe une échancrure (I), de grandeur variable, convertie en trou ment et donnant passage au nerf sus-scapulaire seulement, rarem

Bord externe ou axillaire.

aux vaisseaux sus-scapulaires tout à la fois. — *c*. Le bord *externe* ou *axi* incliné en bas et en avant, séparé du thorax par un intervalle qui profondeur du creux de l'aisselle, forme la portion la plus épaisse e sistante de l'omoplate. Son épaisseur va en croissant de sa partie in son extrémité supérieure, et l'on pourrait dire que ce bord sert de cavité glénoïde, qui est creusée aux dépens de sa partie supérieu inférieur est mince et tranchant ; ses deux tiers supérieurs sont cre

(1) Les rugosités de ce bord sont destinées aux insertions du deltoïde et deltoïde s'insère, non-seulement à la lèvre supérieure, mais encore à presq seur de ce bord.

haut, immédiatement au-dessous de la cavité glénoïde, il présente une triangulaire rugueuse et un tubercule (Ti), sur lequel s'insère la tion du triceps brachial.

Angles.

— Des trois *angles* de l'omoplate, deux sont destinés à l'insertion des plus importants de cet os, le troisième à l'articulation de l'omoplate du bras. L'*angle interne* est celui qui se rapproche le plus de l'angle donne insertion au muscle angulaire. Il présente, en avant, du côté de sous-scapulaire, une empreinte, très-marquée chez les sujets robustes à l'insertion de la partie supérieure du muscle grand dentelé (s, L'*angle inférieur*, très-aigu, offre, en dedans, des inégalités pour l'in- grand dentelé (*s"*, *fig.* 154). Cet angle, séparé de la peau par la seule du muscle grand dorsal, qui y prend souvent quelques insertions, les angles de l'omoplate, le plus exposé à se fracturer par l'action extérieurs. L'*angle externe* ou *glénoïdien* (*fig.* 156) est la portion la pineuse de l'omoplate; cet angle (*condyle* de l'omoplate, *Cd*, *fig.* 155), et creusé d'une cavité ovalaire, à être dirigé verticalement; l'extrémité de l'ovale est tournée en haut. Cette *cavité glénoïde* de l'omoplate (*Cgl*, destinée à l'articulation du bras avec est supportée par une portion rétré- appelle *col* de l'omoplate (*Cl*, *fig.* 154), et par une grosse apophyse, qu'on a nom- (Pc), parce qu'elle a été comparée à corbeau. L'apophyse coracoïde, qui naît au-dessus de la cavité glénoïde, se dehors et en avant, à la manière d'un fléchi; concave et lisse par sa face in- regarde en dehors, elle présente une correspond à la tête de l'os du bras; convexe et rugueuse à sa face supérieure, en dedans, donne insertion aux liga- claviculaires et s'articule avec la cla- sommet de cette apophyse est rugueux insertions musculaires. Le ligament coraco-acromial se fixe à son ; le muscle petit pectoral, le faisceau antérieur des ligaments laires s'insèrent à son bord antérieur, les muscles biceps et coraco- , à son sommet.

Angle interne.

Angle inférieur.

Cavité glénoïde.

Col de l'omoplate.

Apophyse coracoïde.

Ses faces.

Ses bords.

Son sommet.

Fig. 156.

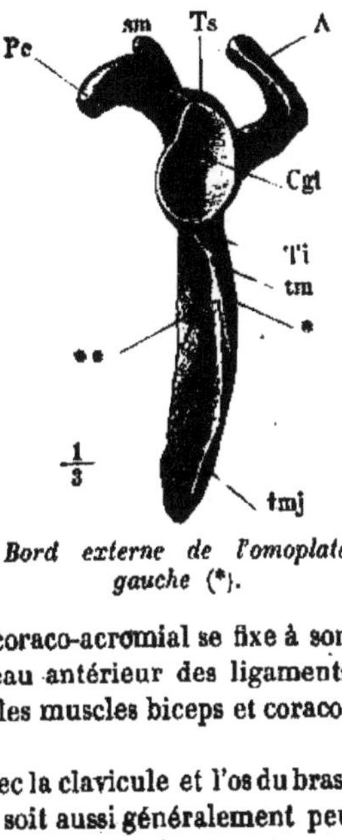

Bord externe de l'omoplate gauche (*).

Connexions. — L'omoplate s'articule avec la clavicule et l'os du bras.

intérieure. — Il n'existe aucun os qui soit aussi généralement peu omoplate. Voyez la transparence des fosses sus-épineuse et sous- niveau, l'os est tellement mince qu'on ne peut le ruginer sans lame unique de tissu compacte qui le constitue en ce point : plète de tissu spongieux dans toute l'étendue de ces fosses. Il que l'os eût assez de solidité pour résister à la contraction muscu-

Transparence de l'os au niveau des fosses sus- et sous-épineuses.

(*) — *Cgl*, cavité glénoïde. — *Ts*, tubercule sus-glénoïdal, donnant insertion au long chef apophyse coracoïde. — *sm*, angle supérieur interne de l'omoplate. — *Ti*, tubercule du insertion du petit rond — *tmj*, insertion du grand rond. — *, crête longitudinale qui se externe. — **, gouttière qui est en avant de cette crête.

laire; entourée par une couche épaisse de muscles au niveau [illegible] l'omoplate n'était pas exposée à des solutions de continuité. Mais [illegible] férence, et surtout aux angles, la texture spongieuse apparaît; [illegible] surtout à l'angle externe ou antérieur, à l'angle [illegible] bord axillaire, au bord postérieur de l'épine de [illegible] l'acromion et à l'apophyse coracoïde.

Fig. 157.

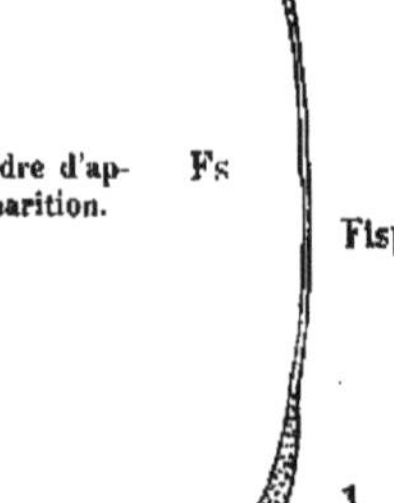

Section antéro-postérieure de l'omoplate gauche (*).

Nombre des points d'ossification.

Développement. — L'omoplate se développe par [illegible] sification : un primitif, pour le corps de l'os, et cinq [illegible] taires, dont un pour l'apophyse coracoïde, deux pour [illegible] acromion, un pour le bord postérieur de l'os et un [illegible] angle inférieur.

Ordre d'apparition.

Le *point osseux du corps* de l'omoplate n'est [illegible] vers la fin du deuxième mois de la grossesse; il [illegible] niveau de la fosse sous-épineuse, où l'on trouve à [illegible] une plaque osseuse irrégulièrement quadrilatère, à [illegible] laquelle on n'aperçoit pas le moindre vestige osseux [illegible] scapulaire. Ce n'est que dans le troisième mois que [illegible] vient apparente, et à cette époque l'ossification a [illegible] peu de progrès vers la partie supérieure de l'os [illegible] qui, par la suite, doit être située au-dessous du quart [illegible] de l'omoplate, est alors assez élevée pour déborder [illegible] supérieure de cet os. Jamais l'épine ne se développe [illegible] point osseux qui lui soit propre; elle naît de la face [illegible] de l'os, comme par végétation.

L'épine scapulaire ne naît pas par un point particulier.

Point coracoïdien.

C'est quelquefois à l'époque de la naissance, le plus ordinairement [illegible] cours de la première année que se forme le point osseux de l'apophyse [illegible] lequel empiète sur la cavité glénoïde, de manière à constituer le quart [illegible] de cette cavité.

L'acromion naît par deux points.

Des deux germes osseux de l'apophyse acromion, celui de la base [illegible] et se développe avant la quinzième année. Le germe osseux du sommet [illegible] cromion ne se développe que vers l'âge de quinze à seize ans, c'est [illegible] poque où s'opère la soudure de l'apophyse coracoïde au corps de l'os [illegible] osseux du sommet de l'acromion est très-variable dans sa forme : [illegible] présente sous l'aspect d'une bandelette étroite, tantôt il forme à lui [illegible] grande partie de l'apophyse (1).

(*) S, épine de l'omoplate. — *Fssp*, fosse sus-épineuse. — *Fisp*, fosse sous-épineuse. — [illegible] scapulaire.

(1) Il n'est pas rare de voir les deux points osseux de l'acromion rester [illegible] vie, et s'unir entre eux à l'aide d'une articulation analogue à l'articulation [illegible] culaire. M. Laurence a soumis à la Société anatomique l'omoplate et la [illegible] vieille femme qui présentait au moignon de l'épaule une double articulation [illegible] culation entre la clavicule et une pièce osseuse qui représentait le sommet de [illegible] 2° une articulation entre le sommet de l'acromion et l'acromion lui-même [illegible] anomalie existait des deux côtés. J'ai considéré cette disposition, non comme [illegible] articulation, suite de fracture, mais comme le résultat d'un défaut de soudure [illegible] de l'acromion avec son corps. Je dois faire remarquer que dans les deux [illegible] genre que j'ai eu occasion d'observer, cette anomalie existait en même temps [illegible] côtés.

...t osseux de l'angle inférieur de l'omoplate se forme dans le courant de ...me année.

Point de l'angle inférieur.

...t osseux du bord vertébral de l'omoplate envahit tout le bord posté... ...os, sous la forme d'une longue épiphyse marginale, analogue à celle ...a question plus tard au sujet de l'os de la hanche. Il ne se forme que ...-septième ou dix-huitième année.

Point du bord vertébral.

...nion des divers points osseux qui viennent d'être indiqués, ne com... ...effectuer que dans le cours de la quinzième année, époque à laquelle ...coracoïde se soude au corps de l'os. Les autres points opèrent leur jonc... ...époques variables et qui ne sont pas encore déterminées avec beaucoup ...ude. De tous les points épiphysaires, celui qui reste le plus longtemps ...t le point osseux du bord vertébral de l'omoplate. Ce n'est qu'à l'époque ...ssement est terminé que la soudure de tous ces points est complète.

Ordre de réunion.

III. — ÉPAULE EN GÉNÉRAL.

...rée dans sa totalité, l'épaule est une ceinture osseuse, destinée à ser...nt d'appui aux membres thoraciques. Cette ceinture est interrom...nt et en arrière, en avant, dans le lieu qui correspond au sternum, ... dans le lieu qu'occupe la colonne vertébrale. Il résulte de là ...eux épaules sont indépendantes l'une de l'autre dans leurs mou... ...andis que le bassin, ...ur les membres abdo... ...nalogue de l'épaule, ...nt continu, dont les ...èces ne peuvent en ...n se mouvoir les ... autres.

Interruption de la ceinture scapulaire en avant et en arrière.

Fig. 158.

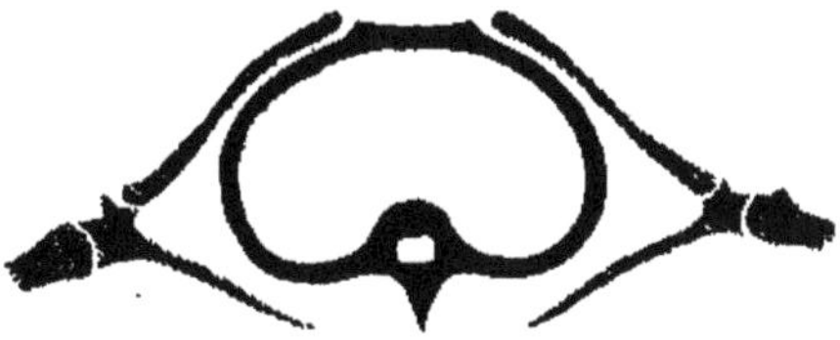

Coupe schématique de la poitrine, suivant un plan horizontal passant près de son bord supérieur.

... contre la partie ...du thorax, l'épaule ... tellement les di...pparentes que la ...ourée des épaules ...ne dont la base est tournée en haut, tandis que, réduite à ses dimen..., elle représente un cône dont la base est en bas.

... et en arrière, l'épaule se moule assez exactement sur le thorax ; ...ors, elle s'en éloigne, et l'intervalle qui, dans cette région, la sépare ...onstitue la partie supérieure du creux de l'aisselle.

Creux axillaire.

...paules réunies représentent un triangle isocèle presque équilatéral, ...est mesurée par l'espace qui sépare les sommets des apophyses ... dont les côtés antérieurs seraient formés par les deux clavicules. ...s antérieurs sont proportionnellement plus longs chez la femme ...mme, disposition qui se rapporte évidemment au volume plus con... ...a mamelle dans le sexe féminin; mais le côté postérieur est pro...ent plus long chez l'homme, car l'omoplate, à laquelle s'insèrent ...muscles de l'épaule, présente, dans le sexe masculin, des dimen...sidérables, en rapport avec l'énergie plus grande de la force mus... ...eux côtés antérieurs ne sont pas susceptibles d'augmenter ou de ...longueur, mais ils se prêtent aux variations nombreuses du bord

Forme générale de la ceinture scapulaire.

Longueur relative de la clavicule chez la femme.

Développement plus considérable de l'omoplate chez l'homme.

postérieur en changeant de direction et en se déjetant soit en avant
Influence du rapprochement des omoplates. rière. Il suffit de jeter un coup d'œil sur l'épaule pour voir que le
ment des omoplates diminue singulièrement la longueur du bord po
On voit d'après cela comment la présence des épaules change enti
La présence des épaules change la forme du thorax. moins en apparence, la forme naturelle du thorax, et si de larges é
notent, en général, un thorax très-développé, c'est parce que l'omo
plique assez exactement sur cette cavité. L'intervalle si considérable
en dehors, le thorax de l'épaule, était nécessaire pour le passage des
Intervalle qui sépare le thorax des épaules. et nerfs qui, du thorax, vont à l'extrémité supérieure, et pour le
de muscles nombreux. Mais l'épaule, appartenant entièrement aux
supérieures, suit exactement leur développement et nullement celui
aussi, quand celui-ci est naturellement étroit, ou lorsqu'il se rétréci
tellement, l'intervalle qui sépare le thorax de l'épaule devient énor
seulement le bord axillaire, mais encore le bord spinal de l'omoplate
che des côtes, comme nous l'avons dit plus haut.

IV. — DÉVELOPPEMENT GÉNÉRAL DE L'ÉPAULE.

Précocité du développement de la clavicule. Le développement de l'épaule est remarquable par sa grande préco
le fœtus, la longueur considérable, les formes déjà très-prononcées,
courbure déjà existante de la clavicule, pendant que tous les os lo
core rectilignes, prouvent la rapidité d'évolution de l'épaule.

D'un autre côté, la largeur déjà considérable de l'omoplate à la
l'ossification très-avancée de la portion osseuse qui soutient la cavi
ossification qui lui permet d'offrir de bonne heure une résistance su
mouvements de l'humérus, n'attestent pas moins les progrès, beauc
rapides, il est vrai, du développement de l'épaule.

La cause du développement rapide de la clavicule n'est point, com
le croire, dans le voisinage du cœur et des gros vaisseaux; car les
les vertèbres cervicales, qui sont encore plus rapprochés du centre
sont proportionnellement beaucoup moins avancés dans leur ossific
ossification précoce s'explique tout aussi peu par des raisons tirées de
de la clavicule; elle tient à des causes encore complétement inconnu

§ 2. — DE L'OS DU BRAS OU HUMÉRUS.

Situation. L'*humérus*, os du bras (Hu, *fig.* 1), est situé entre l'épaule et l'a
Longueur. répond à la partie latérale du thorax. C'est, de tous les os du membre
le plus long et le plus résistant; il est proportionnellement moins lo
individus de la race caucasique ou blanche que chez ceux de la
pienne, dont la conformation offre, sous ce rapport, de l'analogie av
singe.

Direction. L'humérus est dirigé verticalement, c'est-à-dire parallèlement
tronc; il offre, cependant, une légère obliquité de haut en bas et
dedans, obliquité beaucoup moindre que celle du fémur, lequel

(1) Aussi le bandage en 8 de chiffre, si usité chez les anciens et renou
ques modernes dans les fractures de clavicule, est-il essentiellement défectu

...minal, l'analogue de l'humérus (1). L'écartement des deux humé... ...dérable chez l'homme, est beau... ...e chez les quadrupèdes. Le rap... ...des humérus dans cette classe ...ù ils remplissent l'usage de co... ...ustentation, est en rapport avec ...t que présente leur thorax d'un ...e, au lieu d'un aplatissement ...rière, comme chez l'homme.

...est un os long, non symétrique, ...rps et *deux extrémités*, dont la su... ...rondie, porte le nom de *tête* de ...

...s de l'humérus a la forme d'un ...ngulaire dans sa moitié infé... ...160, z) ; il est cylindroïde dans sa ...érieure (*x*, *y*). L'humérus n'est ...s suivant son axe d'avant en ar... ...e le fémur ; mais il présente une *...torsion* très-prononcée. Il résulte ...on une gouttière ou un sillon ...remarquable, destiné à l'artère ...ofonde et au nerf radial, qui ...'os dans une portion de leur ...considère trois faces, *une ex...terne* et *une postérieure*, et trois ...*ne*, *un interne* et *un antérieur*.

...*externe* (*fig.* 160 et 163) offre : ...einte musculaire très-remar... ...la forme d'un V dont la pointe

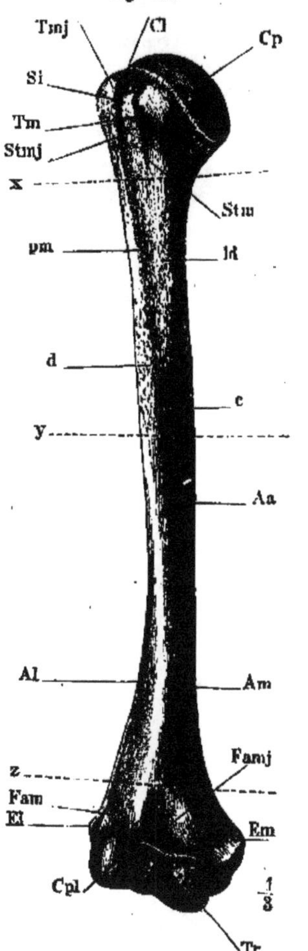

Fig. 159.

Humérus vu par devant (*).

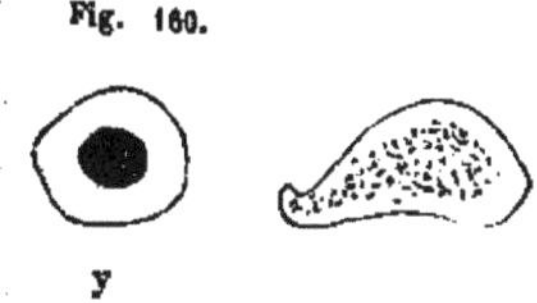

Fig. 160.

...versales de l'humérus, suivant les ...gnes x, y, z, de la figure 159.

(*) ...Cl, col. — *Tmj*, grosse tubérosité. — *Tm*, petite tubérosité. — *Si*, gouttière bicipi... ...re externe ou antérieure. — *Stm*, sa lèvre interne ou postérieure. — *pm*, insertion du ...*ld*, insertion du grand dorsal et du grand rond. — *d*, empreinte deltoïdienne. — *c*, ...re le coraco-brachial. — *Aa*, angle antérieur. — *Al*, angle externe. — *Am*, angle ...ndyle. — *Tr*, trochlée. — *Em*, épitrochlée. — *El*, épicondyle. — *Famj*, cavité coro...oïdienne. — *Fam*, cavité sus-condylienne.

...dans laquelle l'humérus prend une direction oblique, parallèle à celle du ...attitude forcée, extrêmement pénible.

...re l'humérus en position, il faut diriger en haut et en dedans l'extrémité ...en avant celle des deux saillies de la face externe de cette extrémité qui ...umineuse.

Empreinte deltoïdienne.

serait tournée vers la partie inférieure : c'est l'*empreinte deltoïd*
nairement située au-dessous du tiers supérieur de l'humérus, occu
fois la partie moyenne de cet os ; *b.* immédiatement au-dessous de

Variétés dans le développement de la gouttière de torsion.

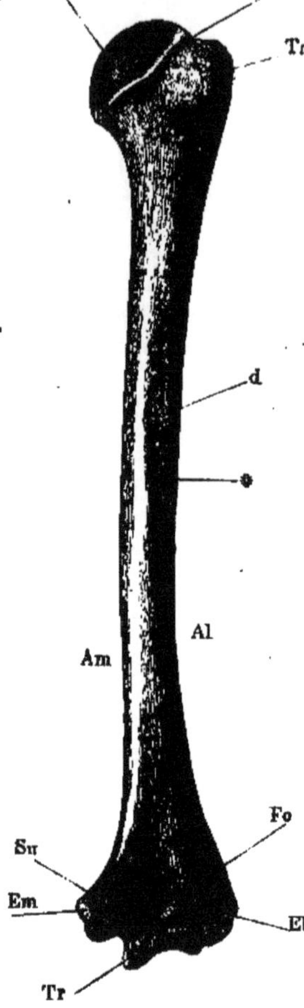

Humérus vu par derrière.

se remarque la *gouttière de torsio*
dirigée obliquement d'arrière en
haut en bas ; sa profondeur est tou
tionnelle au relief plus ou moins
de l'empreinte deltoïdienne, d'où
qui existe entre l'humérus fortem
l'athlète ou du manouvrier et l'
l'homme de cabinet. Au-dessous de
la face externe regarde en avant
légèrement pour donner insertion
brachial antérieur.

La face interne est la face de l'artère humérale.

2° La *face interne* (*fig.* 159) prése
oblique qui regarde en avant et
comme ce plan est en rapport avec
bras, j'ai coutume d'appeler cette
l'artère humérale. Son obliquité m
étudiée, afin que, dans la compre
tère brachiale, on puisse diriger la
pendiculairement à la surface
l'artère est voisine. Large à sa parti
où elle regarde en avant, elle se rétré
tout à fait en dedans à sa partie inf
remarque : *a.* la *gouttière bicipitale*
tubercularis, Si), ainsi nommée par
destinée à loger le tendon de la lo
du muscle biceps ; *b.* le trou nour
cipal de l'humérus, qui pénètre l'o
bas (1) ; *c.* une empreinte muscula

Empreinte du coraco-brachial.

nairement peu marquée, destinée
du muscle coraco-brachial.

3° La *face postérieure* (*fig.* 161) est li
et s'élargit beaucoup en bas ; elle e
par le muscle triceps brachial.

4° *Des trois bords*, l'*antérieur* (Ac
sous l'aspect d'une crête rugueuse
l'humérus), arrondie et mousse in
bifurquée dans sa moitié supérieure
les deux bords de la coulisse bi

Coulisse bicipitale.

desplus considérables et des plus profondes des coulisses tendine

Ses lèvres.

humain. Les deux lèvres de cette coulisse sont rugueuses, très-

(*) *Cp*, tête. — *Cl*. col. — T*mj*, grosse tubérosité. — *d*, empreinte deltoïdienne. —
sion. — A*m*, bord interne. — A*l*, bord externe. — S*u*. dépression logeant le nerf cub
chlée. — E*l*, épicondyle. — *Fo*, cavité olécranienne. — T*r*, trochlée.

(1) Il y a des variétés dans la position du trou nourricier ; je l'ai vu si
terne et même à la face postérieure de l'os.

...rieure ou interne, et donnent insertion à des muscles puissants, ...vre antérieure (*pm*) au grand pectoral, la lèvre postérieure au grand ...fond de la coulisse au grand dorsal (*ld*), tous muscles adducteurs de ... Il est à remarquer que la branche antérieure du V que représente ...deltoïdienne, se confond avec la lèvre antérieure de la coulisse bi... en augmente beaucoup le relief.

Bords externe et interne.

...autres bords de l'humérus, l'*externe* (Al) et l'*interne* (Am), mousses ...distincts dans leurs deux tiers supérieurs, deviennent saillants et ...tranchants à leur partie inférieure, surtout le bord externe, qui se re...avant et donne attache à un grand nombre de muscles. C'est ce même ...qui est comme sillonné et interrompu dans son trajet par la gout...sion.

Prédominance du diamètre transverse.

...mité *inférieure* ou *antibrachiale* est aplatie d'avant en arrière et ...diamètre transverse qui a quatre fois l'étendue du diamètre antéro... On y voit une série d'éminences et de dépressions, disposées suivant ...ligne transversale ; ce sont, de dehors en dedans : 1° une *tubérosité* ...condylus lateralis, El), qui fait suite au bord externe de l'humérus ...sertion au tendon d'origine de presque tous les muscles de la région ...de l'avant-bras ; elle a reçu de Chaussier le nom d'*épicondyle* ; 2° une ...arrondie, déjetée en avant, oblongue d'avant en arrière : c'est la *petite* ...humérus (*capitulum*, *Cpl*, *condyle huméral*, Chaussier), qui s'articule avec ...elle est surmontée, en avant, par une dépression superficielle (Fam), ...recevoir le pourtour de l'espèce de cupule que présente l'extrémité ...du radius ; 3° une rainure articulaire, qui s'étend obliquement d'ar...ant et de dehors en dedans, et qui sépare la petite tête humérale de ... 4° la *trochlée* (Tr) ou *poulie articulaire de l'humérus*, également di...s en avant et de dehors en dedans, excavée en forme de gorge ...dans le sens de sa longueur, et présentant un bord interne qui ...coup plus bas que le bord externe. Cette trochlée, qui s'articule ...surface correspondante du cubitus, est surmontée, en avant, par une ...nommée *cavité coronoïde* (fossa ant. maj., Famj), en arrière, par ...beaucoup plus considérable, qui porte le ...té *olécrânienne* (fossa olecranii, Fo, *fig.* 161 ...deux cavités, qui sont destinées à rece...mouvements de l'avant-bras sur le bras, ...l'apophyse coronoïde, la postérieure, ...crâne du cubitus, ne sont séparées l'une ... par une lame osseuse très-mince, ... quelquefois même percée d'un trou ...lles communiquent ensemble ; 5° en...ité *interne* ou l'*épitrochlée* (1) (epicon..., Em), qui fait suite au bord interne ..., déjeté en dedans, beaucoup plus ... la tubérosité externe ou épicondyle, ...lief considérable, très-facile à sentir à travers la peau, et destiné

Trochlée humérale.

Cavité coronoïde.

Cavité olécrânienne.

Tubérosité externe ou épicondyle.

Tubérosité interne ou épitrochlée.

Fig. 162.

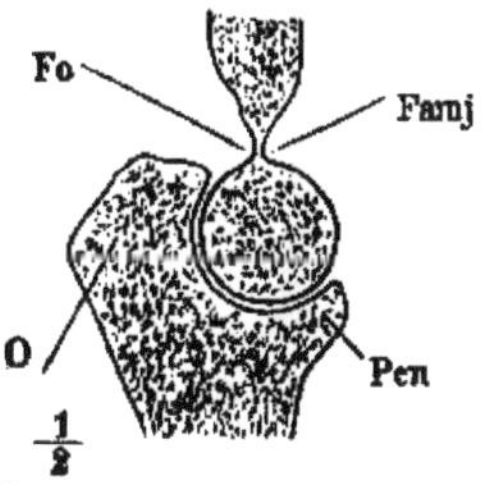

Fo — Famj — O — Pen

1/2

Coupe antéro-postérieure de l'articulation du coude (*).

(*) Fo, cavité olécrânienne. — *Famj*, cavité coronoïde. — *Pen*, apophyse coronoïde.

(1) ...de ἐπί, sur, et τροχλαία, trochlée, *au-dessus de la trochlée* ; épicondyle, ...*condyle*.

à l'insertion de la plus grande partie des muscles situés à la région de l'avant-bras, de même que l'épicondyle donne attache à presq muscles de la région postérieure. Nous devons faire remarquer que l'é occupe un plan beaucoup plus élevé que la trochlée et même que l'é

Tête de l'humérus.

C. L'*extrémité supérieure* ou *scapulaire* de l'humérus, beaucoup plus vo que l'inférieure, présente : 1° un segment de sphéroïde, nommé *tête*, qu à peu près au tiers d'une sphère. La tête humérale, qui s'articule a vité glénoïde de l'omoplate, est circonscrite dans ses deux tiers supé une rainure circulaire ; le rétrécissement qui en résulte a été nommé

Son col anatomique.

Fig. 163.

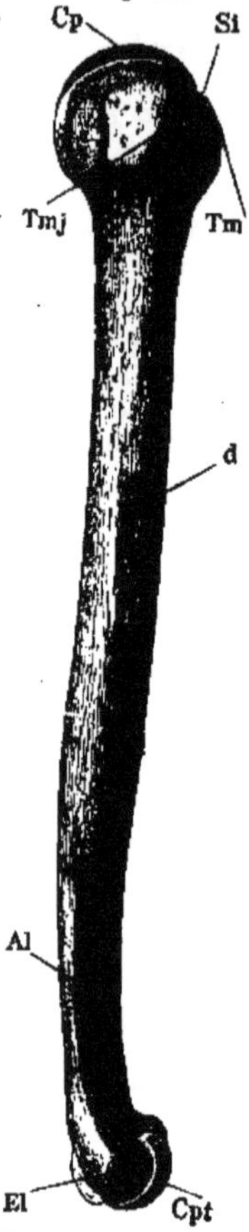

Cp Si Tmj Tm d Al El Cpt

Humérus vu par le côté externe (*).

ment *col anatomique de l'humérus* (*Cl*, *fig.* 160 et seule partie qui puisse représenter un col, c'est l gement osseux qui fait relief à la partie inte semble soutenir la tête. Il importe, au reste, de fondre le rétrécissement circulaire nommé col avec ce qu'on appelle *col chirurgical* ; ce dernier chose que la partie du corps de l'os qui soutient l supérieure tout entière, et qui est un peu rétr rativement au volume de l'extrémité supérieure

Son col chirurgical.

De la présence du col anatomique de l'hum l'inclinaison de la surface articulaire, il résulte cette surface fait avec l'axe de l'humérus un angl

Grand et petit trochanter de l'humérus.

2° Les deux autres éminences de l'extrémité nommées *grosse* et *petite tubérosité* (*trochiter* e Chaussier), et qu'on pourrait appeler *grand* et *p ter de l'humérus*, parce qu'elles donnent attache grand et le petit trochanter du fémur, à des mu teurs, sont séparées l'une de l'autre par la coul tale. La petite tubérosité (*tuberculum minus*, *Tm* qui répond à la face antérieure, donne insertion sous-scapulaire ; la grosse tubérosité (*T. majus*, *T* située en dehors de l'autre, présente, en haut, tr à chacune desquelles s'insère un muscle, savoir neux, le sous-épineux et le petit rond.

Résumé des connexions. — L'humérus s'articule plate, le radius et le cubitus.

Conformation intérieure. — L'humérus est cell deux extrémités, compacte dans sa portion présente un canal médullaire très-développé

Nombre des points d'ossification.

Développement. — L'humérus se développe pa d'ossification : un pour le corps, deux pour l'ex périeure, quatre pour l'extrémité inférieure.

Ordre et époque d'apparition.

Le premier point osseux apparaît dans la portio de l'humérus, du trentième au quarantième jou ception, sous la forme d'un petit cylindre plein, progressivement vers l'une et l'autre extrémité. A la naissance et pendant tout le cours de la première année, les mités sont encore cartilagineuses.

(*) *Cp*, tête. — *Si*, gouttière bicipitale. — *Tmj*, grosse tubérosité. — *Tm*, petite tubé preinte deltoïdienne. — *Al*, bord externe. — *El*, épicondyle. — *Cpt*, condyle.

...'au commencement de la deuxième année qu'apparaît le point d'os... répond à la tête de l'humérus, et du vingt-quatrième au trentième ...qui appartient au grand trochanter de l'humérus. Il ne m'est pas ...qu'il existe un point particulier pour le petit trochanter de l'hu...

...on de l'extrémité inférieure ne commence qu'après celle de l'extré...ure. A deux ans et demi, il se développe un point osseux qui répond ...tête ou au condyle de l'humérus ; à sept ans, un second noyau se ...l'épitrochlée ; à douze ans, apparaît un troisième point osseux, qui ...interne de la trochlée ; enfin, à seize ans, se forme un quatrième ...épicondyle.

...points d'ossification de l'extrémité supérieure de l'humérus se sou...eux de la huitième à la neuvième année. Les quatre points de l'extré...ure se réunissent dans l'ordre suivant : dans la dixième année, les ...osseux de la trochlée et de l'épitrochlée se soudent entre eux ; à ...trochlée, l'épicondyle et la petite tête ne forment qu'une seule pièce. ...ent à vingt ans, les deux extrémités se soudent au corps de l'os. La ...l'extrémité inférieure précède toujours de plusieurs années celle de ...supérieure, qui cependant s'est ossifiée la première. Ordre de soudure.

§ 3. — DES OS DE L'AVANT-BRAS.

...est constitué par deux os placés l'un à côté de l'autre : l'externe ...dius, l'interne porte le nom de *cubitus*. Ces deux os concourent à ...lement au mécanisme de l'avant-bras, et si l'un d'eux, le cubitus, ...grande partie de l'articulation du coude, l'autre, le radius, par une ...pensation, constitue la plus grande partie de l'articulation du ... Le radius et le cubitus prennent une part égale à la formation de l'avant-bras.

...ne sont pas d'accord sur la situation dans laquelle on doit étudier ...avant-bras. La position la plus naturelle est, sans contredit, un état ...la pronation et la supination, de telle manière que, des deux faces ...l'une regarde en dedans et l'autre en dehors ; c'est l'attitude ...de l'avant-bras des quadrupèdes. Mais, pour la commodité de la ...nous supposerons l'avant-bras dans une supination forcée, attitude ...les deux os, devenus parallèles, peuvent être étudiés comparative...plus de facilité. Enfin, nous supposerons l'avant-bras verticalement ...côtés du tronc, et non point horizontal, comme l'a fait Bertin. ...attitude verticale, le radius est le plus externe et le plus court des os ..., le cubitus, le plus interne et le plus long. On pourrait décrire ...ces deux os ; la description serait à la fois plus courte, plus facile ...e, parce qu'elle serait comparative (1). Nous croyons devoir nous ...usage et décrire successivement et isolément chacun de ces os. Situations diverses dans lesquelles on peut étudier ces os.

I. — CUBITUS.

...(ulna), ainsi nommé parce qu'il constitue essentiellement le coude, ...l'humérus et le carpe, au côté interne du radius, avec lequel il ... Situation.

(1) ...rativement que j'ai décrit ces deux os dans mon ouvrage intitulé : *Cours ...ques*, Béchet, 1830, ouvrage en grande partie fondu dans celui-ci.

s'articule supérieurement et inférieurement, et dont il est séparé da[ns sa partie] moyenne.

C'est le plus long et le plus volumineux des deux os de l'avant-bra[s].

Direction.

Lorsque le membre thoracique est dans l'attitude verticale et da[ns la supina]tion, cet os est dirigé un peu obli[quement de] haut en bas et de dedans en deho[rs, et forme] avec l'humérus un angle obtus, [ouvert en] dehors.

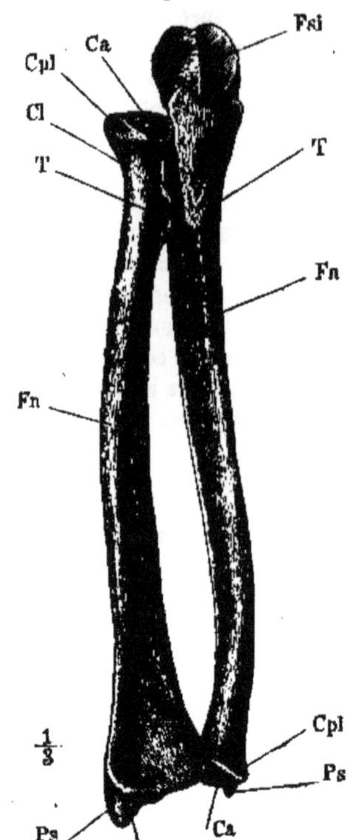

Os de l'avant-bras; face antérieure (*).

Figure.

Le cubitus est un os long, non s[ymétrique], beaucoup plus volumineux en ha[ut qu'en bas], prismatique et triangulaire, légère[ment tordu] sur lui-même (1). On le divise en [corps et] extrémités.

Régions du corps.

A. *Corps*. — D'autant plus volumi[neux qu'on] l'examine plus près de la partie su[périeure, il] est légèrement courbé en devant, [il présente] trois plans ou faces et trois angl[es ou] bords.

Face antérieure.

Des trois faces, 1° l'*antérieure* (...) large en haut, [se ré]trécissant jusq[u'à l'extrémité] inférieure. On [y voit le trou] nourricier (Fn) [dirigé vers] l'os de bas en [haut, c'est-] à-dire dans u[ne direction] précisément [opposée à] celle que pré[sente le con]duit nourricier [de l'humé]rus. Cette fac[e ...] est légèremen[t creusée en] gouttière su[ivant sa lon]gueur, et donn[e attache au] muscle fléchi[sseur profond] des doigts, e[t au] carré pronate[ur].

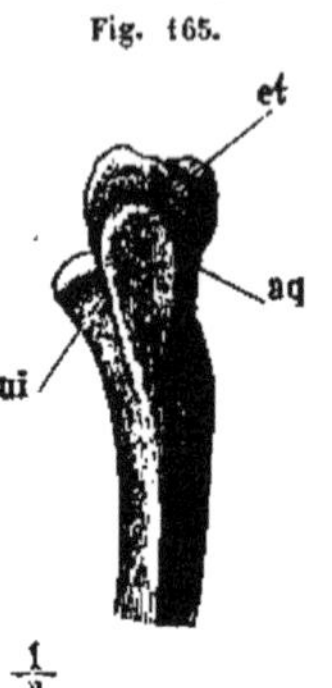

Extrémité supérieure du cubitus; face postérieure (**).

Ligne d'insertion musculaire.

2° La fac[e postérieure] (*fig.* 165), légèrement convexe, est divisée dans le sens de sa longu[eur par une] ligne saillante verticale, en deux portions légèrement excavées, [l'une interne,] plus large, l'autre externe, plus étroite. Une seconde ligne oblique, [partant de] l'extrémité supérieure, limite un espace triangulaire occupé par [l'an]coné. Ces deux lignes sont entièrement affectées aux insertions [des muscles de] la couche profonde de l'avant-bras.

(*) *Fsi*, grande cavité sigmoïde du cubitus. — T, rugosités du cubitus où s'insère le [brachial antérieur,] et tubérosité bicipitale du radius. — *Cpl*, tête du cubitus et du radius. — *Cl*, col. — *C*[a] ... laire. — *Fn*, trou nourricier. — *Ps*, Ps, apophyses styloïdes. — *, petite surface triang[ulaire,] insertion ligamenteuse.

(**) *et*, insertion du triceps. — *ui*, insertion du cubital antérieur. — *aq*, insertion [de l'anconé].

(1) Pour le mettre en position, il faut diriger en haut l'extrémité la p[lus volumineuse] de l'os, en avant le crochet que présente cette extrémité et en dehors la fa[cette] concave qui existe sur une de ses faces latérales.

...érieure et la face postérieure du cubitus sont d'ailleurs recouvertes ...ches épaisses de muscles.

...terne, très-large en haut, se rétrécit de plus en plus jusqu'à sa ...ure, où elle devient antérieure, pour servir de gouttière au tendon ...érieur. Cette face est lisse dans toute son étendue, très-superfi... son tiers inférieur et séparée de la peau par l'aponévrose anti...ement; dans sa portion supérieure elle est recouverte par le muscle ...fond.

Position superficielle de la face interne.

...rds, 1° l'*externe* (Ci, *fig.* 166) est le plus tranchant, surtout à sa partie ... commence, en haut, au-dessous d'une petite surface articulaire, ... *cavité sigmoïde*. ...e attache au li...osseux, sorte de ...reuse qui s'étend ... cubitus.

Bord externe ou inter-osseux.

...*térieur*, mousse, ... des insertions ... vers sa partie ... se dévie un peu ...evient rugueux ...iner au-devant ...ence assez aiguë, ...*hyse styloïde*; en ... commence par ...marqué, à la ... d'une éminence ...ophyse coronoïde

Bord antérieur mousse.

...*stérieur* naît au-...écrâne, par une ...quée; il se ter-...anière insensi-...art inférieur de ... peut être senti à ... dans toute son ...

Bord postérieur superficiel.

... *supérieure* ou ...ubitus offre un ...sidérable; elle ... avant, d'une ...e de crochet,

Fig. 166. Fig. 167.

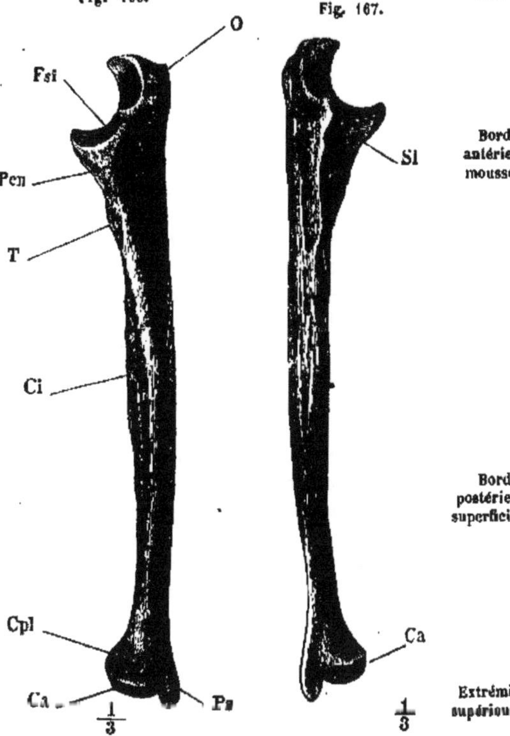

Cubitus vu par le côté interne (*). *Cubitus vu par le côté externe* (**).

Extrémité supérieure.

...boîter la trochlée humérale, sur laquelle elle se moule. Cette ...e à peu près la moitié d'une circonférence, a été nommée *grande* ... du cubitus (Fsi), parce qu'elle a été comparée au sigma (σ) des ... de crochet que représente l'échancrure sigmoïde, offre une

Grande cavité sigmoïde.

(*) ... Fsi, grande cavité sigmoïde. — Pcn, apophyse coronoïde. — T, rugosités où s'insère ... — Ci, crête interosseuse. — Cpl, petite tête. — Ca, bordure articulaire. — Ps, apo...

(**) ... sigmoïde. — Ca, bordure articulaire.

branche verticale, qui constitue ce qu'on appelle l'apophyse *olécrâne*, branche horizontale qui porte le nom d'apophyse *coronoïde* (Pcn). Un é-tranglement s'observe à la jonction des deux branches du crochet sig-

Olécrâne. L'*olécrâne*, ainsi nommé (de ὠλένη, coude, et κράνον, tête) parce qu' la partie la plus saillante, la tête du coude, présente, 1° une face (*fig.* 165), lisse en haut, rugueuse et inégale elle donne insertion au triceps; 2° une face (*fig.* 164), articulaire, concave, divisée par verticale en deux parties latérales d'inégale cette face s'articule avec la trochlée de 3° deux bords plus ou moins rugueux sujets, fournissant des insertions au mus 4° une base, qui est rétrécie par l'espèce ment dont nous avons parlé; 5° un somm forme d'un bec recourbé qui, dans l'e l'avant-bras sur le bras, est reçu dans la cavité olécrânienne de l'hu

Fig. 168.

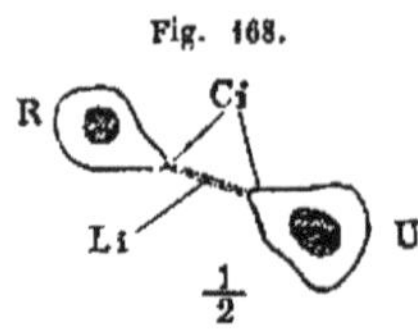

Section transversale des os de l'avant-bras et du ligament interosseux (*).

Apophyse coronoïde. La branche horizontale du crochet sigmoïdien, c'est-à-dire l'apo *noïde*, offre : 1° une face inférieure rugueuse, qui donne insertion brachial antérieur (T, *fig.* 164) ; 2° une face supérieure, concave, divisée en deux parties inégales par une crête qui fait suite à celle ticulaire de l'olécrâne ; cette face s'articule avec la trochlée de l'hum bord interne rugueux, déjeté en dedans, donnant insertion au ligam interne de l'articulation du coude (*fig.* 166) ; 4° un bord externe, petite cavité oblongue d'avant en arrière, légèrement concave dans la longueur, et qui a reçu le nom de *petite cavité sigmoïde* (sinus lunatus

Petite cavité sigmoïde. du cubitus. Au-dessous de cette petite cavité, destinée à s'articuler dius, se voit une surface rugueuse, triangulaire, profondément exc donne insertion au muscle court supinateur ; 5° un bord antérieur, sentant une avance ou un bec, reçu, pendant la flexion de l'avant-b cavité coronoïde de l'humérus.

C. *Extrémité inférieure*.— Le cubitus, qui s'est rapidement effilé à so rieur, se renfle légèrement à son extrémité inférieure, un peu déjeté

Tête du cubitus. pour constituer une éminence arrondie, qui porte le nom de *tête* (*Cpl*, *fig.* 166). Cette tête est articulaire en dehors (Ca), où elle est une petite cavité du radius, articulaire en bas, où elle présente une culaire plane, qui s'articule avec l'os pyramidal du carpe par l'in d'un cartilage interarticulaire improprement nommé ligament Du côté interne de cette tête, naît un prolongement cylindriq

Apophyse styloïde. nommé *apophyse styloïde du cubitus* (Ps), et qui, par son sommet, au ligament latéral interne de l'articulation de l'avant-bras avec l'a pophyse styloïde est séparée, en arrière, de la tête du cubitus par un

Gouttière du cubital postérieur. destinée au passage du tendon du muscle cubital postérieur ; en bas, cette séparation est établie par une dépression inégale, donnant cartilage interarticulaire.

(*) R, radius. — U, cubitus. — Ci, bord interosseux. — Li, ligament interosseux.

(1) Ce point de jonction est la portion la moins résistante de l'extrémité cubitus. Aussi est-ce là que se fracture presque toujours l'olécrâne.

connexions. — Le cubitus s'articule avec l'humérus, le radius et le

intérieure. — Le cubitus est compacte à sa partie moyenne; il est ses deux extrémités, et notamment à la supérieure, où l'olécrâne re-os court, analogue à la rotule du genou, aussi bien au point de structure qu'à celui de la forme. Quelquefois même, par une anoma-senmüller a observé un exemple, cette apophyse forme un véritable entièrement séparé du cubitus. L'olécrâne représente la rotule du genou.

ment. — Le cubitus se développe par *trois* points d'ossification; un pour pour chaque extrémité. Le point d'ossification du corps est celui le premier, il se forme du trente-cinquième au quarantième jour, tard que celui de l'humérus. A la naissance, les extrémités sont cartilagineuses; elles ne commencent à s'ossifier qu'à la sixième Nombre de points d'ossification.

début par l'extrémité inférieure. Ordre d'apparition.

coronoïde se forme par l'extension du point osseux du corps, ja-point particulier. C'est vers l'âge de sept ou huit ans qu'apparaît le de l'olécrâne.

l'os se réunit à l'extrémité supérieure vers l'âge de quinze à seize que de dix-huit à vingt ans que se fait la réunion de l'extrémité Ordre de soudure.

II. — RADIUS.

ainsi nommé parce qu'il a été comparé au rayon d'une roue, est si-humérus et le carpe, à la partie externe du cubitus, auquel il est con-et en bas, et dont il est séparé dans sa partie moyenne par l'espace (*fig.* 164) (1). Situation.

moins volumineux et moins long que le cubitus, dirigé verticalement, un os pair, non symétrique, prismatique et triangulaire, ayant sa mité tournée en bas, c'est-à-dire en sens inverse de la grosse extré-bitus; il est légèrement courbé à sa partie moyenne. On le divise en extrémités. Figure.

d'autant moins volumineux qu'on l'examine plus près de la partie offre une courbure légère, à concavité interne; cette disposition agrandir l'espace interosseux, qui sépare le radius du cubitus. Le présente trois faces et trois bords. Courbure légère du corps.

faces, l'une est antérieure, l'autre postérieure, et la troisième externe.

antérieure (*fig.* 164), étroite supérieurement, élargie en bas, présente conduit nourricier (Fn) qui pénètre l'os obliquement de bas en dire dans une direction semblable à celle du conduit nourricier Cette face est légèrement excavée, surtout à sa partie inférieure, et en haut, au long fléchisseur propre du pouce, en bas, au carré Face antérieure.

postérieure (*fig.* 169), légèrement excavée comme l'antérieure, donne Face postérieure.

mettre en position, il faut tourner en bas son extrémité prismatique quadran-la saillie pyramidale qu'elle présente, et en arrière la face de cette porte une crête verticale à sa partie moyenne.

attache à plusieurs des muscles profonds de la partie postérieure d[e l'avant-]
bras.

Surface d'insertion du rond pronateur.

La face *externe*, convexe et arrondie, d'une largeur à peu près é[gale dans]
toute son étendue, présente vers sa partie moyenne une surface
destinée à l'insertion du muscle rond pronateur.

Des trois bords, l'un est antérieur, l'autre pos[térieur, le]
troisième interne.

Bord antérieur.

Le bord *antérieur* est mousse ; il commence
rement, au-dessous d'une éminence très-pron[oncée qui]
a reçu le nom de *tubérosité bicipitale du radius*
il se dirige obliquement en dehors, et va se
en bas, au-devant d'une autre éminence, ap[o-]
physe styloïde du radius (Ps).

Bord postérieur arrondi.

Le bord *postérieur*, encore moins saillant qu[e l'anté-]
rieur, établit une démarcation à peine sensible
deux faces qu'il sépare ; assez prononcé dans
moyenne, il est à peine marqué en haut et en

Bord interne ou interosseux.

Le bord *interne* (Ci, *fig.* 168), qui est tranchan[t, pré-]
sente l'aspect d'une crête, commence au-dess[ous de la]
tubérosité bicipitale ; de là il s'étend jusqu'à
cavité articulaire (Sl, *fig.* 169 et 171) située
interne de l'extrémité inférieure de l'os. Ce b[ord]
attache dans toute son étendue au ligam[ent inter-]
osseux.

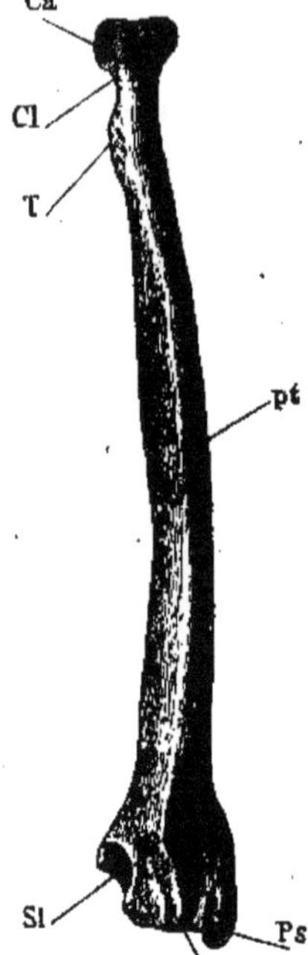

Radius vu par la face postérieure (*).

Tête du radius.

B. L'*extrémité supérieure* ou *humérale*, nomm[ée *tête*]
du radius (Cpl, *fig.* 164), s'évase en forme de
de petite coupe d'une régularité remarquable
vation de la tête du radius répond à la pe[tite tête du]
condyle de l'humérus, qu'elle emboîte incom[plètement ;]

Sa bordure articulaire.

elle présente dans son pourtour une bordure
(Ca) d'une largeur inégale dans ses différ[ents points,]
ayant près de 7 millimètres de largeur à la
terne, qui est habituellement en rapport av[ec la petite]
cavité sigmoïde du cubitus.

Col du radius.

La tête du radius est supportée par une portion rétrécie, de form[e cylindri-]
que, ayant de 11 à 13 millimètres de longueur : c'est le *col du radius*
un peu obliquement dirigé de haut en bas et de dehors en dedans.

Tubérosité bicipitale.

La limite inférieure du col est marquée, à la partie interne du
une éminence très-prononcée, appelée *tubérosité bicipitale* du radius
tubérosité, rugueuse dans sa moitié postérieure, où elle donne attac[he au ten-]
don du biceps, est lisse dans sa moitié antérieure, sur laquelle glisse
avant de s'insérer au radius.

Surface articulaire carpienne.

C. L'*extrémité inférieure* ou *carpienne*, qui forme la partie la plus vo[lumineuse]
du radius, est irrégulièrement prismatique et quadrangulaire ; elle p[résente une]
surface inférieure articulaire (*fig.* 170), lisse, concave, irrégulièrem[ent triangu-]
laire, divisée par une petite crête antéro-postérieure en deux por[tions]

(*) *Ca*, bordure articulaire. — *Cl*, col. — *T*, tubérosité bicipitale. — *pt*, insertion du ro[nd pronateur. —]
Sl, petite cavité sigmoïde. — *Ps*, apophyse styloïde. — *epl*, gouttière du long extenseur d[u pouce.]

s'articule avec l'os semi-lunaire du carpe, l'autre externe, qui ec le scaphoïde.

de la surface qui vient d'être décrite, le radius présente une apo-idale, triangulaire, légèrement déjetée en dehors : c'est l'*apophyse* adius (Ps), moins longue et beaucoup plus l'apophyse styloïde du radius, donnant igament latéral externe de l'articulation avec le carpe. Apophyse styloïde.

Fig. 170.

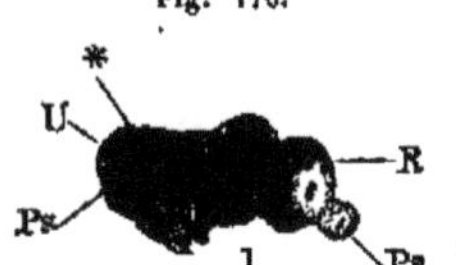

Os de l'avant-bras vu par en bas (*).

ou la circonférence de l'extrémité in-adius présente, *en avant*, des inégalités, ttache le ligament antérieur de l'articu-ant-bras avec le carpe (*, *fig.* 164 et 170); *dehors*, elle est sillonnée de gouttières tendineuses (*fig.* 169), qui sont, en pro-hors en dedans, 1° une coulisse oblique, occupant la face externe styloïde, et présentant la trace d'une division longitudinale qui formation de deux coulisses secondaires : c'est la *coulisse tendi-extenseur et du long abducteur du pouce* ; 2° une deuxième coulisse, des crêtes saillantes et subdivisée elle-même en deux coulisses se-une saillie longitudinale, moins marquée que les crêtes qui for-ds de la gouttière principale : c'est la *coulisse tendineuse des radiaux* fin, une coulisse un peu plus profonde, subdivisée elle-même en d'inégales dimensions par une saillie très-prononcée (1) : c'est la *tenseurs communs et propres des doigts*.

1re coulisse tendineuse. 2e coulisse tendineuse. 3e coulisse tendineuse.

extrémité inférieure du radius est légèrement ex-171), pour s'articuler avec l'extrémité carpienne Surface articulaire cubitale.

Fig. 171.

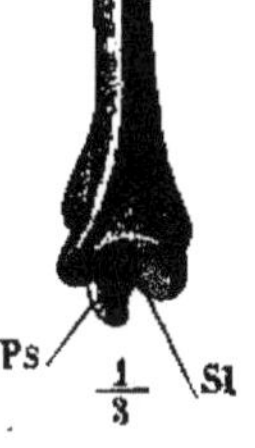

Extrémité inférieure du radius; face interne (**).

connexions. — Le radius s'articule avec l'humérus, scaphoïde et le semi-lunaire.

intérieure. — Le radius est celluleux à ses deux ex-t à son extrémité inférieure, d'où la fréquence de cette extrémité par suite de chutes sur le presque exclusivement composé de tissu compacte yenne, où il présente un canal médullaire très- Texture.

— Le radius se développe par *trois* points d'ossi-r le corps et un pour chaque extrémité. ux du corps du radius paraît quelques jours cubitus ; l'extrémité inférieure se développe vers l'âge de deux supérieure à neuf ans. Développement.

radius. — *Ps*, apophyse styloïde. — *, surface rugueuse, à insertion ligamenteuse. styloïde.— *Sl*, petite cavité sigmoïde.

dans la myologie que nous indiquerons avec détail, pour chacune de ces les et secondaires, le tendon qui y est contenu. Toutes les énumérations nous sommes loin de contester l'avantage quand on suppose l'ostéologie connues, seront consignées dans un tableau qu'on trouvera à la fin de que-là, nous n'avons cru devoir indiquer, en fait d'insertions musculaires, de surcharger la mémoire, servent, au contraire, utilement à fixer objets décrits en ostéologie.

L'extrémité supérieure, qui s'ossifie la dernière, s'unit au corps la douzième année ; tandis que l'extrémité inférieure, qui s'ossifie ne se soude que de dix-huit à vingt ans.

§ 4. — DE LA MAIN.

Importance de la main.

La *main* est la partie terminale du membre thoracique ; on peut pour elle, en dernière analyse, qu'existe l'extrémité supérieure N'est-ce pas, en effet, pour porter la main dans toutes sortes de le long levier de l'humérus décrit des mouvements si étendus N'est-ce pas pour la rapprocher ou l'éloigner du tronc que l'avant- des mouvements si précis de flexion et d'extension ? N'est-ce pas la diriger à l'instant et rapidement dans tous les sens que le radius lui-même, dans les mouvements de pronation et de supination, les tant aux mouvements de rotation de l'humérus, permettent à la crire un cercle complet, soit de dedans en dehors, soit de dehors autour de l'axe représenté par l'extrémité supérieure ?

Conditions générales de texture de la main.

Habitués que nous sommes à découvrir dans l'organisation une rigoureuse entre les causes et les effets, nous ne pourrons néanmoins fendre d'un sentiment d'admiration à la vue d'un mécanisme si par impossible d'imaginer aucune pièce osseuse, aucune modification de puisse augmenter la mobilité de la main, et que des pièces nouvelles qu'entraver ses mouvements. Aussi voyez-vous la main, organe de de la préhension, servir tout à la fois à des fonctions qui exigent force et à des fonctions qui demandent une grande délicatesse ; repousser ou saisir violemment des corps volumineux, lourds tantôt s'arrondir en sphère, s'allonger en cône, se recourber en naître, par une locomotion subtile, les inégalités les plus légères des corps, en même temps qu'elle surmonte les plus grandes résist venir l'instrument de l'intelligence pour tous les arts mécaniques Pour remplir tous ces usages à la fois, il fallait que la main fût grande solidité et d'une grande mobilité. Or, pour réunir ces deux elle devait nécessairement être composée d'un grand nombre de pi Aussi vingt-sept os, non compris les sésamoïdes, entrent-ils dans la de cette petite portion du squelette de l'extrémité supérieure.

La main n'existe que chez l'homme et chez le singe.

La main n'existe que chez l'homme et chez le singe ; son importa ports avec l'économie tout entière sont tels que les naturalistes comme caractère fondamental servant à distinguer l'ordre des l'homme, et l'ordre des *quadrumanes*, ou le singe. Mais, chez le sin est loin d'être aussi parfaite que chez l'homme, et ses différentes bien moins indépendantes les unes des autres. Étudions donc, av tention qu'elle mérite, cette main, véritable chef-d'œuvre de méc quelques philosophes de l'antiquité ont regardée comme le caract différentiel de l'espèce humaine, et même, ce qu'on a peine à croire source de la supériorité intellectuelle de l'homme.

Idée générale de la main.

La main, considérée comme partie du squelette, est composée de superposées de petites colonnes parallèles ; chaque série est form pièces, à l'exception de la plus externe, qui n'en a que trois. Les colonnes viennent, en convergeant se réunir par leur extrémité su

composé de huit os solidement articulés entre eux et dont l'ensemble forme la base de la main ou le poignet : ce massif osseux s'appelle *carpe*. colonnes formant la première pièce de chaque série, contiguës au carpe intervalles sont remplis, à l'état frais, par des parties molles, ont reçu d'os *métacarpiens*; leur ensemble constitue le *métacarpe* et répond à la la main. Les séries de colonnes qui succèdent au métacarpe, forment entièrement isolés et parfaitement indépendants les uns des au- les *doigts*, que l'on distingue par les noms numériques de *premier*, *troisième*, *quatrième* et *cinquième*, en allant du dehors au dedans, ou de *pouce*, *index* ou *indicateur*, *médius*, *annulaire* et *auriculaire* ou Chaque doigt est composé de trois petits os qu'on appelle les *phalanges*, elles-mêmes par les noms numériques de *première*, *deuxième*, *troi-* comptant de haut en bas ; la troisième phalange porte encore le nom parce qu'elle soutient l'ongle. Le pouce seul n'a que deux phalan- distingue encore des autres doigts en ce qu'il est placé sur un plan soutenu par un métacarpien plus court, et articulé de manière à opposer successivement à tous les autres doigts. Telle est l'idée la plus qu'on puisse se faire de la main, caractérisée essentiellement par le d'*opposition*. Ajoutez au pied le mouvement d'opposition, et vous au- ; retranchez de la main ce mouvement d'opposition, et vous aurez

Idée générale du carpe, Du métacarpe, Des doigts, Des phalanges. La main est caractérisée par le mouvement d'opposition.

de la main permet d'ailleurs de lui considérer une face dorsale con- *dos* de la main ; une face antérieure ou palmaire, c'est la *paume* de bord externe ou *radial*, formé par le pouce ; un bord interne ou répond au petit doigt ; une extrémité supérieure, carpienne ou *an-* une extrémité inférieure ou *digitale*, qui présente les extrémités des quels forment, vu leur inégale longueur, une courbe à convexité in-

Forme de la main.

la plus naturelle de la main est, sans contredit, celle qu'elle af- pronation, sa face dorsale étant tournée en avant ; c'est l'attitude sion, de l'exploration des corps par le toucher. Le mouvement de par lequel la paume de la main est dirigée en avant, n'est employé certains cas particuliers, par exemple, lorsque nous voulons recevoir qui tombe de haut. Ce n'est que pour la commodité de la description avons préféré décrire la main dans la supination. Du reste, l'*axe* de la sur la même ligne que l'axe de l'avant-bras ; dirigé obliquement dedans et un peu en arrière, il forme, avec ce dernier, un angle sail- et un peu en avant ; cet angle, par conséquent, est presque l'in- que fait l'avant-bras avec le bras.

Direction de la main. Axe de la main

I. — CARPE.

καρπός, poignet, καρπεῖν prendre) forme la charpente du poignet ; osseux qui unit l'avant-bras au métacarpe. Il est entièrement articulation du poignet et en partie caché par les apophyses styloï- et du cubitus. Il présente une forme oblongue et à peu près transversalement.

Forme.

antérieure du carpe est concave et représente une gouttière profonde, sont reçus les nombreux tendons des muscles fléchisseurs des

Faces.

doigts. La *face postérieure*, convexe, répond aux tendons des muscle
L'une et l'autre face sont parcourues par des lignes sinueuses, qui
nombreuses articulations des os du carpe entre eux.

Bords. Le *bord supérieur*, convexe, s'articule avec le radius et le cubitus
rieur, inégal et sinueux, s'articule avec les os du métacarpe.

Extrémités. A chacune des *deux extrémités* du diamètre transversal du car
deux éminences, qui font saillie du côté de la face antérieure et
augmenter la profondeur de la gouttière carpienne. Les deux émin
à l'extrémité externe sont bien moins considérables que celles qui
l'extrémité interne; c'est, en effet, sur ces dernières que se réfléch
grand nombre des tendons, vu l'obliquité de dedans en dehors et
de la gouttière antérieure du carpe.

Étudié dans sa composition, le carpe offre ceci de remarquable que
nellement à son volume, il présente, pour un espace donné, un plus
Huit os constituent le carpe. bre d'os qu'aucune autre région du squelette. Huit petits os, en effet,
la région du carpe, qui a à peu près 27 millimètres de hauteur et
de largeur.

Ces huit os paraissent, au premier abord, irrégulièrement dispos
engrenés les uns dans les autres; mais avec un peu d'attention, on
Des deux rangées du carpe. à reconnaître qu'ils sont disposés en deux séries ou rangées : l'u
ou *rangée antibrachiale*; l'autre *inférieure*, ou *rangée métacarpienne*.

Des quatre os de chaque rangée. Chacune de ces rangées est composée de quatre os, distingués au
noms numériques de *premier, deuxième, troisième, quatrième*, en p
pouce vers le petit doigt, et que Liser a désignés, avec plus ou m
heur, par les noms suivants, qui leur sont restés, savoir : pour la p
gée, le *scaphoïde*, le *semi-lunaire*, le *pyramidal* et le *pisiforme*; pour
rangée, le *trapèze*, le *trapézoïde*, le *grand os* ou *os capitatum*, et l
unciforme.

Marche à suivre dans la description des huit os du carpe. Nous ne suivrons point, dans la description des os du carpe, la m
et fastidieuse qui consiste à décrire successivement six facettes à ch
En développant la loi qui préside à leur configuration respective, n
double avantage d'éviter des longueurs et de faire mieux appréci
de leur forme et de leurs rapports.

A. Os DE LA PREMIÈRE RANGÉE, OU RANGÉE ANTIBRACHIALE. — Ce que
dire de ces os ne s'applique point au pisiforme, qui se distingue
autres par des caractères particuliers et qui mérite une descrip
Or, on peut dire des trois autres os, savoir : du *scaphoïde* (S, *fig.*
lunaire (L), et du *pyramidal* (Py) (1) :

Facettes supérieures des os de la première rangée. 1° Que ces os, s'articulant par leur face supérieure avec l'avant-b
par leur réunion un condyle brisé, c'est-à-dire composé de plusieurs
est reçu dans la cavité formée inférieurement par le radius et
Chacun de ces os concourt à la formation de ce condyle par une
culaire convexe, plus étendue vers la face dorsale que vers la fa
(*fig.* 172).

(1) Il est de première nécessité, pour suivre cette description et pour
l'utilité dont nous la croyons susceptible, d'étudier ces os sur un carpe fr
a surtout beaucoup d'avantage à se servir d'un carpe dont toutes les ar
ouvertes en arrière, quelques ligaments restant à la partie antérieure.

facette supérieure des os de la première rangée est une facette articulaire

mêmes os s'articulent par leurs *facettes inférieures* avec les os de la rangée, qui leur opposent, en dedans, une tête volumineuse, formée os (C) et l'os cro- dehors, une conca- qui correspond au et au trapézoïde rapport avec ces dis- os de la première sentent inférieure- part, une concavité tête, d'autre part, ité qui répond à la

Facettes inférieures des os de la première rangée.

Fig. 172.

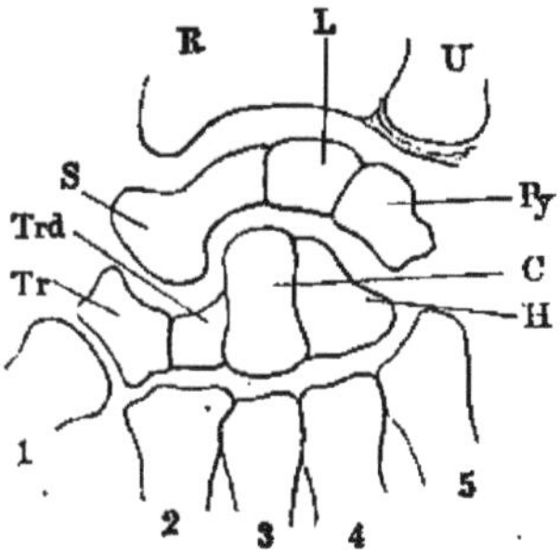

Section verticale et transversale des os du poignet (*).

Fig. 173.

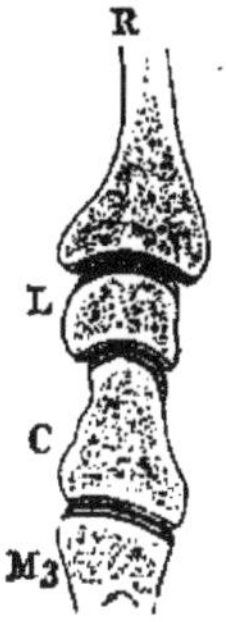

Section antéro-postérieure du poignet (**).

rmation de la cavité tête, trois facettes, au scaphoïde, au et au pyramidal, ; il en résulte une , ou formée de ces. Le scaphoïde, us volumineux des mière rangée et répondant à lui seul à la moitié la plus convexe la deuxième rangée, est plus profondément excavé que les deux qui concourt à lui donner la forme d'une petite nacelle, à la- le nom de scaphoïde (σκάφη, barque). Le semi-lunaire, qui ré- met de la tête du grand os, offre d'avant en arrière une concavité le nom d'os semi-lunaire ; l'os pyramidal, au contraire, répondant oins convexe de la tête articulaire, offre une facette presque plane. correspond à la concavité que forment le trapèze et le trapézoïde : ide, lequel présente à cet effet une surface convexe.

Cavité à surface brisée.

ettes inférieures des os de la première rangée sont concaves et, en ou- érieure du scaphoïde est concave dans une partie, et convexe dans le due.

Caractères des facettes inférieures de la première rangée.

de la première rangée du carpe s'articulent entre eux par des fa- , 172). Les facettes par lesquelles le scaphoïde et le semi-lunaire nt, sont très-petites ; celles que s'opposent le semi-lunaire et le t plus considérables. Comme le semi-lunaire et le pyramidal, e moyenne de la rangée, s'articulent entre eux, et que, d'autre naire s'articule avec le scaphoïde, et le pyramidal avec le pisi- it que les deux os moyens de la rangée offrent chacun deux fa- ce qui leur fait quatre facettes articulaires.

Les facettes latérales sont planes.

qui est l'os le plus externe de la première rangée, s'articule en semi-lunaire ; en dehors, il présente une apophyse saillante,

Apophyse du scaphoïde.

cubitus. — S, scaphoïde. — L, semi-lunaire. — Py, pyramidal. — Tr, trapèze. — grand os. — H, os crochu. — 1er, 2e, 3e, 4e et 5e métacarpiens.

le radius R, l'os semi-lunaire L, le grand os C, et le 3e métacarpien. Le bord pal- trouvent les lettres.

très-facile à sentir au travers des téguments, et qui accroît par sa
profondeur de la gouttière antérieure du carpe. Cette éminence con
physe externe supérieure du carpe (Ts).

Facettes antérieures concaves. Facettes postérieures convexes. 4° Que les os de la première rangés du carpe, faisant partie, en avant,
cavité, en arrière, de la convexité que présente le carpe, offrent des fa

Fig. 174.

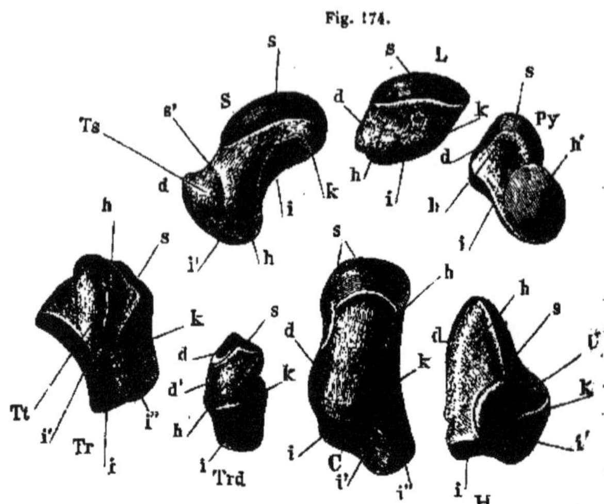

Os du carpe, vus par leur face palmaire (*).

térieures beaucoup moins étendues que les facettes postérieures ; les
autres servent à des insertions ligamenteuses et présentent des inég

Pisiforme. Quant au *pisiforme* (Pi); il est hors de rang et ne présente qu'une
articulaire, qui répond à une facette correspondante
dal. Tout le reste de sa surface est destiné à des ins
menteuses et tendineuses. Sa forme irrégulièrem
lui a valu le nom de pisiforme. Placé sur un plan
celui des autres os de la première rangée, il forme
supérieure interne du carpe, qui est, de toutes les ap
carpe, la plus saillante et la plus superficielle. L
donne insertion, en haut, au muscle cubital antér
au court adducteur du petit doigt. A la rigueur,
considérer comme un os sésamoïde, une espèce de
loppée sur le trajet du tendon commun au cubital
au court adducteur du petit doigt.

Il forme l'apophyse la plus saillante du carpe. Le pisiforme est un sésamoïde.

Fig. 175.

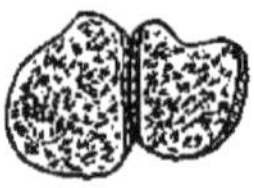

Pi Py

Section antéro-postérieure du pyramidal (Py) *et du pisiforme* (Pi) (*).

B. Os DE LA SECONDE RANGÉE, OU RANGÉE MÉTACARPIENNE. — Les

(*) *s*, face supérieure. — *i*, face inférieure. — *d*, face externe. — *k*, face interne. —
— P*i*, pisiforme. — P*y*, pyramidal. — *h'*, facette articulaire pour le pisiforme. — L,
lunatum). — S, scaphoïde. — *s'*, portion externe, non articulaire, de sa face supérieure
externe de sa face inférieure, articulée avec le trapèze et le trapézoïde. — T*s*, apophyse
rieure du carpe. — T*r*, trapèze — T*t*, apophyse du trapèze. — *i'*, facette articulaire du
— *i''*, petite facette pour le 2e métacarpien. — T*rd*, trapézoïde. — *d'*, portion inférieure
de la face externe du trapézoïde. — C, grand os *(os capitatum)*. — *i*, petite facette qui s
2e métacarpien. — *i'*, facette du 3e métacarpien. — *i''*, petite facette articulée avec le 4e
H, os crochu (*os hamatum*). — *i*, facette du 4e métacarpien. — *i'*, facette du 5e métacarpien
chet de l'os unciforme.

...coup plus volumineux que ceux de la première ; ce sont eux, ...vent de support aux os du métacarpe. Dans la première rangée, ...plus externe, le scaphoïde, qui est le plus volumineux ; dans la ...t les deux os les plus internes, le *grand os* et l'*os crochu* ou *un-*

Tête brisée de la deuxième rangée.

...déjà dit que la seconde rangée oppose à la première une tête et ...tête brisée est formée presque en entier par une éminence sphé- ...*grand os*, supportée par une portion plus étroite qu'on nomme ...tenue elle-même par une partie plus solide, appelée *corps*. Cette ...comme tronquée en dedans, est complétée dans ce sens par une ...crochu, os ainsi nommé parce qu'il offre à sa partie antérieure ...espèce de crochet (*uncus*, U) concave en dehors, qui retient les ...seurs des doigts. La concavité que la seconde rangée oppose à la ...superficielle, oblongue transversalement et formée par deux os : ...os le plus externe de la seconde rangée, muni, en avant, d'un ...considérable que celui de l'unciforme, et en dedans duquel est ...oblique, pour le tendon du radial antérieur : c'est ce crochet qui ...ence ou *apophyse inférieure* et *externe du carpe* (Tt) ; *b.* par le *trapé-* ...tre le trapèze et le grand os, le plus petit des os de la seconde

Concavité de la deuxième rangée.

Crochet du trapèze.

Facettes métacarpiennes de la deuxième rangée.

...la seconde rangée, devant s'articuler avec les os du métacarpe, ...bas, des facettes articulaires qui constituent, par leur réunion, ...extrêmement sinueuse, anguleuse, que les chirurgiens n'ont pas ...soumettre aux règles de la désarticulation. Le trapèze soutient ...métacarpien ; le trapézoïde, celui du métacarpien de l'index ou ...carpien ; le grand os supporte le métacarpien du médius ou troi- ...pien ; l'os crochu, enfin, ...le quatrième et le cin- ...rpien.

Facettes latérales.

...la deuxième rangée ...entre eux par de larges ...en partie articulaires, ...articulaires. Il suit de là ...du milieu, le grand ...oïde, sont articulaires ...leurs facettes ; les ...non articulaires sont ...re, étroite et concave, ...de la concavité de la ...autre postérieure, plus ...et convexe, pour faire ...convexité. Quant aux os ...deuxième rangée, qui sont le trapèze et l'os crochu, ils n'ont ...articulaires (1).

Fig. 176.

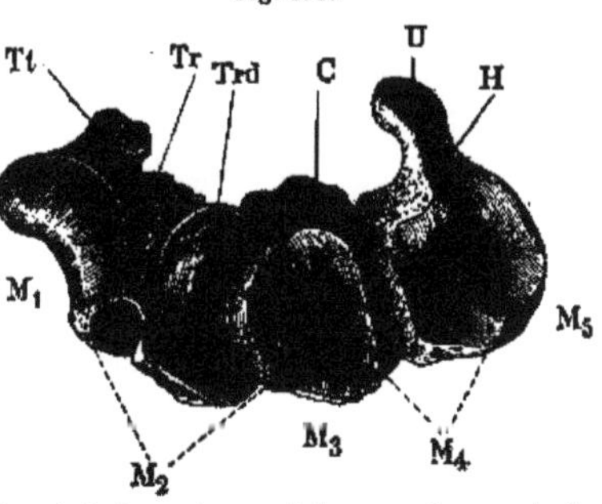

Face inférieure des os de la seconde rangée du carpe (*).

(*) ...qui s'articulent avec les cinq métacarpiens. — H, os crochu. — U, crochet de ...grand os. — Trd, trapézoïde. — Tr, trapèze. — Tt, apophyse du trapèze.

(1) ...scription succincte des huit osselets qui constituent le carpe. On me ...quelque gré d'avoir épargné aux commençants l'aridité des détails d'une

Nombre des points.

C. Développement des os du carpe. — Tous les os du carpe,
se développent par un seul point d'ossification.

Époque d'apparition.

L'époque d'apparition des points osseux est tardive dans les os
sont encore cartilagineux à la naissance. C'est seulement vers la
mière année que les cartilages du grand os et de l'os crochu pré
centre un point osseux. De trois à quatre ans, apparaît le point
midal; de quatre à cinq ans, se montrent les points osseux du trapè
lunaire; de huit à neuf, ceux du scaphoïde et du trapézoïde. Ce
douzième à la quinzième année qu'on observe le passage à l'état
tilage qui représente le pisiforme. De tous les os du squelette,
pisiforme qui est le dernier à s'ossifier.

Le pisiforme est le dernier des os à s'ossifier.

II. — MÉTACARPE.

Formes générales.

Les cinq colonnes osseuses qui s'appuient sur le carpe, consti
carpe; ce sont des os longs, parallèlement disposés, tous construits
différences près, sur le même modèle. La réunion de ces cinq os re
sorte de gril quadrilatère,
valles sont déterminés pa
tion de volume qui existe
et les extrémités de ces
ces intervalles, qui sont
muscles, le nom d'*espace*

Fig. 177

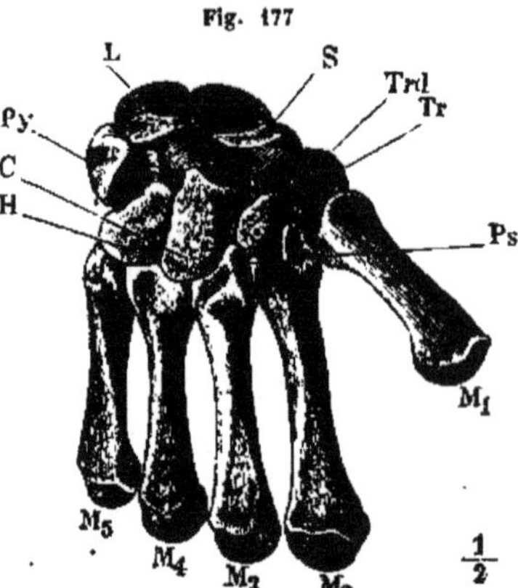

Face dorsale du carpe et du métacarpe (*).

Espaces interosseux métacarpiens.

Les métacarpiens sont
cinq, distingués par les
ques de *premier*, *second*,
niformité parfaite ni dan
ni dans la longueur, ni
de ces os. Le premier,
du pouce, est situé sur un
à celui qu'occupent tous
lieu de leur être parallèle
obliquement en dehors et
il résulte que l'espace in
le sépare du second mé
triangulaire. Cette disposition rend possible le mouvement d
pouce, qui est le trait caractéristique de la main.

(*) *Py*, pyramidal. — L, semi-lunaire. — S, scaphoïde. — H, os crochu. — C, gra
zoïde. — *Tr*, trapèze. — M_1....... M_5, métacarpiens. — *Ps*, apophyse styloïde du 3e

description minutieuse, où j'aurais parlé successivement de chacune d
chacun de ces os, sans donner aucun point d'appui à la mémoire. Je pui
n'ai jamais bien compris le carpe avant de l'avoir étudié de la manière
os étant en place, soit sur une main montée artificiellement, soit sur une
pourtant j'avais acquis l'habitude de distinguer parfaitement ces os les
os de la main droite de ceux de la main gauche, voire même le pisifor
forme gauche, distinction que Bertin, l'homme du monde qui a le mieux
les os, regardait comme une chose impossible.

(1) La même disposition donne lieu à l'espace interosseux qui sépa
cubitus, et le tibia du péroné.

Faces du métacarpe.

...métacarpe présente une *face palmaire* ou antérieure, concave ...ent, légèrement concave de haut en bas, et répondant à la *paume* ... *face dorsale*, convexe, *dos de la main* ; un *bord externe* ou *radial*, ... dirigé en dehors et en bas, et répondant au pouce ; un *bord cu-*...*droit*, qui répond au petit doigt ; une *extrémité supérieure* ou *car-*...me une ligne articulaire extrêmement sinueuse, pour s'accom-...ne articulaire opposée du carpe ; une *extrémité inférieure* ou ...tuée par cinq têtes aplaties d'un côté à l'autre, ou mieux par cinq ...nés à s'articuler avec les doigts correspondants. Cette extrémité ...me une ligne articulaire non continue, curviligne, à convexité ... laquelle le premier métacarpien est en quelque sorte étranger, ... hors de rang.

Bords.

Extrémités

...rpiens présentent des caractères généraux, qui les différencient de ... os, et des caractères propres qui les distinguent les uns des autres.

Les métacarpiens sont des os longs.

...ES GÉNÉRAUX DES MÉTACARPIENS. — Les métacarpiens (*fig.* 177) sont ... ils en ont la forme et la struc-...tels, ils présentent à considérer ...ux *extrémités*.

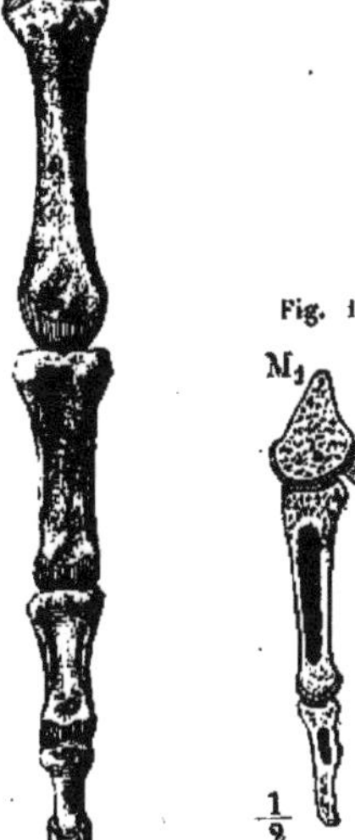

Fig. 178. *Face antérieure du métacarpien et des phalanges du doigt indicateur.*

Fig. 179. *Section verticale antéro-postérieure du métacarpien et des phalanges du pouce* (*).

...est prismatique et triangulaire, ...courbé suivant sa longueur, de ...ir une concavité qui répond à ...re, et une convexité qui répond ...le de la main.

...es que présente le corps, deux ...et répondent aux espaces inter-...ième, qui répond au dos de la ...vexe et recouverte par les ten-...les extenseurs.

...rds, deux sont latéraux ; le troi-...térieur et répond à la paume de ...

Extrémité supérieure.

Facettes carpiennes.

...té *supérieure* ou *carpienne*, très-...nte cinq facettes, dont deux à ...menteuse, l'antérieure et la ...et trois articulaires.

Facettes latérales ou métacarpiennes.

...cettes *articulaires*, l'une, supé-...inale, répond à une facette cor-...ur des os du carpe ; les deux ..., taillées sur les parties laté-...rémité, s'articulent avec les fa-...ondantes des métacarpiens voi-...lques-uns des métacarpiens, les ...es sont doubles de chaque côté.

...cettes latérales, il faut bien distinguer celles qui sont destinées à ... les os du carpe, entre lesquels quelques-uns des métacarpiens ...nchâssés, de celles qui sont exclusivement destinées à l'articulation ...iens entre eux. L'extrémité supérieure du métacarpe présente

(*) ...carpien. — Os, os sésamoïde.

Facettes antérieure et postérieure.

d'ailleurs une disposition uniforme quant aux facettes dorsale et p... facette dorsale étant très-large, la facette palmaire beaucoup plus ét... disposition, que nous verrons beaucoup plus prononcée au métatar... favorable à la solidité de l'engrenage.

Extrémité digitale. Condyle.

3° L'*extrémité inférieure* ou *digitale* des métacarpiens présente une ... d'un côté à l'autre, c'est-à-dire un *condyle* oblong d'avant en arrière, ... plus étendu dans le sens de la flexion que dans le sens de l'exten... en dedans et en dehors, d'un enfoncement, derrière lequel est un... gueuse pour l'insertion des ligaments latéraux.

A l'aide de la description qui précède, on distinguera facilement l... carpiens de tous les autres os du corps humain ; on peut dire, en e... sont de petits os longs en miniature. Il ne sera pas bien difficile de le... des phalanges, qui sont également des os en raccourci, mais ayan... caractères bien tranchés.

Existe-t-il des caractères qui puissent faire distinguer les métacarp... des autres ? C'est ce que nous allons examiner.

Premier métacarpien.

B. Caractères différentiels des métacarpiens. — 1° Le *premier* ... se distingue des autres par les caractères suivants : il est *le plu*... *plus volumineux ;* son *corps* est *aplati* d'avant en arrière, à la mani... langes ; aussi a-t-il été rangé tour à tour parmi les phalanges et p... du métacarpe. Nous le considérons comme appartenant au métacarpe... lement parce qu'il est lié aux autres métacarpiens par des muscles ... mais encore parce que son extrémité inférieure ou digitale ressembl... mités digitales des autres métacarpiens. Toutefois, nous devons recon... présente dans son développement une circonstance ... établir son analogie avec les phalanges. L'*extrémité* ... premier métacarpien offre une disposition partic... cave d'avant en arrière, elle est convexe transve... s'articule avec le trapèze, dont la configuration est ... avec la sienne.

Il a été rangé parmi les phalanges.

Extrémité carpienne.

Fig. 180.

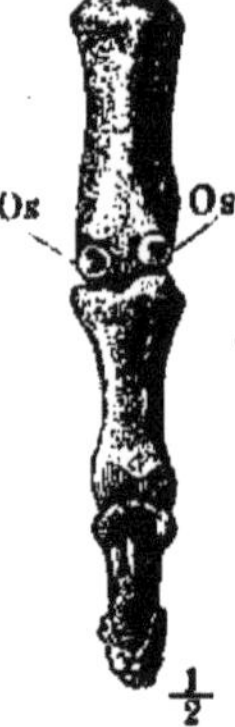

Métacarpien et phalanges du pouce (*).

Ainsi, *longueur moindre, volume plus considérable ... ment antéro-postérieur du corps, surface articulaire ... cave et convexe en sens opposés, absence de facettes articula...* tels sont les caractères qui peuvent toujours faire r... premier métacarpien.

Deuxième, troisième et quatrième métacarpiens.

2° Il existe plusieurs caractères propres à di... *deuxième*, le *troisième* et le *quatrième métacarpien*. N... tenterons de dire que le deuxième et le troisième m... distinguent du quatrième par leur longueur : ils d... effet, ce dernier de toute l'étendue de leur extrémit... Ils le surpassent aussi d'environ un tiers en ... poids.

3° Le *troisième métacarpien* se distingue du second ... lume plus considérable, en rapport avec celui du médius, qu'il sou... la forme de son extrémité supérieure, dont le bord postérieur pré... externe, une apophyse très-saillante (*apophyse styloïde*, Ps), à laqu... le deuxième radial externe. Le troisième se distingue encore du ...

(*) Os, os sésamoïdes.

...nte à son extrémité supérieure *deux facettes latérales*, tandis que le ...étacarpien n'en présente qu'une.

Cinquième métacarpien.

...ième *métacarpien* est, après le premier, le plus court de tous ; il se ...ailleurs, du premier par l'exiguïté de ses autres dimensions. Il se

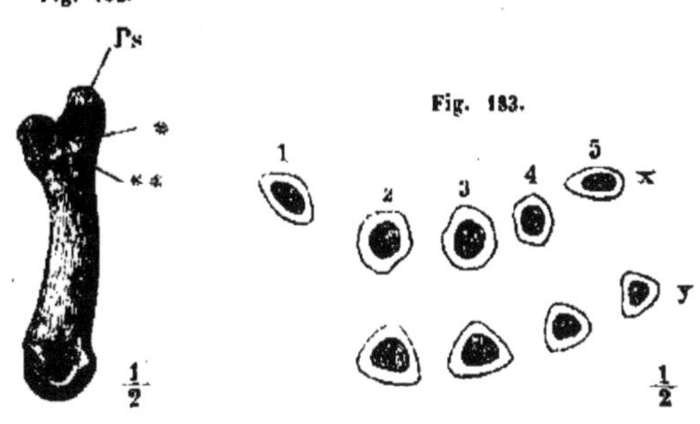

...carpien ...rne (*). *Face interne du 3e métacarpien* (**). *Sections transversales du corps des métacarpiens* (***).

Sa brièveté.

Son apophyse.

...quatrième, avec lequel il a le plus de rapport, par sa longueur un ...par la présence d'une *facette articulaire sur un seul des côtés* de son extré...ure ou carpienne, par l'existence, à son côté interne, d'une apophyse ...très-saillante, pour le muscle *cubital postérieur*.

...*connexions*. — Les métacarpiens s'articulent entre eux, avec les os ...avec les premières phalanges des doigts correspondants.

...on *intérieure*. — Les métacarpiens ont la structure des os longs : cel... deux extrémités, ils sont compactes à la partie moyenne, qui est ...canal médullaire à dimensions peu considérables.

Deux points d'ossification.

...*ent*. — Les os du métacarpe se développent chacun par *deux points* ... un pour le corps et l'extrémité supérieure, un pour l'extrémité ...carpienne.

Le premier métacarpien se développe à la manière des phalanges.

...métacarpien, qui, par plusieurs caractères de sa conformation, a ...nalogie avec les phalanges, s'en rapproche encore par son mode de ...ent. En effet, des deux points d'ossification qui lui appartiennent, ... dans le corps de l'os, l'autre dans l'extrémité supérieure ; disposi... à celle qui s'observe dans les autres métacarpiens, et analogue à ...voit aux phalanges.

Époque d'apparition.

...on du point osseux du corps des métacarpiens a lieu du quarantième ...ème jour de la vie intra-utérine. A la naissance, le corps des méta... presque complétement ossifié ; mais les extrémités sont encore car... Ce n'est qu'à l'âge de deux ou trois ans qu'apparaît un point osseux ...mité inférieure des quatre derniers métacarpiens, ainsi que dans ...supérieure du premier. En général, l'extrémité supérieure des ...s métacarpiens et l'extrémité inférieure du premier sont envahies ... de l'ossification du corps. Cependant j'ai vu, dans quelques cas,

Rarement trois points d'ossification.

...e interne. — **, dépression pour l'insertion des ligaments.

... styloïde. — *, facette latérale interne. — **, dépression dans laquelle s'insèrent les

...e de leur extrémité supérieure ; — y, au voisinage de leur extrémité inférieure.

un germe osseux particulier pour ces extrémités ; ce qui faisait trois
pour chaque métacarpien.

Époque de la réunion.

La réunion de l'extrémité inférieure des quatre derniers mé corps de ces os n'a guère lieu que de dix-huit à vingt ans ; il en est la réunion du point osseux de l'extrémité supérieure du premier m Dans le cas où l'extrémité supérieure des quatre derniers méta l'extrémité inférieure du premier se développent par un point réunion est beaucoup plus hâtive.

III. — DES DOIGTS.

Organes essentiels de la préhension, les doigts offrent une longueur seur et une mobilité très-remarquables, surtout si on les compare qui sont leurs analogues dans le membre abdominal.

Des trois phalanges.

Chaque doigt représente une pyramide, composée de trois colonn sées ; la base de la pyramide répond au métacarpe ; deux renflemen répondent à la jonction des colonnes, qui portent le nom de *phala* colonnes successivement décroissantes qui composent chaque doigt guées par les noms numériques de *première, deuxième* et *troisième* première, s'articulant avec le métacarpe, a reçu le nom de *phala pienne ;* la seconde, celui de *phalange moyenne ;* la troisième, qui sou

Le pouce n'a que deux phalanges.

a été appelée *phalange unguéale.* Le pouce seul n'a que deux pha guéale et la métacarpienne. Chaussier a encore donné aux phalang de *phalange, phalangine* et *phalangette,* en procédant de la base de leur extrémité. Ces dénominations lui ont été d'un grand secours gnation méthodique des muscles des doigts.

Caractères généraux.

A. Première phalange. — La première phalange, malgré sa brie tient à la classe des os longs par sa forme et surtout par sa textu

Corps.

sente : 1° un *corps,* ayant la forme d'un demi-cylindre coupé suiv légèrement recourbé sur lui-même dans le sens de sa longueur, de offrir une concavité antérieure ; il est cylindroïde à sa que recouvrent les tendons des muscles extenseurs, p légèrement canaliculé en avant, où il loge, en partie des muscles fléchisseurs. Ses bords tranchants donnent

Extrémités.

gaîne destinée aux tendons de ces muscles ; 2° une *ex rieure* ou *métacarpienne,* oblongue transversalement, petite cavité glénoïde, pour recevoir la tête ou plutôt le métacarpien correspondant ; 3° une *extrémité inféri* une poulie articulaire.

Fig. 184.

Section transversale de la première phalange de l'indicateur.

Tels sont les caractères généraux de la première offrent des modifications suivant le doigt auquel appartient la ph examine. Ainsi, la première phalange la plus longue est celle viennent ensuite celles de l'index et de l'annulaire. La première

Caractères différentiels des premières phalanges.

pouce est la plus volumineuse, proportionnellement à sa longueur phalange du petit doigt est la plus grêle ; elle est aussi la plus celle du pouce.

Caractères généraux.

B. Deuxième phalange. — La deuxième phalange ne diffère de la par ses dimensions moindres et par la configuration de son ex rieure, où l'on voit deux facettes articulaires concaves, séparées l'

...antéro-postérieure, le tout pour s'accommoder à la trochlée que ...extrémité inférieure de la première phalange. Les bords de cette ...sont épais et rugueux en haut, où ils donnent insertion à la lan...gueuse du fléchisseur superficiel ...doigts. Le pouce n'a pas de ...phalange.

Caractères généraux.

...PHALANGE. — Cet os, au...quel on attache tant d'importance en ...naturelle (1), soutien de la par... dont est armée l'extrémité ... chez les animaux, soutien de ... l'homme, offre la confor...mation suivante : il commence par une ... supérieure oblongue trans... tout à fait semblable à ... supérieure de la deuxième ... va d'abord se rétrécissant, ... d'un cône, puis il s'élar... en s'aplatissant d'avant ... se termine enfin par une ... à cheval, rugueux en avant, où il soutient la pulpe du doigt, lisse ... et comme dentelé à sa circonférence.

Fig. 185. *Doigt indicateur vu de profil.*

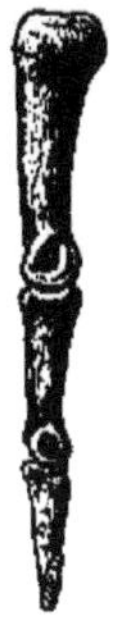

Fig. 186. *Section transversale de la seconde phalange de l'indicateur.*

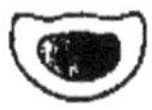

Fig. 187. *Face dorsale du doigt indicateur.*

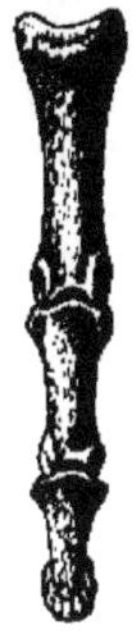

Caractères différentiels.

...phalange unguéale du pouce est d'un volume beaucoup plus considérable ... tous les autres doigts ; celle du médius vient ensuite ; les phalanges ... de l'index et de l'annulaire sont à peu près de même volume ; celle ... doigt est la plus grêle. Du reste, il est fort difficile de distinguer les ... de la main droite de celles de la main gauche.

Nombre de points d'ossification.

...DÉVELOPPEMENT DES PHALANGES. — Les phalanges se développent par *deux* ... d'ossification : un pour le corps et l'extrémité inférieure à la fois, un ... extrémité supérieure. Ce mode de développement est commun aux pre...mières, deuxièmes et troisièmes phalanges.

Ordre d'apparition.

... quarantième au cinquantième jour de la vie fœtale qu'apparaît suc...cessivement dans la première, la deuxième et la troisième phalange le point ... corps. L'ordre de succession n'est pas assujéti à des règles certaines. ... en général, des points osseux dans les phalanges unguéales à la ... que dans les phalanges métacarpiennes, et antérieurement aux ... moyennes. Ce n'est que quelque temps après la naissance, de trois à ... qu'apparaît successivement dans la première, la deuxième et la troi...sième phalange le point osseux de l'extrémité supérieure. Le point épiphysaire ... phalanges se montre assez généralement avec celui des secondes. ... des épiphyses au corps de l'os n'a lieu que de dix-huit à vingt ans.

Époque de réunion.

... — DÉVELOPPEMENT GÉNÉRAL DU MEMBRE THORACIQUE.

... thoracique est remarquable, chez le fœtus et chez l'enfant, par

(1) ... mémoire de Duméril intitulé : *Dissertation sur la dernière phalange dans les* ... la phalange unguéale, présentant des configurations diverses, accommodées ... l'animal, peut servir à elle seule à déterminer, non-seulement la famille, ... genre auquel l'animal appartient.

Précocité du développement.

l'étendue de ses dimensions, qui sont relativement beaucoup plu[illegible] bles qu'elles ne le seront chez l'adulte. Ce développement précoce [illegible] thoracique est surtout sensible quand on le compare au développ[illegible] du membre abdominal; la disproportion qui en résulte, est en rai[illegible] de l'âge, c'est-à-dire d'autant plus grande que l'âge est moins avancé.

Ce n'est pas seulement quant aux dimensions générales, mais enc[illegible] coup d'autres égards que le membre thoracique du fœtus diffère [illegible] l'adulte. Ainsi :

De l'os du bras chez le fœtus.

1° L'humérus offre un volume relatif plus grand à ses deux ext[illegible] sont encore totalement cartilagineuses. La différence, toutefois, ne [illegible] aussi considérable qu'on l'a prétendu. L'extrémité inférieure de l'o[illegible] remarquable par le volume du condyle, qui fait une saillie très-pro[illegible] partie antérieure et proémine beaucoup au-devant de la trochlée [illegible]

De l'avant-bras chez le fœtus.

2° A l'avant-bras, l'extrémité supérieure du radius est située beauc[illegible] avant que chez l'adulte, ce qui est en rapport avec la disposition q[illegible] nons d'indiquer pour le condyle de l'humérus. Cette circonstance [illegible] notée avec soin, parce qu'elle joue le rôle de cause prédisposante d[illegible] tions en avant de la tête du radius, les ligaments qui la retiennent luttant beaucoup plus difficilement contre sa tendance à s'échapper antérieure : aussi les déplacements incomplets de la tête du radius s[illegible] tivement bien plus fréquents chez l'enfant que chez l'adulte.

Du carpe.

3° Le carpe, complétement cartilagineux à la naissance, présente cartilages distincts qu'il doit posséder d'os dans la suite.

Du métacarpe.

4° Le métacarpe, au contraire, est déjà ossifié longtemps avant la Mais c'est principalement aux phalanges que s'observe cette rapidi[illegible] loppement, qui est commune, d'ailleurs, à toute l'extrémité thorac[illegible]

Les courbures des os existent chez le fœtus.

Bichat me paraît avoir beaucoup exagéré les changements qui s'[illegible] les os par suite des progrès de l'âge. Je me suis assuré que la torsion [illegible]rus, les courbures du radius et du cubitus et l'espace interosseux [illegible] le nouveau-né tout aussi bien que chez l'adulte, et à peu de chose [illegible] mêmes proportions.

B. — Des membres abdominaux.

Les membres abdominaux se divisent, de même que les membres [illegible] en quatre parties, qui sont : le *bassin*, la *cuisse*, la *jambe* et le *pied*.

§ 1. — DU BASSIN.

Idée générale du bassin.

Nous avons vu des arcs osseux naître des parties latérales de la [illegible] sale, pour former le thorax ; de même, des parties latérales de la colonn[illegible] sent deux os, larges comme tous les os qui servent à limiter des cavi[illegible] portent de dedans en dehors, comme des espèces d'ailes qui, se rétr[illegible] recourbant d'arrière en avant, puis de dehors en dedans, viennent s'[illegible] tre elles sur la ligne médiane : ce sont les *os coxaux* ou *os des ha*[illegible] aussi *os innominés*, *os des iles*, *os iliaques*. L'enceinte osseuse qu[illegible] tent, s'appelle *bassin* (*lepvis*), et c'est sans doute à sa vaste écha[illegible] évasement supérieur et à son rétrécissement inférieur qu'elle doit comparée au vase qui porte ce nom dans nos usages domestiques. de la grande cavité abdominale, le bassin est destiné à loger, à protenir un grand nombre d'organes, en particulier une portion des la digestion et des voies urinaires, tous les organes internes de la des vaisseaux et nerfs très-importants ; en même temps il transmet ités inférieures le poids qu'il a reçu de la colonne vertébrale. Quatre stituent, savoir : deux sur la ligne médiane, le sacrum et le coccyx, connaissons déjà ; un de chaque côté, l'*os coxal*. La description des os se réduira donc pour nous à celle des os coxaux.

Le bassin est un appendice de la cavité abdominale.

Des os qui le constituent.

I. — OS COXAUX.

volumineux de tous les os larges du squelette, d'une dimension en rté colossale dans l'espèce humaine, larges et triangulaires en arrière, ailes curvilignes, qui ont reçu les noms d'*ilion, os iliaques*, les *os* *coxa*, hanche) se rétrécissent tout à coup en augmentant singulièreisseur, et c'est au niveau de cette portion épaisse et rétrécie qu'ils se t sur eux-mêmes et se creusent à leur face externe d'une grande calaire, la *cavité cotyloïde* (Fa, *fig*. 188). De cette cavité, qui est comme la rale de l'os, partent deux colonnes, l'une antérieure, l'autre postépremière colonne se dirige en dedans et en bas ; d'abord épaisse, pristriangulaire (*branche horizontale* ou *corps du pubis*), elle se rétrécit à elle devient plus interne, puis se recourbe de haut en bas, à angle platit en s'amincissant d'avant en arrière (*branche descendante du pubis*) ; la colonne postérieure, prismatique et triangulaire, plus épaisse que te, née de la partie postérieure et inférieure de la cavité cotyloïde, d'a- en bas et en arrière (*corps de l'ischion*), se recourbe brusquement à s'aplatit d'avant en arrière en s'amincissant, se dirige de bas en haut en dedans (*branche ascendante de l'ischion*), devient de plus en plus se continuer avec la branche descendante de la première colonne. Il que ces deux colonnes anguleuses, dont la première porte le nom de dont la seconde est désignée sous celui d'*ischion*, interceptent une ou- un trou très-considérable, qu'on appelle *trou ovale*. Telle est l'idée la ale et la plus vraie que l'on puisse donner de ces os irréguliers, quaprofondément échancrés, tordus sur eux-mêmes, de telle sorte qu'ils composés de deux parties, l'une supérieure, triangulaire, en forme is de dehors en dedans, et l'autre inférieure, aplatie d'avant en arparties séparées l'une de l'autre par une portion rétrécie, sur laquelle la cavité cotyloïde. Les anciens anatomistes décrivaient séparément ous dans l'os coxal, l'*ilion*, le *pubis* et l'*ischion*. Il est vrai que ces trois se réunissent qu'assez tard ; mais nous ne devons les considérer que points d'ossification, et conséquemment leur description isolée doit sée à l'histoire de l'ostéogénie.

Forme générale des os coxaux.

Ilion.

Cavité cotyloïde.

Pubis.

Ischion.

Trou ovale.

idère aux os coxaux une *face externe* ou *fémorale*, une *face interne* ou une *circonférence* (1).

Face fémorale.

(1) mettre cet os en position, il faut diriger en dehors la face creusée à sa partie une cavité hémisphérique, directement en bas la profonde échancrure que prérd de cette cavité, et en avant la plus grêle des branches qui partent de ce rebord.

1° *Face externe* (*fig.* 188 et 189). Cette face présente les objets
a. Au niveau de la portion rétrécie qui unit la moitié supérieure

Cavité cotyloïde.

à la moitié inférieure, on trouve la *cavité cotyloïde* (de κοτύλη, vase, *tabulum*, Fa). Cette ca hémisphérique, desti la tête du fémur, sur se moule, est la plus toutes les cavités arti regarde obliquement dehors et un peu en a sente à sa partie cen pression assez consid face non articulaire, graisse dans l'état fra geant en bas jusqu'à crure dont il va être p

Son arrière-fond.

pression porte le nom *de la cavité cotyloïde*, *buli*, Fa).

Fig. 188.

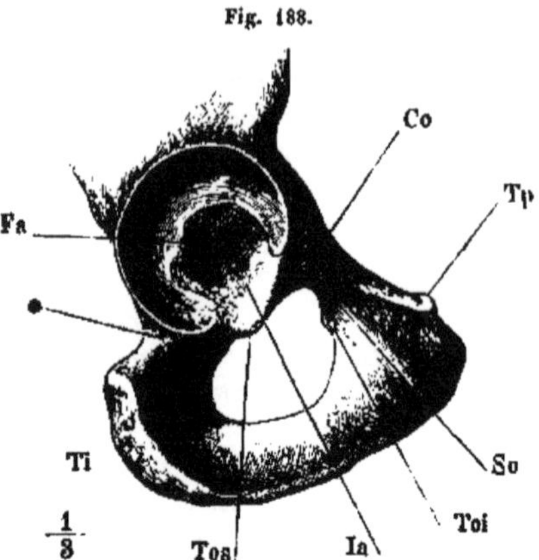

Portion inférieure de l'os coxal ; face externe (*).

Le pourtour de la loïde représente un

Sourcil cotyloïdien. Échancrures cotyloïdiennes.

chant, qui a reçu le nom de *sourcil cotyloïdien*. Ce rebord est sinueux échancrures, ou plutôt une forte échancrure et deux légères dép deux dépressions, l'une est interne, l'autre, externe ; quant à l'échanc *acet.*, Ia), elle est située en bas, à l'extrémité d'une ligne verticale la cavité cotyloïde en deux parties égales (1) ; très-profonde et conv par un ligament, cette échancrure, destinée à laisser passer les pénètrent dans la cavité cotyloïde, se continue, en haut, avec l'ar cette cavité, dont la portion recouverte de cartilage se trouve réd neau ouvert en bas et plus large à sa partie moyenne qu'à ses deu

Immédiatement au-dessous de la cavité cotyloïde, on trouve un horizontale, profonde, intermédiaire à la cavité cotyloïde et à la l'ischion, et destinée au glissement et à la réflexion du tendon du

Gouttières sus et sous-cotyloïdiennes.

rateur externe ; c'est la *gouttière sous-cotyloïdienne* (*, *fig.* 188). Au cavité cotyloïde est une autre gouttière superficielle, *gouttière sus* destinée à l'insertion de la capsule fibreuse et d'une expansion porte le nom de *tendon réfléchi* du muscle droit antérieur de la cu

b. La portion de la face externe de l'os coxal qui est située au cavité cotyloïde, est très-large et présente une surface triangul

Fosse iliaque externe.

inclinée en bas, qu'on a appelée assez improprement *fosse* (*fig.* 189). On y trouve d'arrière en avant, 1° une convexité ; 2° un qui occupe les deux tiers environ de la fosse et sur laquelle se voit duits nourriciers principaux de l'os ; 3° une seconde convexité ; concavité légère.

(*) *Fa*, cavité cotyloïde. — *Ia*, échancrure cotyloïde. — *Co*, crête pubienne. — *Tp*, *So*, gouttière sous pubienne. — *Tos*, tubercule obturateur supérieur. — *Toi*, tubercule rieur. — *Ti*, tubérosité ischiatique. — *, gouttière sous-cotyloïdienne.

(1) La disposition de la surface articulaire a été étudiée avec grand soin ainsi que nous le dirons à l'occasion de l'articulation de la hanche.

Lignes demi-circulaires. Postérieure ou supérieure. Antérieure ou inférieure.

...iaque externe est parcourue par deux lignes courbes à insertion ... l'une, *postérieure*, improprement appelée *ligne demi-circulaire supé-* ...glutæa post., *Lgp*), commence à la partie supérieure de l'échan-...que, pour se porter directement en haut, à la crête iliaque ; l'autre, ...aucoup plus considérable, improprement nommée *ligne demi-circu-* ... (*Lga*), part également de l'échancrure sciatique, se porte de bas ...arrière en avant, en décrivant une courbe à concavité antérieure, ...se terminer près de l'extrémité antérieure de la crête iliaque, ... Toute la portion de la fosse iliaque externe qui est en arrière de ...circulaire postérieure, est rugueuse et donne attache au muscle ...; toute la portion comprise entre les deux lignes donne attache au ...; tout ce qui est en avant de la ligne demi-circulaire inférieure, ...au petit fessier (1).

Trou sous-pubien.

...ous de la cavité cotyloïde, la face fémorale de l'os coxal présente le ...bien, improprement ...é trou obtura-...p. *obturatorium*, ...considérable de ...s du squelette, ...forme ovalaire ...e, d'où le nom ...une forme trian-...la femme, où il ... Ce trou a son ...diamètre dirigé ...de haut en bas ... en dehors. Il ...a partie supé-...térieure la *gout-*...*ière* (sulcus ob-... 188), oblique-..., d'arrière en ...dehors en de-...gouttière, qui ...ge à des vais-...nerfs présente ...*une antérieure*, ...ue avec la de-...rence externe du ...bien, l'*autre* pos-...se continue avec la demi-circonférence interne. Les deux moitiés ...férence du trou sous-pubien, en effet, au lieu de se réunir en

Gouttière sous-pubienne.

Fig. 189.

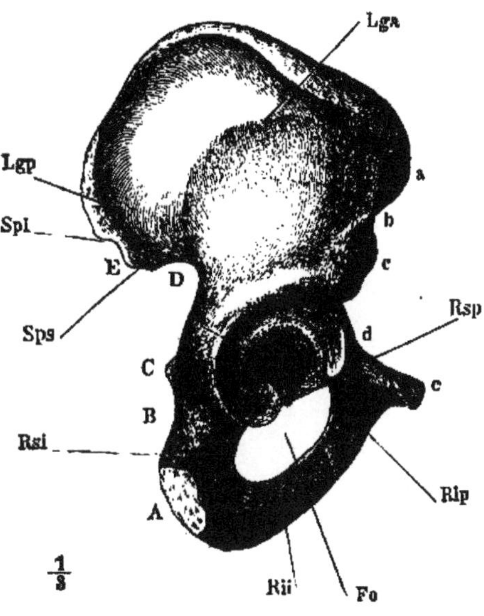

Face externe de l'os coxal (*homme*) (*).

(*) ...iliaque antérieure et supérieure. — *b*, petite échancrure iliaque. — *c*, épine iliaque anté-...ure. — *d*, grande échancrure iliaque. — *e*, angle du pubis. — A, tubérosité ischiatique. ...crure sciatique. — C, épine sciatique. — D, grande échancrure sciatique. — E, sym-... — *Lga*, ligne demi-circulaire antérieure. — *Lgp*, ligne demi circulaire postérieure. ... — *Rsp*, branche horizontale du pubis. — *Rip*, branche descendante du pubis — *Rii*, ...te de l'ischion. — *Rsi*, corps de l'ischion. — *Sps*, épine iliaque postérieure et supérieure. ...iaque postérieure et inférieure.

...demi-circulaires, et surtout l'antérieure ou inférieure, sont ordinairement

haut, passent, l'interne, en arrière, l'externe, en avant, laissant e
intervalle qui constitue la gouttière.

En dedans du trou sous-pubien est une surface quadrilatère, p
haut qu'en bas, oblongue dans le sens vertical, inégale, pour l'inse
sieurs des muscles de la cuisse. Le pourtour du trou sous-pubien e
formé, en haut, par le corps du pubis, en dedans par la branche de
pubis et par la branche ascendante de l'ischion, en dehors et en
corps de l'ischion, en dehors et en haut, par la cavité cotyloïde.

Pourtour du trou sous-pubien.

2° La *face interne* ou *pelvienne* (*fig.* 190) de l'os coxal est conca
en haut et en avant par sa moitié supérieure, en arrière et en de
moitié inférieure; elle est divisée en deux portions, l'une supérieu
férieure, par une *crête saillante* (crista ileo-pectinea, *Cip*), oblique de
et d'arrière en avant, qui forme la plus grande partie du *détroit supé*
sin. Tout ce qui est au-dessus de cette ligne, constitue la *fosse iliaq*
ritable fosse, quoique peu profonde, large et triangulaire, dirigée
dedans et en avant. La fosse iliaque interne est lisse dans toute son é
pissée par le muscle iliaque, qui y prend toutes ses insertions; elle
d'un trou nourricier, variable pour sa situation et ses dimensions
qui ne répond nullement à celui qu'on remarque dans la fosse ilia

Crête du détroit supérieur.

Fosse iliaque interne.

Au-dessous de la crête oblique du détroit supérieur, on voit, en p
dedans en dehors : *a.* une s
quadrilatère, qui répond à
donne insertion au muscle
interne; *b.* l'orifice postéri
ovale et de la gouttière sou
(*So*); *c.* plus en dehors,
quatrilatère, large en haut
bas, véritable plan incliné
haut en bas, de dehors e
d'arrière en avant, qui ré
de la cavité cotyloïde e
vrent les muscles obtura
et releveur de l'anus; *d.*
arrière, une surface rabot
tenant à la *tubérosité iliaq*
surface articulaire, dite a
cies auricularis, *Fa*) en
forme, l'une et l'autre de
ticulation sacro-iliaque.

Orifice postérieur du trou ovale ou sus-pubien.

Tubérosité iliaque.

Surface auriculaire.

Fig. 190.

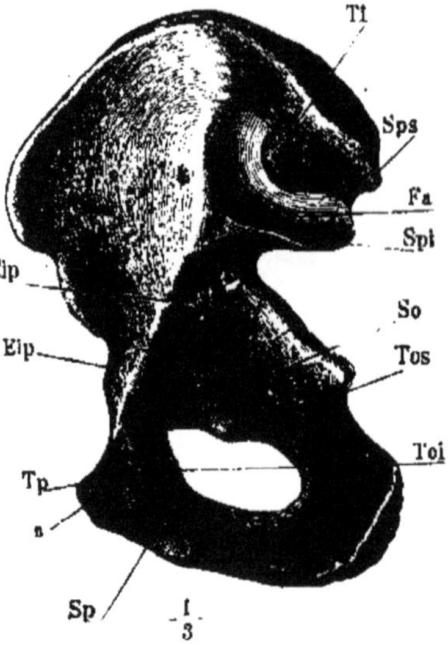

Face interne de l'os coxal (*).

3° *Circonférence.* Elle e
quatre bords et présente
a. Le *bord antérieur*
forme une vaste échancru
sente, de dedans en deho
du pubis, sur lequel nous reviendron ; 2. l'*épine du pubis* (tube

Angle, épine du pubis.

(*) *Cip*, crête pectinéale. — *Eip*, éminence ilio-pectinée. — *Tp*, épine du pubis. —
triangulaire formant la face supérieure de la paroi antérieure du bassin. — *Sp*, sur
Toi, tubercule obturateur inférieur. — *Tos*, tubercule obturateur supérieur. — *So*, goutti
— *Spi*, épine iliaque postérieure et inférieure. — *Fa*, surface auriculaire. — *Sps*, épine
et supérieure. — *Ti*, tubérosité iliaque.

...est mesurée par la force du muscle pectiné, des tendons du ...droit de l'abdomen et des deux premiers adducteurs ; en outre, ...tache au pilier externe de l'anneau inguinal et à l'extrémité in...ade fémorale. L'intervalle qui sépare l'épine de l'angle du pubis, ...portion inférieure de l'anneau inguinal ; 3. une surface lisse, in...al, concave, ayant la forme d'un triangle dont la base serait en ... surface, que couvre le *muscle pectiné*, présente un bord antérieur, ... à la lèvre antérieure de la gouttière sous-pubienne, et un bord ...qui fait partie du détroit supérieur. Ce dernier bord, saillant et ...chant, prend le nom de *crête du pubis* (Cip), *crête pectinéale* (*pecten*). ...rs est l'éminence *ilio-pectinée* (Eip), qui donne attache au muscle petit ...il existe, à laquelle s'insère constamment un gros faisceau du ...que, et qui me paraît proportionnelle, pour la saillie, à la force de ... cette éminence, qui établit la limite entre l'os ilion et le pubis, ...rface pectinéale d'une coulisse très-remarquable, dans laquelle glis...cles psoas et iliaque réunis. C'est à l'éminence ilio-pectinée que ...ère fémorale ; *c'est là qu'il faut comprimer ce vaisseau perpendiculaire-...rface*, c'est-à-dire en bas et en arrière.

Surface et crête pectinéales.

Éminence ilio-pectinée.

Coulisse du muscle psoas-iliaque.

...portion du bord antérieur que nous venons d'examiner, est oblique ... dehors et de bas en haut. A partir de la coulisse du psoas iliaque, ...ent vertical ; on y remarque, toujours en procédant de bas en haut : ...*que antérieure et in*... (*fig.* 191), apophyse ...sculaire, propor... la force du muscle ...eur, dont le tendon ...ère, en dehors ...ophyse, dans le sil... ...r qui contourne ...cotyloïdien et que ...décrit sous le nom ...sus-cotyloïdienne ; ..., une échancrure ... dans laquelle pas... filets nerveux et ...l'épine iliaque an...férieure de l'*épine* ...*ure et supérieure* ...-ci, toujours facile ...vers la peau, forme ...ieur et antérieur de l'os, l'extrémité antérieure de la crête iliaque, ...che aux muscles couturier, fascia-lata, moyen fessier, et à l'extré...de l'arcade fémorale.

Épine iliaque antérieure et inférieure.

Fig. 191.

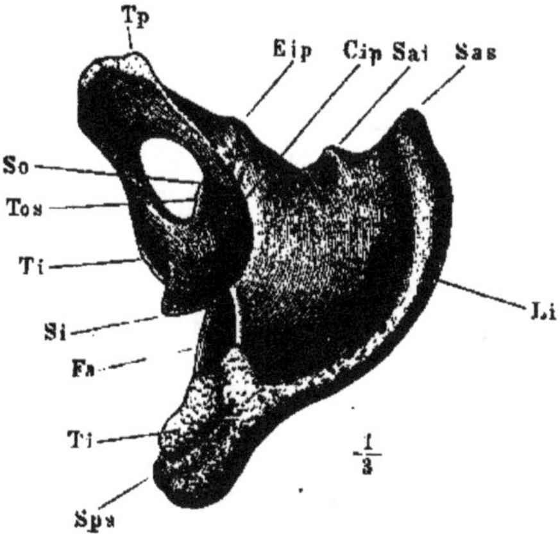

Os iliaque (*d'un bassin de femme*) *vu par en haut* (*).

Épine iliaque antérieure et supérieure.

... *postérieur* (*fig.* 189), qui regarde en même temps en bas, est bien ...ment échancré que l'antérieur ; son échancrure, *échancrure sciati-*

Échancrure sciatique.

... pubis. — Eip, éminence ilio-pectinée. — Cip, crête pectinéale. — Sai, épine iliaque ...rieure. — Sas, épine iliaque antérieure et supérieure. — Li, interstice de la crête iliaque. ...que postérieure et supérieure. — Ti, tubérosité iliaque. — Fa, surface auriculaire. — Si, ... — Tos, tubercule obturateur supérieur. — So, gouttière sous-pubienne.

que (D), qui forme la principale partie de la grande *échancrure sacr*… inégalement divisée en deux portions par une apophyse aiguë… appelée *épine sciatique* (C); la portion supérieure de l'échancrure… l'échancrure proprement dite, est destinée au passage du grand… sciatique, des artères fessière, ischiatique et honteuse interne… pyramidal; la portion de l'échancrure qui est au-dessous de l'épi… coup plus petite que celle qui est au-dessus, est couverte de carti… frais et sert à la réflexion du muscle obturateur interne. L'épine sci… insertion, en dehors, au muscle jumeau supérieur, en dedans, au… coccygien, à son sommet, au petit ligament sacro sciatique; elle… jetée en dedans. Peut-elle être déjetée, renversée de manière à… trace sur la tête du fœtus? Je ne le pense pas. Ce bord se termin… son angle de réunion avec le bord inférieur ou pubien, par une g… sité, appelée *tubérosité de l'ischion* (A), qui forme l'angle inférieur… de l'os coxal et donne insertion à presque tous les muscles posté… cuisse, ainsi qu'au grand ligament sacro-sciatique; c'est sur cette… rosité que repose le corps dans la station assise.

Épine sciatique.

Gouttière de réflexion du muscle obturateur interne.

Tubérosité de l'ischion.

c. Le *bord supérieur* est constitué par la *crête iliaque*; convexe… épais, surtout en avant et en arrière, recourbé en *S* italique, rugu… insertion, par sa lèvre externe, à l'aponévrose fascia-lata, au grand… grand dorsal; par son interstice, au petit oblique; par sa lèvre… transverse et au carré des lombes. Ce bord est d'une épaisseur iné… différents points de sa longueur : en arrière, à la réunion des trois… rieurs avec le quart postérieur, il se renfle prodigieusement, pour… tion aux muscles sacro-lombaire, long dorsal et grand fessier. Il se… térieurement par deux éminences, appelées *épines iliaques postérieu*… l'une de l'autre par une échancrure, et distinguées en *supérieure*… épaisse, qui donne attache à un ligament et au tendon principal… muscle sacro-lombaire, et en *inférieure* (Spi), qui répond au som… cette articulaire de l'os coxal (*fig.* 190).

Crête iliaque.

Épines iliaques postérieures.

d. Le *bord inférieur* ou *pubien*, qui regarde en même temps en… plus court; il forme, avec le bord antérieur, un angle droit, … *pubis* (*c*, *fig.* 189). Ce bord se dirige d'abord obliquement en bas… puis se déjette en dehors. La première portion, comprise dans le… antéro-postérieur, est articulaire, épaisse, elliptique, et forme, p… lation avec la même partie du côté opposé, la *symphyse du pubis*… portion, bien plus oblique chez la femme que chez l'homme, co… bords de l'arcade pubienne; elle donne attache au corps caver… muscles, aux muscles transverse du périnée, droit interne et gra… de la cuisse.

Angle du pubis.

Portion articulaire du bord pubien.

Portion oblique.

e. Les *quatre angles*, déjà mentionnés à l'occasion des bords, … *deux antérieurs*, l'un supérieur, épine iliaque antérieure et supé… inférieur, angle du pubis, et *deux postérieurs*, l'un supérieur, épine… térieure et supérieure, l'autre inférieur, tubérosité de l'ischion.

Conformation intérieure. — De même que tous les os larges, l'os… est composé d'une couche de substance spongieuse couverte de… de tissu compacte; il est mince au niveau de l'arrière-fond de la… loïde et dans la partie centrale de l'ilium, où il est demi-trans… au contraire, extrêmement épais à sa circonférence, ainsi qu'on…

Conformation intérieure.

à la partie supérieure et postérieure de la cavité cotyloïde, à la ...aire du pubis et surtout à la tubérosité de l'ischion.

...connexions. — L'os coxal s'articule avec son semblable, avec le sa... le fémur.

...ent des os coxaux. — L'os coxal se développe par *trois points* d'ossi... ...itifs et *cinq points complémentaires.*

Nombre de points d'ossification.

...points d'ossification primitifs, distincts jusqu'à une époque très- ...été décrits à tort par les anatomistes anciens et par quelques ...me autant d'os particuliers, sous les noms d'*ilium*, de *pubis* et ...*ilium* comprend la partie supérieure de la cavité cotyloïde et la ... en forme d'aile recourbée et triangulaire qui la surmonte. Le ...nd la partie interne de la cavité cotyloïde, la colonne horizontale, ...st triangulaire appelée corps du pubis, qui limite en haut le trou ... et la branche descendante, verticale, aplatie d'avant en arrière, ...dedans le même trou sous-pubien, branche descendante du pubis. ...prend la partie inférieure de la cavité cotyloïde, une colonne ver... ...paisse, prismatique et triangulaire, corps de l'ischion, qui constitue ...férieure la tubérosité de l'ischion et limite en dehors le trou sous- ...une branche ascendante, oblique de dehors en dedans, aplatie d'a... ...re, qui limite en dedans et en bas le trou sous-pubien et va join... ...he descendante du pubis : c'est la *branche ascendante de l'ischion.*

Partie appelée ilium.

Partie appelée pubis.

Partie appelée ischion.

... de ces trois pièces sont marquées, avant le développement com... ...lignes cartilagineuses, réunies en Y au fond de la cavité cotyloïde ...est le lieu de réunion des trois points osseux primitifs. Ce mode de ...nt de l'os coxal n'a pas peu contribué à faire admettre cette loi ...que nous avons exposée dans les généralités, savoir, que lorsqu'il ...avité articulaire sur un os qui se développe par plusieurs points ..., c'est cette cavité qui est le lieu de réunion des points osseux.

Limites de ces trois parties.

...points d'ossification complémentaires, nous indiquerons : 1. le ...ation du fond de la cavité cotyloïde, signalé par Serres (1). Ce ...te un Y; 2. l'épiphyse dite marginale, qui occupe toute la lon... ...ête iliaque, qu'elle constitue; 3. l'épiphyse de la tubérosité de ...se prolonge le long de la branche ascendante; 4. et 5. deux épi... ...ne paraissent pas constantes : l'une, occupant l'épine iliaque an... ...férieure; l'autre, plus rare encore, occupant l'angle du pubis.

Point d'ossification complémentaire.

...ilium que commence l'ossification de l'os coxal; en second lieu, ...; en troisième lieu, le pubis. Le point osseux de l'ilium apparaît ...me jour de la vie fœtale; celui de l'ischion, à la fin du troisième ...du pubis, à la fin du cinquième.

Ordre d'apparition.

...nce, l'ossification de l'os coxal est très-peu avancée; la cavité co... ...grande partie cartilagineuse. La branche ascendante de l'ischion ...descendante du pubis, ainsi que toute la circonférence de l'ilium, ...cartilagineuses. De treize à quinze ans, ces trois pièces se soudent ...la même époque, apparaissent les points d'ossification secondaires,

Ossification à la naissance.

Ordre de soudure.

...d'ossification a été regardé à tort comme le vestige de l'os propre aux ani... ...ou marsupiaux et connu sous le nom d'*os marsupial;* car, d'après les obser... ...vier, cette quatrième pièce existe chez les marsupiaux eux-mêmes, au fond ...yloïde. L'os marsupial est un os surajouté, qui soutient la bourse de ces

qui se réunissent successivement aux points primitifs. De dix-huit cette réunion est effectuée; l'épiphyse de la crête iliaque reste seule jusqu'à l'âge de vingt-deux, vingt-quatre et même vingt-cinq ans.

II. — BASSIN EN GÉNÉRAL.

Les deux os coxaux, solidement unis entre eux, encore plus soli au sacrum, circonscrivent une grande cavité, dont toutes les dime clinaison, les axes, les détroits, en un mot, les moindres circons miques ont été étudiées avec un soin tout particulier par les acc constituent, en effet, la base de leur art.

Situation.

1° *Situation.* — Chez l'adulte de taille ordinaire (1), le bassin occ néral, la partie moyenne du corps; chez l'enfant nouveau-né, et raison dans le cours de la gestation, il est bien au-dessous de la partie même, à une certaine époque de la vie fœtale, lorsque les extrémités ne sont encore que des mamelons, il occupe la partie inférieure du

Quant à sa situation relative, le bassin termine en bas le tronc, entre la colonne vertébrale, qui porte sur sa partie postérieure, et qui s'articulent avec ses parties latérales; disposition importante, laquelle le bassin offre au centre de gravité, en avant, une large tentation.

Forme générale.

2° *Forme générale.* — Le bassin (*pelvis*) est une grande cavité ayant la forme d'un cône tronqué, largement et profondément é avant et qui termine inférieurement la cavité abdominale, dont el

Dimensions.

considérée comme une dépendance. Ses *dimensions*, étudiées d'u générale, sont beaucoup plus considérables dans l'espèce humaine toutes les autres espèces animales, ce qui tient à la destination de l'attitude bipède; elles sont plus considérables chez la femme que ch à cause de la part qu'elle prend à l'acte de la génération, la tête d vant traverser la filière de son bassin. La saillie des hanches, chez est telle que les crêtes iliaques débordent les deux plans verticaux rieurs passant par le moignon de l'épaule, tandis que, chez l'homme

La stature influe peu sur les dimensions du bassin.

est compris en dedans de ces mêmes plans latéraux. En général, l flue peu sur les dimensions du bassin, et les petites femmes acc aussi aisément, souvent même plus aisément que les femmes d'une Chez le fœtus et l'enfant nouveau-né, le bassin est très-peu dével en cela, aux mêmes lois que les extrémités inférieures; aussi n' mais d'obstacle à l'accouchement. Au reste, nous allons revenir sur ces dimensions d'une manière plus particulière.

Différences sexuelles.

3° *Différences dans les deux sexes.* — Le bassin est, sans contredit, parties du squelette, celle qui présente les plus grandes différen deux sexes. Si l'œil le plus exercé peut quelquefois se tromper su nation du sexe d'un individu dont on présente, soit la tête, soit le les extrémités, l'erreur n'est pas possible lorsqu'il s'agit du bass rences tiennent essentiellement à la destination de la femme relati chement, destination qui nécessite dans la cavité pelvienne des

(1) Chez les individus de haute sature, le milieu du corps répond à la par bassin, chez ceux de petite stature, à la partie supérieure.

considérables que chez l'homme. On peut exprimer ces diffé- ... d'une manière générale par la proposition suivante : *Le bassin ... porte sur celui de la femme par la prédominance de ses diamètres ... bassin de la femme l'emporte par la prédominance de ses diamètres hori-* ... qu'on mesure comparativement dans les deux sexes l'intervalle ... crêtes iliaques, les épines iliaques antérieures et supérieures, les ... bieus, on verra que les dimensions transversales sont plus consi- ... la femme que chez l'homme. Il en est de même des dimensions ... ures, ce dont il est facile de s'assurer en mesurant la distance ... mphyse pubienne de l'angle sacro-vertébral, et le trou sous-pu- ... physe sacro-iliaque du côté opposé. Nous devons ajouter que chez ... les fosses iliaques sont plus larges, plus déjetées en dehors, d'où ... hanches; *b.* la crête iliaque est moins contournée en *S* italique; ... qui sépare l'angle du pubis de la cavité cotyloïde est plus consid- ... partie, la saillie des grands trochanters et un écartement plus ... urs; *d.* le droit supérieur est plus ample, plus rapproché de l'el- ... rbure du sacrum est plus profonde et plus régulière; *f.* les tubé- ... chion sont plus écartées; la symphyse pubienne a moins de hau- ... sous-pubien est triangulaire; *g.* l'arcade du pubis est arrondie, ... ée, tandis qu'elle est plus étroite chez l'homme; enfin, chez la ... interne des branches ascendantes de l'ischion est plus déjeté en ... présenter une face et non point un bord à la tête du fœtus, pen- ... ment.

Prédominance des diamètres transversaux chez la femme.

Prédominance des diamètres antéro-postérieurs chez la femme.

Autres caractères différentiels du bassin de la femme.

On considère au bassin, comme à toutes les cavités, une *surface ... surface interne ;* ouverte en haut et en bas, cette cavité présente, ... *circonférence supérieure* et une *circonférence inférieure.*

... EXTERNE. — Elle doit être examinée en avant, en arrière et sur ...

... *antérieure du bassin* (*fig.* 192), présente : *a.* sur la ligne médiane, ... pubienne, dont la longueur toujours plus grande chez l'homme

Symphyse pubienne.

Fig. 192.

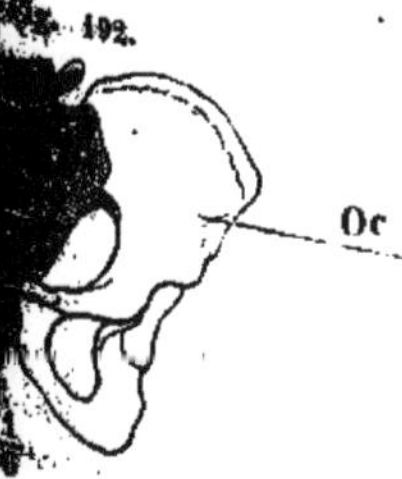

..., avec la 5e vertèbre lombaire, ... par devant (*).

Fig. 193.

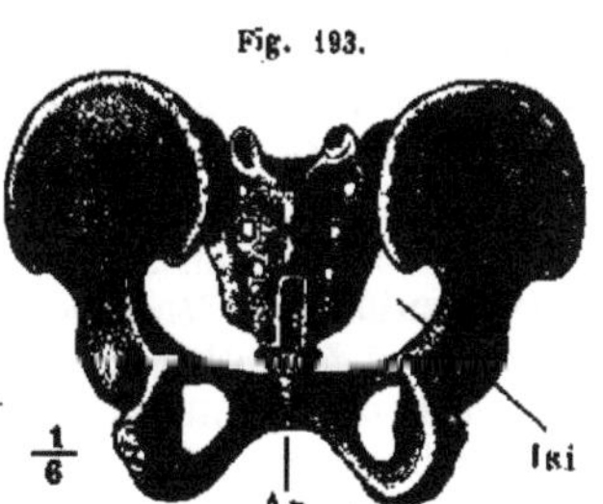

Bassin de la femme, vu par derrière (**).

... mme, varie entre 35, 40 et 50 millimètres, et qui représente ... verticale. La direction de la symphyse est oblique de haut ... en arrière, et fait avec l'horizon un angle d'environ 45 degrés. ... est particulière à l'espèce humaine, car chez les animaux, sui-

Sa direction.

... pubienne. — *Isi*, échancrure sacro-sciatique.

Branche descendante du pubis. **Trou sous-pubien.**

vant la remarque de Cuvier, elle est horizontale; *b.* de chaque c descendante du pubis, irrégulièrement quadrilatère, et destin tions musculaires multipliées; *c.* en dehors de la colonne pub sous-pubien.

Crête et gouttières sacrées.

2° La *région postérieure* (*fig.* 193) présente : *a.* sur la ligne mé sacrée; *b.* sur les côtés, les gouttières sacrées, très-profondes en que la partie postérieure de l'os iliaque, débordant le sacrum mente considérablement la profondeur de ces gouttières. Dans

Trous sacrés postérieurs.

sacrées se voient les trous sacrés postérieurs, les deux rangées correspondent aux apophyses articulaires et aux apophyses t fausses vertèbres du sacrum, ainsi que la partie postérieure de sacro-iliaque.

Régions latérales.

3° Les *régions latérales* sont formées par les fosses iliaques exte vité cotyloïde et, au-dessous de cette cavité, par une portion corps de l'ischion.

Division du bassin en deux parties distinctes.

B. Surface interne. — Elle est divisée en deux portions : l'un évasée, qui constitue le *grand bassin* (*marge du bassin*), l'autre étroite, qu'on appelle *petit bassin*. Ces deux portions de la même parées l'une de l'autre par un relief circulaire, formé en grand crête oblique que nous avons dit établir inférieurement la lim iliaque interne. Le plan que circonscrit cette ligne saillante ci le nom de *détroit supérieur du petit bassin*.

Grand bassin.

Le *grand bassin* présente, en avant, une vaste échancrure, en *sacro-vertebral* ou *promontoire*, sur les parties latérales, les fos ternes, qui représentent, de chaque côté, un plan incliné, prop dedans, en avant et en bas le poids des viscères qui reposent sur

Petit bassin.

Le *petit bassin* est une cavité rétrécie à ses deux ouvertures, qui de *détroits*, évasée à sa partie moyenne, désignée sous celui d'e examinerons donc l'ouverture supérieure ou le *détroit supérieur* ouverture inférieure ou *détroit inférieur*, et sa partie moyenne ou

Forme du détroit supérieur. **Circonférence du détroit supérieur.**

1° Le *détroit supérieur* (*fig.* 194) a une forme irrégulièrement c été comparée tantôt à un ovale, tantôt à une ellipse, tantôt à un viligne, sans qu'aucune de ces comparaisons puisse donner une configuration. Sa circonférence est constituée par le relief que for rieur de la base du sacrum, puis par la crête oblique de la face in iles, par la crête pectinéale, et vient se terminer à l'épine du pu

Ses quatre diamètres.

On considère au détroit supérieur *quatre diamètres* : un *anté transverse* et *deux obliques*. Le *diamètre antéro-postérieur* ou *sacro-* nairement de 110 millimètres; le *diamètre transverse*, qui mesure largeur transversale du détroit supérieur, est de 135 millimètr *mètres obliques*, qui se mesurent de l'éminence ilio-pectinée d'un physe sacro-iliaque du côté opposé, sont de 125 millimètres. Ce prises sur un bassin de femme bien conformé. C'est, en effet, chez la femme que l'étendue des diamètres a de l'importance, couchement. Chez l'homme, tous les diamètres du détroit su étendue moins considérable que chez la femme.

Détroit inférieur.

2° Le *détroit inférieur*, nommé aussi *détroit périnéal* du petit b

(1) Or, c'est en dedans, en avant et en bas qu'ont lieu presque toutes

...chancrures, séparées par trois éminences ; en sorte que, quand on ...n sur un plan horizontal, il y repose à la manière d'un trépied. ...ancrures, l'une est antérieure : c'est l'*arcade pubienne* ; les deux ...latérales et un peu postérieures : ce sont les *échancrures sciatiques*.

Ses trois échancrures.

...bienne (Ap, *fig*. 193), anguleuse chez l'homme, est arrondie chez la ...ille repré- ...itable ar- ...ndée à la ... l'occipital ... vient cor- ... cette ar- ... très-grande ... accouche- ... est formée, ... côté, par la ... ndante de ... est légè- ... é, de telle ... la tête du ... passage ... pubienne ... respondre ... glisse sur ... une es- ... incliné. ... *diamètre* ... *arcade pubienne* à 27 millimètres près de sa partie supérieure, et à ... à sa partie inférieure.

1° Arcade pubienne.

Fig. 194.

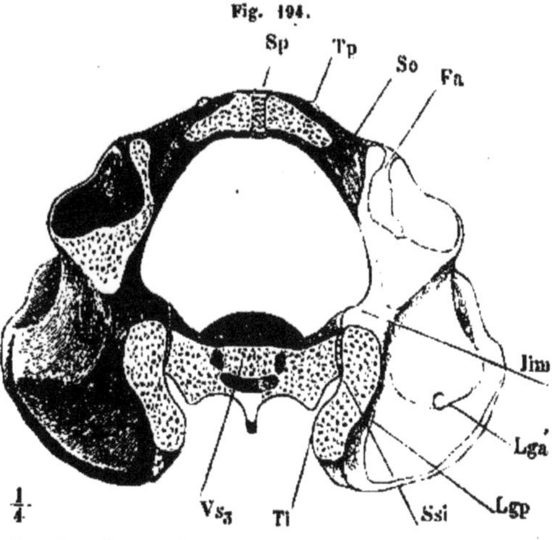

Section d'un bassin de femme suivant un plan parallèle au détroit supérieur (*).

...hancrures latrales, *échancrures sacro-sciatiques*, sont limitées, en ar... ...crum et le coccyx, en avant, par l'ischion. Elles sont très-profondes ...presque jusqu'au détroit supérieur du petit bassin.

2° Échancrures sacro-sciatiques.

...minences qui séparent les échancrures, la postérieure est formée par ...deux antérieures par les tubérosités ischiatiques, lesquelles sont ...plan de beaucoup inférieur à celui qu'occupe la première ; dispo... ...table, et d'où il résulte que, dans l'attitude assise, le poids du ... totalité sur les tubérosités ischiatiques, et nullement sur l'ex... ...occyx.

Des trois éminences du détroit inférieur.

...*du détroit inférieur* ayant, dans les phénomènes de l'accouche... ...portance non moindre que les diamètres du détroit supérieur, on ...avec beaucoup de précision leur étendue. Le *diamètre antéro-posté*... ...aussi *coccy-pubien*, parce qu'il s'étend de la partie postérieure de la ...pointe du coccyx, est de 110 millimètres ; mais il est variable dans ...cause de la mobilité du coccyx, et peut aller jusqu'à 123 milli... ...mètre *transverse* ou *bisciatique*, étendu d'une des tubérosités ischia... ..., est de 110 millimètres ; celui-là est tout à fait invariable. Les ...

Diamètres du détroit inférieur.

...pubienne. — Vs_3, troisième vertèbre sacrée. — *Ti*, tubérosité iliaque. — *Ssi*, sym... — *Lgp*, ligne demi-circulaire postérieure. — *Lga*, ligne demi-circulaire antérieure. ...crure sciatique. — *Fa*, cavité cotyloïde. — *So*, gouttière sous-pubienne. — *Tp*, épine

deux diamètres obliques, enfin, qui s'étendent du milieu du ligam... tique d'un côté à la tubérosité sciatique du côté opposé, ont ég... millimètres. Ces dimensions, qui sont celles d'un bassin de fem... formé, sont moins considérables chez l'homme.

Excavation du petit bassin.

3° L'*excavation* du petit bassin est formée, *a.* en arrière, par la ... coccygienne, dont la concavité, variable suivant les sujets, est ... beaucoup plus profonde chez la femme que chez l'homme. La hau... colonne est de 123 millimètres; la plus grande profondeur de ... qu'elle forme, est de 23 à 27 millimètres; *b.* en avant, l'excava... bassin est constituée par la symphyse et par la partie postérieure ... plan que représentent les pubis en arrière, est obliquement dirig... bas et d'avant en arrière; la hauteur de la symphyse pubienne es... mètres. En dehors de la surface des pubis, est l'orifice interne d... pubien; *c.* sur les parties latérales, l'excavation du bassin présente... inclinés, lisses, obliquement dirigés de haut en bas et de dehors en... deux plans, dont la hauteur est à peu près de 9 centimètres et ... nés, en arrière, par l'échancrure sciatique (1).

Plans inclinés.

C. Circonférence supérieure ou base. — Cette circonférence (fig... garde en avant, est formée, en arrière, par l'angle sacro-vertébr... côté, par le bord supérieur de l'os coxal, en avant, par le bord ... même os.

Échancrure antérieure.

Elle offre : *a. en avant*, une très-vaste échancrure, qui présente ... médiane, la partie supérieure de la symphyse pubienne ; de chaque ... cédant de dedans en dehors, l'épine du pubis, la surface pectin... ilio-pectinée, la coulisse anguleuse destinée aux muscles psoas et il... Dans toute la partie qui vient d'être décrite, le bord de l'échancr... rection oblique de bas en haut et de dedans en dehors ; mais à ... gouttière anguleuse du muscle iliaque, elle devient verticale ju... iliaque antérieure et supérieure, où elle se termine; *b. en arrière*, ... vertébral et, de chaque côté, une petite échancrure comprise ent... lombaire et la partie postérieure de la crête iliaque ; *c.* sur les cô... iliaque, beaucoup plus déjetée en dehors chez la femme que chez l'h...

Échancrures postérieures.

Diamètres de la circonférence supérieure.

Les *dimensions* de la circonférence supérieure du bassin, mesur... femme bien conformée, donnent les résultats suivants : 1° de l'épi... térieure et supérieure d'un côté à celle du côté opposé, 22 à 25 ... 2° du milieu de la crête iliaque d'un côté à celle du côté opposé, ... mètres.

D. Inclinaison et axes. — Antérieurement aux recherches de N... crivait le bassin comme lorsqu'il est placé horizontalement sur ... ouverture supérieure regardant en haut ; de là les dénominatio... branche horizontale, branche descendante des pubis, branche ... l'ischion. Mais telle n'est point la direction naturelle du bassin ... verticale du corps, l'ouverture supérieure du bassin regarde ... ment en avant.

Inclinaison.

(1) La présence des deux plans inclinés est très-importante à noter da... tion de l'excavation, parce qu'ils jouent un grand rôle dans le mécanis... ment. Quant aux diamètres de l'excavation, leur détermination précis... médiocre utilité en anatomie, nous renvoyons pour cet objet aux traités ...

du bassin peut être appréciée parfaitement par celle de deux plans ... par le détroit supérieur, l'autre, par le détroit inférieur, ou bien deux lignes tombant perpendiculairement sur le milieu de ces ... pelées *axes* de ces détroits. Axes.

... *du détroit supérieur* (X, *fig.* 195) forme avec l'horizon (W) un angle ... tre 55 à 65 ... yenne 60°), ... endiculaire ... son milieu ... ligne qui, ... point voi- ... lic, se pro- ... arrière et ... manière à ... la dernière ... ccyx. Le *plan* ... *inférieur* (Y) ... horizon un ... varie entre ... s, suivant ... x est plus ... courbé en ... de ce dé- ... outir dans ... de l'angle ... al. Plan du détroit supérieur. Plan du détroit inférieur.

Fig. 195.

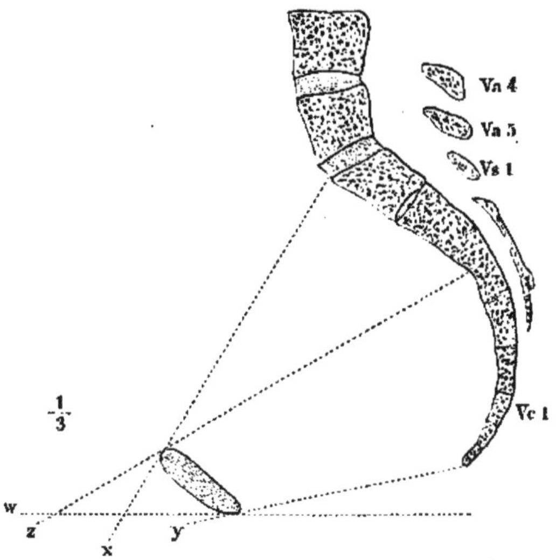

Section antéro-postérieure du bassin de la femme (*).

... précises ... que l'an- ... rtébral se trouve à plus de 7 centimètres au-dessus du bord supé- ... ymphyse pubienne, et qu'un plan horizontal qui partirait de ce ... ait la paroi postérieure du bassin entre la deuxième et la troisième ... cyx. La pointe du coccyx est généralement située à 15 ou 16 milli- ... sus du sommet de l'arcade pubienne. Mais on a rencontré des cas ... dait plus bas, au-dessous même du sommet de cette arcade.

L'inclinaison du bassin varie beaucoup suivant les âges et suivant ... Très-considérable chez l'enfant, elle diminue à l'époque de ... qui a fait dire à quelques anatomistes que le bassin subit à cet ... de bascule. Mais rien ne se fait par bascule et comme au hasard ... Ce changement de direction, de même que la torsion des os, ... augmenté par des causes mécaniques, mais il est le résultat in- ... de l'ossification. Chez le vieillard, l'inclinaison redevient en par- ... était chez l'enfant; la partie supérieure du tronc s'inclinant en ... vieillesse, les fémurs se fléchissent dans le même sens pour s'op- ... hute imminente. Il résulte de ce qui précède que chez le fœtus l'o- ... assin est en grande partie inhérente à la forme même du bassin ; L'inclinaison est variable selon les âges.

(*) ... ème et cinquième vertèbres lombaires. — Vs_1, première vertèbre sacrée. — Vc_1, pre- ... cyx. — W, horizontale. — X, plan du détroit supérieur. — Y, plan du détroit infé- ... normale de Meyer, allant du bord supérieur de la symphyse à une dépression ... remarque au-dessus du milieu de la troisième vertèbre sacrée. Cette ligne fait avec ... angle de 30°.

tandis que chez le vieillard elle dépend de l'incurvation en avant qui tend à prendre une position rapprochée de l'horizontale, comm quadrupèdes.

Importance de l'étude des axes du bassin.

On ne saurait trop appeler l'attention sur les axes du bassin, sans sance desquels on ne pourrait ni comprendre le mécanisme de l'acc naturel (car le canal recourbé que présente le bassin, est précisém que doit suivre l'enfant pour sortir de cette cavité), ni appliquer ment la main ou les instruments, dans le cas d'accouchement con C'est sur la connaissance des deux axes du bassin qu'est fondée suivant les bords du forceps, devenu, depuis cette importante d'une application si facile et si sûre.

E. Circonférence inférieure. — Elle constitue le détroit inférie bassin, qui a été décrit.

Lenteur du développement du bassin.

5° *Développement général.* — Le bassin, dans les premiers âges de ticipe à l'infériorité de développement que présentent, à cette membres abdominaux.

Petitesse du bassin chez le fœtus.

Les dimensions du bassin, surtout chez le fœtus et dans les année immédiatement la naissance, sont si peu considérables que sa cavit recevoir plusieurs des organes qui doivent y être contenus dans la en grande partie, la saillie considérable que les viscères abdomina chez le fœtus et chez l'enfant nouveau-né. Cette infériorité de bassin résulte encore du défaut d'excavation des fosses iliaques, ni tordues, ni excavées, mais qui sont, au contraire, tout à fai droites.

Toutefois, la portion supérieure ou iliaque du bassin est plus dév portionnellement que la partie inférieure ou cotyloïdienne, sans que cette dernière portion appartient d'une manière spéciale aux viens et aux moyens de protection des organes génitaux, toutes par à l'état rudimentaire chez le fœtus.

Infériorité relative des diamètres chez le fœtus.

Si nous examinons en détail quelles sont les différences de gra dérées isolément dans les divers diamètres, nous trouvons que le transverses ont très-peu d'étendue, parce que : 1° en avant, les loïdes sont peu développées et toute la région pubienne est ré arrière, les os iliaques sont plus rapprochés l'un de l'autre, à cau volume du sacrum. Les diamètres antéro-postérieurs paraissent plu cisément en raison du peu de développement des diamètres transv

§ 2. — DE L'OS DE LA CUISSE OU DU FÉMUR.

Situation. Volume.

Le *fémur*, os de la cuisse, situé entre le bassin et la jambe, est le plus gros de tous les os du squelette. Il est proportionnellement neux chez l'homme que chez les autres animaux, disposition en la destination qu'a cet os de supporter à lui seul le poids du station bipède, et de le transmettre à la jambe.

Direction.

Le fémur est obliquement dirigé de haut en bas et de dehors en la femme, cette obliquité est plus considérable que chez l'homm l'écartement plus grand des cavités cotyloïdes. Il en résulte que, grand espace supérieurement, les fémurs se touchent presque en

à la station et à la progression, et constitue la difformité qui fait bancals les individus qui en sont atteints (1).

décrit dans le plan antéro-postérieur une courbe à convexité anté-200), ce qui laisse, en arrière, une sorte d'excavation, occupée par nombreux et puissants qui fléchissent la jambe sur la cuisse. Cette nt le sommet est à la partie moyenne du fémur, explique en grande uoi les fractures par contre-coup de cet os ont presque toujours rtie moyenne; elle est souvent exagérée chez les rachitiques. Courbure antéro-postérieure.

ement de la courbure antéro-postérieure, l'os est très-légèrement -même. Cette *courbure de torsion* est en rapport avec la disposition morale, qui passe d'une face à l'autre, en contournant le corps du à sa partie supérieure, le fémur présente une sorte de coude laquelle nous insisterons plus tard. Courbure de torsion. Coude angulaire de la partie supérieure.

que tous les os longs, le fémur peut se diviser en corps et extré-

Le corps du fémur est prismatique et triangulaire; on lui considère trois bords.

antérieure (*fig.* 197), arrondie, présente un aspect cylindroïde; elle en bas qu'en haut par le triceps fé- *face interne*, plane, ucoup inférieure- vient postérieure; rale, qui répond à ui être comprimée le tiers moyen de la *face externe*, beau- roite que l'interne, ent excavée dans ueur. La face interne est la face de l'artère fémorale.

Fig. 196.

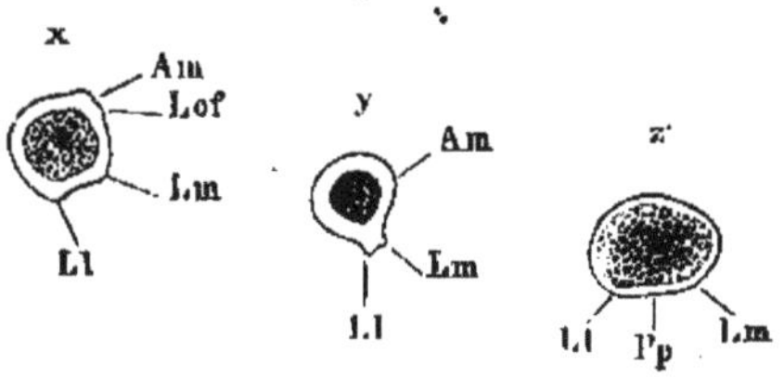

Sections transversales du fémur, suivant les lignes x, y, z *de la figure* 197 (*).

bords, l'*interne* et l'*externe* sont arrondis et se distinguent à peine ils séparent. Le *bord postérieur*, au contraire, extrêmement saillant reçu le nom de *ligne âpre* (crista femoris, *Cf*, *fig.* 198). Cette ligne divisée en *deux lèvres* (*Ll*, *Lm*, *fig.* 196) et un *interstice*, afin de faci- tion précise des muscles nombreux qui s'y attachent. Bords. Ligne âpre.

se, plus inégale en haut qu'en bas, se bifurque à ses deux extré- ux branches de la bifurcation supérieure, l'*externe* (*Ll*), extrême- , est quelquefois surmontée d'une apophyse considérable, qui une espèce de petit trochanter et va se continuer jusqu'à l'apophyse qu'on appelle le grand trochanter. La *branche interne* (*Lm*), moins rmine, en dedans, à une éminence nommé petit trochanter. Sa bifurcation supérieure.

branches de la bifurcation inférieure, l'une *externe* se dirige vers e de l'extrémité inférieure du fémur et se termine à une émi- Sa bifurcation inférieure.

(*) ...rne. — *Lm*, lèvre interne de la ligne âpre. — *Ll*, lèvre externe. — *Lof*, ligne oblique ...espace poplité.

(1) ...ettre en position, il faut diriger en haut l'extrémité coudée en potence, ...nche horizontale de cette potence et en arrière l'excavation creusée sur ... cette branche.

nence au-dessous de laquelle est une petite dépression où s'insè[re le] jumeau externe. La *branche interne* s'efface presque totalement dan[s]

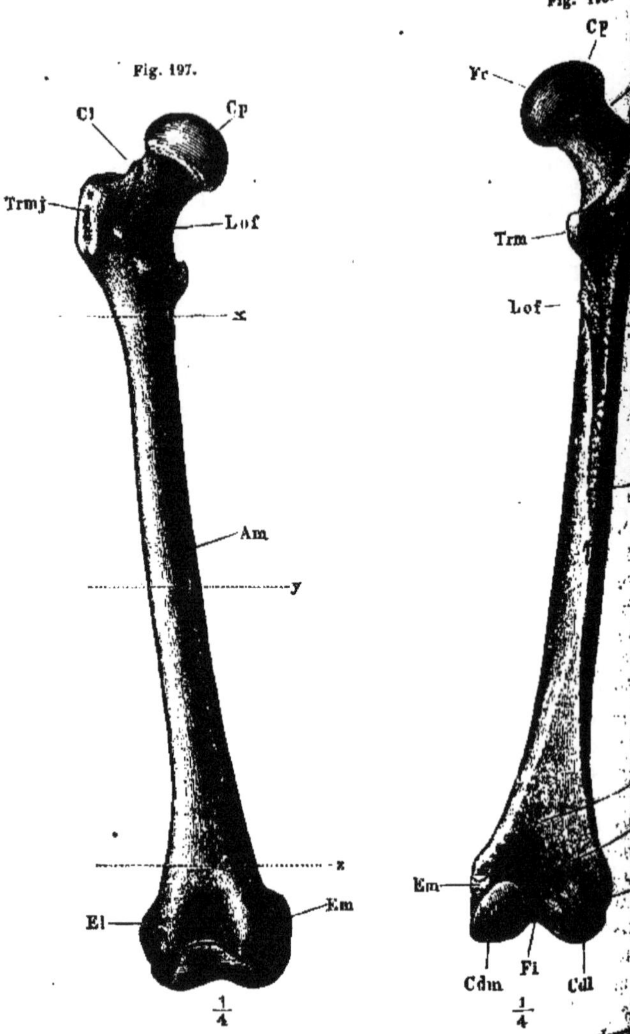

$\frac{1}{4}$

Face antérieure du fémur (*).

$\frac{1}{4}$

Fémur vu par der[rière]

passe l'artère fémorale; cette ligne reparaît un peu plus bas et se... même que l'externe, à une éminence très-prononcée, destinée à l'...

(*) *Cp*, tête. — *Cl*, col. — *Trmj*, grand trochanter. — *Lof*, ligne oblique. — *Am*, ... tubérosité externe. — *Em*, tubérosité interne.

(**) *Cp*, Tête. — *Fc*, fossette du ligament rond. — *Cl*, col. — *Trmj*, grand trochanter. ... chanter. — *Ci*, crête intertrochantérienne. — *Lof*, ligne oblique du fémur. — *Cf*, ligne ... face poplitée. — *Li*, ligne intercondylienne. — *Em*, tubérosité interne. — *El*, tubérosité ... condyle interne. — *Cdl*, condyle externe. — *Fi*, échancrure intercondylienne.

...teur, au-dessous de laquelle s'attache le jumeau interne. L'inter-...ulaire qui sépare les deux branches de la bifurcation inférieure ...rtère et à la veine poplitées; d'où le nom d'*espace poplité* (Pp.) — Espace poplité.

...la ligne âpre que se voit l'orifice inférieur du conduit nourricier, du ...quefois double, qui pénètre l'os oblique-...en haut.

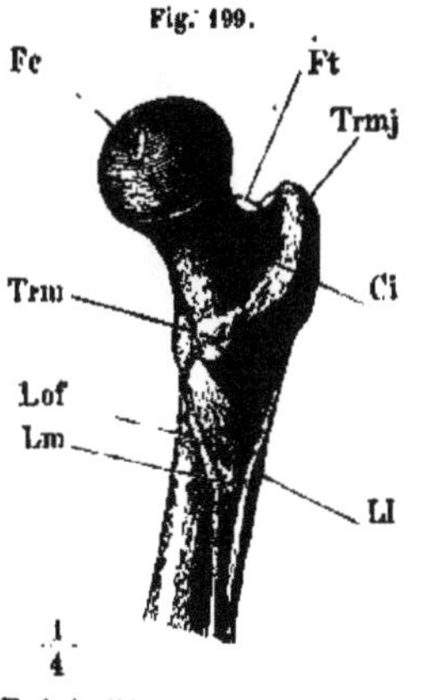

Extrémité supérieure du fémur, vue par derrière, après une légère rotation qui a porté son bord externe un peu en avant (*).

...*supérieure* (*fig.* 199). — L'extrémité su-...fémur, qui forme avec le corps de l'os ...présente à considérer une *tête*, un ...éminences inégales en volume, qu'on ...*nters* et qu'on distingue en *grand* et

...fémur, qui regarde en haut, en dedans, ...arrière, est, de toutes les éminences du ...qui est le plus régulièrement sphé-...représente à peu près les deux tiers ...Limitée par une ligne sinueuse, elle ...au dessous et un peu en arrière de sa ...mme, d'une dépression raboteuse (*fossa* ...dont la profondeur est variable et qui ...au ligament interarticulaire. — Dépression de la t...

...fémur (Cl), ainsi nommé parce qu'il sup-...de l'os, est obliquement dirigé de bas ...de dehors en dedans; il forme, avec le ...ur, un angle obtus d'environ 130°, *angle* ...trant en dedans, saillant en dehors, et dont le degré d'ouverture ...chez les divers individus, aux divers âges et dans les deux sexes. ...effet, cet angle est très-obtus; tantôt il est presque droit. On avait ...cette dernière disposition est propre à la conformation de la femme ...à déterminer la saillie plus considérable que présente chez elle le ...nter; cela est vrai, tout au plus, pour les femmes d'un âge avancé. — Direction du col du fémur. Angle du fémur.

...aplati d'avant en arrière et son diamètre vertical est deux fois plus ...que son diamètre antéro-postérieur; d'où il suit que le col résiste ...mieux aux efforts dirigés contre lui de haut en bas qu'aux efforts ...avant en arrière, disposition tout à l'avantage de la solidité du col, ...que toujours dans le sens vertical qu'agissent les causes de fracture. — Aplatissement antéro-postérieur du col.

...ur du col varie beaucoup chez les différents sujets. Chez tous, cette ...plus considérable en arrière qu'en avant, en bas qu'en haut; ainsi, ...dont la face antérieure du col avait 27 millimètres de longueur, la ...re avait de 30 à 32 millimètres. La longueur du bord inférieur du ...néral, deux fois plus considérable que celle du bord supérieur. ...re bord sont concaves; mais la concavité du bord supérieur est ...prononcée. Suivant la plupart des anatomistes, le col du fémur ...is long, et surtout plus horizontal chez la femme que chez l'homme; ...différence ne m'a pas paru aussi prononcée qu'on le dit ordinaire-...pour ne rien omettre, l'axe vertical du col est légèrement incliné — Longueur du col.

(*) ...ligament rond. — *Ft*, cavité trochantérienne. — *Trmj*, grand trochanter. — *Trm*, petit ...crête intertrochantérienne. — *Lof*, ligne oblique. — *Lm*, lèvre interne de la ligne âpre.

d'avant en arrière et de haut en bas; d'où il résulte que sa face an
garde un peu en bas, et sa face postérieure un peu en haut.

Base du col du fémur. La base du col du fémur présente un grand nombre de trous
elle est limitée, en arrière et en
grand trochanter, en arrière et en
petit trochanter, et dans l'intervalle
éminences, en avant, par une lig
(ligne oblique du fémur, Lof), qui
obliquement au-dessous du petit tr
va rejoindre la ligne âpre; en arri
crête saillante (crête intertrochan
fig. 199) qui les unit l'une à l'au
attache au muscle carré de la cuisse
au niveau du grand trochanter, la
du fémur est singulièrement affai
excavation profonde (Ft); d'où la f
fractures de la base du col à ce niv

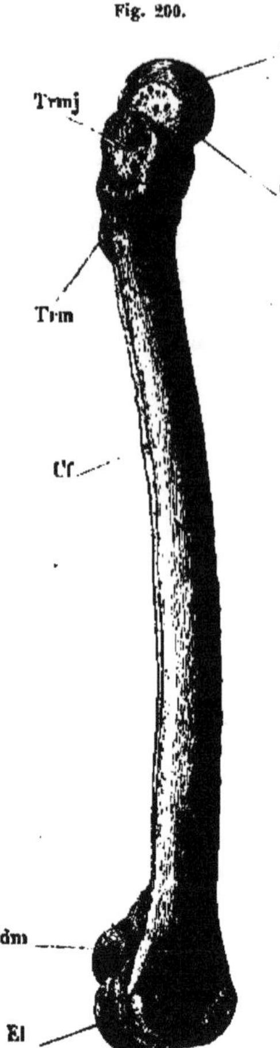

Fémur vu par le côté externe (*).

Grand trochanter. Le *grand trochanter* (Trmj) est situ
externe, supérieure et un peu pos
fémur. Moins élevé que la tête, il
même ligne que le corps, qu'il prolon
Cette éminence, dont le volume est
et qui fait sous la peau une saillie
Rapports. cée, doit être étudiée avec soin dans se
a. avec la crête iliaque, qu'elle dé
hors; *b.* avec le condyle externe du fé
la malléole externe, parce que ces r
vent constamment de guide, soit dans
tic, soit dans la réduction des luxatio
et des fractures du col ou du corp

Le grand trochanter, destiné tout
insertions musculaires, est quadril
de dehors en dedans et présente : 1°
terne, convexe, qui se termine en
Crête du vaste externe. crête saillante, destinée à l'insertion
vaste externe, *crête du vaste externe*
traversée par une ligne oblique
avant, donnant insertion au muscl
sier; 2° une *face interne*, offrant un
Cavité trochantérienne. qui porte le nom de *cavité digitale*
rienne (Ft), et qui est destinée à l'i
seul muscle, l'obturateur externe; 3° un *bord supérieur*, auquel
muscles petit fessier, pyramidal et obturateur interne; 4° un bo
souvent surmonté par un tubercule très-considérable, donnant at
externe; 5° un *bord postérieur*, où s'insère le carré de la cuisse.

Petit trochanter. Le *petit trochanter* (Trm) est une éminence d'insertion située

(*) Cp, tête. — Cl, col. — Trmj, grand trochanter. — Trm, petit trochanter. — Cf,
condyle interne. — Cdl, condyle externe. — El, tubérosité externe.

bas de la base du col du fémur ; c'est une sorte de tubercule co-
...nne attache au tendon du muscle psoas-iliaque.

...*inférieure*. — L'extrémité inférieure du fémur présente un volume (Son volume.)
...large transversalement, aplatie dans le sens antéro postérieur,
...que en arrière et forme deux éminences convexes, articulaires,
...*dyles* du fémur. On distingue les condyles en *interne* (*Cdm*) et *externe* (Condyles.)
...dyle externe est sur la même ligne que le corps du fémur ; le con-
...est fortement déjeté en dedans de l'axe de l'os et déborde en bas
...terne : aussi faut-il, pour les faire porter tous deux sur un même
...tal, que le fémur soit obliquement dirigé de haut en bas et de de-
...s. Ces deux condyles sont séparés l'un de l'autre, en arrière, par
...ure profonde, *échancrure intercondylienne* (*Fi*) ; ils convergent en (Échancrure)
...stituent par leur réunion une espèce de gorge ou de poulie, *tro-* (Trochlée.)
...qui répond à la rotule.

...de trochlée qui appartient au condyle externe, est plus considérable,
...et un peu plus élevée que celle qui
...condyle interne. Chaque condyle pré-
...cettes : 1° la *facette inférieure*, articulaire, (Facettes des condyles.)
...arrondie en arrière qu'en avant, ré-
...et à la rotule ; la facette inférieure du
...ne est plus saillante en arrière que
...yle externe ; 2° la *facette interne* du con-
...et la *facette externe* du condyle interne
...ment excavées et donnent insertion
...croisés ; 3° la *facette interne* du condyle
...*facette externe* du condyle externe présentent chacune un renfle-
...le nom de *tubérosité du fémur*. La *tubérosité interne*, plus considé- (Tubérosités du fémur.)
...en arrière, une dépression que surmonte le tubercule du grand
...jà décrit. La *tubérosité externe*, moins saillante, présente deux dé-
...parées par un tubercule facile à sentir à travers la peau, chez les
...es. La dépression inférieure est très-remarquable ; elle est disposée
...et donne insertion au tendon du muscle poplité.

Fig. 201.

Fémur vu par en bas (*).

...*connexions*. — Le fémur s'articule avec l'os coxal, qui lui transmet
...rps, et avec le tibia, sur lequel il appuie. Il répond aussi à la ro-
...

...*intérieure*. — De même que tous les os longs, le fémur est com-
...tie moyenne et spongieux à ses extrémités ; son canal médullaire
...tous les canaux du même genre.

...nt. — Le fémur se développe par *cinq* points d'ossification : *trois pri-*
...pour le corps et un pour chaque extrémité ; *deux épiphysaires*,
...le grand trochanter et un pour le petit.

...point qui paraisse est celui du corps : il devient manifeste du (Nombre des points d'ossification.)
...quarantième jour de la vie fœtale. C'est dans les quinze derniers
...fœtale que paraît le point osseux de l'extrémité inférieure ; il (Époque d'apparition du point osseux de l'extrémité inférieure.)
...tre du cartilage. La présence constante de ce point osseux dans
...férieure du fémur est d'une grande importance en médecine légale ;
...seul qu'un fœtus présente ce point osseux, on peut affirmer qu'il

(*) ...interne. — *El*, tubérosité externe. — *Cdl*, condyle externe. — *Cdm*, condyle interne. —
...intercondylienne. — *Li*, ligne intercondylienne.

est à terme. Le troisième apparaît au centre de la tête du fémur, ... première année qui suit la naissance. Le col n'a pas de point osseux ... il se forme par l'extension de l'ossification du corps. Le point osseux ... trochanter se forme à l'âge de trois à quatre ans; celui du petit ... la treizième à la quatorzième année.

Ordre de réunion.

L'*ordre de réunion* n'est pas, à beaucoup près, le même que celui ... La réunion ne commence qu'après la puberté et ne se termine qu'... que du développement complet. Le petit trochanter d'abord, puis le ... chanter et la tête ont successivement opéré leur réunion au corps ... la dix-huitième année. Ce n'est qu'après la vingtième année que l'... férieure, qui pourtant a paru la première, se soude au corps de l'...

Raréfaction du tissu spongieux du col du fémur chez le vieillard.

Chez le vieillard, la raréfaction du tissu spongieux qui constitue ... fémur, est telle que, chez un sujet, j'ai vu ce col creusé d'une ... central rempli de tissu adipeux, à la manière du corps d'un os long ... faction rend compte de la fréquence, à cet âge de la vie, des fractures ... fémur. La même disposition explique pourquoi, dans quelques ... fémur s'infléchit en bas, se raccourcit et s'atrophie, de telle manière ... du fémur dépasse à peine, en haut, le niveau du grand trochanter, ... elle est presque immédiatement appliquée.

§ 3. — DES OS DE LA JAMBE.

La jambe, troisième segment du membre inférieur, se compose ... longs et parallèles, unis entre eux par leurs extrémités, séparés l'un ... dans presque toute leur longueur par un espace elliptique, appelé ... *osseux*. De ces deux os, l'interne, très-volumineux, est le *tibia*, l'ex... grêle, est le *péroné*. On peut rattacher à la jambe la *rotule*, os con... dans la composition de l'articulation du genou.

1. — ROTULE.

Le plus important des os sésamoïdes.

Ainsi nommée à cause de sa forme arrondie, qui l'a fait comparer ... roue, la *rotule* tient, par son volume et par l'importance de ses fonc... mier rang dans un système d'osselets qu'on appelle *sésamoïdes* (de ... qu'on les a comparés à des graines de sésame, plante du genre ...

Les os sésamoïdes constituent un système particulier d'osselets, ... autour des articulations soumises à des pressions très-considérables ... sésamoïdes constants, il en est d'accidentels. Ainsi, on en rencontre ... ment dans les articulations métacarpo-phalangiennes du pouce et ... langiennes du premier orteil; le pisiforme du carpe, qui est un véri... moïde, est également constant, tandis qu'on en trouve quelquefois ... dans l'épaisseur des tendons des muscles jumeaux, à l'endroit où ... tre la partie postérieure des condyles. La rotule est constante, ...

La rotule est constante.

le plan de l'organisation; aussi la plupart des anatomistes la rangent ... les os du corps humain.

Situation. Mobilité.

Située au-devant du genou, la rotule est mobile dans l'extension ... tement proéminente dans la flexion de la jambe sur la cuisse. Sa ... permet d'échapper aux influences funestes de chocs extérieurs. Qu... rivé si, comme l'olécrâne, elle eût été soudée au tibia?

Variétés de forme et de volume.

...us les os, celui qui présente le plus de variétés, soit dans son volume, ...rapport de ses dimensions entre elles.

...aplatie d'arrière en avant, est triangulaire et présente une face an... ...face postérieure et une circonférence (1).

Face sous-cutanée.

...érieure ou *sous-cutanée,* convexe, est recouverte par un plan fibreux ...timement adhérent à l'os et continu, d'une part, avec le ligament ...d'autre part, avec le tendon du droit antérieur de la cuisse. Cette ...e recouverte par un prolongement de l'aponévrose fémorale, ou ...e expansion des muscles vaste interne et vaste externe. Une bourse ...intéressante est interposée entre la rotule et ce plan aponévroti... ...ourse synoviale manque quelquefois.

Face fémorale.

...érieure ou *fémorale* se moule sur la poulie que présente l'extrémité ...u fémur ; on y voit : 1° une ..., légèrement oblique de haut ...dehors en dedans, répondant ...à la poulie, qui présente la ...ité ; 2° de chaque côté de la ...facette articulaire concave, ...e sur le condyle correspon...ur ; et comme le condyle ex...ieur est plus large que l'in...ieur, il que la surface articulaire ...la rotule est également plus large que l'interne ; 3° une saillie ...linéaire, qui établit une séparation entre les trois quarts supé... ...face postérieure de la rotule et son quart inférieur ; ce dernier ...en contact avec la trochlée fémorale lorsque la jambe est étendue ...; une masse graisseuse se trouve alors interposée entre les deux ...iculaires.

Inégalité des deux facettes articulaires.

Fig. 202. A $\frac{1}{4}$ *Face antérieure de la rotule* (*).

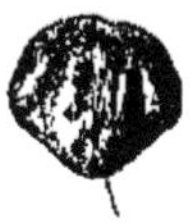

Fig. 203. A *Face postérieure.*

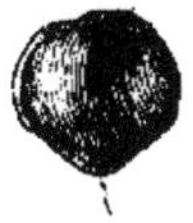

Fig. 204. A *Section antéro-postérieure.*

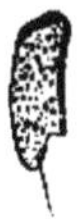

Base.

...érence de la rotule représente un triangle curviligne, dont la base, ...née en haut, donne attache, dans le tiers au moins de son épaisseur, ...s extenseurs de la jambe, et dont le *sommet* (A, *fig.* 202, 203, 204), ... dirigé en bas, donne attache au ligament rotulien. Les *bords laté*...nces et donnent insertion au tendon aponévrotique du *vaste externe* ...*terne,* ainsi qu'à de petits faisceaux ligamenteux fixés, d'une autre ...bérosités du fémur, et qu'on peut appeler *ligaments latéraux* ou ...*otule.* Il en résulte qu'à l'exception de sa face postérieure, qui est ...la rotule est de toutes parts enveloppée de tissu fibreux, disposition ...avec le mode de développement propre à la rotule et qui a une ...ortance dans la consolidation des fractures de cet os (2).

Sommet.

Bords latéraux.

...ettre en position, il faut tourner sa base en haut, diriger en arrière la face ...s facettes par une crête verticale, et placer en dehors celle de ces facettes ...large.

...ue le bord interne de la rotule d'avec son bord externe à une dépression ou ...e, continue à la facette postérieure interne. Cette particularité s'explique ...s rapports qu'affecte le bord interne de la rotule avec le bord interne du ...du fémur, dans la flexion de la jambe : ce bord interne du condyle s'im...ue sorte sur la rotule. Il n'en est pas de même du bord externe par rapport ...rne. Cette disposition, qui permet la distinction facile de la rotule droite ...gauche, m'a été indiquée par Lenoir.

Conformation intérieure.

Conformation intérieure. — Entièrement spongieuse, la rotule est avant, par une lame mince de tissu compacte qui, par une excep marquable dans les os courts, semble formée de fibres verticales Cette apparence est due aux ouvertures vasculaires assez nombreu est perforé. La texture de la rotule, éminemment spongieuse, la re ceptible de fracture, soit par choc direct, soit par contraction mus

Un seul point d'ossification.

Fig. 205.

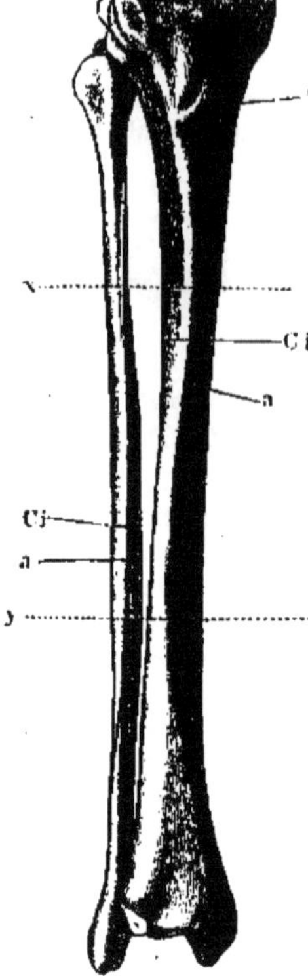

$\frac{1}{4}$

Face antérieure du tibia et du péroné (*).

Développement. — La rotule se dével seul point osseux ; ce n'est que dans et exceptionnels, tels que le cas cité p qu'on en trouve plusieurs.

L'ossification se manifeste dans deux ans et demi.

II. — TIBIA.

Situation.

Le *tibia*, le plus interne et le plus des os de la jambe, est situé entre repose sur son extrémité supérieure, sur lequel il s'appuie.

Volume.

Figure.

Le tibia est, après le fémur, le plus et le plus long des os du squelette. extrémité supérieure, il se rétrécit moyenne en prenant la forme d'un pri laire, et se renfle de nouveau inférieu coup moins cep son extrémité sup

Fig. 206.

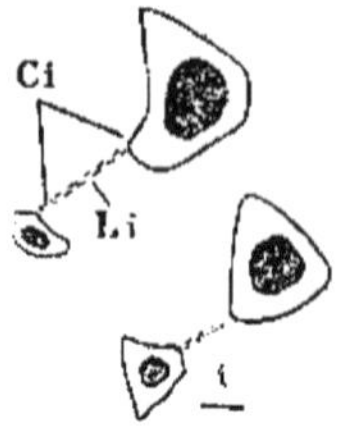

Ci

Li

Section transversale des os de la jambe suivant les lignes x, y, de la figure 205 (**).

La partie la m neuse du tibia ne pas à la partie l'os, ainsi qu'on fémur, mais bien deux tiers supéri tiers inférieur ; dans ce point que par contre-coup plus souvent.

Direction.

Le tibia est ver séquemment les sont parallèles. C est bien différente de celle du fémur, qui est oblique de haut dehors en dedans. Chez les individus dont les fémurs sont trè dedans, les tibias, au lieu d'offrir la direction verticale, sont obli rigés de dedans en dehors et de haut en bas.

Double inflexion latérale.

Considéré dans son axe propre, le tibia présente une double rale, telle que son extrémité supérieure est dirigée en dehors, tandi mité inférieure se dirige un peu en dedans. Lorsque cette dernièr

(*) *a*, bord antérieur. — *Tp*, tubérosité antérieure du tibia. — *Ci*, crête interosseuse.
(**) Ci, crête interosseuse. — *Li*, ligament interosseux.

on dit qu'il y a *cambrure des jambes*. Enfin le tibia présente une à sa partie inférieure (1).

que tous les os longs, le tibia présente un corps et deux extrémités (2). Il a la forme d'un prisme triangulaire (*fig.* 206), et cette forme, qui dans la plupart des os longs, n'est nulle part prisée que dans le tibia. Nous aurons donc à cet os trois faces et trois bords.

Le corps représente un prisme triangulaire.

faces, l'une est externe, l'autre interne, la postérieure.

Fig. 207.

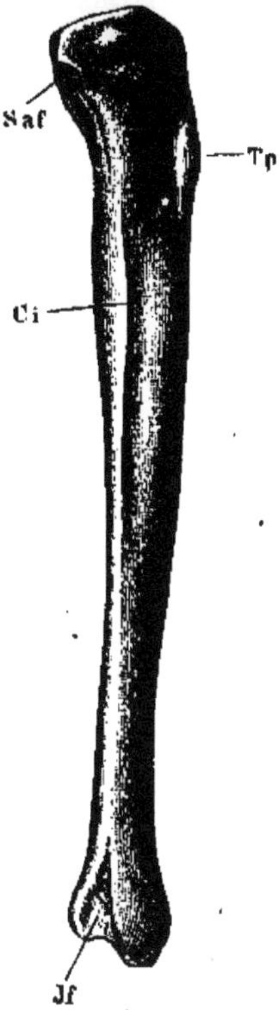

Face externe du tibia (*).

Face interne.

interne est recouverte, dans sa partie supérieure, ment latéral interne et par les tendons dont porte le nom de *patte d'oie;* dans tout le reste due, cette face est placée immédiatement sous situation superficielle de la face interne plique en partie la facilité avec laquelle cet ure par choc direct; elle rend compte aussi ence des caries, nécroses et exostoses du tibia. ant, la face interne se rétrécit progressivement inférieure de l'os. Elle regarde obliquement et en avant dans ses trois quarts supérieurs, ent en dedans dans son quart inférieur.

Face externe.

externe présente, dans la plus grande partie de mais surtout en haut, une dépression vergée et dont la profondeur est en raison lume du muscle jambier antérieur, auquel ttache dans toute son étendue. Inférieure-externe du tibia se dévie en avant, déviation avec le changement de direction de plusieurs s vaisseaux qui, placés d'abord à la partie tibia, passent ensuite au-devant de cet os. Il nt, un rapport constant entre les changection des os et ceux des tendons et des vaisavoisinent.

Déviation en avant de la face externe.

postérieure (*fig.* 208), large en haut, se rétrécit ment de haut en bas ; on y remarque, près de rieure : 1° une ligne inégale, obliquement ant en bas et de dehors en dedans (L*p*); à insèrent plusieurs des muscles profonds de la partie postérieure de au-dessus de cette ligne, une surface triangulaire, recouverte par

Ligne oblique.

Surface poplitée.

(*) péronéale. — Tp, tubérosité antérieure. — Ci, crête interosseuse. — Jf, surface arti-

(1) de courbure antéro-postérieure, l'inflexion latérale en sens alternatifs, de ure torsion, me paraissent avoir pour but la plus grande solidité de l'os. s, jointes à la présence du péroné, expliquent pourquoi le tibia, quoique rter un poids plus considérable que le fémur, est cependant moins volu-

(2) re le tibia en position, il faut tourner en haut l'extrémité la plus voluen avant l'angle le plus saillant de sa diaphyse et en dedans l'apophyse son extrémité inférieure.

le muscle poplité, qui la sépare de l'artère poplitée ; 3° au-dessous d
ligne, l'orifice du conduit nourricier, qui pénètre l'os obliqueme

Conduit nourricier. bas. C'est dans ce conduit nourr
considérable peut-être de tous ceux
tent les os longs, que j'ai vu pén
nerveux, accompagnant l'artère n
tibia ; 4° depuis la ligne oblique ju
mité inférieure du tibia, la face p
cet os présente une surface lisse,
à peu près uniforme, et divisée d
sa longueur par une ligne vertic
moins marquée chez les différents

Fig. 208.

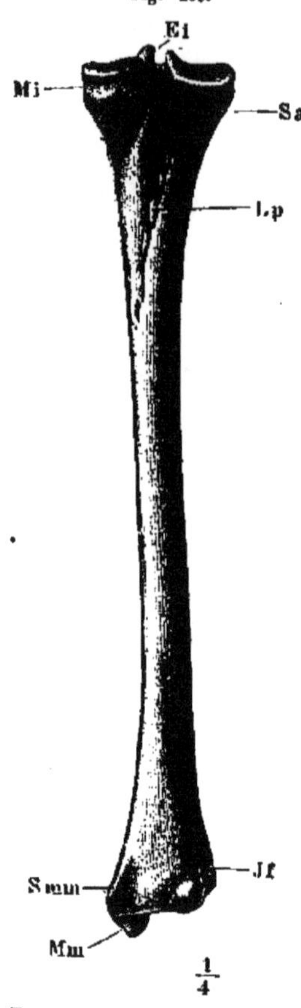

$\frac{1}{4}$

Face postérieure du tibia (*).

Crête du tibia. Des trois *bords* ou arêtes que prés
l'un, *antérieur*, immédiatement p
peau, à travers laquelle il est facil
est mousse et arrondi dans son q
tranchant dans ses trois quarts sup
position qui lui a valu le nom de
Ce bord, qui donne attache à l'apo
bière, est légèrement incliné en
partie supérieure, et en dedans à sa
rieure ; il reproduit donc exactem
inflexion alternative de l'os.

Bord externe ou interosseux. Le *bord externe* (Ci) donne attache
interosseux ; il se bifurque à sa
rieure et
les deux
cavité artic
nous parl
crivant l'
férieure d
Le *bord*
coup moi
que les
fournit pl
tions musc

Fig. 209.

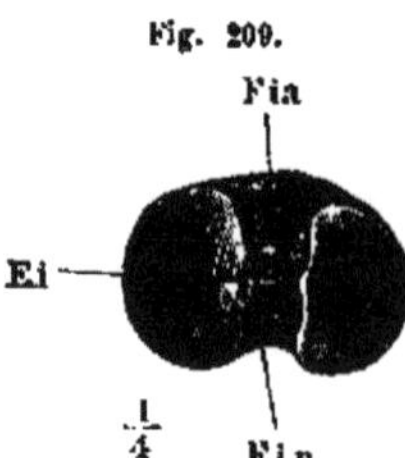

$\frac{1}{4}$

Face supérieure du tibia (**).

Extrémité supérieure. B. *Extrémité supérieure* ou *fémorale*. — D'un volume double, au mo
de l'extrémité inférieure (2), elle est beaucoup plus étendue tran

(*) *Mi*, gouttière sous-glénoïdale. — *Ei*, épine du tibia. — *Saf*, facette péronéale. —
— *Mm*, malléole interne. — *Smm*, gouttière de la malléole interne. — *Jf*, surface artic

(**) *Fia*, dépression intercondylienne antérieure. — *Fip*, dépression intercondylienne p
épine du tibia.

(1) La situation superficielle du bord antérieur du tibia le rend très-pr
guide au chirurgien, pour le diagnostic et la coaptation des fractures de la
part, elle l'expose à de fréquentes lésions par l'action des corps extérieu
rare de voir ce bord brisé et en quelque sorte écorné par les projectiles qu
dre à canon.

(2) Le volume de cette extrémité supérieure est exactement proporti
l'extrémité inférieure du fémur.

en arrière. Elle présente deux facettes articulaires, horizontales, concaves, ovalaires, à grand diamètre antéro-postérieur, désignées sous le nom de *condyles*, et qu'on peut appeler *cavités glénoïdes* facettes, qui s'articulent avec les condyles du fémur, ne sont pas semblables : l'interne est plus longue, moins large et plus pro-externe. Elles sont séparées l'une de l'autre par une éminence py-montée de deux tubercules aigus ; cette éminence, qui porte le *du tibia* (Ei), est plus rapprochée de la partie postérieure que de la eure de l'os. En avant et en arrière de l'épine du tibia, sont deux raboteuses (fossa intercondyloïdea ant. et post., F*ia*, F*ip*), qui don-aux ligaments croisés.

Cavités glénoïdes du tibia.

Épine du tibia.

glénoïdes sont supportées par deux renflements considérables, *tubérosités* du tibia. La *tubérosité interne*, plus volumineuse que ente, en arrière, une gouttière horizontale (M*i*, *fig*. 208), dans la- une des divisions du tendon du demi-membraneux. La *tubérosité* volumineuse, mais plus saillante en arrière que l'interne, offre stérieure une petite facette presque circulaire, *facette péronéale* ticule avec une facette correspondante du péroné.

Tubérosité interne.

Gouttière tendineuse.

Facette péronéale.

ubérosités du tibia sont séparées, en arrière, par une échancrure e, et en avant, par une surface triangulaire, criblée de trous vascu-inée inférieurement par une éminence qui constitue la *tubérosité tibia* (Tp, *fig*. 208). Cette éminence, au-dessous de laquelle com-e de l'os, est saillante et rugueuse en bas, où elle donne attache muscles extenseurs de la jambe (1), lisse dans sa moitié supérieure, à ce même tendon par l'intermédiaire d'une membrane syno-

Tubérosité antérieure du tibia.

sité antérieure du tibia part, en dehors, une ligne saillante, ter-par un renflement osseux qui fait un relief très-prononcé chez et peut être facilement senti à travers la peau. Ce renflement petite apophyse d'insertion, qui donne attache au muscle jam-et au tendon aponévrotique du fascia lata.

Tubercule du jambier antérieur.

inférieure ou tarsienne. — Beaucoup moins volumineuse que l'ex-eure, elle est de forme à peu près quadrangulaire et, comme cette plus grand diamètre dirigé transversalement ; sa face inférieure *cavité articulaire* superficielle, quadrilatère, oblongue transver-e d'avant en arrière, plus large en dehors qu'en dedans et di-légère saillie antéro-postérieure en deux portions inégales. Cette avec la poulie astragalienne.

Cavité articulaire astragalienne.

de l'extrémité tarsienne présente : 1° *en avant*, une surface con-elques inégalités pour des insertions ligamenteuses et répondant muscles extenseurs de la jambe ; 2° *en arrière*, une surface qui offre une dépression peu profonde, à peine marquée chez destinée au tendon du long fléchisseur du gros orteil. Il ne faut tte dépression avec une gouttière oblique située en dedans et

Coulisse tendineuse.

rosité antérieure tellement considérable que plusieurs praticiens, peu naissance des variétés anatomiques de cette tubérosité, avaient cru à ostose et soumis leur prétendu malade, jeune homme âgé de qua-des frictions mercurielles.

Cavité articulaire péronéale.

dont il sera parlé à l'occasion de la malléole interne; 3° cavité triangulaire, large et lisse en bas, étroite et inégale dans supérieurs (incisura fibularis, *If*, *fig.* 207), et qui s'articule

Malléole interne.

4° *en dedans*, une apophyse épaisse, quadrilatère, aplatie de dehors c'est la *malléole interne* Mm. *fig.* 208 211). Cette apophyse, qui se déjette forme un relief très-prononcé à la partie inférieure interne du tibia fait reposer la face postérieure du tibia sur un plan horizontal, que les deux tubérosités de l'extrémité supérieure portent sur que la malléole interne s'en éloigne d'une distance assez considé

Sa situation par rapport à la tubérosité interne.

mine en avant; elle est donc sur un plan antérieur à celui qu'occ rosité interne du tibia, ce qui dépend de l'espèce de torsion que dans sa partie inférieure.

La *face interne* de la malléole est convexe et placée immédiat peau; sa *face externe*, triangulaire, encroûtée de cartilage, fait part de réception de l'astragale et se continue presque à angle droit

Coulisse tendineuse de la malléole interne.

articulaire inférieure du tibia. Le *bord antérieur*, inégal, donne fibres ligamenteuses. Le *bord postérieur*, plus épais que l'antérieur gouttière (Smm, *fig.* 208), obliquement dirigée de haut en bas dedans, quelquefois double, et dans laquelle passent les tendons cles jambier postérieur et long fléchisseur des orteils. La *base* très-épaisse, se continue avec le corps du tibia. Le *sommet*, tron ment échancré, donne attache au ligament latéral interne de l' la jambe avec le pied.

Résumé des connexions. — Le tibia s'articule avec le fémur, l'astr roné; il s'articule aussi avec la rotule, mais d'une manière indire termédiaire du ligament rotulien.

Conformation intérieure. Formé de tissu compacte dans sa portion l'on trouve un canal médullaire d'une grande capacité, le tibia à ses deux extrémités, qui sont percées d'un grand nombre de tro

Nombre de points d'ossification.

Développement. — Le tibia se développe par *trois points d'ossifica* le corps, deux pour les extrémités. Quelquefois il en existe quatre une fois la malléole interne développée par un point particulier rencontré le même fait pour la tubérosité antérieure.

Époque et ordre d'apparition.

Le point osseux du corps paraît le premier, du trente-cinquièm tième jour de la vie fœtale, à la même époque à peu près que celu fémur; quelquefois même, ainsi que j'en ai observé un exemple, celui du fémur. Le germe osseux de l'extrémité supérieure se ordinairement vers la fin de la première année qui suit la naiss jamais vu précéder l'époque de la naissance. Ce n'est que dans deuxième année que l'extrémité inférieure s'ossifie. La malléole prolongement du point d'ossification de cette extrémité.

Ordre de réunion.

La *réunion* de toutes ces pièces n'est complète qu'à l'époque de loppement, c'est-à-dire de la dix-huitième à la vingt-cinquièm commence toujours par l'extrémité inférieure, qui cependant dans l'ordre d'apparition.

Une remarque importante, et qui, du reste, s'applique à la plu mités articulaires, c'est que l'épiphyse supérieure du tibia ne co

Plateau apophysien.

trémité supérieure du tibia toute entière, mais seulement une es horizontal, qui supporte les cavités articulaires. Il faut encore

...rieure du tibia résulte d'un prolongement vertical du plateau ...physe supérieure. Il semblerait, sur quelques sujets, que cette tu...rieure se développe par un point d'ossification

Son prolongement inférieur.

III. — PÉRONÉ.

...é de περόνη (*fibula*, agrafe), parce que, suivant ... été comparé à une espèce d'agrafe en usage ...ens, le péroné est situé en dehors du tibia.

Situation.

...omprendre la description de cet os, il faut lui ...exactement la position qu'il occupe dans le ...est situé, inférieurement, à la partie externe ...rieurement, à la partie externe et postérieure ...(1).

Volume.

...que le tibia, le péroné est extrêmement grêle ; ... plus grêle de tous les os longs, et peut, par ...ture, être reconnu au premier coup d'œil.

Direction.

...est dirigé verticalement, légèrement déjeté ... partie inférieure. C'est de tous les os longs ...le plus tordu sur lui-même et celui sur lequel ...ieux vérifier cette loi d'ostéologie, savoir, que ...*rsions des os sont en rapport avec les changements* ...*oit des tendons, soit des vaisseaux* (2).

Torsion en rapport avec la déviation des tendons.

...se divise en *corps* et en *extrémités*.

...a la forme d'un prisme triangulaire (*fig.* 206). ...oir son mode de conformation, il faut savoir ...clés qui, en haut, occupent la région externe ...ontournent en arrière inférieurement. Dès lors ...concevoir comment la face externe du péroné ...érieure dans son cinquième inférieur, d'ex...était dans ses quatre cinquièmes supérieurs.

Dépression en gouttière.

...rne (*fig.* 205) est profondément excavée en ... le sens de sa longueur et donne insertion à ...nommés *péroniers latéraux*. Elle est lisse dans ...rieure, déviée en arrière.

Crête du ligament interosseux.

...rne est divisée en deux parties inégales par ...itudinale (*Ci*), à laquelle s'attache le ligament interosseux. La ...te face qui est au-devant de la crête, est beaucoup plus étroite

Fig. 210.

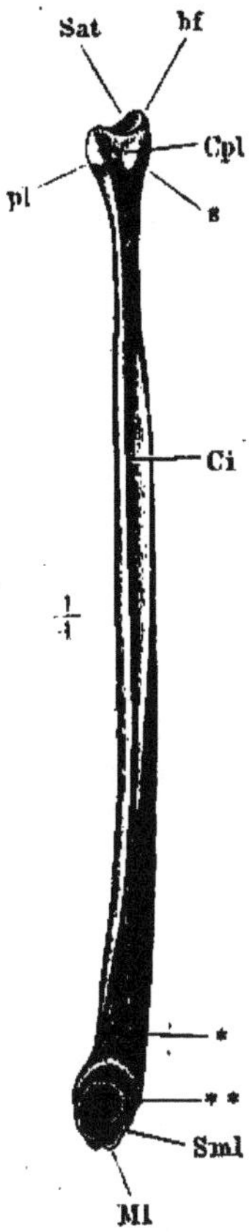

Péroné vu du côté interne (*).

...iculaire tibiale. — *Cpl*, tête du péroné. — *bf*, apophyse styloïde. — *pl*, insertion du ..., insertion du soléaire. — *Ci*, crête interosseuse. — *Sml*, coulisse des muscles péro... malléole externe. — *, surface triangulaire, articulée avec le tibia. — **, surface ...ngale.

...re le péroné en position, il faut chercher celle de ses extrémités qui est ... en bas, en ayant soin de tourner en dedans la facette articulaire qu'on ...avant le bord le moins épais de l'éminence qui constitue cette extrémité.

... du péroné, comme d'ailleurs celle de la plupart des os longs, n'est qu'ap... de la manière dont sont disposées les faces de l'os, qui, au lieu d'être ...aillées obliquement autour de l'os.

que l'autre et, chez certains sujets, n'a pas plus de 4 millimètres; elle donne attache aux muscles de la région antérieure de la jambe; postérieure, plus considérable, s'insère le muscle jambier postérieur devient antérieure en bas.

La *face postérieure* du péroné, étroite en haut, s'élargit inférieurement, devient interne, et se termine par une surface raboteuse, sur laquelle les ligaments qui unissent le péroné au tibia. Cette face est destinée à des insertions musculaires; elle présente l'orifice du conduit nourricipal, qui pénètre l'os obliquement de haut en bas. Souvent cet orifice sur la face interne de l'os.

Déviation des bords.

Les *trois bords* participent aux déviations que présentent les faces; bord *externe* devient postérieur inférieurement; le *bord antérieur* devient externe et se bifurque; le *bord interne* devient antérieur; partie déviée, il forme la continuation de la crête du ligament que nous avons signalée à la face interne, et, comme cette crête, tache au ligament interosseux. Tous ces bords sont destinés à des muscles et de cloisons aponévrotiques et se font remarquer par forme de crête.

Leur relief en crête.

Facette articulaire tibiale supérieure.

B. L'*extrémité suprieure* ou *tête* du péroné présente une *facette* plane ou très-légèrement concave, qui s'articule avec une facette dante du tibia; en dehors sont des empreintes inégales pour muscles biceps et long péronier latéral (*pl*) et du ligament latéral l'articulation du genou. A la partie postérieure de cette tête se physe, destinée à l'insertion du tendon du biceps et dont le dévelo riable suivant les sujets, est en raison directe du développement c'est l'*apophyse styloïde* du *péroné* (*bf*).

Malléole externe.

C. L'*extrémité inférieure* ou *malléole externe* (*Ml*) déborde de beau articulaire inférieure du tibia; elle hors, le pendant de la malléole surpasse en longueur et en épaisseur dehors en dedans, la malléole externe 1° une *face externe*, convexe et sous-cu *face interne* (**, *fig.* 210), articulée par une facette couverte de cartilage plète en dehors l'espèce de mortaise réunion des extrémités inférieures péroné (*fig.* 211) : au-dessous et en facette, est une excavation profonde dans laquelle s'insère un des ligaments externes de l'articulation tibio-tarsienne est une surface triangulaire rugueuse cule avec le tibia (*); 3° un *bord antérieur* attache au deuxième ligament latéral la même articulation; 4° un *bord postérieur*, plus épais et creusé d'une coulisse superficielle (*sulcus malleoli lat.*, *Sml*), pour le passage dons réunis des deux muscles péroniers; 5° un *sommet*, où se fixe ligament latéral externe de l'articulation tibio-tarsienne.

Facette astragalienne.

Coulisse des tendons postérieurs.

Fig. 211.

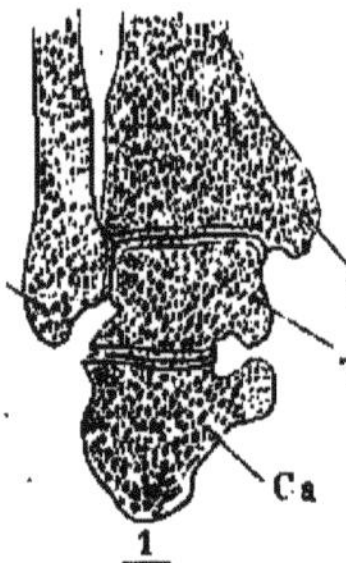

Section verticale et transversale des os de la jambe et du tarse (*).

(*) *Ml*, malléole externe. — *Mm*, malléole interne. — *Ta*, astragale. — *Ca*, calcanéum

...*onnexions*. — Le péroné forme la partie externe de la jambe ; il ... le tibia et l'astragale.

...*intérieure*.—Spongieux à ses extrémités, le péroné est compacte à ...yenne, où il présente un canal médullaire très-étroit. La texture ...corps du péroné, jointe à sa gracilité, lui donne la flexibilité et l'é...ticités. On peut le considérer comme une espèce de *ressort* de l'arti...tarsienne, sans cesse mis en action par les mouvements de latéra... Cette flexibilité me paraît pouvoir être portée assez loin pour que ...nne s'appuyer contre le tibia. L'homme seul présente, dans la tex...né, une disposition aussi favorable pour le mouvement de ressort.

Flexibilité et élasticité du péroné.

...ent. — Le péroné se développe par *trois* points : un pour le corps, ...que extrémité. Le point osseux du corps du péroné paraît un peu ...u corps du tibia, du quarantième au cinquantième jour de la vie ...naissance, les deux extrémités sont encore cartilagineuses. Ce n'est ...deuxième année qu'un point osseux apparaît pour l'extrémité infé...q ans apparaît celui de l'extrémité supérieure.

Nombre des points osseux.

...des extrémités avec le corps n'a lieu qu'à l'époque du développe...ts, de ...vingt- ...l'ex- ...rieure ...uf la

Époque de la réunion.

...PIED.

..., pour ...abdo- ...qu'est ...r les ...oraci- ...e l'au- ...es des ...r mé- ...anisa- ...s deux ...ment ...qui ...pport ...sages ...pied,

Le pied et la main sont les variétés d'un même type.

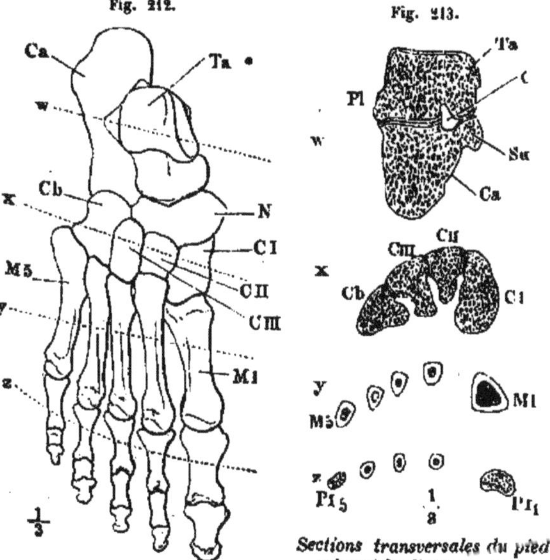

Face supérieure du pied (*).

Sections transversales du pied suivant les lignes w, x, y, z de la figure 212 (**).

...offre des conditions de solidité évidemment en rapport avec sa ...qui est de servir de support à tout l'édifice ; tandis qu'à la main ...les conditions de mobilité.

...compose de vingt-six os. Il présente (*fig.* 212), en arrière, un

(*) ... — Ta, astragale. — Cb, cuboïde. — N, scaphoïde. — CI, CII, CIII, cunéiformes. — ...s.

(**) ...externe de l'astragale. — CI, canal du tarse. — Su, petite apophyse du calcanéum. — ...phalanges des orteils. — Les autres lettres comme dans la figure 212.

massif osseux, composé de sept pièces solidement articulées entre e
Tarse. *tarse*; de ce massif osseux partent, en avant, cinq pyramides paral
sées chacune de quatre colonnes, excepté la première ou la plus
Métatarse. n'en présente que trois. Les cinq premières colonnes forment l
Orteils. (M[1]... M[5]); les colonnes qui suivent, constituent les *orteils* (z).

Volume du pied. Le *volume* du pied, supérieur à celui de la main, varie chez les in dividus. L'excès de volume du pied se rapporte à l'épaisseur, à la mais non à la largeur, qui est moindre que celle de la main.

Direction. Le pied est *dirigé* horizontalement d'avant en arrière, et fait avec angle droit, bien différent en cela de la main, dont l'axe diffère peu l'avant-bras.

Forme. Le pied est aplati de haut en bas, excavé à sa partie interne, étroi

Fig. 214.

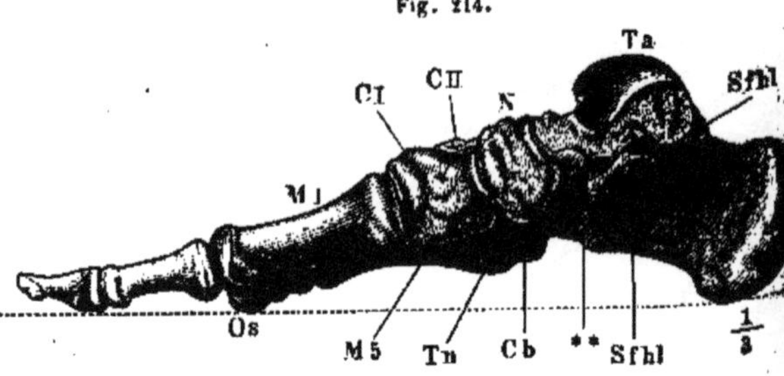

Pied vu par sa face interne (*).

où il offre une hauteur assez considérable, moins épais et plus extrémité antérieure, qui est digitée. Il présente à considérer :

Fig. 215.

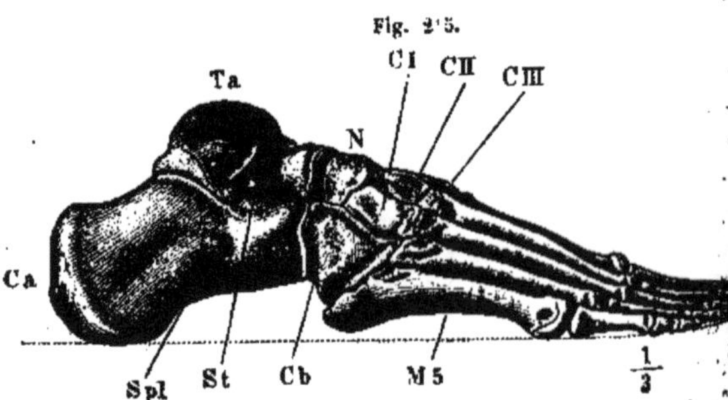

Pied vu par sa face externe (**).

Ses régions. 1° Une *face supérieure* ou *dorsale*, convexe : *dos du pied*;

2° Une *face inférieure* ou *plantaire*, *plante du pied*, offrant une dou dans le sens antéro-postérieur et dans le sens transversal;

(*) *Ca*, calcanéum. — *Ta*, astragale. — N, scaphoïde. — *CI*, *CII*, premier et deuxiè *Cb*, cuboïde. — *Sfhl*, gouttière du long fléchisseur du gros orteil. — **, portion de la qui répond au ligament calcanéo-scaphoïdien. — *Tn*, tubercule du scaphoïde. — M[1] — *Os*, os sésamoïde.

(**) *Spl*, gouttière du muscle long péronier latéral. — *St*, sinus du tarse. — Les au dans la figure précédente.

... *interne* ou *tibial*, très-épais, qui répond au gros orteil ;
... *externe* ou *péronéal*, qui répond au petit orteil ;
...*rémité postérieure* ou *calcanéenne* ;
...*rémité antérieure* ou *digitale*.
...ns décrire successivement le tarse, le métatarse et les orteils.

§ 1. — DU TARSE.

...ue le carpe ne forme que la sixième partie de la main, le tarse, qui ...ue du carpe, constitue à lui seul la moitié postérieure du pied. Son ...ntéro-postérieur surpasse de plus du double son diamètre transverse, ... qui est précisément l'inverse de celle qu'on observe au carpe. Diamètre du tarse.

... représente une voûte à convexité tournée en haut, et qui, inférieu... excavée dans le sens trans... dans le sens antéro-postérieur. ... reçoit sur son sommet le ... jambe. Ce n'est pas, au reste, ... au mécanisme des voûtes ... porte la disposition qui vient ...; elle a surtout pour objet ... excavation protectrice à ... qui ne seraient pas compri... ...ment dans la station et la ...n. Étroit et libre à son extré... ...térieure, le tarse s'élargit pro... ...ent d'arrière en avant. Sa forme en voûte.

Fig. 216.

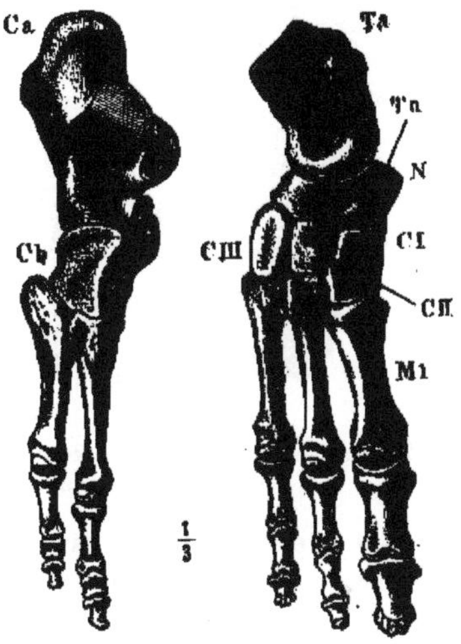

Face supérieure du pied, divisé en deux moitiés latérales (*).

... est formé de sept os, dispo... ...eux rangées. La première, ...*mbière*, ne comprend que ...e *calcanéum* (Ca) et l'*astragale* ...; la deuxième, ou *rangée mé*... ...se compose de cinq os, qui ...*phoïde* (N), le *cuboïde* (Cb), et ...*iformes* (CI, CII et CIII). Les ...ngée jambière du tarse, au ...isposés sur une ligne trans... ...me ceux de la première rangée du carpe, sont superposés. Un seul ... concourt à l'articulation de la jambe avec le pied : c'est l'as... Des deux rangées du tarse.

A. — Première rangée, ou rangée jambière.

1° Astragale.

... placé au-dessous du tibia, au-dessus du calcanéum, en dedans de ... malléolaire du péroné, derrière le scaphoïde, formant comme le ... la voûte tarsienne, est le second des os du tarse pour le volume. Position. Figure.

(*) ...um. — Cb, cuboïde. — Ta, astragale. — N, scaphoïde. — Tn, apophyse du scaphoïde. — ...iformes. — M¹, 1er métatarsien.

Très-irrégulièrement cuboïde, allongé d'avant en arrière, aplati de
il présente à considérer six faces (1).

Trochlée astragalienne. 1° La *face supérieure* ou *tibiade* (*fig.* 212, 216, 220) est articulaire,
trochlée ou poulie, et s'adapte exactement à la surface inférieure
avant et en arrière de la trochlée sont des inégalités à insertion
teuse.

Facettes calcanéennes. 2° La *face inférieure* ou *calcanéenne* présente deux facettes articu
rées l'une de l'autre par une *rainure* à insertion ligamenteuse, rai
Rainure astragalienne. *lienne* (*sulcus interarticularis*, *Si*, *fig.* 217); rainure très-profonde,
dirigée d'avant en arrière et de dehors en dedans, plus large dans
sens que dans le second. La facette articulaire située en arrière (F
considérable; elle est en même temps externe par rapport à l'autre
et oblongue dans
gouttière. La fa
au-devant de cette
planiforme et plus
l'autre, et souvent
deux facettes p
(*Fma*, *Fmp*) par u
astragalienne an
Toutes deux s'arti
le calcanéum.

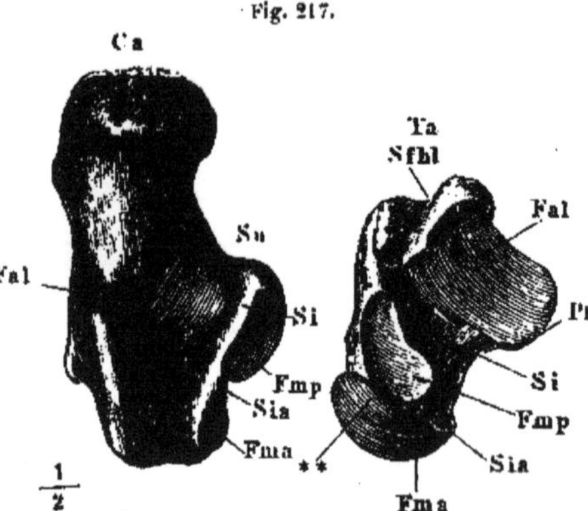

Fig. 217.

Calcanéum vu par la face supérieure, et astragale vu par la face inférieure (*).

Facette malléolaire interne. 3° Des deux f
ou *malléolaires* de
l'*interne* (*fig.* 214)
en haut, dans
peu considérable,
malléole interne;
présente une dép
teuse, donnant a
gament latéral interne de l'articulation du pied.

Facette malléolaire externe. 4° La *face externe* de l'astragale (*fig.* 215), articulaire dans toute
est triangulaire comme la facette correspondante de la malléole
laquelle elle s'articule.

Il faut noter que les facettes articulaires des deux côtés de l'astr
tinuent, sans interruption de surface, avec la face articulaire supé
ou la trochlée.

Tête de l'astragale. 5° La *face antérieure* ou *scaphoïdienne* (*fig.* 217, 218 et 219), conv
nom de *tête de l'astragale*; elle est articulaire et se continue inférie

(*) *Fal*, facette articulaire externe. — *Ca*, calcanéum. — *Si*, rainure calcanéenne. — S
du calcanéum. — *Fmp*, facette articulaire interne et postérieure. — *Sia*, rainure calca
— *Fma*, facette articulaire interne et antérieure.

Ta, astragale. — *Sfhl*, gouttière du long fléchisseur du gros orteil. — *Fa'*, facette a
— *Pl*, apophyse externe. — *Si*, rainure astragalienne. — *Fmp*, facette interne et p
rainure astragalienne antérieure. — *Fma*, facette articulaire interne et antérieure.
tête de l'astragale en rapport avec le ligament calcanéo-scaphoïdien.

(1) Pour le mettre en position, il faut tourner en haut la face qui prés
poulie, en avant l'extrémité arrondie en segment de sphère, et en dehors
de la poulie qui a une forme triangulaire.

...éenne antérieure de l'os. Cette tête est supportée par une portion ...sertion ligamenteuse, qui constitue le *col de l'astragale*. Son col.

...postérieure (*fig.* 220) a très-peu d'étendue; elle consiste tout sim- Coulisse tendineuse.

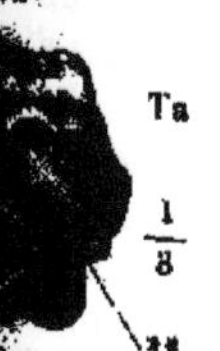

...du calcanéum ...gale dans leurs ...turels (*).

Fig. 219.

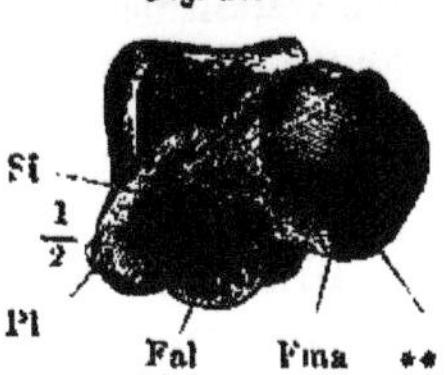

Face antérieure de l'astragale, un peu relevé en avant (**).

Fig. 220.

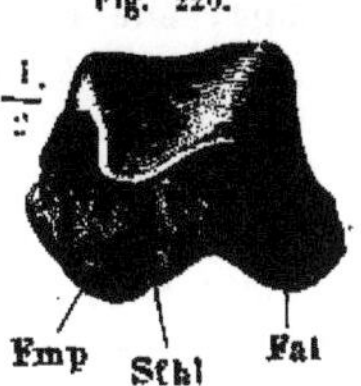

Face postérieure de l'astragale (***).

...une coulisse oblique de haut en bas et de dehors en dedans (S*fhl*) ...le glisse le tendon du long fléchisseur du gros orteil.

2° Calcanéum.

..., *os du talon*, situé au-dessous de l'astragale, à la partie pos-...térieure du pied, est le plus volumineux de tous les os du tarse. Il ... forme irrégulièrement cuboïde, ayant sa plus grande étendue ...rière; il est aplati transversalement (1). Son volume et sa longueur Volume. ...t avec le double usage qu'il ...ransmettre immédiatement ...s du corps et de servir de ...s muscles qui étendent le ...mbe. Nous ferons remarquer ...mité postérieure, si volumi-...tue le *talon*, dont la direc-...tale chez l'homme, est une Direction horizontale. ...s les plus avantageuses à ...ticale.

Fig. 221.

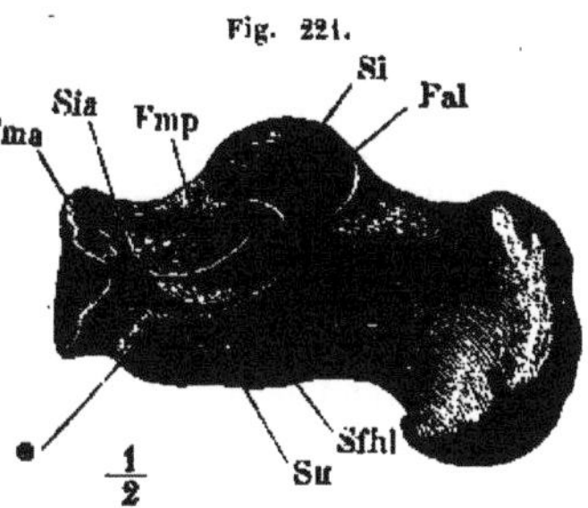

Calcanéum vu par sa face interne (***).

...e six faces au calcanéum: ...ure ou *astragalienne*, pré-...vant, deux et souvent trois Facettes astragaliennes. ...ulaires, qui correspondent à celles de la face inférieure de l'as-

...m. — *Ta*, astragale. — *St*, sinus du tarse. — **, portion de la tête de l'astragale qui ...t calcanéo-scaphoïdien.
...astragalienne. — *Pl*, apophyse externe. — *Fal*, facette articulaire externe. — *Fam*, fa-...terne.—**, portion de la tête de l'astragale qui répond au ligament calcanéo-scaphoïdien.
...e articulaire interne et postérieure. — *Sfhl*, gouttière du long fléchisseur du gros orteil. ...ticulaire externe.
...articulaire externe. — *Si*, rainure calcanéenne. — *Fmp*, facette interne et postérieure. ...canéenne antérieure. — *Fma*, facette interne et antérieure. — *Su*, petite apophyse du ..., gouttière du long fléchisseur du gros orteil. — *, tubercule qui limite, en avant, la ...u

...mettre en position, il faut tourner en arrière l'extrémité de son plus grand ...résente une large surface triangulaire rugueuse, diriger en haut le sommet ...en dedans la face latérale qui est excavée en gouttière.

Rainure oblique.

tragale. La facette postérieure, qui est la plus considérable, est ... est séparée de l'antérieure par une rainure moins profonde que ce... gale et dirigée, comme elle, obliquement d'avant en arrière et de... dedans. Toute la portion non articulaire de cette face déborde en... tragale; elle est aplatie transversalement, légèrement concave... arrière, et d'une longueur qui varie chez les différents sujets; d'où... de saillie du talon (1).

Causes des différences individuelles dans la saillie du talon.

Tubérosités. Elles constituent essentiellement le talon.

2° La *face inférieure* ou *plantaire* (*fig.* 241) du calcanéum est p... épais qu'une véritable face; sa direction est oblique de bas en h... en avant. On y remarque, en arrière, *deux tubérosités*, dont l'in... coup plus considérable que l'externe. Toutes deux servent à ... musculaires; mais leur principal usage est de supporter en arrière l... corps : aussi sont-ce ces éminences qui constituent essentiellement l... l'homme.

3° La *face externe* (*fig.* 215) est située superficiellement, d'où la fr... lésions du calcanéum en dehors et la possibilité de l'atteindre dans... les instruments chirurgicaux. Cette face, qui est convexe, est étroi... où elle présente deux coulisses superficielles, séparées l'une de l'a... tubercule osseux; les deux coulisses donnent passage aux tendons... péroniers latéraux. A sa partie antérieure et supérieure, elle porte u... bercule osseux, sur lequel on se guide dans l'amputation partielle... la méthode de Chopart.

Coulisses des péroniers latéraux.

Gouttières protectrices des vaisseaux, nerfs et tendons.

4° La *face interne* (*fig.* 221) est profondément excavée en gouttière... passage de plusieurs tendons, ainsi que pour les nerfs et vais... distribuent à la plante du pied. Cette face interne présente, en avant... une apophyse saillante, en forme de crochet mousse, au-dessous... glisse, dans une gouttière peu profonde, le tendon du long fléchis... orteil (*Sfhl*). Cette apophyse a reçu le nom de *petite apophyse du ca...* tentaculum tali, *Su*); c'est à la partie supérieure de cette éminence... la facette astragalienne interne et postérieure (*Fmp*).

Petite apophyse du calcanéum.

Face cuboïdienne.

5° La *face antérieure* ou *cuboïdienne* (*fig.* 218) est la plus petite de... du calcanéum. Concave de haut en bas, elle s'articule avec le cub... surmontée, en dedans, par un petit prolongement horizontalement... rière en avant (2), et au-dessus duquel se voit la troisième facette... du calcanéum (*Fma*), quand elle existe. Toute la partie du calcan... porte la facette antérieure ou cuboïdienne de cet os, porte le n... *apophyse du calcanéum.*

Grande apophyse du calcanéum.

6° La *face postérieure* (*fig.* 241) a la forme d'un triangle, dont la... tournée en bas. Elle est inégale et rugueuse dans sa moitié in... donne attache au tendon d'Achille, tandis que dans sa moitié su... laquelle glisse ce tendon, elle est lisse, polie et comme éburnée...

(1) Cette portion du calcanéum qui déborde l'astragale en arrière, mesure... bras de levier de la puissance. Aussi avait-on noté dès la plus haute antiquité... coureurs étaient remarquables par la saillie de leur talon.

(2) Ce petit prolongement, qu'on pourrait appeler *petite apophyse anté...* *néum*, par opposition à la petite apophyse qui surmonte la face interne, m... tion dans la désarticulation du pied par la méthode de Chopart.

B. — Seconde rangée du tarse.

cette seconde rangée sont au nombre de cinq. En dehors, la ...ée est constituée par un seul os, le cuboïde; mais en dedans, ...en deux rangées secondaires : l'une postérieure, formée par le ...autre antérieure, formée par les trois cunéiformes. Cette subdivi-...rtie interne du tarse, en multipliant les articulations, a pour effet ...s effets des chocs ou des pressions que supporte le pied, principa-...a partie interne. Subdivision de la deuxième rangée.

1° Cuboïde.

...qui est le troisième des os du tarse pour le volume, est situé au ...du pied et semble former, en avant, la continuation de la grande ...calcanéum. Forme.

...èrement cuboïde que les autres os du tarse, ce qui lui a valu son ...ésente six faces.

...supérieure ou *dorsale*, recouverte par le muscle pédieux, regarde un ... Face dorsale.

...inférieure ou *plantaire* (*fig.* 224) présente, à sa partie antérieure, ...profonde (*sulcus peronei*, Sp), obliquement dirigée de dehors en ...rrière en avant, et destinée au tendon du muscle long péronier la-...re cette gouttière, dont le bord postérieur (tubérosité du cuboïde, ...illant, sont des empreintes pour le ligament qui unit, en bas, le ...alcanéum. Face plantaire. Gouttière du long péronier latéral.

...postérieure ou *calcanéenne* (*fig.* 222) est sinueuse, obliquement diri-...en dedans et d'avant en arrière, et présente ...ation telle qu'il existe un emboîtement réci-... elle et la ...ieure du cal-...la partie in-...facette, on ...rolongement ...e *pyrami-* ...rige en de-...rière et con-...boîtement du ...ette apophyse devient quelquefois un obstacle dans la désarticula-...par la méthode de Chopart. Apophyse calcanéenne du cuboïde.

Fig. 222. $\frac{1}{2}$ *Face postérieure du cuboïde.*

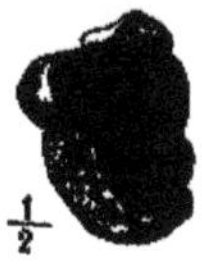

Fig. 223. $\frac{1}{2}$ *Face antérieure du cuboïde.*

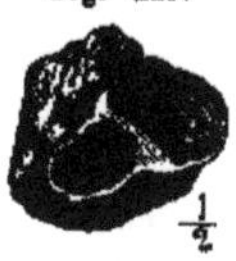

Fig. 224. d″ d′ a $\frac{1}{2}$ Sp Tc d *Face interne du cuboïde* (*).

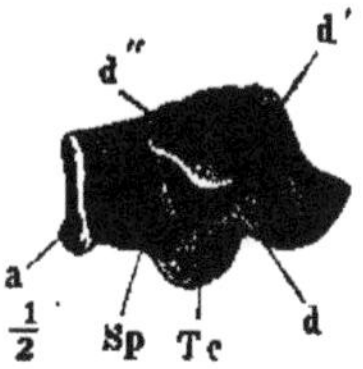

...antérieure ou *métatarsienne* (*fig.* 223), moins étendue que la posté-...lique de dehors en dedans et d'arrière en avant; elle s'articule ...ième et le cinquième métatarsien. Face métatarsienne.

...terne ou *cunéenne* (*fig.* 224) s'articule avec le troisième cunéiforme Face cunéenne.

...érieure. — Sp, gouttière du long péronier latéral. — Tc, tubérosité du cuboïde. — d, ...ulaire de la face interne. — d′, portion scaphoïdienne. — d″, portion cunéenne.

...ettre en position, il faut tourner en bas la face qui porte à sa partie moyenne ...forme de bourrelet, en arrière la facette articulaire la plus étendue, et en ...la plus étroite.

par une facette plane, de forme quadrilatère, située à sa partie supérieure ; souvent elle s'articule aussi avec le scaphoïde par une
petite, située en arrière de la précédente ; elle présente, en outre, des
destinées à des insertions ligamenteuses.

Gouttière du long péronier latéral.

6° La *face externe* (*fig.* 224) est plutôt un bord qu'une face ; son
vant en arrière est à peine égale en longueur à la moitié de la
On trouve sur cette face le commencement de la gouttière destinée
du long péronier latéral.

2° Scaphoïde.

Figure.

Ainsi nommé parce qu'on l'a comparé à une nacelle, le *scaphoïde*
culaire (N) est situé à la partie interne du tarse, au-devant de l'astr
aplati d'avant en arrière, plus épais en
bas, irrégulièrement elliptique, ayant le
mètre de l'ellipse dirigé transversalement
considère deux faces et une circonférence.

Fig. 225.

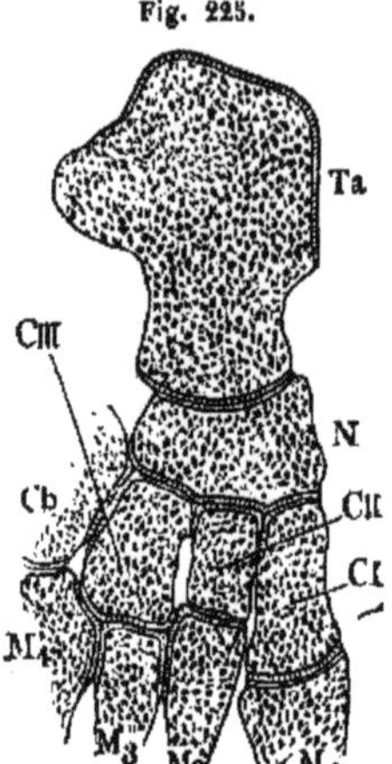

Section horizontale de l'astragale, du scaphoïde et des trois cunéiformes (*).

1° La *face postérieure*, concave, reçoit
l'astragale, qui la déborde en bas.

2° La *face antérieure* présente trois fa
laires, qui correspondent aux trois cunéif

Circonférence.

3° *Circonférence. En haut*, la circonférence
est convexe, inclinée en dedans, rugueu
insertion à des ligaments. *En bas*, cette ci
beaucoup moins étendue, est également d
insertions ligamenteuses. *En dedans*, elle p
partie inférieure une apophyse volumine
du scaphoïde (*tuberositas* ossis *navicularis*,
qui est facile à sentir à travers la peau,
guide dans l'amputation partielle du pi
thode de Chopart. Cette apophyse donne
tendon du muscle jambier postérieur (2)
cette circonférence est inégale et donne
fibres ligamenteuses ; elle présente souv
facette, qui s'articule avec le cuboïde et qui se continue avec les
nées aux trois cunéiformes.

Apophyse du scaphoïde.

3° Cunéiformes.

Ces os, ainsi nommés à cause de leur configuration, sont au nom
on les distingue par les noms numériques de *premier*, *second*,
comptant du bord interne vers le bord externe du pied. On
encore par les noms de *grand*, *moyen* et *petit*.

(*) *Ta*, astragale. — N, scaphoïde. — *CI*, *CII*, *CIII*, cunéiformes. — *Cb*, cuboïde
tatarsiens.

(1) Pour le mettre en position, il faut tourner en arrière sa face concave,
bas celle des extrémités du grand diamètre de cette face qui porte une ap
neuse, et en bas la gouttière creusée sur une des faces de cette apophyse

(2) Cette apophyse est très-considérable, très-saillante dans certaines
pied, si bien qu'elle a pu être prise pour une exostose.

Pour le premier cunéiforme le coin est à base inférieure.

...ÉIFORME. — C'est le plus volumineux et le plus interne des ...devant du scaphoïde, en arrière du premier métatarsien, ...un coin à tranchant tourné en haut (CI, *fig.* 213), bien différent ...tres cunéiformes, qui présentent, au contraire, le tranchant du ...inférieure (1). On peut lui considérer :

...rne sous-cutanée, qui concourt à former le bord interne du pied.

...rne ou *cunéenne* (*fig.* 226), qui présente une facette articulaire ...ulée en arrière avec le deuxième cunéiforme (*k'*), en avant avec ...étatarsien (*k''*). La ...iculaire (*k*) de la ... premier cunéi... ...euse et donne ...gaments.

...érieure ou *scaphoï*... ...ave, articulée avec ...plus interne et la ... face antérieure

Fig. 226.

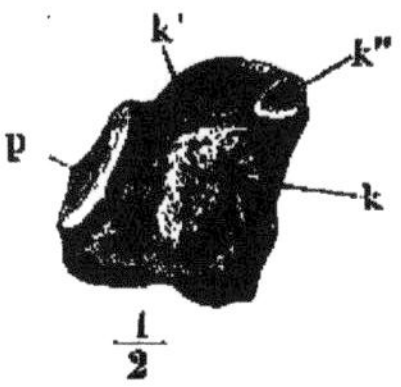

Face externe du premier cunéiforme (*).

Fig. 227.

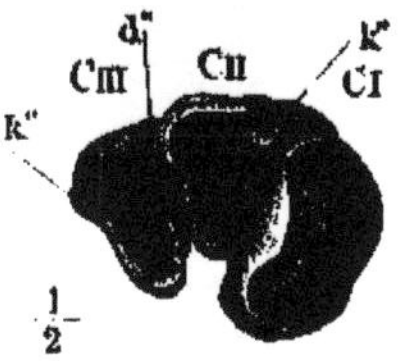

Face antérieure des trois cunéiformes (**).

Face métatarsienne.

...rieure ou *métatar*... ...qui présente une ...aire plane ou plutôt légèrement convexe, de forme semi-lunaire, ...and diamètre est verticalement dirigé, la convexité du croissant ... concavité en dehors; large inférieurement, étroite vers sa partie ... face est en rapport avec le premier métatarsien.

Tubercule du jambier antérieur.

...rieure, formant la base du coin; elle est inégale et présente, en ... *tubercule* qui donne attache au jambier antérieur.

...rieure, qui représente le tranchant du coin; c'est plutôt un bord ... d'arrière en avant et de bas en haut, plus épais en avant qu'en ...oncourt à former la convexité du pied.

Situation.

...CUNÉIFORME. — Le plus petit des trois cunéiformes, il est placé ...autres et répond en arrière au scaphoïde, en ...ième métatarsien. Le coin qu'il représente a sa ...n haut; ses dimensions antéro-postérieures sont ...es (2).

Forme.

Ses faces.

Sa *face interne*, triangulaire, s'articule avec ...espondante du premier cunéiforme; sa *face ex*... ...s'articule avec le troisième cunéiforme; sa *face* ...*phoïdienne* (*p*), concave, est articulée avec la fa... ...de la face antérieure du scaphoïde; sa *face anté*...*rsienne* (CII, *fig.* 227), triangulaire, plus étroite ...térieure, s'articule avec l'extrémité postérieure du deuxième

Fig. 228.

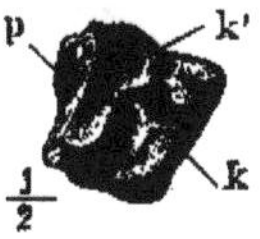

Face externe du 2e cunéiforme (***).

...re. — *k*, portion non articulaire de la face externe. — *k'*, facette cunéenne de la ...facette métatarsienne.

...tarsienne externe. — *d''*, facette métatarsienne interne.

...ure. — *k*, portion non articulaire de la face externe. — *k*, portion articulaire.

...re en position, il faut diriger en haut le tranchant du coin, en avant, la ... la plus étendue; en dehors, la face concave.

...re en position, tournez en haut la base du coin; en dedans la face latérale ... articulaire en équerre, et en arrière la branche verticale de cette fa-

métatarsien; sa *face supérieure*, *base* du coin, irrégulièrement qua- inégale et donne attache à des fibres ligamenteuses; son *sommet*, coin, est très-mince et donne attache à des ligaments.

III. Troisième cunéiforme. — Le troisième eu égard à la position égard au volume, il offre, de même que le précédent, la forme d'un tournée en haut (1).

Surface interne complétant la mortaise du 2e métatarsien.

1° Une *face interne* ou *cunéenne* (*fig.* 225 et *d''*, *fig.* 227), arti- rière avec une facette correspondante du pr- avant avec une facette appartenant au deuxi- sien; la portion moyenne de cette face est donne insertion à des ligaments; la portion complète l'espèce de mortaise dans laquelle est tête du deuxième métatarsien, mortaise dont le est formé par le premier cunéiforme, et dont formé par le deuxième.

Fig. 229.

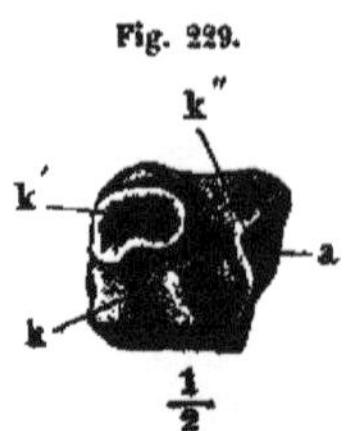

Face externe du 3e cunéiforme (*).

2° Une *face externe* ou *cuboïdienne* (*fig.* 229) dans sa moitié postérieure (*k'*), avec une facette dante du cuboïde; la moitié antérieure (*k*) est donne insertion à des ligaments. L'angle antérieur de cette face partie supérieure (*k''*), et s'articule avec le quatrième métatarsien

3° Une *face postérieure* ou *scaphoïdienne*, ovulaire, continue avec les ticulaires interne et externe, et qui s'articule avec la plus externe des du scaphoïde;

4° Une *face antérieure* ou *métatarsienne* (*fig.* 227), triangulaire, l'extrémité postérieure du troisième métatarsien;

5° Une *base* inégale, répondant à la convexité du pied;

6° Un *sommet* ou *tranchant* du coin, plus obtus que le bord deuxième cunéiforme, qu'il déborde inférieurement d'une qua- table.

C. Texture et développement des os du tarse.

1° *Texture.* — Les os du tarse présentent la texture propre à tous c'est-à-dire une masse de tissu spongieux entourée d'une couche pacte (2).

2° *Développement.* — A l'exception du calcanéum, qui naît par d- seux, tous les os du tarse se développent chacun par un seul point

Le calcanéum s'ossifie le premier.

Le *calcanéum* est, de tous les os du tarse, celui qui s'ossifie le pr- milieu du sixième mois de la vie fœtale, suivant la plupart des o-

(*) *a*, face antérieure. — *k*, portion rugueuse de la face externe. — *k'*, facette cette métatarsienne externe.

(1) Pour le mettre en position, tournez en haut la base du coin, en pendiculaire à l'axe longitudinal de cette base qui a une forme triangul- la face latérale qui présente une large facette articulaire à sa partie pos-

(2) J'ai remarqué que, dans certains cas de tumeur blanche de l'artic- sienne, le calcanéum présentait dans son intérieur une cavité analogue laire des os longs. Cette disposition doit être considérée comme un fait mal. Cette cavité serait normale, suivant quelques auteurs, et se form- avancé, comme la cavité centrale du col du fémur.

même du quatrième mois, suivant d'autres, apparaît un noyau milieu du cartilage correspondant; ce noyau est placé beaucoup l'extrémité antérieure du calcanéum que de son extrémité posté-à dix ans, il se forme, dans l'extrémité postérieure du calca- point osseux, beaucoup plus épais à la partie inférieure que

Deuxième point d'ossification.

se développe par un point qui paraît du cinquième au sixième fœtale.

commence à s'ossifier que quelques mois après la naissance, sui-j'ai rencontré cependant un point osseux chez un fœtus à terme, que l'ossification du cuboïde débute dès le huitième mois de Blumenbach, au contraire, place l'ossification du cuboïde à un an ans après la naissance, et Albinus, suivi en cela par plusieurs que chez le fœtus à terme tous les os du tarse, à l'exception du de l'astragale, sont encore cartilagineux.

Variété dans l'époque d'apparition du point osseux du cuboïde.

s'ossifient dans l'ordre suivant : le premier vers la fin de la le deuxième et le troisième, à peu près en même temps, vers la

osseux du calcanéum ne se réunissent que dans la quinzième

Époque de la soudure des deux pièces du calcanéum.

II. — DU MÉTATARSE.

est la deuxième partie du pied. De même que le métacarpe, qui à la main, le *métatarse* est composé de cinq os longs, disposés entre eux et constituant une espèce de gril quadrilatère, dont les *espaces interosseux*, sont d'autant plus considérables qu'il y disproportion de volume entre les extrémités de ces os et moyenne.

Idée générale du métatarse.

présente une *face inférieure* ou *plantaire*, à concavité transver-; une *face supérieure* ou *dorsale*, convexe, répondant au dos *interne* ou *tibial*, très-épais, qui répond au gros orteil; un bord, mince, qui répond au petit orteil; une *extrémité postérieure* une ligne articulaire sinueuse; une *extrémité antérieure* ou cinq têtes aplaties sur les côtés et concourant à former cinq indépendantes les unes des autres.

Ses faces. Ses bords. Extrémités.

métatarse ont des caractères généraux qui les distinguent de tous les caractères particuliers qui les distinguent 1° les uns des autres; métacarpe, avec lesquels ils ont beaucoup d'analogie.

GÉNÉRAUX DES OS DU MÉTATARSE. — Les métatarsiens appartiennent os longs, aussi bien par leur forme que par leur texture. On peut chacun d'eux un *corps* et deux *extrémités*.

prismatique et triangulaire, légèrement courbé sur lui-même, à rieure. Des trois faces qu'il présente, deux sont latérales et ré-espaces interosseux; la troisième, tellement étroite qu'elle res-, répond au dos du pied. Des trois bords, deux sont latéraux ; inférieur et répond à la face plantaire du pied.

Corps.

rieure ou *tarsienne*, très-renflée, présente cinq facettes, dont *laires* et *trois articulaires*. Des deux facettes non articulaires,

Extrémité tarsienne. Ses cinq facettes.

l'une est supérieure, l'autre est inférieure; toutes deux donnent
Des trois facettes articulaires. ligaments. Des trois facettes articulaires, l'une est postérieu
pratiquée sur l'extrémité de
général, triangulaire et s'ar
facette correspondante des
deux autres sont latérales,
laires, en partie non articul
tions articulaires sont peti
multiples; elles s'articulent
cettes appartenant aux méta
pondants.

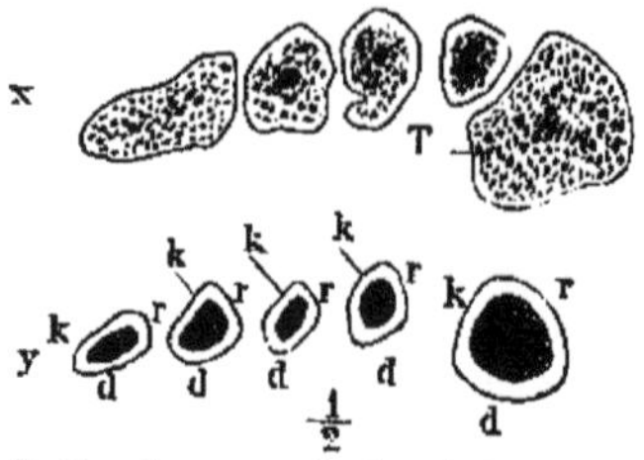

Fig. 230.

Section transversale du métatarse (*).

L'extrémité tarsienne est cunéiforme. Du reste, l'extrémité tarsie forme : la facette supérieu très-large, représente la ba facette inférieure, étroite, en représente le tranchant.

L'extrémité digitale est un condyle. *L'extrémité antérieure* ou *digitale* présente une tête aplatie sur *condyle* oblong de haut en bas, beaucoup plus étendu inférieurem dans le sens de la flexion, que supérieurement ou dans le sens On trouve, en dedans et en dehors du condyle, une dépressio quelle est une saillie qui donne attache au ligament latéral de

B. Caractères différentiels des métatarsiens entre eux. — Le *tarsien* est remarquable par son énorme volume le métatarse, répond aux dimensions considérab

Corps. Son *corps* a la forme d'un prisme triangulair

Extrémité digitale supérieure. *digitale* est creusée, du côté de la face plan double rainure, qui répond à deux os sésamoïd culations du pied.)

Extrémité tarsienne. Son *extrémité tarsienne* prés semi-lunaire concave, à grand verticalement, et qui s'articule correspondante du premier cu le pourtour de l'extrémité posté mier métatarsien, il n'existe articulaire. Cette disposition aussi dans le premier métacarp pour le premier os du métatars spécial qui, joint à la circon énorme volume, le différenc autres métatarsiens. En outre, sienne du premier métatarsi bas et en dehors, une apophyse, *apophyse du premier métatarsien* attache au muscle long-péronier latéral.

Fig. 231.

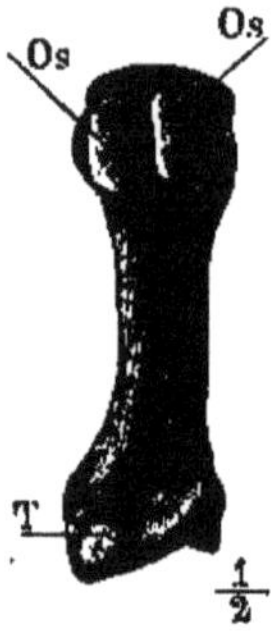

Face inférieure du 1er métatarsien et des os sésamoïdes Os (**).

Fig. 232.

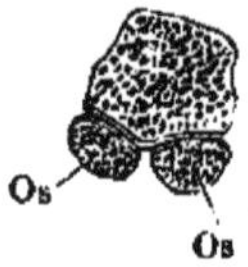

Section transversale de la tête du 1er métatarsien et des os sésamoïdes Os.

Cinquième métatarsien. Le *cinquième métatarsien* (M_5, *fig.* 233) est le plus court aprè

(*) *x*, près des surfaces articulaires postérieures. — *y*, à la partie moyenne du corp — T, apophyse du 1er métatarsien. — *k*, face externe. — *r*, face dorsale. — *d*, face
(**) T, apophyse du 1er métatarsien.

(1) Pour le mettre en position, il faut diriger en arrière l'extrémité l'os; en dehors, la portion concave de la ligne qui circonscrit la facette nale de cette extrémité, et en bas, les deux gouttières antéro-postérieur sur l'extrémité arrondie de l'os.

...cette latérale que d'un seul côté de son extrémité tarsienne; sur le ...c'est-à-dire en dehors, il se prolonge en une apophyse très-consi- ...physe du *cinquième métatarsien* (T), qui a la forme d'une pyramide ...oblique- ...e d'avant ...de dedans ...à laquelle ...court péro- ...(f). ...physe fait un ...cile à sentir ...peau; elle ...indications ...récises dans ...partielle ...la méthode ...rsienne. Un ...re du cin- ...étatarsien, ...e obliquité

Son apophyse pyramidale.

Fig. 233.

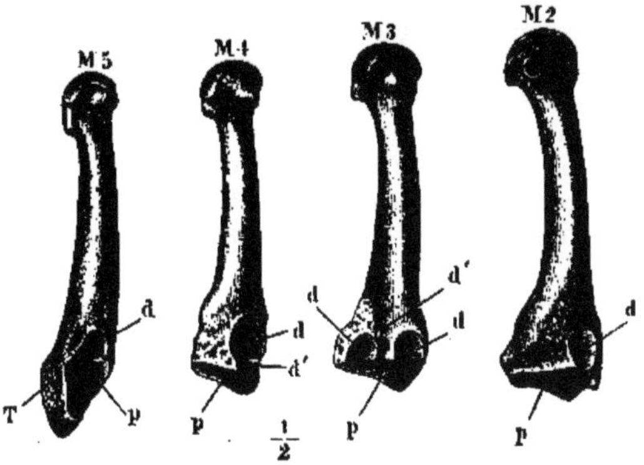

Face interne des quatre derniers métatarsiens (*).

...dehors et d'avant en arrière de la facette terminale de son extré- ...ure.

Obliquité de son extrémité tarsienne.

...e, le troisième et le quatrième métatarsien se distinguent les uns ...les caractères suivants.

...*métatarsien* est le plus long et le plus volumineux après le pre- ...trémité postérieure s'articule avec les trois cunéiformes, qui ...omme dans une mortaise (2). La face postérieure de cette extré- ...ve; sa face interne, inégale et rugueuse, présente à son angle ...facette articulaire très-petite; sa face externe présente une dé- ...euse antéro-postérieure, au-dessus de laquelle est une surface ...en deux facettes par une crête verticale.

Deuxième métatarsien.

...et le *quatrième métatarsien* ont à peu près la même longueur; la ...parente de longueur qu'ils présentent sur un pied articulé, dépend ...de ce que l'articulation du cuboïde avec le quatrième métatar- ...plan un peu postérieur à l'articulation du troisième métatarsien ...e cunéiforme. Enfin, ils se distinguent encore l'un de l'autre en ...ième métatarsien présente à la partie interne de son extrémité ...x facettes, l'une (*d'*) pour le troisième cunéiforme, l'autre (*d*) ...métatarsien.

Troisième et quatrième métatarsien.

...ENT. Tous les métatarsiens se développent par *deux* points d'os- ...pour le corps, un pour l'extrémité antérieure ou digitale. Il y a

Nombre de points.

...— T, apophyse du 5e métatarsien. — *d*, facette métatarsienne. — *d'*, facette ...

...ttre en position, il faut tourner en arrière l'extrémité la plus volumi- ...dedans la facette latérale que présente cette extrémité, et en bas sa face ...re.

...re en position, il faut diriger en arrière son extrémité cunéiforme, en ...n, et en dehors sa face latérale qui présente à sa partie supérieure deux ...par une crête verticale.

Exception pour le premier métatarsien.

une exception (1) remarquable pour le premier métatarsien, qui voir le point épiphysaire dans son extrémité antérieure, le prése extrémité tarsienne ou postérieure.

Ordre d'apparition.

Le point osseux du corps paraît le premier, dans le cours du de la vie fœtale, suivant la plupart des auteurs, vers le quaran jour, suivant Blumenbach et Béclard. Il est déjà parfaitement d le fœtus à terme. Le deuxième point ou point épiphysaire n'appa le cours de la deuxième année.

Soudure.

La soudure, qui ne s'effectue que de dix-huit à dix-neuf ans, n'a même temps dans tous les os du métatarse. L'épiphyse du premie se réunit la première; cette réunion précède quelquefois d'une des épiphyses des quatre autres métatarsiens.

III. — DES ORTEILS.

Analogie entre les phalanges des orteils et les phalanges des doigts.

Il existe une si parfaite analogie entre les phalanges des doigts orteils, que nous ne croyons pouvoir mieux faire que de renvoyer tails descriptifs, à ce qui a été dit des phalanges des doigts.

Nous ferons remarquer toutefois que les phalanges des orteils comparativement à celles des doigts, peuvent être consid atrophiées, à l'exception de celles du gros orteil, qui co dimensions, pour ainsi dire, colossales de toute la pa du pied.

Fig. 234.

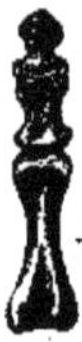

1/2

Face inférieure du 2e orteil.

Phalange métatarsienne.

Les *premières phalanges* ou *phalanges métatarsiennes* s longues que les autres; elles diffèrent des phalanges m en ce que leur corps, étranglé en quelque sorte à sa pa est presque cylindrique et non aplati de haut en bas.

Phalange moyenne. Brièveté extrême de la phalange moyenne.

Les *deuxièmes phalanges* ou *phalanges moyennes* des orte petitesse, d'une brièveté remarquables; on dirait pre manquent de corps et que leurs extrémités sont adossées abord, on pourrait les prendre pour des os pisiformes, ou des pièces du coccyx; mais la présence des facettes articulaires postérieures suffit pour caractériser ces os et les faire

Fig. 235.

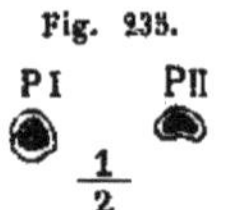

1/2

Section transversale de la 1re (PI) et de la 2me phalange (PII) du 2e orteil.

Phalanges unguéales.

Les *troisièmes phalanges* ou *phalanges unguéales* des o tent la même forme, mais avec des dimensions be dres, que les phalanges unguéales des doigts. Ce ne s'applique qu'aux quatre dernières phalanges exception remarquable, la phalange unguéale du g volume au moins double de celui de la phalange ungu

Nous ne terminerons point cette description des orteils sans faire remarquer que la surface articulaire postérieure des phalanges métatarsiennes, ainsi articulaire de l'extrémité antérieure des métatarsien plus, en haut, que les surfaces correspondantes des métacarpiens et

(1) Cette exception, parfaitement analogue à celle qu'on observe à la le premier métacarpien du premier métatarsien et ces deux os des pre des doigts. Du reste, je dois faire remarquer ici que, chez plusieurs su exister, dans l'extrémité digitale, un point épiphysaire très-mince, qui se heure avec le corps.

des doigts; aussi cette disposition permet-elle une extension métatarse plus marquée que celle des doigts sur le métacarpe, joue un grand rôle dans le mécanisme de la progression.

— La première, la deuxième et la troisième phalange se développent par points d'ossification : un pour le corps, un pour l'extrémité point épiphysaire de la deuxième et celui de la troisième phapeu apparents que leur existence a été révoquée en doute par mistes.

Nombre des points d'ossification.

tardifs dans leur apparition que ceux des os métatarsiens, les corps des premières phalanges des orteils ne commencent géparaître que du deuxième au quatrième mois; il n'y a d'excepgros orteil, qui s'ossifie du cinquantième au soixantième jour. physaire des premières phalanges ne paraît que vers la quatrième

Époque d'apparition.

Dans la première phalange.

deuxièmes phalanges s'ossifie à peu près à la même époque que mières; ce n'est que de six à sept ans que se manifeste un point leur extrémité postérieure.

Dans la deuxième.

troisièmes phalanges s'ossifie avec celui des secondes et des pre : un point osseux y paraît dès le quarante-cinquième jour de faut cependant en excepter le cinquième orteil, où l'ossificacoup plus tardive.

Dans la troisième.

unguéale du gros orteil offre cette particularité bien remars'ossifie avant toutes les autres phalanges des orteils: elle se dépoint qui n'occupe pas la partie moyenne, mais bien le sommet Le point épiphysaire paraît à cinq ans dans la première phaorteil, et à six ans dans la première phalange des quatre autres

Époque de la réunion.

physaire des phalanges ne se réunit au corps des os corresponde dix-sept ou dix-huit ans (1).

ENTRE LES MEMBRES THORACIQUES ET LES MEMBRES ABDOMINAUX.

négligé jusqu'ici toutes les applications de cette espèce d'anatomie qui consiste à comparer entre eux les différents organes chez le L'étude des analogies entre les diverses pièces osseuses du tronc dans le plan d'un ouvrage qui a pour objet l'anatomie desnous n'avons pas cru devoir étendre la même exclusion au pa-

rd, on rencontre fréquemment la soudure de plusieurs phalanges des soudure, de même que les déplacements des orteils et quelques défordu métatarse, est, en grande partie, le résultat de la pression exercée chaussures étroites, et de l'immobilité plus ou moins complète dans parties sont maintenues. Voyez, à ce sujet, un mémoire très-curieux inconvénients des chaussures étroites, auxquelles cet auteur attribue longueur du deuxième orteil et la luxation incomplète de quelques os du autres. On pourrait y ajouter : 1° les luxations en dehors de la prele gros orteil ; 2° la luxation en dedans de la première phalange du quefois du troisième orteil..

rallèle entre les membres thoraciques et abdominaux. Ce parallèle des analogies tellement multipliées, tellement évidentes, il a tell dans le domaine de l'enseignement que nous aurions cru faire u grave si nous avions négligé d'en présenter ici un résumé.

Les membres thoraciques et abdominaux sont construits sur un même type.

Les extrémités thoraciques et les extrémités abdominales sont construites sur le même type ; mais, affectées à des fonctions spé présentent des différences correspondantes. Nous devons faire r que, parmi les analogies, les unes sont évidentes, satisfont l'espri le souvenir de certains détails anatomiques importants ; les autres sont un peu forcées ou tout à fait sans résultat. Ces dernières ne diquées. Nous allons successivement comparer ensemble l'épaule e l'humérus et le fémur, l'avant-bras et la jambe, la main et le pied.

I. — ÉPAULE ET BASSIN.

Avant Vicq-d'Azyr, les anatomistes, tout en plaçant la clavicule parmi les os du membre supérieur, considéraient l'os coxal com tronc ; mais il suffit de la plus simple réflexion pour établir l'an paule et de la hanche, soit qu'on considère ces deux *ceintures* os faisant partie des membres, soit qu'on les envisage, avec quelque transcendants, comme des apophyses costales modifiées et, com comme des dépendances du tronc.

Comparer l'épaule renversée au bassin dans sa position ordinaire.

Pour saisir avec plus de facilité les analogies et les différences paule et des os du bassin, il faut, à l'exemple de Vicq-d'Azyr, ét renversée, ou, ce qui revient au même, comparer le côté de l'ép pond à la tête, au côté du bassin qui répond au coccyx. Rappel que, jusqu'à la deuxième dentition, l'os coxal est formé de tro tinctes, l'ilium, le pubis et l'ischion. L'épaule, il est vrai, est com pièces seulement ; mais l'apophyse coracoïde peut être considé rudiment d'un os très-développé chez les oiseaux et les reptiles, s plate chez l'homme.

Analogies et différences.

1° L'épaule forme une ceinture osseuse destinée à fournir un aux membres thoraciques, de même que la hanche fournit un aux membres abdominaux.

La ceinture scapulaire est interrompue en avant et en arrière

Fig. 236. Fig.

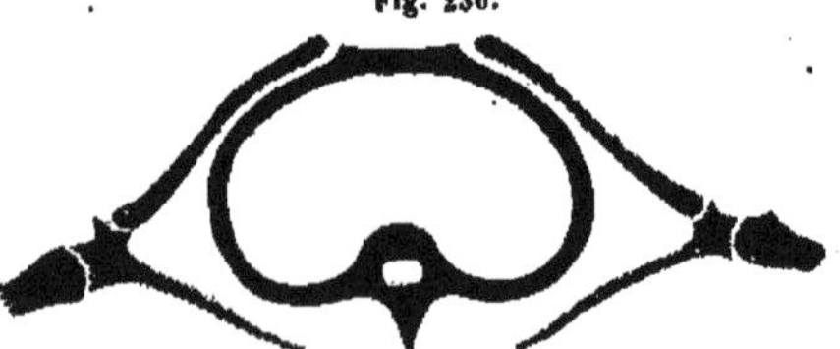

Figure schématique de la ceinture osseuse du membre supérieur. *Figure schémati osseuse du me*

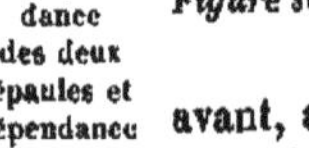

Indépendance des deux épaules et dépendance des deux hanches.

avant, au niveau du sternum, en arrière, au niveau de la colon d'où il résulte qu'il y a deux épaules séparées, tandis que les forment une ceinture unique (*fig.* 237). L'épaule et, par cons mité supérieure droites sont donc complétement indépendantes

supérieure gauches, tandis que les deux extrémités inférieures

différence est relative aux dimensions comparées du bassin (fig. 238). Le volume, pour ainsi dire, colossal du bassin, l'épais- Volume colossal du bassin.
bords, la profondeur
crures, la saillie de
, comparés à la
l'épaule, aux bords
l'omoplate, sont en
avec les usages des
abdominaux.

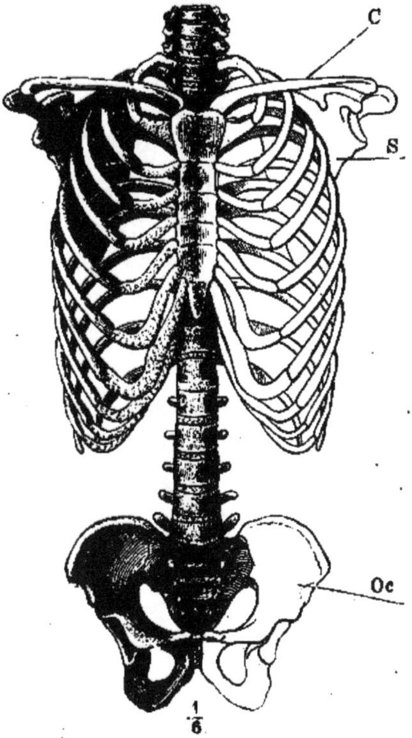

pièces qui compo-
ture pelvienne, con- Analogies de l'omoplate et de l'ilium.
former la cavité de
la tête fémorale
tandis qu'un seul os,
forme la cavité glé-

large de l'omo-
analogue de la portion
l'os coxal; la fosse
représente la
scapulaire.
sus-épineuse et la
épineuse correspon-
iliaque externe;
omoplate est réduite,
la ligne demi-cir-
culaire.
axillaire de l'omo-
au bord antérieur
; le bord spinal est
la crête iliaque; le
de l'omoplate
au bord postérieur de

Fig. 238.

Squelette du tronc et ceintures des membres (*).

même que l'échancrure coracoïdienne, qu'on remarque sur , et le petit ligament coracoïdien, qui convertit cette échan- soient les analogues de l'échancrure sciatique et des ligaments
 Rapports entre la cavité glénoïde et la cavité cotyloïde.

glénoïde est évidemment l'analogue de la cavité cotyloïde; suivant apophyse coracoïde et l'apophyse acromion sont représentées, coracoïde par la tubérosité de l'ischion, l'apophyse acromion par le seulement cette remarquable différence qu'à l'omoplate les deux disjointes et laissent entre elles la vaste échancrure acromio-co- tandis qu'à l'os coxal, l'ischion et le pubis sont réunis et, au prendre entre eux une échancrure, circonscrivent un trou, le trou Cette analogie n'est point généralement admise; suivant quelques
 Analogie entre la clavicule et le corps du pubis.

(*) — C, clavicule. — Oc, os coxal.

anatomistes, l'ischion, destiné à soutenir le poids du tronc dans l'e

Fig. 239.

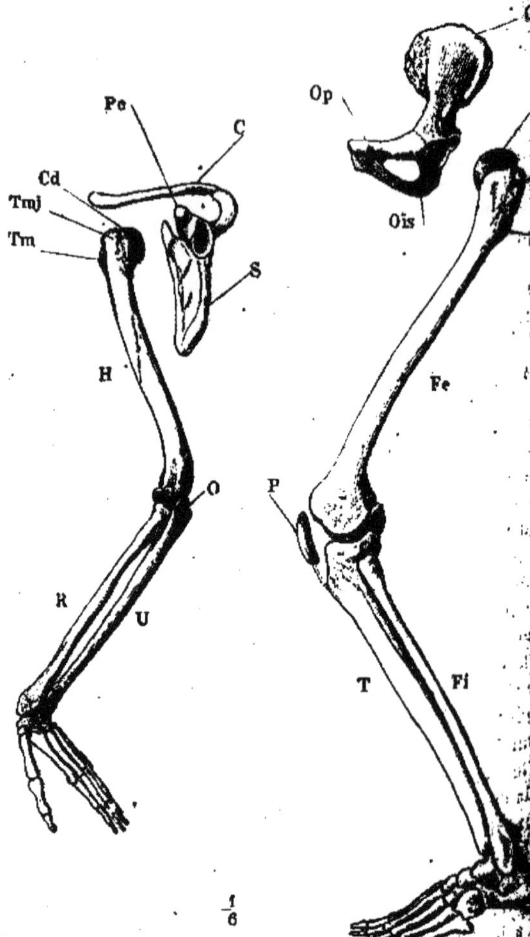

Membre supérieur gauche, vu de profil (*). *Membre inférieur gauche.*

n'est point représenté à l'épaule. Une des analogies les plus

(*) C, clavicule.
Pc, apophyse coracoïde.
S, omoplate.
Cd, tête de l'humérus.
Tmj, grande tubérosité.
Tm, petite tubérosité.
H, humérus.
O, olécrâne.
R, radius.
U, cubitus.

Op, pubis.
Ois, ischion.
Oil, ilium.
Cd, tête du fémur.
Trmj, grand trochanter.
Trm, petit trochanter.
Fe, fémur.
P, rotule.
T, tibia.
Fi, péroné.

bassin est celle qui existe entre la clavicule et la partie horizon-, avec cette différence que la clavicule est articulée avec l'omo-que le pubis est soudé avec l'ilion.

forcer l'analogie, trouver dans l'union des clavicules par le interclaviculaire une disposition analogue à celle qui constitue la pubis.

II. — OS DU BRAS ET OS DE LA CUISSE.

Différence dans le volume.

beaucoup moins volumineux que le fémur, est, au point de vue moindre d'un tiers ; sous le rapport du *poids* et du *volume*, il est moitié environ.

Dans la direction.

présente une *direction* verticale, à peu près parallèle à l'axe du direction contraste avec l'obliquité très-prononcée des fémurs, qui inférieurement.

Dans l'intervalle qui les sépare.

sont beaucoup *plus écartés* l'un de l'autre que les fémurs : cette tient à la conformation du thorax de l'homme, qui est aplati d'avant Chez les quadrupèdes, au contraire, le thorax est aplati d'un côté à disposition favorise, chez ces derniers, le rapprochement des hu-servent de colonnes pour la sustentation de la partie antérieure du

Dans les courbures et torsions.

ne présente point une *courbure* analogue à celle du fémur ; il autre part, une torsion et un sillon oblique qui n'ont point d'ana-fémur.

veut comparer entre eux le membre thoracique et le membre pel-porté naturellement à donner aux os de l'avant-bras la direction ceux de la jambe, en d'autres termes, à mettre la main en supi-en plaçant à côté l'un de l'autre les membres gauches, par exemple on est frappé immédiatement de ces différences considérables, savoir, est situé en dehors, tandis que le gros orteil, évidemment son occupe le côté interne ; que la flexion de l'avant-bras se fait en avant, jambe en arrière. Si, pour rétablir l'analogie, on fait exécuter au supérieur un mouvement de rotation de 180° autour de son axe longi-pour comparer ensuite la face antérieure du membre inférieur à la du membre supérieur, une autre différence devient manifeste : col du fémur se dirige en dedans, tandis que celui de l'humérus dehors.

Idée de Vicq-d'Azyr.

cette difficulté, Vicq-d'Azyr et, à son exemple, Meckel, Blandin, comparèrent le membre supérieur d'un côté au membre inférieur du toujours après avoir retourné le premier. De cette façon, ils obtin-analogies nombreuses : les cols étaient dirigés dans le même sens, la jambe et de l'avant-bras se faisait en arrière, la rotule et l'olécrâne en avant. Mais le pouce était placé en dehors, tandis que le gros en dedans.

Opinion de Flourens.

Flourens, le membre supérieur trouve son analogue dans le *membre même côté*, si l'avant-bras est mis dans la *pronation*, qui est sa position naturelle. En effet, nous voyons alors le col de l'humérus et celui dirigés tous deux en dedans ; la main est placée comme le pied, le et le pouce en dedans, le petit orteil et le petit doigt en dehors. Mais

la jambe se fléchit en arrière, l'avant-bras, en avant; la rotule est
l'olécrâne, postérieur; enfin les os de l'avant-bras se croisent, tand
de la jambe sont parallèles.

Aucune des hypothèses précédentes n'est donc susceptible de le

Fig. 240.

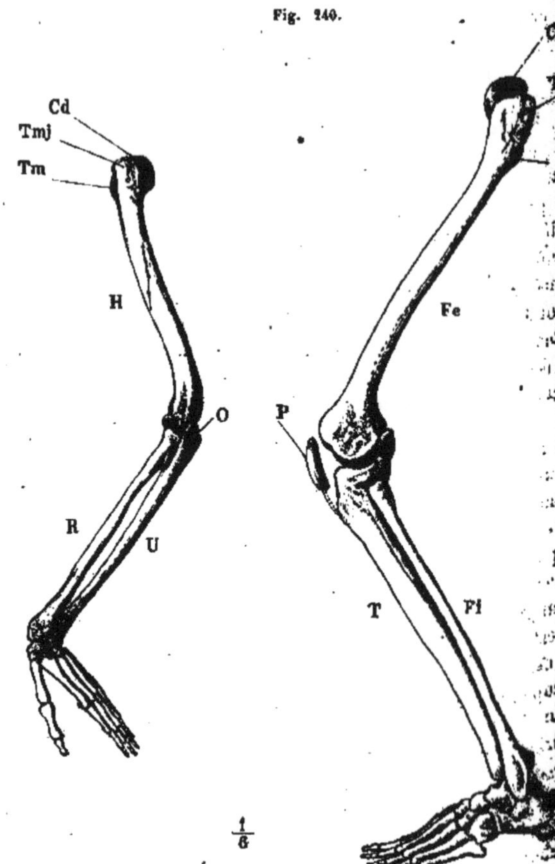

Membre supérieur gauche, vu de profil (*). *Membre inférieur gauche,*

difficultés. Si, limitant le parallèle aux os du bras et de la cu
parons entre eux ceux du même côté du corps, ce qui est évide
rationnel, nous ne saurions méconnaître l'analogie qui existe entre
supérieures de l'humérus et du fémur. De part et d'autre, il y a

(*) *Cd*, tête de l'humérus.
Tmj, grande tubérosité.
Tm, petite tubérosité.
H, humérus.
O, olécrâne.
R, radius.
U, cubitus.

(**) *Cd*, tête du fémur.
Trmj, grand trochanter.
Trm, petit trochanter.
Fe, fémur.
P, rotule.
T, tibia.
Fi, péroné.

un col dirigé en dedans et en haut; la grosse tubérosité de l'hu-
que le grand trochanter du fémur, se trouve au côté externe,
sité et le petit trochanter, au côté interne.
jetons ensuite un coup d'œil sur les portions inférieures des
question, nous voyons l'analogie faire place à une opposition com-
ainsi que la poulie humérale est tournée en avant, tandis que la
le est dirigée en arrière.

cette opposition se trouve dans ce fait, signalé depuis longtemps
des anatomistes, mais dont les conséquences n'ont été mises en
par M. Martins (1), à savoir, que *l'humérus est un os tordu de son axe*, tandis que le fémur est un os droit, sans torsion. Cette
rait d'une manière très-manifeste quand on suit la crête qui s'é-
de l'épicondyle pour remonter obliquement, d'abord sur la face
de l'os, en arrière de la *gouttière de torsion* du nerf radial, puis sur
, et aboutir à la partie inférieure du col, en un point diamétrale-
à l'épicondyle. La torsion est donc bien de 180 degrés ou d'une
férence.

M. Martins. Torsion de l'humérus.

n'est point une disposition particulière à l'humérus de l'homme;
dans les mammifères, les oiseaux et les reptiles. Seulement
180 degrés que chez l'homme et les mammifères terrestres; dans
, les oiseaux et les reptiles, elle est réduite à 90 degrés.
marquer que cette torsion est purement virtuelle et qu'à aucune
vie on ne trouve l'humérus droit. Les choses se passent néan-
si cet os avait été droit primitivement, et qu'une force méca-
fait subir à sa portion inférieure une rotation d'une demi-circon-
de son axe, tandis que sa portion supérieure était maintenue

étant un os tordu, il faut, si on veut le comparer au fémur, com-
le *détordre*, par la pensée. Le résultat de cette opération sera de
chlée en dehors, l'épicondyle en dedans; la face de l'extension de
du coude, de l'avant-bras et de la main deviendra antérieure, le
interne, de même que cela a lieu pour la face correspondante
de la jambe et du pied, et pour le gros orteil. L'analogie entre les
sera aussi complète que possible; l'olécrâne sera antérieur
, l'épitrochlée représentera la tubérosité externe du fémur,
tubérosité interne. Les corps des deux os auront leurs arêtes
axe; leur partie arrondie et lisse, couverte par le triceps, sera
, à l'humérus comme au fémur, le bord antérieur de l'humé-
ligne âpre analogue à celle du fémur, sera dirigé en arrière
dernière. L'empreinte du grand fessier est certainement l'ana-
preinte deltoïdienne.

Il faut détordre l'humérus.

III. — OS DE LA JAMBE ET OS DE L'AVANT-BRAS.

est, pour le membre thoracique, ce qu'est la jambe pour le

ancien membre de la Société anatomique, aujourd'hui professeur à la
de Montpellier, a bien voulu faire, pièces en main, la démonstration
théorie devant cette société; et nous devons dire qu'il nous a parfaite-
ainsi que tous les membres de la Société qui assistaient à cette séance.

Deux os.

membre abdominal. De même que la jambe, il est composé de tandis que la jambe est essentiellement constituée par le tibia, qui à l'articulation du genou et qui prend la plus grande part à l'a pied, le radius et le cubitus participent tous deux, à peu près ég formation de l'avant-bras; et si l'un d'eux, le cubitus, forme la partie de l'articulation du coude, le radius, par une sorte de constitue la plus grande partie de l'articulation du poignet.

Importance relative.

Bien qu'on soit frappé au premier abord de l'analogie d'ensem entre l'avant-bras et la jambe, il est assez difficile d'assigner en dé des parties qui se correspondent. Aussi les anatomistes ne sont-ils p à ce sujet. Quel est, par exemple, des os de l'avant-bras, celui qu tibia ?

Quel est l'os de l'avant-bras qui répond au tibia ?

Vicq-d'Azyr.

Blainville.

Vicq-d'Azyr, ayant principalement égard aux articulations du genou, regardait le cubitus comme l'analogue du tibia, et le radius nalogue du péroné. Blainville, préoccupé, au contraire, des rappor avec le pied et de la main avec l'avant-bras, et considérant que le sur la ligne du gros orteil, de même que le radius est situé sur pouce; considérant, en outre, que le radius joue le principal rôle lation du poignet, de même que le tibia, dans celle du cou-de contradictoirement à Vicq-d'Azyr, que l'analogue du tibia, c'est le

M. Martins.

« En détordant l'humérus, dit M. Martins, on ramène le memb « à son type de membre pelvien; les cols, les condyles des deux « de même, la rotule et l'olécrâne sont en avant; le tibia et le « orteil et le pouce sont en dedans; le péroné et le cubitus, le pe « petit doigt sont en dehors. »

Le radius répond au tibia. Extrémité inférieure.

Le radius répond donc au tibia; cette concordance est des plu pour l'extrémité inférieure des deux os. Dans l'un et l'autre, cette quadrangulaire et présente une facette articulaire inférieure, di portions par une crête antéro-postérieure, une facette latérale pour avec l'autre os du même segment de membre, une apophyse stylo destinés aux tendons; et toutes ces parties sont situées exacteme lorsque, en détordant l'humérus, on a fait faire à l'avant-bras u lution sur son axe.

Extrémité supérieure ; différences.

A l'extrémité supérieure de la jambe et de l'avant-bras, l'ana tibia et le radius est moins évidente; il semble même que les di portent de beaucoup sur les ressemblances. Tandis qu'à la jam l'os interne, forme la plus grande partie de l'articulation du g péroné, ou l'os externe, n'y entre pour rien, à l'avant-bras, radius, devenu interne après la détorsion, contribue pour une p formation de l'articulation du coude, constituée en grande parti devenu externe.

D'autre part, la rotule est fixée par des ligaments au tibia, homologue, l'olécrâne, est soudé au cubitus.

Le chapiteau du tibia est formé par la coalescence des têtes du cubitus et du radius.

Pour expliquer cette apparente contradiction, M. Martins cons teau du tibia comme formé par la coalescence des têtes du cubit Ce chapiteau présente deux surfaces articulaires, comme l'extré des os de l'avant-bras; mais ces deux surfaces, au lieu d'être sup os distincts, et d'être réunies seulement par des ligaments, ainsi au membre supérieur, sont soudées ensemble; la surface exter

supérieure de l'apophyse coronoïde, l'interne répond à la cu-... qui existe entre elles, correspond au rebord qui sépare la ...dyle huméral.

... cette manière de voir, vient encore ce fait, qui a frappé nombre ..., c'est que la crête antérieure du tibia, depuis l'insertion du liga-... jusqu'au-dessous du tiers supérieur du tibia, est évidemment l'a-...rête postérieure du cubitus, qui part de la base de l'olécrâne et se ...ent jusqu'au dessous du tiers supérieur de l'os. Toutes deux sont ...-cutanées; elles offrent l'une et l'autre, à leur partie moyenne, ... dans le même sens, c'est-à-dire convexe vers le radius, au bras, ... portion interne du tibia, à la jambe. De plus, c'est au haut de la ... s'insère le ligament rotulien, de même que la crête cubitale ...ne. On ne saurait donc contester le *caractère cubital* de la por-... du tiers supérieur du tibia.

Confirmation tirée de l'anatomie comparée.

...omparée confirme cette induction. Dans certains marsupiaux, où ...oné restent séparés comme le radius et le cubitus, et prennent ... à l'articulation du genou, la face antérieure du tibia est *arrondie* ...upérieur, la *crête cubitale* du tibia manque et *la rotule est atta-*...

... le tiers supérieur du tibia est composé du tiers supérieur de l'os ...be et de la portion sous-olécrânienne de l'os cubital; en d'autres ...mbre inférieur étant pris pour type, les têtes séparées du cubitus ... le dédoublement de celle du tibia.

...*présente donc le cubitus, moins la portion sous-olécrânienne*; l'apo-... du péroné répond à l'apophyse coronoïde; la malléole externe ...styloïde du cubitus amplifiée.

Rotule et olécrâne.

... l'olécrâne sont construits sur le même type; la mobilité de l'une, ... l'autre ne constituent pas des différences essentielles.

IV. — MAIN ET PIED.

Analogie de formes.

...ation générale de la main ressemble fort à celle du pied; tous deux ... face dorsale; la plante du pied répond à la paume de la main, ... au bord radial, le bord péronéal, au bord cubital, l'extrémité ...extrémité carpienne; les doigts répondent aux orteils. Mais à côté ...'analogie bien propres à confirmer ce vieil adage : *pes altera ma-*... grandes différences dans l'ensemble et dans les détails. Ainsi, ... du volume, le pied l'emporte sur la main; cette augmentation ...ongueur et l'épaisseur, mais non sur la largeur, car la main est ... le pied. Cet excédant de volume ne vient pas des orteils, qui ...blement plus petits que les doigts; il ne dépend pas du méta-... du tarse, dont le carpe n'est que le vestige.

Différence de volume.

Absence au pied du mouvement d'opposition.

... différence caractéristique tient au défaut d'opposition du gros ...e, sous le rapport des fonctions, l'absence du mouvement d'op-... constitue un pied, de même que sa présence constitue une main.

Différences dans le mode d'articulation de la jambe avec le pied.

... différence résulte du mode d'articulation de la jambe avec le ...oint, en effet, avec l'extrémité postérieure du tarse que la jambe ... avec sa face supérieure; d'où il suit qu'une partie du tarse dé-...ation en arrière. L'axe du pied n'est pas, à beaucoup près, sur la même ligne que l'axe de la jambe; ces deux axes forment entre droit. Ce peu de mots suffiront pour faire comprendre les différe qui existent entre la main et le pied. Entrons dans quelques déta

A. — Carpe et tarse.

Du carpe comparé au tarse.

Tandis que le carpe forme à peine la huitième partie de la constitue à lui seul la moitié postérieure du pied. Le diamètre an du tarse, qui est de 14 à 17 centimètres, est trois fois plus considé diamètre transverse, ce qui est l'opposé de ce qu'on observe à la

Le tarse représente une voûte concave, à la fois dans le et dans le sens antéro-postérieur, voûte qui reçoit la jambe sur carpe n'est autre chose qu'une coulisse tendineuse. Il est évide n'est que le tarse à l'état rudimentaire, ce qui n'étonnera pas que le tarse est vraiment la partie fondamentale du pied et le de tout l'édifice. Examinons donc les analogies et les différen parties constituantes du pied et de la main.

Différences.

a. Il n'y a que sept os dans le tarse, tandis qu'il y en a huit mais un de ces derniers, le pisiforme, doit être considéré com moïde, ou plutôt comme une apophyse du pyramidal, détachée devenue indépendante. Nous en ferons donc abstraction dans ce à dire.

b. Les os de la première rangée du tarse sont superposés, et non côté de l'autre, comme dans la première rangée du carpe.

c. Un seul os du tarse entre dans la composition de l'articula sienne, tandis que trois os du carpe concourent à former l'artic carpienne.

d. Enfin, la deuxième rangée du tarse est subdivisée, en de rangées secondaires : l'une, postérieure, formée par le scaphoïde, rieure, formée par les trois cunéiformes.

Étudions maintenant comparativement les os du tarse et les c particulier. A défaut de similitude de conformation, nous serons recours à la similitude de connexions, mode de détermination plus important peut-être que celui qui est fondé sur le caractère la forme.

1° *Os de la rangée jambière du tarse et os de la rangée antibrach*

Nombre.

Les os de la première rangée du carpe sont au nombre de tr faite du pisiforme, placé sur un plan antérieur et hors rang. ment un arc à convexité supérieure et s'articulent tous les trois l'avant-bras. — Les os de la première rangée du tarse sont nombre de trois, si nous y comprenons le scaphoïde, qui est nalogue du scaphoïde de la main, comme nous le verrons plus de ces trois os, l'astragale, s'étant développé considérablement supérieure, a refoulé, pour ainsi dire, les deux autres de leurs la jambe et entre seul dans la composition de l'articulation tibio deux autres os, au lieu d'être placés sur ses côtés, comme à la l'un en dehors et en dessous, l'autre en avant.

Le scaphoïde du pied est l'analogue du scaphoïde de la main.

Le *scaphoïde du pied* est l'analogue du *scaphoïde de la main* : il os analogie de forme et de connexions. L'analogie de forme saute

…ntité de nom ; quant aux connexions, nous voyons : 1° que ces …nés, l'un, du côté du gros orteil, l'autre, du côté du pouce ; 2° que … pied s'articule avec les trois cunéiformes, celui de la main, avec le trapèze, le trapézoïde et le grand os, qui sont leurs homologues au membre supérieur.

Fig. 241.

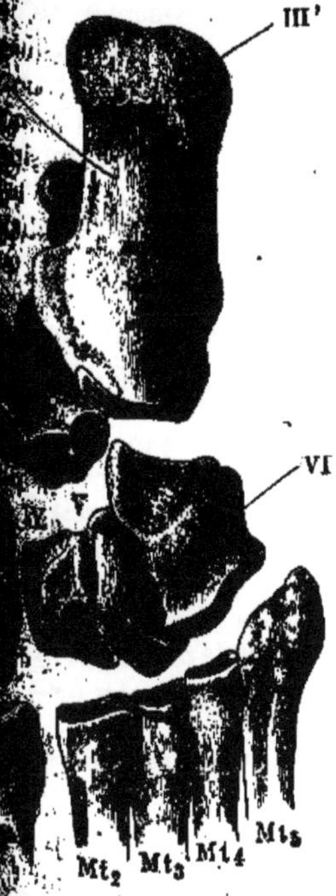

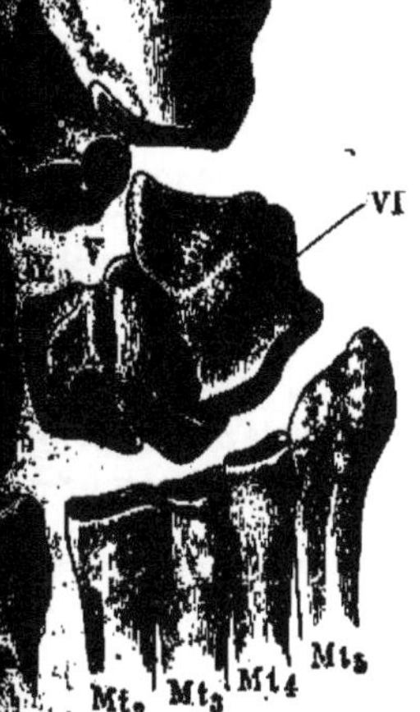

…par la face plantaire (*).

Le calcanéum représente le pyramidal et le pisiforme.

Il suffit de jeter un coup d'œil sur le tarse et le carpe d'un quadrupède, pour reconnaître le *pisiforme* dans la *portion du calcanéum qui déborde l'astragale* en arrière. Le calcanéum est le seul os du tarse qui se développe par deux points d'ossification ; ce qui établit une forte présomption en faveur de l'idée qu'il est à lui seul le représentant de deux os. Si l'on admet l'a-

Fig. 242.

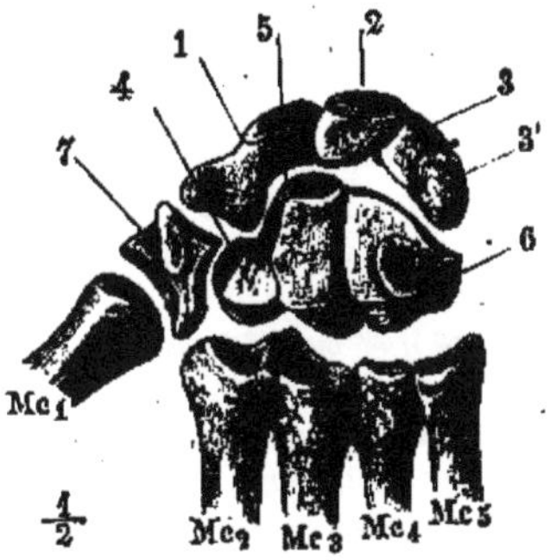

Os du carpe vus par la face palmaire (**).

…rtie postérieure du calcanéum avec le pisiforme, on ne peut s'em-… le pyramidal dans sa portion antérieure, et de même que ce der-… avec l'os crochu, la partie antérieure du calcanéum s'articule avec …ans lequel nous trouverons l'analogue de l'os crochu. La différence …doit pas nous empêcher d'admettre cette analogie, puisque nous …diverses espèces animales, d'autres os du tarse, le scaphoïde, le …ragale, se développer outre mesure, sans que leur nature soit …sée.

L'astragale représente l'os semi-lunaire.

…par voie d'exclusion, nous sommes conduits à admettre, avec … l'astragale représente l'os semi-lunaire, dont la surface articu-

(*) …
…postérieure du calcanéum.
…unéiforme.
…unéiforme.
…
…diforme.
…tatarsiens.

(**) 1, scaphoïde.
2, semi-lunaire.
3, pyramidal.
3', pisiforme.
4, trapézoïde.
5, grand os.
6, os crochu.
7, trapèze.
Mc_1… Mc_5, métacarpiens.

laire supérieure, énormément amplifiée, se serait prolongée su de manière que l'axe du pied, au lieu de continuer celui de la cela a lieu pour la main et l'avant-bras, forme avec lui un angle

2° *Os de la rangée métatarsienne du tarse et os de la rangée mé carpe.*— Ici les analogies deviennent encore plus évidentes. Au car

Nombre. tarse, les os de cette rangée sont au nombre de quatre. — A crochu, le grand os et le trapézoïde, c'est-à-dire les trois os situ petit doigt, forment une sorte de condyle brisé, reçu dans la co

Position. représenté par la première rangée, et supportent les quatre de piens. Quant au trapèze, situé du côté du pouce, il occupe le si de ce côté, entre les os des deux rangées et pourrait être compté avec la première rangée qu'avec la seconde; sa direction est obli en dehors, ce qui détermine l'écartement du pouce. Au pied également trois os situés du côté du petit orteil, formant une très-irrégulier, dont le sommet est reçu dans l'angle qui exis la rangée jambière, et ces trois os s'articulent avec les quatre c'est le cuboïde, le troisième et le deuxième cunéiforme. Quant néiforme, il occupe, entre les deux rangées, une position ana trapèze; s'il n'a pas la direction oblique de ce dernier, cela tie gros orteil ne devait pas jouir du mouvement d'opposition qu pouce.

Le cuboïde répond à l'os crochu. Le *cuboïde* est évidemment l'analogue de l'*os crochu*; leur pos la même, leur forme, à peu près semblable; et de même que l'o aux deux derniers métacarpiens, le cuboïde supporte les deux tarsiens.

Les trois cunéiformes répondent au trapèze, au trapézoïde et au grand os. Les *trois cunéiformes* ne manquent pas d'analogie avec le *trap* et le *grand os*; ils s'articulent tous trois avec le scaphoïde du tent chacun un métatarsien, de même que ces derniers s'articu phoïde de la main et supportent chacun un métacarpien. Déjà ressortir les analogies de position entre le trapèze et le premi les mêmes analogies existent entre le trapézoïde et le deuxiè entre le grand os et le troisième cunéiforme. Si nous ne trouvon dernier, qui rappelle la tête du grand os, cela tient aux fonctio pied et de la main, qui exigeaient, pour le premier, des surfa lées à facettes, comme les pierres d'une voûte, tandis qu'à la m des parties demandait plutôt des surfaces arrondies.

B. — Métacarpe et métatarse.

Analogies et différences. Le métacarpe, comme le métatarse, est constitué par cinq p rallèles, séparés par quatre espaces interosseux; ces espaces rables à la main qu'au pied, en raison de la disproportion plu corps et les extrémités des os du métacarpe qu'entre le corps des os du métatarse; et comme, d'autre part, le métacarpe e le métatarse, la largeur relative du métacarpe paraît plus gran

Caractères généraux différentiels. Ce qui caractérise le métacarpe, c'est que le premier méta pouce, est beaucoup plus court que les autres, qu'il est hors d un plan antérieur, que sa direction est oblique, toutes différ avec le mouvement d'opposition, qui est le caractère propr

...culière au métatarse, c'est la prédominance du premier méta... ...les autres, quant au volume. Les dimensions colossales du tarse ...dans cet os et dans le gros orteil, en raison du rôle important ...un et l'autre dans le mécanisme de la station.

...si grande entre les métacarpiens et les métatarsiens qu'il faut ...on pour pouvoir les distinguer les uns des autres. ...tarse vont en s'effilant, pour ainsi dire, de leur extrémité tar... ...extrémité digitale. Les métacarpiens vont, au contraire, en se ...leur extrémité carpienne vers leur extrémité digitale. Ceux-ci sont ...plus volumineux; ceux-là, plus longs et plus grêles. La forme du ...carpiens est assez régulièrement prismatique et triangulaire, ...ps des métatarsiens s'aplatit d'un côté à l'autre. — Caractères spéciaux différentiels. — Dans les corps.

...actères différentiels bien tranchés entre les extrémités carpiennes ...carpe et les extrémités tarsiennes des os du métatarse. Néan... ...sont plus volumineuses que les premières, et cette différence ...avec la différence de volume du tarse et du carpe. Les extré... ...des métatarsiens sont plus régulièrement cunéiformes que les ...espondantes des métacarpiens. — Dans les extrémités carpienne et tarsienne.

...ences les plus caractéristiques entre les métacarpiens et les mé... ...ent dans leurs extrémités digitales, incomparablement plus vo... ...ns les premiers que dans les seconds, les doigts étant la partie ...la main, tandis que le tarse est la partie dominante du pied. ...marquer, en outre, que la facette articulaire convexe située à ...itale des métatarsiens se prolonge beaucoup plus du côté de la ...ces os que les facettes correspondantes des métacarpiens. — Dans les extrémités digitales.

C. — **Doigts et orteils.**

...ntiels de la préhension, partie la plus importante de la main, ...ent une longueur et une épaisseur beaucoup plus grandes que les ...vent être considérés comme des doigts à l'état rudimentaire et ...d'ailleurs avec eux une analogie parfaite de conformation. — Caractères différentiels des doigts et des orteils.

...es des orteils sont donc, en quelque sorte, des phalanges digitales ...us trouvons une exception remarquable dans le gros orteil, dont ...sont beaucoup plus volumineuses, proportionnellement aux au... ...que les phalanges du pouce ne le sont proportionnellement aux ... Ce volume du gros orteil, en rapport avec celui du premier mé... ...explique par les usages de cet orteil, qui contribue à former, en ...ien principal du corps dans la station. — Volume des phalanges du gros orteil.

...LLÈLE ENTRE LES MEMBRES THORACIQUES ET LES MEMBRES ...BDOMINAUX AU POINT DE VUE DU DÉVELOPPEMENT.

...pement des membres abdominaux est relativement moins rapide ...membres thoraciques. — Développement comparatif de l'épaule et du bassin.

...et l'omoplate précèdent l'os coxal dans leur ossification. C'est ...ule que débute l'ossification de tout le squelette; elle a lieu du ...au trentième jour de la vie intra-utérine. L'ossification appa... ...moplate au quarantième jour. Quant à l'os coxal, c'est le quarante-cinquième jour que paraît le point osseux de l'ilium; à trois de l'ischion, de quatre à cinq mois, celui du pubis. L'omoplate ment ossifiée à vingt ans; l'apophyse marginale de la crête ilia guère qu'à vingt-cinq ans.

Développement comparatif du fémur et de l'humérus.

Le fémur et l'humérus présentent à peu près dans le même te osseux de leur corps. Le point osseux de l'extrémité inférieure d toujours à la naissance, et ce n'est qu'à la fin de la première ann celui de l'extrémité inférieure de l'humérus. Mais cette derni dix-huit ans, tandis que l'extrémité inférieure du fémur ne l' à vingt.

De la jambe et de l'avant-bras.

Le tibia s'ossifie un peu avant les os de l'avant-bras, le péroné Le complément de l'ossification a lieu à peu près à la même épo et à l'avant-bras.

Du tarse et du carpe.

L'ossification des os du tarse précède de beaucoup celle des Ainsi, de quatre mois et demi à cinq mois, un point osseux appa canéum, et quelques jours après, dans l'astragale; ce n'est qu' grand os et l'os crochu, qui, du reste, ne sont pas les analogu dents, présentent des points d'ossification. C'est à douze ans seu sifie le pisiforme; tandis qu'à cinq ans avait eu lieu l'ossification tardif du tarse, le scaphoïde. Cependant, ce n'est qu'à dix ans point d'ossification épiphysaire du calcanéum, que nous avons di du pisiforme du carpe. On voit que le mode de développeme l'analogie du pisiforme et de la lame épiphysaire du calcanéum.

Des métacarpiens et métatarsiens.

Les métatarsiens se développent absolument de la même maniè tacarpiens; seulement l'apparition de leurs points osseux est un dive. La réunion des épiphyses est un peu plus précoce au m métacarpe.

Des doigts et des orteils.

Les orteils s'ossifient plus tardivement que les doigts; les deux ges des orteils sont bien plus tardives que les phalanges un deuxièmes phalanges des doigts.

La raison de toutes ces différences nous est encore complète S'il existe un rapport général et bien positif entre la précocité d développement de ces extrémités et les usages que leurs divers appelées à remplir, il faut avouer qu'il y a, à cet égard, de nom marquables exceptions.

SUPPLÉMENT. — DE L'OS HYOÏDE OU APPAREIL HYOÏDIE

Sa mobilité exceptionnelle. Situation.

L'*os hyoïde* a une forme parabolique, celle de l'upsilon des Gr venu son nom. Seul de tous les os, il est détaché du reste du s tient que par des ligaments ou des muscles; de là son extrême situé au niveau de l'angle rentrant que fait la face antérieure plancher buccal et se trouve suspendu entre la base de la lang

(1) J'ai cru devoir placer ici la description de l'os hyoïde, si intimem la langue, puisque, d'une part, cet os devait être connu pour l'intellige muscles qui s'y insèrent, et que, d'autre part, l'os hyoïde est considéré les anatomistes transcendants, comme la partie moyenne d'un arc v dont les parties latérales seraient restées rudimentaires ou ne se seraient

...lesquels il a des connexions importantes. — Il est à peu près ...ent placé, de manière que la concavité de la courbe qu'il repré... ...en arrière, tandis que la convexité est tournée en avant.

...ions de l'os hyoïde sont plus considérables chez l'homme que chez ... Dimensions.

...se divise en cinq pièces, articulées entre elles, savoir : *un corps* ...enne (B, *fig.* 244) et *quatre cornes*, deux gran... ...ux petites (C*m*). Cette multiplicité de pièces, ...que bien autrement encore chez certains ani... ...particulier chez les poissons, justifie la déno... ...ppareil hyoïdien que j'ai adoptée (1), appareil ...at rudimentaire chez l'homme. Sa division en cinq pièces. L'hyoïde est à l'état rudimentaire chez l'homme.

Fig. 243.

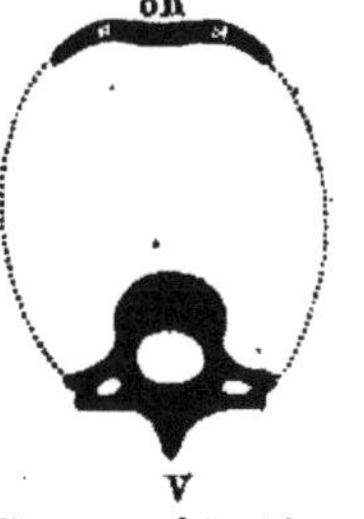

Figure schématique de l'os hyoïde (oh) *considéré comme arc antérieur incomplet d'une vertèbre* (V).

...e l'*hyoïde*. Simple chez l'homme et les mam... ...est double chez les oiseaux, triple chez les ...forme est celle d'un quadrilatère allongé, ...manière à présenter une concavité posté... Corps.

...*érieure* regarde en haut et présente une sail... ...vestige d'une apophyse qui, chez plusieurs ...prolonge dans l'épaisseur de la langue. Cette ...attache à un grand nombre de muscles, ...n est marquée par plusieurs lignes transver... ...pues par quelques tubercules. Saillie cruciale, vestige de l'apophyse linguale des animaux.

...*ieure*, plus ou moins excavée chez les différents sujets, est tantôt ...c un tissu cellulaire jaunâtre, qui la sépare ...tantôt tapissée par une membrane syno... ...cavation, qui, chez l'homme, n'est jamais ...représente, à l'état de vestige, l'énorme ...creusé l'os hyoïde chez le singe hurleur. Excavation de la face postérieure.

Fig. 244.

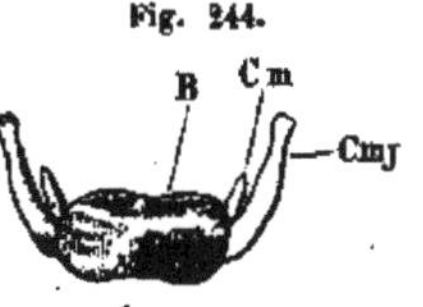

Face antérieure de l'os hyoïde (*).

...*rieur* donne attache à un seul muscle, le ...en. Bords.

...*rieur* donne insertion : 1° à une membrane ...de ligament qui s'étend jusque dans l'é... ...la langue, dont il constitue la charpente ; ...membrane jaune, le ligament thyro-hyoïdien, qu'on dit à tort ...bord inférieur de l'hyoïde.

...tés du corps de l'hyoïde sont recouvertes ...cartilagineuse, pour s'articuler avec les ... Extrémités.

Fig. 245.

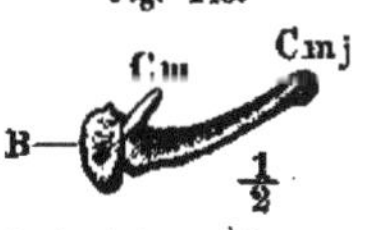

Os hyoïde vu de profil (*).

...*ornes ou branches*. Beaucoup plus longues que ...es de haut en bas, tandis que le corps est ...en arrière, elles présentent un renflement à ...on avec le corps, se dirigent d'avant en ar... ...s'être rétrécies et aplaties, se terminent par une extrémité Grandes cornes.

(*) ...C*mj*, grandes cornes. — C*m*, petites cornes.

(1) ...elles considérations de Geoffroy Saint-Hilaire sur les os antérieurs de la ...*anat.*, t. I, p. 139.)

renflée ou un tubercule arrondi, qui est quelquefois surmonté

Petites cornes.

3° Les *petites cornes* (Cm), nommées aussi *cornes styloïdiennes*, sont liées à l'apophyse styloïde par le ligament styloïdien, sont pisiformes qui se remarquent dans le point où les grandes cornes avec le corps (*ossa pisiforma lingualia*, Sœmmering). Elles surmontent supérieur de l'os et sont dirigées de bas en haut et de dedans en longueur est très-variable. Chez les animaux, les prolongements aux petites cornes sont plus longs que les prolongements qui constituent les grandes cornes. Ces osselets sont articulés par inférieure avec le corps et avec les grandes cornes. Leur extrémité donne attache à un ligament qui va se fixer à l'apophyse styloïde qui est quelquefois ossifié chez l'homme, l'est constamment chez les

Conformation intérieure. — L'hyoïde est composé en grande partie pacte. Cependant, dans les parties les plus épaisses du corps et cornes, on trouve une petite quantité de tissu spongieux.

Nombre des points osseux.

Développement. — L'hyoïde se développe par *cinq* points osseux : un deux pour les grandes cornes, deux pour les petites. D'après quelques mistes, qui admettent deux points pour la formation du corps, points osseux de l'hyoïde s'élèverait à six.

Époque et ordre d'apparition.

L'hyoïde commence à s'ossifier vers la fin du neuvième mois de L'ossification des grandes cornes précède celle du corps, qui premiers temps après la naissance ; ce n'est que quelques mois sance que s'ossifient les petites cornes.

Soudure.

Toutes ces pièces sont séparées d'abord par des portions cartilagineuses considérables, puis seulement par une mince lame cartilagineuse souvent toute la vie et donne aux diverses parties de l'hyoïde une

(1) Chez les animaux, l'apophyse styloïdienne, détachée du crâne chaîne hyoïdienne, qui se compose : 1° des cinq pièces de l'os hyoïde ; placent les ligaments styloïdiens ; 3° des apophyses styloïdes ou os styloïdes pièces.

II. — DES ARTICULATIONS

OU

DE L'ARTHROLOGIE

CHAPITRE PREMIER

CONSIDÉRATIONS GÉNÉRALES

...ient être unis les uns aux autres pour constituer un tout ; ils de... ...iculés. Pour cette union, ils sont configurés d'une manière réci... ...nte dans chaque espèce de jointure, et maintenus par des moyens ...-résistants, des liens ou *ligaments*, dont la disposition est variable ...ode d'articulation. Cette union des os, cette espèce d'engrenage, ... constitue les *jointures*, les *articulations*, dont l'étude est l'objet ...logie, mieux nommée *arthrologie* (ἄρθρον, jointure).

Des articulations.

...e toute articulation, on doit considérer : 1° les surfaces par les... ...se touchent, *surfaces* et *cartilages articulaires*; 2° les moyens d'u... ...nts; 3° les moyens ou conditions qui favorisent le glissement des ...mbranes *synoviales* (1); 4° les *mouvements* dont jouit l'articula...

Ce qu'on doit considérer dans l'étude de toute articulation.

...urions trop insister sur l'importance qu'on doit attacher à l'étude ...tions. Il n'est peut-être aucune partie de l'anatomie dont la connais... ...ondie soit plus indispensable pour le physiologiste et pour le chi... ... elle, comment le premier pourra-t-il se faire une juste idée de ... animale? comment le second appréciera-t-il les caractères des ...liées dont les articulations sont le siége?

Importance de l'étude des articulations.

...avant d'exposer les formes et les mouvements de chaque articula... ...de donner une idée générale des surfaces et des cartilages arti... ...ligaments, des membranes synoviales, en un mot, de tous les ...surent le contact des leviers osseux et le glissement des uns sur ...

...sons le sens que ces trois choses : configuration des surfaces articulaires, ... de ces surfaces et mouvements de l'articulation sont dans un rapport né... ...te que, du mode de configuration des surfaces articulaires, on pourrait ... et les moyens d'union et les mouvements d'une articulation, et récipro...

...ons plus tard l'occasion de dire que des artères, des veines et des nerfs dits ...ent dans la composition des articulations ; ces parties seront étudiées avec ... dans l'angéiologie et la névrologie.

§ 1. — DES SURFACES ET DES CARTILAGES ARTICULAIRES

Surfaces articulaires

C'est par leurs extrémités que s'unissent les os, et c'est pour cela moins en grande partie, que les extrémités osseuses présentent des plus ou moins considérables ; car plus les surfaces articulaires sont plus les points de contact sont multipliés et plus la solidité de l'arti assurée. Or, les surfaces articulaires sont convexes, concaves, pl poulie, en cylindre ; cette diversité de configurations établit entre tions des différences importantes, qui ont motivé leur division en nombre de genres et d'espèces.

Effets des frottements entre les surfaces osseuses.

A. *Cartilages articulaires.* — Si les extrémités osseuses avaient dû diatement les unes contre les autres, quelque lisses qu'on les supp abondant qu'eût été le liquide lubrifiant versé entre leurs surfa arrivé ce qu'on observe en pathologie à la suite de l'usure des ca mouvements deviennent difficiles, douloureux, les surfaces artic et se rayent dans le sens des mouvements. Les frottements, en e les surfaces frottantes une cause d'inflammation ; l'ostéite qu'ils entre autres résultats, détermine l'éburnation des extrémités de de végétations osseuses autour d'elles. En vain ces végétations destinées à remplacer le cartilage et la portion osseuse détruit surfaces osseuses sont-elles aplaties, polies à la manière d'une ces lames éburnées sont tôt ou tard envahies à leur tour et se reproduire aux dépens des couches subjacentes. C'est de cett les extrémités osseuses les plus volumineuses sont quelquefois usées couche par couche, molécule par molécule.

Utilité des cartilages articulaires.

C'est pour prévenir ces graves inconvénients que les surfaces biles sont revêtues d'une substance qui réunit à la solidité une gr et une grande élasticité, qui cède quand elle est comprimée, m dans sa condition première aussitôt que la compression a cessé, et ainsi les effets des chocs et des frottements : cette substance s'app *d'encroûtement, cartilage articulaire.* Nous la trouverons dans toutes tions mobiles, quelque peu mobiles qu'elles soient ; son épaisseur proportionnelle aux pressions auxquelles les articulations sont expo due de la surface osseuse que recouvrent les cartilages articulaires ment mesurée par l'étendue des mouvements de l'articulation appartiennent.

Les cartilages existent dans toutes les articulations mobiles.

Surface libre des cartilages, à nu.

Les cartilages articulaires présentent : 1° une *surface libre,* extr et polie, qui répond à la cavité articulaire ; cette surface est à nu d nière, le cartilage n'est point recouvert par la synoviale, comme on pour faire de cette séreuse un sac sans ouverture, ni même par l'un de cette synoviale, la couche épithéliale (1) ; 2° une *face adhérente* intimement à l'os qu'il est impossible de l'en détacher, sauf dans

Face adhérente.

(1) Il n'y a d'*exception* que pour le cartilage diarthrodial du condyle de inférieur et pour celui de la cavité glénoïde du temporal ; ces cartilages par une lame de tissu fibreux, qui se continue avec le périoste des os et tablement après la naissance, pendant que le cartilage s'amincit graduellement disparaître presque complètement.

...ent de ce dernier. Cette adhérence est directe, elle a lieu sans l'in... d'aucune substance intermédiaire. Le cartilage diarthrodial n'étant ...tion du cartilage d'ossification qui n'a pas été envahie par l'ossifica... ...prend qu'il y ait continuité directe entre les deux tissus. Mais la

Fig. 246.

...laire à la surface ...articulaire d'un mé... ...sé de 90 diam. (*).

Fig. 247.

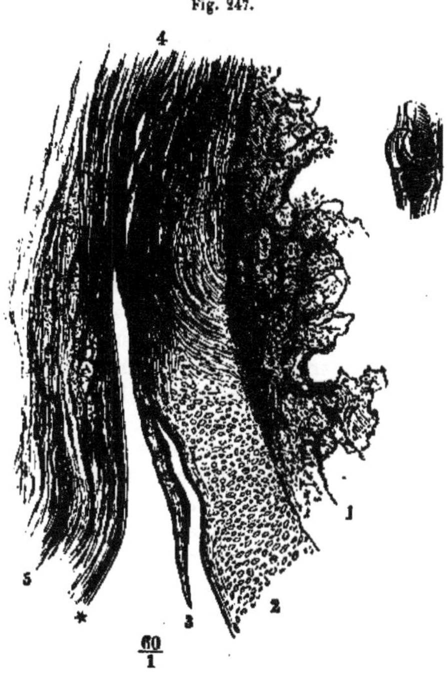

$\frac{60}{1}$

Section verticale d'une articulation phalangienne (**).

...d'un à l'autre n'est pas brusque : la couche de tissu osseux sur ...e le cartilage, bien que présentant les caractères physiques de ...ependant n'avoir subi qu'une ossification incomplète. Cette couche, ...épaisseur, a un aspect jaunâtre, fibreux ; elle ne contient ni cana...aires, ni cellules osseuses bien caractérisées, mais seulement des ...dles ou allongées, analogues aux cellules du cartilage, et qu'on ...r comme des cellules osseuses incomplétement développées ; 3° à ...le cartilage diarthrodial se continue avec le tissu fibreux du pé... ...capsule fibreuse (*fig.* 247) : la substance fondamentale hyaline se ...e à peu en une masse fibroïde ou fibreuse, tandis que les cellules

Couche osseuse sous-jacente.

Périphérie.

...ficielles, de forme aplatie. — *b*, cavités arrondies de la portion moyenne. — *c*, cavités pro... perpendiculaires à la surface de l'os. — *d*, couche osseuse superficielle. — *e*, substance ...dite. — *f*, terminaison d'un espace médullaire de l'épiphyse. — *g*, espace médullaire. ...artilage articulaire. — 3, frange synoviale. — 4, périoste. — 5, capsule articulaire. ...x longitudinaux et de faisceaux coupés en travers. — *, revêtement épithélial de cette

et les cavités du cartilage subissent des modifications qui les ... blables aux éléments de même nature du tissu conjonctif.

Épaisseur des cartilages. L'épaisseur des cartilages d'encroûtement ne dépasse jamais ... elle est plus considérable au centre qu'à la circonférence dans les ... recouvrent des surfaces convexes; le contraire a lieu pour les ... revêtent des surfaces concaves. De là résulte un emboîtement plus ... d'ailleurs, au centre des têtes osseuses et à la circonférence des ... passent les chocs les plus violents dans les mouvements divers qu... articulations. Dans les jointures à surfaces planes, l'épaisseur ... d'encroûtement est à peu près la même dans toute l'étendue de ...

Ces cartilages sont durs, et cependant flexibles et élastiques; ... couleur blanche ou blanc bleuâtre.

Structure des cartilages. *Structure*. — Examinés au point de vue de l'arrangement de leu... stituantes, les cartilages diarthrodiaux paraissent, à l'œil nu, com... ou de faisceaux de fibres parallèles, implantées perpendiculaire... face de l'os, à la manière des fibres du velours ; cette apparen... très-manifeste dans certaines affections des articulations, tient à ... des éléments celluleux qui entrent dans la composition du carti...

Quand on soumet à l'examen microscopique une tranche ... cartilage articulaire, on la trouve composée de deux éléments ... 1° une *substance fondamentale*; 2° une foule de *cavités* dissémin... cette substance.

Substance fondamentale. La *substance fondamentale* des cartilages d'encroûtement est ... line ou finement granulée, sans aucune trace de fibres ou de stri... coction, elle finit par se dissoudre complétement et se convertir ... substance qui se prend en gelée par le refroidissement, de ... tine, produit de la coction des os et des tissus fibreux, mais qu... qu'elle est précipitée par le sulfate d'alumine et l'alun, ainsi ... de plomb neutre ou basique. Quand on dessèche un cartilage, la ... damentale devient jaunâtre et presque transparente.

Cavités. Les *cavités* du cartilage sont inégalement réparties et différem... dans les diverses portions des cartilages diarthrodiaux. Dans les co... superficielles, elles sont très-abondantes et aplaties de façon que ... parallèles à la surface libre du cartilage (*fig*. 246). Plus profondém... tés sont moins nombreuses, de forme arrondie ou oblongue, et ... gulièrement. Au voisinage de l'os, enfin, toutes les cavités de... allongées et dirigées perpendiculairement à la surface articula... constance explique l'apparence fibreuse que le cartilage prése... quand il a été rompu mécaniquement, la rupture ayant toujours ... des cavités; elle fait comprendre aussi l'analogie qu'a trouvée ... prétendues fibres du cartilage implantées perpendiculairement ... fibres du velours.

Cellules. Toutes ces cavités sont tapissées d'une membrane très-fine, ... la substance fondamentale, mais qui n'en est pas moins distinc... le reconnaît en traitant la préparation par l'acide acétique, ré... substance fondamentale plus transparente. Chacune d'elles ren... plusieurs cellules, munies d'un noyau vésiculeux et d'un cont... ou grenu, avec quelques granulations graisseuses.

Les éléments celluleux du cartilage sont insolubles dans l'eau ...

la plupart des réactifs chimiques. Après plusieurs heures de coc-marmite de Papin, Hope les a retrouvés parfaitement intacts.

Absence de vaisseaux et de nerfs.

les plus pénétrantes n'ont pu démontrer l'existence de *vaisseaux* lages diarthrodiaux. Les branches vasculaires qui appartiennent osseuses, se terminent en anse au-dessous de cette couche osseuse nous avons vue supporter le cartilage; celles qui proviennent ne se prolongent que sur les bords du cartilage, dans la même cette synoviale elle-même.

tilages interarticulaires se comportent exactement, sous ce rap-es cartilages d'encroûtement.

dans aucun cartilage ni nerfs ni vaisseaux lymphatiques.

Nutrition.

nes de *nutrition* dont les cartilages sont le siége, sont, on le de-trême lenteur; c'est ce qui a fait considérer pendant longtemps iarthrodiaux comme une sorte d'enduit inorganique qui s'use nts et qui n'est susceptible d'aucune lésion autre que les lésions chimiques. Cependant les cartilages se nourrissent, ils croissent es osseuses qu'ils recouvrent, ils s'altèrent diversement dans les rticulations. Les matériaux nutritifs indispensables pour ces phé-nent des vaisseaux des tissus voisins, et n'arrivent dans l'épais-ges que par une sorte de filtration, d'imbibition, nécessairement

diarthrodiaux ayant pour usage d'amortir les chocs et de pré-ments trop rudes, on comprend qu'ils seraient bientôt usés si un n'était incessamment versé sur leur surface. De là la nécessité synoviales qui sécrètent ce liquide, membranes dont nous par-oir décrit les moyens d'union des articulations.

Fibro-cartilages interarticulaires.

ges *interarticulaires.* — Ce sont des lames flexibles et résistantes, naître, interposées, dans certaines articulations, entre les surfaces lesquelles elles se moulent exactement. Libres par leurs deux es par leurs bords, soit aux os, soit aux ligaments, ces lames for-is une cloison complète qui divise la cavité articulaire en deux ires parfaitement distinctes : c'est ce qui se voit dans l'articula-axillaire ; d'autres fois cette cloison est percée, à son centre, d'un les deux cavités communiquent entre elles; d'autres fois, enfin, ne recouvre qu'une portion des surfaces articulaires, et s'arrête variable du centre de l'articulation, en se terminant par un bord lciforme : tels sont les ménisques interarticulaires du genou.

Structure.

ilages interarticulaires sont essentiellement formés par du tissu res de ce tissu, en faisceaux très-serrés et entre-croisés dans ns, sont difficiles à isoler et parsemées de cellules de cartilage, ce.

Rôle.

l'articulation consiste à favoriser l'adaptation des surfaces arti-tir les chocs et à prévenir la contusion de ces surfaces, dans i à augmenter la profondeur des cavités articulaires, et à con-solidité de l'articulation.

Bourrelets articulaires. Ils sont également fibro-cartilagineux

variété de tissus se rattachent les *bourrelets articulaires*, espèces cartilagineux, de forme annulaire, qui adhèrent par une sur-rtour des cavités, et dont le bord limite la cavité de réception ires. Improprement désignés sous le nom de ligaments, ils font l'office de coussinets qui amortissent les chocs, et qui, recevant les tête du fémur ou de l'humérus, par exemple, préviennent ainsi les continuité des rebords osseux.

Les cartilages articulaires et les fibro-cartilages interarticulai venons d'examiner, ne se rencontrent que dans les articulations à tiguës (1).

§ 2. — DES LIGAMENTS ARTICULAIRES.

Dans les premiers temps du développement, rien n'indique une squelette en segments séparés, articulés entre eux; la substance qui le constitue, se constitue sans interruption d'une extrémité à l en est de même du périchondre qui revêt ce cartilage. Ce n'est que se forment les cavités articulaires, par une sorte de liquéfac lage, ou, si l'on aime mieux, par l'agrandissement des cavités du résorption plus ou moins complète de la substance intermédiaire, subir diverses transformations (2).

Ces changements opérés, il existe une articulation, dont les tuantes sont plus ou moins mobiles, suivant que la substance qui été plus ou moins complétement résorbée. Le périchondre passe ment d'une pièce sur l'autre et forme une sorte de manchon qui nies : c'est la *capsule articulaire*. Épaissie par places, cette capsul *ligaments périphériques*, les seuls qu'on rencontre dans les artic mobiles, où le cartilage intermédiaire a complétement disparu.

(1) Le domaine du système cartilagineux, dans l'économie, est d'ailleurs étendu que celui des surfaces articulaires. Nous trouverons ce tissu partout charpente résistante, mais flexible et élasti ces titres qu'il existe des cartilages dans thorax et dans toute l'étendue des voies sont encore des cartilages qui constituent gane de l'ouïe, des fosses nasales, la trompe

Fig. 248.

200/1

Section verticale et transversale d'une articulation chondro-costale chez un fœtus de sept mois.

(2) Chez le fœtus de sept mois, plusieurs l'âge adulte s'articulent entre eux par des ne forment encore qu'un tout continu. Ainsi la région qui correspond aux articulations n'est indiquée, sur une coupe, que par une dans laquelle le microscope fait reconnaître cartilage à cavités plus rapprochées, plus sées parallèlement aux surfaces articulaires que les cavités des couches voisines ont grand diamètre dirigé obliquement. Une sition se rencontre d'ordinaire, même l'articulation sternale de la première côte lation entre les deux premières pièces cependant, dans ces dernières, le cartil est devenu fibreux. Dans les autres ar sternales, on peut voir se former, pour articulaire, qui, d'abord centrale et très-limitée, se développe ensuite jusqu'au-dessus du périoste. Ce développement, du reste, est fort va verses articulations costo-sternales, et même dans une articulation différents sujets (Henle).

au contraire, il y a, en outre, des *ligaments interosseux*, provenant ...tion incomplète et de la transformation partielle de ce cartilage; ...une cavité centrale incomplète, entourée de cartilage dont la sub... ...entale a subi la transformation fibreuse et généralement, au voi... d'une couche de cartilage hyalin.

Les ligaments sont les moyens d'union des os.

...ments (1) constituent une division très-importante du tissu fibreux, ...nature a destiné à servir de charpente aux organes mous, de lien, ...protection à tous les organes, et que nous rencontrerons partout ...oin d'une grande résistance et d'une grande flexibilité. Or, nulle ...conditions n'étaient plus nécessaires que dans les moyens d'union ...articulaires, que tendent sans cesse à dissocier et les mouvements ...l'action des corps extérieurs.

Formes générales des ligaments.

...présente des filaments d'un blanc plus ou moins nacré, tantôt pla... ...ment les uns à côté des autres, tantôt formant des plans entre-croi... ...ties, d'une résistance telle que je ne connais aucune matière ...les arts qui les surpasse sous ce rapport, et en même temps d'une ...flexibilité qui ne le cède à aucun autre tissu, et on aura une idée ...ou liens articulaires, qui se présentent sous la forme de *bandelettes cylindriques*, sous celle de *capsules fibreuses*, et sous celle de *fais...* ...des plans entre-croisés.

Connexions.

...—Les ligaments périphériques présentent : 1° deux faces : l'une ...regarde la cavité synoviale et est d'un aspect lisse et poli; l'autre ...qui répond aux muscles, aux nerfs, aux vaisseaux, aux tendons, aux ...en un mot à toutes les parties qui entourent les articulations; ...ités, qui sont implantées sur les os, à une distance plus ou moins ...des cartilages articulaires; leur adhérence est tellement intime ...facile de rompre les ligaments ou les os que de séparer les pre... ...point précis de leur implantation.

Les tendons et les aponévroses s'identifient avec les ligaments.

...ait une idée bien incomplète des moyens d'union des os, si l'on ...aux tendons et à leurs gaînes fibreuses, aux aponévroses et à tout ...qui entoure une articulation. Pour la plupart des articulations, ...bre de tendons et de muscles constituent des ligaments actifs, ...des ligaments propres et qui souvent y suppléent entièrement. ...ns extenseurs des doigts, les tendons du triceps fémoral, du tri... ...mplissent pour ces articulations l'office de véritables ligaments; ...muscles sus-épineux, sous-épineux et sous-scapulaire viennent, ...tion scapulo-humérale, au secours de la faiblesse de sa capsule ...laquelle ils se confondent, etc.

...les aponévroses qui entourent immédiatement une articulation, ...s'identifient plus ou moins complétement avec les ligaments, en ...gament donne quelquefois insertion aux fibres musculaires, de ...gament est quelquefois exclusivement ou presque exclusivement ...ties détachées d'un tendon : voyez les ligaments latéraux de ...coude, le ligament postérieur de l'articulation du genou, etc.

(1) ...ment, *syndesmos* des Grecs, *copula*, *vinculum* des Latins, s'applique, en ...qui lie les diverses parties du corps les unes aux autres. C'est dans ...*ligaments larges* de l'utérus, *ligaments ronds*, *ligaments* de la vessie, ...son acception la plus limitée, cette dénomination s'applique seulement ...ulaires.

Cette continuité des ligaments avec les tendons est un des traits
tants de leur histoire.

Chaque espèce d'articulation a son appareil ligamenteux spécial.

Chaque espèce d'articulation a son appareil ligamenteux spécial
dans des détails qui trouveront leur place ailleurs, qu'il nous
jeter, par anticipation, un coup d'œil général sur la disposition
dans les principaux modes d'articulation.

Point de ligaments dans les synathroses.

Point de ligaments proprement dits dans les *articulations*
throses. Le ligament suppose, en effet, un déplacement ou une tend
cement, qu'il est destiné à contenir dans de justes limites; sa prése
mobilité. Entre les surfaces osseuses, on ne trouve qu'une couc
tissu cartilagineux ou fibreux qui a précédé l'os, couche qui n'a
par l'ossification.

Ligaments dans les amphiarthroses.

C'est par des ligaments *interarticulaires* ou *interosseux* que
les *symphyses* ou *amphiarthroses*; ces ligaments interosseux, que
plans fibreux à fibres obliques entre-croisées, extrêmement serrés
de substance cartilagineuse, sont étendus d'une surface artic
(exemples : ligaments intervertébraux, ligaments de la symph

Ligaments interosseux de certaines articulations mobiles.

Chose singulière ! nous retrouverons des ligaments interarticul
osseux dans les articulations les plus mobiles, avec cette différe
gaments y sont beaucoup plus longs et disposés en bandelettes, qu
pas, à proprement parler, des surfaces articulaires, mais entre
d'elles. Ils paraissent avoir pour principal usage de borner certai
(ligaments croisés du genou).

Ligaments dans les diarthroses.

Dans toutes les *articulations mobiles* (*diarthroses de contiguïté*)
sont placés autour des surfaces articulaires, dont le pourtour pré
nences et des enfoncements à insertion. Leur forme la plus génér

La forme la plus générale des ligaments est celle des bandelettes ou de rubans.

bandelettes ou de rubans plus ou moins épais, plus ou moins
forme suppose des mouvements restreints ou nuls dans deux
serve-t-on principalement dans les articulations dont les mouve
étendus (*articulations trochléennes et condyliennes*). Ces ligaments
toujours les extrémités de l'axe autour duquel a lieu le mouveme

Situation générale.

général, placés en dehors de cet axe, ce qui facilite les mouveme
dont ils sont plus rapprochés, et limite ceux qui ont lieu en
remplissent ainsi simultanément le double but de restreindre ou
les mouvements latéraux et de borner l'un des mouvements opp
mettent, ordinairement celui d'extension.

Ligaments capsulaires propres aux énarthroses.

C'est seulement dans les *énarthroses* (articulations scapulo-hu
morale) qu'on rencontre des *ligaments capsulaires*, c'est-à-dire
forme de sac ou de manchon fibreux, dont les deux ouvertures
adhérant fortement, le pourtour des surfaces articulaires. Cette
permettre des mouvements dans tous les sens. Ces capsules
jours fortifiées par des expansions fibreuses nées des tendons
voisines; elles sont si intimement unies à la synoviale qui
impossible de les isoler de cette dernière. C'est dans ces

Bourrelets articulaires.

qu'on trouve des bourrelets fibreux, *bourrelets articulaires*, impr
més *ligaments*, placés autour de la cavité articulaire, dont
profondeur, faisant l'office d'une espèce de coussinet sur lequel
les efforts de la tête articulaire, et prévenant ainsi les ruptures
cavités, ruptures qui, sans cette disposition, auraient été extrême

...*hoïdes*, les ligaments ont la forme annulaire, et l'anneau fibreux ...ujours incomplet. Forme annulaire des ligaments dans les trochoïdes.

...*rodies* ou articulations à surfaces planes, susceptibles d'un simple ...n trouve des fibres ligamenteuses entre-croisées, placées irrégu... autour des articulations, serrant les surfaces articulaires les unes ...res, réduisant les mouvements à un simple glissement, et les bor... également dans tous les sens. Forme ligamenteuse des arthrodies.

Les *ligaments* sont composés de fibres de *tissu conjonctif* fortement ...es contre les autres et formant des faisceaux ...oitement unis entre eux par un peu de tissu ...us lâche; ces faisceaux ne contiennent qu'un ...mbre de *fibres élastiques*. De même que le tissu ...s ligaments se dissolvent dans l'eau bouillante ...t de la gélatine. L'acide acétique les gonfle et ...e en une masse homogène et transparente. ... *fibreuses* sont composées des mêmes éléments; ...aux de fibres y sont habituellement disposés ... externe, de beaucoup la plus considérable, ... sens longitudinal, et en une couche interne, à fibres circulaires. ...st composée de faisceaux plus fins et renferme moins de fibres ...mais elle présente un ...re de vaisseaux capillaires Structure des ligaments.

Fig. 249.

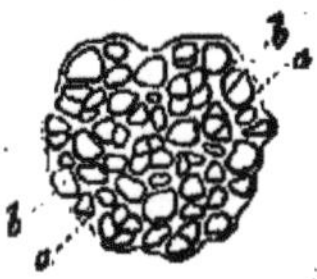

Section transversale du ligament cervical du bœuf (*).

Fig. 250.

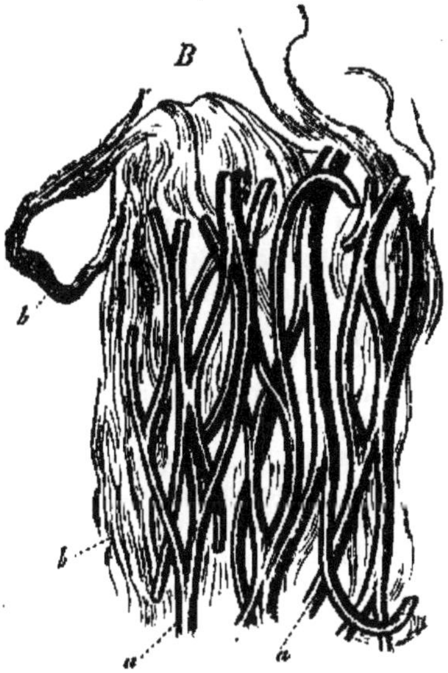

Portion de ligament jaune des vertèbres (**).

...*s jaunes ou élastiques*. — ...tre classe de ligaments, ...re et les attributions dif...ent de ceux dont il vient ...n : ce sont les *ligaments* ...*ments élastiques*. Tandis ...ents ordinaires ou tendi...ur caractère essentiel une ...ité unie à une inextensi...e absolue, les ligaments ...ent de cette propriété re...e s'allonger notablement ...des tractions et de revenir ... leur longueur primitive ...ction a cessé. Ligaments jaunes ou élastiques

...nt se composent les liga...ues, se trouve abondam...u dans l'organisme, sous ...s variées; mais il est ra...t de pureté. Le plus sou...ne forme qu'un élément ... milieu de ceux qui l'entourent. Il ne constitue, à lui seul, qu'un ...mbre d'organes; tels sont, cependant, le ligament cervical postérieur

... potasse. Grossissement de 550 diamètres. — *a*, tissu conjonctif homogène. — *b*, section ...

...tiques. — *b*, tissu conjonctif interposé.

Fibre élastique.

des mammifères et les ligaments jaunes des lames vertébrales de *fibre élastique*, qui est l'élément essentiel des ligaments jaunes, teinte jaune, des bords nets et parallèles, ou dentelés irrégulière garnis de branches qui s'unissent aux fibres voisines, ce qui don à des réseaux élastiques. Elle ne se dissout point dans l'eau froide elle est réfractaire à l'acide acétique, qui attaque facilement les dinaires (1).

Vaisseaux et nerfs des ligaments.

Des vaisseaux artériels et veineux très-ténus rampent dans le de tous les ligaments, qui reçoivent également quelques filament ne sait si les ligaments renferment des vaisseaux lymphatiques.

§ 3. — MEMBRANES OU CAPSULES SYNOVIALES.

Loi de l'économie relative aux glissements ou aux frottements.

Partout où des fibres se meuvent dans l'économie, elles sont en sorte d'atmosphère celluleuse, qui sécrète autour d'elles un liqui propre à en faciliter les mouvements. Partout où des surfaces se unes sur les autres, ces surfaces sont lisses et sécrètent un liqu qualités varient suivant qu'il y a simple glissement, ou bien frott moins considérable. Lorsqu'il y a simple glissement, le liquide sé reux, ce qui a fait donner le nom de *membranes séreuses* aux surfa crètent; lorsqu'il y a frottement, ce liquide est onctueux, filant, pour l'aspect à du blanc d'œuf; on l'appelle *synovie* (σύν, avec, surfaces sécrétantes ont reçu le nom de *membranes synoviales*. Nous dans un instant comment on doit les envisager.

Membranes synoviales.

Toutes les articulations mobiles sont donc pourvues d'une mem viale. Grâce à cette membrane, l'articulation est incessamment une humeur visqueuse, filante (*unguen*, *axongia*), qui favorise l'adapt des surfaces articulaires, forme entre elles une couche liquide prévient l'effet des frottements, et qui les maintient appliquées l'autre; d'où le bruit ou claquement qui résulte de l'écartement surfaces articulaires.

Forme générale.

Opinion de Bichat.

Toute membrane synoviale, suivant la description de Bichat, se p la forme d'une membrane mince et transparente, partout contin même, semblable à un ballon ou à un sac sans ouverture, dont la s'applique sur les cartilages d'encroûtement, sur la face interne et des autres parties qui entourent l'articulation, en adhérant parties au point de ne pouvoir en être séparée, et dont la *face inter* lubrifiée par la synovie, est partout en contact avec elle-même.

Réalité.

Cette manière de concevoir les membranes synoviales est une l'esprit, que l'observation directe est loin de justifier. Déjà nous les cartilages sont *à nu* dans l'intérieur des articulations, qu'on ne surface libre qu'une forme particulière des cavités creusées dans fondamentale; cette forme a pu en imposer à quelques micograp cru retrouver là l'épithélium de la synoviale (2). Au niveau des

(1) Voyez, pour plus de détails, Sée (Marc), *Anatomie et Physiologie du* Thèse de concours. Paris, 1860.

(2) Cette remarque ne s'applique qu'à l'adulte. Chez le fœtus, Todd et que Reichert, ont trouvé la paroi entière de la cavité articulaire, cartila

faut de beaucoup qu'on puisse isoler toujours une membrane tout continue avec elle-même. En bien des points, les ligaments sont revêtus, sur leur face tournée vers la cavité articulaire, d'une thélium, qui, à ce niveau, constituerait donc toute la synoviale. A des capsules fibreuses, il est impossible, le plus souvent, d'isoler synoviale; la couche fibreuse sur laquelle se trouve appliqué l'é- partie de la capsule au même titre que les couches plus super- n'est qu'au voisinage de l'insertion de ces dernières sur les os que cette couche s'isoler et suivre un trajet distinct. Les mem- telles qu'on les décrit habituellement, n'existent donc point, le trajet d'une synoviale, on a en vue tout simplement ces qui frottent les unes sur les autres et forment la limite de la Cela étant bien entendu, nous continuerons à nous servir de la *membrane synoviale*, l'idée qu'elle représente étant d'une grande thologie.

des ligaments interosseux, tous les moyens d'union des os la constitution d'une articulation, peuvent se réduire à un plus ou moins lâche, tapissé intérieurement d'un épithélium par ses deux bouts au pourtour ou près des bords des carti- et doublé extérieurement de lames, de bandelettes ou de généralement étendus d'un os à l'autre. Le manchon fibreux, épithéliale qu'il supporte, forme ce qu'on a appelé la *capsule* Il est réduit à une lame fort mince. Les couches fibreuses nd elles sont réparties avec une certaine uniformité à la surface synoviale, en font une capsule fibreuse. Quand, au contraire, mulées sur certaines parties de la capsule synoviale, sous delette ou de cordon, et qu'elles en sont séparées par un peu laire plus lâche, qui permet de les isoler plus ou moins com- elles forment ce qu'on appelle les *ligaments périphériques*.

Pelotons adipeux. nombre de capsules synoviales sont soulevées par des pelotons grais- saillie dans l'articulation et que Clopton Havers avait considérés glandes destinées à la sécrétion de la synovie. Je crois que le tissu dial ou plutôt articulaire n'a d'autre destination que celle de rem- qui tendent à se former dans plusieurs articulations pendant certains mouvements.

Franges synoviales. Les *franges synoviales* (*fig.* 250 et 251) sont la synoviale qui se prolongent dans la cavité articulaire sous la lles à bord libre dentelé, d'excroissances filiformes, isolées ou ceaux. Ces prolongements, que souvent on ne voit qu'en ouvrant sous l'eau, ne peuvent être étudiés convenablement qu'avec le microscope. On reconnaît alors qu'ils sont de grandeur et de forme et qu'ils sont remarquables par le grand nombre de vaisseaux san- renferment. A part ces derniers, ils sont formés de faisceaux du if, au milieu desquels on rencontre quelques fibres élastiques très- is aussi des cellules isolées ou réunies en groupes. Quelquefois la le des franges synoviales offre seule un aspect fibreux; à la péri- trouve qu'une substance homogène, granuleuse, dans laquelle

d'un épithélium pavimenteux; cet épithélium disparait plus tard sur ises aux frottements et aux pressions les plus violentes.

des noyaux disséminés avec régularité simulent un épithélium qui

Prolongements tendineux des synoviales.

La synoviale se replie aussi, dans quelques articulations, non pl d'elle-même, mais en dehors : elle forme ainsi des culs-de-sac plus ou moins profondes, qui tantôt tapissent un tendon, celui portion du biceps, par exemple, et tantôt représentent une so

Fig. 251.

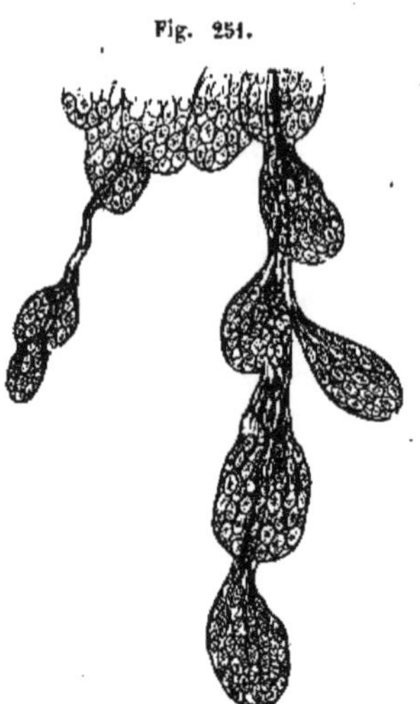

Frange synoviale du genou.

Fig. 252.

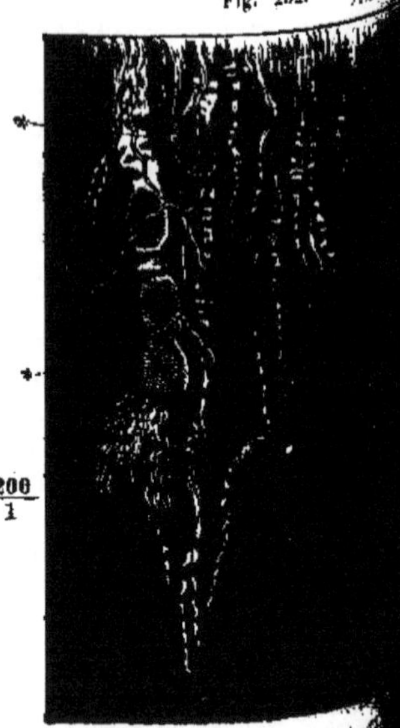

Franges synoviales de l'articul humérale (*).

cavité, ne communiquant plus que par une étroite ouverture av articulaire, et qui facilitent, par la synovie dont elles sont rempl ment des portions tendineuses ou musculaires sur les extrémités leviers.

Replis ou prolongements folliculiformes des synoviales.

Les synoviales ne possèdent *ni glandes, ni papilles*; mais on ren quelques articulations de petites dépressions folliculiformes, déjà les frères Weber sur la synoviale du genou, et qui, suivant M trouvent répandues dans toutes les grandes articulations. Leur for de culs-de-sac plus ou moins profonds, dont le goulot est tantôt la tantôt étroit et à peine appréciable à l'œil nu ; M. Gosselin les ou *follicules synoviaux*.

Les synoviales sont constituées par deux couches.

Les membranes synoviales, prises dans le sens restreint que nous diquer, sont constituées par deux couches, l'une interne, qui es l'autre externe, qui n'est autre chose que du tissu cellulaire, et varie dans les divers points d'une articulation. L'*épithélium* doit êt cette variété que les micrographes décrivent sous le nom d'épith menteux ; il se trouve répandu sur tous les points de la surface synoviale. Le tissu cellulaire qui le supporte, est quelquefois conde

(*) Points renflés en vésicules.

...ficiellement du tissu cellulaire général sous la forme de mem-... quefois même ce tissu cellulaire est très-serré, comme fibreux; dans ... les caractères du tissu cellulaire général, et se confond insensi-...ent; le scalpel de l'anatomiste ne peut alors l'isoler, le présenter ...me distincte.

§ 4. — CLASSIFICATION DES ARTICULATIONS.

...é des articulations, les analogies et les différences qu'elles offrent ...dû suggérer l'idée de les distribuer en un nombre déterminé de ... des caractères propres et différentiels bien tranchés. Or, dans ...tion, la configuration des surfaces articulaires, la disposition des ... le nombre et l'étendue des mouvements étant dans une corré-... nécessaire, on pourrait prendre pour base d'une classification ... l'une ou l'autre de ces trois données. Base des diverses classifications des articulations.

...omistes de l'antiquité, n'ayant égard qu'aux moyens d'union des ... les articulations en quatre classes, savoir : 1° en *synchondroses* ..., cartilage), c'est-à-dire articulations dont les moyens d'union ...ges; 2° en *synévroses* (σύν, avec, νεῦρον, nerf, synonyme de liga-...ciens), ou articulations ayant pour moyens d'union des liga-... *sarcoses* (σύν, avec, σάρξ, chair, synonyme de muscle), c'est-à-dire ...ant pour moyens d'union des muscles; 4° en *méningoses* (μήνιγξ; ... articulations dont les liens sont des membranes, comme cela a ... au crâne des enfants. Cette classification ne peut être considérée ... ébauche grossière. Classification fondée sur les moyens d'union.

... toute son attention sur les mouvements, a groupé les articula-... d'après le nombre des mouvements dont elles jouissent. Or, il ... classes de mouvements : 1° le *glissement*; 2° l'*opposition*, dans la-... se porte alternativement dans deux sens opposés, la flexion et ... par exemple; 3° le *mouvement de circumduction*, ou *mouvement en* ... dans lequel l'os mobile circonscrit un cône dont le sommet répond à ..., et la base à l'extrémité opposée de l'os; 4° le *mouvement de rota-*... lequel l'os tourne sur son axe, sans se porter d'un lieu à un autre. Classification de Bichat, fondée sur les mouvements. Des mouvements divers des articulations.

... cette classification des mouvements, Bichat a divisé les articulations ... groupes : les articulations mobiles et les articulations immobiles. ... été rangées d'après la disposition des surfaces articulaires. Les ar-... mobiles ont été classées d'après le nombre des mouvements dans l'or-... Articulations immobiles. Mobiles.

...tions du *premier genre*, jouissant de toutes les espèces de mouvements, ... glissement, de l'opposition, de la rotation, de la circumduction. 1er genre.

...tions du *deuxième genre*, possédant tous les mouvements, celui de ...pté ; 2e genre.

...tions du *troisième genre*, celles qui permettent l'opposition dans un ... 3e genre.

...tions du *quatrième genre*, dont les mouvements sont réduits à celui ... 4e genre.

...ulations qui jouissent du mouvement d'opposition dans quatre sens, sont né-... douées des mouvements de circumduction.

5e genre.

5° *Articulations du cinquième genre*, celles qui ne permettent qu'un de glissement.

La classification de Bichat est essentiellement fondée sur la physiologie.

Cette classification, presque entièrement fondée sur la considéra vements, est éminemment physiologique. C'est pour cela même que devoir la rejeter; car, dans l'étude de l'anatomie, la considération est secondaire, celle de la conformation doit être prépondérante. mouvements qui se passent dans les articulations, sont évidem quence de la disposition des surfaces articulaires.

Classification de Galien, généralement adoptée.

La classification généralement adoptée de nos jours est celle de rement modifiée. Prenant pour point de départ la présence ou l'a mobilité, on a divisé les articulations en *mobiles* ou *diarthroses*, ou *synarthroses*. A ces deux grandes divisions Winslow en a ajouté sous le nom d'*articulations mixtes* ou *amphiarthroses* (ἄμφω, tous les qu'elles participent à la fois aux caractères des deux premières, sont pour les unes, la mobilité, pour les autres, la continuité des

Pour les divisions secondaires, on a eu égard, tantôt à la confi surfaces articulaires, tantôt aux mouvements dont l'articulation est

Énarthroses Arthrodies.

ainsi les diarthroses sont divisées en : 1° *énarthroses*, dans lesquelles reçue dans une cavité; 2° *arthrodies* ou *diathroses plates*, dont les culaires sont planes ou à peu près planes; 3° *ginglymes*, articu peuvent exécuter que deux mouvements opposés. Les ginglymes se

Ginglymes angulaires. Parfait. Imparfait. Ginglyme latéral.

— a. *ginglymes angulaires* ou *charnières*; ce sont les articulations vements ont lieu en deux sens opposés comme de la flexion à l'ex le ginglyme angulaire *parfait*, lorsque ces mouvements seuls exist le coude; le ginglyme est *imparfait*, lorsque l'articulation permet vements de latéralité : le genou. — b. *ginglymes latéraux*, dans rotation est le seul mouvement possible. Le ginglyme latéral est les os se touchent par un seul point, *double*, lorsque les os se touch points.

Sutures. Écailleuse. Harmonique. Gomphose. Schindylèse.

Les *synarthroses* ou *articulations immobiles* ont été divisées d'ap tion des surfaces articulaires; on les appelées 1° *sutures*, lorsque articulaires sont armés de dents, à l'aide desquelles il y a engr proque; la suture écailleuse ou squameuse en est une variété; 2° que les surfaces articulaires, à peine rugueuses, ne sont que 3° *gomphose*, lorsqu'il y a implantation des surfaces : telles sont rapport aux alvéoles; 4° *schindylèse*, lorsqu'une lame osseuse est rainure d'un autre os : exemple, l'avance osseuse du bord antérieur latin, par rapport à l'ouverture du sinus maxillaire.

Avantages et vices de cette classification.

La classification que nous venons d'exposer, est bonne à beau mais elle présente plusieurs imperfections. Je signalerai comme vicieux le genre arthrodie, qui embrasse les articulations les l'articulation scapulo-humérale, l'articulation temporo-maxillaire tions du poignet, celles des os du carpe et du tarse. Nous devons comme une autre cause d'imperfection le défaut d'unité dans classification, qui est fondée tantôt sur la configuration des sur les mouvements.

(1) Ce mode d'articulation était connu de Galien, qui lui avait donné *tions neutres* ou *douteuses*.

pour point de départ unique la seule forme des surfaces articu- rons la disposition des ligaments et les mouvements se subor- que sorte, à la configuration de ces surfaces.

diviserons toutes les articulations en trois classes. 1re Classe : (1), ou articulations à surfaces contiguës ou libres. 2e Classe : avec), ou articulations à surfaces continues. 3e Classe : *Amphiar- ses* (ἀμφί, doublement), ou articulations en partie contiguës et à l'aide d'un tissu fibreux.

Classification de l'auteur, exclusivement fondée sur la configuration des surfaces articulaires.

PREMIÈRE CLASSE. — DIARTHROSES.

Surfaces articulaires contiguës ou libres, configurées de manière à ctement les unes sur les autres, toutes pourvues de *cartilages d'en- synoviales*, de *ligaments périphériques ;* toutes exécutant des *mouve- rthroses* se divisent en six genres :

Caractères généraux des diarthroses.

1er GENRE. — ÉNARTHROSES.

articulaires. Tête ou portion de sphère plus ou moins complète- ns une cavité. (Ex. *Articulations coxo-fémorale, scapulo-humérale.*) *ents.* Capsule fibreuse.

ements. Mobilité dans tous les sens : flexion et extension, abduction circumduction, rotation.

Caractères des énarthroses.

2e GENRE. — ARTICULATIONS PAR EMBOITEMENT RÉCIPROQUE.

articulaires. Concaves dans un sens, convexes dans le sens per- premier, de manière à s'enfourcher réciproquement. (Ex. *Arti- pèze avec le premier métacarpien.*) (2)

ents. Deux ou quatre ligaments, ou bien ligament orbiculaire plus plet.

ements. Mouvements en tous sens, à la manière des énarthroses, rotation.

Caractères des articulations par emboîtement réciproque.

GENRE. — ARTICULATIONS CONDYLIENNES OU CONDYLARTHROSES.

articulaires. Tête allongée ou *condyle*, reçu dans une cavité ellip- *ulation de l'avant bras avec la main, de la mâchoire inférieure avec*

ents. Deux ou bien quatre ligaments, dont deux principaux. *ents.* En quatre sens : flexion, extension, abduction, adduction, point de rotation. Dans cette articulation, il y a toujours deux cipaux, et par conséquent les deux autres mouvements sont

Caractères des condylarthroses.

diά annonce toujours séparation.

cervicales du cygne présentent cette articulation par emboîtement réci- sa perfection ; c'est à ce mode d'articulation, qui offre autant de mobi- lité que l'énarthrose, qu'est due cette flexibilité si gracieuse et si com- sens que présente la région cervicale de ce palmipède.

4° GENRE. — ARTICULATIONS TROCHLÉENNES OU GINGLYMES.

Caractères des articulations trochléennes.

a. — *Surfaces articulaires*. Engrenées réciproquement; la forme de trochlée est affectée à ce mode d'articulation. (Ex. *coude, genou, des phalanges entre elles.*)

b. — *Ligaments*. Deux ligaments latéraux, ordinairement plus côté de la flexion que du côté de l'extension. Ligament antérieur postérieur variables, toujours faibles et comme rudimentaires, placés par des tendons.

c. — *Mouvements*. Deux mouvements en sens opposés, à la charnière à angle.

5° GENRE. — TROCHOÏDES (1) (τρέχω, TOURNER).

Caractères des trochoïdes.

a. — *Surfaces articulaires*. Un axe ou cylindre reçu dans un osseux, partie fibreux. (Ex. *Articulation de l'atlas avec l'axis, du cubitus.*)

b. — *Ligaments*. Un ligament annulaire.

c. — *Mouvements*. Rotation.

6° GENRE. — ARTHRODIES.

Caractères des arthrodies.

a. — *Surfaces articulaires*. Surfaces articulaires planes ou pres (Ex. *Articulations des os du carpe, du tarse, des apophyses articulaires*

b. — *Ligaments*. Fibres irrégulièrement placées autour de l'arti

c. — *Mouvements*. Glissement.

DEUXIÈME CLASSE. — SYNARTHROSES OU SUTURES.

Caractères des sutures.

Caractères.— Surfaces articulaires armées de dents ou d'inégalités réciproquement, ce qui leur a fait donner le nom de *sutures*. (*des os du crâne.*) *Pour moyens d'union*, prolongement du tissu d'o envahi par les progrès de l'âge (3). Point de cartilages d'encro de synoviales, point de ligaments, point de mouvements.

(1) Le trochoïde répond au ginglyme latéral simple ou double des moder de rotation des anciens.

(2) Les surfaces articulaires sont très-variables dans l'arthrodie. Il e surfaces articulaires anguleuses, d'autres à surfaces sphéroïdales; sel gaments, il est des arthrodies lâches et des arthrodies serrées.

(3) On pourrait regarder les synarthroses comme des articulations dure qui les envahit tôt ou tard, comme analogue à l'une des pièces du crâne eux-mêmes comme de grandes pièces d'ossification. Dans l'âg difficile de séparer les divers os du crâne, et nous avons vu que l'âge loppement doit seul être invoqué pour la détermination des os. On co classe d'articulations, il ne doit entrer aucun ligament proprement dit unit les surfaces correspondantes n'étant qu'un reste du tissu primitif nienne ; on conçoit encore qu'aucune puissance musculaire ne saurait puisqu'il n'y a pas de mouvements. Aussi quelques anatomistes o d'articulation, avec Colombus, qui disait qu'il n'y a pas articulation mouvement.

...sept genres de sutures, qu'on pourrait multiplier encore, si l'on ...toutes les variétés que présentent les surfaces articulaires.

Caractères des trois variétés principales de suture.

...trois genres de synarthroses : 1° les *sutures dentées ;* 2° les *sutures* ...les *sutures harmoniques,* suivant que les surfaces articulaires sont ...ts, en écailles, ou simplement rugueuses et juxtaposées. Toutes ...ne sont que des variétés peu importantes des sutures. Monro avait ...chindylèse ou articulation en soc de charrue de Keil. Nous n'en fe...mple mention. Nous rejetterons la gomphose (γόμφος, clou), dé...servée à l'implantation des dents dans leur alvéole ; en effet, les ...point des os ; elles sont implantées et non articulées.

...OISIÈME CLASSE. — AMPHIARTHROSES OU SYMPHYSES (1).

Caractères des amphiarthroses.

... *Surfaces articulaires* planes ou presque planes, en partie contiguës, ...unies à l'aide d'un tissu fibreux. (Ex. *articulation du corps des ver...*...*du pubis, symphyse sacro-iliaque.*) Cartilages articulaires minces ; ...imentaires. Pour *moyens d'union,* des ligaments interosseux et des ...phériques. *Mouvement* de balancement plutôt que glissement. ...e comme élément nécessaire dans l'amphiarthrose. Ainsi, dans ...ubienne, il y a une partie contiguë et une partie continue.

CHAPITRE II

...S ARTICULATIONS EN PARTICULIER (2)

...ons dans la description des diverses articulations l'ordre dans ...avons étudié les pièces du squelette.

...ées, je nais. Ce mot de symphyse, après avoir été appliqué à l'union des ...ue à celles des parties molles, a été laissé, comme par caprice et au ha...articulations.

Ce qu'on doit entendre par préparer une articulation.

...une partie, c'est la mettre à découvert, l'isoler de toutes les parties voi...e à permettre d'en apprécier avec la plus grande exactitude les formes ...tissu cellulaire, qui est le lien commun de tous nos organes, est le grand ...éparation anatomique ; c'est donc ce tissu qu'il faut écarter des orga...à découvert, pour isoler les différentes parties qui entrent dans leur ...-dire, quand il s'agit d'une articulation, les surfaces articulaires, les ...iales et les ligaments, et pour déterminer les rapports et les connexions ...s, aponévroses, vaisseaux et nerfs qui entourent cette articulation. Il ...de approfondie des articulations, supposant la connaissance des parties ...ont des rapports immédiats, devrait suivre celle des muscles, des vais...mais, réservant tous ces rapports, d'ailleurs si importants, pour l'ana...ue, nous devons nous contenter ici d'étudier dans une articulation ...laires et tous les moyens qui en assurent la solidité. Or, les muscles et ...urent puissamment à cette solidité ; aussi devrait-on peut-être ne s'oc...ons qu'après la myologie. C'était, en effet, l'ordre adopté par Vésale et ...ment dans les dissections ; cet ordre permet d'ailleurs d'utiliser dou... Une considération qui vient à l'appui de cette manière de voir, c'est

L'étude des articulations devrait suivre et non précéder celle des muscles.

SECTION I. — ARTICULATIONS DE LA COLONNE VE...

Divisées en extrinsèques et en intrinsèques.

Les articulations de la colonne vertébrale se divisent en intrins... lations des vertèbres entre elles, et en *extrinsèques* ou articulation... vertébrale avec la tête, avec les côtes et avec les os coxaux.

Les articulations intrinsèques se ressemblent si bien dans tout... la colonne vertébrale, qu'une même description leur est appli... d'exception que pour les articulations des vertèbres qui occupent l... mités du rachis : ces articulations demandent une description à p...

§ 1. — ARTICULATIONS DES VERTÈBRES ENTRE ELLES

Préparation. Dépouiller complétement la colonne vertébrale des parties ... vironnent ; enlever par un trait de scie vertical toute la portion de la tête qu... de cette colonne ; séparer, dans toute la longueur du rachis, les corps de ...

qu'il est des tendons qui entrent dans la composition des articulations, qui... trer dans leur intérieur et que la synoviale revêt immédiatement ; en sorte q... les enlever sans mettre à nu les surfaces articulaires. Nous verrons aussi... gaments qui se continuent manifestement avec les tendons et avec leurs g... et qui sont même entièrement suppléés par les premiers. Cependant l'e... nous fera adopter l'usage, généralement reçu, de décrire les articulations ... après les os qui concourent à les former.

Les sujets les plus favorables à la préparation des ligaments sont des ... infiltrés

Après avoir constaté les rapports des tendons et des muscles, on enlève ... mieux, on les rabat de manière à pouvoir les remettre au besoin en place, et l'o... ments, situés plus profondément. Comme ils sont souvent voilés par du tis... tissu adipeux, on les rend plus apparents, on développe leur aspect nacré en le... linge rude ; mais il faut pour cela qu'ils aient été récemment mis à découve... nement le meilleur moyen, parce qu'il est le plus simple ; les parties environ... tent alors avec leur couleur naturelle ; la blancheur et l'éclat des ligamen... mieux que par tout autre procédé. La macération dans l'eau, qui décolore les ... épaissit le tissu cellulaire et pénètre le tissu fibreux lui-même, rend le... L'eau de savon et surtout une solution fortement alcaline ont l'avantage ... tissu fibreux son aspect resplendissant ; mais ils ont les mêmes inconvén... cération dans l'eau simple. On ne doit donc user de ces moyens que ... ments ayant été mis à découvert et en partie desséchés, il est nécessaire ... leur souplesse et leur couleur, ou lorsqu'on veut conserver la pièce p... encore vaut-il mieux l'entourer d'un linge plié en plusieurs doubles et i...

Veut-on donner à la pièce un air de propreté et d'élégance, on enlève ... insertions des tendons et le périoste, en ayant soin de s'arrêter à une ... l'insertion des ligaments, qui, comme on sait, se confondent avec le p... les préparations temporaires.

Les *préparations sèches* des ligaments sont, en général, mauvaises. ... turel, c'est-à-dire celui dont toutes les pièces sont unies entre elles ... n'est et ne doit plus être usité dans les cours ; les ligaments, en séchant ... deviennent tout à fait méconnaissables. Aussi m'abstiendrai-je d'indiqu... ployés pour dessécher les ligaments, les débarrasser de la graisse qui ... les os et les préserver de l'action des insectes. Si l'on a quelque arti... il vaut mieux la plonger dans un liquide conservateur, tel que l'alcool ... benthine, l'acide nitrique affaibli, ou mieux la glycérine.

[de]ux traits de scie portant sur les pédicules; au niveau de l'axis, porter l'instru[ment sur les] apophyses articulaires supérieures de cette vertèbre, de l'atlas et der[rière] de l'occipital ; enlever la moelle et ses membranes. De cette manière, [la colonne vertéb]rale est divisée en deux parties : l'une antérieure, formée par la série [des corps vertébr]aux, sur lesquels on trouve les *ligaments vertébraux communs antérieur et* [postérieur et les] *disques intervertébraux* ; l'autre postérieure, formée par la série des lames [et des apophyses a]rticulaires et épineuses. Les disques invertébraux seuls réclament une [préparation par]ticulière, qui consiste à soumettre un tronçon de colonne à des coupes [vertical et hori]zontales, ou bien tout simplement à la macération dans l'acide nitrique [...]. [Ce]tte dernière préparation permet d'enlever les corps de vertèbre, en lais[sant les d]isques intervertébraux.

[Les vertèbres] s'articulent entre elles : 1° par leurs corps; 2° par leurs apo[physes articula]ires; en outre, elles sont unies les unes aux autres ; 3° par leurs [lames ; 4° par le]urs apophyses épineuses.

I. — ARTICULATION DES CORPS DE VERTÈBRE.

L'articulation des corps de vertèbre entre eux est une symphyse.

[Les corps de v]ertèbre s'articulent entre eux par *amphiarthrose* ou *symphyse*.

[*Surfaces arti*]*culaires*. — Les corps de vertèbre s'articulent entre eux par leur [face supérieure] et par leur face inférieure. Il résulte de la concavité de ces faces [que, loin] de se mouler les unes sur les autres, elles interceptent entre elles [des espaces len]ticulaires assez considérables, rappelant les espaces bicônes qui [séparent les ve]rtèbres des poissons (1).

Espaces lenticulaires interceptés par les corps de vertèbre.

[La hauteur d]e ces espaces, qui mesure exactement celle des disques interver[tébraux, n'est] pas la même dans toute la longueur de la colonne vertébrale. Il [résulte des obs]ervations que j'ai pu faire à cet égard qu'à la région lombaire, la [hauteur de l'es]pace intervertébral est à celle des vertèbres qui le limitent [comme 1 est à] 2 ; à la région dorsale, comme 1 est à 3 ; à la région cervicale, [comme 1 est] à 2. Il suit de là que c'est à la région cervicale que la *hauteur* [relative des espa]ces intervertébraux est le plus considérable, bien que, d'une ma[nière absolue, l]a région lombaire l'emporte sur la région cervicale.

Hauteur variable des espaces intervertébraux.

[Les surfaces ar]ticulaires que constituent la face supérieure et la face inférieure [des corps de v]ertèbres, sont revêtues d'une couche très-mince de cartilage [qu'on ne sa]urait comparer aux cartilages diarthrodiaux.

Cartilages articulaires.

[*Moyens d'un*]*ion*. — Ils sont de deux ordres, comme dans toutes les amphiar[throses : les uns] sont périphériques, les autres, interosseux.

[*Ligaments pér*]*iphériques*. — L'idée la plus générale qu'on puisse se faire de ces [ligaments est ce]lle d'une gaîne fibreuse entourant l'espèce de colonne formée [par les corps de] vertèbre, et réunissant en un seul tout les différentes pièces

Idée générale des ligaments périphériques.

[(1) La colonne ve]rtébrale de Séraphin, conservée dans les cabinets de la Faculté, dont [les vertèbres so]nt soudées entre elles au moyen d'une lame osseuse superposée, donne [une idée parfaitem]ent exacte de cette disposition. La dessiccation n'ayant pu opérer le [retrait des corps de] vertèbres, on voit parfaitement que les plans voisins sont séparés par [des espaces lenticu]laires, dont le diamètre présente beaucoup de différences suivant la re[gion, et par conséquent e]xactement le degré de mobilité des vertèbres correspondantes. Ce point [pourra p]araître minutieux au premier abord ; mais il est de la plus haute [importance, car i]l permet d'apprécier les proportions de hauteur qui existent entre la [portion osseuse et la] portion fibreuse de la colonne vertébrale ; il permet surtout de se faire [une idée exacte de]s mouvements, qui sont rigoureusemment proportionnels à la hauteur [des disques interv]ertébraux.

dont cette colonne est composée. La portion de gaine qui revêt le
s'appelle *ligament vertébral commun antérieur, grand surtout ligamen*
la portion qui recouvre le plan postérieur, est nommée *ligament*
mun postérieur, grand surtout ligamenteux postérieur.

a. Ligament vertébral commun antérieur (*cva*, *fig.* 253). — Il se prése
d'une membrane d'un blanc na
l'axis à la partie supérieure du
ment, qui a plus d'épaisseur au
aux lombes, est composé de trois

Trois portions distinctes constituent le ligament vertébral commun antérieur.

distinctes, une médiane, plus ép
latérales. Celles-ci sont séparées de
diane par une série d'ouvertures
passage à des vaisseaux.

Fig. 253.

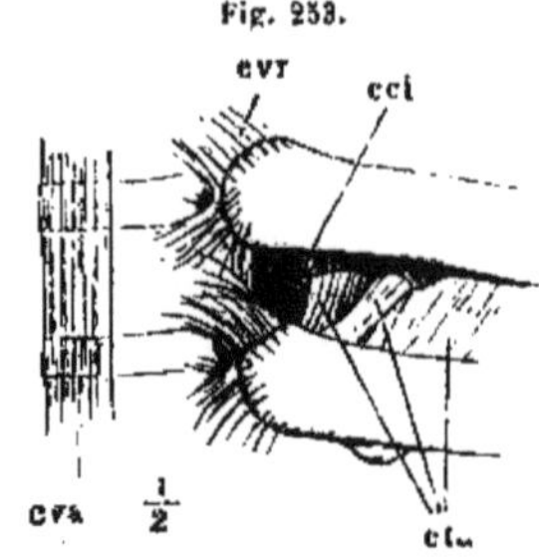

Vertèbres thoraciques et têtes de côte vues presque de profil (*).

Rapports.

Sa *face antérieure* répond aux
du thorax et de l'abdomen, au
unie par du tissu cellulaire fort
dons des muscles longs et droits
cou et des piliers du diaphrag
leurs fibres avec ce ligament. Les
répondent, en bas, à ses parties latérales.

Sa *face postérieure* adhère plus intimement aux disques interve
rebords saillants des corps de vertèbre qu'aux gouttières trans
corps,
un pe
lulai

Structure.

Ce
comp
plans
les p
sont
Les
vont
la ve
se co
pério
perio
à qu
tèbr

Fig. 254.

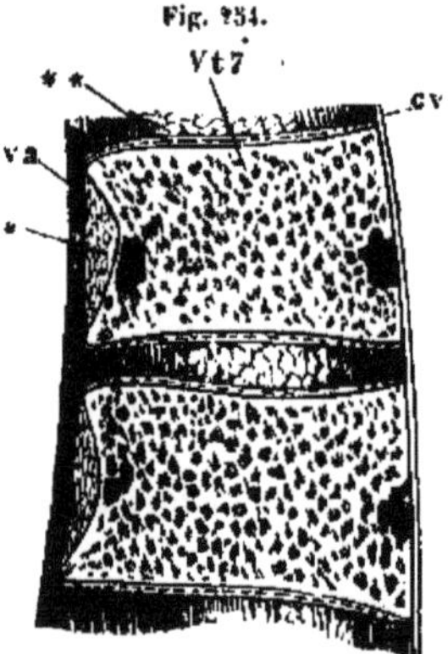

Section médiane de la colonne vertébrale, au niveau de la septième et de la huitième vertèbre dorsale (**).

Fig. 255.

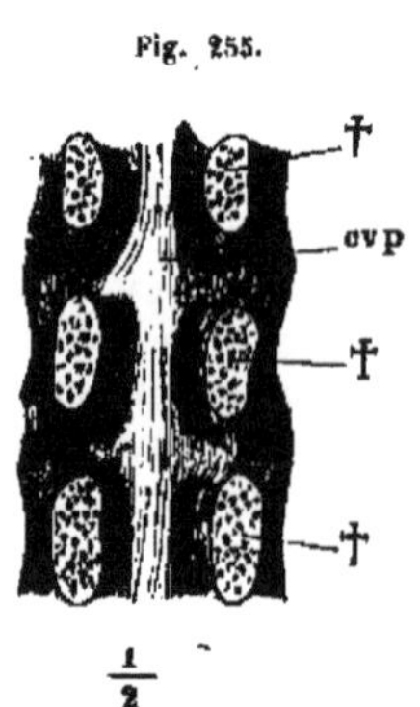

Face postérieure de trois vertèbres dorsales et de leurs disques intervertébraux (***).

Ligament vertébral commun postérieur.

b.
bra
(*co*
l'antérieur et comme lui d'un aspect nacré, ce ligament com
et finit au sacrum. Il se présente sous la forme d'une bande
s'élargit au niveau des disques intervertébraux et se rétré

(*) *cva*, ligament vertébral commun antérieur. — *cvr*, ligament rayonné. —
transverso-costal. — *cta*, ligament transverso-costal supérieur.

(**) *cva*, ligament vertébral commun antérieur. — *cvp*, ligament vertébral com
cellulaire lâche remplissant l'espace entre le ligament vertébral commun antér
de vertèbre. — **, cartilage hyalin qui revêt les surfaces articulaires.

(***) *cvp*, ligament vertébral commun postérieur. — †, †, †, section du pédicule

[...]re, disposition qui lui donne un aspect régulièrement festonné. [...]re est en rapport avec la dure-mère, à laquelle elle n'adhère que [...]t; dans le reste de son étendue, elle en est séparée par un tissu [...]x très-délié. Sa *face antérieure* adhère intimement aux disques [...]; elle est séparée de la partie moyenne, un peu excavée, des [...]re par les veines qui, de l'intérieur de ces corps, vont se porter [...]eux situés le long des bords du ligament.

Sa disposition régulièrement festonnée.

[...]gament vertébral antérieur, il est composé de plusieurs plans de [...]s postérieures sont les plus longues. Son tissu est plus serré que [...]ent antérieur.

Structure.

[...] *interosseux*. — Il est constitué par une espèce de disque qui remplit [...]ulaire intercepté par les corps de vertèbre; on peut lui donner [...]que *intervertébral*.

Disque intervertébral.

[...]que intervertébral représente une lentille biconvexe, si intimement [...]deux *faces* aux vertèbres correspondantes qu'il est plus facile de [...]os que de les séparer du disque. Par sa *circonférence*, il adhère [...]en avant et en arrière, aux ligaments vertébraux communs anté[...]rieur, et concourt à former les trous de conjugaison. En outre, à [...]ale, cette circonférence fait partie de la facette anguleuse qui s'ar[...]s côtes.

Son adhérence intime aux vertèbres.

Sa circonférence.

[...]ou *épaisseur* des disques intervertébraux n'est pas la même dans [...]ons de la colonne vertébrale; elle est d'autant plus considérable [...]e dans des disques plus inférieurs (1).

Hauteur des disques.

[...]'a pas la même hauteur dans tous les points de son étendue. 1° Sa [...]nticulaire, il est plus épais au centre qu'à la circonférence; 2° au [...]bes, il est plus épais en avant qu'en arrière; le contraire a lieu à [...]ale, et c'est par cette inégalité d'épaisseur que les disques con[...]uire la triple courbure antéro-postérieure que présente la colonne [...].

Inégalité de la hauteur de chaque disque dans les divers points de son étendue.

[...] des disques varie dans diverses circonstances; ainsi, après une [...]le prolongée, il y a dans la hauteur de la taille une différence, en [...] 25 millimètres, qu'on attribue, peut-être à tort, à l'affaissement [...]ervertébraux.

Diminution de hauteur par la station ver .cale

[...] Les disques intervertébraux se composent de deux parties dis[...]non séparées l'une de l'autre par une limite exacte : à la périphé[...]une sorte d'anneau ou de *manchon fibreux*, allant d'une vertèbre à [...]ntre, se voit un *noyau* de consistance molle, gélatineuse, d'un [...] analogue à celui de la synovie.

Structure.

[...]nce molle, qui est plus rapprochée du plan postérieur que du [...] du corps de la vertèbre, envoie parfois en arrière un prolonge[...]orte jusqu'au ligament vertébral commun postérieur (*fig.* 284). [...]et fait hernie sur les coupes verticales par suite de la rétraction [...]breux; sur une coupe horizontale, on la trouve tantôt affaissée et [...]ute. Le noyau central est relativement un peu plus volumineux

Noyau central.

(1) [...]ation très-curieuse consiste à enlever, sur une colonne vertébrale ramollie [...]que, tous les corps de vertèbre. Il reste une colonne formée par la série [...]on peut étudier comparativement avec la colonne formée par la série des [...]s.

dans la région cervicale que dans les autres régions de la colonne ve dessiccation le réduit à une lame très-mince et comme cornée ; pl l'eau, cette lame se gonfle énormément. A l'état frais, le noyau cent mêmes conditions, double de volume.

La substance molle centrale des disques intervertébraux présente variétés suivant les âges. Humide, molle, spongieuse, blanche chez dans la jeunesse, elle est en rapport avec la souplesse de la colonne à cet âge de la vie ; on y développe, par l'insufflation, une cavité

Rudiment de la synoviale.

irrégulière, qu'on peut considérer comme le rudiment de la syno développée qu'on trouve dans les articulations des corps de vertèbr poissons. Dans la vieillesse, elle devient sèche, friable, morcelée, brune.

Opinion de Monro.

C'est au déplacement de cette substance molle centrale dans les div ments que Mon l'élasticité de colonne verté sur elle, com pivot mobile point d'appui se passent, théorie, les m des corps de

Fig. 256.

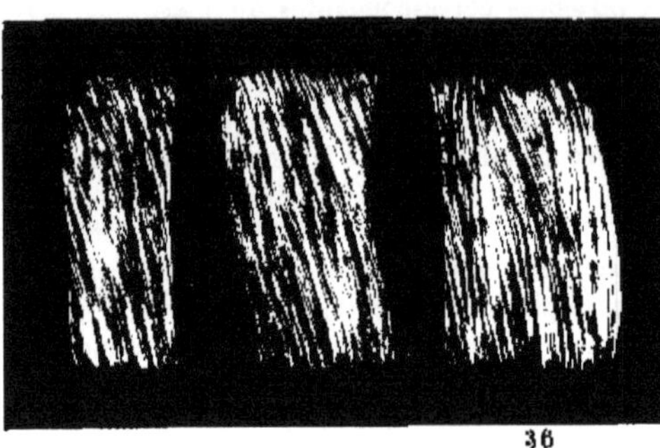

36/1

Section horizontale d'un disque intervertébral.

L'anneau *phérique* est f hors, de faisce étendus très-o de la vertèbre à la vertèbre et dont la d rapproche beaucoup de l'horizontale ; ces faisceaux sont disposés pa ceux d'une même couche sont tous dirigés dans le même sens et s'en en sautoir avec ceux des cou (*fig.* 256) ; ils renferment qu élastiques très-fines et sont en réseaux élastiques. Plus en faisceaux fibreux présentent l position, mais leurs caractère les rapprochent des *fibres élas*

Fig. 257.

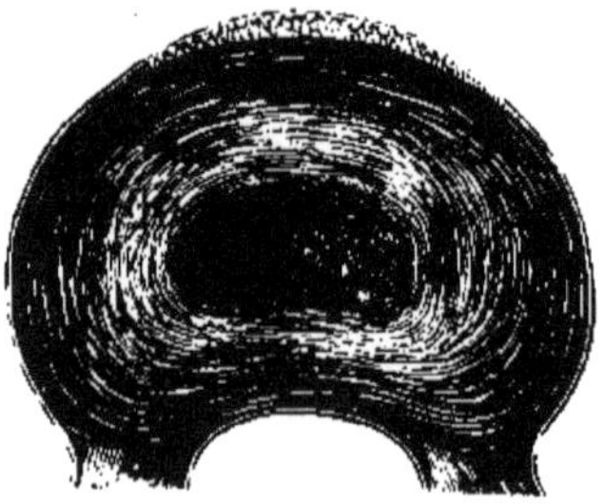

Section horizontale du disque qui unit la septième et la huitième vertèbre dorsale.

Il résulte de la direction p zontale des faisceaux de l'ann rique qu'une coupe horizontale intervertébral présente l'app série de tubes emboîtés les u autres (*fig.* 257), tandis que su verticale, on ne voit que des st dinales souvent interrompues des fibres étant divisées (*fig.* 254) perpendiculairement à leur d examinant une section verticale au microscope, on reconnaît la co ceaux de fibres séparés les uns des autres par des cloisons ve

[...]posées entre les diverses couches, et des cloisons horizontales ou [...]fines, étendues entre les faisceaux de chaque couche. Ces cloisons [...]sont formées principalement de faisceaux serrés de fibres élasti-[...]du cartilage [...] d'une ver-[...]gent vers la [...]posée, en se [...]faisceaux plus [...]voisinage du [...]l, les fibres [...]deviennent de [...]rares, et dans [...]elles font com-[...]tant, et l'on [...] des fibres [...] d'une ver-[...].

Fig. 258.

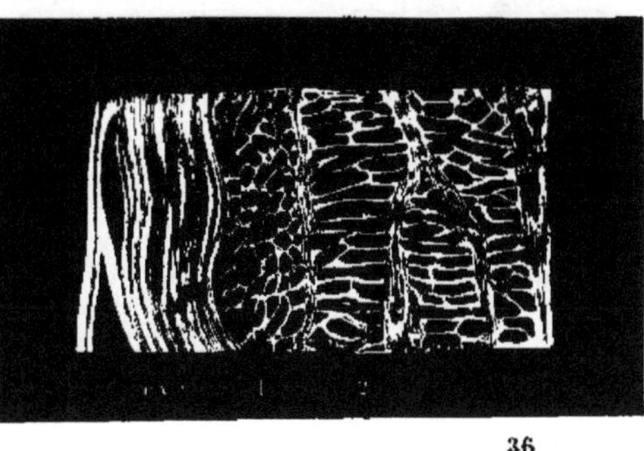

$\frac{36}{1}$

Section verticale d'un disque intervertébral (*).

[...] faisceaux de [...]ques, princi-[...]aux des cloi-[...]les, sont disséminées des *cellules de cartilage* plus ou moins nom-[...]grosseur et de forme très-diverses. [...] deviennent d'autant plus abon-[...] approche davantage du noyau, [...]ont généralement réunies en [...] séries dans les intervalles des [...].

Fig. 259.

ivt $\frac{5}{6}$

Vt6

Vt5

ci

Fibres ligamenteuses irrégulières.

Pst 4

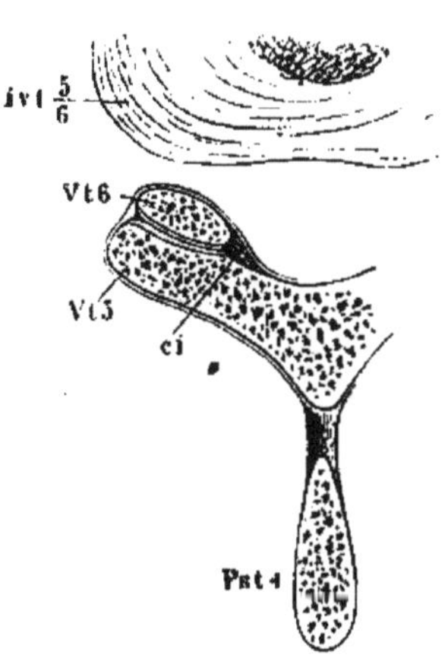

Section horizontale de la colonne vertébrale, entre la cinquième et la sixième vertèbre dorsale (**).

[ARTICU]LATION DES APOPHYSES ARTICULAIRES.

[...]ulation est une *arthrodie*.

[...] articulation, les *facettes* par les-[...]pondent les apophyses articu-[...] encroûtées d'une mince couche [...] Quelques fibres ligamenteuses [...] qui entourent le côté externe [...] et qui sont plus multipliées [...] dorsale et à la région cervicale [...] lombaire, tels sont les *moyens* [...] apophyses articulaires. Le côté [...] l'articulation est occupé par le [...].

(*) [...] vertébral commun antérieur. — 1, portion externe de l'anneau fibreux. — 2, portion [...].

(**) [...] intervertébral. — Vt6, Vt5, sixième et cinquième vertèbres dorsales. — *ci*, ligament jaune. [...] de la quatrième vertèbre dorsale.

[...] intervertébraux ont été désignés par Vésale sous le nom de *ligaments* [...] par Bichat sous celui de *fibro-cartilages*. On voit que, sur ce point, [... beauc]oup d'autres, l'histologie a confirmé l'opinion de l'illustre créateur de [...]rale.

Cette articulation est pourvue d'une *synoviale*, qui est plus éte
cervicale que dans les autres régions.

Ligaments jaunes ou élastiques.

Fig. 260.

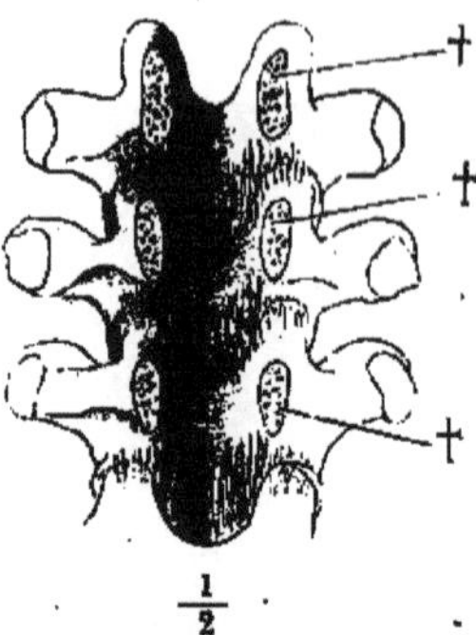

$\frac{1}{2}$

Arcs et ligaments jaunes de trois vertèbres cervicales, vus par leur face antérieure (*).

III. — UNION DES LAM

Les espaces qui séparent les la
sont remplis par des ligaments d'u

Fig. 261.

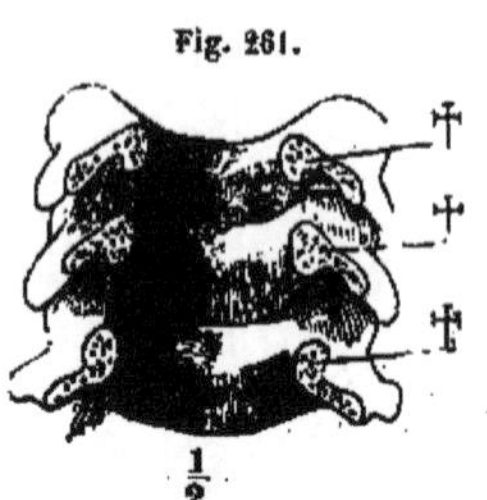

$\frac{1}{2}$

Arcs de trois vertèbres dorsales, vus par devant, avec leurs ligaments jaunes (**).

lier, qu'o
ments jau
leur cou
ments so
deux mo
angle, co
des vert
inférieur
plante s
de la la
dessous (
que c'est
rieure d
est au-dessus que se fixe le *bord supérieur*, concave, du même li
de là que la *haute*
jaunes est beaucou
rable qu'il ne le
d'une lame à une
cette hauteur est,
près, la même que
vertébrales corresp
longueur est mesuré
ces lames, et par co
plus considérable
et aux lombes. L
plus grande aux l
et au cou; leur
épaisse répond à l
physe épineuse:
ceaux de renforce
cette partie moye
ligament jaune m
Leur *face antér*
dure-mère, dont
par du tissu cell
par des veines ra
face est remarqu
pect lisse et pol
sur la ligne médiane, une fente étroite, qui livre passage à des

Ils ont la même hauteur que les lames vertébrales

Fig. 262.

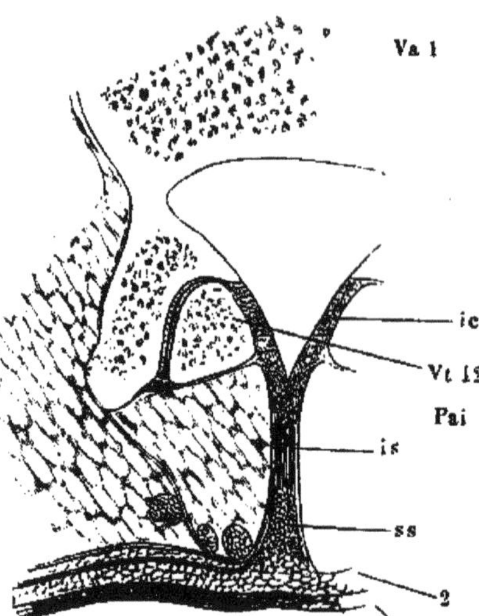

Section horizontale pratiquée entre la douzième vertèbre dorsale et la première lombaire (***).

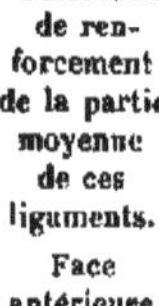
Faisceaux de renforcement de la partie moyenne de ces ligaments.

Face antérieure.

(*) †, Section du pédicule de l'arc vertébral.
(**) †, Section du pédicule de l'arc vertébral.
(***) Va1, première vertèbre lombaire. — *Vt*, 12. *Pai*, apophyse articulaire inf
vertèbre dorsale. — *ic*, ligament jaune. — *is*, ligament interépineux. — *ss*, liga
2, tissu cellulaire sous-cutané. — 1, peau.

stérieure répond aux lames vertébrales, qui les recouvrent presque excepté à la région cervicale, où ces ligaments s'aperçoivent pour peu que la tête soit inclinée en avant ; d'où la pénétration instrument piquant entre les lames cervicales, tandis qu'elle est sible entre les lames de la région dorsale et de la région lom- ligne médiane, la face postérieure présente une crête plus ou qui se continue avec le ligament interépineux. **Face postérieure.**

Ces ligaments sont composés de fibres verticales, parallèles, très- forment des faisceaux distincts que vers les bords latéraux ; ils sont viennent immédiatement sur eux-mêmes, lorsque leur extensibi- en jeu ; ils sont par conséquent élastiques. En outre, leur résistance lement à celle des ligaments ordinaires ; leur extensibilité est mise flexion de la colonne vertébrale, et leur élasticité dans l'extension. nt puissamment à maintenir la station qui, sans eux, nécessite- loiement bien sible de force Mais ce qui les tout, c'est l'ac- nte de leur quelle vient en musculaires, intermittente nent se contrac- ans repos. **Structure.** **Extensibilité.** **Élasticité.**

DES APOPHYSES USES.

es épineuses elles, 1° par le ineux ; 2° par interépineux. *surépineux* (*ss*, un cordon fi- depuis la sep- cervicale jus- le long du pophyses épi- bres dorsales est le résultat des fibres qui s'insèrent aux apophyses épineuses et qui, dans l'intervalle (*fig.* 263), s'entre-croisent sur la ligne médiane. Il est plus con- égion lombaire qu'à la région dorsale. Il se renfle et devient cartilagineux dans l'intervalle des apophyses. Ce ligament on y cherche vainement des fibres propres longitudinales. **Ligament surépineux.**

Fig. 263

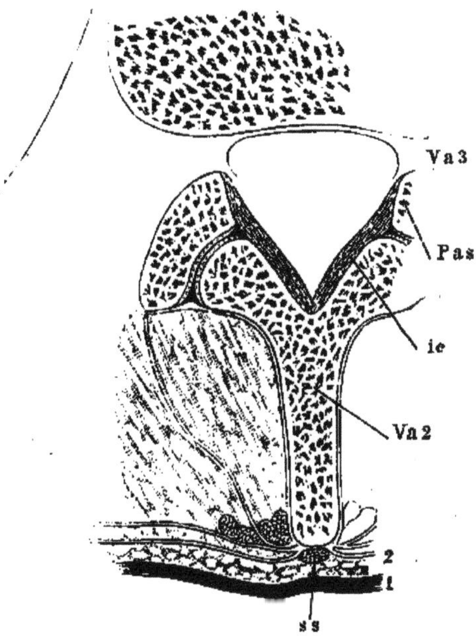

Section horizontale de la colonne vertébrale au niveau de la troisième vertèbre lombaire (*).

(*) ...tèbre lombaire. — Va², deuxième vertèbre lombaire. — *ss*, ligament surépineux. ...iculaire supérieure. — *ic*, ligament jaune. — 1, peau. — 2, tissu cellulaire sous-

Je regarde comme la continuation du ligament sur-épineux

Ligament cervical postérieur.

Fig. 264.

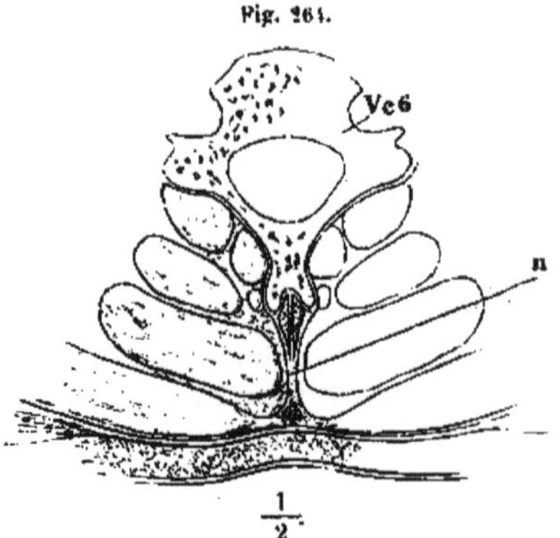

Section horizontale du cou au niveau de la sixième vertèbre cervicale (*Vc*⁶) (*).

fibreuse étendue
vertèbre cervicale
rance occipitale
et 265). Cette mem
considère comme
ligament cervical pos
chæ, n) des quadru
développé chez cert
a la forme d'un tr
bord postérieur
compris entre le
pophyse épineuse
vertèbre cervicale
rance occipitale ex
bord supérieur se
occipitale externe,
intérieur s'insère
postérieur de l'atlas et dans le sillon qui sépare les deux tuber
physes épineuses des v
cales.

Ligaments inter-épineux.

Fig. 265.

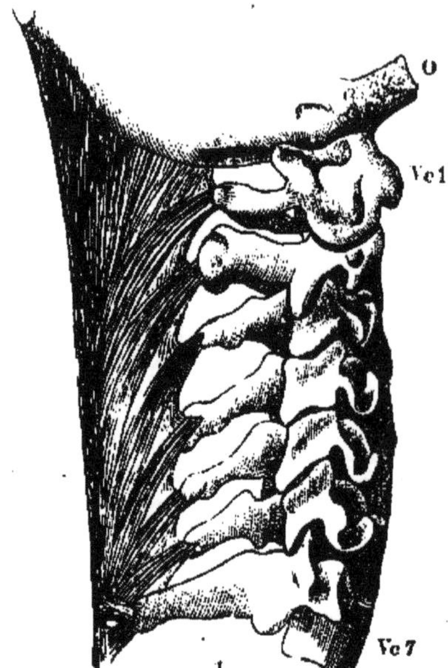

O
Vc1
Vc7
1/2

Occipital, vertèbres cervicales et ligament cervical vus de profil (**).

2° *Ligaments inter*
262). Ils n'existent pa
sont remplacés par de
Très-minces au dos,
chacun un triangle,
garde en arrière et d
se continue avec la
ments jaunes (*ic*). Ils
traire, épais et qua
lombes; leur bord su
bord inférieur se
physes épineuses co
leurs deux faces répon
cles des gouttières ver

§ 2. — ARTICULATIO
CERTAINES VE

Connexions entre l'articulation occipito- et l'articulation axoïdo-atloïdiennes.

Bien que l'articul
avec l'occipital et cell
le même os soient
extrinsèques de la co
cependant telle est
nexion qui existe en
tions et celle de l'at
qu'il est impossible de les séparer. C'est pour l'articulation de

(*) *n*, ligament cervical.
(**) O, occipital. — Vc1, atlas. —Vc7, première vertèbre cervicale.

rale que les deux premières vertèbres présentent dans leur modifications si remarquables ; c'est pour elle que, par un que dans l'économie, il existe un os intermédiaire à deux autres ent, se meuvent l'un sur l'autre : cet os intermédiaire, c'est à cela que la tête devant exécuter sur la colonne vertébrale des rotation, il fallait qu'un axe roulât dans un anneau. Or, sans l'anneau de réception de l'axe ou cylindre formé par l'apophyse apophyse serait reçue dans l'intérieur du crâne, disposition qui de grands inconvénients. L'articulation de l'occipital avec la brale présente donc à considérer trois articulations : 1° *l'articulation ... oïdienne*; 2° *l'articulation atloïdo-axoïdienne*; 3° *l'articulation occipito-* L'atlas remplit les fonctions d'un rouleau mobile.

1. — ARTICULATION OCCIPITO-ATLOIDIENNE.

Enlever la portion de la tête qui est au-devant de la colonne vertébrale, laisser intacte l'apophyse basilaire. Les muscles qui entourent l'articula- médiatement appliqués sur les ligaments, doivent être détachés avec beau- tion.

...i que la tête, considérée dans son ensemble, comme portion du ...e un levier horizontal, articulé à angle droit avec la colonne représente le rachis ; que cette articulation a lieu à la réunion du avec les deux tiers antérieurs de la tête ; et comme le tiers pos- ...é par la partie la plus pesante, il en résulte que la tête est pres- ...é sur la colonne vertébrale. La tête, considérée dans son ensemble, remplit la fonction de levier.

...cule avec l'occipital par ses deux facettes articulaires supérieures. uni à l'occipital par des ligaments qui partent de son arc anté- postérieur et de la base de ses apophyses transverses.

...es condyles de l'occipital avec les surfaces articulaires supérieures ...ne *double articulation condylienne.* Double articulation condylienne.

...iculaires (Aoa, *fig.* 267, 269 et 270). — *Du côté de l'occipital,* deux ...ces convexes, oblongues, regardant en bas et en dehors, très- dirigées d'arrière en avant et de dehors en dedans, de telle ma- axes prolongés viendraient se rencontrer au-devant de l'apo- Condyles de l'occipital.

...tlas, surfaces concaves, oblongues, regardant en haut et un peu moulant exactement sur la convexité des condyles. Surfaces concaves de l'atlas.

...ince de *cartilage* revêt l'une et l'autre surface articulaire.

...ion. — Ce sont des fibres ligamenteuses verticales qui entourent surtout en avant et en dehors, car elles manquent presque en- dedans et en arrière. Ligaments.

...synoviale, très-lâche, déborde en tous sens, et principalement surfaces articulaires. Elle est doublée de tissu adipeux ; cette sy- ...onge un peu sur les attaches du ligament odontoïdien et du li- ...e ou demi-annulaire. Synoviale.

...ieur de l'atlas est uni au pourtour du trou occipital par deux *...o-atloïdiens antérieurs* (*fig.* 267, 268 et 270). De ces ligaments, ...a), est un cordon cylindrique, très-fort, situé sur la ligne mé- ...e une saillie très-prononcée, et étendu de l'apophyse basilaire Ligaments occipito-atloïdiens antérieurs.

de l'occipital au tubercule antérieur de l'atlas ; l'autre, *profond*, mant plusieurs couches, est étendu du bord supérieur de l'ar l'atlas à l'occipital.

3° On admet généralement un ligament qui unit la partie posté occipital au bord supérieur de l'arc postérieur de l'atlas, ligament *dien postérieur* ; mais à peine peut-on distinguer quelques fibres au milieu du tissu adipeux qui se trouve dans cette région.

Ligaments occipito-atloïdiens latéraux.

4° Les *ligaments occipito-atloïdiens latéraux* sont formés, de cha un cordon fibreux qui, né de la base de l'apophyse transverse de rendre à l'éminence jugulaire de l'occipital. Ce cordon constitue, ceau semblable venu du rocher, un cercle ou canal fibreux très- qui donne passage à la veine jugulaire interne, à l'artère carotide nerfs grand-hypoglosse, pneumo-gastrique, glosso-pharyngien et Willis. Unique inférieurement, ce canal fibreux peut être considé continuant à son extrémité supérieure avec trois canaux osseux, qui carotidien, le trou déchiré postérieur et le trou condylien ant ou trous que j'ai considérés comme formant par leur groupem conjugaison des vertèbres occipitale et moyenne.

II. — ARTICULATION ATLOÏDO-AXOÏDIENNE.

Préparation. Après avoir étudié les ligaments superficiels, enlever les l'arc postérieur de l'atlas et la partie postérieure du trou occipital. Détac tion la portion de dure-mère qui répond aux deux premières vertèbres et en la renversant de bas en haut. Enfin, pour avoir une bonne idée de l'artic physe odontoïde avec l'atlas, désarticuler l'occipital.

Union des arcs antérieur et postérieur de l'atlas avec l'axis.

Pour cette articulation : 1° l'axis répond à l'arc antérieur de l' apophyse odontoïde ; 2° ses deux facettes articulaires supérieur avec les deux facettes articulaires inférieures de l'atlas ; 3e n ou rieur et l'arc postérieur de l'atlas sont unis à l'axis par deux li l'un constitue le ligament *atloïdo-axoïdien antérieur*, et l'autre, le *do-axoïdien postérieur*.

1° Ligaments atloïdo-axoïdiens.

Ligaments atloïdo-axoïdiens.

a. Le *ligament atloïdo-axoïdien antérieur* (*fig.* 267) est un faisceau composé de plusieurs couches et étendu du tubercule et du bor l'arc antérieur de l'atlas au-devant de la base de l'apophyse corps de l'axis. Il se continue en bas avec le ligament vertébral térieur.

b. Le *ligament atloïdo-axoïdien postérieur* est une membrane tr ténue, qui s'étend de l'arc postérieur de l'atlas au bord supérie l'axis ; un peu plus épaisse sur la ligne médiane que sur les c sente les ligaments jaunes à l'état rudimentaire.

2° Articulation atloïdo-odontoïdienne.

Anneau moitié osseux, moitié fibreux de l'atlas.

C'est une *trochoïde*, dans laquelle l'apophyse odontoïde de pivot qui tourne dans un anneau moitié osseux, moitié fibreu

t par l'*atlas*, sur les côtés, par une portion des masses latérales, par le *ligament transverse*, mieux nommé *ligament demi-annulaire*.

articulaires. — 1° L'*anneau* qui reçoit l'apophyse odontoïde oc-tion an- trou de évasé à périeure, le sens ais aussi le sens ieur. Vu périeure, que : son téro-pos- 15 milli- diamètre de 20 à 22 Vu par sa re, il est laire, et diamètre tres.

Fig. 266.

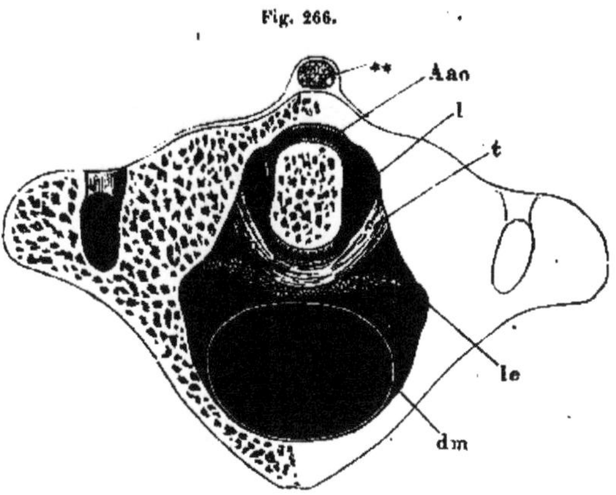

Section horizontale de l'atlas et de l'apophyse odontoïde (*).

térieure de l'anneau est constituée par l'arc antérieur de l'atlas, postérieure présente à sa partie moyenne une facette ovalaire légè-ave, revêtue de cartilage. Sur les côtés de cette facette, jusqu'aux insertion du ligament transverse, la face postérieure de l'arc anté-s donne insertion aux synoviales, très-lâches, de l'articulation.

postérieure de l'anneau est formée par le *ligament transverse ou* (*t*). C'est un faisceau fibreux très-épais et très-dense, aplati arrière, fortement tendu d'une masse latérale de l'atlas à l'autre arrière l'apophyse odontoïde, qu'il embrasse exactement à la ma-demi-anneau. Fixé, de chaque côté, à un tubercule situé sur le côté térieur des masses latérales, il est plus large à sa partie moyenne mités.

Ligament transverse ou demi-annulaire.

rieure de ce ligament est concave et présente le poli d'un carti-uve, en effet, une couche de fibro-cartilage. Elle est en rapport postérieure de l'apophyse odontoïde, laquelle est lisse et revêtue fibreuse avec une lamelle élastique à la surface, et presque tou-nsversalement, c'est-à-dire dans le sens des mouvements.

Face antérieure de ce ligament.

rieure de ce ligament, convexe, est recouverte par les ligaments isns postérieurs (*le*, *fig.* 267) (1). De son *bord supérieur* mousse, et tache une languette fibreuse (*crs*) lâche, qui va se fixer, par une ite, à l'occipital, au-devant du ligament occipito-axoïdien. De son

Face postérieure.

Languettes du ligament demi-annulaire.

transverse. — 1, synoviale. — *dm*, dure-mère. — *le*, ligaments occipito-axoïdiens pos-rticulation atloïdo-odontoïdienne. — **, ligament atloïdo-axoïdien antérieur.

qu'une seule pièce pour voir toutes ces articulations, il faut étudier les li-to-axoïdiens postérieurs avant de les diviser pour mettre à découvert le li-se ou demi-annulaire.

bord inférieur, qui répond au col de l'apophyse odontoïde, part
guette fibreuse (*cri*), plus longue que large, qui va se fixer à la fa

Fig. 267.

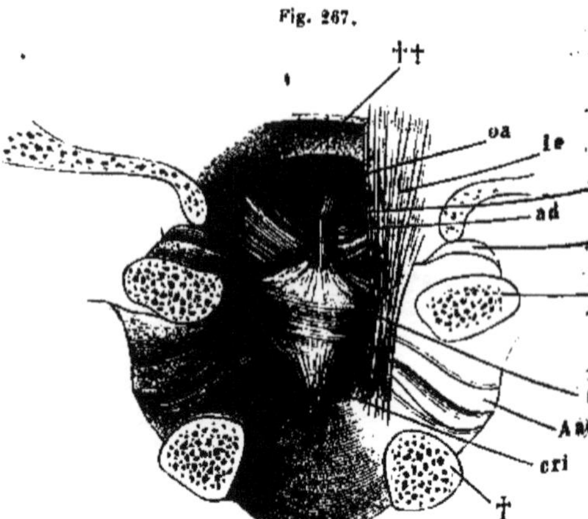

Face postérieure de la paroi antérieure de la cavité rachidienne, au ni
et des deux premières vertèbres cervicales (*).

de l'axis : d'où le nom de *ligament cruciforme*, qui a été donné au li
annulaire par quelques auteurs.

Le ligament transverse est épais, dense, extrêmement résistant,
de faisceaux tendineux parallèles et transversaux.

2° L'*apophyse odontoïde* présente, en avant, une facette artic
ment convexe, de forme ovalaire, à grand axe vertical ; cette facett
à la facette de l'arc antérieur de l'atlas ; en arrière, elle est cou
verte de cartilage dans toute sa hauteur.

B. ***Moyens d'union et de glissement.***—Deux synoviales très-lâches exist
articulation ; l'une, antérieure, pour l'articulation de l'apophyse o
l'atlas, l'autre, postérieure, pour l'articulation de l'apophyse avec le li
verse. Toutes deux sont fortifiées extérieurement par quelques fi
teuses, et soulevées parfois par des lobules de graisse. Dans les mo
rotation les plis qu'elles forment sont logés dans les angles latéra
haut, par l'union du ligament transverse avec l'arc antérieur de l'a
Quelquefois ces synoviales adossées communiquent ensemble.

3° Articulation des apophyses articulaires de l'atlas et de l'a

Double arthrodie très-lâche.

C'est une *double arthrodie* très-lâche. Pour que les mouvements
l'articulation de l'atlas avec l'apophyse odontoïde pussent librem

(*) L'écaille de l'occipital et les arcs des vertèbres ont été sciés en arrière des art
viale de l'articulation occipito-atloïdienne et celle de l'articulation atloïdo-axoïdi
par derrière, et la dernière réséquee jusqu'à son insertion sur les os. — †, section des
††, section des ligaments occipito-axoïdiens postérieurs, dont une portion (*le*) a été
Aoa, articulation occipito-atloïdienne. — *Aae*, articulation atloïdo-axoïdienne. — *t*,
— *crs*, branche verticale supérieure du ligament cruciforme. — *cri*, branche vertic
ligaments odontoïdiens latéraux. — *oa*, ligament occipito-atloïdien antérieur.

[...] ne fussent gênés par aucune disposition articulaire : aussi les [...]laires correspondantes de l'atlas et de l'axis, au lieu d'être vertica[...], comme dans les autres vertèbres cervicales, sont-elles presque [...], *fig.* 267 et 270).

[...]*ticulaires*. — Du côté de l'*atlas*, larges surfaces planes, circulaires, [...]tefois regardant un peu en dedans; du côté de l'*axis*, surfaces [...]ales, regardant un peu en dehors, plus étendues que les surfaces [...] de l'atlas. Surfaces planes et horizontales

[...]*tion*. — Capsule fibreuse, forte surtout en avant, et qui impose des [...]ouvements de rotation ; elle est assez lâche cependant pour per[...]vements très-étendus qu'exécute cette articulation. Elle est formée [...]ales et parallèles. Capsule fibreuse.

[...]*viale* extrêmement lâche, débordant de beaucoup les surfaces ar[...] [...]rtout en avant, communi[...] toujours avec la synoviale [...]n du ligament transverse [...]aire avec l'apophyse odon[...]. Synoviale.

[...] L'OCCIPITAL AVEC L'AXIS
[...] OCCIPITO-AXOÏDIENNE).

[...]ccipital et l'axis ne soient [...]igus, et, par conséquent, [...]ticulés, ils sont néanmoins [...] d'une manière extrê[...], au moyen de ligaments [...]us de l'occipital au corps [...] part, à l'apophyse odon[...]part.

[...] Enlever avec précaution la [...]mère qui répond à la face [...] deux premières vertèbres ; [...] ligaments occipito-axoïdiens. [...] le ligament transverse ; en[...]ur, et même les masses laté[...] manière qu'il ne reste plus [...] l'axis.

Fig. 268.

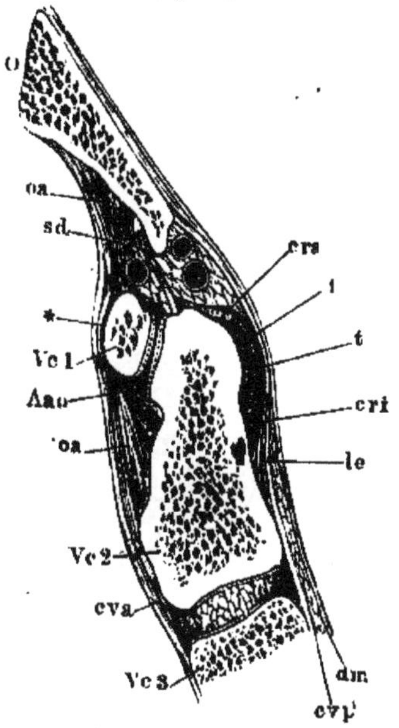

Section médiane de la paroi antérieure du canal rachidien au niveau de l'occipital et des premières vertèbres (*).

[...] *occipito-axoïdiens* (*le*, *fig.* [...]ombre de trois, un moyen

[...]*ipito-axoïdien moyen*, épais, forme à sa partie supérieure un [...] dont les fibres se séparent inférieurement en trois couches bien [...] postérieure se continue avec le ligament vertébral commun Couches du ligament occipito-axoïdien moyen.

[...], atlas. — Vc2, axis. — Vc3, 3e vertèbre cervicale. — *cva*, ligament vertébral [...] *cvp*, ligament vertébral commun postérieur. — *Aao*, articulation atloïdo-odon[...] [...] occipito-atloïdien et atloïdo-axoïdien. — *sd*, ligament odontoïdien moyen. — [...] *crs*, son prolongement vertical supérieur. — *cri*, son prolongement vertical in[...] [...] occipito-axoïdien postérieur. — *dm*, dure-mère. — t, bourse synoviale. — *, couche [...]laire lâche.

postérieur, dont elle peut être considérée comme l'origine; le fixer à la face postérieure du corps de l'axis; la plus profonde, forme de languette pointue en haut, est celle que nous avons d sion du ligament transverse ou demi-annulaire.

Ligaments occipito-axoïdiens latéraux.

Les *ligaments occipito-axoïdiens latéraux* (*fig.* 267) très-forts, bien qu encore été décrits sont étendus des parties latérales de la gouttiè

Fig. 269.

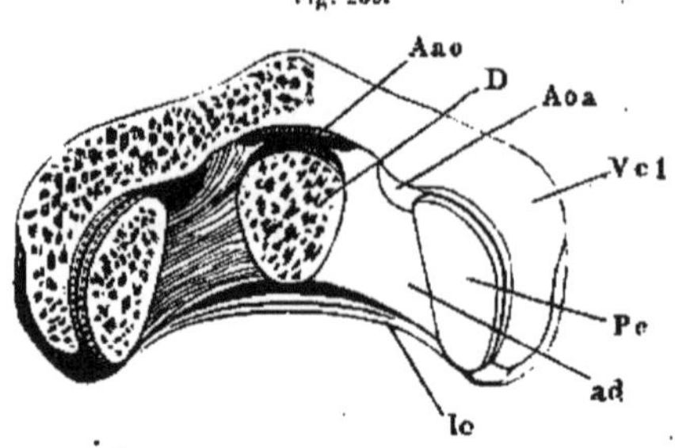

Section horizontale des articulations occipito-atloïdienne (Aoa) *et atloïdo-odontoïdienne* (Aao) (*).

ils présentent un large, jusqu'à la de l'axis, où ils pointe. Ils répond aux ligaments au ligament bridents, en mère.

Ligaments odontoïdiens.

2° *Ligaments* nombre de trois deux latéraux *fig.* 268), très- dans des trous teux qui, du som physe odontoïde, vont s'attacher entre les condyles à la partie trou occipital; les *deux latéraux* (*ad*, *fig.* 267, 269 et 270), sont deux fa

Fig. 270.

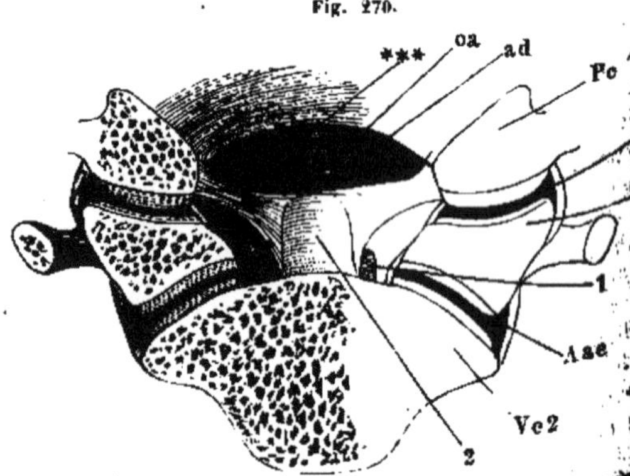

Face postérieure de la paroi antérieure de la cavité rachidienne, au vertèbres cervicales (**).

mement forts, cylindroïdes, très-courts, étendus des parties laté de l'apophyse odontoïde à deux petites fossettes creusées en ded leur direction est horizontale, de telle manière qu'ils représ

(*) Pc, condyle de l'occipital. — Vc1, atlas. — D, apophyse odontoïde. — ad, latéral. — lc, ligament occipito-axoïdien postérieur.

(**) Un trait de scie transversal, passant par les articulations occipito-atloïdienne a séparé la paroi postérieure. — Pc, condyle de l'occipital. — Aoa, articulation Vc1, atlas. — Vc2, axis. — Aae, articulation atloïdo-axoïdienne. — 1, synoviale de odontoïdienne. — 2, face postérieure de l'apophyse odontoïde. — ad, ligament oa, ligament occipito-atloïdien antérieur. — ***, petit faisceau cylindrique des latéraux qui s'insère au milieu du bord antérieur du trou occipital.

...n T, dont l'apophyse odontoïde représenterait la branche ver-... presque toujours unis par un faisceau qui passe, sans y adhérer, ...ophyse odontoïde, en sorte qu'on dirait, au premier abord, qu'ils ...seul et même ligament. Recouverts, en arrière, par les ligaments ...iens moyen et latéraux, ils répondent, en dehors, à l'articulation ...nne, à laquelle ils ne sont pas tout à fait étrangers, car la syno-...sertion condylienne de ces ligaments.

...TICULATIONS SACRO-VERTÉBRALE, SACRO-COCCYGIENNE ET COCCYGIENNES.

...on *sacro-vertébrale*. — Elle ressemble en tout point aux articulations ...tèbres. Nous ferons seulement remarquer : 1° l'épaisseur considé-...t en avant, du disque intervertébral, dont la coupe verticale d'avant ...a forme d'une hache, à tranchant convexe tourné en arrière ; 2° un ...re à cette articulation, *ligament sacro-vertébral*, faisceau court, ...t, obliquement étendu de l'apophyse transverse de la cinquième ...baire à la base du sacrum, où il s'entre-croise avec des fibres liga-... l'articulation sacro-iliaque. Ce ligament offre des dimensions ... variables.

Identique à celle des autres vertèbres.

Ligament sacro-vertébral.

...on *sacro-coccygienne*. — C'est une amphiarthrose tout à fait analo-... corps de vertèbre ; un disque fibro-cartilagineux, semblable aux ...vertébraux, mais d'un tissu plus lâche, unit entre elles les surfaces correspondantes. Chez les sujets qui ont le coccyx très-mobile, une ...ement distincte occupe le centre du disque, qui est alors extrême-...t. Les autres moyens d'union sont :

L'articulation sacro-coccygienne est une symphyse.

...t *sacro-coccygien antérieur*, qui est formé d'une mince couche de ..., étendues de la face anté-...um à la face antérieure du ... est souvent divisé en deux ...ux.

Ligaments sacro-coccygiens.

...t *sacro-coccygien postérieur*, ...ement aux bords de l'é-... termine le canal sacré, et ..., en se rétrécissant, sur la ...du coccyx. Ce ligament (*sps* ...plète le canal sacré, donne ...face postérieure, aux mus-...rs. Il est composé de plu-...dont les plus superficielles ...mmet du coccyx, et dont ...es ne vont que jusqu'à la ... de cet os.

Fig. 271.

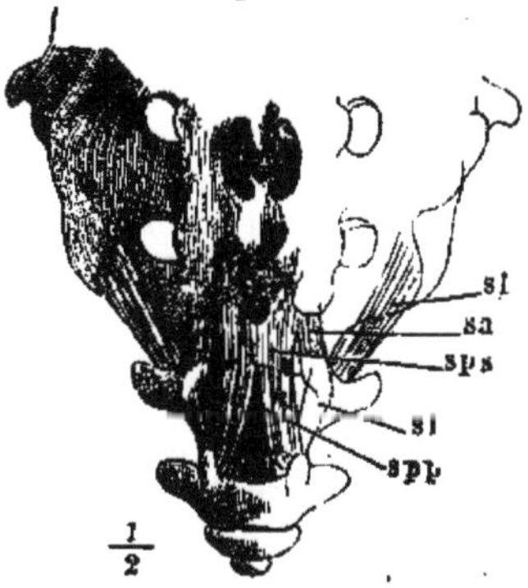

Face postérieure du coccyx et de la portion inférieure du sacrum (*).

...e fibreuse (*sa*) est étendue ...du sacrum et du coccyx ; une autre (*sl*), plus forte, unit la face ...um à celle du coccyx.

...ons *coccygiennes* sont encore des amphiarthroses, qui devien-

Articulation coccygienne

(*) ...ygien postérieur profond. — *sps*, ligament sacro-coccygien postérieur superficiel. ...occygien latéral. — *sa*, ligament étendu entre les cornes du sacrum et du coccyx.

nent des synarthroses par suite des progrès de l'âge. L'articul mière avec la deuxième pièce est la seule qui se maintienne âge avancé (1); elle jouit quelquefois d'une grande mobilité.

§ 4. — MÉCANISME DE LA COLONNE VERTÉBRALE

Triple usage de la colonne vertébrale.

La colonne vertébrale étant à la fois : 1° un cylindre protecteur 2° une colonne qui transmet aux membres abdominaux le poids membres thoraciques ; 3° enfin, un organe de locomotion, nous ner les conditions anatomiques qui sont en rapport avec ce triple

A. — Colonne vertébrale considérée comme cylindre la moelle.

Conditions de solidité du rachis.

C'est par des conditions de solidité que la colonne vertébrale de *cylindre protecteur*. Or, à ce point de vue, nous devons noter présence des corps de vertèbre ; 2° en arrière, la saillie des neuses, qui tiennent, pour ainsi dire, à distance les agents ext les côtés, la saillie des apophyses transverses.

Grâce à ces dispositions, la moelle n'est accessible que pour acéré qui pénétrerait, soit en avant, à travers l'épaisseur des dis braux, soit sur les côtés, par les trous de conjugaison, soit enfin l'intervalle qui existe entre les apophyses épineuses, ou entre les brales.

La multiplicité des pièces du rachis est une condition de solidité.

Une autre condition de solidité réside dans la multiplicité des compose la colonne vertébrale, multiplicité que l'on considère comme ayant pour but la mobilité aux dépens de la solidité. Il que dans les chocs imprimés à la colonne, ses articulations son d'une décomposition de force : une portion de la quantité de m employée à produire un léger déplacement des surfaces artic portion est entièrement perdue pour la transmission du choc. la colonne vertébrale était formée d'une pièce unique, la chocs, s'effectuant sans aucune déperdition, deviendrait une quente de commotion de la moelle et de fracture.

Largeur des surfaces articulaires.

Enfin, la largeur des surfaces articulaires par lesquelles les co se correspondent, la résistance, jointe à la souplesse, des disq braux, la direction verticale des apophyses articulaires, en o direction horizontale des surfaces articulaires des corps, l'es qui en résulte, telles sont encore les conditions les plus favorab protecteur de la moelle, conditions telles que, dans notre nisation, je ne crois pas qu'il soit possible de faire davantage tion.

(1) Sur un sujet, j'ai rencontré, entre la première et la deuxième pi articulation très-mobile, pour laquelle il existait une synoviale et une ca culaire. Le mouvement pouvait être porté assez loin pour que les deux entre elles un angle droit, rentrant en arrière, saillant en avant.

Plusieurs fois j'ai trouvé de petits muscles sacro-coccygiens antérieu tomistes ont décrit un muscle sacro-coccygien postérieur.

… vertébrale considérée comme colonne de transmission du poids du tronc.

… *de sustentation*, la colonne vertébrale nous offre les dispositions suivantes :

… présente une résistance toujours croissante de haut en bas, d'où … progressive du volume de la colonne vertébrale de la base vers … colonne de sustentation va, en effet, en diminuant de volume et … de bas en haut, chez l'homme, depuis la première vertèbre du … à la région cervicale; et si la première et la deuxième vertèbre … exception, cela tient à ce qu'elles remplissent des usages particu… aux mouvements de la tête. Chez les quadrupèdes, c'est aussi la … colonne vertébrale qui répond aux fémurs qui est la plus considé… aucun animal n'a les deux premières vertèbres sacrées aussi volu… l'homme, parce que l'homme seul est destiné à la station-bipède (1).

Augmentation progressive de volume de haut en bas.

… placé comme un coin dans le sens vertical et dans le sens antéro… transmet le poids qu'il a reçu aux deux os coxaux, qui le transmet… aux fémurs. Aussi bien la colonne vertébrale peut-elle sup… mettre au sol, non-seulement le poids du corps, mais ce poids … fardeaux extrêmement considérables. D'un autre côté, la situation … vertébrale à la partie postérieure du tronc, son articulation avec … rieure du bassin, en arrière de tous les viscères qui pèsent en … et tendent à porter dans leur sens le centre de gravité hors de la … station, cette situation, dis-je, est désavantageuse chez l'homme, … bipède, et il eût bien mieux valu, sous le rapport de l'équi… viscères eussent été régulièrement disposés autour d'une colonne … par combien de conditions favorables d'organisation les désavan… … ques de cette disposition, qui entraîne l'attitude quadrupède … aux, n'ont-ils pas été contre-balancés!

Forme colossale de la base du sacrum chez l'homme.

Les viscères abdominaux pèsent en avant sur le rachis.

… de sustentation que présente le bassin dans le sens transver… … térieur, est aussi favorable à la station verticale qu'inutile à la … bipède.

Large base de sustentation du bassin.

… alternatives de la colonne vertébrale permettent au centre … cette colonne des oscillations beaucoup plus étendues que ne lui … une direction tout à fait rectiligne, en même temps qu'elles aug… … tance dans le sens vertical, indépendamment de la forme pyra… … nidée.

Inflexions alternes de la colonne vertébrale.

… épineuses offrent aux muscles puissants qui remplissent les … vertébrales un bras de levier d'autant plus favorable qu'il est plus … absence de ces apophyses dans l'enfance est-elle une des causes … la station bipède à cet âge de la vie.

Longueur des apophyses épineuses.

… de la lentille molle qui occupe l'épaisseur des disques interver… … condition très-favorable et qui prévient l'affaissement de la co… … un point d'appui presque liquide, et par conséquent à peu près … ainsi que l'a remarqué Monro; ce dont on peut s'assurer en

Existence de la lentille molle des disques intervertébraux.

… destinés momentanément à l'attitude bipède, ont également le sacrum … les serpents et les poissons, le volume des vertèbres va en diminuant … Quelle admirable coordination !

soumettant un tronçon de colonne vertébrale aux pressions les ... rables. Remarquons que cette lentille molle n'occupe pas précisém... du disque intervertébral, qu'elle est plus rapprochée de la face po... de la face antérieure des corps de vertèbre et occupe, par conséqu... du mouvement de ces vertèbres; qu'elle adoucit les chocs, chan... suivant les attitudes et remplit les vides qui résultent du rappro... vertèbres, d'un côté, et de leur écartement, de l'autre. On pense gé... il est vrai, que la diminution de taille qui succède à une station ou ... prolongées, est le résultat de l'affaissement mécanique des disques ... braux et d'une diminution absolue dans la hauteur de ces disqu... nous semble plus conforme aux lois de la physique d'admettre que ... tion de hauteur de la colonne vertébrale dépend d'une augment... courbures.

Les disques intervertébraux s'affaissent-ils dans la station ?

Présence de ligaments jaunes.

6° Les ligaments jaunes, par leur élasticité, luttent efficacement ... ment contre les causes qui tendent à porter le tronc en avant, et ... cune des vertèbres ce qu'est le ligament cervical postérieur pour la ...

Ces ligaments ont aussi une influence notable sur les courbures ... vertébrale; ils tendent, comme une corde, l'arc formé par les ... tèbre, et, faisant basculer ces derniers, compriment la partie p... disques intervertébraux. Quand on les coupe en travers, ou, ... simple, quand on détache les lames de vertèbre par un trait de ... sur leurs pédicules, on voit la région cervicale et la région lomb... ser considérablement.

Canal rachidien.

7° Le canal vertébral remplit les mêmes usages que le cylind... c'est-à-dire qu'il augmente la résistance sans augmenter le poids.

Mode d'articulation de la tête avec le rachis.

8° Le mode d'articulation de la colonne vertébrale avec la tête ... avantageux, en raison du siége qu'occupent les surfaces articula... son de leur direction. En effet, les surfaces articulaires répond... du tiers postérieur avec les deux tiers antérieurs de la tête. Or, ... rieur de la tête contient une portion considérable de la masse ... tandis que les deux tiers antérieurs sont formés en grande parti... qui, relativement à son volume, offre un poids peu considérable ... là que le poids du tiers postérieur contre-balance à peu près ... tiers antérieurs de la tête. D'un autre côté, la direction à peu p... des condyles, chez l'homme, permet au crâne de reposer sur la ... colonne vertébrale sans avoir une tendance nécessaire ou du m... noncée à s'incliner en avant, ainsi qu'on l'observe chez les anim... condyles occipitaux dirigés verticalement et situés tout à fait à ... rieure de la tête.

Direction horizontale des condyles.

Disons toutefois que, malgré les dispositions avantageuses qu... ticulation atloïdo-occipitale relativement à l'équilibre, la partie ... condyles a, sur la partie postérieure, une prédominance de po... doute, mais suffisante pour déterminer la flexion de la tête, q... abandonnée à elle-même, comme pendant le sommeil ou apr...

Nécessité des muscles puissants des gouttières vertébrales.

Cependant, malgré toutes ces dispositions favorables, il s'en ... station bipède se fasse sans beaucoup d'efforts, d'où les musc... remplissent les gouttières vertébrales, muscles dont la force est ... portionnelle au poids qu'ils ont à surmonter. Ainsi, chez l'homm... de la région cervicale, destinés à supporter le poids de la tête, ...

...drupèdes; l'homme, au contraire, est celui dont les muscles ...s plus forts, parce que chez lui seul ces muscles ont à mainte- ... sa rectitude. La station bipède n'est donc point un état de re- ...onne vertébrale, malgré la présence des ligaments jaunes, vé- ... de station; d'où la fatigue de la région lombaire, d'où le ...'on reçoit d'un appui antérieur; d'où encore les déviations mor- ...nne vertébrale dépendant d'un défaut d'équilibre entre la résis- ...onne et le poids qu'elle a à supporter.

La station bipède n'est pas un état de repos.

... vertébrale considérée comme organe de locomotion.

... exécutent les unes sur les autres des mouvements oscillatoires ...ent dans tous les sens, qui sont le résultat de la souplesse des ...tébraux (1); mais ces mouvements sont tellement obscurs que, ...er le caractère, et même pour en reconnaître l'existence, il faut ...sultats généraux dans les mouvements de totalité de la colonne ...

...de totalité. — Ces mouvements de totalité sont: 1° la flexion ou le ...avant; 2° l'extension; 3° l'inclinaison latérale; 4° la circumduc- ...elle la colonne décrit un cône dont le sommet est à la partie in- ...ase à la partie supérieure; 5° la rotation sur l'axe ou la torsion ...ertébrale.

Mouvements d'ensemble du rachis.

...e des mouvements de la colonne vertébrale, il faut distinguer ...ouvements réels des mouvements apparents; les premiers sont ...s étendus qu'on ne le croirait au premier abord; la majeure ...vements apparents se passe dans les articulations du bassin avec ...

Il ne faut pas confondre les mouvements réels avec les mouvements apparents.

...ouvements de totalité, la colonne représente un arc élastique for- ...du troisième genre, dans lequel la résistance est à l'extrémité su- ...oint d'appui à l'extrémité inférieure, et la puissance au milieu. ..., au contraire, représente un levier du premier genre, dans ...nce et la résistance sont à l'extrémité antérieure et à l'extrémité ... vertèbre, et le point d'appui, au milieu.

Leviers que représentent la colonne vertébrale et chaque vertèbre.

...ement de flexion, qui est d'ailleurs le plus étendu, le ligament ...un antérieur est relâché; la partie antérieure des disques in- ... plisse; la substance molle centrale est repoussée en arrière; ...eures des disques sont un peu distendues, ainsi que le ligament ...un postérieur, les ligaments surépineux et interépineux et les ...

...articulaires inférieures de chaque vertèbre se meuvent de bas ...pophyses articulaires supérieures de la vertèbre qui est au-des- ... s'écartent, et c'est dans cette attitude que le canal rachidien, ...région cervicale, est accessible aux instruments piquants.

État des articulations dans le mouvement de flexion du rachis.

...sion, le ligament vertébral commun antérieur est tendu, ainsi ...térieures des disques intervertébraux; les fibres postérieures des ...chées; la matière molle centrale est refoulée en avant; les li- ...

État des articulations dans le mouvement d'extension du rachis

... dans les moyens destinés à maintenir l'union des vertèbres entre elles ...oyens de locomotion.

gaments jaunes, les ligaments surépineux et interépineux so[illegible] apophyses articulaires inférieures de chaque vertèbre glissent [illegible] sur les apophyses articulaires supérieures de la vertèbre qui est [illegible]

Ce mouvement a très-peu d'étendue; il est limité par la ré[illegible] ment vertébral commun antérieur et par la rencontre mutuelle [illegible] épineuses et des apophyses articulaires.

Dans l'inclinaison latérale.

3° Dans les mouvements d'*inclinaison latérale*, les disques s'a[illegible] de l'inclinaison, la pulpe centrale est refoulée du côté opposé ; c[illegible] sont limités, non pas seulement par la rencontre des apophyses [illegible] mais, bien avant que celles-ci se touchent, par la résistance [illegible] intervertébraux et des faisceaux latéraux du ligament vertébral [illegible] rieur.

Dans la circumduction.

4° *Circumduction.* — Ce mouvement, qui a son centre à la région [illegible] rait d'abord très-étendu, parce qu'on lui attribue une portion du [illegible] qui se passe dans les articulations coxo-fémorales ; il est, au con[illegible] vement borné, et résulte de la succession des mouvements pré[illegible]

Mouvement de rotation.

5° Le mouvement de *rotation* s'effectue par la torsion des disq[illegible] braux et se trouve limité, abstraction faite des autres obstacles [illegible] tance des fibres obliques qui constituent l'anneau périphérique [illegible] duite, dans chaque disque, aux bornes les plus étroites, la torsion [illegible] tous les disques donne lieu à un mouvement général, au moyen [illegible] antérieure de la colonne regarde un peu sur les côtés. Ce mou[illegible] est, du reste, fort limité, et si, dans la station verticale sur les [illegible] tête peut décrire tout un demi-cercle, une grande partie de ce[illegible] passe en dehors de la colonne vertébrale. Il résulte, en effet, des [illegible] E. H. Weber que sur ces 180 degrés, 73 reviennent aux pieds et [illegible] la région cervicale, ce qui réduit à 28° la part qui appartient à la [illegible] et à la région lombaires réunies.

Mouvements propres à chaque région.

II. *Mouvements de chaque région.* — Toutes les régions de la colonne [illegible] participent pas également aux mouvements généraux. La condi[illegible] ces mouvements résidant dans la conformation des disques inte[illegible] peut estimer mathématiquememt l'étendue proportionnelle des [illegible] chaque région d'après l'épaisseur des disques intervertébraux [illegible] vu que ces disques sont composés de tissu fibreux inextensible, [illegible] quement par la mobilité de la substance mucilagineuse centrale [illegible] mouvement, et cette substance étant incompressible, il en résulte [illegible] continuelle au rétablissement, de telle sorte que les disques [illegible] réunissent deux qualités antipathiques, l'élasticité et l'inexten[illegible]

Les recherches de E. H. Weber l'ont conduit à ce résultat qu[illegible] cervicale, la région dorsale et la région lombaire de la colo[illegible] étaient fléchies par des forces égales, leurs angles de flexion, [illegible] élasticité, seraient entre eux à peu près comme 846 : 297 : 298 [illegible] l'angle de flexion serait à peu près le même pour la région lom[illegible] gion dorsale, malgré leur longueur inégale, et qu'il serait près [illegible] considérable pour la région cervicale, malgré la brièveté du co[illegible]

Mais l'élasticité des disques intervertébraux ne constitue pas [illegible] à considérer dans la mobilité des vertèbres. Les articulations de [illegible] tèbre et celles des apophyses articulaires entravent réciproque[illegible] ments dont elles sont susceptibles isolément ; une mobilité [illegible] autres serait donc sans un cas, où une mobi- des apophyses articu- donner plus d'étendue de rotation : c'est lors- articulaires de ces apo- partie d'un cylindre dont par la portion moyenne vertébral. Cette dispo- rencontrer dans les les (fig. 259).

L'étendue du mouvement chaque de région est proportionnelle à l'épaisseur des disques.

les régions, celle qui de part aux mouve- est la *région dorsale*.

La région dorsale est la moins mobile de toutes les régions du rachis.

ment de flexion y est minimes proportions des facettes des apo- res; en effet, ces facettes, troisième vertèbre dor- verticales et ne pour- la flexion en avant notablement les unes leur partie inférieure; d'ailleurs, rendue im- sternum. La présence toujours, dans les le défaut de mobilité dorsale, comme son ab- mobilité de cette co-

ent d'extension trouve cles dans la direction articulaires ; il est, du la rencontre mutuelle épineuses, qui sont ici plus étroitement imbri- toutes les autres ré-

ents de latéralité, que des apophyses articu- dans une certaine rendus presque impos- ence des côtes, qui réciproquement si ce lieu.

ouvements qui précé- ents du mouvement , on conçoit que celui-

Fig. 272.

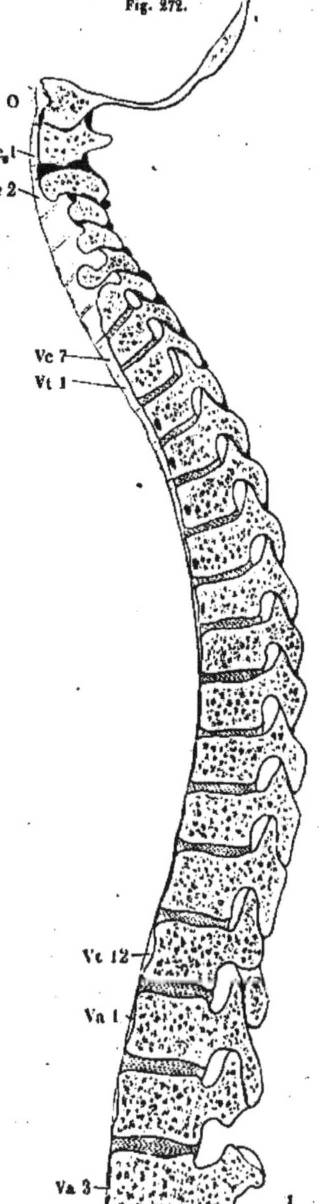

Section verticale antéro-postérieure de toutes les articulations des apophyses articulaires de la colonne vertébrale.

e. Les mêmes obstacles s'opposent au mouvement de rotation
comme nous l'avons vu, la disposition des apophyses articul
tout à fait incompatible, les facettes de ces apophyses étant
et faisant partie d'une surface cylindrique dont l'axe passe p
tervertébral. Le peu d'épaisseur des disques intervertébraux
dorsale est en harmonie avec toutes ces dispositions peu favora
lité.

Mobilité proportionnelle de la partie inférieure de la région dorsale. Ce qui vient d'être dit de l'immobilité de la région dorsale ne
la partie supérieure de cette région. A la partie inférieure, il e
sitions plus favorables à la mobilité. On sait, en effet, que les
vertèbres dorsales sont remarquables par la brièveté de leurs
neuses et de leurs apophyses transverses, et que les côtes avec
s'articulent, jouissant d'une extrême mobilité, ne peuvent nulle
les mouvements de ces deux vertèbres.

Mobilité de la région lombaire. 2° La *région lombaire* présente des conditions plus favorables
que la région dorsale ; de ces conditions, la principale, c'est la h
du disque intervertébral. Mais les apophyses articulaires offrent
gion une disposition qui est moins avantageuse pour le mouvem
que celle qu'on observe aux apophyses articulaires des vertèbres

A la région lombaire, en effet, les apophyses articulaires inf
que vertèbre constituent un cylindre plein, reçu dans le demi
que représentent les apophyses articulaires supérieures de la v
au-dessous (*fig.* 263). Cette disposition semble destinée à permet
ment analogue à celui des pivots d'une porte dans leurs gonds.
quera que l'axe de ce mouvement se trouvant en arrière des
laires, les corps de vertèbre devraient parcourir un cercle énor
dernières subissent un déplacement très-faible.

Région cervicale. 3° La *région cervicale* est celle qui prend la part la plus considér
ments de la colonne vertébrale. La grande hauteur des disques int
cette région est une disposition qui favorise les mouvements en
part, les apophyses articulaires présentent des facettes dont la di
proche de plus en plus de l'horizontale, à mesure qu'on remo
les obstacles à la flexion et à l'extension disparaissent donc gr
bas en haut. Aussi le mouvement de flexion peut-il être porté
que le menton vienne toucher l'extrémité supérieure du sternum
ment d'extension va-t-il jusqu'à permettre le renversement du
La forme des surfaces articulaires n'est pas moins favorable aux
latéralité : dans les articulations entre deux vertèbres, les facettes
inférieure représentent des portions d'une espèce de cupule dans
la sphère dont font partie les facettes de la vertèbre supérieure
le mouvement de latéralité est assez marqué pour permettre
rapprocher beaucoup de l'épaule. Cette disposition des facettes
de nature à rendre possible un mouvement de rotation étendu
de l'axe de rotation est moins défavorable qu'à la région lomb
explique pourquoi le mouvement de rotation est beaucoup
que dans les autres régions, malgré l'emboîtement qui résulte
des crochets latéraux (1). Ces mouvements peuvent être portés

(1) On aurait une fausse idée de l'obstacle que les crochets latéraux

…lisation, qui n'est possible, sans fracture, qu'à la région cervicale, … direction des apophyses articulaires, qui approche de l'horizon…

…quer que, dans toutes les régions, les apophyses articulaires in… chaque vertèbre sont placées en arrière des apophyses articulaires … la vertèbre située au-dessous et présentent une sorte d'imbrica…

Imbrication des apophyses articulaires dans toutes les régions du rachis.

…tèbre est donc retenue dans sa position par une sorte d'engrène… …lle ne peut : 1° se déplacer en avant, sans briser les apophyses …périeures de la vertèbre qui est au-dessous; 2° se déplacer en …cture préalable des apophyses articulaires inférieures de la ver… …au-dessus. Ces considérations ne sont pas rigoureusement applica… …n cervicale, dont les apophyses articulaires, à raison de leur obli… …t permettre le déplacement sans fracture.

…CANISME DES ARTICULATIONS DE LA COLONNE VERTÉBRALE AVEC LA TÊTE.

…ments de la tête *sur la colonne* vertébrale sont répartis entre deux … savoir : 1° l'articulation occipito-atloïdienne, à laquelle appar… … les mouvements de flexion, d'extension, d'inclinaison latérale et …tion; 2° l'articulation atloïdo-axoïdienne, qui ne jouit que d'un …ment, celui de rotation (1).

1° Mécanisme de l'articulation occipito-atloïdienne.

Mouvement de flexion très-limité.

…ments de flexion et d'extension de la tête sur l'atlas sont très-peu … la tête se fléchit ou s'incline d'une manière notable, c'est par …nt de totalité de la région cervicale. Il est, au reste, un moyen sûr … les mouvements de flexion qui se passent dans l'articulation …ne, de ceux qui appartiennent à toute la région cervicale : dans les …menton se rapprochant de la colonne vertébrale, la peau de la …re du cou se ride transversalement; quand, au contraire, c'est … de totalité de la région, la colonne se fléchissant en même temps …même intervalle sépare la colonne cervicale et le menton, et il …t de rides transversales.

…on, les condyles glissent d'avant en arrière, les ligaments odon…diens, ainsi que les ligaments occipito-axoïdiens postérieurs; dans … glissement a lieu en sens opposé.

La double articulation condylienne est un obstacle à la rotation.

…ion atloïdo-occipitale est privée du mouvement de rotation, c'est … direction opposée des condyles, lesquels se font mutuellement … mouvement. Aussi, chez les oiseaux, qui n'ont qu'un seul con…

…avent apporter au mouvement de rotation, si l'on se contentait de los …lette désarticulé. Sur un sujet frais, les crochets latéraux arrivent à … de la vertèbre qui est au-dessus, à cause du disque intervertébral. … fléchit, s'étend, s'incline latéralement sur la colonne vertébrale; elle exé…ments de circumduction et des mouvements de rotation; aucun mouve…ranger à son articulation avec la colonne vertébrale. Cette articulation … classée parmi celles du premier genre de Bichat : exemple frappant des …fication exclusivement fondée sur les mouvements.

dyle, l'articulation de la tête possède-t-elle un mouvement étendu.

Chez l'homme, un léger mouvement de rotation est possible culation quand la tête a été préalablement inclinée sur un des alors de pivot.

2° Mécanisme de l'articulation atloïdo-axoïdienne.

Dans le jeu de cette articulation, l'atlas et la tête doivent comme ne formant qu'une seule pièce.

Les mouvements sont bornés à la rotation.

Les mouvements de flexion et d'extension sont totalement étra lation atloïdo-axoïdienne ; l'enclavement de l'apophyse odontoïde syndesmo-atloïdien ne permet pas à la première vertèbre d'exé le plus léger mouvement en avant ou en arrière ; car dans le avant, qui est celui de flexion, l'atlas est retenu par le ligament demi-annulaire, qui heurte contre l'apophyse odontoïde, et dans en arrière, l'atlas est retenu par son arc antérieur, qui heurte obstacle.

Mécanisme de la rotation de la tête.

Cette articulation ne permet aucun mouvement de latéralité odontoïdiens s'opposant à tout déplacement de cette espèce. Le rotation est donc le seul possible. Dans ce mouvement, pendant crit sur la colonne vertébrale un arc de cercle très-étendu, l'ann atloïdien tourne sur l'axis comme une roue sur son essieu. De planes de l'articulation atloïdo-axoïdienne, l'une glisse d'arrière en d'avant en arrière ; l'un des ligaments odontoïdiens est relâché, tendu ; ce sont ces ligaments qui limitent le mouvement, d'où leur

L'apophyse odontoïde peut-elle sortir de son anneau ?

Quelquefois la résistance des ligaments odontoïdiens est insu d'eux étant rompu, l'apophyse peut s'engager, suivant Bichat, ligament transverse et déterminer la mort par la compression sur le bulbe. Rien n'est moins démontré que cette assertion : l' toïde ne peut sortir de son anneau qu'après la déchirure simu ments odontoïdiens et du ligament transverse, déchirure qui n'a été constatée. Mais on comprend très-bien qu'un mouvement de de l'atlas sur l'axis, à la suite de la déchirure d'un des ligament puisse déterminer la compression du bulbe et la mort immédi mouvement, en effet, étant situé, non à la partie centrale du mais à sa partie antérieure, il s'ensuit qu'à mesure que la rotati de l'atlas cesse de correspondre à celle de l'axis, d'où l'étrangl entre ces deux os.

Il ne faudrait pas attribuer à cette seule articulation la totalité par lequel la face se porte à droite et à gauche. Ce mouvem l'étendue d'un demi-cercle, un quart de cercle de droite à gau de cercle de gauche à droite ; or, les surfaces articulaires de l' s'abandonneraient avant que ces deux vertèbres eussent décrit, une moitié de circonférence.

Raisons de l'étendue des mouvements de la tête.

Il est bon de rappeler que la tête, placée à l'extrémité du jouit 1° des mouvements de rotation et de circumduction q les régions cervicale et lombaire ; 2° des mouvements de rotati duction qui se passent dans les articulations coxo-fémorales.

SECTION II. — ARTICULATIONS DE LA TÊTE.

§ 1. — ARTICULATIONS DES OS DU CRANE.

Les os du crâne s'articulent par suture.

...du crâne sont articulés entre eux d'une manière immobile, par ...throse. Avant Hunauld (1) on n'avait qu'une idée fort imparfaite ...os du crâne ; les détails dans lesquels il est entré, laissent peu à ...rapport scientifique, en même temps qu'il a su jeter sur les cir... conformation les plus arides l'intérêt le plus vif, en les rattachant ...du crâne.

Dispositions qui concourent à la solidité des articulations du crâne.

...articulaires. Les os du crâne, destinés à former une cavité com... de toutes parts, s'articulent entre eux par tous les points de leur ...et par conséquent par leurs bords; or, la solidité d'une articula... raison directe de l'étendue des surfaces en contact, la nature a ...que possible au désavantage d'une articulation qui se fait par ...en donnant aux bords ou à la circonférence des os du crâne une ...eur : aussi, règle générale, tous les os du crâne sont-ils beaucoup ...circonférence que dans tout autre point; 2° en armant les bords ...dents plus ou moins longues, suivant les besoins; en donnant à ...disposition sinueuse, elle a doublé, triplé, quadruplé, décuplé les ...posées; 3° en taillant ces mêmes bords obliquement en biseau, ...sens, tantôt dans un autre, alternativement dans deux sens, elle ...ltiplier les surfaces, qui se prêtent un point d'appui réciproque; ...faire remarquer la disposition anguleuse des différents os du ...aillants, d'une part, angles rentrants, de l'autre, si favorables à la ...ltipliant les surfaces d'engrenure.

Répartition des diverses conditions de solidité à la base et à la voûte.

...éléments divers de solidité n'ont pas été inutilement prodigués, ...répartis, mais bien distribués avec sagesse et mesure, et presque ...on inverse les uns des autres. Ainsi, à la *base* du crâne, nous ...une grande largeur des surfaces articulaires, soit une configura... des angles saillants et rentrants; nous y cherchons vainement ...des biseaux. Voyez l'angle inférieur ou basilaire de l'occipital : ...bord, c'est une face qui s'articule avec le plan postérieur du ...oïde ; voyez l'angle postérieur, très-aigu, des grandes ailes du ...dans l'angle rentrant que forme la portion écailleuse avec la ...du temporal ; et cette portion pierreuse elle-même, remplis... grosse pierre de maçonnerie, l'angle rentrant que forment le ...de l'occipital et le bord postérieur du sphénoïde ! La *voûte* du ...taire, ne présente que des bords articulaires peu épais ; aussi ...ent, si je puis m'exprimer ainsi, et les dents et les biseaux.

Principales formes des dentelures.

...umérer toutes les variétés que présentent les surfaces articu... crâne ; lors même que j'établirais, avec Monro, quatorze ou ...sutures, je n'aurais pas épuisé la matière. Il me suffira d'in...cipales circonstances de configuration.

...bonne idée des sutures, il faut remonter à l'époque du déve...du crâne, alors que des rayons osseux partent, en divergeant,

(1) ...l'Académie des sciences, 1730.

Comment se forment les dentelures.

Description des diverses espèces de dents.

d'un point central qu'on appelle centre d'ossification, et se ter
pointes largement espacées. Ces diverses pointes ou dents, d'abo
des espaces fibreux, qui donnent au crâne une flexibilité si favo
chement, s'allongent graduellement et vont, pour ainsi dire,
unes des autres; arrivées au contact, elles se font mutuellement
se dévient, s'infléchissent et se moulent les unes sur les autres
grenures. Or, ces engrenures présentent toutes les combinaisons
tion la plus inventive pourrait former; tantôt ce sont des dente
petites qu'on dirait, au premier abord, qu'elles n'existent pas
sutures qu'on a appelées par *juxtaposition* ou par *harmonie*; tan
dents plus ou moins longues, et souvent ces dents, dont la long
de 8 à 10 millim., sont elles-mêmes dentelées sur leurs bords,
des dentelures secondaires. Ordinairement droites, les dents so
curvilignes, déjetées de la surface externe vers la surface intern
ciproquement. Il n'est pas rare de rencontrer des dentelures étr
étranglées à leur extrémité adhérente, très-larges à leur extrémi
vées entre d'autres dentelures et tenant ainsi le milieu entre
naires et les os wormiens. Enfin, je dois faire remarquer qu'il
séries ou couches de dents et de cavités de réception dans l'épai
bord articulaire.

Les sutures sont plus prononcées du côté convexe que du côté concave.

Mais pourquoi les sutures sont-elles beaucoup plus prononcé
convexité que du côté de la concavité des os du crâne? Cette di
suite nécessaire du développement de ces os; les dents existent
comme à la face externe des os du crâne; mais, plus promptem
que celles de la surface convexe, les dents de la surface concave
pour aller s'enfoncer dans les cavités du diploé.

Des biseaux.

Il est très-peu d'articulations des os du crâne qui ne présent
par là, les divers os du crâne prennent les uns sur les autres u
beaucoup plus large et, par conséquent, plus solide que sur un
signalerai surtout le biseau alternatif des articulations fronto-p
ces articulations, le biseau se trouve réuni à la dentelure. Il en
la solidité dépend particulièrement du biseau seul, qui est alors
de développement : telle est surtout l'articulation temporo-pa
faces contiguës étant taillées à la manière d'une écaille, cette a
le nom d'*écailleuse*; mais encore ici le biseau se trouve réuni à
la portion écailleuse est comme rayonnée, et les lignes saillan
surfaces articulaires, reçues dans les rainures correspondantes
face, constituent une sorte d'engrènement extrêmement solide.

Cartilages ou ligaments suturaux.

Difficulté de la désarticulation des os du crâne.

B. *Moyens d'union des articulations du crâne.* — Quelque récipro
les engrenures des os du crâne, elles laissent entre elles des vid
sont remplis soit par du cartilage, soit par du tissu fibreux, sui
l'autre de ces tissus a précédé l'ossification, *cartilages* ou *ligam*
établissent la continuité aussi solidement que possible. Cela est
coups (1) violents reçus sur le crâne n'opèrent que très-difficil

(1) Je sais bien qu'on rapporte quelques cas de désarticulation de
fracture; j'ai même vu dernièrement un exemple de séparation des pari
mais, dans ce cas, il y avait brisement des dents qui unissent ces deux
ne constitue-t-il pas une véritable fracture?

...ticulation des os, à moins de fracture préalable : d'où la nécession ou d'une macération longtemps continuée pour désarticuler dans nos préparations anatomiques. L'épaisseur de la substance d'autant plus considérable que l'individu est plus jeune, et récis'ensuit que c'est la tête des jeunes sujets qu'il faut choisir pour ...tion ; encore n'y réussirait-on qu'incomplétement si l'on n'avait artifice ingénieux que voici : par le trou occipital on remplit de capacité du crâne, puis on verse de l'eau jusqu'à ce qu'elle dé...pois gonflent, le crâne éclate de toutes parts au niveau des sutu... séparés.

...iste aucune articulation mobile au crâne, il ne doit pas y avoir ... par conséquent de muscles propres. Le péricrâne, en dehors, ... dedans, quoique plus adhérents au niveau des sutures que par... peuvent être regardés comme des moyens d'union.

Point de ligaments.

Point de muscles.

... du crâne. — Tandis que la colonne vertébrale joue le quadruple ...ndre ou canal protecteur, 2° de colonne de sustentation, 3° de ... la locomotion, 4° d'organe mobile lui-même dans ses diverses ... ne doit être envisagé qu'à deux points de vue différents : 1° comme ...motion, 2° comme organe de protection. Comme organe de loco... l'avons amplement étudié à l'occasion des mouvements de la co.... Il ne nous reste plus qu'à étudier le mécanisme de la protection ... la masse nerveuse encéphalique.

Des fonctions du crâne.

... autre chose qu'une enveloppe osseuse du cerveau, surajoutée ...breuse de ce viscère, se moulant exactement sur lui et reprodui...ace interne, la plupart des dépressions et éminences de la sur...dante de l'encéphale. Avant son ossification complète, le crâne ... retrait ou un développement proportionnels au retrait ou au ... du cerveau ; jusqu'à cette époque, il est vrai de dire que le crâne ... le représentant fidèle du cerveau. L'ossification une fois ache... du crâne est en quelque sorte indépendante du volume du ...veau s'atrophie, le vide est rempli par de la sérosité ; si le cer...phie, il éprouve une compression funeste (1). Le cerveau remplis...ent le crâne, toute mobilité dans les trois grandes vertèbres qui ... boîte osseuse aurait été funeste ; il fallait donc qu'elles fussent ...ment entre elles.

Le crâne se moule sur le cerveau.

...dera peut-être si le crâne n'aurait pas été plus solide avec une ...urquoi non-seulement il existe trois vertèbres céphaliques, mais ... chaque vertèbre céphalique est elle-même composée d'un grand ...es. Je répondrai en présentant le crâne du vieillard, dont tous ...dés entre eux ; or, cette soudure rend son crâne bien plus sujet ... le crâne de l'adulte et du jeune homme. N'est-il pas évident ... de mouvement se perdant plus ou moins dans les diverses arti... composé de plusieurs pièces articulées résiste à des chocs ...lents qu'il ne le ferait sans cette disposition ? Voyez les articu...te, se faisant toutes par des bords épais et de longues pointes,

Le crâne aurait été moins solide s'il avait été composé d'une seule pièce.

... peut-être eu beaucoup de part dans ce qu'on a dit sur le crâne de ... génie, de Napoléon, par exemple, qui, en arrivant aux affaires, avait, ... moins développé que dans les dernières années de son règne.

tellement engrenées qu'on ne peut désarticuler la plus simple, la bipariétale, par exemple, sans fracture ! Voyez encore les bis... éminemment favorables à la solidité ! A peine approchons-nous... dentelures diminuent ; à la base même, plus de dentelures, il y... sition ; mais aussi quelles larges surfaces articulaires ! Comparez l... de l'occipital avec son angle basilaire, la portion écailleuse du... portion mastoïdienne ou pierreuse, les grandes ailes du sphénoïde... du même os, et vous jugerez de la différence. Et cependant,... pas que toute la résistance aurait dû être appliquée à la voûte... agissent incessamment les corps extérieurs, tandis que la base... situation même ? Mais tel est le mécanisme du crâne que c'est... base que sont transmis, en définitive, tous les chocs venus du... est-ce là que se trouvent réunies toutes les conditions de solidité... sera facile de le prouver.

Conditions de solidité de la base du crâne.

Le crâne est à l'abri des corps extérieurs par sa base : la face,... tébrale et les muscles nombreux de la région cervicale postérieure... efficacement. Aussi est-ce à la base du crâne que répondent les... importantes du cerveau, celles dont la lésion serait immédiatement... aussi est-ce par là que sortent tous les nerfs crâniens, les veines... que pénètrent les artères du même nom. Pour former cette base,... cissent et augmentent d'épaisseur. Le moindre choc éprouvé par... la voûte se communique à tous les os de la base, et tel est l'agencement... que de ces derniers qu'ils tendent à se rapprocher plus fortement... l'effet de ces chocs. La nature a utilisé pour cet objet les pa... ainsi le sphénoïde, étroit à sa partie moyenne, s'élargissant dans... rales, est placé comme un coin entre l'occipital et le temporal... frontal et l'os malaire, de l'autre ; l'apophyse basilaire de l'occ... coin entre les pyramides des temporaux ; ces pyramides elles-mêmes... tent un coin entre l'occipital et le sphénoïde.

La base du crâne est à l'abri des corps extérieurs.

Comment tous les chocs de la voûte se transmettent à la base, dont ils rapprochent les pièces.

Nous voilà rassurés sur la base du crâne ; elle ne peut recevoir... direct, si ce n'est dans quelques cas extraordinaires. Disons cependant... à la base du crâne une région remarquable par la ténuité de ses... ment fragile que la moindre violence peut la briser : c'est la... de la base du crâne, formée par les voûtes orbitaires et la lame... moïde. Il n'est pas très-rare de voir des instruments piquants p... crâne à travers cette région, et le crime a trop souvent utilisé... anatomique.

Le crâne reçoit des chocs de bas en haut par la colonne ve... chocs de haut en bas, d'avant en arrière ou latéralement par les... Voyons par quel mécanisme il résiste à ces différentes impulsions.

Mécanisme du crâne dans sa résistance aux chocs dirigés de bas en haut.

1° *Comment le crâne résiste-t-il à des chocs dirigés de bas en haut ?* ... commotion funeste puisse être transmise au crâne de bas en... la chute ait lieu ou sur la plante des pieds, les jarrets tendus,... ou sur les tubérosités de l'ischion. Une chute sur la pointe des... résultat pour le crâne, vu la grande déperdition de force qui s... ment dans les articulations phalangiennes, métatarsiennes... dans les articulations du genou, du bassin et dans celles de... elles et avec le crâne. Ce sont les condyles de l'occipital qui... mier choc, lequel se communique à toute l'étendue des p...

coup, souvent funeste au cerveau, ne peut l'être aux parois elles-

Mécanisme de la résistance du crâne dans le cas de violence exercée de haut en bas.

crâne résiste-t-il à de chocs imprimés de haut en bas? — Nous avons ne vertébrale est protégée dans tous les sens par une grande épais- molles ; il n'en est pas de même de la région supérieure et des du crâne, qui sont presque immédiatement en butte à l'action seurs: Que peuvent, en effet, la peau et l'aponévrose sous-cuta- ent les cheveux, comparables cependant à ces corps mous dont issaient leurs murailles pour les préserver de l'action du bélier? une région efficacement protégée par les parties molles, c'est la le; et sans le muscle temporal, qui remplit le vide de la fosse du ombien les fractures ne seraient-elles pas plus fréquentes! car au- la voûte n'est moins favorisée sous le rapport de la solidité.

un corps pointu ou à petite surface agit sur un point du crâne, il les fois que sa quantité de mouvement l'emportera sur la ré- portion de crâne contre laquelle il est dirigé. Mais si c'est un corps sur une large surface, il en résultera un ébranlement général de La voûte du crâne étant la partie la plus accessible aux violen- , nous examinerons le mécanisme de la résistance du crâne dans rcussion dirigée verticalement sur le sommet de la tête. De ce qui facile de déduire le mécanisme de la résistance du crâne dans agissant suivant toute autre direction.

Effets d'une percussion violente sur le sommet de la tête.

umables d'une percussion violente sur le sommet du crâne peu- de déterminer un ébranlement de la boîte osseuse et de mettre ticité; 2° de tendre à la disjonction des pièces qui font partie du ser ces pièces. Examinons suivant quel mode se produisent ces

Ébranlement du crâne à la manière d'une bille d'ivoire élastique.

et compression du crâne sans fracture. — Le crâne pouvant être con- une sphère creuse douée d'une certaine élasticité, qu'elle doit, en osseux lui-même, en partie, aux lames fibreuses ou cartilagineu- les os, on ne peut douter que cette boîte osseuse ne soit suscep- par l'effet d'une pression ou d'une percussion violente sur le e, un aplatissement, à la suite duquel elle se rétablit dans sa , à la manière d'une bille d'ivoire creuse qui serait soumise à verticale. Il suffit, pour se convaincre de la vérité de cette expli- un crâne contre un plan résistant: il rebondit à la manière ique. Quelque étroites que soient les limites de cet aplatissement la suit, les lois de la physique et les expériences ne permettent a possibilité.

Tendance à la disjonction des pièces osseuses du crâne.

disjonction des os du crâne. — La disjonction n'a jamais été obser- quence d'une percussion extérieure. Voici par quel mécanisme est prévenu dans le cas d'un choc sur le sommet de la tête. Il est choc en ce sens tend à déprimer la suture sagittale, c'est-à-dire des pariétaux. Mais cette dépression ne pourrait avoir lieu qu'en inférieur des pariétaux se porterait en dehors. Or, la disposi- écailleuse étant telle que le temporal et le sphénoïde recouvrent ci ne peuvent se porter en dehors sans déterminer dans le ement de bascule qui tend à resserrer les articulations de la Nous avons vu, en effet, que toutes les articulations de la base présentent cela de remarquable qu'elles consistent dans la récep ces en forme de coin dans des cavités en forme d'angle rentra s'observe dans l'articulation de la pyramide avec le sphénoïde dans celle de l'apophyse basilaire, partie évidemment cunéiform poraux et le sphénoïde.

De ce qui vient d'être dit, il résulte que les percussions sur la tête, bien loin de disjoindre les os du crâne, tendent à ces os.

Fracture des os du crâne.

3° *Fracture des os du crâne.* — Un autre effet des percussions di sommet de la tête peut être de briser les os du crâne ; or, il serait comprendre le mécanisme de plusieurs de ces fractures sans la dispositions anatomiques que nous allons faire ressortir ici.

a) Le crâne est d'une épaisseur inégale dans ses différents poin stance explique comment un corps arrondi, qui frappe le crâne assez résistant pour ne pas le rompre, peut déterminer une lieu plus ou moins éloigné du point de la percussion et où les minces, sont moins résistantes. On conçoit que ce genre de fract lieu, soit dans l'os qui a été percuté, soit sur d'autres os, soit de la table interne de l'os, la table externe restant intacte.

Mécanisme des fractures par contre-coup

Concentration de l'ébranlement vers la base du crâne.

b) Le crâne est disposé de manière à ce qu'un ébranlement sommet se concentre vers sa base. Dans le cas d'une percussion du crâne, l'ébranlement se propage, 1° en partie sur les côtés poral et au rocher, ainsi qu'aux grandes ailes du sphénoïde et 2° en arrière, par l'occipital, jusqu'à l'apophyse basilaire et au noïde ; 3° en avant, par le frontal et la voûte orbitaire, aux pe corps du sphénoïde. On voit donc que l'ébranlement commu les sens vient, en dernière analyse, se concentrer à la base du explique la possibilité de fractures de la base à la suite de p voûte.

Influence des coudes ou angles sur les fractures par contre-coup.

c) Plusieurs des os du crâne sont coudés et anguleux. Cette s'observe à l'union de la portion orbitaire du frontal avec sa por l'union de la portion écailleuse du temporal avec la pyramide ment ces os peuvent se briser dans la transmission des chocs imp On conçoit, en effet, que lorsqu'un ébranlement se transmet coudé, le coude est le siége d'une décomposition de forces : une est transmise à la portion de l'os située au-dessous de l'angle, effort contre l'angle dans le sens de la direction primitive et l'os dans ce point.

d) La décomposition de force qui a lieu dans les sutures, grande considération, bien qu'on voie quelquefois la fracture l'autre à travers une suture.

Mobilité des os de la voûte du crâne chez le fœtus.

4° *Mécanisme du crâne chez le fœtus.* — Ce qui a été dit de l'im crâne, n'est pas également vrai à toutes les époques de la vie. pendant les premières années qui suivent la naissance, les inte crâne sont remplis d'une substance flexible, qui permet aux os cuter les uns sur les autres des mouvements assez étendus. On cette période de la vie, les conditions de solidité du crâne n'éta que chez l'adulte, nous devions examiner par quel mécanisme et de l'enfant nouveau-né résiste aux violences extérieures.

...ms, comme chez l'adulte, les conditions de solidité doivent être ... à la voûte; 2° à la base du crâne.

...de du crâne, l'ossification n'ayant pas complétement envahi la ca... celle-ci permet aux os de se mouvoir les uns sur les autres et, ...rt, l'encéphale est protégé moins solidement. On doit remarquer, ...té, que la présence des intervalles fibreux devient la cause d'une ...de force lorsque des chocs sont imprimés au crâne, circonstance ...en partie, les fractures du crâne et les commotions de la masse

Mécanisme de la solidité du crâne chez le fœtus.

1° A la voûte.

Sa compressibilité.

...des os du crâne se manifeste principalement à l'époque de la nais...espèce de chevauchement que présentent ces os pendant la sortie ...fœtus à travers le bassin.

...du crâne, l'ossification ayant fait des progrès tels que les pièces ...nt plus séparées que par des lames cartilagineuses extrêmement ...ne jouissent d'aucune mobilité ; la base du crâne est donc incom...onstance avantageuse à la protection des parties les plus impor...masse encéphalique, lesquelles correspondent à cette base.

2° A la base.

Elle est incompressible.

§ 2 — ARTICULATIONS DES OS DE LA FACE.

...es deux mâchoires soient destinées à se mouvoir l'une sur l'autre, ...ulent nullement entre elles; car s'il en eût été ainsi, l'étendue du ...d'abaissement de la mâchoire inférieure aurait été beaucoup plus ...es deux sont unies au crâne, la mâchoire supérieure, d'une ma...e, avec la partie antérieure de la base du crâne (*mâchoire syncrâ...*) ...choire inférieure, d'une manière mobile, avec la partie moyenne ...base (*mâchoire diacrânienne*).

Les deux mâchoires s'articulent avec la base du crâne.

...tions de la face nous présentent à considérer : 1° les articulations ...de la mâchoire supérieure entre eux et avec le crâne ; 2° les arti...la mâchoire inférieure avec ce même crâne.

...ARTICULATIONS DES OS DE LA MACHOIRE SUPÉRIEURE ENTRE EUX ET AVEC LE CRANE.

...*iculaires*. — Toutes ces articulations sont des *sutures*; mais nous ...vain ces dentelures si considérables dont sont hérissées les sur...es des os du crâne ; la suture dite *harmonique* ou par juxtaposi...n d'union qui se remarque le plus généralement dans les arti...la face.

Prédominance à la face de la suture harmonique.

...dois faire remarquer que ces prétendues juxtapositions sont de ...ntures, ainsi qu'on le voit dans l'articulation entre les deux maxil...rs, articulation fondamentale de la face, qui se fait par des sur...dionnées, et qui s'engrènent avec une très-grande solidité.

La suture harmonique est une véritable engrenure.

...point de suture plus solide que celle de l'os malaire avec l'os ...surtout vers les parties latérales et supérieures de la face que ...ures dentelées. On trouve un exemple de suture par réception ...après lequel la portion verticale de l'os palatin est reçue dans la ...de l'orifice du sinus maxillaire. Des dentelures très-prononcées ...l'articulation de la face avec le crâne : voyez l'articulation des

Les dentelures sont plus prononcées à la circonférence qu'au centre de la face.

os propres du nez et des apophyses montantes des os maxillaires de l'os malaire avec le frontal, du sphénoïde avec l'os malaire avec l'apophyse zygomatique du temporal. Nous trouvons une position dans l'articulation de l'ethmoïde avec la voûte orbitaire avec les apophyses ptérygoïdes, du vomer avec l'ethmoïde ; mais réciproque dans l'articulation du vomer avec le sphénoïde.

Juxtaposition dans les articulations centrales.

Le moyen d'union est un ligament sutural.

. Quant aux *moyens d'union*, il existe une couche mince de va d'un os à l'autre et qui finit par être elle-même envahie p

B. *Mécanisme des articulations de la mâchoire supérieure.* — Le face consistant dans la résistance qu'elle oppose : 1° aux chocs en haut par le maxillaire inférieur, 2° à l'action des violences importe d'analyser les conditions de solidité qui résultent de la la mâchoire supérieure. Nous devons donc, pour bien apprécier de résistance, analyser la charpente de la face.

Analyse de la charpente de la face.

La mâchoire supérieure, considérée dans son ensemble, figure espèce de parabole circonscrite par le bord alvéolaire. Ce bord plus solide de l'os ; c'est lui qui reçoit immédiatement le choc inférieure. Il se courbe en arrière et forme la voûte palatine, nuant d'épaisseur, et qui, ne recevant pas directement le choc inférieure, n'est pas organisée d'une manière aussi solide que le

Colonnes qui résistent aux chocs de bas en haut.

En haut, la mâchoire supérieure s'élargit en s'aplatissant, et sieurs parties ou prolongements, qui interceptent entre eux di et vont s'unir au crâne par des apophyses, formant comme au propres à résister fortement aux chocs transmis de bas en haut.

1° Colonnes fronto-nasales.

Elles répondent aux dents canines.

Ces colonnes sont : 1° les *colonnes fronto-nasales*, constituées par l'apophyse montante de l'os maxillaire supérieur. Ces colo dent aux dents canines, sont d'une force remarquable chez les siers, et c'est à leur volume considérable qu'est dû le déjetteme présentent les orbites chez ces animaux. L'intervalle qui existe en fronto-nasales est rempli, en haut, par les os propres du nez ; m sont échancrées pour la formation de l'orifice, en forme de cœur des fosses nasales. Toute la portion du bord alvéolaire qui répon ture, est moins résistante ; mais il est à remarquer qu'elle port sives, qui, à raison de leur forme tranchante, coupent les alim les déchirer ou de les broyer et n'ont à supporter que des moins considérables que les canines et les molaires.

La partie la plus faible du bord alvéolaire répond aux dents incisives.

2° et 3° Colonnes zygomato-jugales, subdivisées:

2° et 3° La deuxième paire de colonnes est constituée par l' laquelle se continue avec le bord alvéolaire par la saillie verti fosse canine de la fosse zygomatique. Ces colonnes, qui corr conde grosse molaire de chaque côté, peuvent porter le nom d parce qu'elles se subdivisent chacune en deux autres colonnes verticale, malaire ou jugale, l'autre horizontale ou zygomatiq

En colonnes jugales ;

La *colonne verticale* ou *jugale*, beaucoup plus forte que la colo va se continuer avec l'apophyse orbitaire externe du frontal et rieur, épais et dentelé, des grandes ailes du sphénoïde ; la colo ou horizontale va s'articuler avec l'apophyse zygomatique constituer l'*arcade zygomatique*. D'après cette disposition, on ce biseau si considérable du sommet de l'apophyse zygom l'os malaire, résiste si efficacement à l'impulsion de bas en h

En arcades zygomatiques.

Les arcades zygomatiques sont des arcs-boutants.

sont, en outre, de véritables arcs-boutants, qui s'opposent à tout transversal. Le mode d'articulation de l'apophyse zygomatique ...laire est tel que les arcades zygomatiques, bien qu'horizontales, ... à résister aux chocs de bas en haut. Aussi, chez les carnassiers, ... jugale n'existe pas, l'arcade zygomatique est-elle énorme.

Colonnes ptérygoïdiennes.

...ne quatrième paire de colonnes, les *colonnes ptérygoïdiennes*, desti...nir la face d'avant en arrière. Ces colonnes, étant articulées avec ...e par l'intermédiaire de l'os du palais, s'opposent également au ... de bas en haut, et soutiennent ainsi la partie postérieure du bord

...ste pour la face quatre paires de colonnes : les *colonnes fronto-na...*, ...*jugales*, les *colonnes* ou *arcades zygomatiques* et les *colonnes pté...* Toutes ces colonnes sont presque entièrement composées de tissu ...

Les principales colonnes existent au niveau des premières grosses molaires.

...es principales se trouvent au niveau des premières grosses dents ...ns cette région sont concentrées les colonnes jugales, zygomatiques ...nnes, parce que c'est là qu'il y avait le plus d'efforts à supporter. ... fronto-nasales répondent aux dents canines ; leur force est propor... de ces dents, d'où la largeur et l'épaisseur de l'apophyse mon...assiers. Les colonnes fronto-nasales et jugales, très-rapprochées ...nière à ne laisser entre elles qu'un petit espace rempli par les ...olaires, s'écartent en haut et interceptent entre elles les fosses

Utilité de ces colonnes.

...ses profondes peuvent exister dans l'épaisseur de la face sans une ...ciable de solidité. Le sinus maxillaire lui-même ne diminue pas ... notable la solidité de la face, parce qu'il est placé dans l'inter...nes et qu'une très-petite portion de son étendue répond au bord

...dans lesquels je viens d'entrer, ont suffisamment démontré que la ...érieure a été disposée de manière à résister aux chocs extérieurs, ...ux chocs transmis de bas en haut par la mâchoire inférieure ; que ...ire, destiné à recevoir immédiatement ces derniers chocs, est la ...rtement constituée ; que la quantité de mouvement disséminée ...choire supérieure est transmise par la colonne nasale à l'apophyse ...ne, par la colonne malaire à l'apophyse orbitaire externe, d'une ...rcade zygomatique, de l'autre, par l'os palatin à la colonne pté...; le vomer ne transmet rien ou presque rien, soit à l'ethmoïde, ... et que, de son côté, le crâne oppose des régions très-résis...s de sustentation de la face.

Rapport entre la structure de la mâchoire supérieure et ses fonctions.

Résistance de la face aux chocs dirigés d'avant en arrière ou latéralement.

...ntéro-postérieurs, les arcades zygomatiques et les apophyses ...posent une grande résistance ; dans les chocs latéraux, l'os ... la manière des voûtes, et transmet l'impulsion qu'il a reçue à ...périeur, à l'os frontal et au sphénoïde. La plus grande partie ...mise à la face est donc, en dernière analyse, transmise au crâne, ...plicité des pièces qui la composent, sans le grand nombre d'ar...sorbent une partie de l'impulsion, il pourrait en résulter sou...veau, des commotions funestes.

La mâchoire supérieure ne jouit d'aucun mouvement d'élévation propre.

...périeure ne concourt à la mastication qu'en qualité de sup...lle quand on ouvre la bouche et s'abaisse-t-elle quand on la ... pas douteux, mais elle ne fait qu'obéir aux mouvements de la

tête, renversée en arrière par ses muscles extenseurs, lesquels d
auxiliaire si puissant de la mastication chez les carnassiers.

II. — ARTICULATION TEMPORO-MAXILLAIRE.

Double articulation condylienne

Cette articulation, qui appartient à la classe des diarthroses, e
articulation condylienne.

Axes des condyles.

A. *Surfaces articulaires.* — 1° *Du côté du maxillaire inférieur,* co
dyles oblongs, de 2 centimètres de largeur, presque transversa
obliques en dedans et en arrière, de telle manière que leurs axes
couperaient en arrière, au niveau de la partie antérieure du t

Cavité glénoïde.

2° *Du côté du temporal,* on trouve : *a.* la cavité glénoïde ; *b.* la rac
de l'apophyse zygomatique.

Sa profondeur.

a. La cavité glénoïde, remarquable par sa profondeur et par sa
limitée, en dehors, par la racine antéro-postérieure de l'apophyse
en dedans, par l'épine du sphénoïde et par l'apophyse styloïde,
la racine transverse de l'a
matique, en arrière par l
rieure du conduit auditif e

Sa capacité.

La capacité de cette cavité
plus de 2 centimètres et demi
grand diamètre, est double
celle qui serait nécessaire
le condyle ; aussi la totalité
n'est-elle pas articulaire, et
tie située en arrière de la s
dale est-elle en dehors de l
étrangère à l'articulation (1)

La racine transverse de l'apophyse zygomatique est articulaire.

b. La *racine transverse* de l
gomatique, convexe d'avant
concave transversalement,
ticulaire, offre, par une exc
dans l'économie, l'exemple
faces convexes roulant l'une sur l'autre.

Fig. 273.

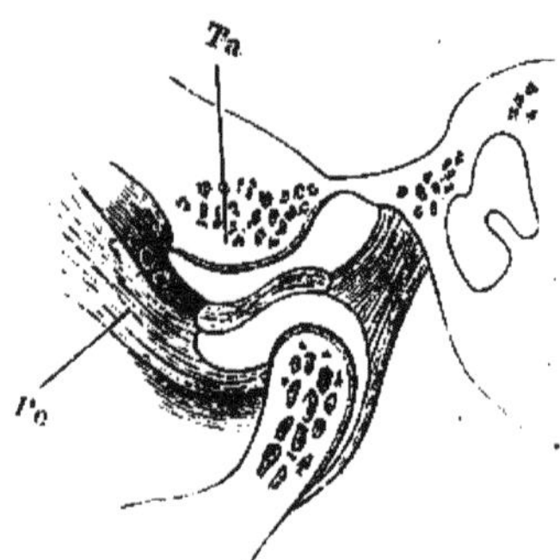

Section antéro-postérieure de l'articulation temporo-maxillaire (*).

Les surfaces articulaires dont il vient d'être question, présent

(*) La mâchoire inférieure et le disque interarticulaire ont été tirés en bas. — Ta
— Pe, muscle ptérygoïdien externe.

(1) Cette disproportion ne s'observe que chez l'homme et les rumin
chez les rongeurs et les carnassiers, le volume et la forme du condyle s
rigoureuse avec la capacité et la configuration de la cavité de réception
L'étude du condyle et de la cavité glénoïde est de la plus haute im
tomie comparée ; car, à l'aide des caractères qu'ils présentent, il est fa
la tête d'un rongeur, celle d'un carnassier ou d'un ruminant. Chez
condyles sont oblongs transversalement, ayant tous deux leur grand
ligne ; ils sont reçus dans une cavité très-profonde. Chez les *rongeurs*
grand diamètre des condyles est dirigé d'arrière en avant. Chez les *ru*
glénoïdienne est plane, ainsi que la tête du condyle ; la saillie de la ra
à peine marquée. Chez l'*homme*, qui est omnivore, il y a en quelque
de ces diverses dispositions.

...tes relativement au tissu dont elles sont recouvertes. La face pos-...condyle, ainsi que la portion articulaire de la cavité glénoïde, n'est ...par le périoste, peu épais et formé exclusivement de tissu fibreux ; ...racine transverse et la face antérieure du condyle sont encroûtées ...avec une mince couche de tissu fibreux à la surface.

...*d'union et de glissement*. — Ils consistent en un ménisque interarti-...ligament latéral externe, un ligament latéral interne et deux syno-...gament stylo-maxillaire n'appartient nullement à cette articulation.

Ménisque inter-articulaire.

...*interarticulaire* (*fig.* 273). — Un disque fibreux, de forme elliptique, ...versalement, est interposé entre les surfaces articulaires ; épais à ...nce, surtout en avant et en arrière, quelquefois percé d'un trou à ...d'une texture ferme et serrée, il a la forme d'une lentille biconcave, ...particularité que sa face antéro-supérieure est alternativement con-...répondre à la cavité glénoïde, et concave, pour répondre à la racine ...tandis que la face postéro-inférieure, moulée sur le condyle, est ...ménisque, en effet, n'a point une direction horizontale, mais bien ...bas et en avant, ainsi que l'a fait remarquer M. Gosselin. Il adhère, en ...ligament latéral externe, et donne attache, en dedans, à quelques ...muscle ptérygoïdien externe, rapport important à noter au point de ...nisme.

Le muscle ptérygoïdien externe s'attache à ce ménisque.

...interarticulaire est exclusivement composé de tissu fibreux, dont ...sont généralement horizontaux et diversement entre-croisés ; à sa ...trouve une couche épithéliale incomplète.

Ligament latéral externe.

...*latéral externe* (*al*). — Il s'étend depuis l'espèce de tubercule qui ...jonction des deux racines de l'apophyse zygomatique, jusqu'au côté ...col du condyle (*fig.* 274) : obliquement dirigé de haut en bas et d'a-...rière, il a la forme d'une ban-...épaisse, qui recouvre tout le ...de l'articulation ; il répond, ...à la peau, en dedans, aux ...ales et au ménisque inter-...

Fig. 274.

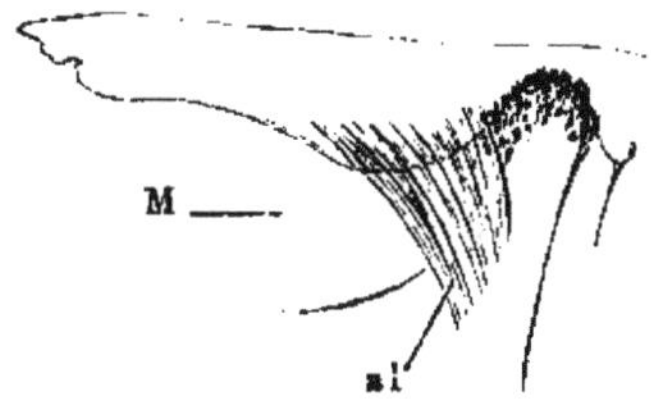

Face externe de l'articulation temporo-maxillaire droite (*).

Ligament latéral interne.

...*latéral interne* ou *ligament* ...*aire*. — C'est une bande apo-...formée de plusieurs lames, ...épine du sphénoïde et de ...Glaser, et s'étend, par deux ...distinctes, d'une part, au col ...d'autre part, à l'épine située en dedans de l'orifice du canal den-...r. Cette dernière est une bandelette très-mince, qui recouvre ...et nerfs dentaires inférieurs et les sépare des muscles ptérygoï-...

Bandelette aponévrotique stylo-maxillaire.

...*stylo-maxillaire* est une bandelette aponévrotique étendue de l'a-...ide à l'angle de la mâchoire inférieure. Cette bandelette, désignée ...le nom de *ligament stylo-mylo-hyoïdien*, est totalement étrangère ...surfaces articulaires ; son utilité se rattache à l'insertion du muscle

(*) ...latéral externe. — M, muscle masséter.

Synoviales. 4° Deux *synoviales* existent pour cette articulation : l'une est
rieure du ménisque interarticulaire, l'autre à sa face inférieure
les deux synoviales communiquent à travers une ouverture du
supérieure est plus lâche que l'inférieure et s'étend du pourtour

Fig. 275.

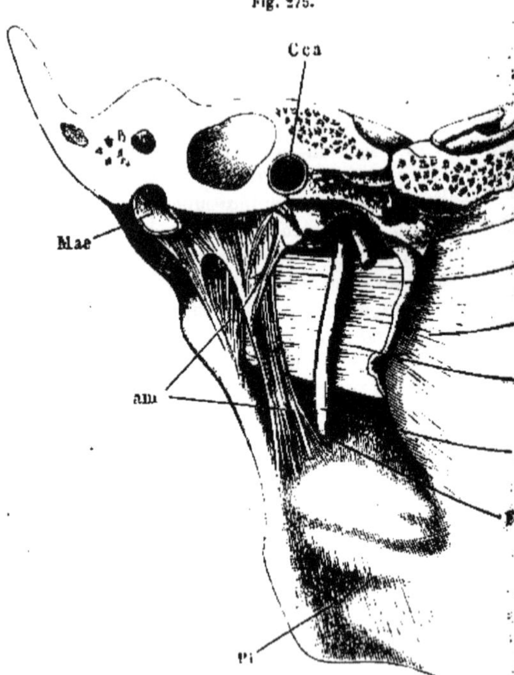

Face interne de l'articulation temporo-maxillaire gauche

interarticulaire à l'os temporal, où elle s'insère, en avant, au bord
la racine transverse, en dehors, au tubercule qui se voit à la jon
racines de l'apophyse zygomatique, en arrière, au bord antérie
de Glaser. La synoviale inférieure adhère, en haut, à la circon
nisque interarticulaire, en bas, au pourtour de la surface arti
dyle. Cette dernière est plus serrée que l'autre; aussi le ménisq
laire est-il lié beaucoup plus intimement au condyle de la m
cavité glénoïde, et le suit-il dans ses mouvements.

Pourquoi cette articulation avait été rangée parmi les ginglymes angulaires.

C. *Mécanisme de l'articulation temporo-maxillaire.* — Cette artic
rangée parmi les ginglymes angulaires, à raison de la grande
mouvements dans deux sens alternatifs, savoir, l'abaissement
mais elle diffère des ginglymes par des dispositions anatomiq

(*) *Mae*, cartilage du conduit auditif externe. — *am*, ligament latéral interne. — C
carotidien. — *Ll*, aile externe de l'apophyse ptérygoïde. — *Frm*, trou dentaire. — N
nerf dentaire inférieur. — *Pi*, muscle ptérygoïdien interne, coupé au niveau de son
en bas. — *Pe*, muscle ptérygoïdien externe.

...s mouvements de latéralité. Elle exécute aussi des mouvements ...arrière.

...*d'abaissement.* — Dans ce mouvement, le menton et l'angle de la

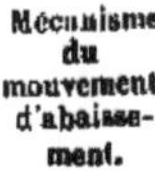
Mécanisme du mouvement d'abaissement.

Fig. 276.

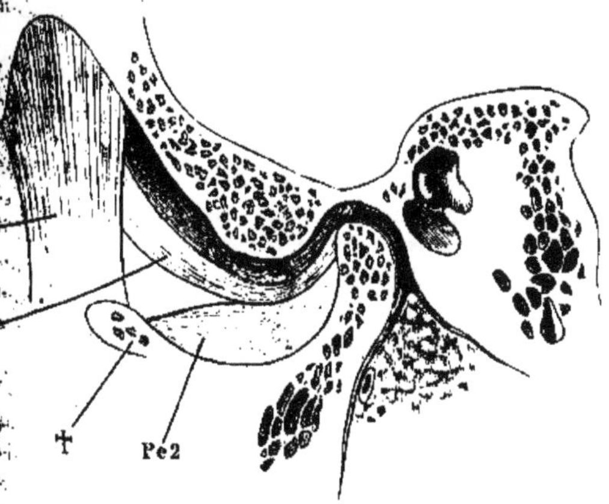

...*antéro-postérieure de l'articulation temporo-maxillaire gauche, la bouche étant fermée; segment interne* (*).

...vent un arc de cercle de haut en bas et d'avant en arrière, les ...ent un peu sur leur axe, et glissent ...vant dans la cavité glénoïde, puis ils ...s la racine transverse de l'apophyse ...par un mouvement brusque, facile à ... pendant qu'on ouvre la bouche, on ... sur un des condyles. L'axe de ce ... représenté par une ligne transver... par la partie moyenne des branches ... au niveau des ouvertures supé... inférieurs. Le condyle entraîne ...isque interarticulaire, car l'union ... ce ménisque est telle que, même ..., le ménisque n'abandonne jamais ... cause de cette union réside, non... la laxité moindre de la capsule sy...iale, mais encore dans le mode d'in...ygoïdien externe, qui, s'attachant à ... condyle et au ménisque interarticulaire, les entraîne simul-

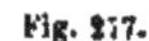
Fig. 277.

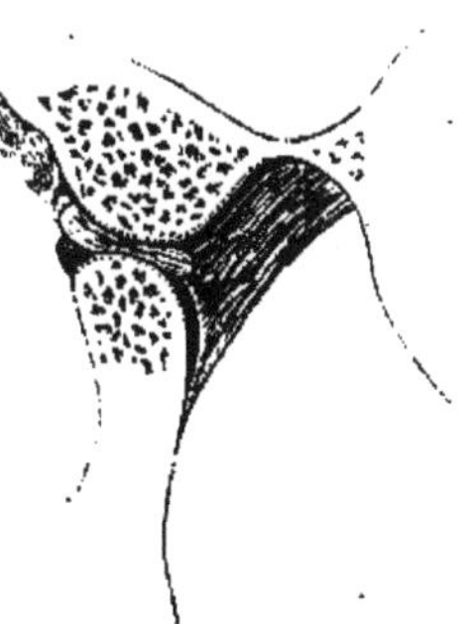

Même section, la bouche étant ouverte.

(*) ...d. — Pe^1, Pe^2, les deux chefs du muscle ptérygoïdien externe. — † section de

...pas toutefois l'opinion de M. Gosselin : selon lui, pendant que le condyle ... portent en avant, le premier, ayant un mouvement plus grand que le

État des ligaments et des synoviales pendant l'abaissement de la mâchoire inférieure.

Voici d'ailleurs l'état dans lequel se trouvent les autres parti[illegible] culation pendant l'abaissement de la mâchoire inférieure : le li[illegible] externe est tendu ; la synoviale supérieure est distendue en ar[illegible] prête facilement à cause de sa laxité. Pour ce qui est du ligament [illegible] la courte portion, qui s'insère au col, est tendue ; la longue portio[illegible] distance à peu près égale du condyle, qui se porte en avant, et d[illegible] se porte en arrière, reste indifférente à ce mouvement et n'est [illegible] relâchée.

État de l'articulation dans les mouvements d'élévation.

2° *Dans le mouvement d'élévation*, le condyle roule et glisse d'a[illegible] sur l'apophyse transverse et s'enfonce dans la cavité glénoïde. [illegible] latéral externe est relâché. Les obstacles à une élévation trop [illegible] 1° la rencontre des arcades dentaires ; 2° la présence de l'apop[illegible] styloïdienne et de la paroi antérieure du conduit auditif. Aussi, che[illegible] édenté, chez qui ce mouvement est extrêmement étendu, est-il [illegible] que l'ampleur de la cavité glénoïde a pour conséquence de permett[illegible] chement des mâchoires ; en effet, les bords alvéolaires, dépour[illegible] n'arriveraient certainement pas au contact sans la portion de ca[illegible] située derrière la scissure de Glaser.

Rôle probable de la cavité supplémentaire.

Mouvement en avant.

3° Le *mouvement en avant* n'est point, comme le précédent, un m[illegible] bascule, dans lequel la mâchoire tourne sur un axe ; c'est un mou[illegible] zontal, par lequel le condyle glisse d'arrière en avant, pour se pla[illegible] de la racine transverse. Une condition préliminaire, indispensa[illegible] tion de ce mouvement, c'est un abaissement léger du maxillaire [illegible] dégage les dents incisives inférieures, placées, à l'état de repos, [illegible] supérieures. Dans ce mouvement, tous les ligaments sont tendus ; [illegible] trop loin, l'apophyse coronoïde viendrait heurter contre la fosse [illegible] circonstance qui rend impossible la luxation du condyle.

4° Le *mouvement en arrière* ne donne lieu à aucune considératio[illegible]

Mouvement de latéralité.

5° Les *mouvements de latéralité* de la mâchoire ne s'accompagnent [illegible] on l'avait cru, d'un déplacement de la totalité de l'os. Un des con[illegible] mouvements, sort de sa cavité et décrit un petit arc de cercle do[illegible] représenté par l'autre condyle, demeuré dans la cavité glénoïde. [illegible] de l'articulation du côté du condyle qui se meut, sont fortemen[illegible] ce mouvement. Suivant Bérard, le condyle qui sert de pivot n'est [illegible] immobile ; il se porte un peu en dehors et en arrière, de façon [illegible] à la fois un mouvement *circulaire* et un léger mouvement *latéral*.

Les deux articulations condyliennes se font mutuellement obstacle dans les mouvements de latéralité.

Les mouvements latéraux seraient bien plus considérables si les [illegible] lations condyliennes ne se faisaient pas mutuellement obstacle da[illegible] ments autres que celui d'abaissement, vu la direction opposée de[illegible] peut s'en convaincre en sciant l'os maxillaire à sa partie moyenn[illegible] mant des mouvements à chacune des moitiés. Du reste, l'apo[illegible] l'apophyse vaginale et l'épine du sphénoïde s'opposent à tout [illegible] en dedans.

Remarquons que l'articulation temporo-maxillaire ne doit se[illegible] sauf ceux d'élévation et d'abaissement, qu'au défaut de propo[illegible] condyles et les cavités glénoïdes ; que, considérées collectiv[illegible]

second, glisserait au-dessous de celui-ci, et l'abandonnerait si l'ouver[illegible] devenait assez grande pour que la luxation pût s'opérer.

...mporo-maxillaires constituent rigoureusement un ginglyme ou ...n trochléenne. Si les deux condyles étaient juxtaposés, ainsi ...errons pour l'articulation du genou, ils constitueraient une

SECTION III. — ARTICULATIONS DU THORAX.

...tions du thorax comprennent : 1° les articulations entre les di-...sternum ; 2° les articulations costo-vertébrales ; 3° les articula-...sternales ; 4° les articulations des cartilages costaux entre eux ; ...cartilages costaux avec les côtes.

...ARTICULATIONS DES DIVERSES PIÈCES DU STERNUM.

...ces osseuses dont se compose le sternum, sont ordinairement ...par du cartilage. La lame cartilagineuse qu'on rencontre en-...pièce, ou poignée, et la seconde pièce, ou le corps, est sujette ...variations. Chez la plupart des sujets, quel que soit leur âge, il ...sorte de symphyse incomplète, qui résulte de la conformation ...cartilage intermédiaire. On peut distinguer, avec Henle, trois ...ce cartilage : les deux couches attenantes aux surfaces osseuses ...des, bleuâtres, d'apparence gélatineuse, et peuvent être considé-...les cartilages d'encroûtement de ces surfaces ; elles sont formées ...yalin ordinaire. La couche moyenne est blanche, lamelleuse et ...du fibro-cartilage ; en outre, les cavités de cette couche sont plus ...et plus larges que celles des deux autres.

Symphyse incomplète entre les deux premières pièces du sternum.

...ches, qui ne sont point séparées par des limites très-nettes, n'ont ...même épaisseur relative ; la mobilité de l'articulation est en ...le degré de développement de la couche moyenne. Il se forme ...ns cette dernière, une véritable *cavité articulaire*, plus ou moins ...onvertit la synchondrose en une diarthrose imparfaite. Mais les ...sont loin d'être les plus fréquents ; on les observe, du reste, à ...dans la vieillesse. Chez plusieurs sujets avancés en âge, j'ai ...les deux pièces du sternum, une matière brunâtre, pultacée, tout ...à celle que l'on rencontre si souvent au centre du disque in-...vieillards.

Il existe quelquefois une diarthrose imparfaite.

...en passant d'une pièce du sternum sur l'autre, constitue une ...fibreux, qui contribue à maintenir ces pièces en rapport, et ...une idée exacte en consultant les figures 286 et 287.

Moyens d'union.

...intermédiaire aux deux premières pièces du sternum est quel-...par l'ossification ; mais rarement l'ossification est complète : le ...existe une lame osseuse antérieure et une lame osseuse posté-...centrale restant cartilagineuse.

...al mouvement qui se passe dans cette articulation, est un mou-...ssement léger, comme dans toutes les symphyses. Dans plu-...j'ai pu déterminer un léger mouvement de torsion. Il est bon ...deuxième côte suit constamment la première pièce du ster-...mouvements.

II. — ARTICULATIONS COSTO-VERTÉBRALES.

Préparation. Scier les côtes au niveau de leur angle postérieur ; en... tion, en avant, la plèvre et le tissu cellulaire subjacent, en arrière, les m... tières vertébrales. Après avoir étudié les ligaments superficiels, mettre... ligament interosseux costo-transversaire, par une section horizontale... l'apophyse transverse qui la soutient ; 2° le ligament interosseux costo... section, également horizontale, qui comprenne une vertèbre et une côte... dessus de la partie anguleuse de l'articulation. Ce dernier ligament... mis à découvert par une section verticale qui comprendra la côte et les... lesquelles elle s'articule.

1° Caractères généraux des articulations costo-vertébrales

Ces articulations participent à la fois des caractères des diarthr... phiarthroses.

Surfaces articulaires. A. *Surfaces articulaires.* — Pour ces articulations, les côtes oppo... (*fig.* 278), leur tête à la facette anguleuse formée par la réunion... facettes creusées sur... rales du corps des ver... d'où il résulte que c... ticule avec deux vert...

Double articulation. *tions costo-vertébrales*... Les surfaces articula... vertes d'une couche... lage ; du côté des... couche passe sur le... tébral et adhère a... revêt les deux faces d... part, les côtes oppo... rosité à la facette... la partie antérieure...

Fig. 278.

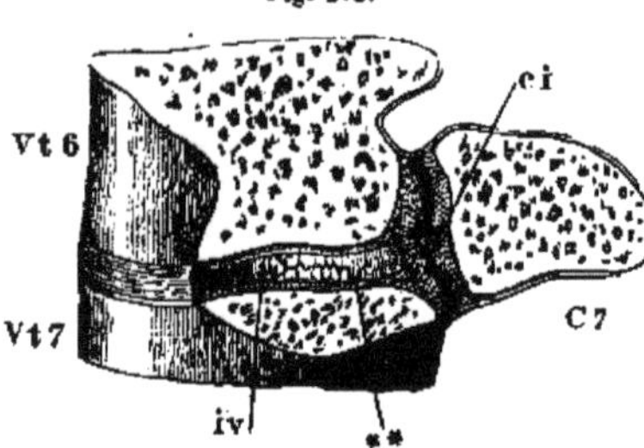

Section verticale de l'articulation de la septième côte avec la colonne vertébrale (*).

transverses (*articulations costo-transversaires*) (*fig.* 284).

Nous ferons remarquer relativement à l'articulation costo-ver... cette articulation offre l'exemple d'une facette anguleuse saillan... une facette anguleuse rentrante ; 2° que dans chaque articula... cette inférieure est plus considérable que la demi-facette supér... plus considérable qu'elle appartient à une côte plus inférieure...

Facettes anguleuses de l'articulation costo-vertébrale.

Facettes de l'articulation costo-transversaire. Les facettes de l'*articulation costo-transversaire* sont une face... gèrement convexe, appartenant à la tubérosité de la côte, et une... ment concave, appartenant à l'apophyse transverse (*fig.* 284) ; ... recouvertes de vrai cartilage.

Hypothèse physiologique, fondée sur la direction des facettes des apophyses transverses. Les facettes des articulations costo-transversaires supérieures... celles des articulations costo-transversaires moyennes et inféri... ques de haut en bas et d'arrière en avant.

Indépendamment des surfaces articulaires costo-vertébrales e... saires, le col de la côte, sans être en contact immédiat avec la...

(*) Vt^6, Vt^7, sixième et septième vertèbre thoracique. — C^7, septième côte. —... revêt les surfaces articulaires correspondantes. — *iv*, disque intervertébral. —... ment des corps de vertèbre.

...nsverse, qu'il déborde en haut, s'articule en quelque sorte avec ...e (1). Les surfaces en regard sont rugueuses.

Moyens d'union.

...on. — Les ligaments des articulations costo-vertébrales sont les ...l'articulation ou *périphériques*, les autres *interosseux*.

Ligaments péri-phériques.

...*phériques*. — Ce sont : le ligament costo-vertébral antérieur ou ...ments supérieur et inférieur, le ligament transverso-costal pos-...rso-costal supérieur.

Ligament vertébro-costal antérieur.

...*costo-vertébral antérieur* ou *rayonné* (*cvr*, *fig*. 279) naît des deux ...squelles s'articule la côte et du ...ébral correspondant ; de là ses ...en convergeant, s'insérer au-...rémité de la côte. Ce ligament ...au-dessus d'une dépression, rem-...llulaire lâche, qui le sépare de la ...de l'articulation.

Fig. 279.

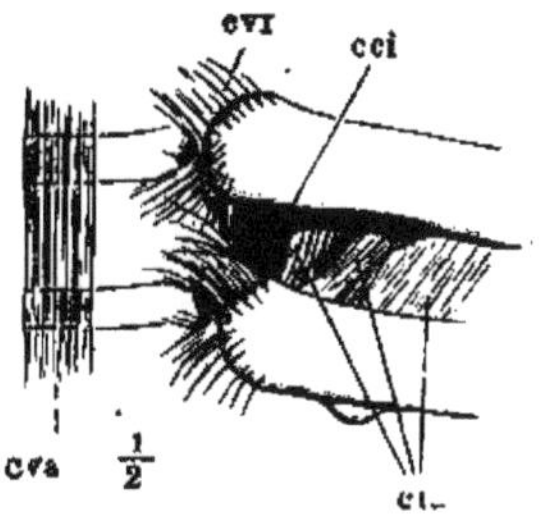

Vertèbres thoraciques et têtes des côtes vues presque de profil (*).

Petits ligaments supérieur et inférieur.

...ndamment du ligament rayonné, ...petits faisceaux ligamenteux, l'un ...*inférieur* (*cvr'*, *fig*. 283), qui, de ...tèbres concourant à l'articula-...r à l'extrémité de la côte. ...n cervicale, les ligaments rayon-...ntés par des faisceaux de fibres ...es deux vertèbres voisines, convergent vers le tubercule anté-...hyse transverse appartenant à la vertèbre inférieure (*fig*. 281). ...baire, on trouve des faisceaux analogues allant du corps de la ...ine de l'apophyse transverse (*fig*. 280).

Ligament transverso-costal postérieur.

...*transverso-costal postérieur* (*tci*, *fig*. 282, transverse de Boyer, cos-...postérieur de Bichat) consiste en une bandelette qui, du som-...se transverse, se porte obliquement, en dehors et en haut, à la ...ulaire de la tubérosité de la côte.

Ligament transverso-costal supérieur.

...*transverso-costal supérieur* (*cta*, *fig*. 279, costo-transversaire anté-...naît du bord inférieur de l'apophyse transverse de chaque ...porte de là obliquement, non pas à la côte qui s'articule avec ...mais bien au bord supérieur du col de la côte qui est au-des-...ue toujours dans le lieu de cette insertion une crête ou épine. ...quelquefois divisé en deux ou trois faisceaux ; il fait suite à une ...ce qui revêt le muscle intercostal externe et complète, en de-..., par laquelle passent les branches postérieures des vaisseaux ...aux. Il est interposé aux branches antérieures et aux branches ...es vaisseaux et de ces nerfs.

...*interosseux*. — Ils sont au nombre de deux : un ligament inter-...costal, et un ligament interosseux costo-transversaire.

(*) ...tébral commun antérieur. — *cvr*, ligament rayonné. — *cei*, ligament interosseux ...*cta*, ligament transverso-costal supérieur.

(1) ...s considérer l'articulation costo-vertébrale comme une symphyse à ...réunies deux arthrodies. Je ne vois dans l'économie aucune articula-...e. La juxtaposition de deux os autrement que par leurs extrémités, ...siste entre le col de la côte et l'apophyse transverse, est une particu-...contre nulle part ailleurs.

Ligaments inter-osseux.

a. Le *ligament interosseux vertébro-costal* (*ci, fig.* 278) est un pe

Fig. 280.

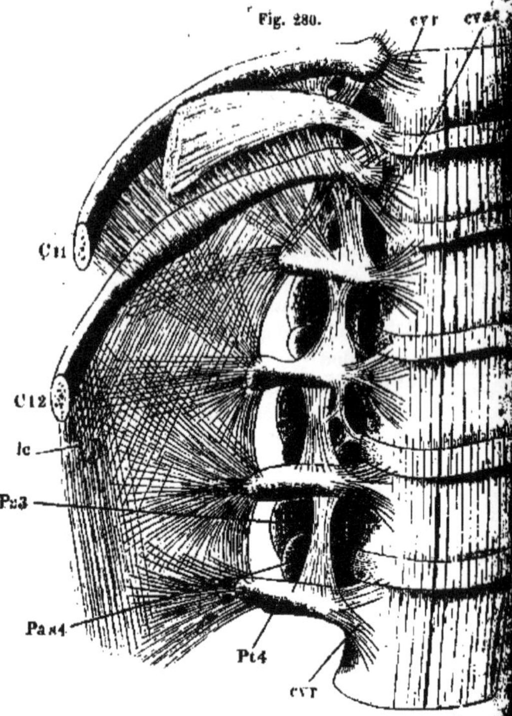

Ligaments de la face antérieure des deux dernières vertèbres dorsa... mières lombaires (*).

menteux très-court et très-mince, étendu horizontalement ... que présente la tête de la côte, à l'ang... facette vertébrale, où il se continue ... tervertébral. Ce ligament est formé d... comme le revêtement des surfaces q... contact.

Fig. 281.

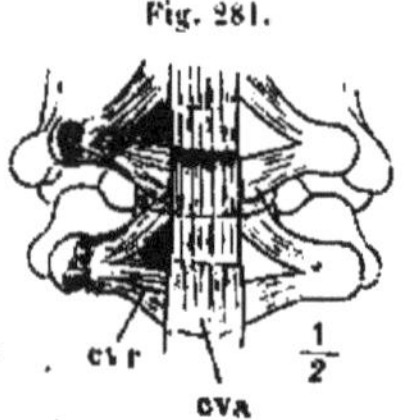

Vertèbres cervicales vues par devant (**).

b. Le *ligament interosseux transverso-c...* (costo-transversaire moyen de Bichat) ... des faisceaux ligamenteux entremêlés d... rougeâtre, et qui s'étendent de la f... l'apophyse transverse à la face postér... côte. On peut se faire une idée de la for... en cherchant à séparer la côte de l'apophyse transverse, ap...

(*) Vt^{11}, Vt^{12}, onzième et douzième vertèbre dorsale. — Va^1, Va^4, première et ... baire. — C^{11}, C^{12}, onzième et douzième côte. — Pas^4, apophyse articulaire su... vertèbre lombaire. — Pt^4, apophyse transverse de la quatrième vertèbre lombai... neuse de la troisième vertèbre lombaire. — *cva*, ligament vertébral commun an... rayonné. — *cvac*, ligament costo-vertébral accessoire. — *lc*, ligament lombo-cos...

(**) *cva*, ligament vertébral commun antérieur. — *cvr*, ligament rayonné.

...o-costal antérieur et du ligament transverso-costal postérieur.

Fig. 282.

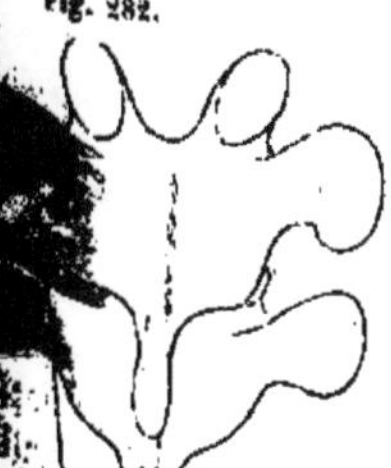

... deux vertèbres thora-... côte correspondante (*).

Fig. 283.

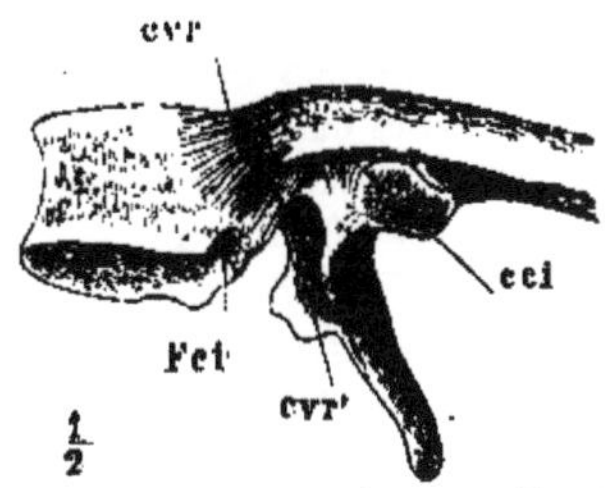

Face latérale gauche d'une vertèbre thoracique avec la côte correspondante, légèrement tournée en haut (**).

... — Il existe, pour l'articulation des côtes avec les vertèbres, trois **Synoviales.**

Fig. 284.

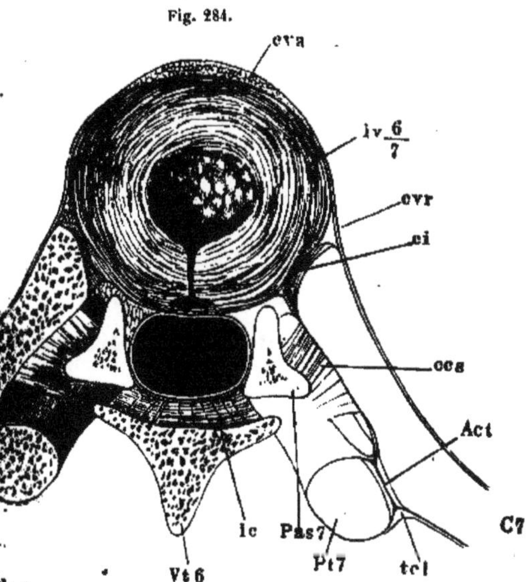

... *de la colonne vertébrale et des côtes au niveau du disque qui sépare la sixième et la septième vertèbre dorsale* (***).

...une pour l'articulation de la tubérosité de la côte avec le sommet

... postérieurs du ligament transverso-costal supérieur. — *tci*, ligament transverso-... ligament inter-transversaire.

...onné. — *cvr'*, ligament costo-vertébral inférieur. — *cci*, ligament interosseux ... demi-facette costale inférieure.

...tèbre dorsale. — *Pas*⁷, apophyse articulaire supérieure de la septième vertèbre ... transverse de la même vertèbre. — C⁷, septième côte. — *Act*, articulation costo-... disque intervertébral — *cva*, ligament vertébral commun antérieur. — *cvr*, liga-... ligament interosseux costo-vertébral. — *ccs*, ligament interosseux transverso-costal. ...so-costal postérieur. — *ic*, ligament jaune.

de l'apophyse transverse, et deux petites pour les deux facett[illegible]
sépare le ligament interosseux vertébro-costal.

2° Caractères propres à quelques articulations costo-ver[illegible]

Les articulations de la première, de la onzième et de la do[illegible]
sentent seules quelques particularités.

A. *Articulation costo-vertébrale de la première côte.* — La premi[illegible]
extrémité postérieure une tête arrondie, reçue dans une cavi[illegible]
partie latérale du corps de la première vertèbre; cette articula[illegible]
espèce d'énarthrose, quant à la disposition des surfaces articu[illegible]
C'est une arthrodie sphéroïdale. fond, c'est une arthrodie sphéroïdale. On ne voit pour elle ni [illegible]
osseux costo-vertébral, ni ligament transverso-costal supérieur; [illegible]
beaucoup plus lâche que dans les articulations correspondantes[illegible]

B. *Articulations costo-vertébrales de la onzième et de la douzième c[illegible]*
Elles offrent le même caractère que celle de la première, en ce[illegible]
cette articulaire opposée à la côte est creusée sur une seule vert[illegible]
plus remarquer, au sujet de ces articulations, que la tête de la c[illegible]
ou du moins très-légèrement convexe et qu'il n'y a point de [illegible]
Ce sont des arthrodies planes très-lâches. osseux costo-vertébral. Le ligament transverso-costal supérieur [illegible]
plus large et plus fort que dans les autres articulations. La [illegible]
douzième côte étant dépourvues de tubérosité, et les apophyses [illegible]
vertèbres correspondantes n'étant qu'à l'état de vestige (1), il s'[illegible]
ticulation costo-transversaire n'existe pas ; toutefois on trouve un [illegible]
osseux transverso-costal. Tous ces ligaments sont beaucoup plus [illegible]
les autres articulations.

III. — ARTICULATIONS DES COTES AVEC LE STERNUM

A. — Articulations chondro-sternales.

Ce sont des *arthrodies anguleuses*, au nombre de sept de chaque [illegible]
par l'extrémité interne, anguleuse, des cartilages costaux, dont [illegible]
est reçu dans l'angle rentrant que présentent les facettes latér[illegible]

L'étendue de la cavité articulaire va en diminuant, d'une m[illegible]
depuis la première jusqu'à la septième côte, et ordinairement ce[illegible]
plus entre les cartilages des deux dernières vraies côtes et le st[illegible]
quels il y a continuité directe comme pour la première côte. [illegible]
est sujette à des exceptions fréquentes.

Ligament rayonné antérieur. Les *moyens d'union* sont : 1° un ligament *rayonné* ou *chondr[illegible]*
(*fig.* 286), ligament assez fort, qui s'entre-croise sur la ligne m[illegible]
Petits ligaments supérieur et inférieur. ligament correspondant du côté opposé, et se confond, soit ave[illegible]
avec les insertions aponévrotiques des grands pectoraux, dans [illegible]
vrotique très-épaisse qui revêt le sternum ; 2° deux petits *ligam[illegible]*
Ligament rayonné postérieur. l'autre *inférieur* ; 3° un *ligament rayonné* ou *chondro-sternal po[illegible]*
beaucoup moins fort que l'antérieur.

(1) Quelquefois cependant l'apophyse transverse de la onzième vertè[illegible]
développée et s'articule avec la tubérosité de la onzième côte.

… *glissement*, une synoviale, qu'on n'admet que par analogie : … généraux de ces articulations.

… la deuxième, la sixième et la septième articulation chondro- …ent quelques particularités.

Variétés dans l'union du premier cartilage avec le sternum.

…de *la première côte* se continue …sans interruption avec le ster- …, mais rarement, il s'articule …ilages des autres côtes. Chez …vi à mes leçons, la première …vement mobile, parce que … lieu de se continuer avec le …, par son bord supérieur, le …cet os, auquel il était uni par …et venait s'articuler par une … immédiatement au-dessus … côte.

Variétés dans l'articulation chondro-sternale de la deuxième côte.

…*rtilage* présente, à son extré- … disposition anguleuse beau- …quée que les autres : son angle … dans l'angle rentrant qui ré- …des deux premières pièces du …). Lorsqu'il y a simple con- … deux pièces du sternum, la …st très-mobile ; lorsqu'il y a … deuxième côte est à peine … rencontré un cas dans le- … de la deuxième côte se conti- …tilage d'union interposé entre … deuxième pièce du sternum, …me cela a lieu pour le carti- …ière côte. Dans un autre cas, …était pas complète ; la moitié …rtilage était continue, et la …, contiguë ou articulaire. … ligament interosseux va de … du sternum à l'angle saillant … sorte qu'il existe alors pour … deux synoviales. D'ailleurs, …que qui existe habituellement, …lus prononcée que dans les …ns chondro-sternales. Mais la particularité la plus remarquable …on, c'est la connexion qu'elle présente avec l'articulation entre … deuxième pièce du sternum, quand cette dernière articula-

Fig. 285.

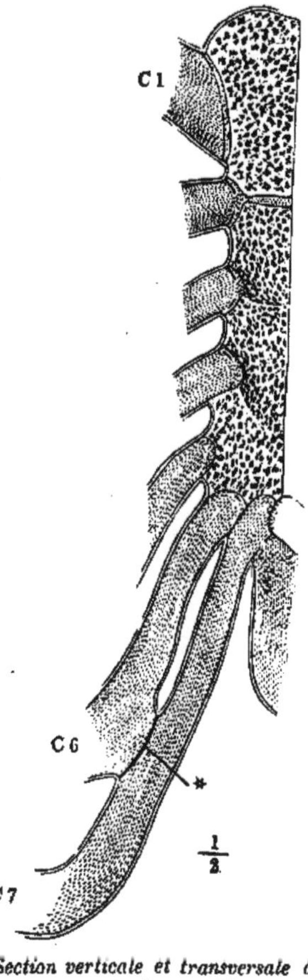

Section verticale et transversale du sternum et des cartilages costaux (*).

Ligament chondro-xiphoïdien.

…ons *du sixième et du septième cartilage costal* avec le sternum, … des ligaments antérieurs, présentent un ligament *chondro-* … moins fort (*cx*, *fig.* 286), qui va s'entre-croiser avec le ligament

(*) …, sixième et septième côte. — *, articulation de deux cartilages costaux.

du côté opposé, au-devant de l'appendice xiphoïde et de l'ex[...] du sternum. Quelquefois ce ligament n'existe que pour le se[...]

Fig. 286.

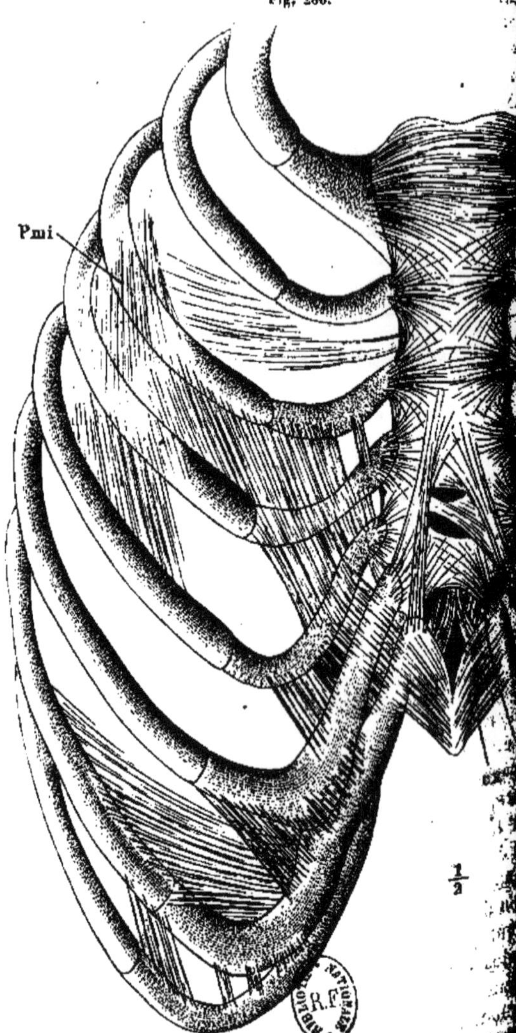

Face antérieure du sternum et des côtes avec leurs liga[...]

il est destiné non-seulement à fortifier les articulations chon[...] encore à maintenir dans sa position l'appendice xiphoïde.

(*) *cx*, ligament chondro-xiphoïdien. — *Pmi*, muscle petit pectoral.

B. — Articulations chondro-costales.

cartilages avec les côtes est une articulation immobile ou synar- ...ité antérieure de la côte est creusée pour recevoir l'extrémité Ce sont des synarthroses.

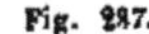

Fig. 287.

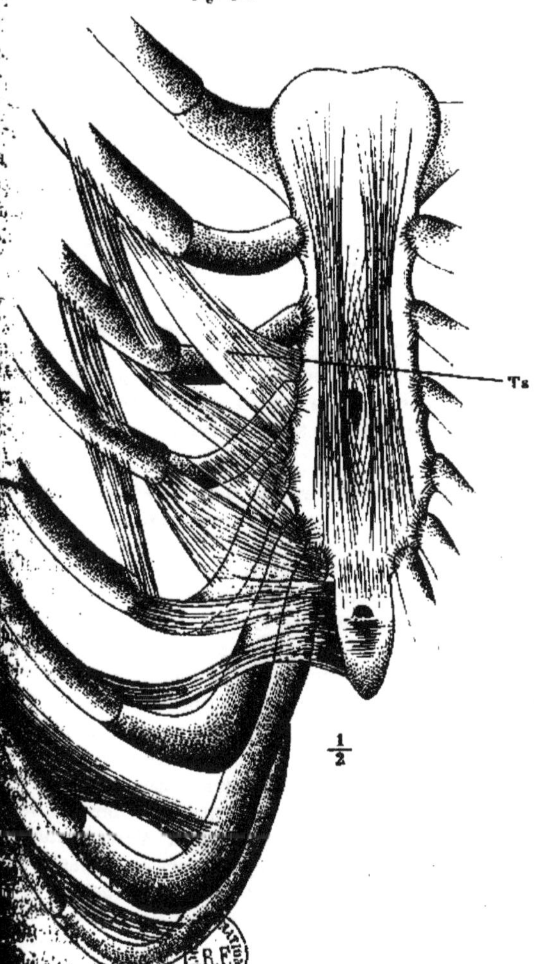

...rieure du sternum et des côtes, avec leurs ligaments (*).

...: il n'existe pas de ligament. Le périoste est le seul moyen ...ose costal et de la côte, comme pour les articulations des os

...aire du sternum.

C. — Articulations des cartilages costaux entre

Articulation des cartilages costaux entre eux.

Les cartilages costaux des cinq premières côtes ne s'articulent p à moins qu'on ne veuille considérer comme moyens d'union les vrotiques, quelquefois très fortes, qui font suite aux muscles externes et qui occupent toute la longueur de ces cartilages (*fig.* 28 le septième et le huitième cartilage, souvent le cinquième, quelq neuvième, présentent de véritables articulations (*fig.* 285) : des ap lagineuses naissent des bords voisins et viennent au contact; q a deux facettes articulaires entre le sixième et le septième fibres verticales, réunies en faisceaux pour constituer deux ligam *rieur*, plus épais, l'autre *postérieur*, plus mince : tels sont les moyen synoviale, beaucoup plus distincte que celle des articulations cho tel est le moyen de glissement. Le septième, le huitième, le dixième cartilage ne présentent pas toujours des facettes art sont simplement unis par des ligaments verticaux.

Apophyses cartilagineuses.

Ligaments synoviaux.

IV. — MÉCANISME DU THORAX.

Le thorax remplissant le double usage de protéger les organes et de concourir, par ses mouvements, aux phénomènes de la mécanisme doit être examiné sous ce double rapport.

A. — Du thorax considéré au point de vue de la pr organes thoraciques.

Tel est l'agencement des diverses pièces qui le constituent résiste bien plus efficacement aux violences extérieures que s posé que d'une seule pièce et s'il formait, comme le crâne, un tement osseuse. Les instruments piquants seuls peuvent pé intervalles entre les différentes pièces dont il se compose. C de protection des viscères thoraciques, nous devons encore mités supérieures : la clavicule garantit le sommet en avant, l' postérieur, le bras le plan latéral, l'avant-bras demi-fléchi le p

Mécanisme de la résistance aux violences dans le sens antéro-postérieur.

1° Voici par quel mécanisme le thorax résiste aux pressions sions violentes dirigées d'avant en arrière : le sternum est s quatorze vraies côtes, qui, comme autant d'arcs-boutants, résistances réunies aux causes de déplacement ou de fracture. A sivement rare de voir le sternum enfoncé et la fracture simu les côtes qui le soutiennent, quelque violent qu'ait été le choc, cartilages et des côtes non moins que la multiplicité des articu sente le thorax, est une circonstance favorable à la solidité; l'intensité des chocs extérieurs, en absorbant une partie de la vement. Cependant, j'ai vu un cas de chute sur le sternum qui la fracture de toutes les côtes sternales, de telle sorte qu'on de la paroi thoracique antérieure, faite pour une préparation circonstance de la présence ou de l'absence d'une articulation et la deuxième pièce du sternum doit être prise en grande co

L'élasticité des côtes est favorable à la solidité.

du mécanisme de la résistance du sternum aux pressions ou per-
ées contre cet os.

aussi faire remarquer que la flexibilité des côtes et de leurs carti-
ant une forte dépression sans fracture du sternum, on s'explique
contusions et même de déchirures du cœur, des poumons et des
sans fracture des os du thorax. Du reste, une circonstance qui fait
ablement le degré de résistance de la paroi antérieure du thorax,
relâchement ou de contraction des muscles, qui doivent être condes arcs-boutants actifs et contractiles de la voûte dont le sternum

La flexibilité des côtes explique la lésion des viscères sans fracture.

cas de pression ou de percussion latérale, le thorax résiste à la ma-
ûte dont le cintre est représenté par la convexité des douze côtes,
iers sont le sternum, en avant, les vertèbres, en arrière. Les chocs
pouvant porter simultanément sur toute l'étendue des parois laté-
qu'en avant, les pressions ou les percussions portent à la fois sur
du sternum, soutenu par quatorze supports, il en résulte que
les côtes n'offrent qu'une résistance isolée et se fracturent bien
que lorsque le choc est dirigé d'avant en arrière. Du reste, dans
latérales, de même que dans les pressions antéro-postérieures,
scles élévateurs des côtes sont contractés, la résistance de ces
p plus considérable ; aussi voit-on des individus supporter dans
ce des poids énormes, qui, dans l'état de relâchement des mus-
raient probablement la fracture des côtes.
a été dit du mode de résistance des côtes, ne s'applique nullement
rnales, qui, n'étant point fixées au sternum, se dépriment vers la
inale avec une très-grande facilité.

Résistance dans le cas de violences qui s'exercent latéralement.

Influence de la contraction des muscles élévateurs des côtes sur la résistance.

thorax considéré au point de vue de la mobilité.

ait, non-seulement servir d'organe protecteur à certains organes,
opérer activement à la respiration, en se dilatant et se resser-
ment. Or, il est dans le thorax une région consacrée exclusive-
ction ; elle est formée, en avant, par le sternum, en arrière par
ébrale ; aussi le cœur et les gros vaisseaux, l'œsophage, la tra-
pondent à cette région, sont-ils dans la cavité thoracique comme
complétement osseuse. Le mécanisme de la deuxième partie,
obilité, est, suivant la comparaison aussi ingénieuse que vraie
d'un soufflet, qui aspire l'air lorsque ses parois s'écartent, et
qu'elles se rapprochent de nouveau.
s d'ensemble du thorax consistent en effet, dans une dilatation
nt alternatifs : or, ces mouvements sont le résultat composé
qui se passent 1° dans les articulations vertébro-costales,
lations chondro-sternales, 3° dans les articulations des cartilages
t qu'après avoir ainsi analysé ces mouvements partiels que
poser 4° les mouvements de totalité de chaque côte et 5° les
mble du thorax.
articulations vertébro-costales —Ces articulations ne permettent
s très-limités. Dans ses mouvements, chaque côte représente
nt sur le point d'appui fourni par la colonne vertébrale. Elle

Partie de la cage thoracique exclusivement consacrée à la protection.

Partie consacrée à la mobilité.

Les mouvements d'ensemble du thorax consistent dans une dilatation et un resserrement alternatifs.

Analyse des mouvements partiels des côtes.

Chaque côte représente un levier.

peut décrire des mouvements *a.* d'élévation, *b.* d'abaissement ; *c.* el
portée en dedans ; *d.* elle peut être portée en dehors ; *e.* elle décri
ments. de torsion ou de rotation autour de la corde qui sous-tend

Ces divers mouvements, très-obscurs au voisinage de l'articulatio
tant plus prononcés qu'on les étudie à une plus grande distance de
postérieure de la côte. Du reste, telle est la solidité des moyens d
les vertèbres et les côtes que la luxation de ces dernières n'est p
que les causes qui tendraient à la produire, auraient pour effet la fr
de ces os.

Inégale répartition du mouvement.

La onzième et la douzième côte sont les plus mobiles.

Il n'est aucune côte qui ne jouisse à la fois de tous ces mouvem
inégalement répartis entre les diverses côtes, ces mouvements doi
minés comparativement dans la série des articulations vertébro
onzième et la douzième côte sont celles qui présentent les mouvem
étendus ; elles doivent cette mobilité 1° à ce qu'elles s'articulent à
apophyses transverses, lesquelles sont à l'état de vestige ; 2° à
moyens d'union sont très-lâches ; 3° à ce que leurs surfaces ar
presque planes. Je dois faire remarquer l'étendue des mouvements
en dehors dont ces côtes sont susceptibles, mouvements que nous
mais moins prononcés, dans la huitième, la neuvième et la dixième
sont presque nuls dans les sept premières.

Pourquoi la première côte n'est pas la plus mobile.

La première côte présente, dans la configuration de sa tête, de
particulièrement favorables à la mobilité ; ce qui a sans doute sugg
cette côte est la plus mobile de toutes. Mais l'articulation de sa tu
l'apophyse transverse de la première vertèbre dorsale, le défaut d
ligaments expliquent assez pourquoi cette côte n'occupe pas le p
sous le rapport de la mobilité.

Les mouvements qui se passent dans les articulations vertébro-c
deuxième à la septième côte, ne présentent pas des différences as
pour que nous devions en faire une mention spéciale.

2° *Mouvements des articulations chondro-sternales.* — Ces articula
mettent que des mouvements de glissement bien plus limités en
des articulations précédentes. L'extrémité antérieure de la pre

Immobilité presque complète de l'extrémité antérieure de la première côte.

plutôt le cartilage qui lui fait suite, est de tous le moins mobile ; le
même il est complétement immobile, à raison de sa continuité ave
ce qui neutralise les conditions de mobilité que présente l'extrémi

La mobilité des côtes en avant va en diminuant de bas en haut.

Celles des côtes qui offrent le plus de mobilité, sont la onzième et
dont l'extrémité antérieure se perd dans les parois de l'abdom
des côtes en avant va en décroissant de la partie inférieure vers l
rieure du thorax. Il y a cependant une exception pour la deuxième
mobilité est due, en grande partie, à l'existence de deux syno
tinctes dans l'articulation chondro-sternale de cette côte. Je do
que la mobilité de ce cartilage est très-variable et subordonnée
la présence ou à l'absence d'une articulation entre la première e
pièce du sternum, d'une autre part, au mode d'articulation plus
bile de ces deux pièces.

3° *Mouvements des cartilages costaux les uns sur les autres.* — Les
dixième, de la neuvième, de la huitième, de la septième, de la si
quefois de la cinquième côte, sont les seuls qui s'articulent entr
sent les uns sur les autres, et ce mouvement de glissement est pro

...ments. Il suit de là que les côtes que je viens de nommer, se meu... simultanément, en même temps qu'elles exécutent les unes sur ... légers mouvements de glissement ; tandis que les côtes supé... indépendantes dans leurs mouvements. Toutefois, cette indépendance ... grande qu'on pourrait le croire au premier abord, à cause de ... interosseuse, des muscles interosseux et du ligament transverso-... ...eur, qui, très-étroit en haut, se présente en bas sous la forme ... lame aponévrotique resplendissante.

Les dernières côtes se meuvent toujours simultanément.

Indépendance des côtes supérieures.

...de ce parallèle : *a*. que, de toutes les côtes, les plus mobiles sont la ... la onzième, qui, indépendamment des mouvements d'élévation et ... jouissent au plus haut degré des mouvements de projection en dehors ; *b*. que la première côte est la moins mobile de toutes ; ... côtes supérieures peuvent se mouvoir isolément ; *d*. que les côtes ... meuvent en masse.

...*ent de totalité des côtes*. — Actuellement que nous connaissons tous ... dont se compose le mouvement des côtes, il nous sera facile de ... le jeu de chacun de ces os pris isolément et le jeu de l'ensemble ... Or, les mouvements de chaque côte en particulier sont le résultat ... mouvements qui se passent dans leurs articulations vertébrales et ... de ceux qui résultent de la flexibilité et de l'élasticité des arcs cos...

... la question à ses plus simples éléments, supposons d'abord que ... des leviers inflexibles et rectilignes : *a*. par le seul fait de leur ... l'axe vertical représenté par la colonne vertébrale, le premier effet ... des côtes sera l'agrandissement des espaces intercostaux. Car on ... géométrie que deux lignes parallèles entre elles et obliques par ... troisième s'écartent l'une de l'autre lorsque, d'obliques, elles se ... de la direction perpendiculaire à cette autre ligne. De l'agrandis... espaces intercostaux résulte une augmentation de hauteur de la ...ale.

Effet de l'élévation des côtes.

Agrandissement des espaces intercostaux.

... effet de l'élévation de ce levier oblique est le mouvement de ... avant de l'extrémité antérieure de la côte, mouvement qui sera ... considérable que le levier est plus long ; d'où résulte l'agrandisse... ...mètre antéro-postérieur du thorax.

Agrandissement du diamètre antéro-postérieur du thorax.

... côtes représentent des arcs de cercle dont le plan, pendant l'expi... avec le plan médian antéro-postérieur un angle aigu ouvert en ... même temps que les côtes s'élèvent dans l'inspiration, le plan de ... représentent, se redresse et tend à devenir perpendiculaire au plan ... autres termes, la côte exécute un mouvement de rotation autour ... tirée de l'articulation vertébro-costale à l'articulation chondro... mouvement de rotation a pour effet d'agrandir le diamètre trans... ...trine, puisque, à mesure qu'il s'exécute, la distance entre un ... de la côte et le plan médian devient plus considérable (1). ... côtes a donc aussi pour résultat l'accroissement des diamètres ... thorax.

Agrandissement du diamètre transverse.

(1) ... p. 177. Si les extrémités A et C d'un arc ABC sont fixées sur un plan ... arc est incliné, l'espace intercepté entre cet arc et le plan augmentera à ... se rapprochera de la perpendiculaire.

Conséquences de la différence du périmètre des côtes.

d. Les arcs costaux n'appartiennent pas tous à la même courbe
a sa courbure propre. Or, on prouve que plus est petit le rayon
quel appartient la côte, plus sera considérable le mouvement
en dehors produit par l'élévation de la côte.

Cause de la différence du mouvement d'excentricité dans les diverses côtes.

e. Enfin, dans quelques côtes, l'arc que décrit le bord supérieur
à un cercle d'un diamètre moindre que le cercle auquel appartie
par le bord inférieur, le mouvement de projection en dehors est
lement plus considérable que dans les autres côtes; on peut
assertion expérimentalement en faisant exécuter à la deuxième
ments d'élévation et d'abaissement. Or, plus la disproportion sera
la courbe du bord supérieur et la courbe du bord inférieur, plus
jection en dehors sera marquée. C'est pour cette raison que l'é
deuxième et de la troisième côte, courbées à la fois suivant leur
vant leurs bords, a pour résultat une augmentation si remar
capacité thoracique. D'après les mesures établies par Haller, la
est celle qui s'élève le plus dans l'inspiration; et si l'on peut révo
son élévation plus grande, on ne saurait douter que son mouve
trique ne soit plus considérable que celui des autres côtes.

Ainsi, le mouvement des côtes ne se passe pas seulement dans
lations antérieures et postérieures; il se passe encore dans la
côtes, et surtout dans celle de leurs cartilages, qui tendent à s'inf
par le mouvement d'élévation, à se porter en avant par la projecti
dans ce sens, à se tordre par la projection en dehors : il résulte de
mouvement d'ascension et d'excentricité très-compliqué et sur
saurait trop appeler toute l'attention des physiologistes.

5° ***Mouvements de totalité du thorax.*** — Les mouvements de total
conséquence de tous les mouvements partiels qui viennent d'être
a. un ***mouvement de dilatation,*** qui répond à l'inspiration; *b.* un
resserrement, qui répond à l'expiration.

La dilatation du thorax est une conséquence de l'élévation des côtes.

a. La *dilatation* du thorax est le résultat du mouvement d'élév
Par ce mouvement, l'extrémité antérieure des côtes étant porté
diamètre antéro-postérieur du thorax est agrandi; la convexité
portée en dehors, et par conséquent le diamètre transverse est
a, entre la partie inférieure et la partie supérieure du thorax,

Antagonisme entre la partie supérieure et la partie inférieure du thorax.

tagonisme relativement au sens dans lequel se fait spécialement
ment du thorax : au niveau de la partie supérieure, c'est suiva
transverse qu'a surtout lieu cet agrandissement; au niveau des
c'est suivant le diamètre antéro-postérieur. Le point le plus
supérieures est le milieu de l'arc costal; le point le plus mobile
rieures se trouve à la réunion des côtes et des cartilages. Mais les
auxquelles se fixent les extrémités des côtes ne sont pas égalem
si l'extrémité postérieure est fixe, l'extrémité antérieure est
circonstance ne s'oppose point à ce que l'agrandissement trans
par l'effet de l'élévation des arcs costaux, mais il en résulte une
dition dans le problème, savoir : l'élévation de la colonne anté
dire du sternum. Tout le temps que le mouvement d'élévation
borné aux articulations et à une mise en jeu légère de la flexibili
de leurs cartilages, le sternum ne participe pas à ces mouvement
ce mouvement d'élévation dépasse une certaine mesure, lors

...piratrices sont en activité, lorsqu'il y a un mouvement d'élévation ...thorax, mouvement qui n'a pas été assez distingué du mouvement ...le sternum est porté en haut avec toutes les côtes soulevées, les ...côtes, que nous avons représentées comme les arcs-boutants ...sternum, sont elles-mêmes soulevées, et comme ce soulèvement ...même que celui de toutes les autres côtes, il est proportionnelle-...considérable.

Élévation du sternum.

...mouvement d'ascension, le sternum éprouve un *mouvement de bascule*. ...ant ainsi, on veut dire que le sternum s'éloigne de la colonne ...une quantité plus considérable en bas qu'en haut. Si on place le ...deux plans parallèles, et qu'on exécute un mouvement forcé d'ins-...éprouve à la partie inférieure une pression qui semble dénoter un ...de projection en avant de cette partie inférieure. En effet, l'extré-...du sternum, se trouvant fixée à un levier plus long, se projette ...une quantité plus considérable.

Le sternum exécute un léger mouvement de bascule.

...ion des côtes, le thorax s'agrandit, et la dilatation a lieu et dans le ...al et d'avant en arrière. L'agrandissement du thorax dans le sens ...produit surtout par la contraction du diaphragme, dont nous parle-...

Agrandissement du thorax dans le sens vertical.

...nous maintenant du *resserrement* du thorax. Ce resserrement se ...ement des côtes. Dans un premier degré, le resserrement est ...qu'il résulte de l'élasticité des cartilages, qui, cessant d'être main-...de torsion, vu le relâchement des muscles élévateurs, réagis-...ent la côte dans sa position primitive ; en sorte que, suivant l'in-...arque de Haller, la côte et le cartilage sont alternativement la ...mouvements respectifs. Il est à remarquer que le mouvement ...est beaucoup plus limité que le mouvement d'élévation, et je suis ...le ligament transverso-costal supérieur comme destiné à im-...ites particulières à cet abaissement, pendant lequel les espaces ...resserrent. Nous devons regarder comme un puissant auxiliaire ...et du resserrement du thorax le mouvement de projection en ...tent surtout les cinq dernières côtes, lesquelles sont en quelque ...; ce mouvement de projection en dedans est en opposition avec ...transversale ou mouvement de projection en dehors qui a surtout ...supérieure, ainsi que nous l'avons vu, ainsi que le prouve tous ...des corsets. Plus tard, nous verrons que les grandes puissances ...d'élévation occupent la partie supérieure du thorax, de même ...puissances expiratrices en occupent la partie inférieure. Enfin, ...plus considérable du resserrement, à l'élévation en masse du ...nd un abaissement en masse, et cet abaissement des côtes est ...ment par des muscles qui portent le nom d'*expirateurs*.

Mécanisme du resserrement du thorax.

Le ligament transverso-costal supérieur impose des limites à l'abaissement.

Mouvement de projection en dedans des côtes inférieures

Abaissement en masse du thorax.

...IV. — ARTICULATIONS DES MEMBRES THORACIQUES.

§ 1. — ARTICULATIONS DE L'ÉPAULE.

...s'articule par son extrémité externe avec l'omoplate, par son ...ne avec le sternum et la première côte. De là, deux ordres d'ar-...les articulations intrinsèques de l'épaule, ou articulations acromio et coraco-claviculaires ; 2° les articulations extrinsèques, ou sterno- et costo-claviculaires.

I. — ARTICULATIONS DE L'EXTRÉMITÉ EXTERNE DE LA CLAVICULE

Articulations acromio- et coraco-claviculaires.

L'extrémité externe de la clavicule s'articule : 1° avec l'acro... extrémité externe : *articulation acromio-claviculaire ;* 2° avec l'apo... coïde par sa face inférieure : *articulation coraco-claviculaire.*

Préparation. — Enlever la peau, le tissu cellulaire et les muscles qui ... culations ; séparer l'acromion de l'épine de l'omoplate ; enlever succ... verses couches du ligament acromio-claviculaire supérieur, afin de ... épaisseur.

Faire à l'articulation acromio-claviculaire une coupe verticale, dirigée tr... pour apprécier l'épaisseur des ligaments et des cartilages articulaires.

1° Articulation acromio-claviculaire.

Cette articulation est une arthrodie.

Cette articulation est une arthrodie très-lâche.

A. *Facettes articulaires.*— La clavicule et l'acromion s'opposent une ... ou légèrement concave ou convexe, elliptique, à grand diamètre ... en arrière. La facette claviculaire ... obliquement en bas et en dehors, la ... miale regarde un peu obliquement ... dedans. L'étendue des surfaces art... sente de nombreuses variétés indi... dépendent du degré d'exercice au... culation a été soumise (1).

Fig. 288.

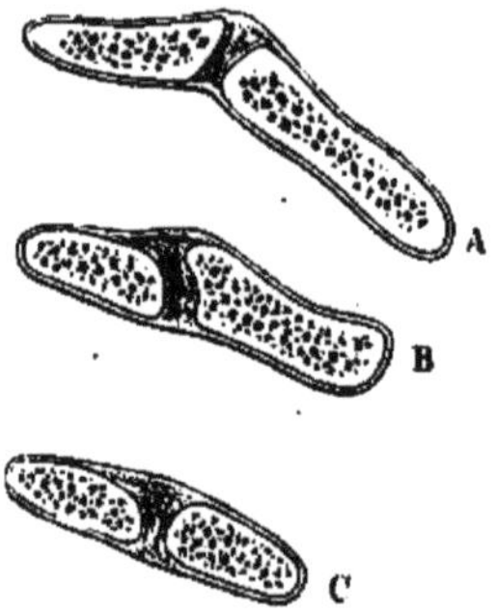

A

B

C

$\frac{1}{2}$

Sections transversales de différentes articulations acromio-claviculaires (*).

Fibro-cartilage interarticulaire.

B. *Moyens d'union et de glissement.* ... *lage interarticulaire.* — Ce fibro-cart... signalé par Weitbrecht, ne se renco... tamment, et quand il existe, il n'o... que la moitié inférieure de l'arti... *fig.* 288).

Capsule orbiculaire.

Épaisseur de la moitié supérieure de ce ligament.

2° *Une sorte de capsule orbiculaire,* ... haut et en arrière, très-mince inféri... la clavicule à l'acromion. La moitié ... ce ligament orbiculaire est compo... distincts (*Aac, fig.* 289), beaucoup ... arrière qu'en avant, et fortifiés par ... appartenant aux insertions aponévrotiques du muscle trapèze. Du ... ment ne naît pas, en haut, du bord même des facettes articulai...

(*) A, le fibro-cartilage interarticulaire n'occupe que la portion inférieure de l'a... forme d'une languette triangulaire. — B, il est complet ; mais, du côté de la clavi... de l'extrémité articulaire qu'à la partie centrale. — C, fibro-cartilage interarticul... rant deux cavités synoviales distinctes.

(1) Chez les individus qui ont beaucoup exercé leurs membres thoraciq... sont deux ou trois fois plus considérables que de coutume, rugue... encroûtées de fibro-cartilage et unies entre elles par des ligaments tr... épais.

...ure de l'acromion et des inégalités qui s'y trouvent, et de la face ...extrémité externe de la clavicule. Il est composé de plusieurs ...posées, qui sont d'autant plus courtes qu'elles sont situées plus ...

...ale est très-simple dans sa disposition et soulevée à sa partie infé- ...ssu adipeux. Synoviale.

2° Articulation coraco-claviculaire.

...t méconnaître une articulation dans la contiguïté de deux sur- ...de glisser l'une sur l'autre, dont l'une, la surface coracoïdienne, ...jours revêtue ...et tapissée ..., et dont l'au- ...e claviculaire, ...quefois une ...sidérable, des- ...rticulation. La clavicule et l'apophyse coracoïde sont vraiment articulées.

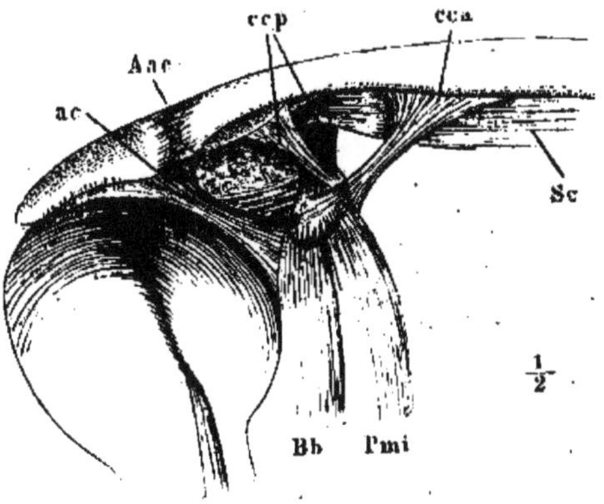

...union de cette ...(fig. 289) sont ..., ou plutôt ...eux ligamen- ..., l'un posté- ...antérieur : ce ...s coraco-cla-

Fig. 289.

Face antérieure des articulations de l'omoplate avec la clavicule et l'humérus (*).

... postérieur ... conoïde ou ...angulaire et ...ment ; né de ...ophyse coracoïde, à laquelle il s'insère par une extrémité étroite, ...rayonnant, à une série de tubercules que présente le bord pos- ...vicule, près de son extrémité externe. Ligament postérieur et vertical.

... antérieur (*cca*, ligament trapézoïde de Boyer) naît du bord ...ophyse coracoïde, dans toute l'étendue de la saillie raboteuse ... à la base de cette apophyse ; de là il se porte très-obliquement ...présente la face inférieure de la clavicule, près de l'extrémité ... Ligament antérieur et oblique.

...ments coraco-claviculaires sont continus et ne se distinguent ...ction de leurs fibres.

..., à la rigueur, ranger parmi les moyens d'union de cette arti- ...aponévrotique, à laquelle on attache beaucoup d'importance ...urgicale, et qui est connue sous le nom d'*aponévrose costo-clavi-* ...ponévrose, qu'on peut sentir facilement, même à travers le ...chez les individus très-maigres, s'étend du bord interne de ...ïde à la face inférieure de la clavicule. Elle convertit en canal ...muscle sous-clavier. Aponévrose costo-claviculaire.

(*) ...romio-claviculaire. — *ac*, ligament acromio-coracoïdien. — *ccp*, ligament co... ...rieur. — *cca*, ligament coraco-claviculaire antérieur. — *Sc*, muscle sous-clavier. — ...oral. — *Bb*, court chef du biceps.

3° Mécanisme des articulations acromio- et coraco-clavic[ulaires]

Mouvement de rotation de l'omoplate sur son axe.

Les articulations acromio-claviculaire et coraco-claviculai[res] mouvements de glissement très-prononcés. En outre, l'omopla[te] clavicule des mouvements de rotation assez étendus en avant et [...] avoir une bonne idée de ces mouvements et de leur mécanisme, [...] épaule dont les os sont maintenus en place par leurs ligam[ents] l'omoplate des mouvements de rotation, soit en avant, soit en [...] alors que, dans ces mouvements, l'omoplate tourne autour d'u[n] traverserait sa partie moyenne, et qu'elle exécute un véritabl[e] sonnette. La laxité de la moitié postérieure du ligament orbicu[laire] ligaments coraco-claviculaires permettent ce mouvement de ro[tation] ligaments coraco-claviculaires, dont nous avons fait remarque[r] posée, l'un impose des limites au mouvement de rotation en [...] mouvement de rotation en arrière. Quelque étendus que so[ient] ments, jamais le déplacement n'a lieu dans leur exercice ; c'[...] les chutes sur le moignon de l'épaule que la quantité de mou[vement] suffisante pour opérer la luxation, qui, pour être complète, sup[pose] préalable des ligaments coraco-claviculaires. Mais des déplace[ments] peuvent très-bien s'effectuer sans rupture des ligaments coraco[...]

Les ligaments coraco-claviculaires limitent les mouvements de rotation.

II. — ARTICULATIONS DE L'EXTRÉMITÉ INTERNE DE LA CLA[VICULE]

L'articulation de l'extrémité interne de la clavicule se comp[ose] culation sterno-claviculaire ; 2° de l'articulation costo-claviculai[re].

Préparation. — Scier verticalement les clavicules à leur partie moyen[ne] mières côtes dans le point correspondant ; réunir sur le sternum le[s] par une coupe horizontale. Pour voir l'intérieur de l'articulation sterno[...] sa capsule fibreuse à la partie supérieure, en longeant le sternum, [...] articulation une coupe horizontale qui la divise en deux parties éga[les] l'autre inférieure.

Pour l'articulation costo-claviculaire, ouvrir la synoviale en arrière[...]

1° Articulation sterno-claviculaire.

L'articulation sterno-claviculaire appartient au genre des [...] *emboîtement réciproque*.

Surfaces articulaires. Sternale.

A. *Surfaces articulaires*. — 1° *Du côté du sternum* : surface [...] axe dirigé de haut en bas et de dedans en dehors, concave da[ns] convexe dans le sens antéro-postérieur ; regardant obliquem[ent] dehors, et située sur le côté de l'échancrure supérieure du st[ernum].

Claviculaire.

2° *Du côté de la clavicule* : facette oblongue d'avant en a[rrière] concave dans le même sens et convexe transversalement.

Emboîtement réciproque.

Il résulte de la configuration respective des surfaces artic[ulaires] *emboîtement réciproque*, et que le plus petit diamètre de l'une [...] grand diamètre de l'autre : de telle sorte que l'extrémité de la [...]

arrière la facette du sternum, de même que la facette sternale et en dehors la facette claviculaire (1).

surface sont revêtues d'une *couche fibreuse* très-dense, renferdes éléments *élastiques* et des *cellules de cartilage*, dont le sont sujets à de grandes variations.

Fibro-cartilage inter-articulaire.

interarticulaire. — Entre les surfaces articulaires existe une cartilagineuse, qui se moule sur elles et qui divise la cavité articucavités parfaitement distinctes. Très-épaisse, surtout à sa circonférence, est quelquefois percée d'un trou à son centre (2). Le fibroarticulation sterno-claviculaire, est intimement uni, dans tout son pourtour, au ligament orbiculaire qu'il est impossible d'en séparer; il est adhérent, en bas, au cartilage de la première côte, et en haut et en arrière, à la clavicule.

Fig. 290.

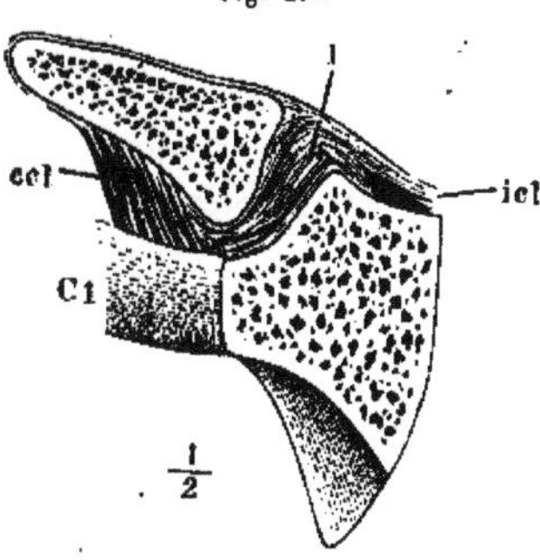

Section transversale de l'articulation sterno-claviculaire (*).

Ligament orbiculaire ou capsule fibreuse.

Ligaments. 1° *Ligament orbiculaire.* — On peut donner ce nom à la capsule fibreuse qui circonscrit en tous sens l'articulation sterno-claviculaire (*fig.* 291). Les fibres qui la composent, ont été considérées comme formant deux faisceaux distincts, décrits sous les noms de *ligament antérieur* et de *ligament postérieur*; mais il est impossible d'établir entre eux une ligne de démarcation. Elles, du pourtour de la facette articulaire de la clavicule, partent des pour se rendre obliquement de haut en bas et de dehors en dedans autour de la facette articulaire du sternum. La capsule orbiculaire de cette articulation ne présente pas la même épaisseur dans toutes ses parties; elle est un peu plus lâche en avant qu'en arrière, circonstance qui peut rendre raison de la fréquence plus grande des luxations de la clavicule en avant, comparées aux luxations en arrière.

Ligament interclaviculaire.

2° *Ligament interclaviculaire* (*icl*, *fig.* 290 et 291). — Ce ligament consiste en un faisceau distinct qui s'étend de la partie supérieure de l'extrémité interne d'une clavicule à l'extrémité interne de l'autre, en passant horizontalement au-dessus de la fourchette du sternum, dont il est séparé par du tissu cellulaire. Il est beaucoup plus rapproché de la partie postérieure que de la partie antérieure de l'articulation. Le ligament interclaviculaire, qui établit seul une union directe entre les clavicules, unit directement entre elles les deux

(*) *icl*, ligament interclaviculaire. — *ccl*, ligament costo-claviculaire. — 1, fibro-

(1) ... cette disposition des surfaces articulaires comme prédisposant aux luxations; elle paraît avoir un résultat tout à fait opposé, en ce qu'elle permet aux surfaces de se mouvoir l'une sur l'autre dans une plus grande étendue, avant ...

(2) ... dans un grand nombre de cas, détruite en partie, morcelée par les pressions violentes auxquelles elle est exposée.

Deux synoviales.

3° *Deux synoviales* appartiennent à cette articulation : celle qui num du fibro-cartilage interarticulaire, est beaucoup plus serré est placée entre la clavicule et ce même fibro-cartilage ; aussi vements de dernier reste sternum. Les viales sont ges synovia très-variées volume.

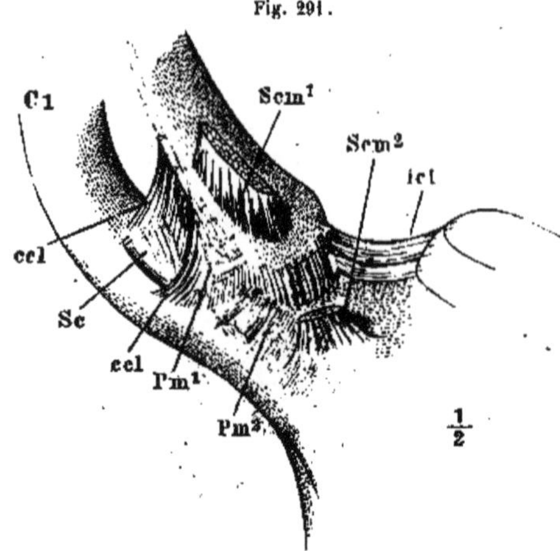

Fig. 291.

Face antérieure de l'articulation sterno-claviculaire (*).

2° Articulat

L'articulation costo-claviculaire est une arthrodie.

L'articulation entre la cla tilage de est une constitue l to-clavicu tence d'une laire qui se que toujours férieure de la clavicule, et qui correspond à une facette existant sur la face supérieure de l'extrémité interne de la pre jonction avec le cartilage. Une capsule synoviale, lâche, surtout destinée à cette articulation. Un seul ligament lui appartient *costo-claviculaire*.

Synoviale.

Ligament costo-claviculaire.

Ligament costo-claviculaire (*ccl*, *fig.* 290 et 291). — On donne ce n fibreux épais, résistant, bien distinct du tendon du sous-cla devant de lui : ce faisceau, fixé à la partie interne du premier c dirige très-obliquement en haut et en dehors, pour venir s inférieure de la clavicule, en dehors de la facette articulaire.

3° Mécanisme des articulations de l'extrémité interne de la c

Elle est le centre mobile des mouvements du membre thoracique.

Fréquence de l'usure des surfaces articulaires.

a. L'articulation sterno-claviculaire est le centre mobile des l'épaule et des mouvements de totalité du membre thoracique fibro-cartilage interarticulaire, qui a pour usage de prévenir l et des pressions ; d'où l'usure assez commune de ce fibro-car formation et l'usure assez fréquentes des surfaces articulaires ; de la facette sternale droite ; d'où, enfin, la disproportion l'extrémité interne de la clavicule droite et l'extrémité intern gauche.

Comme toutes les articulations par emboîtement réciproque des mouvements dans tous les sens, en haut, en bas, en avant

(*) La clavicule a été relevée. — *icl*, ligament interclaviculaire. — C¹, prem claviculaire du muscle sterno-cléido-mastoïdien. — *Scm²*, chef sternal. — *ccl*, liga — *Sc*, muscle sous-clavier. — *Pm¹*, faisceau claviculaire du muscle grand pe sternal du même muscle.

...mouvements de circumduction, résultat composé de tous les ... point de mouvements de rotation.

Mécanisme du mouvement d'élévation de l'épaule.

...*nt d'élévation*, la facette articulaire de la clavicule glisse de ... la facette correspondante du sternum ; le ligament interclavi...hé. La rencontre du cartilage de la première côte oppose à ...e de la clavicule une résistance qui limite le mouvement ...pose à tout déplacement.

Du mouvement d'abaissement. Effets de cet abaissement sur l'artère sous-clavière.

...*nt d'abaissement*, l'extrémité interne de la clavicule glisse en ...rfaces articulaires de l'articulation costo-claviculaire pressent ...ntre l'autre et limitent l'étendue de ce mouvement. Il est à ...dans ce mouvement, l'artère sous-clavière est comprimée entre ...la première côte, quelquefois au point d'intercepter complète...nt dans le membre correspondant.

Mouvement en arrière.

...ment de l'épaule *en arrière*, l'extrémité interne de la clavicule ... avant sur la facette sternale ; la partie antérieure de la cap...st tendue, et si le mouvement est porté au delà d'une certaine ...ure et la clavicule se luxe en avant.

Mouvement en avant.

...ment de l'épaule *en avant*, l'extrémité interne de la clavicule ...arrière. La partie antérieure du ligament orbiculaire est relâ...stérieure est tendue, ainsi que le ligament interclaviculaire, ... l'avons vu, est plus rapproché de la partie postérieure que ...rieure de l'articulation. Dans ce mouvement, il y a possibilité de ...re. Il est à remarquer que, de tous les mouvements de l'épaule, ...s lesquels cette luxation pourrait se produire, c'est-à-dire les ...avant, qui ont lieu le plus rarement.

Mouvement de circumduction.

...*de circumduction* a plus d'étendue en avant et en haut qu'en ...

Les mouvements sterno-claviculaires sont très-limités.

...ouvements de l'articulation sterno-claviculaire sont extrême... mais, transmis par le levier que représente la clavicule, ils ...considérables au moignon de l'épaule.

...n costo-claviculaire, qu'on peut considérer comme une dépen...lation sterno-claviculaire, permet des mouvements peu éten...s à ceux de cette dernière articulation.

§ 2. — ARTICULATION SCAPULO-HUMÉRALE.

...Séparer du tronc le membre thoracique, soit en désarticulant la clavi...sternale, soit en la sciant à sa partie moyenne ; 2° détacher le del...supérieures ; 3° détacher les insertions scapulaires des muscles sus-...rond et sous-scapulaire, en respectant les adhérences de leurs ...ule fibreuse ; 4° après avoir étudié sa surface extérieure, ouvrir la ... pour voir les détails que présente la face interne de sa portion ... la capsule circulairement pour examiner ses insertions.

Énarthroses.

...pulo-humérale appartient au genre des *énarthroses*.

Cavité glénoïde.

...*laires*. — D'une part, l'omoplate présente la *cavité glénoïde*, ...légèrement concave, regardant directement en dehors, ayant ... dont la grosse extrémité est dirigée en bas ; son grand axe, ...mesure 35 millimètres, son petit axe est, en moyenne, de

Tête sphéroïdale.

...utre part, l'humérus présente une *tête*, qui équivaut au

tiers, à peu près, d'une sphère de 32 millimètres de rayon, et de
Axe de la tête. deux ou trois fois plus étendue que celle de la cavité glénoïde

Fig. 292.

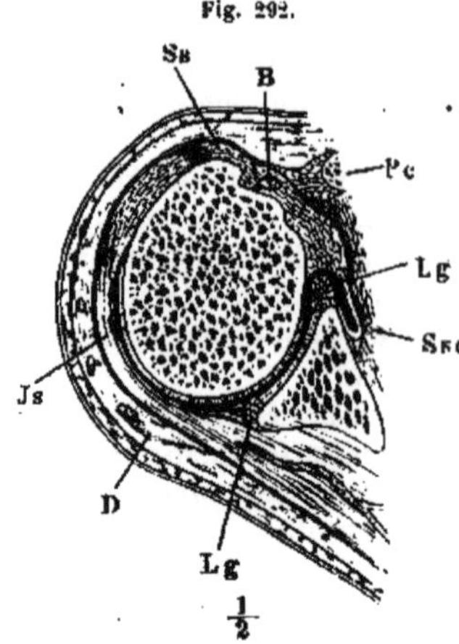

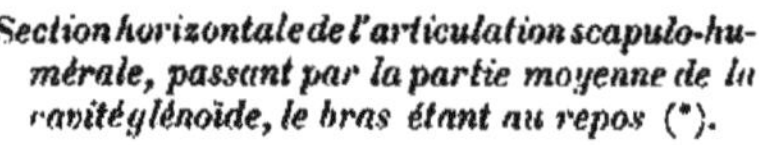

Section horizontale de l'articulation scapulo-humérale, passant par la partie moyenne de la cavité glénoïde, le bras étant au repos (*).

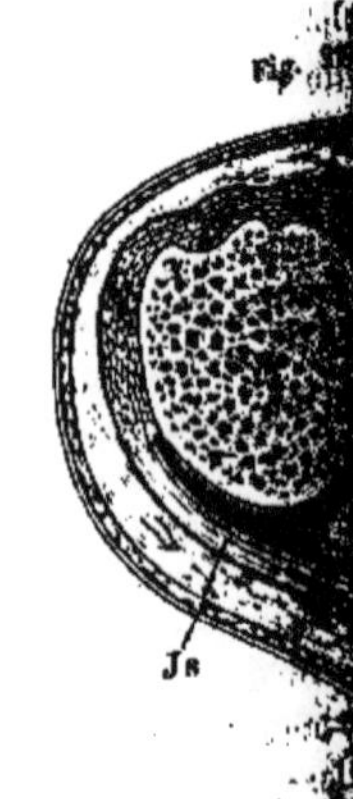

La même section, le ... rotation forcée ...

humérale forme avec celui du corps de l'humérus un angle (fig. 294-295).

Ces deux surfaces sont revêtues d'une couche de cartilage, ... centre qu'à la circonférence pour la tête, plus épaisse à la circ... centre pour la cavité.

Bourrelet glénoïdien. On donne le nom de *bourrelet glénoïdien* à un cercle fibreux ... en quelque sorte, le pourtour de la cavité glénoïde. Il a la ... triangulaire recourbé sur lui-même ; deux de ses faces ... d'elles continue en dehors la cavité glénoïde, dont elle est sépar... par un sillon peu profond ; l'autre prolonge la surface du ... deux faces se réunissent à angle aigu. Par la troisième face le ... au rebord osseux de la cavité glénoïde.

Le bourrelet glénoïdien semble être le résultat de la bifurca... la longue portion du biceps ; mais il se compose en grande p... jonctives propres qui, partant d'un point de la circonférence de... vont se terminer à un point plus ou moins éloigné. On trouve ... fibres qui croisent perpendiculairement les fibres circulaires ... externe sont une émanation du périoste de l'omoplate, celles ... forment une couche très-mince à direction rayonnée. Au ...

(*) Lg, bourrelet glénoïdal. — Pc, section de l'apophyse coracoïde. — B, ... biceps. — Ss, tendon du muscle sus-épineux. — Js, muscle sous-épineux. — Ssc, ... — D, muscle deltoïde.

(1) Telle est la brièveté du col huméral que sa tête, qui re... dedans, serait presque entièrement comprise entre les plans prolong... mérus.

...t près de l'os, des *cellules de cartilage*, isolées ou réunies en ...interposées entre les faisceaux de fibres.

...ne se borne pas à augmenter la profondeur de la cavité articulaire ; ...en matelasser la circonférence et à prévenir les effets des chocs

Fig. 294.

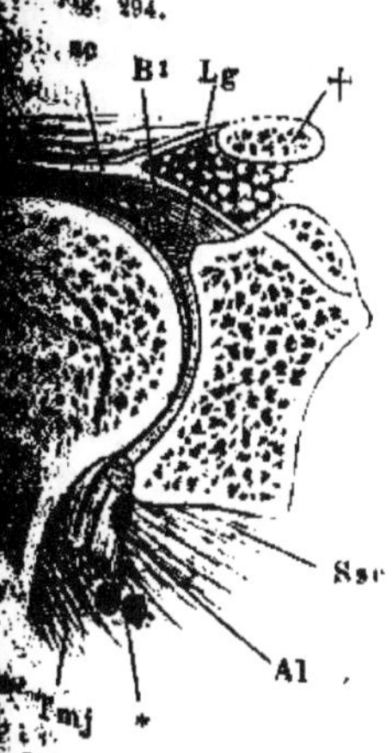

...et transversale de l'articula-...humérale, passant par la petite ...humérus, le bras au repos (*).

Fig. 295.

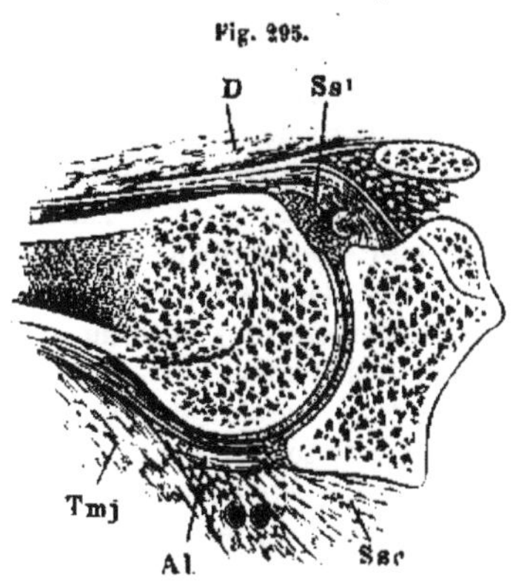

La même section, le bras étendu horizontalement (*).

...tête humérale contre le pourtour de cette cavité. Toutefois, malgré ...ce bourrelet, il y a juxtaposition et non réception de la tête de l'hu-...cavité glénoïde ; de telle sorte qu'une portion de la tête humérale ...en contact avec la capsule, inconvénient auquel obvie l'existence ...plémentaire, ainsi que nous le verrons plus tard. L'articulation ...se fait donc par juxtaposition et non par réception, disposi-...dans ces derniers temps, avait fait classer cette articulation ...des.

Il y a juxtaposition et non réception entre la tête humérale et la cavité glénoïde.

...on. — 1° Comme dans toutes les énarthroses, on trouve ici une ...sac à deux ouvertures, espèce de manchon qui s'étend du pour-...glénoïde au col anatomique de l'humérus (1).

Capsule fibreuse.

...est remarquable par son extrême laxité. En effet, elle a une ...elle pourrait loger une tête deux fois plus considérable que ...is, et telle est sa longueur qu'elle permet un écartement de ...mètres entre les surfaces articulaires : exemple unique dans

Sa laxité.

...cule. — *ac*, ligament acromio-coracoïdien. — D, muscle deltoïde. — B, tendon ... — B¹, son origine au bourrelet glénoïdien, *Lg*. — Ssc, muscle sous-scapulaire. ...la petite tubérosité. — *Al*, origine du long chef du triceps. — *Tmj*, muscle grand ...conflexe postérieure et nerf axillaire. — **, trace du cartilage épiphysaire de ...

...remarquer que la capsule fibreuse ne se termine pas directement au ...humérus, mais qu'elle s'épanouit et se prolonge un peu au-dessous, ...insertions humérales avec les tendons des muscles sus-épineux, sous-...scapulaire.

l'économie d'une diduction aussi étendue des surfaces articul rure de ligament (1). Cette laxité est en rapport avec l'étend ments qu'exécute l'humérus.

Elle est incomplète.

Un autre caractère particulier à la capsule fibreuse scapulo- d'être en quelque sorte incomplète et suppléée dans une partie de les tendons des muscles qui l'entourent. En aucun lieu, en effet les tendons ne contribuent pour une plus grande part à la solidi lation ; ils s'identifient, pour ainsi dire, avec elle. Il y a, d'ailleu un grand nombre de variétés. La capsule fibreuse est d'autant organisée qu'elle est plus distincte des tendons qui l'environn

Ses rapports 1° En bas.

Les rapports de la capsule sont les suivants : 1° en bas (*fig.* 29 variable qui sépare les muscles sous-scapulaire et petit rond tissu cellulaire du creux de l'aisselle ou bien aux bords aminci aussi est-il assez facile de sentir la tête de l'humérus en portan

2° En haut.

fondément dans le creux de l'aisselle ; 2° en haut et en deho immédiatement au tendon du sus-épineux, dont il est très-diffi

3° En avant.

rer, et médiatement à la voûte acromio-claviculaire et au delto

4° En arrière.

(*fig.* 292), au muscle sous-scapulaire, dont il est facile de l'isoler au tendon du sous épineux, qui lui adhère plus ou moins intime du petit rond, qui en est toujours parfaitement distinct.

Sa texture.

Quant à sa texture, la capsule scapulo-humérale est compo de fibres tendineuses renfermant un très-petit nombre de fibres

Fig. 296.

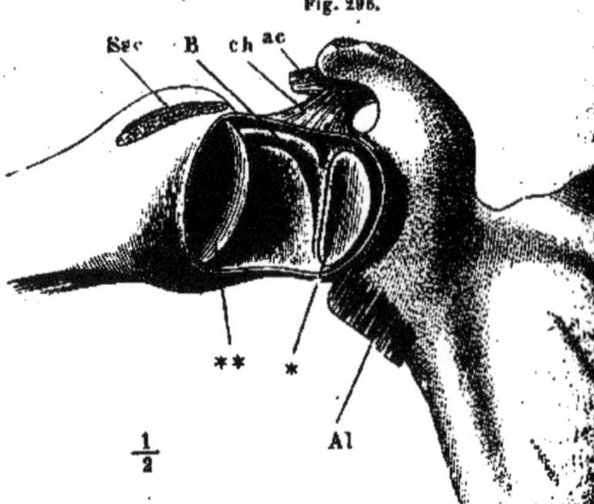

Articulation scapulo-humérale ouverte en avant, la tête humérale glénoïde (*).

faisceaux superficiels vont directement du col de l'humérus cavité glénoïde ; ceux des couches profondes affectent un traje

(*) *ac*, ligament acromio-coracoïdien coupé. — *ch*, ligament coraco-huméral du biceps, qui traverse l'articulation. — *Ssc*, tendon du muscle sous-scapulaire chef du triceps. — *, cavité glénoïde. — **, tête de l'humérus.

(1) Pour bien apprécier la laxité de la capsule, il convient dist insufflation. Dans la paralysie du deltoïde, la tête humérale s'éloig glénoïde qu'on peut interposer deux doigts entre les deux surfaces

...insertion de la capsule à l'humérus. Son épaisseur, assez faible ...inégale dans les différents points de sa circonférence ; c'est en ...qu'elle est le plus considérable. Supérieurement, la capsule est ...faisceau très-résistant, nommé *faisceau coracoïdien, ligament co-* ...*fig.* 296), qui naît du bord externe de l'apophyse coracoïde, ...gament coraco-acromial, et vient se terminer en s'irradiant sur ...ure et postérieure de cette capsule.

Son épaisseur.

...psule de l'articulation scapulo-humérale présente constamment ...ou interruption en avant et en haut, au niveau du bord supé... sous-scapulaire, qui la couvre en partie, ou, plus exactement ...bord et le faisceau de renforcement coracoïdien. Cette ouver...laire, a son grand diamètre dirigé horizontalement, sa grosse ...ée en dehors, sa petite extrémité, en dedans (*fig.* 297) ; elle est ...le pour admettre ...ix, et présente des ...nt lisses, épais et ...s, surtout dans la ...re de leur trajet. ... un prolongement ...la synoviale arti... 298), qui gagne la ...yse coracoïde et ...le tendon du mus...aire et la fosse du ...rolongement, dont ...coïde, est très-va...on étendue ; il ne ...tre but que de fa...ent du tendon du ...ous la voûte cora...tre le pourtour de ... En insufflant la ...e chez plusieurs ... que le prolonge... quelquefois divisé en plusieurs cellules par des cloisons incom-

Interruption constante de la capsule fibreuse.

Prolongement sous-coracoïdien de la synoviale articulaire par cette ouverture.

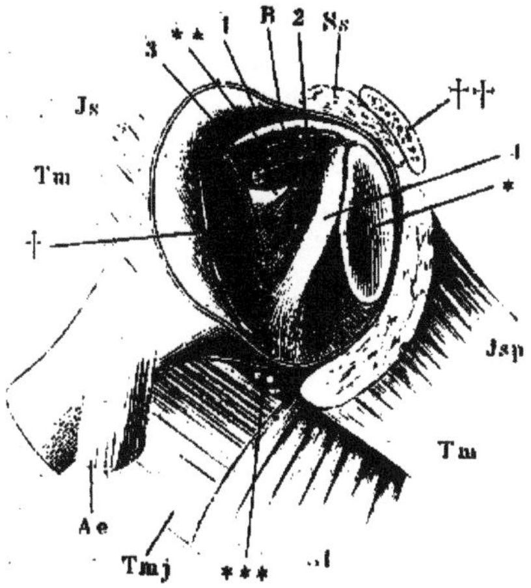

Fig. 297.

Articulation scapulo-humérale ouverte par derrière (*).

(*) ...a été enlevée. — *, cavité glénoïde. — †, Section de la tête humérale. — ††, Sec...le. Tm, muscles sous-épineux et petit rond coupés en travers et renversés. — ... — Al, long chef du triceps. — Ae, vaste externe. — Tmj, muscle grand rond. ...e synoviale sous-scapulaire. — ***, vaisseaux circonflexes postérieurs et nerf axil...it à la face interne de la capsule par le ligament coraco-huméral. — 2, relief du ... — 3, relief du tendon du sous-scapulaire. — 4, gros faisceau fibreux qui se ...coïdien, se dirige en bas et en dehors, et se continue avec les fibres annulaires ...de la capsule fibreuse.

...verture divisée en deux parties égales par un faisceau fibreux très-...ncré, qui ressemblait à un petit tendon. Souvent j'ai rencontré une ...de la capsule fibreuse au niveau du bord concave de l'apophyse acro...qui est, pour le muscle sous-épineux, une véritable poulie de renvoi, ...présente la base de l'apophyse coracoïde au muscle sous-scapulaire. ...ule est perforée en ce point, la synoviale envoie un prolongement qui ...lissement au tendon du sous-épineux.

plètes, ce qui lui donne un aspect bosselé après l'insufflation. Qu...
plusieurs de ces cellules sont tout à fait distinctes de la synoviale...

Le tendon du biceps peut être considéré comme un ligament inter-articulaire.

On pourrait, à la rigueur, donner le nom de *ligament interarticulaire* de la longue portion du biceps, qui, naissant de la partie supérieure... glé... tou... d'a... tête... et... dan... cipa... ten... d'a... de... tre... noid... une... qui... tête... dir... hau... deu... lesq... du... nan... lisse... laq... for... adh... tion...

Fig. 298.

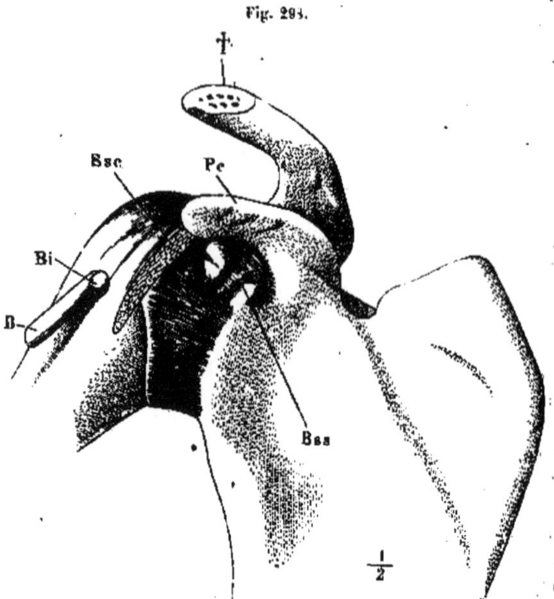

Face antérieure de l'articulation scapulo-humérale, après l'insufflation de la synoviale (*).

interarticulaire que je lui ai donnée. On voyait naître dans la... la portion de tendon destinée à la longue portion du muscle. Je... division du tendon en deux parties était accidentelle, car la... était déprimée et le ligament interarticulaire aplati et comme...

Capsule synoviale.

2° *Capsule synoviale*. — La plus simple de toutes dans sa disposition... la capsule fibreuse et les tendons qui la remplacent, et se réfléchit... huméral, d'une part, sur le pourtour de la cavité glénoïde, d'autre part... se perdre sur la circonférence des cartilages articulaires. Elle est... remarquable : 1° qu'elle forme autour du tendon du biceps une... longe jusque dans la coulisse bicipitale et se termine, au niveau... des muscles grand pectoral et grand dorsal, par un cul-de-sac... laire qui prévient l'effusion de la synovie (*fig.* 298) ; 2° qu'... ouverte en un point, et quelquefois en deux points de son... présente constamment un prolongement conoïde très-considérable... constitue la synoviale du tendon du muscle sous-scapulaire... où il existe une seconde perforation, elle présente un autre...

Son prolongement bicipital.

Son prolongement sous-scapulaire.

(*) †, section de la clavicule. — Pc, apophyse coracoïde. — B, tendon du... Bi, bourse synoviale qui l'entoure. — Bss, bourse synoviale sous-scapulaire... sous-scapulaire.

[illegible]oviale du tendon du sous-épineux. Cette synoviale présente donc [illegible]olongements, destinés à la lubréfaction des tendons.

Cavité supplémentaire.

[illegible]émentaire. — On doit considérer comme une dépendance de l'ar[illegible]o-humérale la voûte formée par l'apophyse coracoïde, l'acromion [illegible] qui les unit. Cette voûte, en effet, est en quelque sorte moulée [illegible] l'humérus et disposée de telle manière que l'apophyse coracoïde [illegible] déplacements vers la partie interne, que l'acromion s'oppose aux [illegible] en haut et en dehors et que le ligament réuni aux deux apophyses [illegible] aux déplacements qui tendraient à s'effectuer directement en haut. [illegible] compense évidemment les inconvénients qui résultent de la [illegible]plète de la tête de l'humérus dans la cavité glénoïde.

Utilité de la voûte coraco-acromienne.

[illegible]ce qui prouve l'utilité de la voûte coraco-acromienne et les [illegible]ts qu'elle doit avoir avec l'humérus, c'est l'existence constante [illegible] synoviale entre la voûte coraco-acromienne, d'une part, le tendon [illegible] et le grand trochanter de l'humérus, d'autre part. L'étude de la [illegible]omienne ne saurait donc être séparée de celle de l'articulation [illegible], au point [illegible]que et physio[illegible] qu'au point [illegible]cal (1).

Ligament acromio-coracoïdien.

[illegible]cromio-cora[illegible] de la voûte [illegible]dienne; c'est [illegible] triangu[illegible] 299), éten[illegible] de l'acro[illegible]ongueur du [illegible] de l'apophyse [illegible] bord externe [illegible] s'amincis[illegible] lame aponé[illegible]té au mus[illegible] elle sépare [illegible]scapulo-hu[illegible]ceaux anté[illegible]ceaux postérieurs sont très-forts, plissés sur eux-mêmes, d'un [illegible] faisceaux moyens sont beaucoup moins épais. Tapissé en bas [illegible] ce ligament est séparé de la clavicule par du tissu adipeux.

Fig. 299.

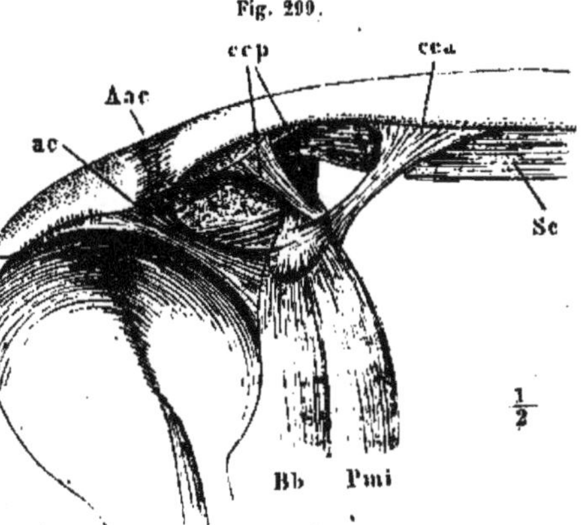

Face antérieure des articulations de l'omoplate avec la clavicule et l'humérus (*).

(*) [illegible] acromio-claviculaire. — *ac*, ligament acromio-coracoïdien. — *ccp*, ligament co[illegible] — *cca*, ligament coraco-claviculaire antérieur. — *Sc*, muscle sous-clavier. — [illegible] — *Bb*, court chef du biceps.

(1) [illegible] cavité supplémentaire que j'assigne à cette voûte est tellement dans [illegible] occasion de présenter à mon cours d'anatomie de 1825-26 une arti[illegible]humérale dans laquelle, le tendon du sus-épineux ayant été usé, la tête [illegible]vait en contact immédiat avec l'apophyse coracoïde et l'acromion, [illegible] en partie ; que l'extrémité externe de la clavicule, qui forme comme [illegible] au-dessus de la voûte coraco-acromiale, usée elle même, était brisée en [illegible]

MÉCANISME DE L'ARTICULATION SCAPULO-HUMÉRALE.

Aucun mouvement n'est étranger à l'articulation scapulo-humérale.

De toutes les articulations du corps humain, l'articulation sca[illegible] est celle qui possède les mouvements les plus étendus. Aucun m[illegible] est étranger : elle permet des mouvements en avant et en arri[illegible] ments d'adduction et d'abduction, des mouvements de circum[illegible] mouvements de rotation.

1° *Mouvements en avant et en arrière.* — Dans ces mouvements [illegible] aux mouvements de flexion et d'extension des autres articula[illegible] l'humérus tourne sur place, autour de l'axe du col huméral, tan[illegible] mité inférieure de l'os décrit un arc de cercle, dont le centre [illegible] lation, et dont le rayon est représenté par l'humérus (1).

Mouvement en avant très-étendu.

Le mouvement *en avant* est très-étendu, et peut être porté ass[illegible] l'humérus prenne la direction verticale dans un sens diamétral[illegible] sa direction naturelle.

Mouvement en arrière.

Le mouvement *en arrière* se fait par le même mécanisme : la [illegible] tourne sur son axe. Le mouvement en arrière est limité par la [illegible] tête humérale et de l'apophyse coracoïde, sans laquelle le déplac[illegible] serait très-difficile.

L'omoplate concourt à ces mouvements.

Il faut remarquer que l'omoplate ne reste pas étrangère à un [illegible] ment en avant et qu'elle exécute alors l'espèce de mouvement d[illegible] nous avons parlé dans l'exposé du mécanisme de l'épaule. Cette [illegible] mouvement du bras en avant et du mouvement de rotation de [illegible] toute espèce de déplacement extrêmement difficile dans l'exer[illegible] ment du bras en avant.

Mouvement d'abduction

2° Le mouvement en dehors ou d'*abduction* est le plus rem[illegible] exclusivement propre aux animaux claviculés. Dans ce mouvem[illegible] mérale ne tourne plus sur son axe ; elle glisse de haut en bas s[illegible] noïde, et c'est à cette circonstance que se rapporte le double av[illegible] cavité glénoïde, d'offrir son grand diamètre verticalement d[illegible] grande largeur inférieurement ; la tête de l'humérus vient [illegible] partie inférieure de la capsule. Lorsque le mouvement d'ab[illegible]

Mouvement du grand trochanter de l'humérus sur la voûte coraco-acromienne.

assez loin pour que l'humérus fasse avec l'axe du tronc un ang[illegible] humérale se trouve en grande partie au-dessous de la cavité glé[illegible] Si, dans cette attitude, des mouvements sont imprimés au bras [illegible] soit en arrière, le grand trochanter de l'humérus frotte contre [illegible] acromienne et forme avec elle une espèce d'articulation supp[illegible] lubrifie la synoviale intermédiaire à la voûte coraco-acromienne [illegible] trochanter (2).

(1) C'est en vertu de ce mécanisme si ingénieux et si simple, que nous [illegible] tôt dans l'articulation du fémur avec l'os coxal, que le mouvement de l'[illegible] peut être porté au point de décrire un demi-cercle sans déplacement [illegible]

(2) Si la théorie a pu faire penser que la voûte coraco-acromienne [illegible] production des luxations, en servant de point d'appui au levier rep[illegible] rus écarté du corps, une observation plus attentive a démontré que ce[illegible] impossible, le bord antérieur du ligament coraco-acromien appuyant s[illegible] dans l'abduction forcée, et la luxation se produisant toujours dans un [illegible] du bras.

...nt d'abduction peut être porté assez loin pour permettre la ren... et du bras sans déplacement; la capsule scapulo-humérale est ...tout à sa partie inférieure, pour recevoir la presque totalité de ... rompre. Il importe de remarquer que, pendant le mouvement ...omoplate est immobile, circonstance qui explique la fréquence ... l'humérus en bas.

L'omoplate est étrangère à ce mouvement.

...ent *d'adduction* est limité par la rencontre du thorax. Lorsqu'il se ... le mouvement en avant, il en résulte une distension considérable ...périeure et postérieure de la capsule et des muscles qui la recou... ...ate est étrangère à ce mouvement, qui, pour être suivi de dé...ssiterait une impulsion très-forte imprimée de bas en haut et ...ère.

Ainsi qu'au mouvement d'adduction

...nt *de circumduction* ou en fronde n'est que le passage d'un de ... à l'autre. Le cône décrit est beaucoup plus étendu en avant ... c'est une disposition éminemment favorable à la préhension ...rieurs, préhension qui est le but définitif des membres thora... ...dominance des mouvements en avant a déjà été indiquée pour ...no-claviculaire; on la retrouvera dans plusieurs autres arti...

Pourquoi le mouvement de circumduction est plus étendu en avant qu'en arrière.

... *de rotation.* — Nous ferons remarquer, par rapport à ce mouve... ...mérus ne tourne pas sur son axe, mais bien autour d'un axe fictif ... humérale à l'épitrochlée. Dans la rotation en dedans, la tête ... d'avant en arrière sur la cavité glénoïde; ce mouvement est très... ... rotation en dehors, bien plus limitée, la tête glisse d'arrière en ...nstance très-favorable aux mouvements de rotation, en ce qu'elle ...élevé du col, qui sert de levier de rotation, c'est l'espèce d'e... ...présentent les muscles rotateurs autour de la tête humérale.

Axe fictif du mouvement de rotation.

Enroulement des muscles rotateurs.

...ULATION DU COUDE, OU ARTICULATION HUMÉRO-CUBITALE.

... Enlever avec précaution le muscle brachial antérieur, dont les fibres les ... les plus inférieures se terminent au ligament antérieur; 2° détacher de ...don du triceps, en évitant d'ouvrir la synoviale; 3° enlever les muscles ... tubérosité interne et à la tubérosité externe de l'humérus, en se rap... ...ments latéraux se confondent avec la portion tendineuse de ces ...

...tion appartient au genre des articulations *trochléennes* (ginglymes ...

...ulaires. — Du côté de l'humérus, 1° trochlée ou poulie presque ... deux bords, dont l'interne est le plus saillant; en sorte que, ... sur un plan horizontal l'extrémité inférieure de l'humérus, il ... une direction oblique très-prononcée de haut en bas et de ...; 2° petite tête ou condyle articulaire, séparé de la trochlée ... également articulaire; 3° deux cavités, l'une postérieure, très... ... à recevoir l'olécrâne, cavité olécrânienne, l'autre antérieure, ... pour l'apophyse coronoïde, cavité coronoïde.

Trochlée humérale.

Petite tête ou condyle. Cavités olécrânienne et coronoïde.

...mérale n'est recouverte de cartilage que dans la portion de sa ...mbrassée par le crochet cubital dans la position demi-fléchie ... plus haut, on ne trouve, sur la face antérieure et sur la face postérieure de la trochlée, que le périoste, très-adhérent à l'os,

Crochet cubital. Du côté de l'avant-bras, 1° crochet cubital, embrassant ex chlée (1) ; Cavité glénoïde du radius. 2° cavité glénoïde du radius, qui reçoit la petite tandis que la bordure de la cavité glénoïde est reçue dans le pare la petite tête de la trochlée humérale (*fig.* 300).

B. *Moyens d'union.* — Ce sont quatre ordres de ligaments, deu antérieur et un postérieur.

Ligament latéral externe. 1° *Ligament latéral externe* (*fig.* 302). — Confondu avec le tendon

Fig. 300.

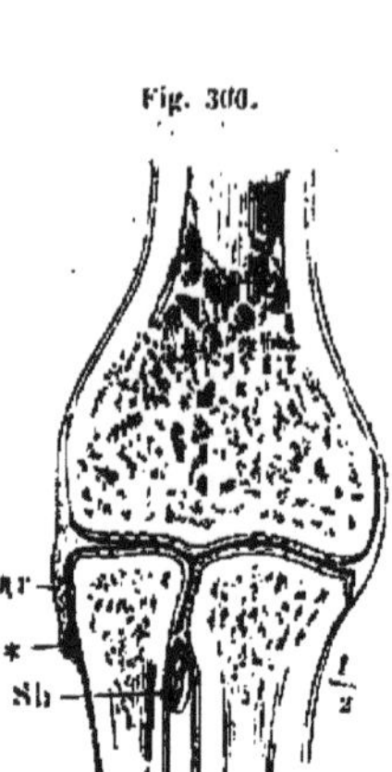

Section verticale et transversale de l'articulation du coude (*).

Fig. 301.

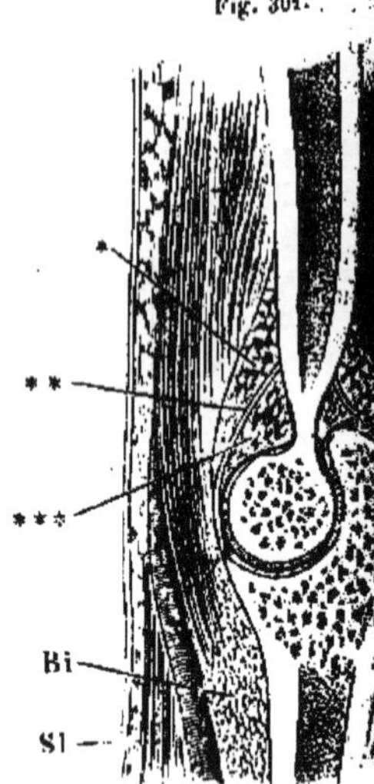

Section verticale antéro-postér tion du coude étendue, pass moyenne de la trochlée hum

nateur, et en partie avec les tendons des extenseurs, de form étendu de la tubérosité externe de l'humérus au ligament lequel il se continue, et qui paraît être formé en partie par son Quelques fibres de ce ligament vont encore s'insérer à la pa Ses connexions avec le ligament annulaire. crochet cubital. Les connexions du ligament latéral externe a annulaire jouent un grand rôle dans le mécanisme des luxation supérieure du radius (2).

(*) *ar*, ligament annulaire. — *Sb*, muscle court supinateur. — *, cul-de-sac circ

(**) *A*, tendon du triceps. — *Bi*, tendon du brachial antérieur. — *Sl*, muscle **, synoviale. — *, masse graisseuse extra-articulaire. — ***, pli graisseux de la

(1) Il y a là une véritable charnière ; c'est l'exemple le plus remarq qui existe dans l'économie, c'est le ginglyme angulaire le plus parfait articulaires sont sinueuses, alternativement concaves et convexes, et pr d'engrenage qu'on ne rencontre nulle part ailleurs d'une manière aus

(2) Ces rapports entre le ligament annulaire et le ligament latéral ex qu'il est bien rare de voir ces deux ligaments se rompre indépendamm d'où le déplacement consécutif du radius sur le cubitus dans les luxa

...latéraux internes. — Au nombre de deux, l'un interne proprement ...*coronoïdien*, l'autre interne et postérieur, ou *huméro-olécrânien*. Ligaments latéraux internes.

...u *huméro-coronoïdien* (2, *fig.* 303 et 304), en partie confondu avec 1° Huméro-coronoïdien

Fig. 302.

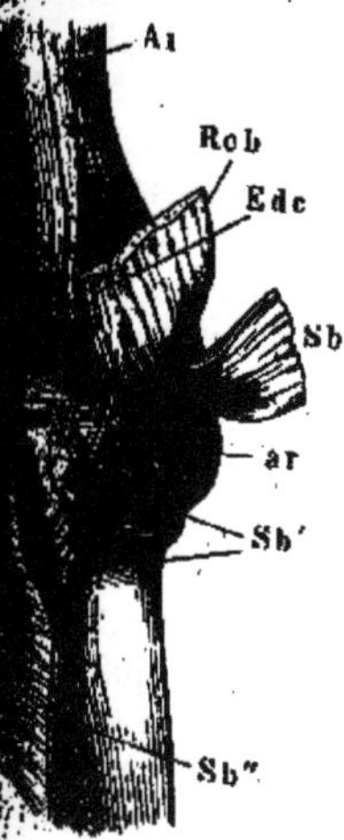

...re de l'articulation ...coude (*).

Fig. 303.

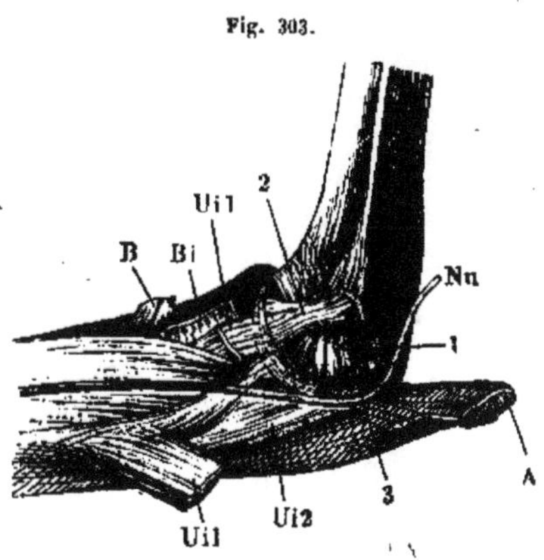

Face interne de l'articulation huméro-cubitale (**).

...névrotique du muscle fléchisseur superficiel des doigts, est constitué ...épais, arrondi, qui naît au bas de la tubérosité interne de l'hu...sérer à tout le côté interne de l'apophyse coronoïde, plus parti...tubercule qu'il présente.

...u *huméro-olécrânien* (1, *fig.* 303), qu'on pourrait décrire comme un ...eur de l'articulation, est mince et rayonné ; il naît de la partie ...l'épitrochlée et s'irradie pour aller s'insérer à toute l'étendue du ...l'olécrâne ; les faisceaux inférieurs sont les plus forts et font suite ...méro-coronoïdien ; les faisceaux supérieurs sont très-grêles et ...râne pour se répandre sur la synoviale. 2° Huméro-olécrânien.

...térieur (*fig.* 304). — Formant une couche très-mince, mais néan...s, dans laquelle on peut reconnaître trois ordres de fibres. Les ...gées verticalement, constituent un faisceau qui s'étend depuis la ...re de la cavité coronoïde de l'humérus jusqu'à la partie infé- Ligament antérieur.

...laire. — *Ai*, vaste interne, divisé sur la ligne médiane et renversé des deux côtés. ...ale du muscle anconé. — *Rob*, *Edc*, tendons d'origine du deuxième radial externe ...mun des doigts, renversés en haut. — *Sb*, *Sb'*, *Sb"*, tendons d'origine du muscle

...ieur, détaché de l'épitrochlée et écarté. — *Ui2*, chef cubital du même muscle. — ... *Bi*, tendon du muscle brachial antérieur. — *B*, tendon du biceps. — *Nu*, nerf ...huméro-olécrânien. — 2, ligament huméro-coronoïdien. — 3, fibres qui vont de ...coronoïde.

...dius sur l'humérus, le cubitus restant en place. (Voyez un exemple de ...n arrière sur l'humérus, le cubitus étant en place, *Anat. pathol.* avec ...ion.)

rieure de l'apophyse coronoïde du cubitus. D'autres fibres sont

Fig. 304.

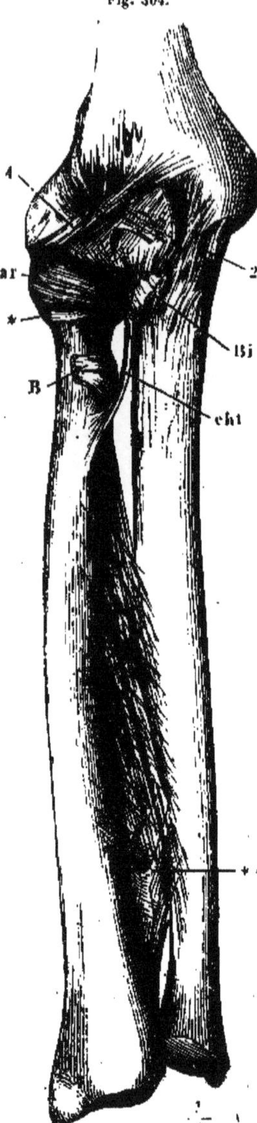

Face antérieure de l'articulation du coude, des os de l'avant-bras et du ligament interosseux (*).

coupent perpendiculairement les premières. Enfin, le troisième qui est le plus considérable, est dirigé de haut en bas et de de jusqu'au ligament annulaire, nombreuses insertions (1). Nous que le muscle brachial antéri ligament antérieur résistant d'ailleurs les fibres les plus inféri profondes de ce muscle s'insè au ligament antérieur (*fig.* 30

Ligament postérieur. 4° *Ligament postérieur.* — Le lig est remplacé par l'olécrâne et le ceps. Toutefois, on trouve à la de l'articulation du coude, verticales, en bas, quelques fib dirigées de la tubérosité extern la tubérosité interne, et qui à la synoviale, en arrière au Les principales fibres ligamen sont celles qui semblent éman huméro-olécrânien.

Synoviale. C. *Synoviale* (**, *fig.* 301). — El postérieure du ligament antérie fléchit en haut, au-dessus de la qu'elle revêt, tapisse en arrière crânienne, et se prolonge un cette cavité, entre le tendon du postérieure de l'humérus. C'est qu'elle présente le plus d'ampl

En bas, cette synoviale fournit ment pour l'articulation radio- tapisse tout le pourtour intérie annulaire et forme au-dessous un cul-de-sac circulaire, qui de la synovie (*, *fig.* 300 et 304)

(*) B, Tendon du biceps. — Bi, tendon du rieur. — *cht*, ligament de Weitbrecht. laire. — 2, ligament huméro-coronoïdien du ligament antérieur de l'articulation sac de la synoviale au-dessous du ligame transversale, limitée par deux feuillets

(1) Il est à remarquer qu'aucun l'articulation du coude ne s'étend dius et que les fibres qui sont dir fixent au ligament annulaire, dispo l'extrémité supérieure du radius ments de rotation les plus étendus dans son anneau, ce qui eût été ments se fussent insérés directement à l'extrémité supérieure du radi

quantité de tissu adipeux sous-synovial se voit autour de tous ...sion de la synoviale, mais surtout autour des cavités coronoïde (* et **, *fig.* 301).

...i précède que la synoviale de l'articulation du coude présente ...gements : un principal, qui constitue la synoviale de l'articula... supérieure ; un second, pour la cavité olécrânienne : c'est le ...oisième, pour la cavité coronoïde du cubitus, et enfin, pour ne ... prolongement pour la petite dépression antérieure de l'hu... le rebord de la cupule radiale dans une flexion forcée.

Prolongements de cette synoviale.

— Les mouvements de *flexion* et d'*extension*, les seuls dont jouisse ... sont remarquables par leur précision et par leur rapidité, ce ...uer aux circonstances suivantes : 1° l'exactitude de l'engrenage ... la grande étendue du diamètre transversal de l'articulation, ... mouvements de flexion et d'extension s'effectuent comme sur ...ièveté du diamètre antéro-postérieur de l'extrémité inférieure ... par conséquent la petitesse du rayon de courbure de la poulie

Causes de la précision et de la rapidité des mouvements.

... *flexion*. — Dans ce mouvement, qui est extrêmement étendu, ...bitus se meuvent à la manière d'un seul os, d'arrière en avant, de la trochlée et de la petite tête humérale. Or, il est à remar... seul fait de ...re en avant ... dedans que ...ée, le mou... amène l'a... du thorax, ...vant de la ...vement est ...contre du ... coronoïde ... cavité co... Quand il ... ses derniè... ...mité supé... ...ie répond ... déclive de ...euve, par ...ons d'une ... tubéro... Dans ce

Mécanisme du mouvement de flexion.

Fig. 305.

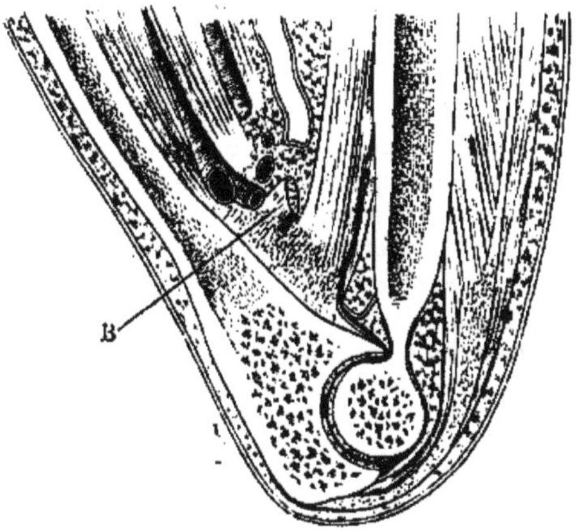

Section verticale antéro-postérieure de l'articulation du coude fléchie (*).

Son étendue

...ie postérieure de la trochlée et la fossette olécrânienne ne ... que par le tendon du triceps ; aussi les instruments vul... facilement pénétrer dans l'articulation. Du reste, la ...ouvement fondamental dans la préhension, peut être portée ...ble, puisqu'elle va jusqu'à la rencontre de l'avant-bras et ... espèce de déplacement est impossible, quelque exagéré que

(*) — Les autres parties comme dans la figure 301.

2° *Mouvement d'extension.* — Dans ce mouvement, le radius et le [illegible] d'avant en arrière sur l'humérus. Ce mouvement ne peut jam[ais] delà de la ligne droite; quand il arrive au point où les axes du bra[s] bras se confondent, l'extrémité supérieure de l'olécrâne renco[ntre] la fossette olécrânienne (*fig.* 301). Le ligament antérieur, le [li-] interne huméro-coronoïdien, le ligament latéral externe, au[x] fibres antérieures, sont tendus et concourent ainsi à limiter le m[ouvement d'ex-] tension (1).

Limites du mouvement d'extension.

L'articulation huméro-cubitale ne jouit d'aucun mouvement [de] latéralité : l'engrènement des surfaces articulaires est tellem[ent] s'oppose d'une manière absolue à tous les mouvements de ce ge[nre].

Point de mouvement de latéralité

§ 4. — ARTICULATIONS RADIO-CUBITALES.

Le radius et le cubitus s'articulent entre eux 1° par leur extré[mité] (*articulation radio-cubitale supérieure*), et 2° par leur extrémité inf[érieure] (*articu-*] *lation radio-cubitale inférieure*); en outre, 3° leurs corps sont unis [par] le ligament interosseux.

1° Articulation radio-cubitale supérieure.

Préparation. 1° Enlever avec précaution les muscles ancôné et [...] 2° séparer l'avant-bras du bras.

Cette articulation est une trochoïde.

A. *Surfaces articulaires* (*fig.* 300). — Du côté du radius, la su[rface] est constituée par l'espèce de bordure encroûtée de cartilage q[ui] autour de la cupule, et qui offre une hauteur inégale dans les di[vers points] de sa circonférence. Du côté du cubitus, se voit la petite ca[vité sigmoïde,] oblongue d'avant en arrière, plus large à sa partie moyenne qu['aux extrémi-] tés, et constituant la portion osseuse de l'*anneau ostéo-fibreux* d[ans lequel tourne] la tête du radius.

Surfaces articulaires.

B. *Moyens d'union. Ligament annulaire du radius* (*ar*, *fig.* 302 et [...]) [...] ment, en forme de bandelette, représente les trois quarts d'un [anneau par-] tement régulier, que complète la petite cavité sigmoïde du cu[bitus ; il s'insère] par ses deux extrémités, d'une part, au bord antérieur, d'aut[re part ...]

Ligament annulaire du radius.

(1) Il suffit de jeter un coup d'œil sur l'articulation du coude entou[rée ...] pour être convaincu de la facilité avec laquelle doit s'effectuer la lux[ation] en arrière, favorisée qu'elle est par la petitesse du diamètre antéro[-postérieur de l'ar-] ticulation et par le défaut de résistance du ligament antérieur : aussi [est-] elle la plus fréquente, après celle du bras, malgré la résistance du m[uscle brachial anté-] rieur, qui, comme un ligament actif, soutient la partie antérieu[re de l'articulation, et] qui est tellement identifié avec elle qu'il se déchire toujours, au mo[ins en partie,] dans cette luxation. La luxation en arrière est d'ailleurs favorisée pa[r la rencontre, dans] l'extension, du bec de l'olécrâne avec le fond de la cavité olécrânienne[. Dans] une chute sur le poignet, l'avant-bras étant dans l'extension, l'humé[rus représente un levier] du premier genre, à bras extrêmement inégaux : le point d'appui est [à la cavité] olécrânienne, contre laquelle arc-boute fortement le bec de l'olécr[âne ; la] puissance est représenté par toute la longueur de l'humérus, et le [levier de la résistance] par la petite portion d'humérus qui est au-dessous de la cavité olé[crânienne.]

cette petite cavité sigmoïde. Sa face interne, qui est lisse et nacrée, avec la bordure articulaire du face externe ne peut être isolée du court supinateur, auquel elle nombreuses insertions. Sa circonférence reçoit, en dehors, l'insertion latéral externe, qui se continue bien avec sa moitié postérieure : c'est cette disposition qui a fait dire que le latéral externe s'insère au cubitus. A circonférence viennent encore s'insérer fibres du ligament antérieur de l'articulation du coude qui sont obliquement dirigées en dehors et de haut en bas. insertions ligamenteuses retiennent ligament annulaire, qui, dès qu'elles éprouve un retrait manifeste du radius, et laisse à découvert la articulaire de l'os. Le ligament annulaire a un centimètre environ de hauteur, sa circonférence supérieure plus évasée que sa circonférence inférieure, disposition à maintenir plus exactement la (1).

Quant à sa texture, nous ferons remarquer que le ligament annulaire est composé de fibres propres, annulaires, auxquelles se mêlent des fibres venant de l'olécrâne et de l'apophyse. Les fibres annulaires inférieures sont au-dessous de la petite cavité sigmoïde et un cercle complet autour du col du embrassent étroitement. D'autres naissent de l'épicondyle et se répandent sur la face antérieure du ligament annulaire et sa face postérieure (*fig.* 302). Le ligament annulaire a une épaisseur plus considérable en arrière, où il reçoit l'insertion du latéral externe, qu'à sa partie anté-

Fig. 306.

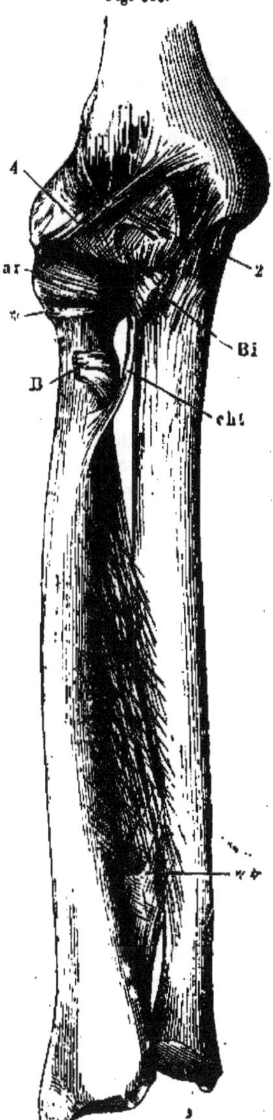

Face antérieure de l'articulation du coude, des os de l'avant-bras et du ligament interosseux (*).

(*) ...Bi, tendon du muscle brachial antérieur ... de Weitbrecht. — *ar*, ligament annulaire ... huméro-coronoïdien. — 4, fibres obliques ... de l'articulation du coude. — *, cul-de-sac ... du ligament annulaire — **, fente ... deux feuillets du ligament interosseux.

Il reçoit l'insertion du ligament latéral externe.

Sa circonférence supérieure est plus évasée que sa circonférence inférieure.

Inégalité d'épaisseur de l'anneau.

(1) ... vu que l'anneau de la trochoïde étant plus étroit à son orifice inférieur ... supérieur, l'apophyse odontoïde ... mécaniquement dans cet anneau. Ici la disproportion entre les deux ... est encore plus grande.

rieure, laquelle doit se rompre avec beaucoup plus de facilit… persuadé que, dans la luxation du coude, ce n'est pas le ligame… qui se rompt le plus ordinairement, mais bien la partie antéri… annulaire.

La capsule synoviale est une dépendance de celle du coude.

La *synoviale* de l'articulation radio-cubitale supérieure est un… une sorte de diverticulum de la synoviale du coude ; elle s'é… radius et le cubitus, se prolonge sur la surface interne du lig… déborde inférieurement ce ligament et, arrivée à 2 millimèt… dessous de sa circonférence inférieure, se réfléchit de bas en h… tuer une espèce de cul-de-sac ou de rigole circulaire (*, *fig.*… retient la synovie. Il est à remarquer, d'une part, que ce cul-de… peu en bas le ligament annulaire, d'autre part, que la synovial… radius.

2° Articulation radio-cubitale inférieure.

Préparation. 1° Enlever les muscles de la région antérieure et de la… de l'avant-bras ; 2° séparer la main de l'avant-bras pour découvrir la… ligament triangulaire ; 3° pour bien voir l'intérieur de l'articulation, … sa partie moyenne, diviser le ligament antérieur et le ligament post… deux os de l'avant-bras, et couper le ligament triangulaire à son insert…

Cette articulation, de même que la précédente, est une trochoï…

Surfaces articulaires.

A. *Surfaces articulaires.* — 1° Du côté du radius, petite cavité sig… à celle qui vient d'être décrite à la partie supérieure du cubit… cubitus, pourtour de la petite tête articulaire dans les deux tie… circonférence, qui sont recouverts de cartilage, avec une couche… à la surface. Ainsi, l'articulation radio-cubitale inférieure prés… tion inverse de celle qu'on trouve à l'articulation radio-cub… puisque, dans la première, le radius fournit la tête, et le cu… sigmoïde, tandis que dans la seconde c'est le radius qui fo… sigmoïde, et le cubitus qui présente la tête. Pour être exact, il… l'articulation radio-cubitale inférieure comprend encore l'artic… inférieure de la tête du cubitus, recouverte également de car… fibreux, avec la face supérieure du fibro-cartilage interartic… allons parler dans un instant.

Les ligaments antérieur et postérieur représentent un ligament annulaire incomplet.

B. *Moyens d'union.* — Ce sont 1° quelques fibres lâches éten… en arrière de l'articulation, et qui ont été désignées sous le no… *térieur* et de *ligament postérieur*. Ces fibres, qui représentent un… laire très-imparfait, se fixent, d'une part, aux extrémités ant… rieure de la facette sigmoïde du radius, d'autre part, en avant e… petite tête du cubitus, au voisinage de l'apophyse styloïde. La… du radius et les ligaments antérieur et postérieur constituent… les trois quarts d'un anneau ostéo-fibreux et non point un…

L'articulation radio-cubitale inférieure est une trochoïde.

L'articulation radio-cubitale inférieure est donc une *trochoïde*… dire que les articulations du radius et du cubitus, dans leur… tuent une *trochoïde double* (ginglyme latéral double).

Fibro-cartilage interarticulaire

2° *Fibro-cartilage triangulaire.* — C'est une lame fibro-carti… interposée entre la tête du cubitus et le carpe, et qui unit soli…

des deux os de l'avant-bras. Ce ligament a la forme d'un triangle base s'attache au bord inférieur de la petite cavité sigmoïde du tinue avec le cartilage d'encroûtement de la surface carpienne sommet, formé de tissu fibreux et dirigé en bas, s'insère par deux gents, d'une part, dans l'angle rentrant que forme la petite tête avec son apophyse styloïde autre part, à la petite facette sente, en dehors, le sommet gé (***). Mince à sa base et à lame est épaisse à sa circourtout à son sommet; sa face face inférieure sont légère; cette dernière continue en la face inférieure du radius.

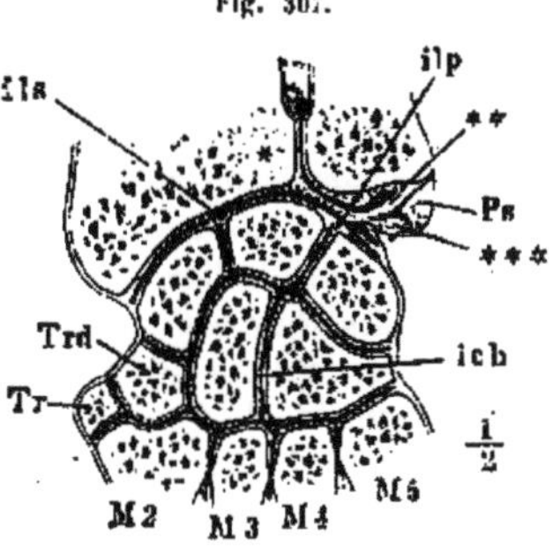

Section verticale et transversale des articulations du poignet (*).

puissamment à maintenir l'u- et du cubitus, sans gêner en ments de pronation et de supi- en outre, pour usage de ré- de la surface radio-cubitale radius débordant inférieure- Sa double utilité.

— Une synoviale isolée appartient à l'articulation radio-cubitale Synoviale. synoviale revêt, non-seulement le pourtour de la surface arti-, mais encore la presque totalité de cette tête moins l'apophyse me, en se réfléchissant, des replis très-lâches, qui permettent de rotation fort étendus. Cette synoviale est commune à l'arti- bitus avec le radius et à l'articulation du cubitus avec le fibro- rticulaire; elle est tout à fait indépendante de la synoviale de poignet.

3° Ligament interosseux.

improprement, le nom de *ligament interosseux* (*fig.* 306) à une Ligament inter-osseux. qui occupe l'intervalle compris entre le radius et le cubitus, pour principal usage de servir à des insertions musculaires. est plus large à sa partie moyenne qu'à ses extrémités, qui ne jusqu'aux limites de l'espace interosseux. En haut et en bas qui, d'une part, sert au passage de nerfs et de vaisseaux, et part, facilite les mouvements du radius sur le cubitus.

l'aponévrose interosseuse sont obliquement dirigées de haut en en dedans, du bord interne ou interosseux du radius et de la face antérieure de cet os au bord externe ou interosseux membrane interosseuse présente ordinairement, à sa face faisceaux dirigés obliquement de haut en bas et de dedans crit généralement sous le nom de *ligament interosseux supé*-rieur, *corde ligamenteuse de Weitbrecht* (*cht*) un faisceau ligamen-

de du cubitus. — **, faisceau ligamenteux supérieur du fibro-cartilage triangu- ligamenteux inférieur. — *ilp*, ligament interosseux scaphoïdo-semi-lunaire. — pyramido-semi-lunaire. — *Tr*, trapèze. — *Trd*, trapézoïde. — *ich*, ligament grand os et l'os crochu. — M[1]... M[5], métacarpiens.

teux qui se voit à sa face antérieure, et qui est obliquement externe de l'apophyse coronoïde du cubitus au côté interne du sous de la tubérosité bicipitale. Sa direction est donc précisément celle des fibres du ligament interosseux.

4° Mécanisme des articulations radio-cubitales.

La double trochoïde radio-cubitale ne permet que des mouvements de rotation.

Ces articulations, comme toutes les trochoïdes, ne permettent espèce de mouvement, savoir, des mouvements de rotation, qui noms particuliers : la rotation en avant est nommée *pronation* arrière s'appelle *supination*.

Ces mouvements doivent être examinés dans l'articulation radio rieure et dans l'articulation radio-cubitale inférieure.

Mouvement de pronation.

a. Articulation radio-cubitale supérieure. — Dans le mouvement bordure articulaire de la tête du radius roule d'avant en arrière cavité sigmoïde du cubitus ; ce mouvement peut être porté assez le radius décrive sur son axe une demi-circonférence (1).

Mouvement de supination.

Dans la supination, la tête du radius tourne sur son axe en sens à-dire que sa partie interne glisse d'arrière en avant sur la petite du cubitus. C'est en avant que le déplacement tendrait à s'effectuer vement de supination était porté trop loin (2).

Dans ces mouvements, le radius tourne autour de la petite tête du cubitus.

b. Articulation radio-cubitale inférieure. — Examinés dans l'articulation cubitale inférieure, les mouvements de pronation et de supination un mécanisme tout à fait inverse, car le radius, au lieu de tourner par un véritable mouvement de rotation, tourne autour de la cubitus par un mouvement de circumduction. Dans le mouvement *tion*, la cavité sigmoïde du radius glisse d'arrière en avant sur la culaire de la petite tête du cubitus ; dans le mouvement de supination en sens inverse. Le centre autour duquel ces mouvements s'exécutent au sommet du ligament triangulaire, qui se meut avec le radius de tension dans aucune de ses parties (3).

(1) Malgré l'obstacle qu'opposent au déplacement, d'une part, la p ligament annulaire, qui est la partie la plus résistante de l'anneau, d' petits crochets qui existent, l'un en avant, l'autre en arrière de la pe du cubitus ; enfin, malgré l'avantage qui résulte, pour la solidité, de l petite tête de l'humérus par la cavité glénoïde du radius, il arrive que ments de pronation forcés, la tête du radius s'échappe en arrière. peut-être, n'est plus fréquent dans l'enfance que la luxation incom supérieure du radius en arrière ; ce qui dépend de la laxité plus grande laire et de l'emboîtement moins parfait de la petite tête humérale radius. La cause déterminante de ce déplacement est la pronation chez les enfants qu'on tient par la main et qu'on veut retenir dans le

(2) Ce déplacement est très-rare, à cause de la saillie en crochet qu mité antérieure de la cavité sigmoïde, et sans doute aussi parce que supination forcé est très-rare. Dugès m'a dit avoir vu la luxation en supérieure du radius et en avoir constaté l'existence par l'autopsie récemment un déplacement incomplet en avant chez un enfant dont on bras en voulant l'habiller : une légère compression exercée d'avant en mité supérieure du radius suffit pour la réduction, qui se fit brusq

Le cartilage inter-articulaire ne limite pas les mouvements.

(3) Ce qui impose des bornes à ces mouvements, ce n'est donc pas

...os. — Les mouvements de pronation et de supination, exa... au corps du cubitus et du radius, présentent, le premier, un ...aigu des deux os, de telle manière que le radius vient, par ...érieure, se porter au-devant du cubitus, tandis qu'il reste en ...rement ; le second, un retour graduel du radius à l'état de pa... cubitus. Dans le mouvement de pronation, le ligament inter... ; dans le mouvement de supination, il est distendu : l'absence ...osseux à la partie supérieure de l'avant-bras, où il est rem... ligamenteuse de Weitbrecht, permet une plus grande étendue ...ents de rotation (1).

État du ligament interosseux dans les mouvements de pronation et de supination.

...l'espace interosseux est une condition indispensable pour l'exé...ements de pronation et de supination. Aussi toute méthode ...les fractures de l'avant-bras, n'a pas pour objet la conserva..., doit-elle être rejetée.

Utilité de l'espace interosseux.

...une question importante : *le cubitus prend-il quelque part aux ...nation et de supination*, ou bien représente-t-il dans ces mou... immobile, autour duquel le radius exécute, en bas, des mouve...uction ?

...sont partagées à cet égard, et les explications ingénieuses n'ont ...étayer l'une ou l'autre manière de voir. Beaucoup d'auteurs ... rôle à de prétendus mouvements latéraux du coude, et Vicq... réfutés, a substitué à ces mouvements latéraux des mouve... et d'extension du coude, auxquels il a donné beaucoup d'im... pronation et la supination. D'autres, avec Winslow, regardent ... de rotation de l'humérus comme s'ajoutant toujours et néces... du radius sur le cubitus pour produire la pronation et la supi... que des hommes d'un aussi grand mérite soient partagés ... aussi simples, aussi faciles à éclaircir par la voie expérimen... que l'expérimentation elle-même, dans des matières semblables, ... à l'erreur. C'est ainsi que Vicq-d'Azyr dit que, si on place l'avant-... sur un plan d'argile, on observera que pendant les mouve-

Opinion de Vicq-d'Azyr.

Opinion de Winslow.

Conséquences erronées déduites d'expériences mal interprétées.

... interarticulaire. Le ligament antérieur et le ligament postérieur peu... les mouvements de rotation par leur résistance, quelque faible qu'elle ... mouvement de pronation forcé, ils peuvent se rompre, et la tête du ... en arrière ; dans les mouvements de supination forcés, la tête du ...placer en avant. Il est à remarquer que, dans le cas de déplacement ... pas la tête du cubitus qui déchire la capsule, c'est la capsule qui ...bitus ; car, ainsi que nous le verrons dans un instant, le cubitus est ... articulations avec le radius et avec le carpe, et ne prend aucune part ...rtiels de l'avant-bras.

... interosseux, dont les fibres sont obliquement dirigées de haut en bas ...itus, se prolongeait jusqu'à la partie supérieure de l'espace inter-...coup les mouvements de supination, en bornant les mouvements ...pitale, à laquelle s'insère un des muscles supinateurs de l'avant-bras, ... corde ligamenteuse, allant s'insérer au-dessous de la tubérosité bici-... une direction oblique de haut en bas, du cubitus vers le radius, ne ... à l'étendue des mouvements de rotation. Weitbrecht (*Syndesmolog.*, ...ère à tort ce ligament comme destiné à limiter le mouvement de supi-...entum (ligamentum teres) quod *chordam cubiti transversalem* voco, ... ne nimis resupinetur. »

ments de pronation et de supination, l'apophyse styloïde du dans le plan d'argile et y imprime une trace plus ou moins place la même apophyse styloïde du cubitus à côté d'une table, cette apophyse s'éloignera de la pointe. Il y a là deux tinctes, le fait et l'explication.

Il est certain que si vous examinez sur vous-même les mouve tion et de supination, il vous semblera, avec les auteurs que que pendant que le radius roule dans un sens, le cubitus rou opposé ; mêmes apparences lorsque vous portez la main sur comme le fait observer Bertin, ne pourrait-il pas y avoir ici illus de la vue et du toucher? Illusion de la vue, car, comme il y a rapports entre les deux os, il peut se faire que nous attribuions portion du mouvement qui appartient au radius, de la même rapportons aux étoiles le mouvement des nuages qui les rivage le mouvement de la barque ; illusion du toucher, car rapporter aux os la locomotion de la peau et des muscles. Enfin nous pas attribuer aux mouvements du radius et du cubitus l'un mouvements qui se passent dans l'articulation du coude ou de l'humérus ?

Expérience décisive. Pour décider la question d'une manière péremptoire, faites vante, qui dispense de toutes les autres : mettez à découvert tou tions du membre supérieur, depuis l'épaule jusqu'à la main ; mérus fixe, dans une immobilité absolue, en le serrant dans verrez de la manière la plus évidente que dans les mouvements de supination qui sont imprimés à l'avant-bras, le radius roule immobile ; essayez de faire exécuter le plus petit mouvement vous n'y parviendrez jamais, l'engrenage de l'articulation du complétement. Si l'humérus n'est pas maintenu dans une immo vous verrez des mouvements de rotation de l'humérus s'ajou ments de rotation des articulations radio-cubitales. Enfin, si l'av la demi-flexion, pendant qu'on lui imprime des mouvements verrez de légers mouvements de flexion et d'extension alternati quer les effets de la pronation et de la supination.

Il résulte de cette discussion que les mouvements de prona tion se passent dans les articulations radio-cubitales, indépen culations du coude et de l'épaule, et que le cubitus est compl aux mouvements de pronation et de supination.

§ 5. — ARTICULATION RADIO-CARPIENNE.

Préparation. — Ouvrir les gaînes fibreuses des tendons fléchisseurs tenseurs, et enlever ces tendons ; en disséquant les ligaments, se rap fibreuses leur adhèrent intimement ou plutôt se confondent avec eux sidérées comme une dépendance de l'appareil ligamenteux de l'articu

L'articulation radio-carpienne, articulation du poignet, app *articulations condyliennes* ou *condylarthroses.*

Surfaces articulaires. Condyle brisé. A. *Surfaces articulaires.* — 1° Du côté de la main, les scaphoïde et le pyramidal constituent un condyle brisé, oblong transve de cartilages articulaires qui se prolongent plus en arrière qu l'avant-bras, surface articulaire concave, également oblongue nt, formée par l'extrémité inférieure du radius et le ligament radius, qui constitue à lui seul près des trois quarts de cette au scaphoïde et aux deux du semi-lunaire, et présente se antéro-postérieure, ainsi trécissement d'avant en ar- lieu qui correspond à l'inter- x os. Le ligament triangu- tiers interne du semi-lunaire al, dont la face articulaire, rigée en haut et en dedans, port avec le ligament latéral à remarquer que la surface appartient à l'avant-bras, est ndue, dans le sens transversal dans le sens antéro-posté- urface articulaire supérieure ces surfaces, sauf celle du ngulaire, sont recouvertes de cartilage hyalin.

Surface concave, complétée par le fibro-cartilage inter-articulaire.

Fig. 308.

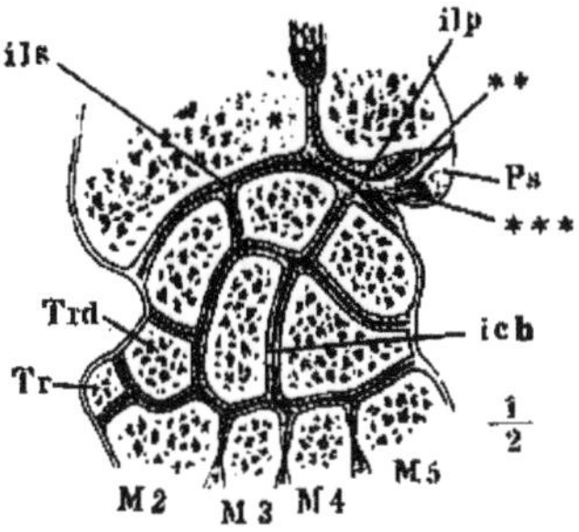

Section verticale et transversale des articulations du poignet (*).

on. — Il existe, pour cette articulation, un ligament latéral externe, téral interne, deux ligaments antérieurs, un ligament postérieur.

Moyens d'union.

latéral externe (*fig.* 309). — Vertical, très-court, il naît du sommet et ise des bords de l'apophyse dius et va s'insérer, en s'élar- externe du scaphoïde, im- n dehors de la surface arti- de cet os. Ce ligament, qui eur, se continue sans ligne de ec le ligament antérieur et nt postérieur.

Ligament latéral externe.

Fig. 309.

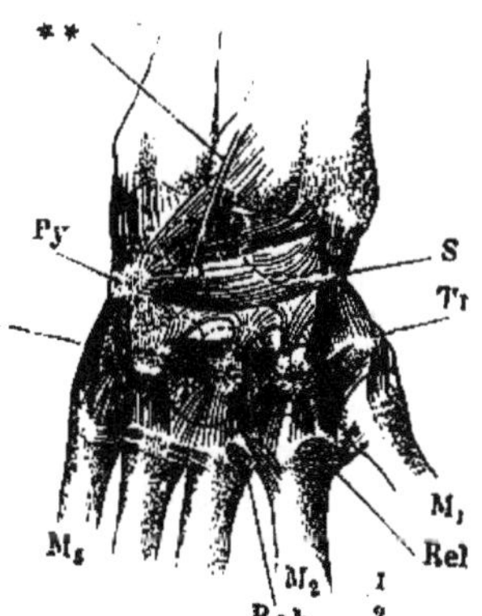

Ligaments postérieurs des articulations de la main (*).

latéral interne. — Il est à décou- qu'on a divisé la gaine tendi- al postérieur ; la synoviale de vet. C'est un cordon cylin- ît du sommet de l'apophyse bitus, dont il semble être le et qui se divise inférieure- faisceaux ; l'un de ces fais- au pisiforme, l'autre, plus la face postérieure du pyra- parait d'abord très-épais ; ise, on voit qu'il est creusé d'une cavité qui communique en

Le ligament latéral interne est creusé d'une cavité cylindrique.

(*) ...loïde du cubitus. — **, faisceau ligamenteux supérieur du fibro-cartilage trian- ... ligamenteux inférieur. — *ilp*, ligament interosseux scaphoïdo-semi-lunaire. — ...ux pyramido-semi-lunaire. — *Tr*, trapèze. — *Trd*, trapézoïde. — *ich*, ligament ... grand os et l'os crochu. — M^2,... M^5, métacarpiens.

(*) ... S, scaphoïde. — *Tr*, trapèze. — M^1, M^2, M^5, métacarpiens. — *Rel*, *Reb*, tendons ... second radial externe, coupés en travers. — *, ligament étendu du pyramidal à ... du cinquième métacarpien. — **, faisceau vertical étendu du radius au grand os.

bas avec l'articulation radio-carpienne, et que son extrémité
tache, non au sommet de l'apophyse styloïde du cubitus, mais
hauteur de cette apophyse, à la manière d'une demi-capsule;
de l'apophyse styloïde est articulaire et encroûté d'une couche
tilage, qu'il est contenu dans la synoviale de l'articulation du
rapport direct avec le pyramidal.

L'apophyse styloïde du cubitus est donc la seule partie de cet
directement à l'articulation du poignet.

3° *Ligaments antérieurs.* — Au nombre de deux, l'un radial, l'

Ligament antérieur radio-carpien.

a) Le *ligament radio-carpien* (*vpa*, *fig.* 310) forme une large cou
apparait aussitôt qu'o
tendons fléchisseurs
de faisceaux distincts
rés par du tissu cell
et des vaisseaux. Ce li
bord antérieur de la
laire inférieure du ra
du bord antérieur de
loïde de cet os. De l
portent obliquement
et de dehors en de
prochant d'autant plus
horizontale qu'elles s
Les fibres les plus ext
crochu et au grand
suivent vont s'insérer
quelques-unes, au py
pisiforme. Les plus é
les plus internes, sem
nuer avec le ligame

Fig. 310.

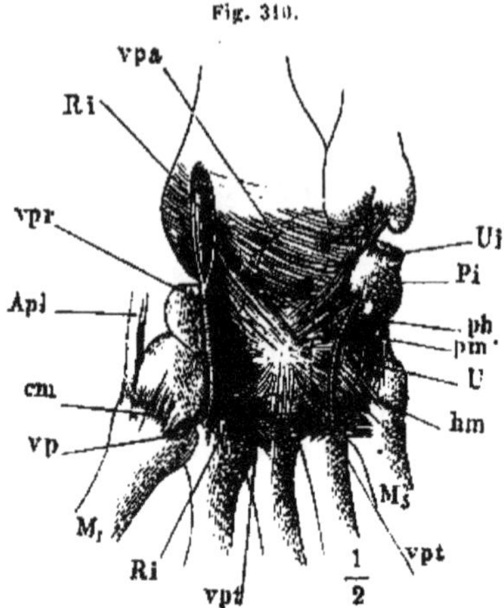

Ligaments antérieurs des articulations de la main (*).

l'articulation radio-cubitale inférieure. Les faisceaux les plus e
plus épais. Ce ligament est composé de plusieurs couches de
plus superficielles sont les plus longues.

Ligament antérieur cubito-carpien.

b) Le *ligament cubito-carpien* a été probablement confondu
avec le ligament latéral interne, ou peut-être leur a-t-il échap
est très-profondément placé. Ce ligament naît, par une extrémi
rainure qui sépare l'apophyse styloïde de la petite tête du cub
du petit ligament qui forme le sommet du fibro-cartilage inte
là, il se porte en bas et en dehors, c'est-à-dire en sens inve
radial, passe sous quelques fibres du ligament antérieur ra
termine en s'irradiant. Les fibres supérieures, horizontales, décr
au-dessous de la tête du cubitus, et vont s'attacher au bord ant
en se confondant avec les fibres du ligament radio-carpien; les

(*) Le ligament annulaire du carpe (*vp*) a été enlevé. — M1, M5, métacarpiens.
ciforme. — *Ui*, tendon du cubital antérieur. — *Ri*, tendon du radial antérieur.
abducteur du pouce. — *vpa*, ligament radio-palmaire. — *vpr*, ligament rayonné
ment étendu du trapèze au premier métacarpien. — *vpt*, ligament carpo-métaca
étendu entre l'os crochu et le cinquième métacarpien. — *pm*, ligament qui va du p
métacarpien. — *ph*, ligament allant du pisiforme à l'os crochu.

...que verticalement en bas, en dehors du pisiforme, et se terminent ...

...*stérieur.* — Il ne peut être séparé de la gaîne fibreuse des tendons ...diaux, avec laquelle il se continue. Il n'y a qu'un seul ligament ...coup moins fort et moins large que le ligament radio-carpien ...liquement étendu du bord postérieur du radius à la face posté...idal et du semi-lunaire (*fig.* 309) ; le faisceau destiné au pyrami...fort. Ce ligament ne recouvre que le tiers environ de la face posté...ulation, tandis que le ligament radio-carpien recouvre la tota...antérieure. Je ferai observer qu'il y a, à l'articulation de la main ... et aux articulations du carpe, prédominance marquée des ...rieurs sur les ligaments postérieurs.

Ligament postérieur.

...e qui peut avoir quelque intérêt, c'est que tous ces ligaments de ...dio-carpienne, tant antérieurs que postérieurs, à l'exception du ...carpien, viennent du radius, et tendent à lier intimement l'ex...ra de cet os à la première rangée du carpe, et par conséquent à ...

...— En arrière, elle est lâche et recouverte en partie seulement ...s que nous venons de décrire ; dans tout le reste du pourtour de ...le est revêtue par des fibres ligamenteuses éparses, qui la forti...présence avait fait admettre, par quelques anatomistes, l'exis...ule orbiculaire pour l'articulation radio-carpienne. Quelque...iale communique avec celle de l'articulation radio-cubitale infé...ouverture qui existe à l'union du fibro-cartilage triangulaire ...rieur de la facette sigmoïde du radius. Complétement isolée, en ...synoviale des articulations médio-carpiennes et carpo métacar...mmunique quelquefois avec cette dernière par les espaces inter...ent les os de la première rangée du carpe.

Synoviale. Fibres ligamenteuses éparses.

Communication de synoviale radio-carpienne avec les synoviales voisines.

...ment des moyens d'union qui viennent d'être décrits, on doit ...concourant à accroître la solidité de cette articulation, en avant, ...muscles fléchisseurs, en arrière, ceux des muscles extenseurs.

...— Cette articulation, appartenant au genre des condyliennes, ...tre mouvements de flexion, d'extension, d'adduction et d'abduc...is mouvement de circumduction, qui n'est que le passage suc...s mouvements à l'autre.

Quatre mouvements.

...ion, le condyle formé par la première rangée du carpe glisse ...sur l'extrémité inférieure de l'avant-bras ; les ligaments pos...ndus, ainsi que les tendons des muscles extenseurs. Quand ce ...exion est porté trop loin, une luxation peut s'opérer par suite ...du ligament postérieur, et alors l'extrémité inférieure des deux ...vient se placer en avant de la surface articulaire des os de la ...du carpe (1).

Mécanisme du mouvement de flexion.

...sion, le condyle formé par le carpe roule d'arrière en avant sur ...ure de l'avant-bras, et comme la surface articulaire du condyle ...en arrière qu'en avant, il en résulte que le mouvement d'ex...e porté plus loin que le mouvement de flexion ; il est limité ...

Mécanisme du mouvement d'extension.

(1) ...des luxations de l'articulation radio-carpienne a été révoquée en doute ; ...ux exemples incontestables.

par les ligaments antérieurs de l'articulation radio-carpienne et [...] latéraux eux mêmes, qui, d'après une disposition généralement [...] plus rapprochés de la face vers laquelle s'opère la flexion que [...] tension.

Il est à remarquer, du reste, que le mouvement d'extension est le plus facile de la main sur l'avant-bras ; on peut en juger par [...] rable dont jouit la main dans l'attitude où elle fait avec l'avant- [...] droit du côté de l'extension, c'est-à-dire en arrière (1).

Abduction. 3° *Dans l'abduction*, le condyle formé par le carpe roule dans le [...] gueur, c'est-à-dire transversalement et de dehors en dedans, [...] radial de la main s'incline sur le bord radial de l'avant-bras ; ce [...] borné par la rencontre mutuelle de l'apophyse styloïde et de l'ap[...] du scaphoïde.

Adduction. 4° *Dans l'adduction*, le bord cubital de la main s'incline vers le [...] l'avant-bras ; ce mouvement est borné par le contact du sommet [...] styloïde avec le pyramidal, ainsi que par la tension du ligament [...]

Vu la grande étendue transversale des surfaces articulaires [...] déplacements permanents sont impossibles dans les mouvements [...] lesquels s'exécutent dans le sens de la plus grande longueur [...] moins n'existe-t-il dans la science aucune observation de luxa[...] poignet.

Circumduction. 5° Le *mouvement de circumduction* n'est que la succession des dive[...] qui viennent d'être indiqués : la main décrit un cône plus étendu [...] postérieure, qui correspond au mouvement d'extension, que dans [...] rieure, qui répond au mouvement de flexion. La portion du cône [...] l'adduction et à l'abduction, est encore bien plus restreinte.

§ 6. — ARTICULATIONS DU CARPE.

Ces articulations comprennent 1° les articulations des os de [...] 2° les articulations des deux rangées entre elles.

I. — ARTICULATIONS DES OS DE CHAQUE RANGÉE.

Préparation. — 1° Enlever les tendons extenseurs et fléchisseurs ; 2° [...] l'avant-bras, puis la première rangée de la seconde, et enfin les os [...] uns des autres, en examinant les moyens d'union avant d'opérer la [...]

Ce sont des amphiarthroses. A. *Surfaces articulaires.* — Les articulations des os de chaque [...] *amphiarthroses* et présentent, en conséquence, une portion con[...] tion contiguë. Les os de la première rangée se correspondent [...] obliques, presque planes ; ceux de la seconde rangée, par des [...] dirigées verticalement et plus étendues (*fig.* 312).

A. *Moyens d'union.* — Deux classes de ligaments appartiennent [...] tions : les uns sont étendus entre les facettes qui se corresp[...]

(1) Nous ferons observer qu'il est presque impossible d'isoler le méca[...] tions du carpe de celui de l'articulation radio-carpienne ; si nous avons [...] nisme isolément, c'est afin de nous conformer rigoureusement à l'ex[...] anatomiques.

[illegible] autres sont *périphériques*, et se divisent en *palmaires* et en *dor*-[illegible]

Ligaments palmaires et dorsaux.

[illegible] *palmaires* et *dorsaux* sont des faisceaux fibreux qui s'étendent [illegible] ou obliquement de chacun des os du carpe à ceux qui lui sont [illegible] ligaments dorsaux sont incomparablement beaucoup moins résis-[illegible] palmaires.

Ligaments inter-osseux.

[illegible] *interosseux* ne présentant pas une disposition exactement [illegible] les deux rangées, nous examinerons successivement ceux de la [illegible] de la seconde.

[illegible] *interosseux de la première rangée* n'occupent que la portion [illegible] facettes qui se correspondent ; ce sont des faisceaux fibreux, [illegible] part, du scaphoïde au semi-lunaire, d'autre part, du semi-[illegible] pyramidal. Ils établissent une séparation entre la synoviale radio-[illegible] rieure, qui passe sur leur face supérieure, et la synoviale géné-[illegible] qui envoie des prolongements en cul-de-sac entre les os de la [illegible]. Quelquefois, cependant, ils sont interrompus en partie et [illegible] ouvertures qui établissent une communication entre ces deux [illegible] ligaments inter-osseux sont rougeâtres, à peine fasciculés, très-[illegible] à permettre des mouvements de glissement assez étendus.

Laxité et interruption fréquente des ligaments interosseux de la première rangée.

[illegible] *interosseux de la seconde rangée* sont beaucoup plus épais que [illegible] ière ; toute la portion non articulaire des facettes par lesquelles [illegible] ondent, est destinée à l'insertion de ces ligaments, qui sont très-[illegible] fibreux plus sec et plus dense que celui qui unit entre eux [illegible] ière rangée. Il résulte [illegible] que les os de la [illegible] sont plus solidement [illegible] que ceux de la première. [illegible] quer, cependant, qu'il [illegible] ligament interosseux [illegible] ïde et le grand os, et [illegible] entre ces deux os [illegible] munication entre la sy-[illegible] du carpe et la syno-[illegible] carpienne.

Densité, force plus grande des ligaments interosseux de la seconde rangée.

Fig. 311.

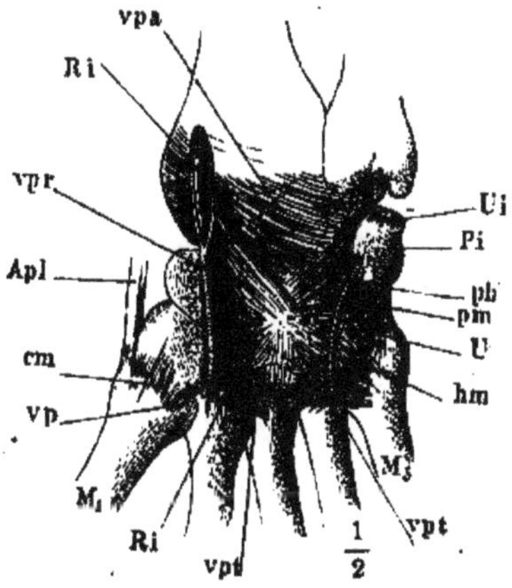

Ligaments antérieurs des articulations de la main (*).

Articulation du pisiforme avec le pyramidal.

[illegible] *pisiforme avec le pyra*-[illegible] description spéciale. [illegible] culation, le pisiforme [illegible] circulaire, presque [illegible] iculé avec la facette [illegible] ramidal ; l'une et [illegible] vertes de cartilage. [illegible] rticulation, qui n'est [illegible] *arthrodie lâche*, pré-[illegible] ments : 1° *deux inférieurs* très-forts ; l'un *externe* (*ph*, *fig*. 311),

(*) [illegible] laire du carpe (*vp*) a été enlevé. — M^1, ...M^5, métacarpiens. — U, crochet de [illegible] du cubital antérieur. — *Ri*, tendon du radial antérieur. — *Apl*, tendon du [illegible]. — *vpa*, ligament radio-palmaire. — *vpr*, ligament rayonné du carpe. — *cm*, [illegible] au premier métacarpien. — *vpt*, ligament carpo-métacarpien. — *hm*, liga-[illegible] crochu et le cinquième métacarpien. — *pm*, ligament qui va du pisiforme au cin-[illegible] *ph*, ligament allant du pisiforme à l'os crochu.

Deux ligaments inférieurs. **Le tendon du cubital antérieur remplace le ligament supérieur.**

obliquement étendu du pisiforme à l'apophyse unciforme de l'o *interne (pm)*, vertical, qui vient s'insérer à l'extrémité supérieu métacarpien. Ces deux ligaments semblent en partie le résulta du tendon du cubital antérieur (*Ui*), tendon qui tient lieu de On peut encore considérer comme faisant partie du ligament ment latéral interne de l'articulation radio-carpienne.

Ligaments antérieur et postérieur.

2° Un ligament *antérieur* et un ligament *postérieur*, minces soutiennent en avant et en arrière la capsule synoviale.

Capsule synoviale.

La *synoviale* est le plus souvent une petite poche isolée; que une dépendance, un prolongement de la synoviale de l'artic pienne. Cette synoviale étant très-lâche et les ligaments peu une grande mobilité de l'articulation.

II. — ARTICULATION DES DEUX RANGÉES DU CARPE ENTRE

Énarthrose carpienne. **Double arthrodie.**

L'articulation des deux rangées entre elles ou articulation méd sente, au milieu, une énarth que côté une arthrodie (fig

A. *Surfaces articulaires.* en une tête ou éminence dans une cavité, disposition caractère propre de l'énar et en dehors de l'énarthro faces planes qui constitue *throdie.*

La tête brisée est formé grand os, réunie à l'apop de l'os crochu. La cavité, est constituée par les facett scaphoïde, du semi-luna dal. Cette cavité, fortem avant et en arrière, est co deux sens par deux ligaments : l'un *antérieur*, l'autre *postérieu* peler *ligaments glénoïdiens*, eu égard à leur position sur le po et à leur usage, qui est d'en augmenter la profondeur.

Fig. 312.

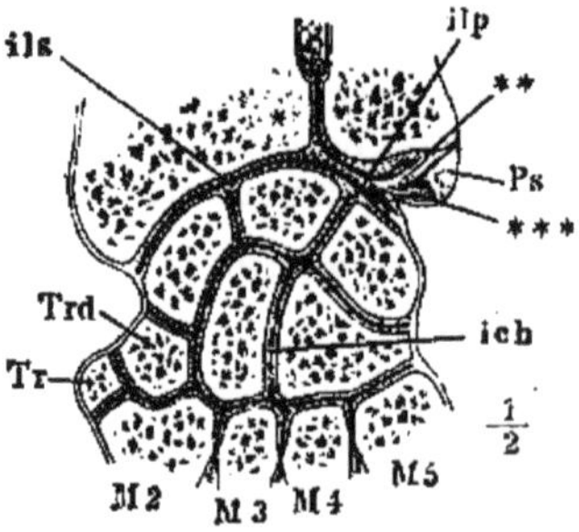

Section verticale et transversale des articulations du poignet (*).

Ligaments glénoïdiens antérieur et postérieur.

Le *ligament glénoïdien postérieur* est composé de fibres trans sèrent à la première rangée, dont ils ferment l'échancrure p *ment glénoïdien antérieur*, beaucoup plus épais que le premi seconde rangée; il se confond avec les ligaments antérieurs d deux rangées entre elles, et s'étend transversalement de l'os en passant au-devant du col et de la tête du grand os.

Ligament antérieur.

B. *Moyens d'union.* — Ils sont constitués par : a). Un *ligament* (*vpr, fig.* 311), très-épais, qui, de la face antérieure du grand os, divergents aux trois os de la première rangée composant la ca

(*) *Ps*, apophyse styloïde du cubitus. — **, faisceau ligamenteux supérieur gulaire. — ***, faisceau ligamenteux inférieur. — *ilp*, ligament interosseux scaph ligament interosseux pyramido-semi-lunaire. — *Tr*, trapèze. — *Trd*, trapézoïde osseux qui unit le grand os et l'os crochu. — M^2,.. M^5, métacarpiens.

reçue la tête du grand os savoir, au scaphoïde, au semi-lunaire

postérieur, qui consiste seulement en quelques fibres oblique- es de la première rangée à ceux de la seconde. Ligament postérieur.

dehors de l'énarthrose carpienne, on trouve une *arthrodie*. voit l'articulation du pyramidal avec l'os crochu, articulation par des surfaces planes, et que fortifient un *ligament postérieur*, *ligament antérieur*, beaucoup plus épais que le précédent, et enfin *al interne*. Arthrodie interne.

l'articulation énarthrodiale de la tête du grand os, se voit l'ar- phoïde avec le trapèze et le trapézoïde. Les surfaces articulaires *scaphoïde*, une espèce de tête ou plutôt une convexité allongée ; et *du trapézoïde*, deux facettes concourant à former une con- elle est reçue la convexité du scaphoïde. Cette petite articulation des ligaments : *deux antérieurs*, partant tous deux du scaphoïde, l'un au trapèze, l'autre au trapézoïde ; *deux postérieurs*, qui disposition que les précédents, mais qui sont beaucoup plus Arthrodie externe. Deux ligaments antérieurs. Deux ligaments postérieurs.

Une synoviale unique, extrêmement lâche, surtout en arrière, articulaires par lesquelles se touchent la première et la seconde synoviale fournit, en outre, autant de petits culs-de-sac qu'il entre les os de chaque rangée, c'est-à-dire qu'elle en fournit deux en haut. Capsule synoviale. Ses prolongements entre les os de chaque rangée.

III. — MÉCANISME DU CARPE.

du carpe doit être considéré au point de vue de la *solidité* de la *mobilité*. Conditions favorables à la solidité.

favorables à la *solidité*, sont : 1° la multiplicité des os du engrènement réciproque des deux rangées : la rangée antibra- dans la rangée métacarpienne, et réciproquement ; 3° les d'union des os de chaque rangée entre eux. Aussi le carpe chocs les plus violents ; ce qui dépend, en grande partie, de la force que subit la cause traumatique dans les nombreuses arti- es.

la *mobilité*, on doit distinguer : 1° les mouvements qu'effectuent entre les os de chaque rangée ; 2° les mouvements des deux ran- Conditions favorables à la mobilité.

des os d'une même rangée les uns sur les autres est à peine est plus marquée, cependant, entre les os de la première ceux de la seconde, qui se meuvent comme ne faisant qu'une Glissement léger des os de chaque rangée.

des deux rangées l'une sur l'autre est, au contraire, plus re- articulation énarthrodiale de la tête du grand os n'exécute de en avant et en arrière ; les arthrodies qu'on observe de chaque ne lui permettent aucun mouvement de latéralité. Le mou- est très-borné, à raison de la résistance des ligaments anté- tion. Le mouvement de flexion est beaucoup plus considéra- porté assez loin pour déterminer la luxation de la tête du grand Mobilité remarquable des deux rangées l'une sur l'autre. De l'énarthrose carpienne. Étendue du mouvement de flexion.

os en arrière. Le peu d'épaisseur et la laxité des ligaments posté[illegible] la laxité de la synoviale en arrière, expliquent la facilité des [illegible] cette articulation dans le sens de la flexion. Il importe de re[illegible] narthrose carpienne prend une part plus considérable aux mouve[illegible] de la main que l'articulation radio-carpienne elle-même, circo[illegible] du plus haut intérêt pour l'intelligence du mécanisme du carp[illegible]

Le mouvement de flexion de la main se passe en grande partie dans l'articulation des deux rangées.

§ 7. — ARTICULATIONS DU MÉTACARPE.

Séparés les uns des autres au niveau de leurs corps, les méta[illegible] entre eux par leurs extrémités. En outre, le métacarpe s'articu[illegible] Nous allons examiner successivement les articulations : 1° des [illegible]

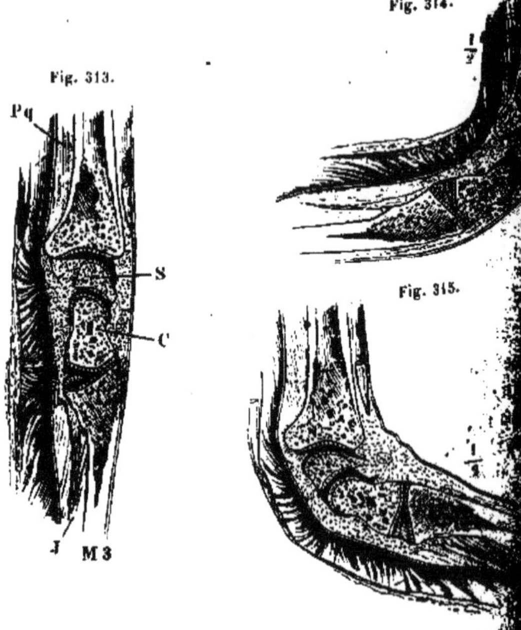

Sections verticales antéro-postérieures des articulations de la main, [illegible] *du milieu* (*).

piennes des métacarpiens, 2° de leurs extrémités digitales, 3° [illegible] avec le carpe.

1° Articulations des extrémités carpiennes des méta[illegible]

Ce sont des *symphyses* ou *amphiarthroses*.

(*) S, scaphoïde. — C, grand os. — M^3, troisième métacarpien. — Pq, [illegible] J, muscle interosseux.
Fig. 313. — La main dans la direction de l'avant-bras.
Fig. 314. — La main fléchie.
Fig. 315. — La main renversée en arrière.

Surfaces articulaires.

ulaires. — Elles occupent les parties latérales de l'extrémité car-
tacarpiens et sont en partie contiguës, en partie continues. La
se présente sous l'aspect d'une facette encroûtée de cartilage,
la facette qui s'articule avec le carpe. La partie destinée à être
rugueuse.

ion. — Ils sont *interosseux*, *dorsaux* et *palmaires*.

Ligaments inter-osseux.

interosseux sont des faisceaux fibreux courts et serrés, extrême-
interposés entre les portions rugueuses des facettes latérales de
piens voisins. Ils constituent le moyen principal d'union de ces
peut s'en assurer en essayant de séparer les métacarpiens après
ligaments dorsaux et palmaires.

Ligaments dorsaux et palmaires.

dorsaux (*fig.* 309) et *palmaires* (*fig.* 310) consistent en faisceaux
ersalement étendus de l'un à l'autre métacarpien. Les ligaments
beaucoup plus considérables que les dorsaux.

Articulations des extrémités digitales des métacarpiens.

extrémités digitales des os du métacarpe ne soient pas articulées
proprement parler, cependant, comme ces extrémités sont conti-

Fig. 316.

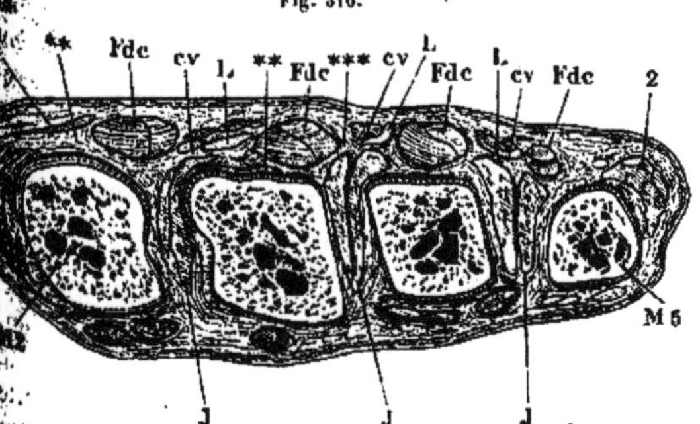

horizontale de la main, passant par les têtes des métacarpiens (*).

Ligament transverse du méta-carpe.

tent des mouvements les unes sur les autres, une synoviale revêt
ontiguës et favorise leurs mouvements ; en outre, un *ligament trans-*
(*cv*, *fig.* 316) est étendu transversalement au-devant de ces extré-
unit lâchement, mais solidement, les unes aux autres. Ce ligament
aux quatre derniers métacarpiens; le métacarpien du pouce en est
peut considérer ce ligament comme une dépendance des liga-
des articulations métacarpo-phalangiennes, destinée à établir
entre ces ligaments. Il est, du reste, extrêmement puissant et s'op-
cement à l'écartement des doigts. Libre par son bord inférieur,
par son bord supérieur, et avec l'apnévrose interosseuse pal-
languettes digitales de l'aponévrose palmaire superficielle. Pour
ouvert et bien étudier ses connexions avec les ligaments antérieurs

(*) ... et cinquième métacarpiens. — *J*, muscles interosseux. — L, muscles lombricaux.
... fléchisseurs des doigts. — 2, éminence hypothénar. — *cv*, ligament transverse pal-
...vrose palmaire profonde. — ***, cloisons qui séparent les gaines de la face palmaire.

de l'articulation métacarpo-phalangienne, il suffit d'ouvrir les g
des tendons fléchisseurs des doigts et d'enlever les petits musc
les nerfs et les vaisseaux collatéraux des doigts.

Aponévrose interosseuse palmaire. Ligament transverse dorsal.

On peut considérer l'*aponévrose interosseuse palmaire* comme
rapport au corps des métacarpiens, le ligament interosseux de
pourrait, à la rigueur, considérer comme un *ligament transverse d*
moins fort que le précédent, le bord inférieur épaissi de l'ap
osseuse dorsale, laquelle se continue avec les tendons des musc

Les muscles interosseux complètent, ainsi que nous le verrons, l
nion des os du métacarpe entre eux.

3° Articulations carpo-métacarpiennes.

Ces articulations sont formées, d'une part, par les facettes inf
la deuxième rangée du carpe, d'autre part, par les facettes d
rieure des os métacarpiens.

On peut les considérer comme formant une seule articulation à surface brisée.

Nous pouvons considérer toutes les articulations carpo métac
constituant une seule et même articulation à surface brisée. L
trapèze avec le métacarpien du pouce et celle du cinquième m
l'os crochu méritent seules une description spéciale.

I. *Articulations du deuxième, du troisième et du quatrième métacar*

A. *Surfaces articulaires.* — L'articulation du deuxième, du trois
trième métacarpien avec le carpe nous présente une ligne sinueuse
peut-être assujettir à des règles de désarticulation, si cette désart
sait offrir quelque utilité. Elle constitue une *arthrodie* serrée, à su

Arthrodie serrée, à surface anguleuse.

Fig. 317.

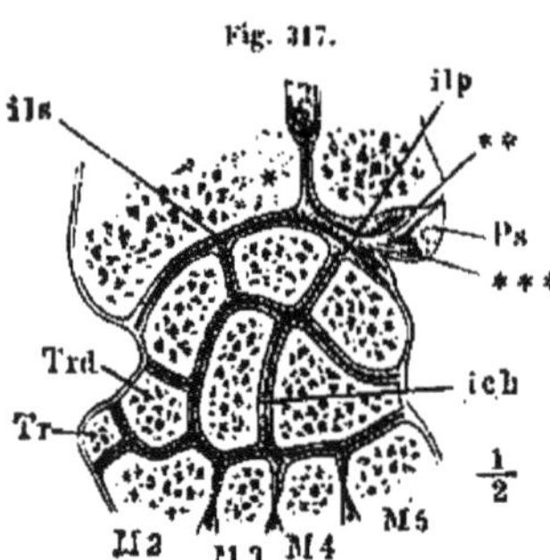

Section verticale et transversale des articulations du poignet (*).

L'articulation du quatriè
sième métacarpien avec l'o
grand os correspondant fo
assez régulière, à concavité to
mais le deuxième métacarpie
une triple facette avec le tr
pézoïde et le grand os, prése
anguleuse. Ce deuxième m
boîte, par une surface concave
ment, la facette concave e
trapézoïde, et s'articule pa
latérales avec le trapèze et l
sorte qu'il entre, pour ains
carpe par deux saillies ang
dans l'intervalle des trois o
s'articule. Il suit de là que l

Le deuxième métacarpien entre dans le carpe.

carpo-métacarpiennes des trois métacarpiens moyens présent
surfaces concaves et convexes favorables à la mobilité, mais bi
anguleuses, qui témoignent du peu de mobilité de ces articula

B. *Moyens d'union.* — Des ligaments, distingués en *dorsaux* e
uns et les autres très-forts, très-courts, très-serrés, maintiennent

(*) *Ps*, apophyse styloïde du cubitus. — **, faisceau ligamenteux supérieur du
gulaire — *** faisceau ligamenteux inférieur. — *ilp*, ligament interosseux scap
ils, ligament interosseux pyramido-semi-lunaire. — *Tr*, trapèze — *Trd*, trap
interosseux qui unit le grand os à l'os crochu. — M2,.... M5, métacarpiens.

...rapport tellement intime que ces articulations présentent l'im-...physes.

Ligaments dorsaux.

...*dorsaux* (*fig.* 318). — Beaucoup plus forts que les ligaments pal-... de plusieurs couches superposées, dont les plus profondes sont ... Pour l'articulation du deuxième métacarpien, il existe trois li-...: un *moyen*, étendu du trapézoïde à cet os, un *externe*, qui

Au nombre de trois pour le 2e méta-carpien.

Fig. 318.

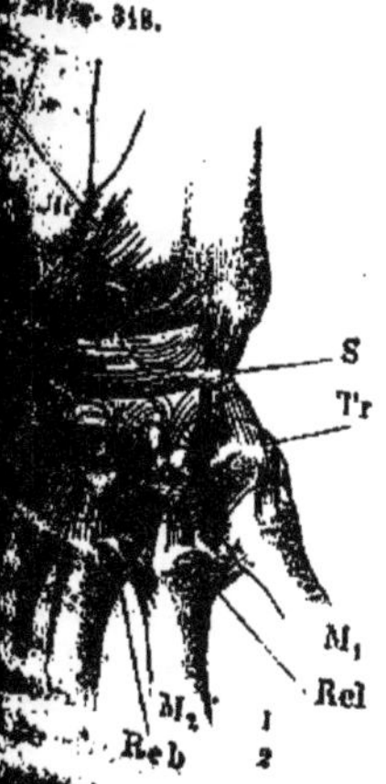

...*rieurs des articula-* ...*de la main* (*).

Fig. 319.

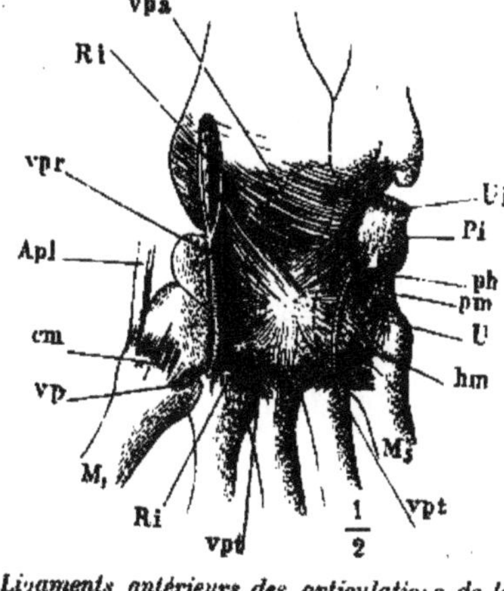

Ligaments antérieurs des articulations de la main (**).

...e et qui cache l'insertion du tendon du premier radial externe, ...qui vient du grand os ; le premier est vertical, les deux derniers ... Pour l'articulation du troisième métacarpien, il existe deux liga-...: l'un *vertical*, qui vient du grand os, l'autre *oblique*, qui vient ... Pour celle du quatrième métacarpien existe un ligament dorsal ...plus lâche que les précédents.

Au nombre de deux pour la 3e.

Un seul pour le 4e.

Ligaments palmaires.

...*palmaires* (*fig.* 319). — Ils sont beaucoup moins prononcés que les ...qui contraste avec les ligaments palmaires du carpe. On n'en ...pour le deuxième métacarpien : le tendon du radial antérieur ...lieu. Pour l'articulation du troisième métacarpien existent trois ...*externe*, qui vient du trapèze, un *moyen*, qui vient du grand os, ...vient de l'os crochu. Enfin, pour l'articulation du quatrième ...il y a un ligament palmaire, qui vient de l'os crochu.

Au nombre de trois pour le 3e méta-carpien.

Ligament inter-osseux ou latéral.

...*interosseux*. — Il existe, pour les articulations du troisième méta-...carpe, un ligament interosseux ou latéral, qui naît du grand os ...

(*) ... — S, scaphoïde. — Tr, trapèze. — M1, M2, M5, métacarpiens. — Rel, Reb, tendons ... et second radial externe, coupés en travers. — *, ligament étendu du pyramidal à ... du cinquième métacarpien. — (**), faisceau vertical étendu du radius au grand os. ...ulaire du carpe (vp) a été enlevé. — M1, M5, métacarpiens. — U, crochet de l'un-... du cubital antérieur. — Ri, tendon du radial antérieur. — Apl, tendon du long ... — vpa, ligament radio-palmaire. — vpr, ligament rayonné du carpe. — cm, liga-... au premier métacarpien. — vpt, ligament carpo-métacarpien. — hm, ligament ...crochu et le cinquième métacarpien. — pm, ligament qui va du pisiforme au cinquième ... ligament allant du pisiforme à l'os crochu.

et un peu de l'os crochu, et va s'insérer au côté interne du trois
pien ; ce ligament isole souvent complétement les articulations
niers métacarpiens, qu'on pourrait alors extirper avec la plus g
sans toucher aux autres articulations carpo-métacarpiennes. Le li
osseux, étant destiné au troisième métacarpien, qui est déjà p
ments très-forts, renforce singulièrement l'articulation de cet os

Synoviale dépendante de la synoviale carpienne.

C. *Synoviale*. — La synoviale des articulations carpo-métacarp
dépendance de la synoviale médio-carpienne, et se prolonge
extrémités supérieures des os du métacarpe ; comme, d'autre part
du carpe communique quelquefois avec l'articulation radio-carp
çoit quels ravages peut produire l'inflammation, lorsqu'elle enva
des points de cette synoviale.

II. *Articulation carpo-métacarpienne du pouce*.— Cette articulation
et complète
autres
métacarpie
quable par
surfaces art
emboîtement
le trapèze,
transversale
d'avant en
premier mét
est convexe
sens opposés
Elle est le ty
tions par
proque.

Fig. 320.

Section verticale et transversale de l'articulation carpo-métacarpienne du pouce (*).

Fig. 321.

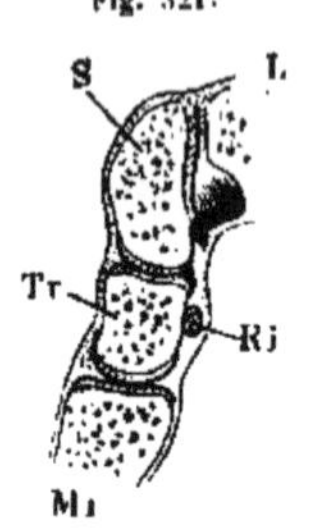

Section verticale antéro-postérieure de l'articulation carpo-métacarpienne du pouce (**).

Elle est le type des articulations par emboîtement réciproque.

Capsule fibreuse.

Pour *moyens d'union*, une *capsule fibreuse orbiculaire*, interromp
et remplacée même quelquefois, dans ce sens, par le tendon de
du pouce ; capsule orbiculaire qui est beaucoup plus épaisse e
avant, et assez lâche pour permettre des mouvements étendu

Synoviale.

sens. A cette articulation appartient une *synoviale* isolée, dont les
d'une grande importance, sont les suivants : 1° en arrière, les
seurs du pouce ; 2° en dehors, le tendon épanoui de l'abducteur
les muscles interosseux et l'artère radiale, au moment où elle
paume de la main pour devenir arcade palmaire profonde ;
muscles de l'éminence thénar.

III. *Articulation carpo-métacarpienne du cinquième métacarpien*. —
du cinquième métacarpien avec l'os crochu a beaucoup d'analo
cédente. On trouve, entre l'os crochu et l'extrémité supérieure

Emboîtement réciproque imparfait.

carpien, une sorte d'*emboîtement réciproque*, analogue à celui qu
premier métacarpien et le trapèze. En outre, une *capsule orbi*

Capsule fibreuse lâche.

taire, très-forte en avant, mince en arrière, incomplète en deh
la présence du quatrième métacarpien, capsule fibreuse assez l
en rapport les surfaces articulaires. Le tendon du cubital post

(*) Tr, trapèze. — Trd, trapézoïde. — M1, premier métacarpien. — M2, deuxième
(**) S, scaphoïde. — Tr, trapèze. — M1, premier métacarpien. — L, semi-lun
muscle radial antérieur.

...ticulation, de la même manière que le tendon du long abduc-... fortifie l'articulation du trapèze avec le premier métacarpien. ...de cette articulation se continue avec celle de l'articulation du ...carpien.

Synoviale.

...la rigueur, considérer le quatrième et le cinquième métacar-...formant avec l'os crochu une seule et même articulation, et le li-...eux ou latéral comme complétant la capsule orbiculaire de cette ...une autre part, le deuxième et le troisième métacarpien forment ...os, le trapézoïde et une petite facette du trapèze, une articulation ...Enfin une autre articulation est propre au premier métacarpien ...en tout trois articulations distinctes pour les articulations carpo-..., dont une à surfaces articulaires simples, et deux à surfaces ...isées.

Les articulations carpo-métacarpiennes forment trois articulations distinctes.

...° Mécanisme des articulations carpo-métacarpiennes.

...me des articulations carpo-métacarpiennes doit être étudié au ...de vue de la solidité et de la mobilité.

...de *vue de la solidité*, les os du métacarpe se prêtent un mutuel ap-...ent en commun à l'action des corps extérieurs ; aussi ne sont-ils ...se fracturer que par l'action de causes assez violentes pour en ...à la fois. Pour que l'un d'eux se fracture seul, il faut qu'il soit ...on d'une cause fracturante qui agisse isolément sur lui. Ainsi, ...cture du troisième métacarpien produite par la chute d'une ba-...artifice.

Solidarité des os métacarpiens.

...e au métacarpe une si grande solidité, ce n'est pas seulement la ...ultanée des diverses pièces qui le constituent, ce sont encore les ...qui unissent ces pièces entre elles et qui deviennent le siége d'une ...force pour la cause fracturante, une partie de cette force étant ...duire un glissement des surfaces articulaires.

Les articulations des métacarpiens entre eux augmentent la solidité du métacarpe.

...de *vue de la mobilité*, ces articulations, qu'on pourrait appeler des ...gileuses serrées, ne jouissent que de mouvements de glissement ...qui dépend de la disposition anguleuse des facettes articulaires, de ...la ligne articulaire commune, de la force et de la brièveté des ...

Mobilité presque nulle.

...mobilité des différents os du métacarpe est bien loin d'être la ...l'articulation du trapèze avec le premier métacarpien tient le ...elle est en quelque sorte hors ligne, sous ce rapport comme sous ...tion, et mérite une description particulière. En second lieu, vient ...cinquième métacarpien ; en troisième lieu, l'articulation du ...aux articulations du deuxième et du troisième métacarpien, ...mobilité des symphyses.

Différences des articulations carpo-métacarpiennes sous le rapport de la mobilité.

...mécanisme des articulations du premier et du cinquième mé-...carpe.

...du *trapèze avec le premier métacarpien*. — Il résulte de l'emboîte-...des surfaces articulaires, que cette articulation permet la ...on, l'abduction, l'adduction et, par conséquent, la circumduction. ...pas directe, mais oblique en dedans et en avant ; c'est cette ...qui constitue le *mouvement d'opposition*, mouvement caractéris-

Le mouvement d'opposition n'est autre chose qu'une flexion oblique.

tique de la main, très-étendu, et dont l'exagération peut ame en arrière, d'autant plus facilement que le ligament orbic d'épaisseur dans ce sens.

Étendue du mouvement d'extension.

L'*extension* peut être portée au point que le premier méta angle droit avec le radius. La théorie conçoit la possibilité de avant par suite de ce mouvement ; mais un bien petit nombre d à exagérer l'extension, et d'ailleurs la moitié antérieure du liga est extrêmement résistante ; aussi n'existe-t-il dans les auteurs positif de cette luxation (1).

Étendue du mouvement d'abduction

Quant à l'*abduction*, elle est très-étendue et son exagération luxation en dedans ; car le trapèze étant placé sur un plan a du métacarpe, les os métacarpiens voisins ne mettent aucun placement.

Enfin l'*adduction* directe est bornée par la rencontre du de pien.

Elle présente le vestige des mouvements de l'articulation du 1er métacarpien.

b) *Articulation du cinquième métacarpien avec l'os crochu.*—Cette sente, en quelque sorte, le vestige des mouvements de l'art dente ; comme cette dernière, elle serait exposée aux luxation sentait des connexions intimes avec les autres métacarpiens ; la même cause qui tend à déplacer le cinquième métacarpien à déplacer le quatrième.

§ 8. — ARTICULATIONS DES DOIGTS.

Elles comprennent : 1° les articulations des doigts avec les 2° les articulations des phalanges entre elles.

1. — ARTICULATIONS MÉTACARPO-PHALANGIENNES.

Ces articulations appartiennent au genre des *condyliennes*.

Condyle.

A. *Surfaces articulaires.* — Du côté des métacarpiens, tête l'autre ou condyle, allant en s'élargissant de la face dorsale à la et se prolongeant beaucoup plus dans ce dernier sens, où elle tige d'une division en deux condyles (*fig.* 322 et 323). Du côté

Cavité glénoïde.

phalanges, cavité peu profonde, *cavité glénoïde*, oblongue ayant par conséquent son grand diamètre dirigé perpendiculair diamètre de la tête métacarpienne, qui est allongée d'avant à une tête oblongue d'avant en arrière correspond une cavité o

Opposition des grands diamètres articulaires

salement. Cette disposition est avantageuse à l'étendue des flexion et d'extension, non moins qu'à celle des mouvements, mouvements sont aussi considérables qu'ils le seraient dans dont les surfaces auraient, dans tous les sens, des diamètres les plus grands diamètres des surfaces de l'articulation métacar

Ligament antérieur ou glénoïdien, ou capsulaire.

B. *Moyens d'union.* — 1° *Ligament antérieur* ou *glénoïdien.* — Il portion que nous venons d'indiquer entre les surfaces articula glénoïde de la première phalange ne correspond qu'à la moitié

(1) Un seul, cependant, est rapporté par A. Cooper : l'os métacarpi dedans, entre le trapèze et l'extrémité supérieure du deuxième métaca saillie vers la paume de la main ; le pouce était renversé en arrière.

...re du métacarpe ; or, le *ligament antérieur*, confondu par les ...tes avec la gaine fibreuse des tendons fléchisseurs, rattaché ...s fois à l'articulation par Bichat, a bien évidemment pour des-

Fig. 323.

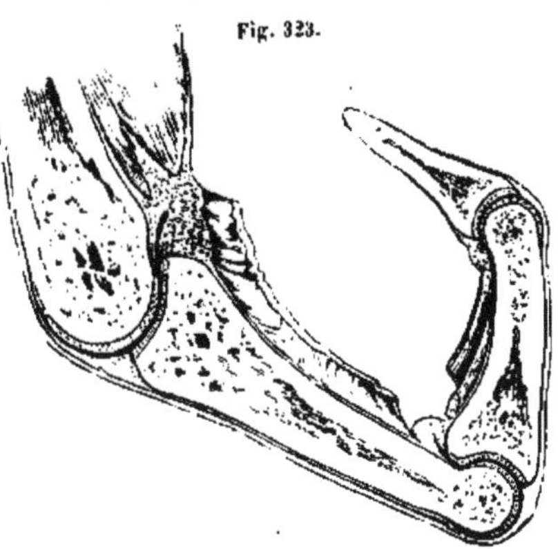

Même section, les articulations étant fléchies.

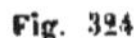

Fig. 324.

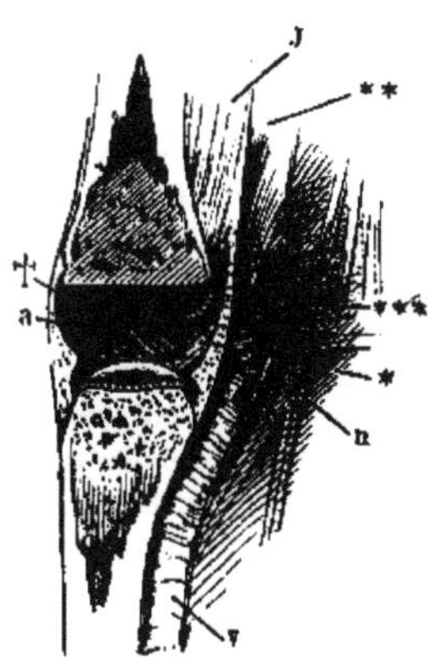

...rieure du doigt ...métacarpien cor-

Section verticale antéro-postérieure de l'articulation métacarpo-phalangienne (**).

...ter la cavité de réception du condyle métacarpien ; sous ce ...it le nom de *ligament glénoïdien.*

...maire de l'articulation, creusé en gouttière antérieurement, ... tendons fléchisseurs, ce ligament est concave et comme *demi-* Ses rapports.

...seur commun des doigts. — *Fds, Fdp*, tendons du fléchisseur commun super... commun profond des doigts. — *v*, ligaments vaginaux des tendons fléchisseurs. ... — **, aponévrose profonde du dos de la main.

...pien a été enlevée, ce qui permet de voir la face interne des ligaments. — ... — *a*, ligament latéral. — J, muscle interosseux. — *v*, ligament vaginal des ... tendons ont été enlevés. — N, nerf. — *, ligament glénoïdien. — **, aponévrose ..., cloisons fibreuses des gaînes vasculaires et nerveuses.

capsulaire en arrière, pour répondre au condyle métacarpien. Il ses bords latéraux, non-seulement avec le ligament transv qui en est une dépendance (*fig.* 324), mais encore avec la fléchisseurs et avec les ligaments latéraux de l'articulation. Pa rieur, le ligament glénoïdien se continue avec l'aponévrose maire et avec les languettes digitales de l'aponévrose palmaire chement uni, par quelques fibres ligamenteuses, au col rétré tête du métacarpien, et se moule exactement sur ce col. ar so il est solidement fixé à la partie antérieure du pourtour de la su de la première phalange.

Son bord supérieur se moule sur le col du métacarpe.

Sa texture. Le ligament antérieur ou glénoïdien est très-épais, très-résist bres entre-croisées en sautoir, d'un aspect nacré, et offre presq

Os sésamoïde. cartilage. J'ai trouvé plusieurs fois un os sésamoïde dans l'épai glénoïdien de l'index et du médius. Nous devons considér neuse tout entière des tendons des muscles fléchisseurs comme ce ligament antérieur, et ne pas négliger ces tendons dans moyens de solidité de l'articulation du côté de la flexion.

Ligaments latéraux. Leurs insertions. 2° *Ligaments latéraux.* — Il existe pour cette articulation deux extrêmement résistants, un interne et un externe (*fig.* 325, *a*). tubercule très-prononcé que présente arrière, l'extrémité inférieure des méta dépression très-remarquable qui se trou en avant de ce tubercule ; de là, ces lig

Leur obliquité. très-obliquement d'arrière en avant et, sous la forme d'une bandelette très-fo aspect nacré, qui va s'élargissant et s' terminer 1° à un tubercule que présente et en avant, le pourtour de l'extrémité première phalange ; 2° par ses fibres bords du ligament antérieur.

Fig. 325.

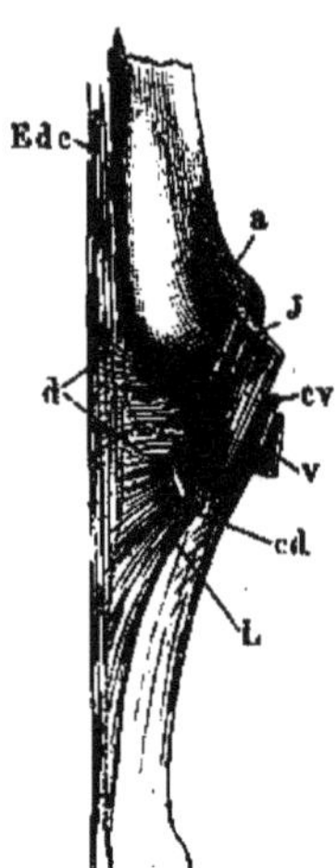

Articulation métacarpo-phalangienne vue de profil (*).

Ils sont tendus dans la flexion. Ces ligaments latéraux sont donc très gés du tubercule postérieur de l'extré métacarpe au tubercule antérieur de rieure de la première phalange. Le fai relâché dans l'extension, est tendu par peut pas être portée, sans rupture, au droit ; le faisceau glénoïdien est, au con le mouvement d'extension.

Une remarque intéressante, c'est que l externe est de beaucoup plus fort que le interne ; le premier s'insère, non-seulem mais encore à la totalité de la dépre

Point de ligament dorsal. Disposition du tendon extenseur qui en tient lieu. Il n'y a point de ligament dorsal prop le tendon extenseur correspondant en tient évidemment lieu. au niveau de l'articulation, se rétrécit, en se ramassant en

(*) *Edc*, tendon de l'extenseur commun des doigts. — *d*, fibres horizontales contre l'articulation. — L, tendon du muscle lombrical. — *cd*, fibres transversa la face dorsale. — *v*, ligament vaginal des tendons fléchisseurs. — *cv*, ligament J, tendon du muscle interosseux. — *a*, ligament externe.

former un cordon épais, d'une extrême densité. De chaque bord de ligament, part une expansion aponévrotique, qui vient s'in- de l'articulation (*d*, *fig*. 325).

Synoviale.

— Extrêmement lâche, surtout du côté de l'extension, elle n'adhère tendon, se replie sur elle-même dans l'extension, s'étend dans la la face interne des ligaments latéraux et du ligament glénoï- perdre sur la circonférence des cartilages.

Os sésamoïdes.

métacarpo-phalangienne du pouce sont annexés, en avant, deux os l'on rencontre constamment dans l'épaisseur du ligament an- donnent insertion au faisceau supérieur des ligaments latéraux muscles propres du pouce.

...e manière générale et dans leur ensemble, les articulations mé- ...iennes sont disposées suivant une courbe à convexité inférieure. un peu rentrante au niveau de la tête du quatrième métacarpien, moins bas que celles des métacarpiens de l'index et du médius.

Elles exécutent quatre mouvements, dont deux limités.

— Prenons pour exemple l'articulation métacarpo-phalangienne près la disposition des surfaces articulaires, il est évident que doit exécuter des mouvements dans les quatre sens principaux ent, des mouvements de circumduction. On peut même inférer pure et simple de ces surfaces que les mouvements de flexion étendus, les mouvements d'extension beaucoup moins limités grand nombre d'articulations, vu la disposition demi-capsulaire érieur ; les mouvements latéraux ou d'abduction et d'adduction, peu étendus. La disposition des ligaments confirme pleine- fournies par la configuration des surfaces. Je ferai d'ailleurs par une exception bien rare, dans les mouvements qu'exé- ce n'est pas la tête qui se meut sur la cavité, mais bien la sur la tête.

Limites des mouvements de flexion.

la première phalange glisse d'arrière en avant sur la tête du espondant ; le tendon extenseur est soulevé par la tête sail- carpien, les fibres phalangiennes des ligaments latéraux sont ce mouvement de flexion est un peu plus étendu pour le ulaire et l'auriculaire que pour les autres doigts.

Mécanisme des mouvements d'extension.

la phalange glisse d'avant en arrière sur la tête du métacar- répondant presque en entier au ligament antérieur, que nous osé en demi-capsule fibreuse, ce sont les fibres glénoïdiennes aux qui sont tendues. L'extension est limitée par le ligament ulaire et par le faisceau glénoïdien des ligaments latéraux.

Limites des mouvements d'extension ou de flexion en arrière.

jà énoncé, la gaîne du tendon et l'aponévrose palmaire, qui érieur du ligament glénoïdien, concourent puissamment à la ation et limitent également le mouvement dont il s'agit. que le bord supérieur du ligament glénoïdien forme une ou de collier, qui entoure, presque sans adhérence, le col du espondant. Or, suivant que ce bord supérieur sera plus ou ant que le ligament antérieur aura plus ou moins de laxité, extension sera plus ou moins considérable. Chez tous les su- peut être porté jusqu'à la flexion en arrière à angle obtus : jusqu'à la flexion en arrière à angle droit; chez un plus pe- un déplacement incomplet, que la moindre contraction

Le ligament demi-capsulaire forme une espèce de collier qui ne se déchire pas toujours dans la luxation.

musculaire fait cesser. Eh bien ! si le mouvement d'extension es[t] pour cela il faut une violence considérable), la tête du mét[a] l'espèce de collier que forme le bord supérieur du ligament ca[p] bres antérieures des ligaments latéraux, et il le franchira, tantôt largement, tantôt en mettant seulement en jeu son exten[si] deux cas, il y aura luxation de la première phalange en arri[ère] tacarpien en avant. Lorsque le collier n'est pas déchiré, la rédu[c] tion est presque impossible, parce que le ligament antérieur s'interposer entre les surfaces articulaires (1).

On remarquera que l'articulation métacarpo-phalangienne seule qui ne présente pas la flexion en arrière, ce qui tient au défaut de laxité de son ligament antérieur ou capsulaire. P[o] lation, le mouvement d'extension ne dépasse pas la ligne droi[te] la rapproche des articulations des phalanges entre elles.

L'*adduction* et l'*abduction* consistent dans de simples mouve[ments] ment latéraux, bornés par la rencontre des autres doigts.

II. — ARTICULATIONS PHALANGIENNES DES DOIGTS.

Articulation trochléenne.

Ce sont des articulations *trochléennes* (ginglymes angulaires pour chaque doigt, deux articulations de ce gen[re] du pouce, qui n'en présente qu'une seule.

Fig. 326.

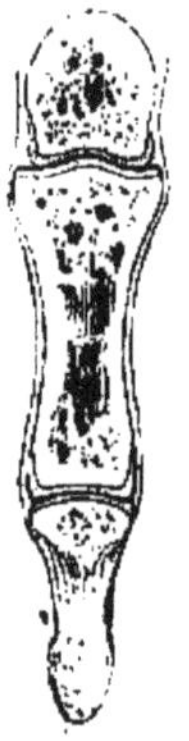

Section verticale et transversale des articulations phalangiennes.

Trochlée.

A. *Surfaces articulaires.* — L'extrémité infé[rieure de la pre]mière phalange, aplatie d'avant en arrière, *trochlée*, qui va s'élargissant de la face dorsale à et qui se prolonge beaucoup plus dans ce derni[er] le premier. Pour avoir une bonne idée de la gienne, représentez-vous l'extrémité inférieure cette différence que les deux condyles de la séparent pas l'un de l'autre et que la courbe des langiens appartient à une circonférence régu[lière] que celle des condyles fémoraux n'appartient circonférence dans la partie postérieure et dans rieure, où elle se rapproche de la ligne droite, les cavités glénoïdiennes peu profondes du tib[ia] deuxième phalange, laquelle est également a[platie d'avant en] arrière, nous trouvons deux petites *cavités glén[oïdes]* une crête antéro-postérieure ; cette crête rép[ond à] la poulie, et les cavités glénoïdes aux deux p[arties] diamètre transversal des deux os est à peu

Deux cavités glénoïdes.

Crête antéro-postérieure.

(1) Telle est, je crois, la raison anatomique de la difficulté, et même [de l'im]possibilité de la réduction des luxations en avant de l'articulation méta[carpo-phalangienne] du pouce et des autres doigts. On a vu les praticiens les plus habiles ment dans cette réduction, et plus particulièrement dans celle de la la gangrène et la mort survenir par suite des tentatives immodérées avaient été faites. Je suis persuadé que la section verticale du ligam[ent gle]noïdien ferait cesser immédiatement toute difficulté.

(2) Voyez, pour plus de détails, *Étude sur les articulations pha[langiennes]* Jarjavay (*Archives générales de médecine,* 1849).

postérieur des condyles est, au contraire, de beaucoup supérieur ...ités glénoïdes. Aussi, dans l'extension, une portion considérable ...t-elle saillie en avant des cavités glénoïdes; cette portion est le ligament glénoïdien.

...on.— 1° *Ligament antérieur.*—Creusé en gouttière antérieurement, ...gaine au tendon fléchisseur, il ressemble exactement au liga... ou demi-capsulaire des articulations métacarpo-phalangiennes, ...rence qu'il est beaucoup plus serré et très-exactement moulé sur ...ure de la poulie articulaire. Il remplit aussi les mêmes usages: ...vité qui loge la poulie articulaire de la première phalange.

Ligament antérieur, glénoïdien ou capsulaire.

...*ments latéraux*, dont l'un est *interne* et l'autre *externe*, ont ab...me disposition que les ligaments latéraux des articulations mé...giennes; ils s'insèrent, non point au creux latéral de l'extrémité ...a première phalange, mais au tubercule qui est en arrière, et se ...ment d'arrière en avant, pour s'insérer à la fois et au ligament ... la deuxième phalange.

Ligaments latéraux.

...*t postérieur*; le tendon des extenseurs en tient lieu. Cons...endon envoie, de sa face antérieure, une languette fibreuse qui ... l'extrémité supérieure de la deuxième phalange; en sorte qu'il ...s de l'extension, quelque chose d'analogue à ce qui se voit en ... tendons fléchisseurs. Cette languette a l'aspect du cartilage.

Point de ligament postérieur.

... Elle offre identiquement la même disposition que celle des arti...carpo-phalangiennes. Sous le tendon extenseur, elle forme un ...ond d'un centimètre et comparable à celui que forme la syno... derrière le tendon extenseur du muscle triceps.

Capsule synoviale.

...ns de dire pour l'articulation de la première avec la deuxième ...lique exactement à l'articulation de la deuxième avec la troisième. ...t un os sésamoïde dans l'épaisseur du ligament antérieur de l'ar... deux phalanges du pouce.

...— Les doigts sont essentiellement les organes de la préhension ... Dans le mécanisme du toucher, les doigts se promènent sur les ...ent sur leurs moindres inégalités, agissent tantôt en masse, tan...isissent et font mouvoir entre eux, comme les mors d'une pince ...orps les plus déliés; or, pour remplir cet usage, il fallait une ... et une grande délicatesse de mouvements. D'autre part, pour ...nsion des corps, pour les retenir ou les repousser, les saisir, les ... en même temps moyens d'attaque et de défense, il fallait une ... mouvements: tous ces modes de locomotion sont réunis dans ... doigts.

Mécanisme des doigts dans le toucher.

Dans la préhension.

...abord le nombre des doigts et leur isolement complet, de telle ...t à volonté, tantôt d'une manière simultanée, tantôt isolément, ... contraire les uns des autres. Remarquez le nombre des pha...croissement successif, leur faculté de s'écarter ou de se rappro...rmet de se mouler sur des corps sphériques. Notez encore l'i... et de longueur des doigts, inégalité qui leur fait jouer à cha...hension, un rôle déterminé; remarquez surtout la brièveté du ...nt que jusqu'au bas de la première phalange de l'index, mais ... un plan antérieur et doué de mouvements plus étendus, peut ...vement à tous les autres doigts en masse, à chacun des doigts

Nombre et isolement complet des doigts.

Inégalité de force et de longueur.

Brièveté, situation du pouce.

Son opposition.

en particulier, à toutes les phalanges de chaque doigt, et co[illegible] principal de la pince sentante que représente la main; car, [illegible] construit que les autres, pourvu de muscles plus puissants, [illegible] quelque sorte équilibre à tous.

D'après la configuration des surfaces articulaires, qui nous re[illegible] en miniature l'articulation du genou, il est évident que la pr[illegible] ne peut exécuter sur la seconde, et celle-ci sur la troisième, q[illegible] ments opposés, la flexion et l'extension.

Flexion.

La *flexion* de la deuxième phalange sur la première est a[illegible] que possible, puisqu'elle n'est bornée que par la rencontre [illegible] rieures de ces phalanges; elle est également limitée par la ren[illegible] de la deuxième phalange avec la première. La flexion de la tr[illegible] sur la deuxième est moins étendue.

Extension très-limitée.

L'*extension* de la deuxième phalange sur la première et celle [illegible] sur la deuxième sont bornées, comme dans les articulations m[illegible] giennes, par le ligament antérieur, et surtout par les fibres de [illegible] dons. Ce mouvement est extrêmement limité et ne va jamais [illegible] ligne droite.

Chaque doigt représente un membre en raccourci.

Il suit de là que, relativement aux mouvements, chaque doigt [illegible] extrémité tout entière en raccourci ; que, par leurs articulatio[illegible] carpe, les doigts jouissent de mouvements dans tous les sens et [illegible] de circumduction ; que, par les articulations des phalange[illegible] jouissent de mouvements de flexion à la fois énergiques, étendu[illegible] plus que, par le double mouvement de flexion de la deuxième [illegible] première et de la troisième sur la deuxième, les doigts représ[illegible] ble crochet, saisissent les objets et se cramponnent sur eux.

SECTION V. — DES ARTICULATIONS DES MEMBRES AB[illegible]

§ 1. — ARTICULATIONS DU BASSIN.

Les articulations du bassin sont : 1° les symphyses sacro-ilia[illegible] physe pubienne ; 3° la symphyse sacro-coccygienne. Cette dern[illegible] a été décrite avec celles de la colonne vertébrale.

Ce ne sont point des ligaments, mais bien des aponévroses.

Je rapprocherai de l'histoire des articulations du bassin la [illegible] membrane sous-pubienne et des ligaments sacro-sciatiques, [illegible] marquer que ce sont moins de véritables ligaments que des apo[illegible] à compléter les parois du bassin, sans être d'aucun avantage po[illegible] articulations pelviennes (1).

Utilité des trous sous-pubiens et des échancrures sacro-sciatiques.

(1) En cherchant à me rendre compte du but d'utilité qui a présidé à l[illegible] trou ovalaire et de la grande échancrure sciatique, je me suis dema[illegible] ment de l'usage de transmettre au dehors des vaisseaux, des nerfs et [illegible] la présence de ces grands vides n'était pas une conséquence de cette [illegible] laquelle, dans la formation des os, ces leviers de la puissance représ[illegible] il y a toujours économie de poids et économie de volume. Voyez [illegible] aurait été inutilement plus lourd, si le trou ovalaire et la grande éch[illegible] que eussent été remplis par du tissu osseux ! Je dis inutilement, ca[illegible] été en aucune manière augmentée. Peut-être aussi ces membranes r[illegible] bles, ont-elles pour usage, dans le travail de l'accouchement, de rendre [illegible]

A. — Symphyses sacro-iliaques.

1° isoler le bassin du reste du tronc; 2° séparer la colonne pubienne par ... verticaux, à 4 centimètres de chaque côté de la symphyse du pubis; ... coxaux; 4° préparer les ligaments antérieurs de la symphyse sacro- ... posé; 5° pratiquer ensuite une coupe horizontale qui divise l'articula- ... en deux moitiés, l'une supérieure, l'autre inférieure.

... sacro-iliaque appartient à la classe des symphyses ou amphiar- **Symphyse.**

... articulaires. — Ces surfaces, qui appartiennent au sacrum et à l'os ... partie contiguës, en partie continues. La portion contiguë est an- ... ; elle a la forme de l'auricule, dont le bord convexe serait ... ; c'est à cette portion qu'on donne le nom de *surface auriculaire*. **Surfaces articulaires.** **En partie contiguës.**

Fig. 327.

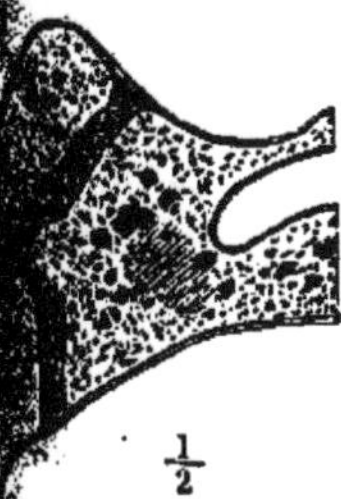

$\frac{1}{2}$

... *articulation sacro-iliaque* ... *plan parallèle à celui* ... *supérieur, et passant par* ... *vertèbre sacrée* (*).

Fig. 328.

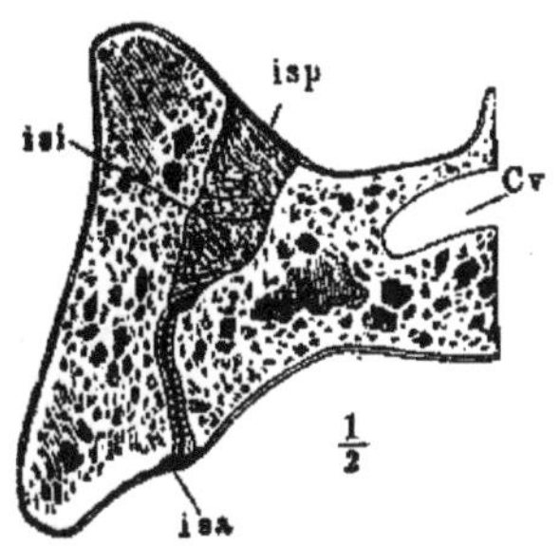

$\frac{1}{2}$

Section de l'articulation sacro-iliaque suivant un plan parallèle à celui du détroit supérieur, et passant par la deuxième vertèbre sacrée (**).

... surface qui est continue au moyen de fibres ligamenteuses est ... et comprend, pour l'os coxal, tout l'espace qui existe entre la sur- ... et le bord postérieur de l'os, pour le sacrum, toute la partie des ... qui n'est pas occupée par la face auriculaire. Cette portion de ... remarquable par les dépressions profondes et les saillies extrême- ... qu'elle présente.

... articulaires sont sinueuses, alternativement concaves et convexes, ... double obliquité très-prononcée, de telle façon que celles du côté ... avec celles du côté gauche vers le sommet du sacrum, d'une ... postérieure et supérieure, de l'autre. Il en résulte qu'une ... choc sur la base du sacrum tendrait à enfoncer cet os, comme ... os iliaques; tandis qu'une force appliquée perpendiculaire- **Disposition sinueuse des surfaces articulaires.**

... coxaux.

... — *isa*, ligament sacro-iliaque antérieur. — *isp*, ligament sacro-iliaque postérieur. ... coxaux.

... molles de la mère qui sont comprises entre la tête de l'enfant et les ... parois du bassin.

Leur double obliquité.

ment à sa face postérieure et supérieure le refoulerait facilemen[illegible] pelvienne, sans les sinuosités des surfaces articulaires et surtout [illegible] d'union.

Cartilage rugueux.

B. *Moyens d'union.* — Les surfaces auriculaires sont revêtues, [illegible] étendue, d'une couche de cartilage plus épaisse sur le sacrum q[illegible] Ce cartilage est remarquable par les aspérités de sa surface, qu[illegible] l'aspect lisse des autres cartilages articulaires. Une *synoviale*, [illegible]

Synoviale difficile à démontrer.

trer chez l'adulte et chez le vieillard, mais manifeste chez l'[illegible] femme pendant l'état de grossesse, est destinée à cette articulation[illegible] gaments, ils sont les uns périphériques, les autres interosseux.

Ligaments sacro-iliaques antérieurs.

Les *ligaments périphériques* sont : 1° un *ligament sacro-iliaque antér[illegible]* couche fibreuse très-mince, qui revêt l'articulation en avant et [illegible] de fibres étendues transversalement entre le sacrum et l'os coxal, [illegible] mouvements entre ces deux os, quand la symphyse du pubis a [illegible] un instrumen[illegible] ne faudrait p[illegible] force dans l'é[illegible] os iliaques [illegible] miner la [illegible]

Fig. 329.

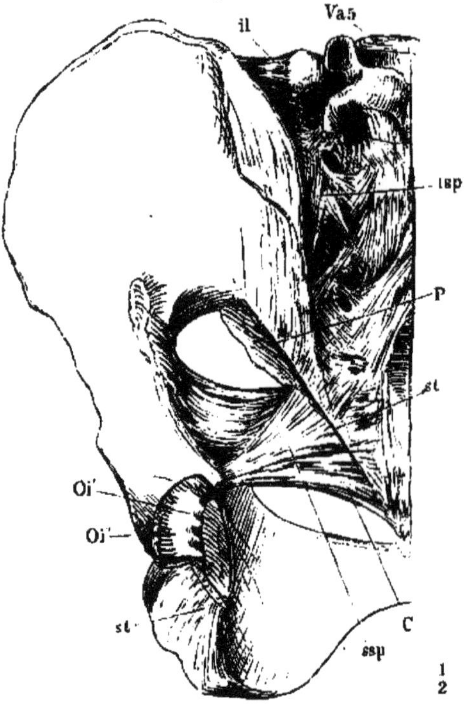

Paroi postérieure du bassin, vue par derrière (*).

Supérieur.

2° Un [illegible] *que supérie[illegible]* étendu tran[illegible] la base du [illegible] lie attenant[illegible]

Inférieur.

3° Un *lig[illegible]* *que inférieur.* [illegible]

Ligaments sacro-iliaques postérieurs.

4° Les *liga[illegible]* *ques postérie[illegible]* breux irrégu[illegible] tendent de [illegible] au sacrum, [illegible] valle des tro[illegible] qui sont sépa[illegible] autres par de[illegible] graisse.

Parmi ces l[illegible] est un qui m[illegible] cription spéci[illegible] dans une ba[illegible] près verticale[illegible] sistante, qui[illegible] que postéri[illegible] rieure, s'ét[illegible] tubercules représentant les apophyses transverses de la troisièm[illegible] trième vertèbre sacrée (*st'*, *fig.* 335) ; Bichat l'avait impropreme[illegible]

Ligament sacro-iliaque vertical postérieur.

(*) On a enlevé l'aponévrose et les insertions des muscles spinaux postérieurs. — [illegible] ligament sacro-sciatique, coupé en travers et enlevé. — *isp*, ligament sacro-iliaque [illegible] gament ilio-lombaire. — *ssp*, petit ligament sacro-sciatique. — P, muscle pyra[illegible] coccygien. — *Oi'*, section du muscle obturateur interne. — *Oi''*, muscles jumeaux. [illegible]

...nt l'appeler *ligament sacro-iliaque vertical postérieur*. Ce ligament ...e plusieurs faisceaux superposés, dont le plus superficiel est le

...nt *interosseux* (*isi*, *fig.* 327 et 328) ; c'est lui qui constitue le plus ...d'union de cette articulation. Il est composé d'une multitude de ...menteux entre-croisés, horizontalement étendus de l'os coxal au ...lissant la presque totalité de l'excavation profonde comprise entre ... laissant entre eux de petits intervalles remplis de graisse que ... veinules nombreuses. Ligament interosseux.

...attacher à cette articulation le *ligament ilio-lombaire*, qui, du som- Ligament ilio-lombaire.

Fig. 330.

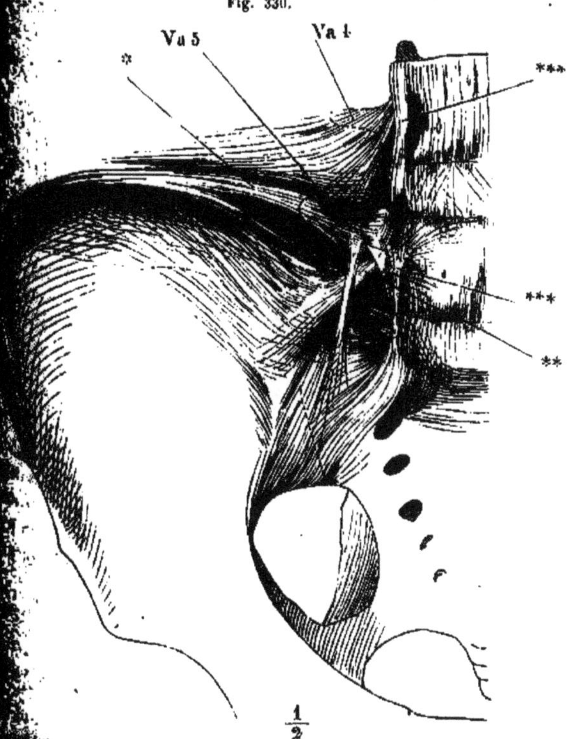

...rieure *de l'articulation sacro-iliaque; ligament ilio-lombaire* (*).

...e transverse de la cinquième lombaire, s'étend à la partie la ... la crête iliaque, c'est-à-dire au renflement qu'elle présente au... iliaque postérieure et supérieure (*il*, *fig.* 329 et 330). Ce liga... un faisceau triangulaire épais et très-résistant, auquel peuvent ...elques faisceaux de fibres obliques qui, de la cinquième vertèbre ...tent sur les deux faces de l'articulation sacro-iliaque.

...yses transverses de la quatrième et de la cinquième vertèbre lombaire. — *, fibres ...ment ilio-lombaire. — **, fibres obliques du même ligament. — ***, faisceaux ver... la cinquième vertèbre lombaire et la base du sacrum.

B. — Symphyse pubienne.

Préparation. — Elle n'exige aucune indication particulière ; seulement, p[...] l'étendue respective de la partie contiguë et de la partie non contiguë [...] faut la soumettre à des coupes variées dans les divers sens.

Coupe oblique des surfaces.

A. *Surface articulaire.* — Ovalaires, à grand diamètre oblique [...] rière, ces surfaces sont [...] ment coupées d'arrière en [...] dans en dehors, d'où il [...] sont séparées, en avant, pa[...] triangulaire, dont la base [...] le sommet en arrière. Ces [...] encroûtées d'une couche [...] tilage.

Fig. 331.

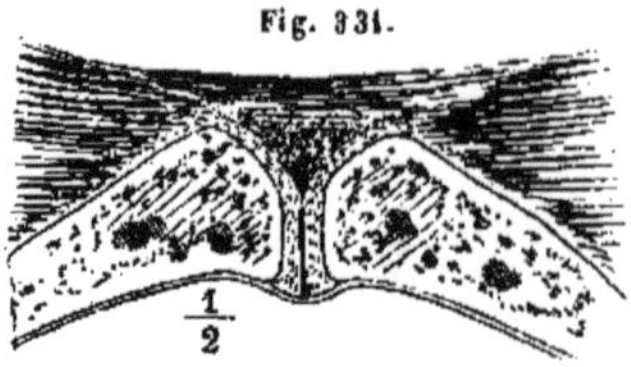

Section de la symphyse pubienne, suivant un plan parallèle à celui du détroit supérieur du bassin.

Variétés dans l'étendue de la partie contiguë.

Nous devons faire remar[...] qu'il existe beaucoup de [...] l'étendue respective de la [...] guë et de la portion continue des surfaces articulaires. Quelque[...]

Fig. 332.

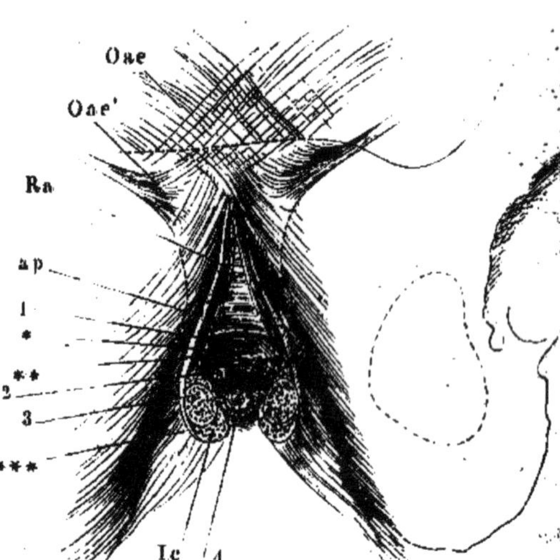

Portion moyenne de la paroi antérieure du bassin (*[...]

sont continues l'une avec l'autre presque en totalité ; d'autres fo[...] elles sont contiguës dans presque toute leur étendue. J'ai renc[...]

(* *Oae, Oae'*, portion interne et portion externe de l'aponévrose d'insertion du [...] de l'abdomen. — *Ra*, tendon interne du droit antérieur de l'abdomen, qui se co[...] externe de l'aponévrose du corps caverneux (**), et avec l'aponévrose d'envelopp[...] cuisse (***). — *ap*, ligament sous-pubien. — *, ligament pelvi-prostatique. — 1, [...] — 2, artères et nerfs dorsaux. — 3, corps caverneux. — 4, urèthre. — *Ic*, muscle is[...]

d'une manière très-manifeste sur la symphyse d'une jeune ...ns le sixième mois de la grossesse.

...on. — Ils sont constitués par quatre ligaments périphériques ...terosseux.

Ligaments péri-phériques.

...ériphériques. — C'est : a) Un *ligament pubien antérieur* (*fig.* 332), ...rès-mince, confondue, en arrière avec le ligament interosseux ...bres qui partent de l'épine de chacun des os pubis et se por-...ement en bas, à la face antérieure de l'os pubis du côté opposé ; ...che passent au-devant de celles du côté droit.

Ligament pubien antérieur.

...*ien postérieur* (*fig.* 331), extrêmement mince, recouvrant la ...t en arrière les pubis, au niveau de leur articulation. Cette ...oncée chez les sujets avancés en âge, paraît due au déjettement ...ble postérieure de l'os, par suite de la pression qu'exercent ...les surfaces articulaires, que nous ...ontiguës en arrière et écartées en

Ligament pubien postérieur.

...*pubien supérieur*, très-épais, continu, ...avec un cordon fibreux qui mate-...sorte, le bord supérieur des pubis ...inégalités.

Ligament pubien supérieur.

... *pubien inférieur*, *sous-pubien* ou ... *fig.* 332), très-fort, qui fait suite au ...rieur et au ligament interosseux, et ...des fibres entre-croisées en sautoir. ...ousse l'angle que forment, par leur réu-...et donne à l'arcade la courbe régu-...re à la tête du fœtus, pendant l'accouchement.

Ligament sous-pubien

Fig. 333.

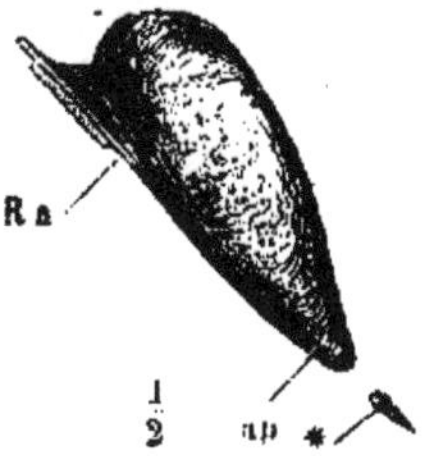

Section verticale médiane de la symphyse pubienne (*).

...*interosseux*. — Il occupe toute la portion des surfaces articulaires ...tigué, et présente de grandes variétés d'épaisseur chez les dif-... Ce ligament, qui est le principal moyen d'union des pubis, ...de 3 à 4 millimètres qui existe, en avant, entre les surfaces arti-...composé de fibres entre-croisées en sautoir, disposées par plans ...manière des disques intervertébraux (2).

Ligament interosseux.

...uscle droit de l'abdomen. — *ap*, ligament sous-pubien. — *, portion du ligament ... entre la veine dorsale du pénis et l'urèthre.

...une femme récemment accouchée, morte de péritonite, cette saillie pos-...onstituer une sorte d'épine, de 4 à 6 millimètres de diamètre d'avant en ...

Épine pubienne postérieure.

...rait nous faire pressentir une identité de disposition entre la symphyse ...mphyse vertébrale. Ainsi, on voit que dans ces deux articulations, les sur-...s sont pas configurées d'une manière réciproque. Cependant nous trou-...mobilité de plus dans la symphyse pubienne ; il y a contiguïté dans une ...de l'étendue des surfaces articulaires et la synoviale est si parfaite ...quée en doute par aucun anatomiste. On pourrait donc regarder la sym-...me le passage entre les articulations mixtes ou symphyses et les articu-...sulte de l'obliquité en sens inverse des surfaces articulaires que la sym-...beaucoup plus large en avant qu'en arrière ; conséquemment, dans ...physéotomie ou *section de la symphyse*, c'est sur la partie antérieure de ...faut porter le bistouri pour pouvoir pénétrer avec plus de sûreté dans ...nçoit que l'idée de plonger un trois-quarts dans la vessie à travers la

C. — Membrane sous-pubienne.

Membrane sous-pubienne. Structure de la membrane sous-pubienne.

La membrane sous-pubienne ou obturatrice ferme presque trou sous-pubien ; à sa partie supérieure, elle présente une éch vertit en canal la gouttière dans laquelle passent les vaisseau

Fig. 334.

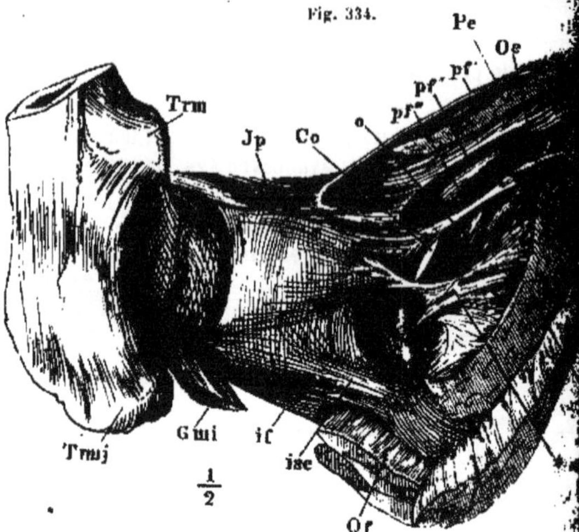

Paroi antérieure du bassin et extrémité supérieure du fémur

pubiens. Fixée dans sa demi-circonférence externe au pourtour sous-pubien, cette membrane s'attache dans sa demi-circonfére face postérieure de la branche ascendante de l'ischion ; ses de insertion aux muscles obturateurs.

La membrane sous-pubienne se compose de faisceaux aponé entre-croisés, mais dont la direction prédominante approche En plusieurs points, elle est formée de couches fibreuses disti naît constamment de la moitié interne du pourtour du trou faisceaux des fibres qui s'épanouissent sur la face antérieure et vont se jeter sur le périoste, avec lequel elles se confonde jours un trousseau très-fort qui naît d'une espèce d'épine tour du trou ovalaire, immédiatement au-dessus du niveau de crure cotyloïdienne.

D. — Ligaments sacro-sciatiques.

Au nombre de deux de chaque côté et distingués par les épithè

(*) *Trmj*, grand trochanter. — *Trm*, petit trochanter. — *o*, membrane obtur pubien. — *Oe, Oe'*, muscle obturateur externe. — *Pe*, muscle pectiné. — *Jp*, *Al*, long adducteur. — *Am*, grand adducteur. — *Qf*, carré fémoral. — *Gmi*, lettres se rapportent à la capsule fémorale.)

symphyse ne saurait être mise à exécution, à cause de l'étroitesse de arrière.

…rvons le nom de ligaments, en ayant égard plutôt à leur forme …leurs usages, qui sont à peine relatifs à l'union des os du bassin.

Grand ligament sacro-sciatique.

…gament *sacro-sciatique* naît de la lèvre interne de la tubérosité …présente une crête pour cette insertion, et de la branche ascen…ion, par un large bord recourbé, à concavité supérieure, qui …ce interne …osité une …trice des …honteux …es les … de ce …tinuent …tendon …scles bi…dineux …alement …, ce liga… sur lui-…ès-étroit …dirige de … de dehors …is s'élargit …nt et s'in… du coccyx, … la crête … l'épine …re et su…rd supé… externe, …pal et se …ne lame …qui revêt …dal; son …curvili… de la cir…ure du petit bassin. Le grand ligament sacro-sciatique re…gament sacro-sciatique, auquel il adhère à son insertion coc… il est séparé, en dehors, par un espace triangulaire, dans …pport avec le muscle obturateur interne. Il est recouvert par le …ier, auquel il fournit un grand nombre d'insertions aponévro…sition augmente notablement l'épaisseur de ce ligament et

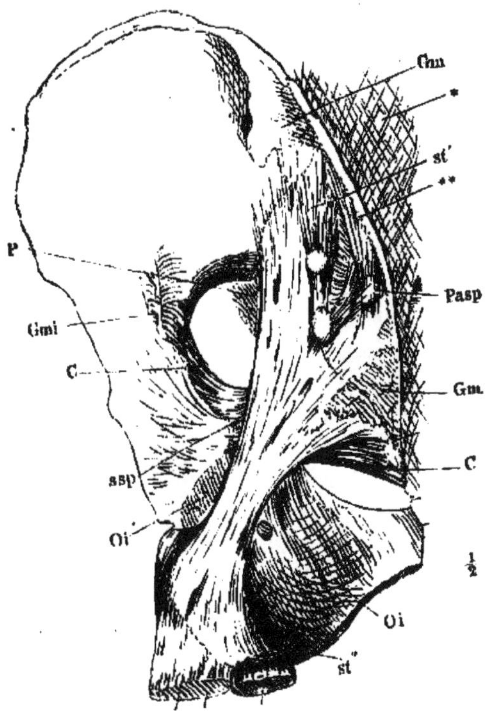

Ses insertions.

Fig. 335.

Parol postérieure du bassin, vue par derrière (*).

½

Ses bords.

Ses rapports.

(*) … fessier (Gm) et moyen fessier ont été coupés au niveau de leurs insertions. — … fessier au pourtour de la grande échancrure sciatique. — *Oi*, muscle obturateur … aponévrose. — *Oi'*, le même, coupé à sa sortie de l'échancrure sciatique. — … à sa sortie de la grande échancrure sciatique. — *C*, muscle coccygien. — … fémoral. — *St*, muscle demi-tendineux. — *Sm*, muscle demi-membraneux. — … — *ssp*, petit ligament sacro-sciatique. — *st'*, ligament sacro-iliaque vertical … du grand ligament sacro-sciatique qui se continuent avec l'aponévrose de l'ob… aponévrose des muscles spinaux postérieurs. — **, faisceau étendu de l'épine …rieure de l'os des îles au tubercule de la troisième vertèbre sacrée.

donne à sa face postérieure l'aspect rugueux et comme lacéré, ...
la caractérise.

Texture du grand ligament sacro-sciatique.

Le grand ligament sacro-sciatique est composé de faisceaux ...
sieurs s'entre-croisent en manière d'X au niveau de la partie la p...
ligament. Plusieurs de ces faisceaux qui sont externes à leur ins...

Fig. 336.

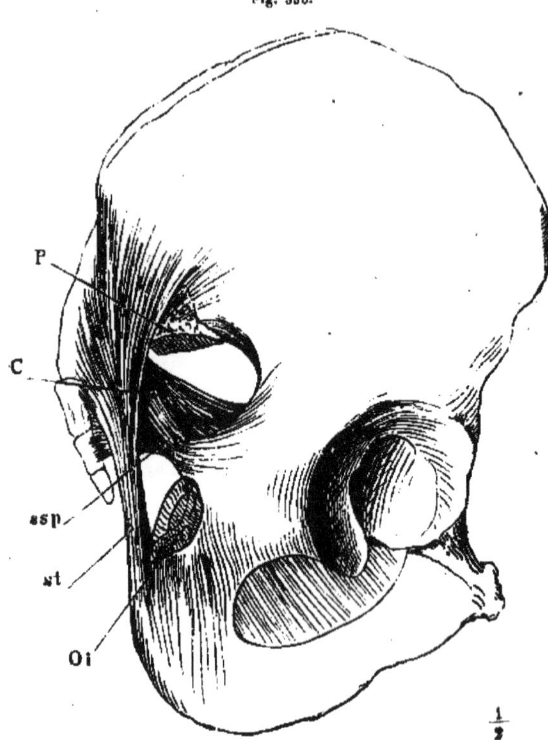

Plan latéral de la face externe du bassin (*).

Petit ligament sacro-sciatique.

loppe postérieure du muscle ischio-coccygien, qui couvre sa...

Division de la grande échancrure sacro-sciatique.

Les deux ligaments sacro-sciatiques divisent la grande écha...
tique en deux trous distincts : 1° le trou supérieur, très-con...
forme d'un triangle à angles arrondis, rempli en grande pa...
ischio-coccygien et pyramidal, et qui donne passage, en out...
petit nerf sciatique, aux vaisseaux et aux nerfs fessiers, ischia...
internes, et à une grande quantité de tissu cellulaire : c'es...
ture que se fait la hernie appelée sciatique ; 2° un second tro...
petit, situé entre l'épine sciatique et la tubérosité de l'ischion...
sage au muscle obturateur interne, aux vaisseaux et aux nerfs...

(*) *ssp*, petit ligament sacro-sciatique. — *st*, grand ligament sacro-sciatique, ...
pyramidal. — *C*, muscle ischio-coccygien. — *Oi*, section du muscle obturateur i...

E. — Mécanisme du bassin.

du bassin doit être envisagé sous quatre points de vue bien ivement à la protection des viscères contenus dans la cavité ativement au rôle que joue le bassin dans le mécanisme de la progression ; 3° relativement au rôle qu'il joue dans l'accouche- rd aux mouvements qui se passent dans ses articulations avec s les articulations des os qui le composent.

Divers points de vue sous lesquels le mécanisme du bassin doit être envisagé.

nisme du bassin considéré comme organe de protection.

destiné à protéger un grand nombre de parties importantes. Le porte les viscères abdominaux ; les vastes fosses iliaques inter- n'ont pas d'autre but, et leur ampleur et leur évasement, com- des fosses iliaques des autres animaux, se rapportent bien évi- destination de l'homme à l'attitude bipède. Aussi, chez les os iliaques n'existent-ils qu'à l'état de vestige et sont-ils repré- me triangulaire. Chose bien remarquable, les os iliaques re- chez les oiseaux, destinés, comme l'homme, à l'attitude

Du bassin comme cavité protectrice.

Ampleur des fosses iliaques chez l'homme.

, les circonstances de conformation qui se rapportent à la pro- es contenus dans le bassin :

présence de la colonne sacrée, protégée elle-même, ainsi que renferme, par la saillie considérable des tubérosités iliaques i la débordent dans une étendue notable ;

Protection en arrière.

la présence des crêtes iliaques, la saillie considérable des s, qui préservent si souvent le bassin du choc des corps

Sur les côtés.

pourquoi cette vaste échancrure, qui laisse sans défense les s situés à son niveau ? Le voici : les viscères contenus dans le susceptibles de variations de volume très-considérables, de- enceinte osseuse et non dilatable où ils sont emprisonnés dans pour venir réclamer une place dans une cavité dont les parois ptibles d'une dilatation en quelque sorte indéfinie. Si les vis- vent être atteints, dans l'état de vacuité, par des corps vulné- nt en bas, au niveau de l'échancrure supérieure, ils s'offrent, pensation, à l'action des instruments que l'art dirige sur eux rations utiles.

Conditions favorables pour la protection.

rois osseuses au niveau des trois vastes échancrures que pré- érieur du bassin, est encore une circonstance défavorable au solidité, mais qui se rapporte à des avantages d'une autre na- au mécanisme de l'accouchement (1).

roit périnéal soit protégé par les membres abdominaux, les viscères core être intéressés par les corps vulnérants dirigés de bas en haut, et certains peuples ont utilisé cette disposition pour des supplices bar- raire, s'en est emparé pour l'exécution de certaines opérations, celle mple.

Mode de résistance du bassin.

Le mode de résistance du bassin, surtout à la partie antérieu spécialement accessible à l'action des corps extérieurs, se rattach des voûtes. Une portion de la quantité de mouvement se perd tion du léger glissement que permet la symphyse pubienne. sistance du bassin est surmontée, il est facile de prévoir que les vent se briser sont les branches ascendantes de l'ischion, au union avec la branche descendante du pubis.

2° Mécanisme du bassin relativement à la station et à la pr

Mécanisme relatif à la transmission du poids du tronc aux membres abdominaux.

Le rôle du bassin dans la *station* se rapporte à la transmiss tronc aux membres abdominaux. Or cette transmission s'effectue sacrée, qui appuie elle-même sur les os iliaques. Nous devons rien omettre, qu'une petite portion du poids est transmise fémurs par les os iliaques, qui soutiennent les viscères abdom ment à la transmission du poids par le sacrum, nous devons note suivantes :

Dimensions colossales du sacrum.

1° Les dimensions considérables du sacrum, qui attestent l l'homme à l'attitude bipède.

Angle sacro-vertébral.

2° L'articulation à angle obtus du sacrum avec la colonne ve propre à l'espèce humaine, et qui devient le siége d'une décom force transmise par la colonne vertébrale. Une portion de cette suivant l'axe de la colonne, n'a d'autre effet que de tendre l'angle sacro-vertébral, et cela aux dépens de la flexibilité du d tébral; l'autre portion se transmet seule au sacrum et par suite pelviens.

Disposition doublement cunéiforme du sacrum.

3° La disposition en forme de double coin vertical et antéro présente le sacrum. Pour bien comprendre l'avantage de cette faut remarquer que la force verticale représentée par le poids compose, au niveau de l'angle sacro-vertébral, en deux forces sant dans la direction de l'axe du sacrum, tend à chasser cet arrière; mais ce déplacement ne peut avoir lieu, puisque l'esp est contenu le sacrum entre les os coxaux, va en se rétrécissant périeure à la partie inférieure. L'autre force, perpendiculaire tend à enfoncer le sacrum dans la cavité pelvienne : or, la form antérieure, que présente le sacrum, est extrêmement favorabl déplacement, qui ne trouve d'obstacle que dans les ligaments sacro-iliaque.

Espace qui sépare l'articulation sacro-iliaque des articulations coxo-fémorales.

4° L'espace qui sépare l'articulation sacro-iliaque des articul rales. L'articulation de la colonne vertébrale avec le bassin étant de l'axe de rotation du bassin qui passe par le centre des cavit portion de la force transmise par le tronc au sacrum tend à bassin sur les têtes du fémur qui le supportent, et se trouve dét tance des ligaments de l'articulation coxo-fémorale ; le reste aux fémurs.

Répartition du poids entre les deux symphyses sacro-iliaques.

Le poids reçu par le sacrum et transmis aux os des hanches également, tantôt inégalement entre les deux symphyses sa portion de l'effort met en jeu la mobilité de ces symphyses; l transmet de la symphyse sacro-iliaque à la cavité cotyloïde. On

…ansmission s'effectue suivant une espèce de colonne prismati-…se qui répond aux parties latérales du détroit supérieur, et qui …on la plus épaisse et la plus résistante du bassin; colonne curvi-…laquelle se voit la cavité cotyloïde, qui semble creusée dans son …quelle le poids du tronc est transmis.

Colonne curviligne destinée à la transmission du poids du corps.

…assise, le poids du corps est transmis aux tubérosités de l'is-…volume considérable rend très-propres à servir de support dé-…du tronc. Il est à remarquer que ces éminences étant un peu …cavités cotyloïdes, et par conséquent situées sur un plan du …proché de la partie antérieure, le centre de gravité du tronc tend …rière la base de sustentation qu'elles représentent : aussi la chute …ment en arrière est-il facile à produire dans l'attitude assise; tan-…à la base de sustentation pelvienne s'ajoutent et la longueur du …gueur du pied, lorsqu'on est assis sur une chaise, et toute la lon-…bre abdominal, lorsqu'on est assis sur un plan horizontal.

Mécanisme du bassin dans la station assise.

…du bassin dans la station assise se rattache son mode de résis-…chutes sur les tubérosités ischiatiques. La transmission du choc …ce cas, directement de bas en haut, dans le sens de la cavité co-…hémisphère inférieur résiste à la manière d'une voûte. De la …la transmission du choc s'effectue, 1° en arrière, par la colonne …que, qui, de la partie postérieure de la cavité cotyloïde, s'étend …physe sacro-iliaque; 2° en avant, à la symphyse pubienne. Aussi …les tubérosités ichiatiques sont-elles presque toujours accompa-…lement douloureux, non-seulement dans les symphyses sacro-…encore dans la symphyse pubienne.

Mode de résistance du bassin dans les chutes sur les tubérosités de l'ischion.

…r l'exposé du mécanisme du bassin dans la station, nous devons …de résistance de cette boîte osseuse dans les chutes sur les …plante des pieds. Dans ce cas, le choc est communiqué de bas …ité cotyloïde. Or, la partie de cette cavité qui reçoit le choc, est …supérieur, qui est soutenu par la colonne prismatique dont nous …La partie antérieure de la cavité cotyloïde, qui présente une …est totalement étrangère à cette transmission, de même que la …se qui forme le fond de la cavité cotyloïde, et qui n'est suscep-…sion que dans les chutes sur le grand trochanter. On comprend …me qui doit exister, quant à la commotion du cerveau et de la …entre une chute sur les genoux ou sur les tubérosités de l'ischion …la pointe des pieds. Dans la station sur un seul pied, le poids …mis au fémur par la symphyse sacro-iliaque et par la colonne …qui porte sur le sol. La chute est imminente, vu la facilité …centre de gravité dépasse la base de sustentation. La théorie ne …aux fractures du bassin par contre-coup, et, en effet, ces …servées un certain nombre de fois.

Mécanisme du bassin dans les chutes sur les genoux ou sur la plante des pieds.

…on, le bassin fournit alternativement à chaque fémur un point …ur prendre à son tour un point fixe sur celui des fémurs qui …mbre pelvien contre le sol. Pendant que le bassin repose par …un des fémurs, son côté opposé éprouve un mouvement de …uvements de projection alternatifs de chacun des côtés du …dans l'articulation coxo-fémorale du membre qui porte sur le …présente de largeur, plus les mouvements de projection alter-

Mécanisme du bassin dans la progression.

natifs sont considérables. Aussi la femme marche-t-elle beauc... ches que l'homme, et c'est pour faire allusion à ce mouvem... cieux du bassin, qu'un auteur spirituel a dit : « Courir est la... femme ne sache pas faire avec grâce. » Nous pouvons nous f... de la part que prend le bassin dans l'action de marcher, en... de progression des individus qui ont deux jambes de bois; che... les mouvements d'inclinaison latérale du bassin suffisent à la... transportant alternativement le centre de gravité sur les deux co... qui remplacent les membres inférieurs.

3° Mécanisme du bassin au point de vue de l'accouche...

L'art des accouchements est fondé sur l'étude du bassin.

L'art des accouchements repose en grande partie sur l'étude... axes du bassin, ses dimensions, comparées aux dimensions du f... cro-vertébral, les plans inclinés du petit bassin, les diamètres... les vices de conformation dont il est susceptible, voilà des circo... nisation sans la connaissance desquelles il est impossible de se f... l'acouchement naturel. De longs détails à ce sujet seraient dépl... seulement remarquer 1° que la présence de l'arcade pubienne est... humaine et que c'est à cette échancrure que la femme doit le p... le fœtus d'arrière en avant ; 2° que la présence des échancrure... trou ovale, tout en offrant un avantage sous le rapport de l'éc... est utile en ce sens que le trou ovale, d'une part, et l'échanc... l'autre, répondant aux diamètres obliques de la tête du fœtus... ment, rendent les pressions moins douloureuses ; 3° que la ca... comme matelassée par les muscles pyramidaux, obturateurs in... iliaques ; 4° que l'accouchement consistant dans l'expulsion du... filière du bassin, c'est d'une bonne conformation du bassin, d... bonne conformation et d'une bonne position du fœtus, d'autre p... l'accouchement naturel, en supposant d'ailleurs la puissance... les conditions convenables ; 5° qu'on peut donner une idée gé... vices de conformation du bassin en disant que cette cavité est... les déformations qui peuvent résulter d'une pression exercée... bas ou de bas en haut, soit d'avant en arrière, soit d'un côté à... sa circonférence ou sur une partie de sa circonférence.

Dispositions du bassin favorables à l'accouchement.

4° Mécanisme du bassin au point de vue de ses mouve...

Mouvements obscurs des diverses pièces du bassin.

Le bassin présente des *mouvements intrinsèques* très-obscurs... glissements ou plutôt des mouvements de balancement, dont l... sorbe une portion de la quantité de mouvement dans les choc... par un artifice admirable, la mobilité des articulations intr... augmente notablement dans les derniers temps de la grossesse... le coccyx peut éprouver une rétropulsion qui agrandit de 10... diamètre antéro-postérieur du détroit inférieur ; tandis que... bienne (1) est susceptible d'une diduction qui agrandit d'une q...

Les mouvements intrinsèques du bassin augmentent à la fin de la grossesse.

(1) Je viens de voir, chez une femme âgée de soixante-dix-neuf an... neuf enfants, une symphyse pubienne extrêmement mobile. Les deux... du pubis étaient contiguës ; le ligament interosseux avait disparu...

...mais digne d'être notée, le détroit supérieur de l'excavation. ...est surtout très-marquée dans les cas d'étroitesse du bassin, ...ement l'accouchement. C'est en imitant ce procédé de la nature ...iné la symphyséotomie, qui, au reste, agrandit bien peu les dia... à moins que l'écartement des pubis ne soit porté jusqu'au point ...des symphyses sacro-iliaques. Le relâchement des symphyses du ...ner lieu à de singulières erreurs dans le diagnostic.

...ouvements *extrinsèques* : 1° le bassin se fléchit, s'étend, s'incline ...éprouve un mouvement de rotation sur la colonne vertébrale ; ...ments, qui sont resserrés dans d'étroites limites, ont été exposés ...u mécanisme de la colonne vertébrale ; 2° le bassin exécute sur ...mouvements qui sont extrêmement considérables. Ces mouve... ...examinés à l'occasion du mécanisme de l'articulation coxo-... Mouvements extrinsèques.

§ 2. — ARTICULATION COXO-FÉMORALE.

...Détacher avec précaution tous les muscles qui entourent l'articulation, ...tendon réfléchi du droit antérieur de la cuisse. Le muscle psoas-iliaque, ...synoviale communique si souvent avec la synoviale articulaire, sera en... ...particulier. Lorsque la capsule fibreuse aura été étudiée à sa surface ...diviserez circulairement à sa partie moyenne, pour mettre à découvert ...ondément situées.

...coxo-*fémorale* ou *articulation de la hanche* appartient au genre des ...en est même le type le mieux caractérisé. Énarthrose.

...*culaires.* — C'est, d'une part, la *tête du fémur*, représentant un ...moitié d'une sphère de 22 millimètres de rayon ; d'autre part, la ...de l'os iliaque, surface sphérique de même rayon, dont l'étendue ...dans aucun sens. Surfaces articulaires.

...e ces surfaces articulaires et celles de l'articulation scapulo... ...les représentent dans le membre thoracique, des différences ...tives à l'étendue de la tête et à la profondeur de la cavité. ...il y a simple juxtaposition, sans réception aucune, entre la ca... la tête de l'humérus, si bien qu'on a longtemps considéré l'ar...lo-humérale comme une arthrodie, il y a emboîtement pro... du fémur dans la cavité cotyloïde, que nous avons dit être la ...re la plus profonde du corps humain : cet emboîtement est tel ...concaves et convexes des deux os appartiennent à des sphères ...n. La tête du fémur est complétement reçu dans la cavité cotyloïde.

...faces articulaires sont revêtues d'une couche de *cartilage* ; celle ...tête fémorale, très-épaisse au centre de la surface articulaire, ...périphérie, s'arrête au pourtour de la fossette du ligament rond ; ...la cavité cotyloïde, plus épaisse, au contraire, vers le sourcil ...incit vers l'arrière-fond de cette cavité, remplie par une graisse ...quelle on a donné improprement le nom de *glande cotyloïdienne* ; Tissu adipeux cotyloïdien.

...on, extrêmement épaisse, entourait en avant, en haut et en bas les sur... ...s'insérant à une certaine distance de ces surfaces : c'était une sym... ...n une arthrodie lâche.

car elle est tout simplement formée de tissu adipeux, comme ce dans le voisinage de toutes les articulations, et elle ne paraît av que celui de remplir les vides que tendent à produire les dép gament rond dans les mouvements de la tête du fémur.

A quoi sert l'arrière-cavité cotyloïde.

Quant à l'arrière-cavité cotyloïdienne elle-même, elle n'a évid destination que celle de loger le ligament rond dans toutes les p de la tête du fémur ; sans elle, ce ligament eût été impossible, nécessairement comprimé entre les surfaces articulaires.

Bourrelet cotyloïdien.

Bourrelet cotyloïdien. — Ce bourrelet (*Lg*), improprement nomm *loïdien*, couronne le pourtour de la cavité cotyloïde, qu'il comp

Fig. 337. Fig. 338.

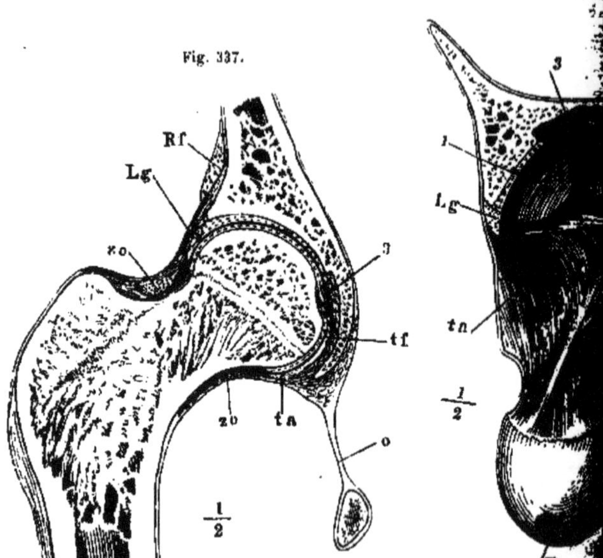

Section transversale de l'articulation coxo-fémorale, faite parallèlement aux fibres du ligament rond (*).

Moitié inférieure de coupée suivant un tête du fémur

sorte et dont il augmente la profondeur, en même temps qu'il conférence sinueuse et échancrée. Le bourrelet cotyloïdien prisme triangulaire recourbé en anneau et appliqué par une sourcil cotyloïdien ; il est plus considérable au niveau de l' rieure de la cavité cotyloïde que dans les autres points résulte de cette disposition 1° que les sinuosités du rebord co partie effacées ; 2° que la cavité cotyloïde munie de son bo

(*) Rf, tendon réfléchi d'origine du droit antérieur de la cuisse. — *Lg*, bourrelet orbiculaire de la capsule. — *ta*, ligament transverse de la cavité cotyloïde. — — *tf*, ligament rond. — 3, masse graisseuse occupant l'arrière-fond de la cavité

(**) *tf*, ligament rond divisé à son insertion sur la tête du fémur. — 1, extrémité d'encroûtement de la cavité cotyloïde. — 2, extrémité antérieure de ce cartilage. — l'arrière-cavité. — *ta*, ligament transverse. — *Lg*, bourrelet cotyloïdien. — Fe, fosse

...é d'une sphère creuse; d'où il suit que la tête du fémur est re-...ement dans la cavité cotyloïde par la résistance du bord libre ...yloïdien. Il est vrai que cette résistance est facilement vaincue, ...t dilater par la tête du fémur soumise à une faible traction; ...ure profonde que présente le rebord cotyloïdien en bas, est ... pour le passage des vaisseaux destinés au tissu adipeux de ...cotyloïdienne, au ligament interarticulaire et à la tête du fé-...tion du bourrelet cotyloïdien étendue de l'une à l'autre extré-...ure cotyloïdienne porte le nom de *ligament transverse* de la ca-..., fig. 337 et 338).

Usages.

...l'élasticité du tissu dont il se compose, le bourrelet est toujours ...ement sur la tête fémorale, en sorte que, suivant la remarque ...e le rôle d'une soupape qui aurait pour effet d'empêcher les ...ssus membraneux extérieurs de pénétrer dans l'articulation (1). ...cotyloïdien est beaucoup plus épais en haut et en arrière qu'en ... Or, c'est précisément contre le premier de ces points que vient ... la tête du fémur.

Texture.

Entre-croisement de ses fibres.

...yloïdien est constitué en grande partie par des fibres qui nais-...ent de tous les points de la circonférence de la cavité cotyloïde ... à angle très-aigu. Cet entre-croisement est surtout extrême-... niveau de la grande échancrure inférieure, où l'on voit des ...en sautoir naître des deux extrémités de cette échancrure. A ...ires s'ajoute, sur la face interne du bourrelet, une couche ...à direction rayonnée.

Capsule fibreuse.

Son insertion au col du fémur.

...— 1° *Ligament orbiculaire* ou *capsule fibreuse*. — Espèce de sac ...vertures, dont l'une, supérieure, embrasse le pourtour de la ...en dehors du bourrelet cotyloïdien, dont l'autre, inférieure, ...du fémur. L'insertion fémorale de la capsule orbiculaire mé-... attentivement, si l'on veut se rendre compte de la différence ...du col qui se font en dedans de la capsule, et celles qui ont ...cette même capsule. Cette insertion est telle que, supérieu-

...is mieux vu cette disposition que chez un sujet sur lequel le bourrelet ...ssifié dans toute son étendue, excepté au niveau de l'échancrure infé-...émur était mécaniquement et solidement retenue dans la cavité cotyloïde, ...rcle usé et refoulé en dedans, faisait saillie dans l'intérieur du bassin. ...yloïdien empêche aussi l'air atmosphérique de pénétrer entre les surfaces ...a fait la section des muscles et de tous les liens fibreux qui unissent ...xal. Dans ces conditions, la pression atmosphérique, qui ne s'exerce ... de l'extrémité supérieure du fémur qui est en dehors de la cavité co-...te pour maintenir en contact les surfaces articulaires, malgré le poids ...inférieur, qui tend à les écarter l'une de l'autre. Cette proposition se ...ence suivante, de Weber : après avoir coupé circulairement tous les ...e l'os de la cuisse et l'os coxal, on peut laisser pendre et faire osciller ..., sans que la tête fémorale abandonne la cavité cotyloïde. Que l'on ...le fond de cette cavité, et par la face interne du bassin, une ouver-... l'air extérieur de pénétrer entre les surfaces articulaires, et l'on ...t ces surfaces s'abandonner et le membre tomber. On peut, en réap-...émur dans sa cavité et en maintenant un moment la perforation de ...avec le doigt, renouveler l'expérience à plusieurs reprises, et toujours

rement et en avant, elle répond à la base du col du fémur, taie-
rement et en arrière, elle répond à la réunion des deux tiers
tiers externe de ce col. L'insertion de la capsule en avant se fait,
à la base du col du fémur, mais encore dans l'étendue de plusie
en dedans de cette base, ainsi qu'on peut s'en assurer en incisan
sertion dans le sens de l'axe du col. Les faisceaux internes de la
fléchissent sur le col et remontent sur lui jusqu'au pourtour de
Sa brièveté. culaire, où ils se confondent avec le cartilage d'encroûtement
reste, le ligament orbiculaire n'a que la longueur nécessaire po
l'une à l'autre insertion, excepté à sa partie interne, où il joui
laxité ; d'où l'étendue du mouvement d'abduction. Voyez les bat
membres inférieurs, écartés du corps, peuvent faire, sans lux
droit avec le tronc.

Épaisseur inégale. L'épaisseur de ce ligament n'est pas la même dans tous les poi
due ; très-considérable en haut et en dehors, au niveau du tend
muscl
consi
en av
elle
la par
l'artic
point
voisin
cavité
disti
peu
plus
situé
au-de
crure
des
peu
l'un
sépar
par
fort,
arriè
ques

Fig. 339.

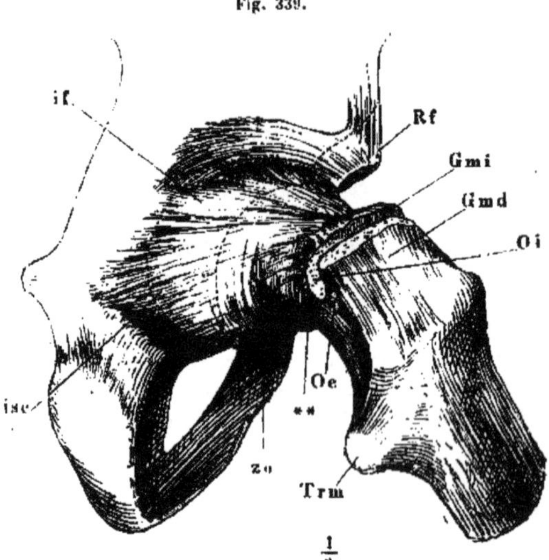

Face postérieure de l'articulation coxo-fémorale, le fémur légèrement fléchi et dans la rotation en dedans (*).

seur de la partie supérieure de la capsule est à celle de la
comme 5 est à 1.

La capsule fibreuse est fortifiée, en arrière, par des faisceau
ment ischio-capsulaire [*isc. fig.* 339]) provenant de la portion
dien qui surmonte l'ischion et de la rainure qui limite ce
fibres se continuent en partie avec les fibres annulaires. D'aut
viennent soit de l'éminence ilio-pectinée (*pf'*, *fig.* 340), de la

(*) *Trm*, petit trochanter. — *Oe*, *Oi*, tendons des muscles obturateurs externe et
tendons des muscles moyen et petit fessier. — *Rf*, tendon du droit antérieur de la
ilio-fémoral. — *isc*, ligament ischio-fémoral. — *zo*, zone orbiculaire. — **, région
épaisse.

...anche horizontale du pubis (*pf'''*), et de la membrane obtura-...rieurement, la capsule est fortifiée par une forte bande fibreuse, ...quement étendue, en manière d'écharpe, de l'épine iliaque anté-...ieure à la partie interne de la base du col, bande que Bertin ap-... *antérieur et supérieur*, et que Weber désigne sous le nom de *ligu-*

Faisceaux de renforcement.

Fig. 340.

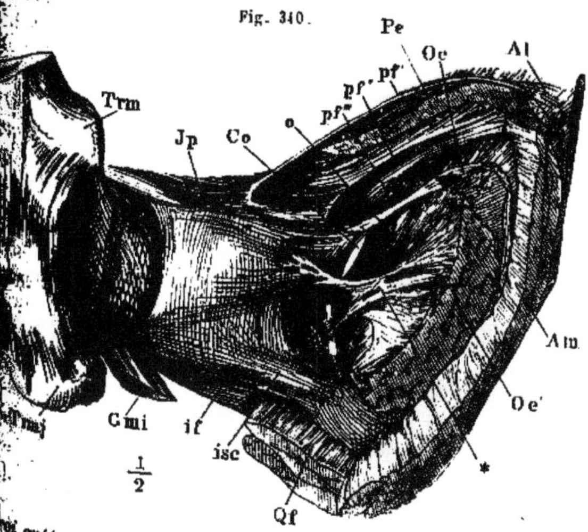

...e antérieure du bassin et extrémité supérieure du fémur gauche (*).

...(ligament ilio-fémoral de Henle, *if*, *fig.* 341). Cette bande de ren-...est subjacente à la portion du muscle iliaque qui naît de l'épine ...ieure et elle suit la même direction ; elle est composée de fibres ...adhère intimement à la capsule, à laquelle elle donne jusqu'à ... d'épaisseur. En dedans de ce faisceau, la capsule, toujours ...est souvent interrompue pour permettre une communication plus ...e entre la synoviale de l'articulation et celle du muscle psoas-...dernière synoviale peut être considérée comme un prolongement ...e articulaire, analogue à celui que nous avons décrit à l'articula-...huméral pour le muscle sous-capulaire (***, *fig.* 342). Chez un su-...occasion de disséquer, l'ouverture de communication était si large ...du muscle psoas-iliaque touchait immédiatement la tête du fé-...grande étendue ; que ce même tendon était divisé en plusieurs ...ont quelques-unes avaient été lacérées et comme usées par le frot-

Interruption fréquente de la capsule fibreuse.

Ses rapports.

...surface externe de la capsule orbiculaire répond, en avant, au ...iliaque, dont un assez grand nombre de fibres s'insèrent sur sa ...ure et dont elle est séparée supérieurement par une synoviale

Rapports de la capsule.

(*) ...trochanter. — *Trm*, petit trochanter. — *o*, membrane obturatrice. — *Co*, canal sous-... muscle obturateur externe. — *Pe*, muscle pectiné. — *Jp*, psoas-iliaque. — *Gmi*, petit ...fémoral. — *Am*, grand adducteur. — *Al*, long adducteur. — *if*, ligament ilio-fémoral. ...chio-fémoral. — *, fibres que la membrane obturatrice envoie dans la capsule. — *pf'*, ... de l'éminence ilio-pectinée. — *pf''*, faisceau provenant de la crête pectinéale. — *pf'''*, ...nt de la branche horizontale du pubis.

propre (***, *fig.* 342), dans le cas où la capsule fibreuse n'est p
En dedans, elle répond à l'obturateur externe et au pectiné
petit fessier; en arrière, aux muscles carré, jumeaux, pyrami
Faisceaux de renforcement. interne. Plusieurs de ces muscles envoient des faisceaux de
capsule. Je signalerai une expansion aponévrotique appartenant
(*if'*, *fig.* 341), laquelle établit une adhérence intime entre ce m

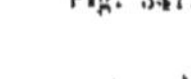

Fig. 341.

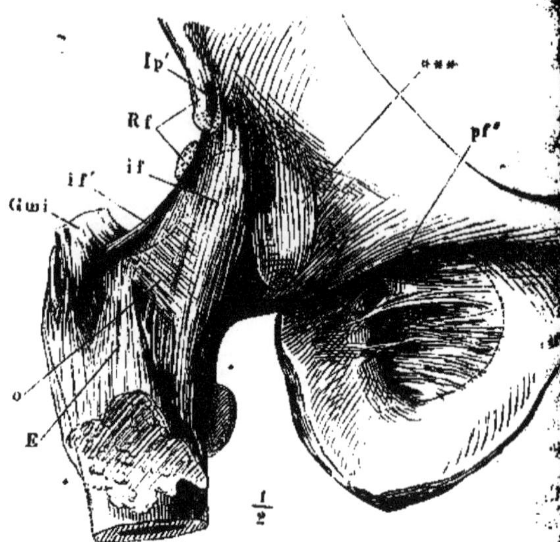

Face antérieure de l'articulation coxo-fémorale (*).

sule, une seconde expansion fournie par le pyramidal et les
troisième expansion provenant du tendon du vaste externe. La
de la capsule est tapissée par la synoviale articulaire.

Texture. La *couleur* de la capsule fibreuse n'est point nacrée comme c
part des ligaments, mais d'un blanc terne, ce qui tient à l'en
irrégulier de ses fibres constituantes; on peut y reconnaître
faisceaux superficiels, dirigés parallèlement à l'axe du col, et
fectent une direction annulaire. Ces derniers sont surtout distin
tion inférieure et postérieure de la capsule, où ils sont accumulés
fibreux assez épais, qui embrasse étroitement le col : c'est la
(*zo*, *fig.* 343), dont Weber a fait un *ligament annulaire*, qui aurai
départ au-dessous de l'épine iliaque antérieure et inférieure
nerait après avoir contourné le col du fémur. Ces fibres an
tuent une espèce de demi-collier qui entoure le col du fémur
d'une manière intime, de telle sorte que, dans les divers mouve
autour du col et n'est retenu que par les adhérences de petits fa

(*) E, triceps crural. — *Gmi*, tendon du petit fessier. — *Ip'*, chef profond du
tendon réfléchi du droit antérieur de la cuisse. — *if*, ligament ilio-fémoral. — *if'*,
ligament ilio-fémoral qui se continuent avec le tendon du petit fessier. — *pf'*, faisc
de la crête pectinéale. — ***, paroi postérieure de la bourse séreuse du psoas-iliaque

...ent de la capsule sur le col, en soulevant la synoviale (*fig.* 338).

...*inter-articulaire*. Ce ligament, improprement appelé *ligament* ...e d'une ...e, située ...du fémur ... graisseuse ...rière-fond ... cotyloïde. ... une extré- ...s la dépres- ...e du fémur, ...'il ne rem- ...rement, se ...r cette tête ...t, et se di- ...isceaux fi- ...de ces fais- ...é lui-mê- ...r au fond ...otyloïde, en ... tissu adi- ...mplit l'ar- ...es deux au- ...aux bords ...ure cotyloï- ...dessous du ...yloïdien, qui ...insertion et ...se continuent assez souvent (*tf, fig.* 338). Dans un cas, un prolonge-...ament traversait l'échancrure cotyloïdienne et venait se fixer à la ... de la capsule fibreuse.

Ligament inter-articulaire.

Fig. 342.

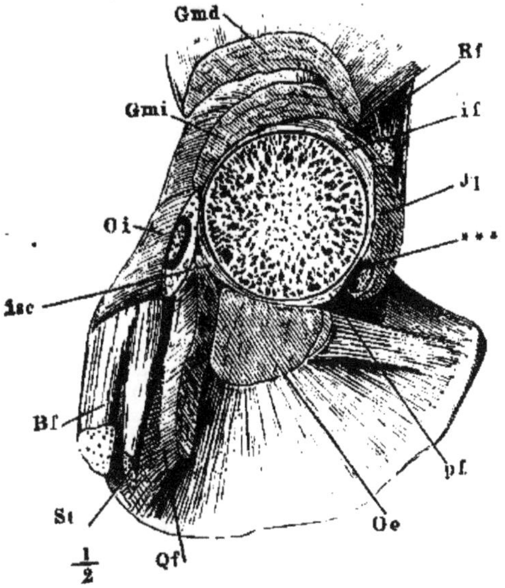

Section du col du fémur et des parties molles qui l'entourent (*).

Sa division.

...variable, du reste, que l'épaisseur et la force du ligament inter-...tantôt il est extrêmement fort, tantôt il est très-faible, et alors il ne ... des bords de l'échancrure, ou bien il consiste en quelques fibres ...contenues dans l'épaisseur de la synoviale réfléchie ; d'autres fois ...é simplement par un repli de la synoviale, qui se déchire par la ...ction ; enfin, il n'est pas très-rare de voir ce ligament manquer ... Des vaisseaux sanguins cheminent entre les faisceaux fibreux ...nd pour se porter à la tête du fémur.

Variétés du ligament inter-articulaire.

...ond est formé d'un tissu dense extérieurement, lâche au centre, ...t creusé d'un canal ; à sa surface, on trouve une substance ...renfermant de nombreux noyaux et analogue à celle des franges ...

Texture.

...ond a une *direction* verticale dans la station sur les deux jambes ...

(*) ...parallèlement au rebord cotyloïdien, et immédiatement au-dessous de lui. — *Gmd*, ... petit fessier. — *Oi*, obturateur interne. — *Bf*, muscles biceps et demi-membra-...neux. — *Qf*, carré fémoral. — *Oe*, obturateur externe — *Jp*, psoas-iliaque. — ...ce muscle. — *Rf*, droit antérieur de la cuisse. — *if*, ligament ilio-fémoral. — ...moral. — *isc*, ligament ischio-fémoral.

Usage. et permet un écartement considérable entre la tête du fémur et loïde. Il ne paraît avoir d'autre usage que de servir de support qui pénètrent dans cette cavité. Suivant Weber, cependant, il avec le ligament ilio-fémoral, à imiter l'adduction du membre Henle fait observer fort judicieusement qu'il serait fort étonnant

Fig. 343.

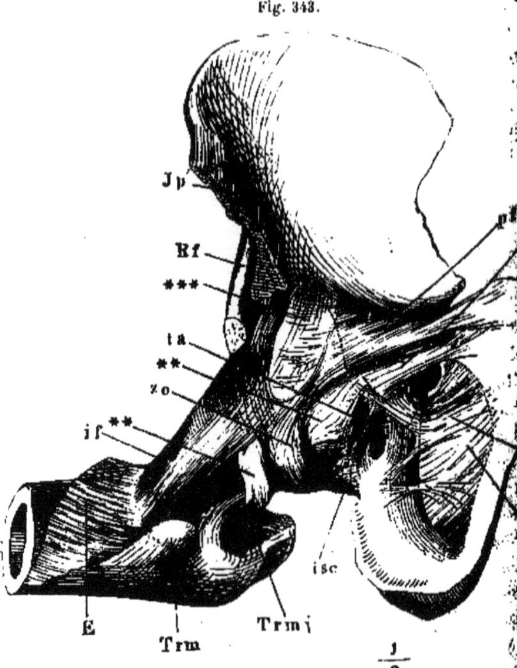

Face antérieure et inférieure de l'articulation coxo-fémorale

aussi vasculaire fût destiné à subir des tractions violentes, quand la nature a pris les précautions les plus minutieuses pour sous seaux aux causes de distension et de compression. A la vérité, di rond est habituellement assez solide pour limiter l'adduction étendu quand la capsule a été incisée circulairement. Mais ta est intacte, sa résistance empêche l'adduction d'atteindre le de ment rond serait complétement tendu, et la section de ce ligam nullement l'étendue de ce mouvement.

Synoviale. C. *Synoviale.* — Elle revêt toute la surface interne de la capsule

(*) Le bassin a subi un mouvement de rotation en arrière, autour de son axe verti de rotation en haut, autour de son axe transversal ; le femur est dans l'abduction dehors. — *Trmj*, *Trm*, grand et petit trochanter. — E, triceps crural. — *Rf*, tendo térieur de la cuisse. — *Jp*, chef profond du psoas-iliaque. — ***, paroi postérieure de ce muscle. — **, **, portions minces de la capsule fibreuse. — *ta*, ligament t orbiculaire. — *if*, ligament ilio-fémoral. — *isc*, ligament ischio-fémoral. — *o*, *, fibres qu'elle fournit à la capsule fibreuse. — *pf'*, faisceau de la capsule pro tinéale. — *pf''*, faisceau provenant de la branche horizontale du pubis.

...e, elle se réfléchit sur la face externe, le bord libre et la face ...ourrelet cotyloïdien, contenu ainsi tout entier dans la cavité syno-... partie qui constitue le ligament transverse. Elle reparaît au ni-...ière-fond de cette cavité, où elle se porte sur le ligament rond, ...ine (1), disposition qui avait fait admettre par les anatomistes an-...le ligament rond s'insère en entier au fond de la cavité cotyloïde. ...r l'insertion fémorale de ce ligament, elle se continue avec le car-...vrét la tête du fémur, reparaît sur la portion intra-capsulaire du ...gagner la capsule au niveau de son insertion sur le fémur.

...me *de l'articulation coxo-fémorale.* — Comme toutes les énarthroses, ...coxo-fémorale peut exécuter des mouvements de flexion, d'ex-...duction, d'adduction, de circumduction et de rotation. Dans tous ...ments, la tête du fémur reste constamment en contact avec la cavité ...elle est maintenue par la pression atmosphérique (2).

...ement *de flexion*, la tête du fémur roule dans la cavité cotyloïde ...tif représenté par une ligne transversale qui joindrait les centres ...ités cotyloïdes, tandis que l'extrémité inférieure du fémur décrit ...avant un arc de cercle dont la longueur du fémur représente le ...le mécanisme de ce mouvement, l'existence du col du fémur a ...substituer un mouvement de rotation de la tête de l'os, c'est-à-...uvement sur place, sans changement de rapport avec la cavité ...e, et par conséquent sans aucune tendance au déplacement, à un ...très-étendu dans lequel les surfaces tendraient à s'abandonner. On ...ne la possibilité d'une luxation dans le mouvement de flexion, qui ...porté impunément jusqu'au point où la région antérieure de la ...en contact avec la partie antérieure de l'abdomen. Flexion.

Mécanisme de ce mouvement.

...s'effectue par le même mécanisme, la tête et le col du fémur rou-...x-mêmes d'avant en arrière, pendant que le corps de l'os décrit ...cercle dans le même sens. Dans ce mouvement, le ligament ilio-fé-...rtement tendu et la capsule tout entière subit une espèce de tor-...e de laquelle elle est raccourcie, de sorte que les deux surfaces ar-...appliquent avec force l'une contre l'autre. C'est cette torsion, jointe ...du ligament ilio-fémoral, qui limite l'extension. Le muscle psoas-...it alors le rôle d'un ligament actif. Aussi les luxations du fémur ...-elles assez rares, le mouvement d'extension étant lui-même ...ns d'étroites limites.

Le mouvement d'extension s'effectue par le même mécanisme que le mouvement de flexion.

...uvements d'*adduction* et d'*abduction*, c'est un tout autre mécanisme. ...n est le centre des mouvements en arc de cercle qu'exécute ...rayon de ces mouvements est mesuré par une ligne étendue de la ...e à l'intervalle des condyles. Dans l'*abduction*, la tête du fémur

Abduction.

...as rare de voir la synoviale s'interposer entre le paquet adipeux et l'arrière-...n s'enfonçant entre l'un et l'autre. Je dois signaler aussi des brides ou ...res formés souvent par la synoviale autour du col du fémur. Ces replis ...quelques fibres détachées de la capsule, en sorte qu'à leur niveau le col ...synoviale qu'au voisinage de la tête du fémur. Ces replis synoviaux me ...pour usage de conduire des vaisseaux au pourtour de la tête du fémur. ...ment de très-petits paquets adipeux autour de la tête du fémur, au ...de la tête avec le col.

...périences des frères Weber.

vient faire saillie contre la partie interne du ligament orbic est la laxité de la capsule en dedans que ce mouvement peut mement loin, sans rupture ni déplacement, et que la rencont rieur du col du fémur et du pourtour de la cavité cotyloïde miter. Mais cette rencontre peut devenir elle-même un mo car le sourcil cotyloïdien fait alors l'office du point d'appui du premier genre à bras inégaux, dont la puissance aurait

Adduction. longueur du fémur, et la résistance, le col du même os. Dans mur décrit un mouvement en sens inverse de l'abduction; ce très-limité quand le membre est dans l'extension : les genou être portés jusqu'au contact, mais si l'on essaye de les presser contre l'autre, on verra que le mouvement en dedans est treint. Au contraire, à l'aide d'une flexion légère, le mouvem peut être porté jusqu'au croisement avec la cuisse du côté *ligament ilio-fémoral* de l'articulation coxo-fémorale qui est tacle à l'adduction pendant l'extension de la cuisse sur le bassi très-considérable de la cavité cotyloïde à sa partie supérieu force énorme du ligament orbiculaire en haut et en dehors,

Mécanisme de la luxation en haut et en dehors. poser à tout déplacement. Mais remarquez que c'est presque l'adduction qu'ont lieu les chutes sur les genoux, parce que l' mouvement instinctif de conservation, et que, en raison mêm ment, la cuisse est un peu fléchie sur le bassin. La rupture du articulaire est inévitable dans la luxation qui s'opère dans ce dans la luxation iliaque, ou en haut et en dehors. Mais dans la dans, il n'en est pas toujours ainsi : j'ai vu plusieurs exemple complète en dedans avec intégrité de ce ligament.

Mouvement de circumduction. Le mouvement de *circumduction* n'est que le passage de l' mouvements précédents : le fémur circonscrit un cône dont le l'articulation et dont la base est tracée par l'extrémité inférieu du cône est représenté par une ligne dirigée de la tête du fém qui sépare les condyles, et la longueur du fémur explique com vements à peine sensibles à l'articulation coxo-fémorale sont l'extrémité inférieure de l'os.

Mouvements de rotation. Indépendamment des mouvements que nous venons de tion coxo-fémorale exécute des *mouvements de rotation* qui ne ment de sa forme énarthrodiale, mais bien de la présence du général, aucun mouvement ne paraît plus coûter à la nature ments de rotation, et ces mouvements ne sont pas toujours

Leur mécanisme. même mécanisme. Nous avons déjà vu un exemple de ce mouv ticulation atloïdo-axoïdienne, qui nous a présenté un cylindr pophyse odontoïde roulant dans l'anneau, moitié osseux,

Étude des mouvements de rotation. l'atlas, comme ferait un essieu tournant dans une roue. Ici, c' système : pour obtenir le mouvement de rotation, il a suffi de de telle sorte que les mouvements en avant et en arrière de

1° A la partie supérieure. déterminent des mouvements de rotation du corps du fémur le mouvement de rotation doit être étudié à la partie supérieu

2° A la partie inférieure. inférieure du fémur. A la partie supérieure, c'est un mouvem ment horizontal, dans lequel le grand trochanter décrit un le centre répond à la portion moyenne de la cavité cotyloïde un mouvement de rotation du corps du fémur, non pas son axe, mais sur un axe fictif placé en dedans du corps de l'os à lui. Il suit de là que le mouvement de rotation doit être nul ...cture du col du fémur, et c'est là un des signes de ce genre de ...ite, le mouvement de rotation se fait de *dehors* en *dedans* ou ...*hors*. Ce dernier mouvement est le plus étendu et le plus na... nombre de muscles le produisent : aussi, dans l'attitude du du pied est-elle légèrement inclinée en dehors.

§ 3. — ARTICULATION DU GENOU.

1° Pratiquer une incision cruciale au-devant du genou et disséquer les ...cher l'aponévrose de la cuisse, qui entoure comme une gaîne l'articula... conservant la bandelette fibreuse qui fait suite au muscle du *fascia lata*, comme un ligament superficiel ; 3° détacher avec précaution l'aponévrose ...tés de la rotule, en évitant d'ouvrir la synoviale ; 4° enlever le tendon ...rser de haut en bas les tendons des muscles couturier, droit interne et ...; 5° enlever, en arrière, les vaisseaux et nerfs poplités, ainsi que les ...; 6° après avoir étudié les ligaments périphériques, isoler autant que ...le, en coupant les ligaments latéraux et le ligament rotulien ; 7° ouvrir ...us de la rotule ; 8° faire une coupe horizontale du fémur, immédiate... ...des condyles, et une coupe verticale d'avant en arrière entre les deux ... dernières coupes ont pour objet l'étude des ligaments croisés.

...du *genou* ou *fémoro-tibiale* appartient au genre des *articulations* ...est la plus étendue et la plus compliquée de toutes les articu... ...s humain. Elle est aussi la plus importante peut-être, tant par le ...ue dans la mécanique animale que par la fréquence et la ...maladies. Articulation trochléenne.

...ulaires. — L'ex... ...té du fémur et ...rieure du tibia ...ellement cette ...e complète en Surfaces articulaires.

...ur, on trouve, ...ochlée, en ar... ...les séparés par ...condylienne. ...pelé l'atten... ...té de courbure ...rieure et de la ... de cette sur... (*Ostéologie*). Du fémur.

Fig. 344.

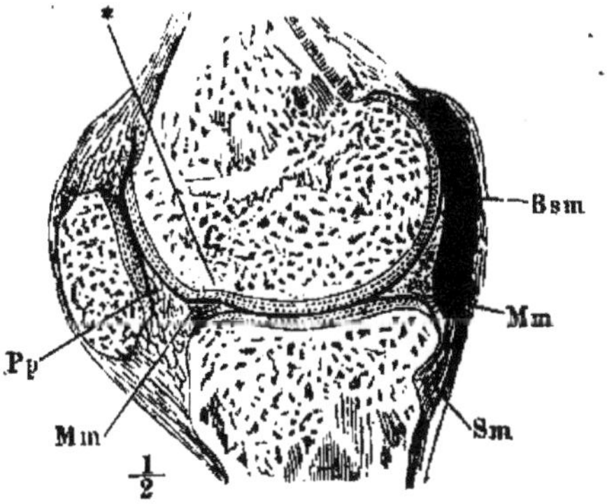

Section verticale antéro-postérieure du genou étendu, passant par le condyle interne (*).

..., cavités glé... ...des, séparées ..., au-devant et en arrière de laquelle se voient des inégalités. Du tibia.

...articulaire interne. — *Pp*, masse graisseuse sous-rotulienne. — *Sm*, tendon du ...*sm*, bourse synoviale de ce tendon. — *, dépression logeant le ménisque inter-

De la rotule. 3° *Du côté de la rotule*, deux facettes concaves transversalemen[t] une saillie verticale (*fig.* 346), qui répond à la gorge de la tr[...]

Fig. 345.

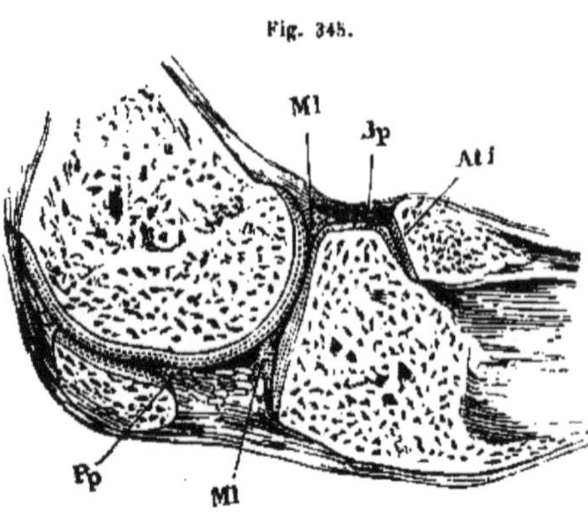

Section verticale antéro-postérieure du genou fléchi, passant par le condyle externe (*).

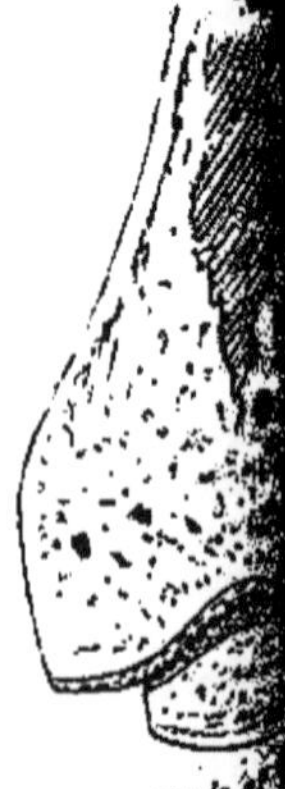

Section verticale [...] genou fléchi à [...] en avant du bor[d] [...] fosse intercondy[lienne]

Ces deux facettes comprennent chacune une portion supérieu[re] haut en bas, qui répond au condyle fémoral, et une portion in[férieure]

Fig. 347.

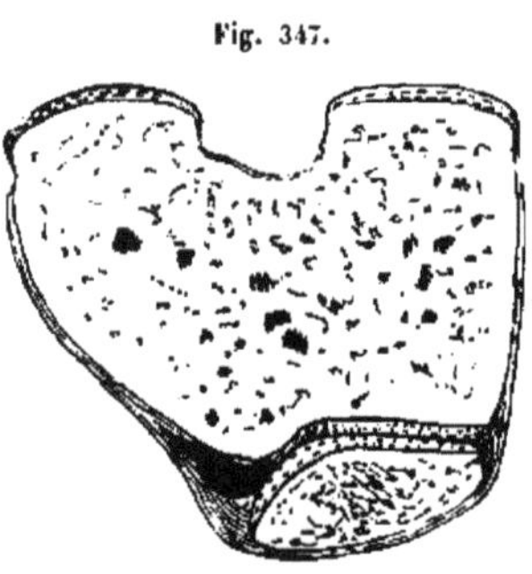

Section horizontale du genou étendu, passant par la partie moyenne de la rotule.

Fig. 348.

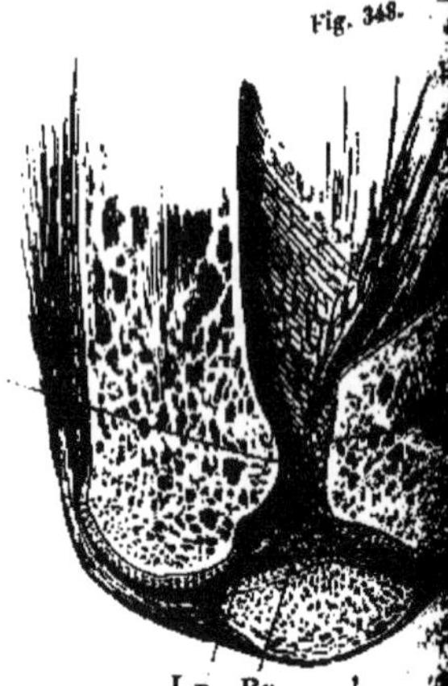

Section verticale médiane du g[enou] [...] extrême (**).

ment convexe, qui, dans la flexion du genou, répond médiat[ement] [...] glénoïdes du tibia (*fig.* 348), et qui, dans l'extension, est sépa[rée] [...]

(*) *Ml*, ménisque interarticulaire externe. — *Pp*, masse graisseuse sous-rotuli[enne] [...] noviale poplitée. — *Atf*, articulation péronéo-tibiale supérieure.

(**) *ca*, ligament croisé antérieur. — *cp*, ligament croisé postérieur. — *Pp*, [...] rotulienne. — *Lp*, ligament adipeux. — *pi*, ligament rotulien inférieur. — *Bsp*, [...]

espace triangulaire, comblé par des franges synoviales chargées 344).

surfaces sont revêtues d'une couche épaisse de cartilage.

Conséquences qui dérivent de la direction en sens opposé des deux condyles.

marquer que dans l'articulation du genou, les surfaces articulaires une simple juxtaposition ement, et que cette arti- quelque sorte double, condyles bien distincts deux cavités également les deux condyles étant opposé, savoir, l'externe en dehors, l'interne en dedans, ils se font mu- stacle ; et de même que la double articulation de l'occipital avec l'atlas fois aux mouvements la- mouvement de rotation, quant aux mouvements, ginglyme angulaire, de deux condyles, qui cons- quelque sorte une double condylienne, le genou se trouve transformé en un ginglyme an-

Fig. 349.

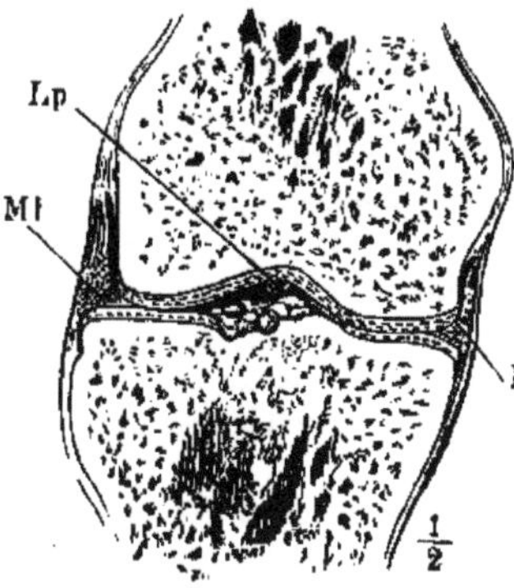

Section verticale et transversale du genou étendu, passant en avant de la fosse intercondylienne du fémur (*).

Fibro-cartilages semi-lunaires.

artilages *interarticulaires* (*fig.* 350 et 351). — L'articulation du genou

Fig. 350.

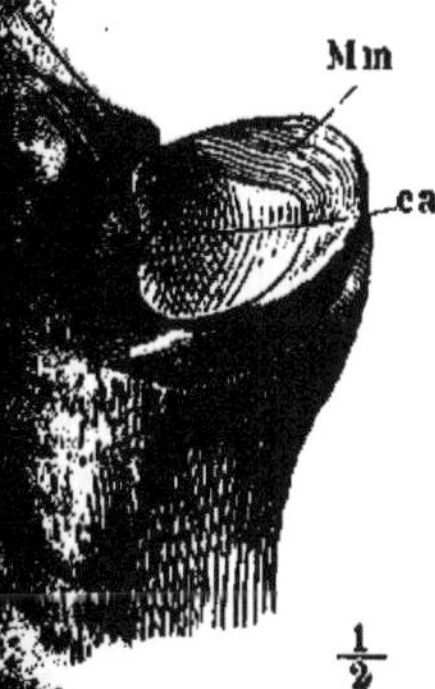

...ure du tibia et ménisques ...res vus par devant (**).

Fig. 351.

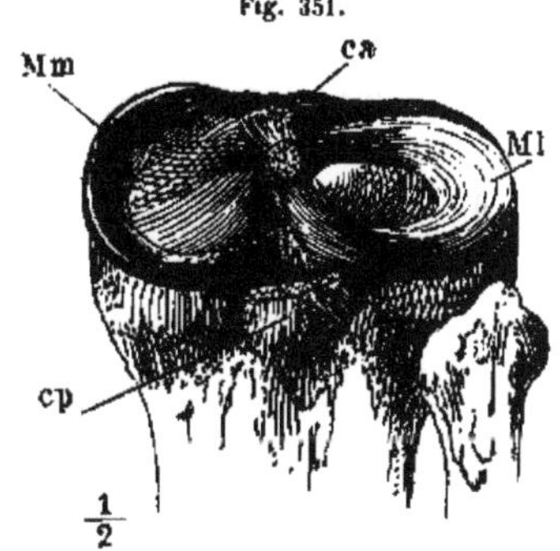

Extrémité supérieure du tibia et ménisque interarticulaire vus par derrière.

fibro-cartilages interposés entre les surfaces articulaires (*fig.* 349) : lames nommées, en raison de leur forme, *fibro-cartilages semi-lu*-*naires*. Excavés à leur face supérieure, qui répond à la convexité

...interarticulaire interne. — *Ml*, ménisque interarticulaire externe. — *Lp*, section du

...interne. — *Ml*, ménisque externe. — *ca*, *cp*, ligaments croisés antérieur et pos-

des condyles, très-épais à leur circonférence externe, qui ad... articulaire, très-minces et comme tranchants à leur circonfére... fibro-cartilages concourent à augmenter la profondeur des ca... tibia. Leur coupe est un triangle isocèle très-allongé, dont la ... rique. Le fibro-cartilage interarticulaire externe couvre pres... cavité glénoïde externe du tibia et représente un disque ci... complet, tandis que le fibro-cartilage interarticulaire interne, ... blement semi-lunaire, laisse à découvert une assez grande p... correspondante du même os (1). Ils s'insèrent tous deux au... ligaments qui méritent une description particulière.

Différences de forme des deux fibro-cartilages.

a) Les *ligaments du fibro-cartilage semi-lunaire externe* sont ... deux, l'un antérieur, l'autre postérieur, et extrêmement forts. ... sère au-devant de l'épine du tibia, en dehors du ligament c... dans une dépression profonde qui avoisine la cavité glénoïde ... il fournit un faisceau fibreux qui va se jeter dans le ligament c... Le *postérieur* vient s'insérer à l'épine du tibia, dans l'intervalle ... saillies qui la constituent ; il fournit un faisceau considérable ... dans le ligament croisé postérieur. Les insertions très-rappro... seulement de quelques millimètres, des deux ligaments du fibro-... lunaire externe expliquent la forme circulaire de ce fibro-carti...

Ligaments du fibro-cartilage semi-lunaire externe.

b) Les *ligaments du fibro-cartilage semi-lunaire interne* sont de... forts que les précédents. L'*antérieur* s'insère au-devant de son ... à-dire du ligament antérieur du fibro-cartilage semi-lunaire, ... *postérieur*, beaucoup plus en arrière que le ligament postérieur ... cartilage, d'où la forme de croissant qu'offre le fibro-cartilage ... terne, qui n'envoie d'ailleurs aucun prolongement fibreux aux li...

Ligaments du fibro-cartilage semi-lunaire interne.

Les fibro-cartilages interarticulaires, étant fixés au tibia, ... dans tous ses mouvements. Ils glissent cependant un peu sur ... noïdes du tibia pendant ces mouvements. Le ménisque interarti... en raison de ses insertions très-rapprochées l'une de l'autre, ... que l'interne.

Les ménisques interarticulaires du genou sont formés ... des faisceaux compactes de fibres tendineuses, parallèles, en ... conférence externe, où l'on voit pénétrer quelques vaisseaux ... tinuent avec celles des ligaments qui fixent les ménisques inte... tibia, et leur surface est revêtue d'une couche mince de fibro-...

Texture.

Indépendamment de l'*usage* qu'ils ont d'augmenter la profo... glénoïdes du tibia, les fibro-cartilages semi-lunaires ont pou... les parties molles périarticulaires de se placer entre les surfa... les divers mouvements de l'articulation du genou.

Usages.

B. *Moyens d'union de l'articulation du genou.* — Ce sont deux lig... un ligament postérieur, un ligament antérieur et deux ligam...

1° *Ligaments latéraux.* — *a*) Le *ligament latéral externe* (*al*, fig. 3...

Le ligament latéral externe est cylindroïde.

(1) Je me suis demandé pourquoi cette difference entre les deux carti... J'ai pensé que le condyle externe du fémur pesant bien plus sur le ti... interne, attendu qu'il est dirigé suivant l'axe du fémur, tandis que le ... déjeté en dedans, il fallait que le fibro-cartilage interarticulaire ext... plus grande portion de la surface articulaire du tibia.

...ect d'un cordon arrondi ; il s'insère à la tubérosité externe du ...nion des 5/6 antérieurs avec le 1/6 postérieur, sur la ligne pro-...sé. Le point précis de cette insertion est une petite éminence ...e dépression destinée au tendon du muscle poplité, et qui est ...autre dé-...ée au ju-... de là ce ...te vertica-... pour s'in-... externe de ...ité. De son ... se déta-...es qui se ...ectement ...insèrent au ...que inter-...

... qui pré-... d'un ten-...bord anté-...ion du bi-...ual ou est ... de le con-... son in-...eure est ...e du bord ...condyle fé-...son bord ...en résulte ...t se relâ-...sion et se ...tension du

Fig. 352.

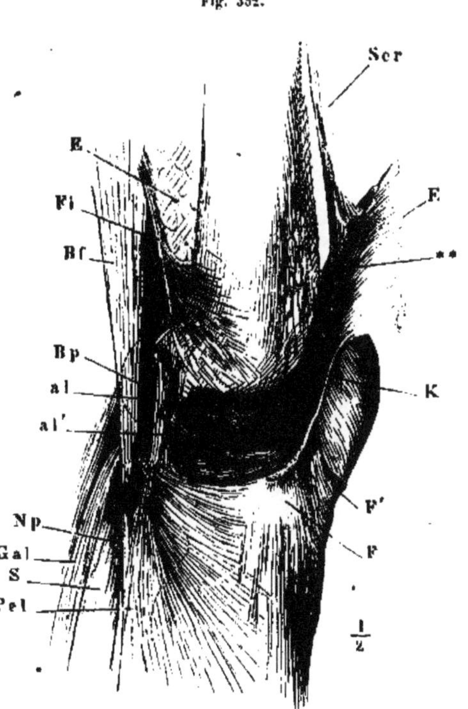

Face externe de l'articulation du genou (*).

...qu'une idée bien incomplète des moyens d'union de l'articulation ...hors, si l'on ne faisait pas entrer en ligne de compte : 1° le ten-... qui confond, en quelque sorte, ses insertions inférieures avec ...nt latéral externe ; 2° la bandelette du fascia-lata, qui va s'in-...ule antérieur du tibia et qui envoie au bord externe de la ro-...ion confondue avec le tendon du vaste externe.

Tendons qui concourent à la solidité de l'articulation en dehors.

...*t latéral interne* (*fig.* 353), beaucoup plus long que le ligament ... se présente sous la forme d'une bandelette large, mince, na-...ait de la partie postérieure de la tubérosité interne du fémur, ...ament latéral externe, immédiatement au-dessous du tuber-

Le ligament latéral interne est aplati en bandelette.

(*) ...urale et le muscle triceps crural (E) ont été divisés et renversés en avant. — *Scr*, ... *Fi*, aponévrose intermusculaire externe. — *Bf*, muscle biceps crural. — *Bp*, bourse ...plité. — *Np*, nerf sciatique poplité externe. — *Gal*, muscle jumeau externe. — ... *Pel*, muscle long péronier latéral. — K, capsule synoviale. — F, insertions tibiales ...ta. — F', faisceaux de cette aponévrose qui s'entre-croisent au-devant de la rotule. ... externe. — *al'*, fibres antérieures de ce ligament qui se recourbent en avant et ... fibro-cartilage. — **, masse graisseuse.

cule d'insertion du troisième adducteur, se dirige verticalem
peu en avant, s'élargit dans son trajet, et vient s'insérer par
au bord interne et à la face antérieure du tibia. Dans cette
cupe 3 centimètres d'étendue, il est recouvert par les tendon
la patte d'o
sur lui à l'
viale. Sa fa
appliquée s
térieur ou r
membraneux
ménisque ar
auquel il
ment, et s
articulaires
nes, qu'il pr

Lorsqu'on
ment couche
voit que les
profondes
la partie s
tubérosité
ainsi qu'au
cartilage in
qu'elles adh
viale. Ces
débordent
arrière (amb)

L'insertion
ligament lat
cupant à pe
de courbure
postérieure
terne du fém
que ce ligam
également
flexion et d

2° Le lig

Fig. 353.

1/2

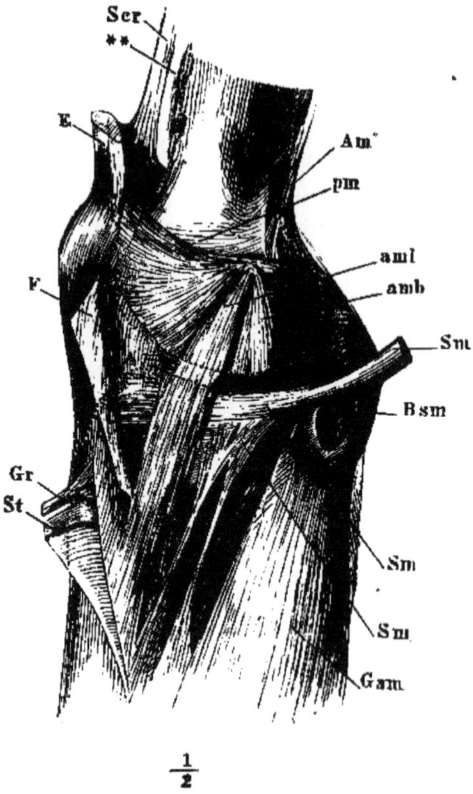

Face interne de l'articulation du genou (*).

(*fig.* 354) est très-compliqué, et se compose : *a*) d'*une capsule fibre*
condyle ; *b*) d'un ligament postérieur médian, le seul qui ait
auteurs.

Capsule fibreuse de chaque condyle.

a) *Capsule fibreuse des condyles.*— Chaque condyle est envelo
fibreuse, que recouvrent immédiatement le muscle jumeau ex
du condyle externe, et le muscle jumeau interne, au niveau du
La capsule fibreuse du condyle interne est complétée par le

(*) L'aponévrose crurale (F), ainsi que les tendons des muscles couturier, plant
tendineux (St) a été divisée et renversée en avant. — E, triceps crural. — Scr,
Am", insertion du muscle grand adducteur à la tubérosité interne. — Sm, Sm',
membraneux. — Bsm, bourse synoviale de ce tendon. — Gam, muscle jumeau in
latéral interne. — *amb*, portion postérieure et profonde de ce ligament. — pm,
rotule. — **, masse graisseuse.

sur la portion la plus élevée et la plus interne de ce condyle : aneux envoie de bas en haut une expansion fibreuse à cette Le jumeau externe s'identifie bien plus encore que l'interne fibreuse sur la- grand sertions. isseur de rne que quand il nide du

postérieur composé ordres de es, obli- de bas dedans appartien- pansion demi- ligament po); viennent muscles aux; un né de externe, conca- et se ent dans stérieur isceau, ucifor- sertion muscle igament à la

Le ligament postérieur médian se compose de plusieurs ordres de fibres.

Fig. 354.

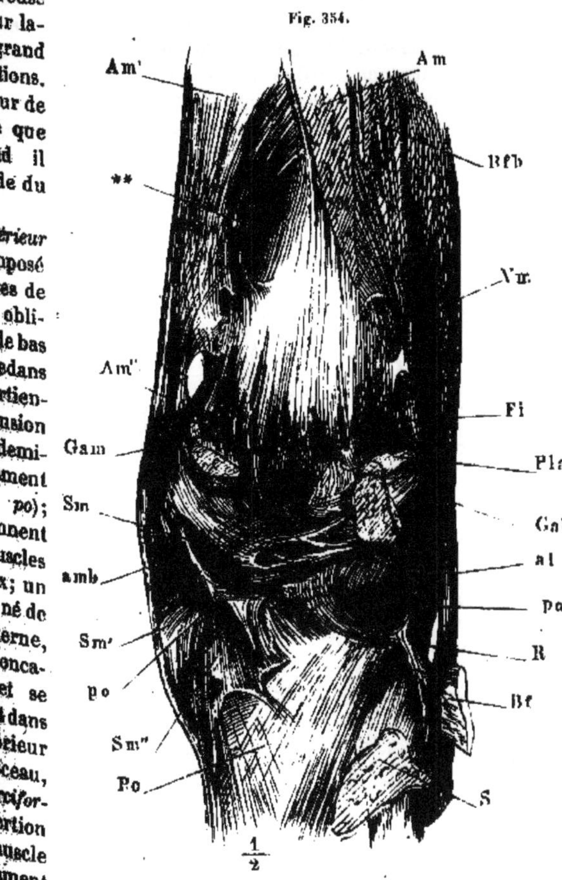

Face postérieure de l'articulation du genou (*).

enfin, quelques faisceaux fibreux propres, les uns verticaux, ques, prennent naissance au-dessus des condyles du fémur et se De cet assemblage de fibres, dirigées en divers sens, résulte un irrégulière, qui est criblé de trous, par lesquels pénètrent des

grand adducteur. — Am'', son insertion à la tubérosité interne. — **, ouverture vaisseaux. — Bfb, court chef du biceps crural. — Vm, muscle vaste interne. — ulaire externe. — Pla, origine du muscle plantaire grêle. — Gal, muscle jumeau jumeau interne. — Bf, tendon du muscle biceps. — S, muscle soléaire. — Po. Sm', Sm'', tendon du muscle demi-membraneux. — al, ligament latéral externe. ure du ligament latéral interne. — po. ligament postérieur oblique. — pa, ligament qui fixe ce dernier à la tête du péroné.

ramifications de l'artère articulaire moyenne. Plusieurs faisce profonds vont s'insérer à la circonférence des fibro-cartilages

Ligament antérieur.

3° *Ligament antérieur* ou *rotulien*. On donne ce nom à la p des extenseurs qui, de la rotule, s'étend au tibia. Il est const delette fibreuse très-épaisse, à peu près triangulaire. Nées par tion, non-seulement du sommet de la rotule, mais encore de l de cet os, dans une étendue de 10 à 12 millimètres, ses fib nacrées se portent, en se rapprochant, obliquement de haut en en dehors, à la partie la plus saillante et la plus inférieure anté
il es
d'une
sertie
au se
tule
ment
que
sente
arrièr
que
ligam
celle
tricep
un
dehor
Der
ment,
cons
adip
de l
culai
viale
fig.
la p
sité
bia
glis
du

Fig. 353

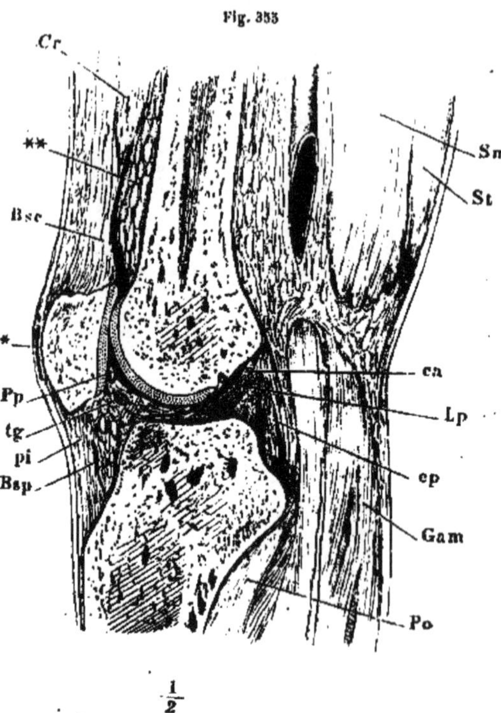

Section verticale médiane du genou dans l'extension (*).

Synoviale du ligament rotulien.

tantôt communique avec la synoviale articulaire, et tantôt en distincte (1).

(*) *Cr*, muscle sous-crural. — *Bsc*, pli indiquant l'ouverture de la bourse sou graisseuse sous-rotulienne. — *Bsp*, bourse sous-rotulienne. — *tg*, fibres transve deux fibro-cartilages interarticulaires. — *pi*, ligament rotulien. — *Po*, muscle jumeau interne. — *cp*, ligament croisé postérieur. — *ca*, ligament croisé an adipeux. — *St*, muscle demi-tendineux. — *Sm*, muscle demi-membraneux. — *, **, masse graisseuse de la face antérieure du fémur.

(1) Je ferai remarquer que cette synoviale se développe, d'une dont elle occupe toute la largeur, d'autre part, sur la tubérosité anté plétement dépourvue de cartilage articulaire.

...ot rotulien ne constitue qu'une partie du ligament antérieur du genou ; il est complété par la rotule et par les tendons antérieur, du vaste interne et du vaste externe, tendons dont ...ulien est évidemment la continuation. Nous voyons donc ici une ... remarquable de cette loi par laquelle les ligaments articu... ...és et quelquefois complétement remplacés par des tendons. ... soin de noter, dans les généralités, que les articulations tro... ...ntent surtout des exemples de ce remplacement dans le sens de ... que dans ce sens un ligament, c'est-à-dire un moyen de con... ...ent passif, ne pouvait convenir. Au tendon des muscles exten... ...ez un ligament ordinaire, qu'arrivera-t-il ? ce ligament devra ...ent long pour permettre la flexion ; mais alors que deviendra-...nsion ? A moins d'être doué d'extensibilité et d'élasticité, à la ...gaments jaunes, il se plissera et s'interposera entre les surfaces ...fallait donc un ligament qui pût se raccourcir ou s'allonger sui... un tendon faisant suite à un muscle, c'est-à-dire à un organe ...ible, élastique et contractile. Il fallait, en outre, un os qui pût ...vant l'articulation, remplir le vaste hiatus qui, dans la flexion, ... les surfaces articulaires, glisser impunément sur des surfaces ...mettre en même temps la station sur les genoux. Ce triple but ... la rotule, os sésamoïde développé dans l'épaisseur du tendon ...seur de la jambe et qui favorise, en outre, l'action du muscle ... direction de la direction parallèle à la surface d'insertion.

La rotule et le tendon du triceps font partie du ligament antérieur.

Avantages de la substitution d'un tendon à un ligament.

Utilité de la rotule.

...ant du ligament antérieur, l'articulation du genou présente, ...and surtout aponévrotique constitué par l'aponévrose fémorale, ...on aponévrotique du fascia-lata, par une autre expansion apo...ée par la patte d'oie, à laquelle vient se joindre une lame ...détache du tendon des muscles vaste interne et vaste externe et ...bia. Ce *grand surtout aponévrotique de l'articulation du genou* ...niveau du tendon du triceps, comme pour le brider, un entre...toir, qui lui est très-adhérent ; 2° au niveau de la rotule, une ...mince, quelquefois interrompue et comme lacérée, à cause de ... la bourse séreuse sous-cutanée, et 3° au niveau du ligament ...res dirigées obliquement de haut en bas et de dehors en ...

Grand surtout aponévrotique antérieur de l'articulation du genou.

...al, comme annexes du ligament antérieur, *deux ligaments propres* ... interne (*fig.* 353, *pm*), l'autre externe, étendus des bords de la ... postérieure des tubérosités du fémur. Ces ligaments sont ...nces, membraneux et adhèrent fortement à la capsule synoviale, ...latéralement.

Ligaments propres de la rotule.

...oisés ou *interosseux*. — Il existe, au centre de l'articulation du ge...ents interosseux, qui jouent un rôle important dans le méca...rticulation. Ces ligaments, appelés *croisés*, parce qu'ils se croi... en X, sont situés dans la profonde échancrure intercondylienne, ... d'autre destination que celle de les protéger. L'un est *an*...condyle externe et se porte à la partie antérieure de l'épine du ... *postérieur* ; il naît du condyle interne et se porte à la partie ... même épine. Tous deux se continuent, par un faisceau ... fibro-cartilage inter-articulaire externe, jamais avec le fibro-

Ligaments croisés ou interosseux.

Divisés en antérieur et en postérieur.

cartilage interarticulaire interne. Les noms d'antérieur et de ont été donnés à cause de leur insertion inférieure; car, sup ligaments croisés naissent au même niveau. Voici, d'ailleurs, plus précise de leurs insertions supérieures et inférieures et d

Supérieurement, ils naissent au même niveau.

Insertions précises du ligament croisé antérieur.

a) Le *ligament croisé antérieur* (*fig.* 356 et 357) naît de la face inte du con sous l bandele côté à l se déta long d'u presque portion verticale surface là, il se en bas, dedans avant, en arriè sérer au pine du quelle peu, en ques ins deux re qui la côté ex

Fig. 356.

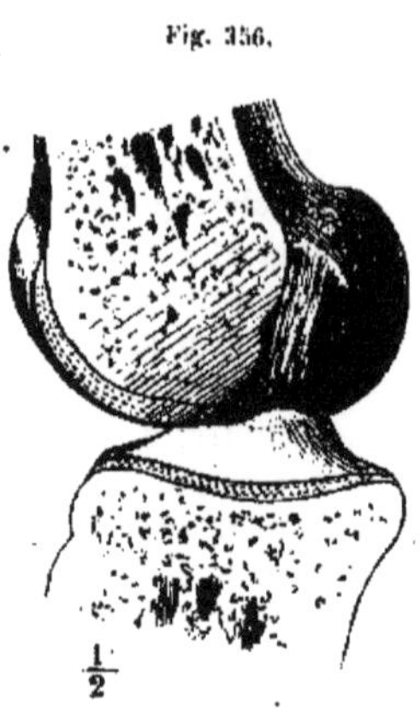

1/2

Profil du genou dans l'extension, le condyle interne ayant été enlevé par une section verticale antéro-postérieure. — Ligament croisé antérieur.

Fig. 357.

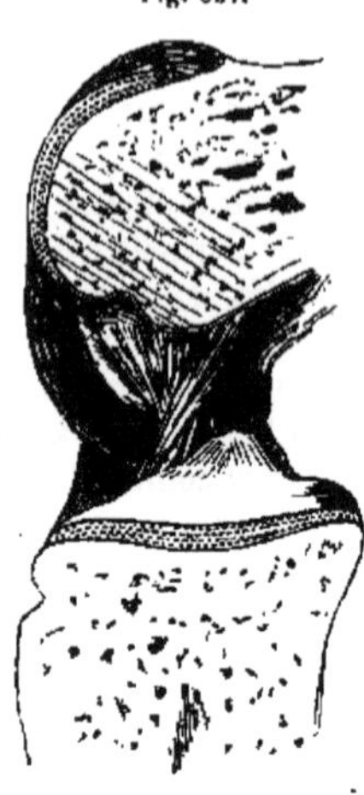

La même préparation, le genou étant fléchi.

ment partent quelques fibres qui vont se jeter sur la partie an cartilage semi-lunaire externe.

Du ligament croisé postérieur.

Triple obliquité des ligaments croisés.

b) Le *ligament croisé postérieur* (*fig.* 358) naît de la face extern condyle interne, dans une dépression semi-lunaire qu'on y ob une ligne horizontale; il présente d'ailleurs, comme le ligam rieur, une triple obliquité, savoir de haut en bas, d'avant en a dans en dehors, envoie une expansion considérable au fibro-ca ticulaire externe et va s'insérer en arrière de l'épine du tibia.

Leur double croisement.

Il suit de là que les ligaments croisés présentent un dou ment : 1° dans le sens antéro-postérieur, et c'est le seul qui tion; 2° dans le sens transversal. Lorsqu'on imprime au tibia de rotation de dehors en dedans, l'entre-croisement augmen ces deux ligaments, fortement pressés l'un contre l'autre, li ment; ils se décroisent, au contraire, se relâchent et devie dans la rotation de dedans en dehors; tous deux sont part dans la flexion et dans l'extension.

Une remarque fort intéressante, c'est que les insertions sup ments latéraux des ligaments croisés et de l'articulation du une même ligne transversale, en arrière de l'axe du fémur, courbe que décrit la portion postérieure des condyles, de avec une broche de fer, on traverse les deux condyles au niv

les ligaments latéraux, cette broche traversera les quatre ligaments. ...er toutefois que dans cette expérience, bien que la broche traverse ... leur partie moyenne les insertions condyliennes des ligaments ...tion principale du ligament croisé antérieur se trouve cependant ... la broche, et la portion principale du ...sé postérieur, en avant.

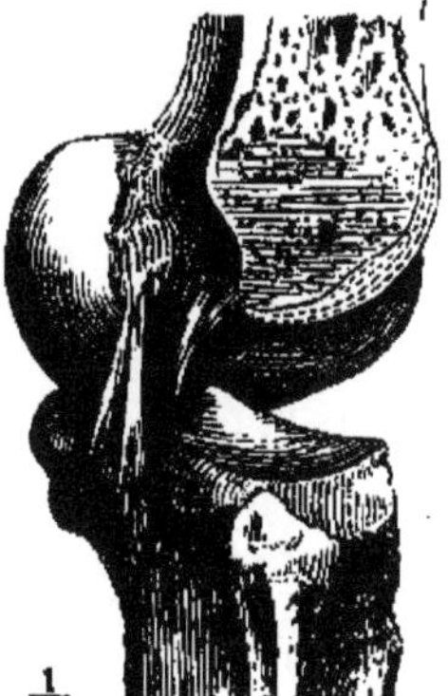

Fig. 358.

1/2

Genou dans l'extension, dont on a enlevé le condyle interne.

— C'est, de toutes les synoviales la plus ...st la plus compliquée. En suivant son ... du bord supérieur de la rotule, nous ... particularités suivantes : (La synoviale du genou est la plus considérable du corps humain.)

... le tendon des extenseurs, elle forme ...de-sac, que remplace quelquefois une ...tincte, située entre le fémur et le ten...seurs (Bsc, *fig.* 355 et 359). Chez un ... de sujets, cette synoviale communi... du genou par une ouverture plus ou ...dérable. Lorsque la communication ...trécissement ou étranglement cir...estige de la séparation. (Vaste cul-de-sac derrière le tendon des extenseurs, et quelquefois capsule synoviale distincte.)

... côté du tendon du triceps, la synoviale ...ssous des muscles vaste externe et ..., et s'élève quelquefois de 3 à 5 centi...ssus des surfaces articulaires ; le pro...nué sous le vaste interne est beaucoup ...rable que celui qui s'étend sous le vaste externe (1). Deux petits ...sculaires du triceps, connus sous le nom de muscle sous-crural ... la *synoviale* du genou (Cr, *fig.* 355), s'attachent au cul-de-sac su...tiennent élevé dans l'extension. (Prolongements latéraux de la synoviale.)

...pe de la rotule, la synoviale tapisse le ligament rotulien. Elle est soule...ée, par du tissu adipeux et forme un repli, une gaîne à une sorte ...eux très-grêle qui naît de ce tissu adipeux et va se fixer à la partie ... l'espace intercondylien, immédiatement derrière la trochlée. C'est ... qu'accompagne souvent un prolongement de tissu adipeux, qu'on ...ment *adipeux* (Lp, *fig.* 347, 349, 355 et 359). Quelquefois ce prolon...e pas ; d'autres fois il est multiple. J'ai vu un repli du même ... de la portion de synoviale qui revêt le tendon des extenseurs à ...émur située au-dessus de la trochlée. (Ligament adipeux. Repli synovial ou ligament adipeux anormal.)

...cune synoviale qui soit pourvue d'un aussi grand nombre de ...iales que celle du genou ; elles hérissent, pour ainsi dire, la surface ...séreuse, sous forme de petits prolongements chevelus. Leur siége ...n est autour de la rotule. (Franges synoviales.)

...viale, examinée dans l'échancrure intercondylienne, enveloppe les ...isés, sans s'interposer entre eux, et les accole l'un à l'autre, sans ...faces contiguës ; elle forme ainsi une cloison verticale qui divise ...du genou en deux chambres, l'une interne, l'autre externe. — (La synoviale unit l'un à l'autre les ligaments croisés)

(1) ...ce de ces deux prolongements explique la formation des saillies qu'on observe ...au-dessus de la rotule, dans l'hydropisie du genou ; l'étendue plus grande ...nt interne explique aussi le volume plus considérable de la saillie interne.

Le bord antérieur et les faces de cette cloison sont garnis de p
peux irréguliers.

Prolongements bursiformes de la synoviale.

Indépendamment des replis synoviaux dont il vient d'être
tous font saillie dans la cavité articulaire, il est des *prolong*
qui sont au dehors
tel est le prolong
qui engaine le ten
poplité en arrière
Quelquefois la syn
culation tibio-péro
n'est aussi qu'un
ments externes,
importante à conn

Fig. 359.

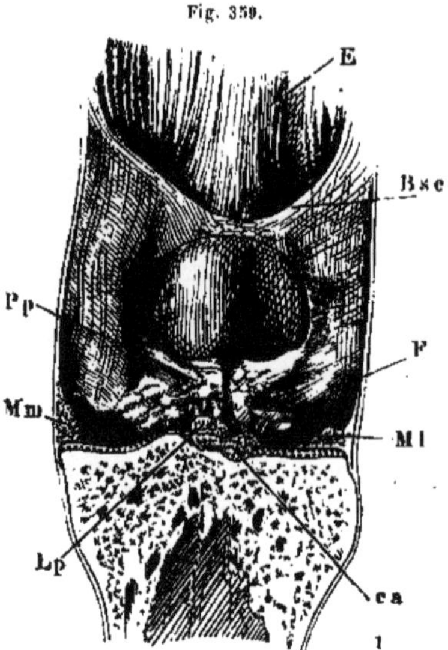

Paroi antérieure de l'articulation du genou, vue par derrière (*).

Fig.

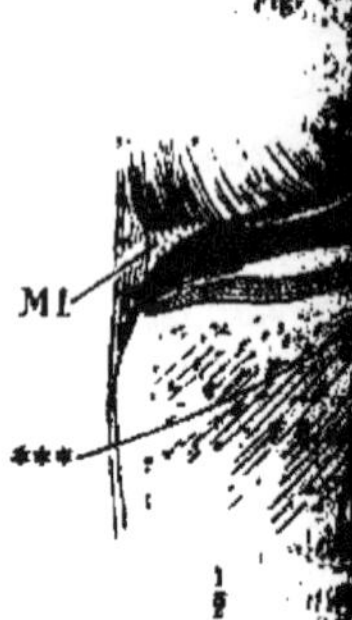

Paroi externe de l'ar vue par la fa

cine opératoire. Un autre prolongement tapisse, dans certains c
muscle biceps fémoral. Le meilleur moyen de constater l'existe
de-sac extérieurs est de perforer la rotule et d'injecter du suif da
la matière injectée se figeant dans tous les prolongements de l

Tissu adipeux sous-synovial.

L'abondance du *tissu adipeux sous-synovial* dans l'articulatio
nous engage à insister sur la disposition qu'il présente. On le r
derrière le ligament rotulien (Pp, *fig.* 344, 345, 355 et 359);
couche extrêmement épaisse, qui remplit l'intervalle compris e
rotulien et la synoviale, et qui remonte sur la face postérieu
Dans la flexion du genou, cette masse graisseuse est attirée en
ligament adipeux et forme un coussinet entre la rotule et la fa
tibia (*fig.* 348). Si on l'examine du côté de l'articulation, on
sente plusieurs prolongements, assez analogues aux appendic

Prolongements analogues aux appendices graisseux de l'épiploon.

(*) Le fémur a été enlevé et une section verticale, passant transversalement
tibia, a retranché la partie postérieure de ce dernier os. — E, tendon du triceps
bourse synoviale sous-crurale. — *Bsc*, bourse séreuse sous-crurale. — F, aponévr
ménisques interarticulaires externe et interne. — *Pp*, masse graisseuse sous-syn
adipeux coupé en travers. — *ca*, ligament croisé antérieur.

(**) *Ml*, ménisque interarticulaire externe. — *Po*, section du tendon du muscle
tendon, coupé au niveau de son insertion à la tubérosité externe. — *Atf*, articula
périeure. — ***, bord externe de l'ouverture de communication entre la bourse
ticulation du genou.

...ous recouverts par un des replis synoviaux dont il a été déjà ...ouve encore du tissu adipeux en grande quantité derrière le ten... au-dessus des condyles, où il comble l'intervalle qui sépare ce ten... ...e correspondante du fémur. Enfin, des flocons adipeux se ren... ...utour des condyles, dans l'échancrure intercondylienne, de même ...insertions des ligaments croisés.

..., que l'on observe même chez les individus réduits au marasme, ...lors plus séreuse et comme infiltrée, ne remplit nulle part plus ...que dans l'articulation du genou l'usage de combler les intervalles ...ntre elles, dans certaines attitudes, les surfaces articulaires. — Usage de cette graisse.

...de *l'articulation fémoro-tibiale.* — 1° *Au point de vue de la solidité.* — ...articulations étant généralement en raison directe de l'étendue ...rticulaires, il n'en est aucune qui soit, à cet égard, plus avanta...posée que l'articulation du genou. La réception de l'épine du ti...ancrure intercondylienne est encore une circonstance qui aug...lité de l'articulation, mais qui, cependant, ne constitue qu'un ...très-imparfait. Enfin, comme troisième condition de solidité, on ...multiplicité des ligaments et des tendons, qui suppléent, en quel... ce qui manque du côté de l'engrènement. — Conditions de solidité.

...de *vue de la mobilité.* — L'articulation du genou, appartenant au ...ulations trochléennes, présente deux mouvements principaux en ...*flexion* et l'*extension;* mais, comme l'emboîtement des surfaces ...it, elle permet aussi quelques légers mouvements de *rotation* (1). — Deux mouvements.

...*exion* de la cuisse sur la jambe, les condyles du fémur *glissent* ...vant sur la face supérieure du tibia, en même temps qu'ils *roulent* ...rière. Ce double mouvement, mis hors de doute par les expérien... Weber, tient au mode d'attache des ligaments du genou, comme ...ayer de le faire comprendre. — Mécanisme du mouvement de flexion.

...ament n'unissait le fémur aux os de la jambe, les deux condyles, ...ment de flexion, *rouleraient* sur les facettes presque planes du ... comme font les roues d'une voiture sur le sol. D'autre part, si ...u genou s'inséraient, en haut, au centre de courbure des condy...a lieu pour l'articulation du coude, ils seraient toujours tendus ...ent aux surfaces articulaires que de *glisser* l'une sur l'autre. Or, ...intermédiaire, pour ainsi dire, entre ces deux dispositions ex...ve au genou. L'insertion fémorale des ligaments latéraux étant *ex*...ligaments se relâchent à mesure que s'opère la flexion, qui abaisse ... et la rapproche de l'insertion jambière. Relâchés, ils permettent ...rouler d'avant en arrière, ce qui ramène leur tension; dès que ...roduite, les surfaces articulaires ne peuvent plus que glisser; ...ment ne tarde pas à relâcher de nouveau les ligaments, d'où ... rouler encore, et ainsi de suite : il y a donc combinaison du glissement et du mouvement de roulement. — Les condyles glissent et roulent sur le tibia.

...venons de dire, s'applique surtout au condyle externe; quant au ..., nous avons vu que le ligament latéral de ce côté s'insère à peu

(1) ... à l'exemple de Weber, appeler *pronation* la rotation qui porte la partie ... en avant, et *supination* celle qui la porte en arrière, par analogie ...ments qui se passent dans l'avant-bras.

près au centre de courbure de la surface articulaire postérieure ment se relâche peu pendant la flexion; il s'ensuit que ce cond glisser et très-peu rouler sur la cavité glénoïde correspondan mouvement de roulement est très-marqué pour le condyle ext de là que le condyle externe décrit autour du condyle interne d'un pivot, un arc de cercle analogue à celui que décrit, da qu'on fait tourner, une des roues de devant autour de l'autre.

Les ligaments croisés présentent une disposition en harmonie a gaments latéraux; ils sont tendus l'un et l'autre dans l'extension la flexion amène le relâchement du ligament croisé antérieur, c condyle externe de se porter en arrière. Pendant ce temps, le li postérieur se tend de plus en plus et met obstacle à tout dépl dyle interne, qui ne peut que glisser sur le tibia. Les deux liga tachent au condyle interne, c'est-à-dire le ligament latéral int ment croisé postérieur, sont donc tendus dans la situation fléch et retiennent ce condyle en place, tandis que ceux du condyle lâchés et lui permettent de tourner autour du condyle interne, l'un de ces ligaments soit tendu par l'effet de cette rotation.

Limite de la flexion.

La flexion peut être portée assez loin pour permettre le contact de la cuisse en arrière; elle n'est limitée que par la tension du postérieur, fort peu aidé en cela par le ligament croisé antér

État de l'articulation sans la flexion.

jambe est fléchie, le ligament rotulien est tendu; la rotule est partie antérieure de l'articulation, elle est dans une situation pas être, comme dans l'extension, portée à droite ou à gauche tude, la rotule comble, pour ainsi dire, le vaste hiatus qui existe tie antérieure de l'articulation, entre le fémur et le tibia. La lux sible dans l'exercice de ce mouvement.

Extension.

b) Dans le mouvement d'*extension*, les condyles du fémur glissent sens inverse de celui que nous avons observé dans la flexion. Les téraux se tendent peu à peu, ainsi que le ligament postérieur; il en du ligament croisé antérieur, tandis que le ligament croisé pos che d'abord complétement, pour se tendre de nouveau quand vient extrême. A ce moment, tous les ligaments de l'articulation ment rotulien, sont donc tendus et s'opposent à la flexion du mem

Ses limites.

Le mouvement s'arrête lorsque l'axe de la jambe a dépassé d'u quantité l'axe prolongé de la cuisse.

Les ligaments croisés ne permettent pas aux surfaces articulaires de s'abandonner.

Les ligaments croisés ont encore un autre usage, non moins ceux que nous venons de signaler : c'est d'empêcher les surfaces s'abandonner dans le sens antéro-postérieur, lorsque le relâche ments latéraux, dans la flexion, permettrait ce genre de mouv ligament croisé antérieur s'oppose au déplacement du tibia en mur en arrière, de même que le ligament croisé postérieur emp se porter en arrière et le fémur de se porter en avant.

Les muscles extenseurs de la jambe ne prennent aucune part à la station bipède.

Il importe aussi de faire observer que dans la station sur les tendus, les muscles extenseurs de la jambe sur la cuisse, droit externe et vaste interne, sont tout à fait inactifs, ainsi que le pr lité extrême de la rotule et le relâchement de ces muscles dan ainsi que le prouve encore l'absence de tout sentiment de las mêmes muscles après une station verticale longtemps continuée

peu la ligne prolongée de la jambe, tout le poids du corps qui ... à diminuer l'angle ouvert en avant que forment ces deux seg... inférieur, et comme tous les ligaments du genou, sauf le li... opposent à cette diminution, il en résulte que la jambe et la ..., dans l'extension complète, un support parfaitement rigide, ... une seule pièce, sans que l'intervention de la contraction mus... ...saire.

...ouvements, la rotule est invariablement fixée au tibia par le ..., qui est inextensible, et c'est la trochlée fémorale qui glisse ... bas, soit de bas en haut, sur la face postérieure de la rotule. ... rotule ne concourt en rien à limiter les mouvements d'exten... ...ages, par rapport à l'articulation, sont d'en protéger la partie ... prévenir la pression douloureuse pendant la station sur les ... usages, et ce sont les principaux, se rattachent aux fonctions ... fémoral, dans le tendon duquel elle est développée : elle éloi... ...uscle du parallélisme avec le levier qu'il doit mouvoir. Mobile ...dant l'extension de la jambe, elle est saillante et fixe pendant ...

... jambe est à moitié fléchie sur la cuisse, elle peut exécuter ... de *rotation* très-bornés, soit en dedans, soit en dehors. Ces ... lieu sur le condyle interne du fémur comme sur un pivot, ...dyle externe. Le condyle externe du tibia glisse d'arrière en ...uvement de rotation en dedans, et d'avant en arrière dans le ... rotation en dehors, tandis que le condyle interne tourne sur ...otation en dedans est limitée par le contact mutuel des liga... ...ont l'entre-croisement augmente dans ce mouvement. Dans la ...s, plus étendue et limitée par les ligaments latéraux, les liga... ... se décroisent et deviennent parallèles. L'arc de cercle par... ...dyle externe dans ces mouvements de rotation mesure en ...ant les frères Weber. Nous avons déjà fait connaître les dis... ...ques qui expliquent la fixité du condyle interne et la mobilité ...e dans la position fléchie de l'articulation, comme aussi la ... jambe dans l'extension complète. Nous verrons bientôt que ... est l'agent de la rotation en dehors, et le poplité celui de la ...ns. Mouvement de rotation.

... souvent pendant la flexion de la jambe, et conséquemment dans le mo... ...ande fixité, que la rotule se déplace par suite d'une violence extérieure, ... presque toujours lieu en dehors. Sur quarante-six cas de luxation de ... n'a trouvé que six luxations du côté interne, dont pas une complète. ... externe du fémur, beaucoup plus saillant que l'interne, semblerait ... luxation en dehors et favoriser la luxation en dedans. Mais il est bon ... rotule, déplacée en dedans, ne saurait rester dans cette position, où ... par rien, où elle tend, au contraire, à être ramenée à sa situation ...ction un peu oblique du triceps ; tandis que déplacée en dehors, elle ... du condyle externe un obstacle à sa réduction, qui ne saurait être ...oyens de l'art. Remarquons d'ailleurs que de l'obliquité en bas et en ... fémorale, il résulte que la rotule tend incessamment à être portée ... des extenseurs, légèrement oblique dans le même sens. Cela est ...eurs blanches de l'articulation du genou, c'est toujours en dehors ...ent spontané de la rotule.

§ 4. — ARTICULATIONS PÉRONÉO-TIBIALES.

Préparation. — 1° Enlevez avec précaution les muscles de la région anté[...] postérieure de la jambe : de cette manière le ligament interosseux, [...] ments antérieurs et postérieurs de ces articulations, se trouvera [...] l'intérieur de ces articulations, sciez les deux os à la partie moyenne [...] séparez-les. 3° On peut encore, pour se faire une idée du ligament inter[...] culation péronéo-tibiale inférieure, diviser par un trait de scie l'extrém[...] deux os de la jambe en deux moitiés, l'une antérieure, l'autre postérie[...]

Le tibia et le péroné, contigus à leurs extrémités, sont sépar[...] moyenne par l'espace interosseux, qu'occupe une membrane [...] *ligament interosseux*.

Il existe deux articulations péronéo-tibiales.

Il existe donc, pour l'union de ces os, une articulation pér[...] rieure, une articulation [...] inférieure et un ligament [...] aponévrose interosseuse.

Fig. 361.

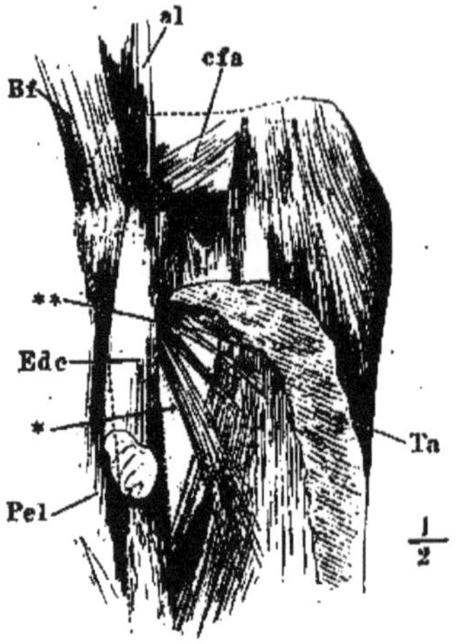

Bf al cfa ** Edc * Ta Pel $\frac{1}{2}$

Face externe de l'extrémité supérieure de la jambe (*).

1° Articulation péronéo-ti[...]

Arthrodie.

Cette articulation est [...] *arthrodies*.

Facettes articulaires.

La *facette articulaire* [...] en bas, en dehors et [...] rière, est arrondie et occupe [...] térieure de la tubérosité [...] os. La facette du péroné [...] en dedans et en avant, [...] partie interne de l'extré[...] de l'os. Ces deux facettes [...] planes et recouvertes d'un [...] de *cartilage*.

Ligaments.

Les *moyens d'union* sont [...] un antérieur (*cfa*, fig. [...] rieur. Ces deux ligaments [...] de faisceaux parallèles, [...] rigés en bas et en dehors, de la tubérosité externe du tibia à la [...]

Communication de la synoviale du genou avec l'articulation péronéo-tibiale supérieure.

Une *synoviale*, ordinairement isolée, quelquefois continue [...] nou, appartient à cette articulation (1).

(*) *Bf*, tendon du muscle biceps crural. — *Edc*, muscle extenseur commun de[...] long péronier latéral. — *Ta*, muscle tibial antérieur, divisé près de son insertion [...] ment latéral externe de l'articulation du genou. — *cfa*, ligament péronéo-tibial [...] de la région postérieure de la jambe vus à travers l'ouverture du ligament inter[...] fibreux qui croisent ceux du ligament interosseux proprement dit.

(1) Cette communication de la synoviale du genou avec celle de l'ar[...] tibiale, communication qui est assez fréquente, doit faire proscrire, [...] la jambe, un procédé qui consisterait à extirper l'extrémité supér[...] conçoit de quels accidents formidables pourrait être suivie cette extir[...] a été faite avec succès, et dont l'unique but est de s'opposer à la c[...] les parties molles par le péroné.

2° Articulation péronéo-tibiale inférieure.

Amphiarthrose.

Surfaces contiguës.

...on est de la classe des *amphiarthroses*, c'est-à-dire qu'elle offre ...ces contiguës et des surfaces continues. Les premières consis...ettes articulaires, étroites de haut en bas, oblongues d'arrière ...une, convexe, se remarque sur la face interne de l'extrémité ...roné, au-dessus de la malléole; dont l'autre, concave, appar...se continue sans interruption avec la face articulaire inférieure ...de cet os. Ces deux facettes ne sont point revêtues de cartilage; ...ent au tibia, est tapissée par le périoste, celle qui fait partie ...couverte d'une substance graisseuse. Les surfaces continues, ...t une étendue beaucoup plus considérable; elles sont trian...a base du triangle tournée en bas. Celle du péroné est convexe, ...rement concave.

Surfaces continues.

...union sont : 1° deux ligaments périphériques; 2° un ligament ... unit les deux ...aires dont il a été

Moyens d'union.

...ents *périphériques*, ...(*mla*), l'autre *pos*...362 et 365); tous ...ris et se compo...épais, resplendis...entre eux, et qui ...quement de haut ...ans en dehors, du ...oné; ils sont pres...sés en deux fais...es deux ligaments ...quable qu'ils débordent en bas les surfaces articulaires, com...e triangulaire qui existe, en avant et en arrière, entre le tibia ...complètent ainsi par des trousseaux fibreux extrêmement forts ...péronière, dont ils augmentent la profondeur.

Ligaments périphériques.

Fig. 362.

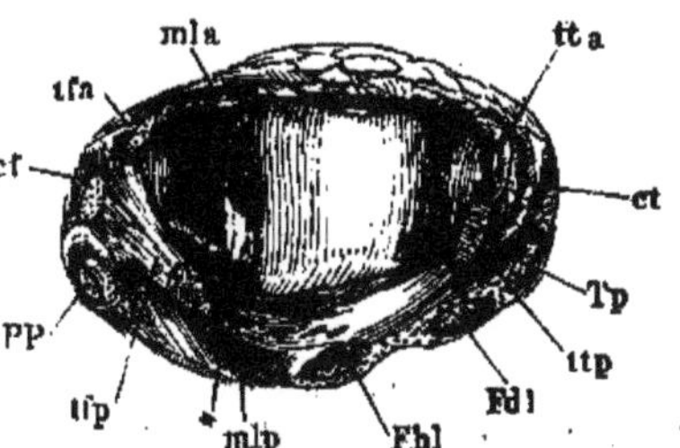

Mortaise tibio-péronière (*).

Synoviale.

...i revêt cette articulation, est un prolongement de la synoviale ...tibio-tarsienne; elle fournit constamment un repli qui se dé...immédiatement au-dessus de la portion péronière de la mor...e, et qui s'avance au-dessous de la face inférieure du tibia, ...tibio-tarsienne (*, *fig.* 362).

Ligament interosseux.

...rosseux consiste dans des faisceaux ligamenteux très-forts, ...t du péroné au tibia, entremêlés de tissu adipeux, et qui unis...t les deux surfaces triangulaires que le péroné se fracture ...ort qu'on fait pour rompre le ligament.

(*) ...tarsienne a été ouverte par une incision circulaire. — *mla*, ligament péronéo-...ligament péronéo-tibial postérieur. — *tfa*, *tfp*, ligaments péronéo-astragaliens ...*cf*, ligament péronéo-calcanéen. — PP, tendons des muscles long et court pé-...ndon du long fléchisseur du gros orteil. — *Fdl*, tendon du long fléchisseur des ...tibial postérieur. — *tta*, *ttp*, ligament tibio-astragalien. — *tc*, ligament tibio-...la synoviale qui s'avance dans l'articulation tibio-tarsienne.

3° Aponévrose interosseuse.

Aponévrose interosseuse. On donne le nom de *ligament interosseux* ou d'*aponévrose* [...] cloison fibreuse placée entre les muscles de la région antérie[...] région postérieure de la jambe, et qui doit être considérée [...] une aponévrose destinée à multiplier les points d'insertion [...] comme un moyen d'union entre les os de la jambe.

Interruption pour le passage des vaisseaux. Cette membrane, qui va en se rétrécissant de haut en bas, est [...] ceaux dirigés obliquement de haut en bas et de dedans en [...] externe du tibia à la crête longitudinale qui se remarque sur la [...] péroné. De même qu'au ligament interosseux de l'avant-bras, [...] quelques faisceaux de fibres qui croisent les premières à angle [...] De même aussi que celui de l'avant-bras, le ligament interosseux [...] est interrompu en haut et en bas, pour le passage des vaisseaux [...] ture inférieure passent l'artère et les veines péronières ; l'ouver[...] livre passage à l'artère et aux veines tibiales antérieures.

4° Mécanisme des articulations péronéo-tibiales.

Le péroné n'exécute sur le tibia que des mouvements de g[...] imperceptibles. Ce mécanisme se rapporte exclusivement à l'a[...] tarsienne.

§ 5. — ARTICULATION TIBIO-TARSIENNE (1).

Préparation. — 1° Couper et renverser les tendons qui se réfléchissent [...] tion ; 2° enlever les gaines tendineuses qui masquent la plupart des [...] ment péronéo-calcanéen se voit lorsqu'on a enlevé les tendons des pé[...] n'est recouvert que par la synoviale de ces tendons. Le ligament pé[...] postérieur est le plus difficile à découvrir, parce qu'il est profondément [...] est de la gaine des muscles de la région postérieure par une grande qu[...] peux. Le ligament latéral interne se voit immédiatement au-dessous [...] muscles jambier postérieur, fléchisseur commun des orteils et fléchisseur [...] orteil ; pour voir la couche profonde de ce ligament, il faut enlever [...] couches superficielles.

Articulation trochléenne. L'*articulation tibio-tarsienne* appartient au genre des *troch[...]* angulaires).

Mortaise tibio-péronière. A. *Surfaces articulaires.* — 1° Les deux os de la jambe se réu[...] ment pour former une mortaise oblongue transversalement [...] inférieure du tibia forme la presque totalité. Sur cette surface [...] remarque une saillie antéro-postérieure, qui répond à la gorge [...] tragalienne et qui sépare deux cavités peu profondes. La m[...] latéralement par les deux malléoles. La malléole interne ou [...] facette latérale interne de l'astragale ; la malléole externe [...] répond à la facette latérale externe du même os, descend plus [...]

(1) Nous ferons remarquer que pour étudier cette articulation, comme [...] les autres articulations, il est très-avantageux d'en avoir deux en même [...] sition, savoir, une ouverte, et une dont les ligaments soient intacts.

...cée sur un plan un peu plus postérieur. La mortaise tibio-péro... est complétée en avant et en arrière par la partie inférieure des ...éo-tibiaux antérieur et postérieur.

...pied, est une trochlée dont l'axe est transversal et dont la sur... forme environ 120° d'une surface cylindrique de 17 à 27 milli... (1). Le diamètre transversal de la trochlée va en diminuant

Trochlée astragalienne.

...g. 363.

Fig. 364.

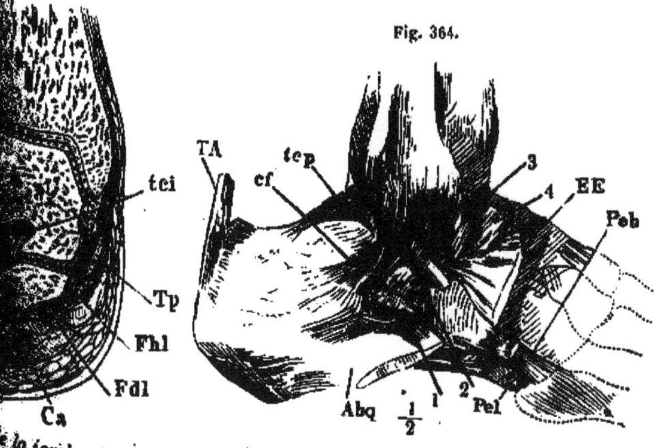

...la jambe et du pied, ...de rotation de la ...ne; segment posté-...

Ligaments des articulations du pied ; face externe (**).

...e, comme aussi celui de la mortaise. Sa surface offre une dé... postérieure peu profonde et deux bords, l'un interne, l'autre ...ier beaucoup plus relevé. La poulie astragalienne se continue ...cettes latérales de l'astragale, facettes dont l'externe est beau... ...dérable que l'interne. Du cartilage revêt toutes ces surfaces

...on. — Ce sont trois ligaments latéraux externes et un ligament

...Ca, calcanéum. — *tci*, ligament interosseux calcanéo-astragalien. — *Tp*, tendon du ... — *Fhl*, tendon du long fléchisseur du gros orteil. — *Fdl*, tendon du long fléchis... — *Peb*, *Pel*, tendons des muscles long et court péronier latéral. — *, articula... ...ienne postérieure ouverte par devant.

...CII, CIII, 2e et 3e cunéiforme. — *Peb*, *Pel*, tendons des muscles court et long pé... ...tendon d'Achille. — *tcl*, ligament astragalo-calcanéen externe. — *cf*, ligament ..., faisceau de ce ligament qui naît de l'astragale. — *tcp*, ligament astragalo... — *mlp*, ligament postérieur de l'articulation péronéo-tibiale inférieure. — *mla*, ...cette articulation. — *tfa*, ligament péronéo-astragalien antérieur. — *tn*, ligament ...supérieur. — *cnd*, ligament calcanéo-scaphoïdien dorsal.

...diamètre de la trochlée astragalienne est dirigé d'avant en arrière ; le ... de la mortaise tibio-péronière est dirigé transversalement. C'est la ...ence entre le diamètre antéro-postérieur de la poulie astragalienne et ...e jambière qui mesure l'étendue des mouvements de flexion et d'ex... ...ferai encore remarquer que l'articulation tibio-tarsienne est la seule ...ienne qui présente un emboîtement.

Il y a trois ligaments latéraux externes.

1° *Ligaments latéraux externes ou péronéo-tarsiens.* — Ces ligam[ents sont au nombre] de trois ; tous partent du péroné et se terminent soit à l'astrag[ale, soit au] calcanéum.

Ligament péronéo-calcanéen.

a) Le *ligament latéral externe* proprement dit, ou *ligament* [...] (*cf*, *fig*. 364 et 365), situé au-dessous de la gaîne des péroniers [...]

Fig. 365.

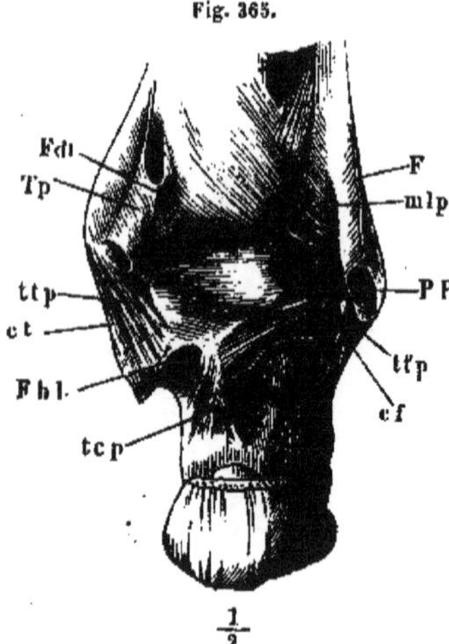

Articulation tibio-tarsienne ouverte par derrière (*).

Fig. 366.

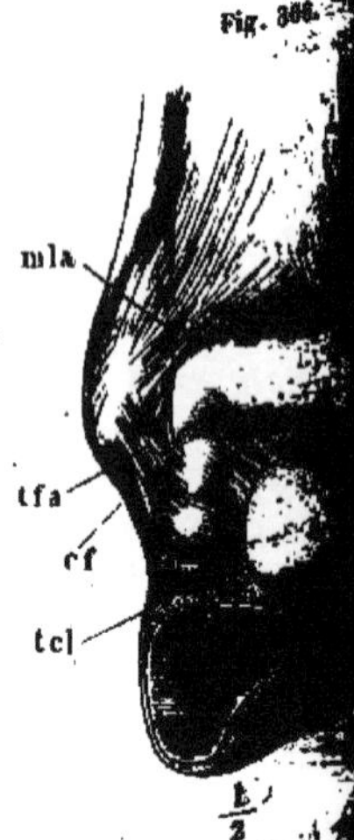

Articulation tibio-tar[sienne ouverte par] devant (**).

sommet de la malléole externe et va se fixer en bas et un p[eu en arrière sur le] côté externe du calcanéum. Il est arrondi et composé de fibr[es ...]

2° Ligament péronéo-astragalien antérieur.

b) Le *ligament latéral externe antérieur*, ou *péronéo-astragal[ien antérieur* (*cf*,] *fig*. 364), naît du bord antérieur de la malléole externe, se dirig[e en avant et en] bas, et se fixe à l'astragale, au-devant de la facette malléolai[re externe. Ce liga]ment est très-court ; il va en s'élargissant un peu de haut en b[as.]

3° Ligament péronéo-astragalien postérieur.

c) Le *ligament latéral externe postérieur* ou *péronéo-astragali[en postérieur* (*cf*,] *fig*. 365), très-profondément situé et très-fort, s'étend de l'ex[cavation que pré]sente en dedans et en arrière la malléole externe, jusqu'à la [face postérieure] de l'astragale, immédiatement au-dessous de la poulie astra[galienne. Dirigé] presque horizontalement, bien qu'un peu oblique de haut en [bas et de dehors] en dedans, il est parallèle au ligament postérieur de l'arti[culation péronéo-]tibiale inférieure et se compose de faisceaux parallèles, très[...] en plusieurs couches, dont les plus profondes se fixent à l'astr[agale ...] facette malléolaire externe.

(*) *Fdl*, gouttière du long fléchisseur des orteils. — *Tp*, gaîne du muscle [...] gouttière du long fléchisseur du gros orteil. — PP, tendons des péroniers latér[aux ...] F, aponévrose profonde de la face postérieure de la jambe. — *mlp*, ligament p[...] péronéo-tibiale inférieure. — *tfp*, ligament péronéo-astragalien postérieur. [...] calcanéen. — *tcp*, ligament astragalo-calcanéen postérieur. — *ct*, ligament latér[al ...]tion tibio-tarsienne. — *ttp*, fibres postérieures de ce ligament, allant à l'astrag[ale ...]

(**) Le pied a été amputé dans l'articulation médio-tarsienne. — *mla*, ligam[ent ...]ment péronéo-astragalien antérieur. — *cf*, ligament calcanéo-péronéal [...] calcanéen externe. — *tca*, *tcn*, insertions ligamenteuses. — *tta*, ligament [...]ment tibio-calcanéen.

…éral *interne* ou *tibio-tarsien* (*ct*, *fig.* 367). — Extrêmement fort, com-
…uches bien distinctes, l'une *superficielle*, seule décrite par les au-
…*rofonde*.

Ligament latéral interne.

…*perficielle* est triangulaire ; elle naît du sommet tronqué ou bord
…malléole externe, mais seulement de la lèvre externe de ce bord ;

1° Couche superficielle

Fig. 367.

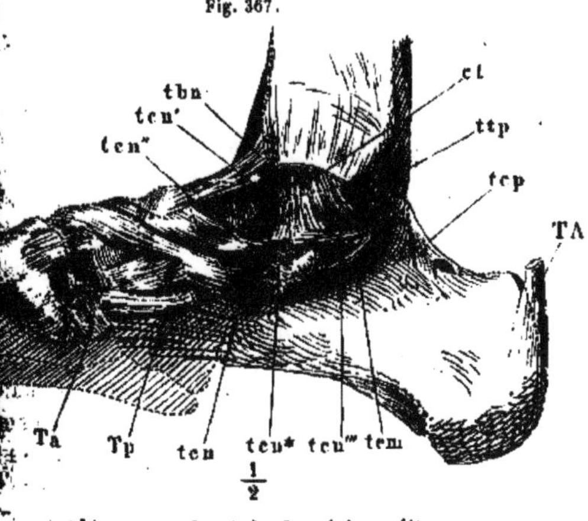

Ligaments du pied : face interne (*).

…se portent en divergeant : les postérieures (*ttp*), qui sont les
…gros tubercule que présente en bas et en arrière la face externe
…es moyennes (*ct*), qui sont verticales, au bec de la petite apo-
…ne ; les antérieures (*tbn*), au col de l'astragale et au scaphoïde.
…s divergentes qui constituent le ligament latéral interne des
…ette divergence de ses fibres qui lui a mérité le nom de liga-
…Quelques auteurs ont même donné aux fibres antérieures de ce
…de ligament antérieur.

2° Couche profonde.

…la couche superficielle du ligament latéral interne, on voit qu'il
…d'elle une couche fibreuse extrêmement forte, composée de
…obliquement étendus de toute l'épaisseur du sommet de la
…toute la portion du plan interne de l'astragale qui est au-
…e articulaire ; les faisceaux supérieurs, qui sont les plus courts,
…ent dirigés.

Point de ligament antérieur et postérieur proprement dits.

…ent antérieur, ni de ligament postérieur proprement dits, à
…nne ce nom à quelques fibres rares qui doublent la synoviale,
…ement étendues du tibia vers le tarse. On doit considérer
…de ligament antérieur et de ligament postérieur les tendons
…ant et en arrière de l'articulation, et les gaînes fibreuses qui
…es gaînes fibreuses des tendons qui passent sur les ligaments

(*) … — *Ta*, tendon du tibial antérieur, renversé en bas. — *Tp*, tendon du tibial
…nt calcanéo-scaphoïdien inférieur. — *tcn'*, fibres de ce ligament qui descendent
…fibres moyennes du ligament tibio-tarsien). — *tcn"*, fibres qui proviennent du
…ïde. — *tcn**, fibres qui viennent du tubercule interne de l'astragale. — *tcn'''*,
…de l'entre-croisement de toutes ces fibres. — *tcm*, ligament calcanéo-astragalien
…calcanéo-astragalien postérieur. — *ttp*, ligament tibio-astragalien postérieur.
…néen. — *tbn*, ligament tibio scaphoïdien.

latéraux externes et internes, doivent également être considéré partie de l'appareil ligamenteux de l'articulation.

Synoviale.

C. *Synoviale.* — On découvre sa surface extérieure, en avant avoir enlevé les tendons et les gaînes tendineuses. Si, pour cette synoviale, on coupe les ligaments latéraux externes, on dans l'articulation péronéo-tibiale inférieure; on constate au téralement, elle est très-lâche en arrière, et surtout en grande quantité de tissu adipeux revêt sa surface externe niers sens, et fait saillie dans l'articulation.

D. *Mécanisme.* — Cette articulation, devant transmettre le pied et prendre une part très-active aux mouvements par le la progression, est organisée de manière à jouir d'une grande permettant des mouvements assez étendus.

Conditions favorables à la solidité.

1° *Relativement à la solidité*, on doit noter les dispositions sui

1° Articulation à angle droit du pied et de la jambe.

a) La jambe, articulée à angle droit avec le pied, lui transm poids du corps dans l'attitude bipède; comme cette transmis sens perpendiculaire, c'est-à-dire dans le sens où les surfaces tement l'une à l'autre, elle ne tend ni à fatiguer ni à rompre direction perpendiculaire de la jambe sur le pied, dans la sta notre attention; elle suffit pour établir la destination de l'h bipède, puisque c'est seulement dans cette attitude que le sol par toute sa surface inférieure. Il est aussi à remarquer qu cune autre articulation, si ce n'est l'articulation de la tête ave tébrale, disposée de manière à permettre que les deux brisu réunir soient, dans leur état habituel, réciproquement perpe

2° Emboîtement articulaire à la manière d'un tenon dans une mortaise.

b) L'emboîtement du pied, qui, par la surface astragalienne, l'extrémité inférieure de la jambe à la manière d'un tenon da est encore une des conditions les plus favorables à la solidité tibio-tarsienne, dont cet emboîtement est un des caractères remarquer, en outre, que la forme anguleuse de la mortaise ainsi dire, en propre à l'articulation tibio-tarsienne et ne s dans les articulations trochléennes.

3° Présence du péroné.

c) Comme condition de solidité de l'articulation tibio-tars core la présence du péroné. Si la malléole externe avait été du tibia, on conçoit qu'elle eût pu être brisée par le moindre e les fractures sont, au contraire, en grande partie empêchées p péroné, os long, grêle, élastique, qui ploie sans se rompre, de diduction considérables. Une portion de la quantité de mo d'ailleurs, dans la symphyse péronéo-tibiale.

Conditions favorables à la mobilité.

2° *Relativement à la mobilité*, l'articulation tibio-tarsienne e en vue des mouvements de flexion et d'extension (1); il ne s

(1) Afin d'éviter toute ambiguïté de langage, nous croyons devoir d divers mouvements du pied, sur lesquels on ne s'entend pas toujours lement *flexion* du pied, le mouvement par lequel la *face dorsale* de l de la face antérieure de la jambe, et *extension* celui par lequel elle conservons cette nomenclature, parce qu'elle est universellement mais nous ferons remarquer qu'elle est en opposition avec celle q mouvements du membre supérieur, puisque c'est la *face palmai* rapproche de la face antérieure de l'avant-bras dans la flexion, et s'e

...de très faibles mouvements de latéralité : les mouvements d'abduction et les mouvements de rotation dont le pied est suscep-...esque exclusivement dans les articulations des os du tarse. Il ...s mouvements de circumduction qui se passent dans le cou-de-...ent entre l'articulation tibio-tarsienne et les articulations du tarse.

Mécanisme du mouvement de flexion.

...ion, la surface convexe de l'astragale glisse d'avant en arrière ...e tibio-péronière et la partie postérieure de la poulie devient ...rière. Ce mouvement ne saurait avoir lieu sans produire un ...ent des deux malléoles, puisqu'il met en rapport la portion an-...plus large de la poulie astragalienne avec des portions de plus en ... la mortaise péronéo-tibiale. Fortement serrée entre les deux ... poulie ne permet aucun mouvement de latéralité du pied. Une ...ès de flexion est presque impossible, la rencontre du col de ...u bord antérieur de la mortaise tibio-péronière mettant des ...grande étendue du mouvement de flexion.

...vement, le ligament péronéo-astragalien antérieur est relâché, ...es antérieures du ligament latéral interne; les fibres moyennes ...de ce même ligament, les ligaments péronéo-calcanéen et péro-...postérieur sont fortement tendus.

Mécanisme du mouvement d'extension.

...ension, au contraire, la poulie astragalienne glisse d'arrière en ...face correspondante, la synoviale se plisse à la partie antérieure, ...éronéo-astragalien antérieur, les fibres antérieures et moyennes ...éral interne sont tendus. Dans ce mouvement, la portion pos-...plus étroite, de la poulie astragalienne se trouve en rapport avec ... plus en plus larges de la mortaise jambière, ce qui rend possi-...mouvements d'adduction et d'abduction du pied. La luxation est ...flexion, mais elle est fort rare.

Mouvements de latéralité.

...de *latéralité*. Nous avons vu que la conformation des surfaces ar-...nature à permettre, dans l'extension du pied, de faibles mou-...n et d'abduction; ces mouvements, favorisés également par ...éroné et par le léger glissement qui a lieu dans les articulations ..., se passent principalement au côté interne de l'articulation ...suivant les frères Weber. La surface malléolaire interne, en ...ule de quelque mobilité et décrirait un arc de cercle autour de ...sterait fixe et jouerait le rôle de pivot. On voit que c'est ici le ...qui a lieu dans l'articulation du genou.

§ 6. — ARTICULATIONS DU TARSE.

...ons intrinsèques des os du tarse comprennent : 1° les articulations ... chaque rangée; 2° l'articulation des deux rangées entre elles.

...radiction devient surtout évidente en myologie, où nous voyons les ...gs être en même temps fléchisseurs de la main, tandis que, dans le ...longs fléchisseurs des orteils sont extenseurs du pied. La même opposi-...pour les extenseurs.

...ents *de latéralité*, il faut distinguer ceux d'*adduction* et d'*abduction* ...uels du pied se porte en dedans ou en dehors, et ceux de *rotation* ou de ...*ation*, dans lesquels le pied se meut autour de son axe antéro-posté-...son bord interne ou son bord externe.

Préparation. — 1° Enlever tous les tendons qui recouvrent la face dor[...] que le muscle pédieux ; 2° enlever tous les muscles de la région plantaire [...] le frottement avec un linge rude le tissu adipeux qui recouvre les ligam[...]

Fig. 368.

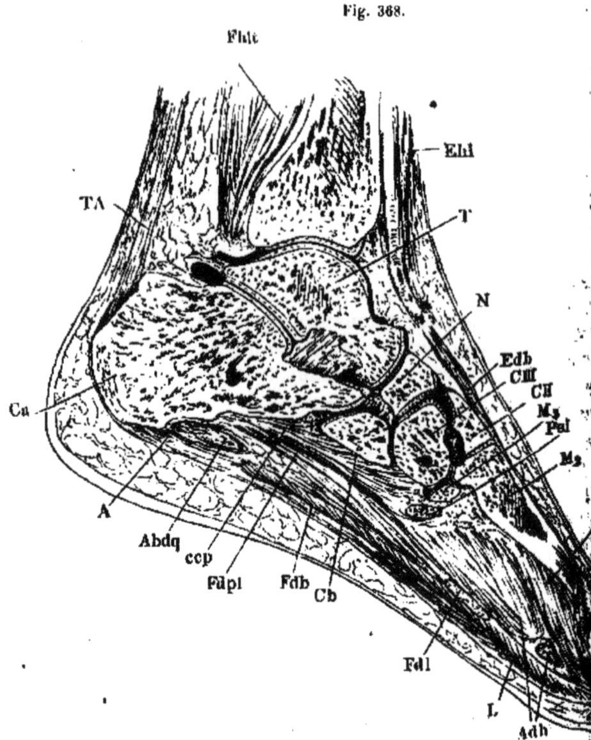

Section verticale du pied dans l'extension, parallèle à son axe antéro[...]

port, un sujet infiltré offre beaucoup plus de facilité pour la prépara[...] comprendre l'articulation des deux rangées entre elles, enlever l'astrag[...] boite dans laquelle cet os est contenu, en divisant le ligament inteross[...] calcanéum ; 5° pour étudier les ligaments interosseux, on peut sépare[...] chirure ou par la section de ces ligaments : à la résistance qu'on éprou[...] ligamenteux qui restent attachés aux os, on juge très-bien de la force et [...] ligaments interosseux ; 6° pour bien saisir l'ensemble des articulations [...] en étudiant chacun des ligaments, avoir sous les yeux un pied articulé [...] les articulations auront été ouvertes par la partie supérieure, les li[...] étant intacts.

(*) Le scaphoïde (N) a été divisé près de son bord externe, le cuboïde (*Cb*) près [...] T, astragale. — *Ca*, calcanéum. — CIII, CII, 3e et 2e cunéiforme. — M3, M2, [...] *Fhl*, long extenseur du gros orteil. — *Edb*, court extenseur des orteils. — *Pel*, [...] latéral. — I, muscle interosseux. — *Adh*, adducteur du gros orteil. — L, muscle [...] fléchisseur des orteils. — *Fdb*, court fléchisseur des orteils. — *Fdpl*, accessoire [...] muscle adducteur du petit orteil. — A, aponévrose. — *Ta*, tendon d'Achille. — [...] cuboïdien plantaire.

DES OS DE LA PREMIÈRE RANGÉE ENTRE EUX, OU ARTICULATIONS ASTRAGALO-CALCANÉENNES.

... le calcanéum forment entre eux deux articulations complétement

Fig. 369.

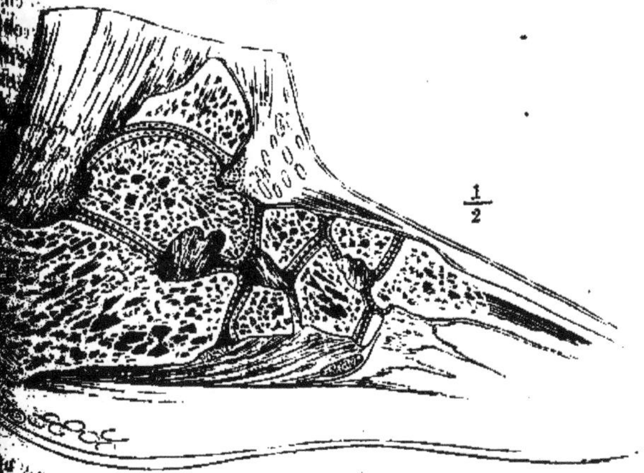

... Même section que figure 368, le pied dans le flexion.

... antérieure, l'autre postérieure, séparées par un *ligament inter-* ... 375 et 376) extrê- ... remplit l'espace ... respondant aux rai- ... Ce ligament, qui ... cipal moyen d'union ... formé de trousseaux ... verticaux, les autres ... en lames et entre- ... adipeux.

... idée complète de ... on voit très-bien ... et le bord interne ... ation préalable, il ... avec la scie deux ... ticale antéro-posté- ... l'astragale et le ... partie moyenne, ... parallèle à la rai- ... d'elle, n'intéressant que la partie postérieure de l'astragale.

... *stragalo-calcanéenne postérieure* (*fig.* 370) est une *arthrodie*. La ... dont le plus grand diamètre est oblique d'avant en arrière

Fig. 370.

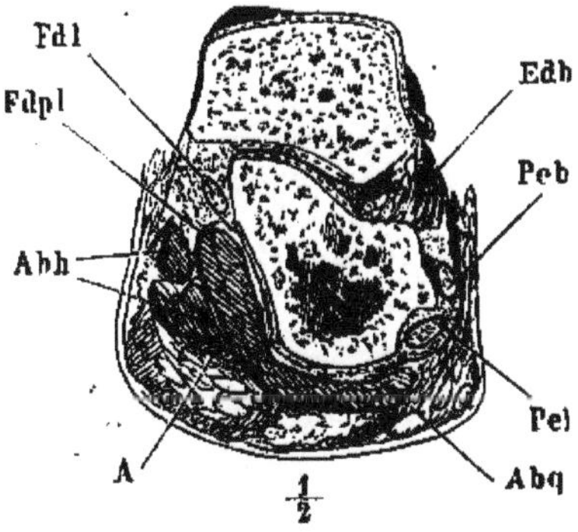

Section verticale et transversale de l'articulation astragalo-calcanéenne, la pointe du pied étant dirigée en dehors; segment antérieur (*).

... fléchisseur des orteils. — *Fdpl*, chef accessoire de ce muscle. — *Abh*, abducteur ... névrose. — *Abq*, abducteur du petit orteil. — *Pel*, tendon du long péronier la- ... du court péronier latéral. — *Edb*, court extenseur des orteils.

et de dehors en dedans, est convexe dans le même sens; à ce
facette astragalienne, à peu près de même dimension, oppo
qui est loin de présenter toujours des courbures exactement

Articulation astragalo-calcanéenne postérieure.

Une *synoviale* assez lâche, entourée de graisse en avant et
l'articulation astragalo-calcanéenne postérieure. La gaîne fibre
postérieur, les gaînes fibreuses du fléchisseur commun des orte
seur propre du gros orteil doublent et fortifient la synoviale
trouve encore, autour de cette articulation, deux faisceaux fi
l'un postérieur, l'autre externe, que quelques anatomistes ont
tre de *ligament postérieur* (*lcp*, *fig.* 365) *et externe* (*lcl*, *fig.* 364).

Articulation astragalo-calcanéenne antérieure.

Quant à l'articulation *astragalo-calcanéenne antérieure*, souvent
de la division de la facette articulaire antérieure en deux fac
elle fait partie de l'articulation astragalo-scaphoïdienne, avec
décrirons.

II. — ARTICULATIONS DES OS DE LA SECONDE RANGÉE DU TARS

Ce sont des amphiarthroses.

Elles sont toutes extrêmement serrées, les cinq os de la seconde
qu'un, pour ainsi dire, dans l'exercice des mouvements qu
dans ses articulations tarsiennes. Ces articulations présentent
des facettes anguleuses unies par des ligaments interosseux, et
bles symphyses ou amphiarthroses.

1° Articulations des os cunéiformes entre eux, ou articulations c

Portion contiguë.

Portion continue.

A. *Surfaces articulaires.* — Le premier et le deuxième cunéifor
dent par des surfaces en partie lisses et contiguës, en partie in
nues. La portion
de cartilage,
d'une facette en
supérieure et la
de cette surface
nue est située
cette en équerre
fig. 226, p. 250.)
troisième cunéif
dent par des fac
contiguës et li
et qui, en avant
rugueuses.

Fig. 371.

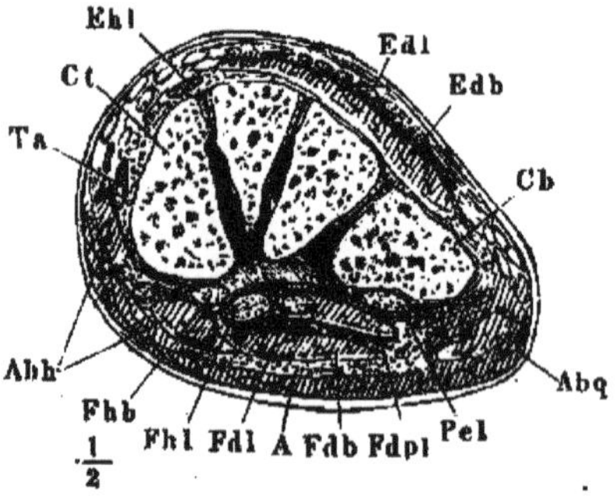

Section verticale et transversale du pied (*).

Ligaments dorsaux.

B. *Moyens d'un*
dorsaux. — On d
bandelettes fibr
transversalement d'un os à l'autre et très-serrées. Par leur fa

(*) *Cb*, cuboïde. — *Ct*, 1er cunéiforme. — *A*, aponévrose plantaire. — *Abh*, m
orteil. — *Abq*, muscle abducteur du petit orteil. — *Fdb*, muscle court fléchisseur
plantaire du long fléchisseur des orteils. — *Pel*, tendon du long péronier latéral
des orteils. — *Fhl*, long fléchisseur du gros orteil. — *Fhb*, court fléchisseur du g
extenseur des orteils. — *Edl*, tendon du long extenseur des orteils. — *Ehl*, ten
gros orteil. — *Ta*, tendon du jambier antérieur.

les fibres les plus longues, ces ligaments répondent au muscle tendons des extenseurs; par leur face inférieure, où les fibres ils correspondent aux articulations et au périoste des os lesquels ils s'entrelacent.

plantaires. — On ne peut donner ce nom qu'à quelques fais- appartenant aux ligaments interosseux.

interosseux. Ces ligaments sont très-forts ; ils constituent le prin- union de ces articulations, et occupent toute la portion rugueuse se correspondent. Ils établissent, entre les surfaces, une union qu'on éprouve quelque difficulté, après avoir enlevé les à pénétrer dans l'articulation des cunéiformes. **Ligaments interosseux.**

n'est qu'une dépendance de la synoviale générale du tarse. **Synoviale commune.**

scaphoïde avec les cunéiformes, ou articulations cunéo-scaphoïdiennes.

articulaires. — Le scaphoïde présente l'exemple, unique dans l'éco- facette articulaire taillée à trois pans, séparés par des arêtes bien une facette du scaphoïde est triangulaire et répond à une facette des os cunéiformes. Pour la facette premier cunéiforme, la base du elle est en haut pour les deux **Facette à trois pans du scaphoïde.**

Fig. 372.

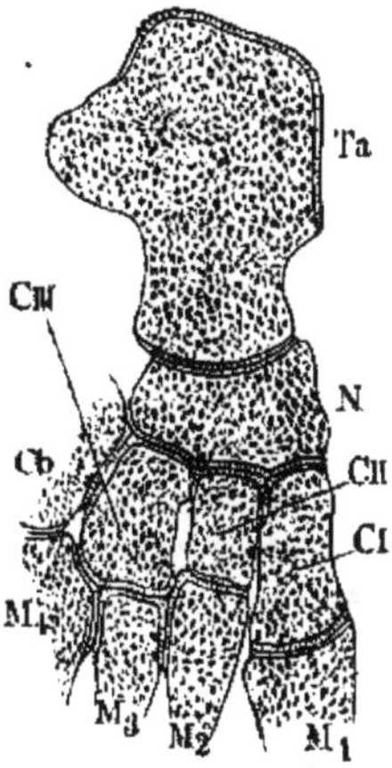

Section horizontale du pied (*).

— *a. Ligaments dorsaux* (*fig.* 373). pour le premier cunéiforme, l'un interne ; il n'y en a qu'un pour autres. Les ligaments dorsaux du sont étendus directement d'a- ceux des deux autres cunéiformes étendus d'arrière en avant et dehors. **Ligaments dorsaux.**

plantaires (*fig.* 381). — Un ligament fort, est étendu du tubercule tubercule correspondant du premier confond avec le tendon du jambier s'insère le plus ordinairement au qui envoie constamment un prolon- au premier cunéiforme. Il n'est voir ce tendon s'insérer au premier avoir envoyé une languette au scaphoïde. Je dois noter ici quelquefois très-considérable, de ce même tendon, qui se porte la plante du pied, en avant et en dehors, croise la direction latéral, s'étend jusqu'au troisième cunéiforme, ainsi qu'au correspondant, et peut être considéré comme un ligament inférieur **Ligaments plantaires.** **Une expansion du jambier postérieur représente un ligament plantaire.**

à peine donner le nom de *ligaments plantaires* à quelques étendues de la face inférieure du scaphoïde au deuxième et cunéiforme. **Absence de ligaments proprement dits.**

(*) N, scaphoïde. — CI, CII, CIII, cunéiformes. — *Cb*, cuboïde. — M¹,... M⁴, méta-

Synoviale. La *synoviale*, commune aux trois articulations, se continue ... ticulations des os cunéiformes entre eux et avec le cuboïde.

3° Articulation du troisième cunéiforme avec le cuboïde, ou articulation ...

Ligament dorsal. Cette articulation est tout à fait semblable à celle des os cu... eux ; nous y trouvons pour moyen d'union un *ligament dorsal* ...

Fig. 373.

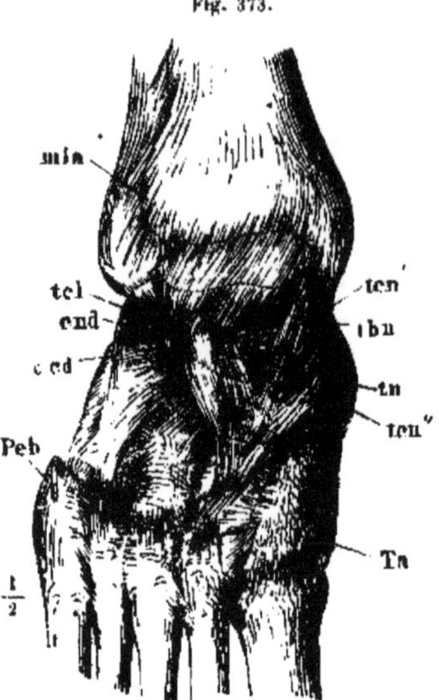

Ligaments de la face dorsale du pied (*).

Fig.

†

Couche profo... précéd...

Inter-osseux. par des faisceaux transverses ou obliques très-forts ; un *lig...* (*fig.* 371) qui occupe toute la portion non articulaire des facettes ...

Plantaire. et un *ligament plantaire*, peu prononcé, qui consiste en quelques ... sales irrégulières. La *synoviale* de cette articulation communique ... articulations cunéo-scaphoïdiennes.

4° Articulation du scaphoïde avec le cuboïde, ou articulation scaph...

Souvent le scaphoïde et le cuboïde s'articulent entre eux p... cette. Un *ligament dorsal*, à fibres superficielles obliques (*fig.* 373) ... fondes transversales (*fig.* 374), un *ligament interosseux* (*fig.* 368) ... toute la surface par laquelle ces deux os se correspondent, à l'e... cettes contiguës ; un *ligament plantaire* (*cbnp*, *fig.* 381), transver...

Moyens d'union du scaphoïde avec le cuboïde. un peu obliquement étendu de la tubérosité du scaphoïde au cu...

(*) *mia*, ligament péronéo-astragalien antérieur. — *tcl*, ligament calcanéo-astra... ligament calcanéo-scaphoïdien supérieur. — *ccd*, ligament calcanéo-cuboïdien supé... malléolaire du ligament calcanéo-scaphoïdien inférieur. — *tcn''*, faisceau provenant ... ligament astragalo-scaphoïdien supérieur. — *tbn*, ligament tibio-scaphoïdien. — *Pe*... tendons du court péronier latéral et du jambier antérieur.

(**) †, section du ligament scaphoïdo-cuboïdien superficiel.

...issent ces deux os, et qui existent même en l'absence des facettes

...tion des deux rangées ou médio-tar-

...tion des deux rangées ...tre elles se compose : ...ulation de l'astragale ...oïde et le calcanéum ...2° de celle du calca- ...cuboïde, d'une autre ...calcanéum est uni au ... plusieurs ligaments.

... de l'astragale avec le ... articulation astragalo-...

Fig. 375.

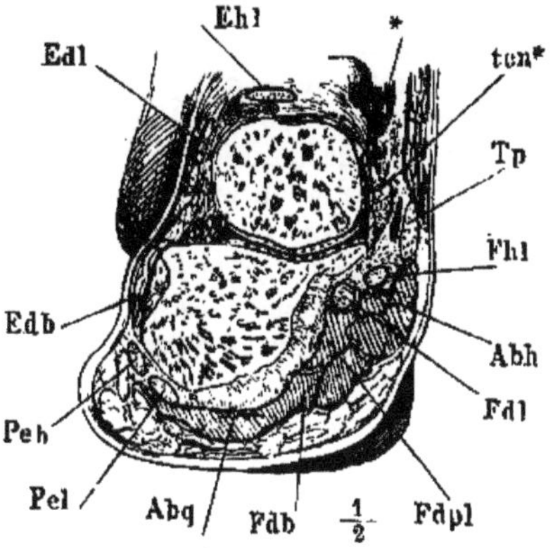

Section verticale et transversale de l'articulation astragalo-calcanéenne antérieure, le pied dans l'abduction (*).

...ticulaires. — La *tête* ... abstraction faite de ...tie qui répond à la petite facette antérieure du calcanéum, re-...portion de sphère, ...e, allongée de ...ans et de haut en ...considérable que ...*idienne* correspon-...phoïde. La cavité ...n, formée, quant à ...ause, par le sca-...facette ou les deux ... antérieures du ...est complétée par ... appelé *calcanéo-...rieur* (1), lequel ...valle triangulaire ...calcanéum et le ...a face plantaire ...nstitue à lui seul ...ne de la cavité de réception. Pour bien voir ce ligament avec

Fig. 376.

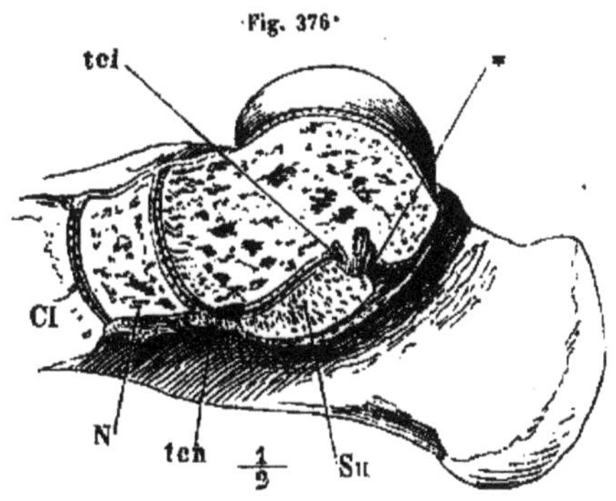

Section verticale de l'articulation astragalo-scaphoïdienne, faite suivant l'axe du premier métatarsien (**).

Ligament calcanéo-scaphoïdien inférieur.

(*) ...tibio-tarsienne. — *tcn**, ligament calcanéo-scaphoïdien inférieur. — *Tp*, tibia, posté... fléchisseur du gros orteil. — *Abh*, abducteur du gros orteil. — *Fdl*, tendon du long ...teils. — *Fdpl*, chef accessoire de ce muscle. — *Fdb*, court fléchisseur des orteils. — ...petit orteil. — *Pel*, long péronier latéral. — *Peb*, court péronier latéral. — *Edb*, court ...ls. — *Edl*, long extenseur des orteils. — *Ehl*, long extenseur du gros orteil.

(**) ... — *CI*, premier cunéiforme. — *Su*, petite apophyse antérieure du calcanéum. — *tci*, li... astragalo-calcanéen. — *tcn*, ligament calcanéo-scaphoïdien inférieur. — *, articula... ...calcanéenne postérieure.

...marquer que le scaphoïde s'articule directement avec tous les os du tarse, ...néum, auquel il est uni cependant par deux ligaments très-forts, le ligament ...phoïdien supérieur et le ligament calcanéo-scaphoïdien inférieur.

ses connexions, il convient d'enlever l'astragale, en coupant ... ligament interosseux qui l'unit au calcanéum : alors se prés... *calcanéo-scaphoïdien inférieur*, ligament très-fort, d'une densit... lagineuse, d'une forme triangulaire, et qui répond, non-seule... inférieure, mais encore à la partie interne de la tête de l'astrag... il se moule. Il naît du bord interne de la grande apophyse du ... bord antérieur de la petite apophyse de cet os ; ses faisceaux ant... *tcn*) vont gagner la tubérosité du scaphoïde ; ses faisceaux postér... à d'autres faisceaux ligamenteux qui proviennent de la malléol... du bord supérieur et postérieur du scaphoïde (*tcn''*) et de la por... et interne de l'astragale (*tcn'''*). De l'entre-croisement de toute... sulte une lame fibreuse épaisse, de consistance cartilagineuse...

Fig. 377.

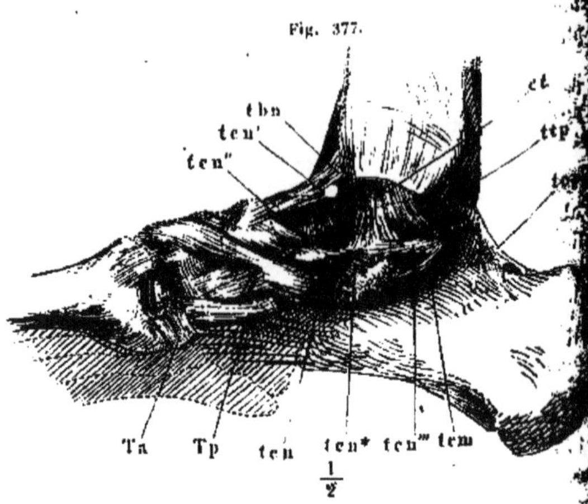

Ligaments du pied ; face interne (*).

face supérieure, concave, est moulée exactement sur la tête de... dont la face inférieure, creusée en gouttière, loge le tendon du ... postérieur. Ce ligament est souvent divisé en deux parties : ... étroite, en forme de bandelette ; l'autre interne, beaucoup plu... épaisse, qui inférieurement est en rapport avec l'os sésamoïde ... jambier postérieur, et présente lui-même un épaississement ca... mieux un sésamoïde cartilagineux dans le point correspondant...

Ligament calcanéo-scaphoïdien supérieur. Nous devons considérer comme concourant à l'emboîtement d... autre ligament, appelé *calcanéo-scaphoïdien supérieur* (*cnd*, *fig.* 3... ment étendu du côté interne de l'extrémité antérieure du calc... externe du scaphoïde. Il est situé sur le dos du pied, dans le... rempli de tissu adipeux qui existe en dehors de l'astragale. Ces ...

(*) TA, tendon d'Achille. — *Ta*, tendon du tibial antérieur, renversé en bas. — T... postérieur. — *tcn*, ligament calcanéo-scaphoïdien inférieur. — *tcn'*, fibres de ce lig... de la malléole interne (fibres moyennes du ligament tibio-tarsien). — *tcn''*, fibres qui ... supérieur du scaphoïde. — *tcn'''*, fibres qui viennent du tubercule interne de l'astr... fibreuse qui résulte de l'entre-croisement de toutes ces fibres. — *tcm*, ligament calc... terne. — *tcp*, ligament calcanéo-astragalien postérieur. — *ttp*, ligament tibio-astrag... *ct*, ligament tibio-calcanéen. — *tbn*, ligament tibio-scaphoïdien.

…scaphoïdien inférieur et le calcanéo-scaphoïdien supérieur, …moyens d'union du calcanéum et du scaphoïde. Le calcanéum et le … nulle part contigus ; mais on voit quelquefois le calcanéum

Fig. 378.

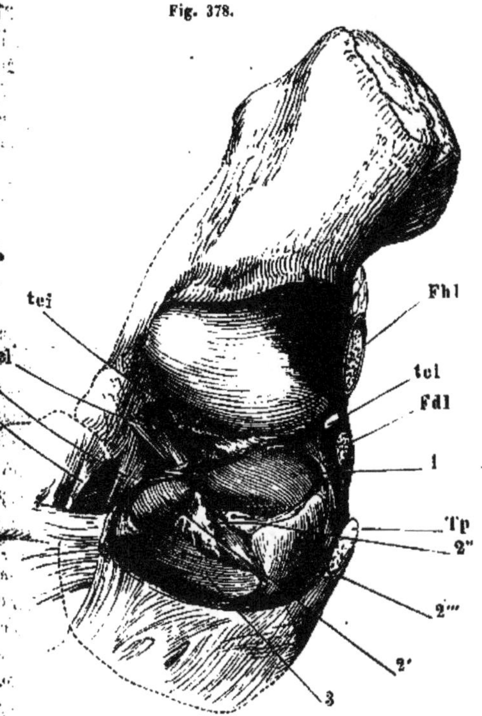

…glénoïde de l'articulation astragalo-scaphoïdienne (*).

… le scaphoïde par l'intermède d'une lame osseuse qui remplace …canéo-scaphoïdien inférieur (1).

…qui s'articule très solidement avec l'astragale, étant lui-même …scaphoïde, il en résulte que l'articulation du scaphoïde avec …une grande solidité, bien que ces deux os n'aient pour moyens … des ligaments assez faibles. C'est ainsi que l'atlas, faible-…pital par ses ligaments propres, reçoit une très-grande fixité

Faiblesse des moyens directs d'union du scaphoïde avec l'astragale.

(*) …ligament interosseux astragalo-calcanéen. — *tcl*, ligament astragalo-calcanéen …calcanéo-scaphoïdien supérieur. — *ccd*, ligament calcanéo-cuboïdien dorsal. — …postérieur. — *Fdl*, tendon du fléchisseur commun des orteils. — *Fhl*, tendon du …orteil. — 1, facette antérieure interne du calcanéum. — 2', facette antérieure …, face postérieure du scaphoïde. — 2'' et 2''', face interne du ligament calcanéo-…

(1) …nter un cas de ce genre (*Anat. pathol.*, avec planches, 2e livraison, …de que la rangée jambière du tarse réclame le scaphoïde, qu'il serait …r de rattacher aux os de cette rangée qu'aux os de la rangée méta-

de l'existence des ligaments qui s'étendent de l'axis à l'occi… résulte de l'absence d'union directe très-résistante entre le … tragale que ce dernier os peut être expulsé par une violence … pèce de boîte osseuse et fibreuse dans laquelle il est contenu.

Le ligament astragalo-scaphoïdien est le seul moyen d'union.

Le *ligament astragalo-scaphoïdien supérieur* (*tn*, *fig.* 364 et 37…) soit propre à cette articulation; de forme demi-orbiculaire, il … quement étendu d'arrière en avant et de dedans en dehors, du … au pourtour de la facette du scaphoïde. Ce ligament a peu d'ép… ses fibres sont parallèles; il est recouvert à sa face supérieure … pédieux et tapissé inférieurement par la synoviale de l'articu… astragalienne.

2° Articulation calcanéo-cuboïdienne.

Elle est sur la même ligne que l'articulation astragalo-scaphoïdienne.

Cette articulation est sur la même ligne que l'articula… phoïdienne, circonstance anatomique qui a suggéré l'idée … putation partielle du pied entre les deux rangées.

Arthrodie avec emboîtement réciproque.

Eu égard aux surfaces articulaires, cette articulation appa… que nous avons désignée sous le nom d'articulations *par embo…*

Fig. 379.

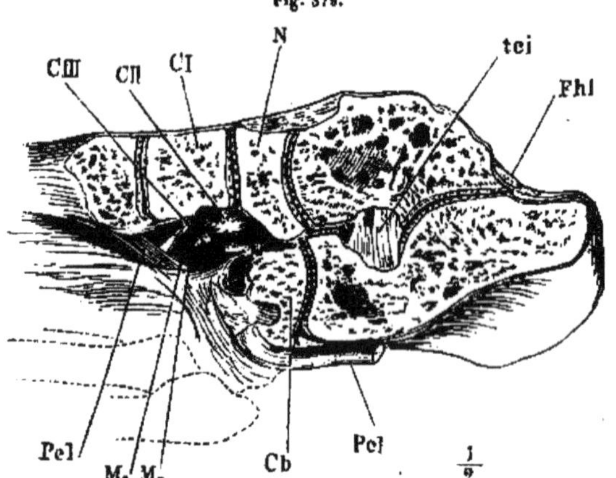

Section du tarse suivant un plan oblique qui, passant par le bord interne du pied, se dirigerait en dehors et en bas, en formant avec l'horizon un angle de 50 degrés (*).

et … trou… dans … stern… trap… ne d… de la … visag… sition … ticul… cula… très-… veme… men… en ef… tous … mou… cessiv… nous … la …

ments les réduit à un simple glissement. C'est donc une *art…* *ment réciproque.*

A. *Surfaces articulaires.* — Le calcanéum offre une facette tria… de haut en bas, le cuboïde, une facette concave transversale… perpendiculairement à la précédente; ces facettes sont revêtue… de cartilage. La facette du calcanéum présente inférieurement … bec ou de prolongement horizontal, *bec du calcanéum*, qui arrê… couteau dans la désarticulation des deux rangées.

(*) *N*, scaphoïde. — *CI*, *CII*, *CIII*, cunéiformes. — *Cb*, cuboïde. — M_2, M_3, 2e et … tendon du long péronier latéral. — *Fhl*, tendon du long fléchisseur du gros orteil. … osseux astragalo-calcanéen.

...ion. — Il existe trois ligaments, un inférieur ou plantaire, un ...périeur. Ligaments.

...ent *inférieur* ou *plantaire*, ou *calcanéo-cuboïdien inférieur* (*ccp*, *fig.* 380, 381 et 382) est le plus fort de tous les ligaments du tarse; il présente l'aspect d'une large bande à fibres nacrées, dirigées parallèlement d'arrière en avant. Ces fibres constituent un faisceau très-épais qui, de toute la face inférieure du calcanéum, à l'exception des tubérosités postérieures, s'étend à la lèvre postérieure

Ligament calcanéo-cuboïdien inférieur.

Fig. 380.

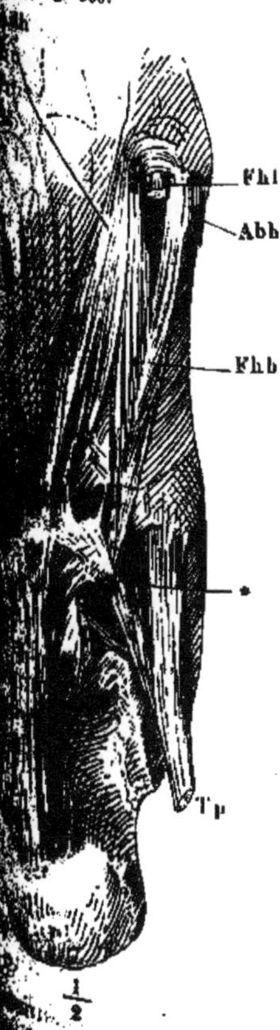

...face plantaire du pied (*).

Fig. 381.

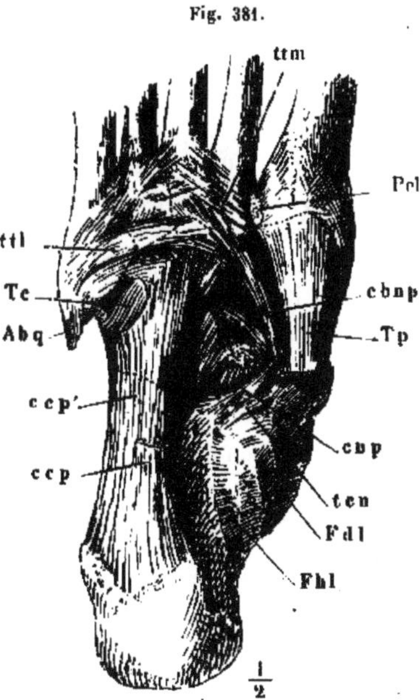

Ligaments de la face plantaire du pied (**).

...du cuboïde. On doit considérer comme faisant partie du ligament ...cuboïdien la couche fibreuse la plus inférieure qui franchit la

...couches musculaires superficielles. — *Pel*, tendon du long péronier latéral. — *Tp*, ...térieur. — *Fhl*, tendon du long fléchisseur du gros orteil. — *Abh*, tendon de l'ab... — *Fhb*, muscle court fléchisseur du gros orteil. — *Adh*, son muscle adducteur. — ...cuboïdien inférieur. — *, fibres qui proviennent du tendon du jambier postérieur. ...couches superficielles du ligament calcanéo-cuboïdien inférieur et les muscles ...en rapport. — *Tc*, tubérosité du cuboïde. — *Pel*, insertion du tendon du long ...tendon du jambier postérieur. — *Abq*, tendon de l'abducteur du petit orteil. — ...du long fléchisseur du gros orteil. — *Fdl*, gouttière du tendon du long fléchis... *ccp*, couches superficielles du ligament calcanéo-cuboïdien inférieur. — *ccp'*, couches ...ent transverse externe du tarse. — *ttm*, ligament transverse interne du tarse. — ...néo-scaphoïdien inférieur. — *cnp*, ligament calcanéo-scaphoïdien inférieur. — *tcn*, ...scaphoïdien inférieur qui proviennent de la malléole interne.

coulisse du cuboïde, en complétant la gaîne du tendon du la-
ral, pour s'insérer à l'extrémité postérieure des trois derniers
Lorsqu'on enlève couche par couche les fibres de ce lig
bientôt à un ligament p
paré du premier par
et obliquement étendu,
dedans, d'une tubérosité
en avant, la face infé
néum, à toute la portion
férieure du cuboïde qui
la gouttière ou coulisse
cuboïde; aussi admettons
gaments calcanéocuboïd
l'un *profond*, l'autre su

Fig. 382.

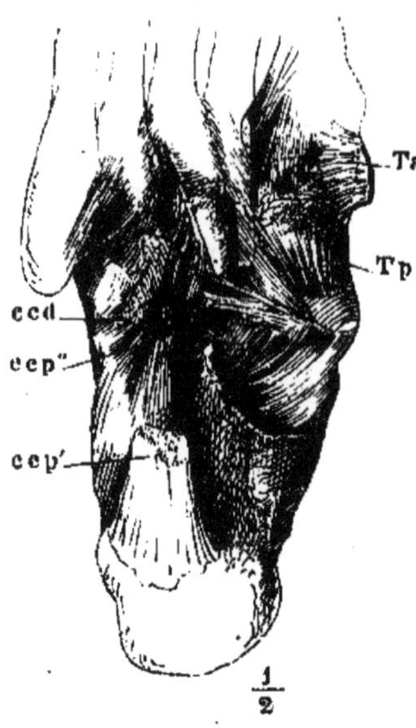

Face plantaire du pied (*).

Il présente deux couches distinctes.

Ligament calcanéo-cuboïdien interne.

2° Le ligament *calc*
terne est court, étroit,
fort, et placé à côté d
néo-scaphoïdien supéri
vation profonde qui
à l'astragale et au cal
ligaments, savoir, le lig
cuboïdien interne et
néo-scaphoïdien supé
avant, se confondent en
sentent ainsi la forme
vent être considérés
l'articulation des deux
la désarticulation des deux rangées, dès qu'ils sont divisés,
laires s'écartent avec la plus grande facilité.

Ligament calcanéo-cuboïdien supérieur.

3° Le ligament *calcanéo-cuboïdien supérieur* (*ccd*, *fig.* 373)
qu'une petite bandelette fibreuse très-mince, étendue direct
avant, du calcanéum au cuboïde (1).

IV. — MÉCANISME DES ARTICULATIONS TARSIENNES

Nous devons examiner le mécanisme des articulations tarsien
vue de la solidité et à celui de la mobilité.

(*) On a enlevé la couche moyenne du ligament calcanéo-cuboïdien inférieur
bier antérieur. — *Tp*, tendon du jambier postérieur, coupé près de son insertion
des couches superficielles et moyennes du ligament calcanéo-cuboïdien inférieur
fondes de ce ligament. — *ccd*, ligament calcanéo-cuboïdien supérieur.

(1) On ne saurait trop appeler l'attention sur la ligne articulaire
sans la connaissance exacte de cette ligne, il serait impossible de p
du pied dans l'articulation médio-tarsienne ; tandis que cette opéra
méthode de Chopart, devient d'une exécution facile et rapide tou
possède des connaissances anatomiques bien précises sur cette ligne
faut se rappeler que cette ligne est transversale, qu'elle commence
la tubérosité du scaphoïde, en dehors, derrière la tubérosité du cu
la ligne articulaire est courbe, à concavité postérieure, et qu'en déf

Conditions de solidité du tarse.

vue de la *solidité*, le tarse est la portion fondamentale du pied. regarder le métatarse et les orteils comme des parties surduit au tarse, le pied remplit encore très-bien ses fonctions de rurgiens ont mis à profit cette donnée physiologique pour les tielles du pied dans les articulations tarsiennes et tarso-méta-

Avantages d'un grand nombre de pièces.

au tarse, pour la solidité : la multiplicité des pièces, la largeur ticulaires, la force des ligaments interosseux et même la mobise. Supposons, en effet, un seul os à la place des sept os du actures dans ce long levier spongieux, soit par les chocs si viorait exposé, soit même par la contraction musculaire ! Étroit tarse s'élargit en avant, pour augmenter dans ce sens l'étendue la base de sustentation ; articulé à angle droit avec la jambe, il le poids du corps et le transmet directement au sol. S'il déarrière, c'est pour servir de bras de levier à la puissance qui du corps : aussi peut-on, jusqu'à un certain point, estimer l'apet au saut d'après la longueur de cette partie du calcanéum, par la saillie du tendon d'Achille, qui est fortement détaché teurs. Dans la station sur la plante des pieds, le poids du tronc tragale par le tibia, et au calcanéum par l'astragale. Une partie mouvement se perd dans l'articulation calcanéo-astragalienne, voir pourquoi ces deux os sont superposés et non point juxtaagale n'est pas horizontalement placé au-dessus du calcanéum ; dedans, en bas et en avant : il suit de là que, même dans la nte des pieds, le poids du corps se partage entre le calcanéum ieure du tarse. Cette rangée est subdivisée elle-même en deux res, mais du côté interne seulement, parce que c'est principaterne du pied que le poids du corps est transmis par l'astratitude dans laquelle le poids du corps est exclusivement comagale à la rangée antérieure : c'est la station sur la pointe du surtout que le brisement de cette rangée antérieure, que la articulations du tarse sont d'une grande utilité pour prévenir des chocs transmis de bas en haut : aussi existe-t-il une diffésous le rapport des effets sur tout le système, entre une chute une chute sur la pointe des pieds.

Élargissement transversal du tarse en avant.

Bras de levier formé par le calcanéum.

Mode de transmission du poids du corps sur le tarse.

Le poids du corps se partage entre les divers os.

Transmission du poids du corps dans la station sur la pointe du pied.

Mécanisme du tarse sous le rapport de la mobilité.

me des articulations tarsiennes, envisagé au point de vue de être étudié, d'abord dans chaque rangée isolément, puis dans deux rangées entre elles.

L'astragale n'exécute sur le calcanéum que des mouvements de glissement.

première rangée, c'est-à-dire l'astragale et le calcanéum, exéentre des mouvements peu étendus de *glissement*, limités par le ux et par la disposition des surfaces articulaires antérieures qui se font mutuellement obstacle. Dans l'articulation astragalotérieure, l'astragale glisse sur le calcanéum dans le sens du des surfaces articulaires, c'est-à-dire en avant, en dehors et en ent paraît avoir lieu dans la circonstance suivante : quand le se sur la partie supérieure de l'astragale, cet os glisse un peu es, et le pied tend à s'aplatir de haut en bas, ainsi que l'a fait er ; quand la pression cesse, l'astragale revient à sa position surtout à l'occasion de l'articulation calcanéo-astragalienne

qu'il est vrai de dire que le pied est un arc osseux élastique. Dans l'articulation astragalo-calcanéenne antérieure, les deux os pourraient exécuter l'un sur l'autre des mouvements assez étendus, si ces mouvements n'étaient limités par l'articulation astragalo-calcanéenne postérieure et par le ligament [illegible]. Il résulte de là que l'astragale ne saurait exécuter sur le calcanéum [illegible] mouvements d'oscillation qui portent son extrémité antérieure en [illegible] dedans et son extrémité postérieure en sens inverse.

Glissements obscurs des os de la seconde rangée.

2° Les os de la deuxième rangée sont réduits à des mouvements [illegible] tellement obscurs qu'ils peuvent être considérés comme ne formant [illegible] pièce. Cependant l'articulation du scaphoïde avec les cunéiformes [illegible] mobilité un peu plus prononcée que les articulations des cunéiformes [illegible] et avec le cuboïde.

Mouvements entre les deux rangées.

3° Les mouvements de l'articulation entre les deux rangées [illegible] minés séparément dans l'articulation astragalo-scaphoïdienne et [illegible] tion calcanéo-cuboïdienne. Cette dernière ne jouit que de mouvements [illegible] sement à peine appréciables, de sorte que, dans les mouvements [illegible] le calcanéum fait corps, en quelque sorte, avec les os de la seconde [illegible] tarse et se meut avec eux sur l'astragale. Celui-ci, par conséquent [illegible] jambe et le pied le même rôle que l'atlas entre la tête et la colonne [illegible] dans les mouvements de flexion et d'extension, il forme une pièce [illegible] se meut avec lui ; dans les mouvements de latéralité, il semble [illegible] la jambe, et c'est entre lui et le reste du pied qu'ont lieu ces [illegible] N'oublions pas, cependant, que l'articulation tibio-tarsienne permet [illegible] dans l'état d'extension seulement, de petits mouvements de latéralité [illegible]

L'articulation astragalo-scaphoïdienne nous présente un segment [illegible] plus ou moins régulier, reçu dans une cavité sphénoïdale, c'est [illegible] ritable *énarthrose*. A ce titre, elle devrait jouir de mouvements [illegible] comme l'articulation scapulo-humérale. Mais il est à remarquer [illegible] l'astragale ne peut se mouvoir dans sa cavité de réception qu[illegible] mouvements sont permis par l'articulation astragalo-scaphoïdienne [illegible] ils seraient même complétement nuls si la cavité de réception [illegible] toute son étendue et si les portions fibreuses de cette cavité ne [illegible] de se déformer notablement et de céder à la pression exercée [illegible] l'astragale ; d'autre part, le défaut d'harmonie entre les surfaces [illegible] calcanéo-astragalienne postérieure rend possibles, dans l'art[illegible] galo-scaphoïdienne, des mouvements de rotation, d'adduct[illegible] tion qui n'eussent pu avoir lieu si ces surfaces s'adaptaient [illegible] contre l'autre. De ces divers mouvements, qui se combinent [illegible] culation tibio-tarsienne, les plus étendus sont le mouvement [illegible] hors, par lequel le bord interne du pied s'élève, et le mouvement [illegible] qui porte la pointe du pied en dedans. Cette mobilité plus g[illegible] terne du pied tient à ce que les articulations y sont plus nom[illegible] serrées.

§ 7. — ARTICULATIONS DU MÉTATARSE.

Les métatarsiens s'articulent par leur extrémité postérieure, [illegible] le tarse, d'autre part, entre eux.

1. — ARTICULATIONS TARSO-MÉTATARSIENNES.

Disposition cunéiforme de l'extrémité tarsienne des os du métatarse.

...ulations, l'extrémité tarsienne de chaque os du métatarse, pré... d'un coin, oppose des facettes planes et triangulaires aux facettes ...du tarse, qui ont la même forme. Le premier métatarsien s'ar... ...emier cunéiforme ; le deuxième métatarsien, avec le deuxième, ...le premier et le troisième cunéiforme ; le troisième métatar... ...sième cunéiforme ; le quatrième et le cinquième métatarsien, ...

Disposition anguleuse de la ligne articulaire tarso-métatarsienne.

...e de ces articulations résulte une ligne articulaire brisée, angu... ...décrire, et cependant moins sinueuse ...iculaire si compliquée des articula... ...carpiennes (1).

...ons tarso-métatarsiennes sont main... ...ligaments *dorsaux*, *plantaires* et *inter*... ...successivement chacune de ces ar... ...articulier.

Fig. 383.

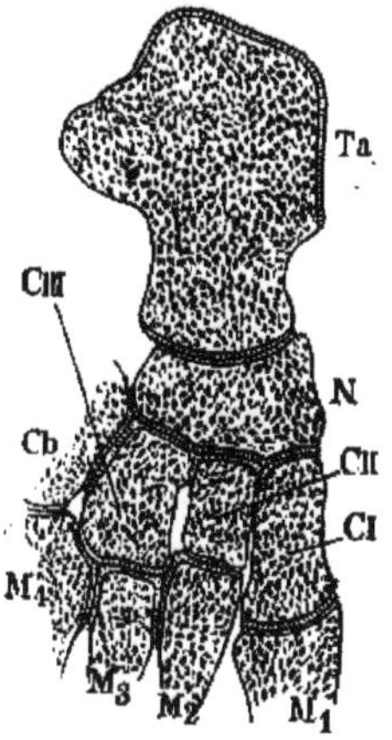

Section horizontale du pied (*).

Facettes articulaires

...*du premier métatarsien avec le tarse.* ...iculation, le premier métatarsien et ...iforme s'opposent une facette plani... ...aire ; le grand diamètre de ces fa... ...verticalement. Un ligament *plan*... ...(*fig.* 382), un ligament *dorsal*, moins ...se présentant sous l'aspect de ban... ...d'avant en arrière, maintiennent la ...articulation, pour laquelle existe ...distincte de celles qui revêtent les ...ons tarso-métatarsiennes.

Ligaments.

Tendons qui concourent à la solidité de l'articulation.

...re ranger parmi les ligaments de ...premier métatarsien avec le tarse : ...long péronier latéral (*Pel*, *fig.* 381), qui s'insère à la fois au pre...

(*) ...N, scaphoïde. — CI, CII, CIII, cunéiformes. — *Cb*, cuboïde. — M^1,..... M^5, méta...

...qu'on tenterait en vain, sans des tâtonnements pénibles, la désarti... ...métacarpe, celle des articulations tarso-métatarsiennes, déjà indiquée ...Leblanc, pratiquée par Vigaroux en 1764, puis par Turner, Percy et ...mise par Lisfranc à des règles tellement précises qu'elle peut être pra... ...sans grandes difficultés. Voici, d'ailleurs, quel est le trajet de cette ...elle commence, en dehors, par une saillie considérable, formée par ...uième métatarsien, saillie importante, puisqu'elle sert de point de ...utation partielle du pied. Elle se dirige très-obliquement d'arrière en ...en dedans au niveau du cinquième métatarsien, un peu moins obli... ...du quatrième ; ensuite elle devient anguleuse au niveau du troisième ...sième métatarsien, parce que le troisième cunéiforme fait une saillie ...e le deuxième et le quatrième métatarsien, tandis que le deuxième ...e saillie qui anticipe sur le tarse et s'enchâsse entre le premier et ...forme. Cette double avance en sens opposé que présente la ligne arti... ...(*fig.* 383), est vraiment le nœud gordien de l'amputation tarso-métatar... ...nœud a été habilement tranché par Lisfranc.

Description de cette ligne articulaire.

Réception mutuelle du tarse et du métatarse.

Moyens d'union.

mier métatarsien et au premier cunéiforme, et qui fortifie l'ar[illegible] et en dehors; 2° le tendon du jambier antérieur (Ta, fig. 38[illegible] côté interne de l'articulation, sur laquelle il se contourne, [illegible] entre le cunéiforme et le premier métatarsien (1). Ce dernier [illegible] partie de l'articulation qu'il est revêtu par la synoviale arti[illegible]

Réception du second métatarsien dans la mortaise formée par les trois cunéiformes

B. L'*articulation du deuxième métatarsien avec le tarse* est form[illegible] tion de l'extrémité postérieure de cet os dans l'espèce de mor[illegible] tent les trois cunéiformes, disposition que nous avons rencon[illegible] développée, pour l'articulation carpo-métacarpienne du deuxi[illegible] C'est la plus solide de toutes les articulations du même ord[illegible] comme à la main : 1° *trois ligaments dorsaux* (*fig.* 373), un *moyen*[illegible] ment divisé en deux bandelettes, et qui vient du deuxième [illegible] *interne*, très-fort, qui naît du premier cunéiforme ; un *extern*[illegible] vient du troisième cunéiforme ; 2° deux *ligaments plantaires*, do[illegible] ment fort, obliquement étendu du premier cunéiforme au de[illegible] sien, se prolonge en haut pour devenir interosseux ; dont l'au[illegible] du bord tranchant du deuxième cunéiforme au deuxième mé[illegible] *ligament interosseux* ou *latéral*, étendu de la facette latérale ext[illegible] cunéiforme à la facette latérale interne du deuxième métatarsi[illegible]

Trois ligaments dorsaux.

Deux ligaments plantaires.

Ligament interosseux ou latéral.

C. L'*articulation du troisième métatarsien avec le tarse* est maint[illegible] *ment dorsal*, qui part du troisième cunéiforme. Il n'y a point [illegible] taire proprement dit, si ce n'est un faisceau plantaire oblique [illegible] cunéiforme ; en outre, la couche fibreuse qui forme la gaîne d[illegible] péronier latéral, se prolongeant jusqu'au troisième métatarsien [illegible] lieu de ligament plantaire. Nous trouvons, enfin, un *ligament* [illegible] *inter-osseux*, qui sépare l'articulation du quatrième métatarsien [illegible] sième, et sur lequel nous reviendrons dans un instant.

Ligament dorsal.

Vestige du ligament plantaire.

D et E. Pour leur articulation avec le tarse, le *quatrième et* [illegible] *tarsien* présentent une surface légèrement concave, qui répond [illegible] rement convexe du cuboïde. Comme moyens d'union, nous trou[illegible] *dorsal* pour le quatrième métatarsien, un *ligament dorsal obliq*[illegible] avant pour le cinquième, l'un et l'autre très-lâches, surtout le [illegible] point de ligament *plantaire* autre que la gaîne du tendon du lon[illegible] et une expansion tendineuse très-forte du jambier postérieu[illegible] court péronier latéral tient lieu de ligament latéral externe. No[illegible] ajouter à ce tendon une bandelette fibreuse extrêmement fo[illegible] l'aponévrose plantaire externe, étendue du calcanéum à l'apop[illegible] métatarsien, et de plus une expansion fournie par le tendon [illegible] latéral, au moment où il glisse sur le cuboïde. L'articulation d[illegible] tatarsien est très-lâche.

Ligaments dorsaux très-lâches.

Vestige de ligament plantaire.

Tendon du court péronier latéral.

Bandelette de l'aponévrose plantaire.

Mais nous trouvons un *ligament interosseux* extrêmement [illegible] facette latérale externe du troisième cunéiforme à la facette [illegible] quatrième métatarsien et à la facette latérale externe du trois[illegible] que j'ai indiqué, il y a un instant, comme moyen de séparatio[illegible] du quatrième métatarsien de celle du troisième, nous rapp[illegible] les articulations du quatrième et du cinquième métacarpien[illegible]

Ligament interosseux.

(1) Remarquons que le long péronier latéral s'insère essentielleme[illegible] tarsien, et le jambier antérieur essentiellement au premier cunéifo[illegible]

...tacarpiennes ; il remplit aussi les mêmes usages. Il existe donc ...tions tarso-métatarsiennes trois articulations, et par conséquent ...distinctes : une destinée au quatrième et au cinquième méta... ...deuxième et au troisième, et une au premier.

...ARTICULATIONS DES OS DU MÉTATARSE ENTRE EUX.

...es des extrémités tarsiennes des os du métatarse entre elles. — Ce sont ...mphiarthroses. Les surfaces qui se correspondent sont en partie ...partie continues. La portion diarthrodiale de ces surfaces est la ...du tarse ; elle est plane et présente, pour chaque os, deux pe...ondaires. La portion symphysaire est plus étendue que la por...e, ce qui est précisément l'inverse de la disposition qu'on ob...arpe. — Ce sont des amphi-arthroses.

...sont *interosseux, dorsaux* et *plantaires*. Les ligaments *interosseux* ...x fibreux extrêmement forts, courts et serrés, qui, nés de toute ...ipse de la facette latérale de l'un des métatarsiens, se portent à ...ouse correspondante du métatarsien voisin. — Ligaments inter-osseux.

...*dorsaux* et les *ligaments plantaires* se réduisent à des faisceaux ...t dirigés de l'un à l'autre métatarsien. Les ligaments plantaires ...eaucoup plus considérables que les dorsaux. — Ligaments dorsaux et plantaires.

...s *des métatarsiens entre eux par leur extrémité digitale.* — Bien que ...igitales des os du métatarse ne s'articulent pas entre elles, cepen...extrémités sont contiguës et exécutent des mouvements les unes ...une synoviale revêt leurs surfaces contiguës et favorise leurs ...contre, un ligament, *ligament transverse du métatarse*, est étendu ...sur la surface plantaire de ces extrémités et les unit lâche...x autres. Ce ligament est commun aux cinq métatarsiens ; il est ...nion de tous les ligaments antérieurs des articulations méta...nes à l'aide de petits ligaments qui vont de l'un à l'autre de ces ...urs. Pour le mettre à découvert, il suffit d'ouvrir les gaines des ...urs. Ce ligament est d'ailleurs beaucoup moins prononcé que ...sverse du métacarpe, ce qui est en rapport avec la différence ...es doigts et les orteils, tant sous le rapport de la force que sous ...ilité. — Ligament transverse des métatarsiens.

...CANISME DES ARTICULATIONS MÉTATARSO-PHALANGIENNES.

...des cinq pièces osseuses qui constituent le métatarse est telle ...qu'une d'elles se fracture isolément : aussi le métatarse ne se ...l'effet de causes susceptibles de produire son écrasement. La ...eu étendue, dont jouissent les os du métatarse, concourt utile...de cette partie du pied ; en permettant aux os de céder un ...intensité des chocs extérieurs. — Mécanisme sous le rapport de la solidité.

...pas uniforme dans tout le métatarse : le premier métatarsien ...les autres pour la solidité ; aussi est-ce lui qui, pendant la ...au sol une grande partie du poids du corps. — Mécanisme sous le rapport de la mobilité.

...es métatarsiens doit être étudiée dans leurs extrémités tarsiennes ...émités digitales. Dans les extrémités tarsiennes, la disposition ...ce d'enclavement réciproque du tarse et du métatarse, la force ...ligaments, tant extérieurs qu'interosseux, ne permettent que des mouvements de glissement très-obscurs (1). Il résulte néan[...] vements, quelque obscurs qu'ils soient, une mobilité assez pro[...] mités digitales. Cette mobilité est favorisée par la laxité du lig[...] métatarsien et par la présence d'une synoviale entre les têtes [...]

Du reste, le premier métatarsien ne jouit pas de plus de [...] autres métatarsiens, ce qui établit une grande différence entre [...] mier métacarpien.

§ 8. — ARTICULATIONS DES ORTEILS.

I. — ARTICULATIONS MÉTATARSO-PHALANGIENNES.

Ces articulations appartiennent au genre des *condyliennes*; [...] identité presque parfaite avec les articulations métacarpo-phala[...]

Fig. 384.

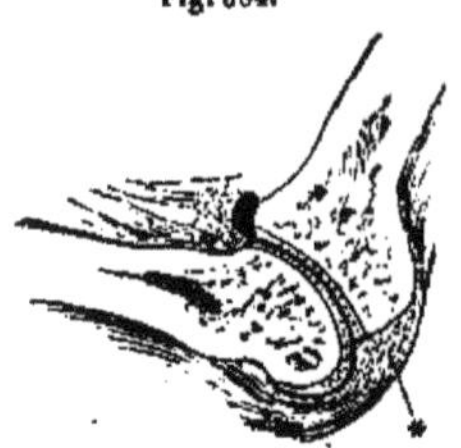

Section verticale antéro-postérieure d'une articulation métatarso - phalangienne dans l'extension (*).

Condyle de métatarsien

A. *Surfaces articulaires.*— Du côté [...] on trouve une tête aplatie sur les côtés [...] qui, étroit et sphéroïdal du haut, va [...] de la face dorsale vers la face plantaire [...] beaucoup plus dans ce dernier sens [...] mier. — Du côté de la phalange, on [...]

Cavité glénoïde de la phalange.

vité superficielle ou *glénoïde*, dont [...] étendue est transversale, par opposi[...] observe pour la surface métatarsienne [...] revêtent ces deux surfaces.

B. *Moyens d'union.*— Il existe pour [...] 1° un *ligament plantaire*, très-épais, [...] d'un cartilage, formé de fibres entre[...] toir. Ce ligament se continue par [...] part, avec la gaîne des tendons fléchisseurs, d'autre part, avec la [...] tatarsien transverse et avec l[...] téraux de l'articulation. Creu[...] inférieurement, pour répondre [...] fléchisseurs, concave en haut, [...] à la convexité de la tête du [...] complète la cavité dans laquel[...] reçue; aussi mériterait-il le n[...]

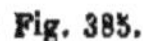

Fig. 385.

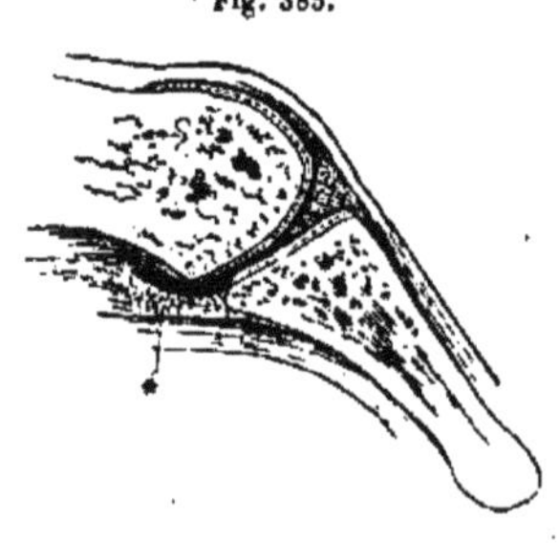

Section analogue d'une autre articulation métatarso-phalangienne fléchie (*).

Le ligament inférieur est un véritable ligament capsulaire.

capsulaire. Il est très-solidement [...] bord antérieur, à la partie infé[...] tour de la cavité phalangienne [...] la continuation, libre par son [...] ou plutôt très-lâchement uni [...] fibres ligamenteuses aux iné[...] situées en arrière de la tête [...] et se moule très-exactement [...] qui soutient la tête de ces os.

Ligaments latéraux.

2° *Deux ligaments latéraux*, très-forts, l'un interne, l'autre exte[...] non point dans l'enfoncement latéral que présentent, de chaque [...]

(*) *, Portion plantaire de la capsule articulaire.

(1) Ce qui prouve dans quelles étroites limites est maintenue la mobi[...] tarsiennes, c'est que la luxation des os du métatarse sur le tarse est [...]

mais aux tubercules situés derrière cet enfoncement; de là ils se obliquement d'arrière en avant et de haut en bas, sous la forme de aplaties, qui vont en s'élargissant, pour se terminer en partie au érieur, en partie sur les côtés de la phalange. Le ligament latéral toujours paru plus fort que le ligament latéral interne. La direc- ment oblique, de ces ligaments a pour conséquence leur relâche- t dans l'extension et une tension très-considérable du faisceau pha- la flexion.

ligament dorsal proprement dit; mais le tendon extenseur corres- ent évidemment lieu.

— Sous le tendon extenseur se voit une capsule synoviale extrê- qui va tapisser la face interne des ligaments.

métatarso-phalangienne du gros orteil présente quelques particu- ritent une mention spéciale.

Particularités que présente l'articulation métatarso-phalangienne du gros orteil.

aces articulaires ont une étendue beaucoup plus considérable que articulations métatarso-phalangiennes.

Double trochlée correspondante à deux os sésamoïdes.

du premier métatarsien offre, du côté de la région plantaire, deux ndes, dirigées d'avant en arrière et séparées l'une de l'autre par une — L'existence de ces deux gouttières est en rap- présence de deux os sésamoïdes, développés dans plantaire, lequel présente une épaisseur triple ou celle qu'il offre dans les autres articulations. sésamoïdes, qui sont concaves d'avant en arrière ansversalement, que se fait presque en totalité ligaments latéraux, ainsi que celle de tous les es du gros orteil; en sorte que les os sésamoïdes deux petites rotules développées sur le trajet des et épais de ces muscles. Il existe en outre, iculation, une espèce de bourrelet qui revêt le cavité articulaire de la phalange.

Fig. 386.

Os Os

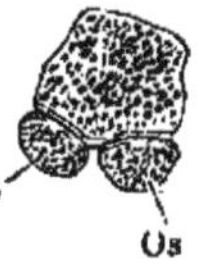

Section verticale et transversale de la tête du 1er métatarsien et des os sésamoïdes (Os).

nt nous jetons un coup d'œil sur l'ensemble des métatarso-phalangiennes au point de vue de leur situation respec- rons qu'elles décrivent une courbe très-régulière à concavité que, contrairement à ce qui existe au membre supérieur, l'arti- rso-phalangienne du gros orteil ne fait pas exception.

des articulations métatarso-phalangiennes. — Comme toutes les ar- ndyliennes, ces articulations exécutent des mouvements dans ncipaux, et par conséquent des mouvements de circumduction. d'extension peuvent être portés beaucoup plus loin qu'ils ne autres articulations de la même espèce. Les mouvements de très-bornés. Dans ces divers mouvements, la cavité glénoïde de lange glisse sur la tête du métatarsien correspondant.

Mouvements en quatre sens.

, la première phalange glisse de haut en bas sur la tête du mé- ndon extenseur et la partie supérieure de la synoviale sont disten- saillante de ce métatarsien; les fibres supérieures ou phalan- ments latéraux sont également distendues. Ce sont ces fibres qui

Flexion.

sent que cinq exemples, dont le plus curieux a été décrit par Mazet ns des *Bulletins de la Société anatomique*. La pièce pathologique qui a est déposée au Musée Dupuytren.

limitent la flexion, laquelle est beaucoup moins étendue que ce
tions métacarpo-phalangiennes de la main : tandis que dans ce
culations, la flexion peut être portée au point que la phalange
droit avec le métacarpien, c'est à peine si, au pied, la phalange
le métatarsien un angle extrêmement obtus. L'extension, dans
porte évidemment sur la flexion.

Extension. Dans l'*extension*, la phalange glisse de bas en haut sur la tête
les ligaments latéraux sont relâchés. Chez presque tous les su
plantaire ou capsulaire est distendu ; la tête du métatarsien tend
pèce de collet que forme sur son col ce ligament capsulaire. Ce
tension est aussi considérable que le mouvement de flexion est
ne surprendra pas, si l'on considère le rôle que joue l'extens
tions métatarso-phalangiennes dans la progression, la course, d
dans tous les mouvements, en un mot, qui se font sur la pointe

L'*adduction* et l'*abduction* sont limitées par la rencontre des

II. — ARTICULATIONS PHALANGIENNES DES ORTEILS

Ce sont des articulations trochléennes. Ce sont des *articulations trochléennes*. Il y a, pour chaque orte
tions phalangiennes, à l'exception du gros orteil, qui n'en prés

Trochlée. A. *Surfaces articulaires*. — L'extrémité antérieure de la pre
aplatie de haut en bas, présente une *trochlée* qui va en s'élarg
dorsale à la face plantaire et qui se prolonge beaucoup plus
sens que dans l'autre.

Double cavité glénoïde. Du côté de la deuxième phalange, nous trouvons deux pe
noïdes, que sépare une crête verticale ; cette crête répond
poulie, et les cavités, aux deux petits condyles.

Ligament inférieur ou glénoïdien. B. *Moyens d'union*. — 1° *Ligament inférieur* ou *glénoïdien*. —
articulaire de la première phalange déborde de beaucoup, en
phalange, elle est recouverte dans ce sens par un ligament gl
capsulaire, qui ressemble exactement à celui des articulations
articulations métatarso-phalangiennes, et qui remplit les mê

Ligaments latéraux. 2° *Ligaments latéraux*, au nombre de deux, dont l'un est
externe ; ils ont absolument la même disposition que les lig
dants de l'articulation métatarso-phalangienne ; ils s'insère
creux latéral de l'extrémité antérieure de la première phalang
cule qui est au-dessus, et se portent obliquement d'arrière en
tacher à la fois au ligament demi-capsulaire et à la deuxième

Point de ligament supérieur. Point de ligament supérieur ; le tendon des extenseurs en
don présente même une disposition particulière : c'est que
de sa face antérieure, une languette tendineuse qui vient
mité supérieure de la deuxième phalange.

Capsule synoviale. C. *Synoviale*.— Elle offre la même disposition que celle des
tatarso-phalangiennes. Souvent il existe un os sésamoïde da

Os sésamoïde. ligament inférieur de l'articulation phalangienne du gros orte

Mouvements de flexion et d'extension très-limités. D. *Mécanisme des articulations phalangiennes*.—Le mécanisme
est exactement le même que celui des articulations phalang
Nous ferons toutefois remarquer que, soit par une disposition
suite de l'immobilité prolongée des orteils dans des chaussures
vements de ces articulations sont beaucoup moins étendus qu

DES MUSCLES ET DES APONÉVROSES

OU

DE LA MYOLOGIE

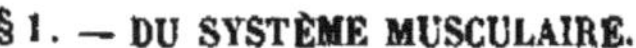

CHAPITRE PREMIER

CONSIDÉRATIONS GÉNÉRALES

§ 1. — DU SYSTÈME MUSCULAIRE.

parties accessoires qui les relient entre eux, c'est-à-dire les car- ...ents, les synoviales, constituent la *portion passive de l'appareil de* ...iers inertes, analogues à ceux qu'emploie l'industrie, ils ne ...ement que par une puissance placée en dehors d'eux. Cette ...dans une fibre particulière, douée de la propriété de se con- ...raccourcir sous l'influence de certaines causes dites *excitantes*, ...ulaire, ainsi nommée d'un mot grec, μύειν, *se mouvoir* (1). Les ..., réunies en faisceaux de divers ordres, forment les *muscles*, ...onstitue le *système musculaire*, ou la *portion active de l'appareil* ...

La fibre musculaire est la puissance de l'économie animale.

Les fibres musculaires réunies en faisceaux forment les muscles.

...donc les organes actifs de la locomotion. Ils sont composés de ...es rouges, dont le caractère essentiel est la *contractilité*, la *myo-* ... la propriété de se contracter ou de se raccourcir sous l'in- ...ulus.

Définition des muscles

...ait à de graves mécomptes, si l'on s'attendait à trouver la fibre ... que nous l'offrent les muscles de l'homme partout où nous ...omènes de contractilité. Non-seulement les tissus qui sont le ...tractilité présentent, dans la série animale, des caractères ...ables, mais on rencontre, dans les espèces inférieures, des ...issent d'une contractilité non équivoque, sans que l'observa- ...tieuse permette d'y découvrir le moindre élément organique ...apporter cette propriété. Chez ces êtres placés sur les limites ...toutes les fonctions, aussi bien celles de la vie végétative que ...ulation, semblent être le partage d'une substance homogène, ...tante, composant toute la masse de l'animal : on lui a donné ... *sarcodique*.

Idée générale des tissus contractiles.

Substance sarcodique.

(1) ... qui paraît bien préférable à celle de *mus*, souris, qu'on attribue à ... paraît, dit-on, un muscle à un rat écorché.

A mesure qu'on s'élève sur l'échelle des êtres, les systèmes fondus dans la substance sarcodique, et avec eux les diverses fon cent à s'isoler et à devenir distincts. Mais de cette masse hom rouge de nos muscles la transition est lente et graduelle : la su tile prend une multitude de formes intermédiaires, dont l'orga présente qu'un très-petit nombre, et dont la série complète ne saisie que par celui qui se livre à l'étude de l'anatomie comp

Cellules contractiles

La forme élémentaire la plus simple que présente la substance la forme cellulaire : c'est celle que nous rencontrons dans les p la vie. Lorsque le cœur commence à battre chez l'embryon, il formément de cellules exactement semblables à celles qui cons ments de tous les organes. C'est également sous la forme de cell la substance contractile dans la plupart des muscles dits de la mais déjà, dans ces muscles, les cellules ont pris une forme spé allongées, fusiformes, et contiennent un noyau en forme de ba tonnet.

Fibres-cellules musculaires

Les cellules fusiformes, ou *fibres-cellules musculaires*, sont pl tinctes les unes des autres, plus ou moins faciles à isoler, suiv on les examine. Dans quelques régions, elles ont perdu leur ind et apparaissent sous la forme de rubans allongés, résultant de fibres-cellules placées sur la même ligne, et présentant d'espa noyaux dont les caractères sont les mêmes que ceux des cellu forme particulière du tissu contractile a reçu le nom de *tissu* d

Tissu dartoïque.

Un autre mode d'union des fibres-cellules consiste dans l'an tablit entre les cellules voisines, de façon à constituer un r contractiles.

Les fibres-cellules consistent en une substance homogène, leuse ou faiblement striée dans le sens de la longueur. Mai dans ces dernières années, des fibres-cellules striées en trave les éléments des muscles de la vie animale. Il y a donc, entre le en travers du cœur des invertébrés, par exemple, et les fibre cles de la vie animale, les mêmes relations qu'entre la fibre-c que musculeuse de l'intestin, par exemple, et le tissu dartoïque

Fibres-cellules striées.

Comme on le voit, la fibre-cellule musculaire et la fibre point être considérées, ainsi qu'on l'avait fait, comme les élém sus distincts, le tissu musculaire de la vie végétative et le tissu vie animale, mais bien comme deux formes ou plutôt deux p pement des éléments d'un même tissu.

Dans les considérations qui vont suivre, nous aurons exclusi *muscles de la vie de relation* ou *muscles volontaires*.

A. — Nomenclature des muscles.

Sylvius est le premier qui ait imposé des noms aux muscles.

Bases diverses qui ont servi à la nomenclature.

Les dénominations qui ont été données aux muscles, ne rep principe unique. Avant Sylvius, on désignait les muscles par ques de *premier*, *second*, etc., en suivant l'ordre de leur super l'ordre de leurs usages. Sylvius, le premier, donna des noms p grand nombre des muscles, et les anatomistes qui le suivirent citerai surtout Riolan, complétèrent la nomenclature. Dans c

...néralement usitée de nos jours, sauf quelques légères modi-... des muscles sont tirés :

...ges : de là les noms d'*adducteur*, d'*abducteur*, de *crémaster* (de ...), de *diaphragme* (διὰ-φράσσω, *clore transversalement*), de *masséter*, ..., de *sphincter* (σφίγγω, *serrer*). Ces dénominations seraient ...urs muscles ne remplissaient pas les mêmes usages, et si le ...vait pas plusieurs usages à la fois. Ainsi, par exemple, le cou-... fléchisseur de la cuisse sur le bassin, en même temps qu'il est ... jambe sur la cuisse ? 1° Usages.

... des muscles ; exemples : les lombricaux, le deltoïde, le pyra-..., le splénius (semblable à la rate), le soléaire (de *solea*, se-... rien de plus inexact, de plus grossier que toutes ces compa-... 2° Forme.

...*constitution* des muscles : tels sont les complexus, digastriques, ... triceps. 3° Divisions.

...tion, d'où les muscles droits, obliques, transverses, orbiculaires. 4° Direction

...me : muscles grands, moyens, petits, très-larges, très-longs, 5° Volume.

...ation : les radiaux, cubitaux, péroniers, l'anconé (ἀγκὼν, *coude*), ..., etc. Cette base de nomenclature est plus anatomique, mais ... moins défectueuse, parce qu'elle ne peut s'appliquer qu'à un ... muscles de chaque région. 6° Situation

... déduit les noms des muscles de leurs *attaches* ou *insertions* : ...oïdien, sterno-cléido-mastoïdien, et c'est là la base la plus ... parce qu'il était bien pénétré de l'importance des insertions ... appliqué à tous les muscles ce que les anciens n'avaient fait ... nombre de ces organes. Sa nomenclature, exclusivement ...sertions, a obtenu un succès aussi rapide que général, et si elle ...llement adoptée, cela tient à ce que la connaissance des noms ...ait dispenser de celle des noms anciens, les seuls dont on fasse ...and nombre d'ouvrages de médecine et de chirurgie. Joignez ...nominations moins parfaites, par cela seul qu'elles sont depuis ... dans la science, sont préférables à des dénominations nou-... côté, bien que le point le plus important de l'histoire des ... la détermination de leurs insertions, le nombre de ces inser-... si considérable qu'il est impossible de les comprendre toutes ...ure, à moins de rendre le langage d'une complication et d'une ...tolérables. 7° Insertions — La nomenclature de Chaussier est fondée sur les insertions. — Défectuosités de la nomenclature déduite des insertions.

B. — Nombre des muscles.

...ulaire est composé d'un très-grand nombre de parties, dis-... insertions, par leurs usages et par une quantité plus ou moins ... cellulaire qui les environne de toutes parts et les isole, en ... les unit. Chacune de ces parties constitue un muscle (1). Il Pourquoi le nombre des muscles n'est-il pas le même pour tous les anatomistes ?

(1) ... soit distinct, il n'est pas nécessaire qu'il soit isolé à la fois et dans ... ses attaches. L'insertion fixe peut être commune à un grand nom-... que le corps et l'attache mobile soient séparés.

règne peu d'accord parmi les auteurs pour le dénombrement vant la plupart, le nombre des muscles est de 400. Chaussier M. Sappey l'a porté à 500, nombre qui est de beaucoup supé Remarquez, en effet, que chaque os peut jouer le rôle de le nombre de mouvements, et que la plupart des mouvements cours de plusieurs muscles. Le nombre des muscles, toutef grand encore, si beaucoup d'articulations n'étaient pas dépo propres. Ainsi, point de muscles pour les synarthroses, po physes, et même pour plusieurs arthrodies. Où sont, en effe os du crâne, du bassin? On compte vingt-six pièces pour la c on ne compte que trois muscles extenseurs de chaque côté, région lombaire et la région dorsale. Les os du carpe et du carpe et du métatarse n'ont qu'un petit nombre de muscles destinés.

Ce nombre est supérieur à celui des os.

Les divergences tiennent à la façon différente dont a été des muscles. Quelques anatomistes réunissent plusieurs m d'autres divisent un muscle en plusieurs : ainsi l'on a co muscle particulier, sous le nom d'ilio-capsulo-trochantérien, comme surnuméraire par quelques anatomistes, mais que constant, et qui est étendu de l'épine iliaque antérieure et sule de l'articulation coxo-fémorale et au petit trochanter deux petits faisceaux qui vont du fémur à la capsule du g tiennent à la couche profonde du triceps fémoral. Les anat d'accord sur le nombre des scalènes : on en admet le plus g d'autres en reconnaissent trois, et même quatre. L'occipit muscles constricteurs du pharynx, les muscles des gouttiè réunis ou séparés par les différents anatomistes. J'ai cru de titre de triceps fémoral, le droit antérieur et le triceps fémo démontré qu'il n'y a pas de portion crurale dans le triceps le droit antérieur constitue la longue portion du triceps dit. J'ai cru devoir réunir aussi le muscle iliaque et le mu et même muscle, à deux têtes ou corps de muscle; on pour sous-épineux et le petit rond, ce dernier n'étant, à vrai dire sous-épineux, etc.

Exemples de muscles réunis et de muscles divisés.

Bien que le système musculaire soit, parmi les différen nomie, un de ceux qui offrent le moins de variétés anatomiq cependant de voir manquer quelques muscles : tels sont le les palmaires cutanés, les pyramidaux de la ligne blanche, péroniers antérieurs. Fréquemment aussi on trouve des fa surnuméraires, plus rarement des muscles surnuméraires j'ai rencontré deux muscles angulaires de l'omoplate du mê vu deux grands pectoraux d'un seul côté.

Absence congénitale de plusieurs muscles. Faisceaux surnuméraires. Muscles doubles.

C. — Volume et masse du système mu

De tous les systèmes organiques, le système musculaire plus considérable sous le rapport de la masse et du volume de vue, aucun système d'organes ne présente des diffé d'individu à individu, et même, chez le même individu,

Volume et masse énorme du système musculaire. Différences individuelles.

point. Voyez le système osseux, le système fibreux, le système à peu près également développés chez tous les hommes; tandis sculaire ne forme pas chez tel individu la moitié, ni même le ies qu'il présente chez tel autre. Comparez le muscle grand au même muscle d'un individu grêle, nerveux ou dans un ment compatible, d'ailleurs, avec la santé; car l'état de maladie érences plus tranchées encore : il semble que l'émaciation mor- sur le système musculaire que sur le système adipeux, et que de leur fibrine, non moins que de leur graisse, que se nourris- soumis à une longue diète, en proie à une longue maladie.

Différences morbides.

parce qu'ils avaient été frappés de l'influence qu'exerce sur éloppement du système musculaire, que les anciens avaient ment musculaire ou athlétique : il serait absurde de faire un ux ou fibreux. Le tempérament dit nerveux est fondé moins organique que sur une disposition vitale : on pourrait dire, est caractérisé par le défaut de développement de l'appareil mus- que par l'exagération du développement de l'appareil nerveux. des masses musculaires? Elles étaient nécessaires, vu la dispo- use des leviers; car je ferai remarquer que la nature a suivi, lan des puissances de l'appareil de la locomotion, un plan dia- osé à celui que nous suivons dans nos machines, à celui qu'elle ure dans toutes ses opérations, où elle nous montre, en géné- de force et de moyens jointe à la multiplicité des effets. Aussi, été si avare de volume et de masse dans la confection des le- prodigue de puissance, au point de déployer une force énorme de petits résultats. Toute autre disposition eût nécessité un ements différent; et d'ailleurs, ce que l'on perd en puissance, itesse.

Le tempérament athlétique est fondé sur le développement du système musculaire.

Le désavantage des leviers a nécessité un grand déploiement de puissance.

and développement individuel des muscles peut être originel on général. Voyez les muscles des extrémités supérieures du de la colonne vertébrale et des épaules du portefaix, ceux des ures du danseur !

Développement musculaire acquis.

muscles du côté droit sont-ils plus développés que ceux du côté une différence congénitale en rapport avec la fréquence de lo-cotyloïdienne gauche du fœtus? Le nombre des gauchers ent proportionnel au nombre des enfants qui viennent par la cotyloïdienne droite, comme on l'a avancé dans ces derniers tte prédominance du côté droit serait-elle l'effet pur et simple nous sommes d'exercer beaucoup plus habituellement le côté gauche? Tous les faits connus militent en faveur de cette der- voir, et sont en opposition avec la première explication, qui idérée que comme une hypothèse plus ou moins ingénieuse.

Développement partiel.

le développement de telle ou telle région du système muscu- en rapport, soit avec l'instinct, soit avec l'alimentation, soit bituelle, soit avec quelque particularité importante d'organi- muscles puissants, énormes, qui relèvent la mâchoire infé- tigre, de tous les carnassiers, nous devinons que ces animaux quer et à dévorer une proie qui résiste; à la vue des muscles ent les gouttières vertébrales de l'ours, nous pouvons conclure

Développement partiel en rapport avec les instincts et l'attitude des animaux.

que c'est un animal grimpeur; la disproportion qui existe en postérieures et les extrémités antérieures du lièvre, nous pr animal sauteur. Quels sont les muscles prédominants chez l'h pas les muscles des extrémités inférieures et ceux des gout Donc il est destiné à l'attitude bipède. On voit combien les ci miques les plus minutieuses, en apparence, acquièrent de l'i on veut les interpréter.

D. — Volume et forme générale des muscl

Variétés dans le volume des muscles, comparés les uns aux autres. La force des muscles est en raison directe :

1° Du nombre de leurs fibres,

2° De l'influx cérébral.

Considérés relativement à leur *volume* et à leur *forme propre* sentent une foule de variétés ; on peut même dire qu'il n'y a qui se ressemblent sous ces deux rapports. Que d'intermédia au volume, entre le muscle de l'étrier et le muscle grand fe d'un muscle est, en général, en raison directe de sa force ; m condition unique de la force, et si vous avez quelquefois assist mes de différentes constitutions, vous avez dû être frappés de laire déployée par quelques individus grêles, qui l'emportent leurs adversaires à muscles beaucoup plus volumineux. Deux sidérer dans un muscle : 1° la force matérielle, qui se mesure muscle, ou plutôt par le nombre de ses fibres ; 2° la force vi veuse, l'énergie de sa contraction, qui résulte de l'influx céré cier la force d'un muscle relativement à son volume, il faut contexture de ce muscle, au nombre et au tassement plus ou ble de ses fibres.

Bases diverses qui ont servi à déterminer la figure des muscles.

Les muscles impairs médians sont très-peu nombreux.

La *forme* des muscles se détermine de la manière suivante ressemblance soit avec des formes géométriques, soit avec des ment connus ; 2° d'après leur symétrie ou leur défaut de symé nier rapport, il existe, entre le système osseux et le système mus grande différence. On trouve, en effet, un nombre assez symétriques ou impairs ; presque tous les muscles, au contrai symétrie ou sont disposés par paires. Le diaphragme, l'orbicul l'orbiculaire des paupières, le sphincter anal, auxquels j'ajouter taux, qu'on peut considérer comme ne formant qu'un seul et sont les seuls muscles médians et symétriques; 3° d'après le trois dimensions : sous ce point de vue, les muscles, comme les en *longs*, *larges* et *courts* (1).

Forme générale des muscles longs.

Muscles simples ou divisés.

Les muscles longs occupent les membres ; les muscles larg cavités; les muscles courts sont destinés aux os courts.

A. Les *muscles longs* sont simples ou divisés. Tantôt la divis point fixe, et alors deux ou trois muscles, tels que les biceps, centrent leurs efforts sur le même point ; aussi ne rencontr que dans les parties où il faut un grand effort : le triceps fém jambier en sont des exemples ; le vaste externe, le vaste intern rieur se réunissent sur un seul point, la rotule, pour produi d'extension de la jambe sur la cuisse ou de la cuisse sur la jam

(1) Borelli admettait huit formes de muscles : les muscles prismati orbiculaires, croisés, penniformes, rayonnés, en spirale, et les muscl

soléaire concentrent leur action sur le calcanéum, pour soulever le corps. Tantôt la division est du côté du point mobile, et alors se meuvent en même temps : tels sont les muscles fléchisseurs des doigts et des orteils.

Divisions du côté du point fixe. Divisions du côté du point mobile.

Les plus longs sont les plus superficiels ; ordinairement ils passent articulations, et peuvent, par conséquent, concourir à produire mouvements dans toutes ces articulations. Il en résulte des mouvements plutôt des mouvements successifs, qui simplifient beaucoup le mécanisme de la locomotion, en même temps qu'ils augmentent l'énergie des mouvements. Ainsi, les muscles biceps fémoral, demi-tendineux et demi-membraneux, essentiellement des muscles fléchisseurs de la jambe sur la cuisse ; aussi des extenseurs de la cuisse sur le bassin ou du bassin sur la cuisse ; de cette manière ils concourent puissamment à la station. De même, les fléchisseurs des doigts sont en même temps des fléchisseurs de la main et de l'avant-bras. Ces muscles superficiels, plus éloignés du parallélisme que les muscles profonds, paraissent être les premiers qui agissent ; ils commencent le mouvement, que complètent les muscles profonds. Cette longueur remarquable de certains muscles est encore avantageuse en ce sens qu'elle leur permet de prendre un point d'appui, c'est-à-dire une insertion fixe, sur une partie peu mobile, sur le tronc : ainsi, les muscles qui meuvent les membres prennent un point d'appui sur le bassin. Il est bon de noter que, par suite du mécanisme différent de l'épaule et du bassin, le bassin a pu suffire à l'insertion de tous les muscles de l'extrémité inférieure, tandis que l'épine, le sternum et les côtes ont été employés pour servir d'insertion aux muscles du membre supérieur.

Les muscles superficiels sont les plus longs.

Les fléchisseurs sont-ils plus courts que les extenseurs ? C'était l'opinion de Borelli, qui expliquait par là la position demi-fléchie des membres dans le repos. Pour résoudre cette question, il faut distinguer la longueur du corps charnu du muscle de celle de ses fibres charnues prises isolément. Sous le premier point de vue, les muscles fléchisseurs sont incontestablement plus longs. Comparez, si vous le voulez, le biceps au triceps brachial, le biceps, le demi-tendineux et le demi-membraneux au triceps fémoral, et vous verrez que la différence est tout entière à l'avantage des fléchisseurs.

Les muscles fléchisseurs sont plus longs que les extenseurs.

Mais il ne faut pas juger de la longueur des fibres d'un muscle long par la longueur du corps charnu de ce muscle. Le muscle couturier, le muscle le plus long du corps humain, est peut-être le seul qui fasse exception. Je ne connais pas de muscle dont les fibres soient plus courtes que celles du soléaire, bien que son corps charnu mesure les trois quarts de la longueur de la jambe. Nous verrons plus tard que cette disposition est relative à la force du mouvement.

Distinction à établir entre la longueur du corps charnu d'un muscle et celle de ses fibres.

La connaissance approximative de la longueur des fibres charnues des muscles n'est point un objet de pure curiosité, car c'est cette circonstance anatomique qui peut expliquer la conicité du moignon dans les amputations de la cuisse, et qui a servi de base aux modifications apportées aux procédés opératoires.

Les muscles larges occupent les parois des grandes cavités, qu'ils concourent à former, ou qu'ils forment presque entièrement. Quadrilatères lorsqu'ils vont d'une partie du tronc à une autre, ils sont triangulaires lorsqu'ils sont étendus du tronc aux membres. Il est des muscles qui ont l'apparence des muscles longs, mais qui appartiennent évidemment aux muscles larges : tels sont les muscles

Les muscles larges occupent les parois des grandes cavités.

Croisement à angle des muscles larges superposés.

intercostaux. Lorsqu'il existe plusieurs muscles larges superp affectent une direction opposée, de manière à se couper à angl disposition qui, en formant une espèce de tissu, augmente résistance des parois qu'ils concourent à former : tels sont les naux. A la place des trois muscles larges de l'abdomen, suppos trois fois plus épais, mais à direction unique : certainement bien rempli.

Muscles courts.

C. Si, pour caractériser les *muscles courts*, on n'avait égard des fibres, il y aurait un très-grand nombre de muscles qui mé mais c'est la brièveté du corps charnu qui sert de base. Or, no des muscles courts partout où il y a des os courts à mouvoir. F et étendue faible des mouvements, voilà le but que s'est pro plaçant autour de la mâchoire inférieure des muscles courts, te ters et les ptérygoïdiens. Nous devons considérer les musc vertébrales comme des muscles courts, bien qu'ils présentent l muscles longs; car ces muscles ne sont autre chose que des courts disposés à la suite les uns des autres, de manière à simuler

E. — Direction des muscles.

La *direction* des muscles est un des points les plus importants Sans cette connaissance, il est impossible d'apprécier exacte aussi m'attacherai-je beaucoup plus qu'on ne le fait ordin

Détermination de la direction ou de l'axe des muscles.

termination précise de cette direction. Chaque muscle a un moyenne, à laquelle on peut rapporter l'effet général de ses f bien tracée, il n'y a plus qu'à la raccourcir dans les diverses at bre, pour déterminer l'action du muscle. Il est des muscles qu tion curviligne; le premier effet de leur contraction est de fibres, et cet effet produit, on peut apprécier leurs usages muscles rectilignes.

Des muscles réfléchis.

La plupart des muscles éprouvent des déviations ou réflexion les articulations ; cette déviation favorise leur action, en les él lélisme avec le levier qu'ils doivent mouvoir. Quelques-uns pre sur des poulies ou des crochets de réflexion, une direction per direction primitive. Pour apprécier l'action d'un muscle réfl ger la direction primitive du muscle, n'avoir égard qu'à la p et transporter par la pensée le muscle au point de réflexion

Le long péronier latéral présente deux réflexions.

renvoi. Il est des muscles qui subissent deux réflexions succe long péronier latéral.

Rapports de l'axe des muscles et de l'axe des leviers qu'ils doivent mouvoir.

La direction des muscles doit être étudiée relativement à l surtout relativement à l'axe du membre ou du levier dont ils Un très-grand nombre de muscles sont presque parallèles à l'ax doivent mouvoir; mais il importe de noter que, dans certa mêmes muscles s'éloignent du parallélisme, forment des ang prononcés avec les leviers sur lesquels ils prennent leur insertio quefois deviennent perpendiculaires à ces leviers. Sous ce rap des muscles n'a rien d'absolu ; elle est subordonnée à l'attitud muscles offrent, d'ailleurs, des incidences variées, mais qui s plus du parallélisme que de l'incidence perpendiculaire. Ce quelques exemples de muscles perpendiculaires aux leviers mouvoir : tels sont les muscles jumeaux et soléaire par rapport au masséter par rapport à la mâchoire inférieure.

muscle n'étant pas le même que celui des fibres qui le composent, on dans chaque muscle, d'une part, la direction du corps charnu et de autre part, la direction des fibres musculaires par rapport aux aponévroses d'insertion. Tantôt les fibres musculaires suivent la que les fibres tendineuses, tantôt elles tombent obliquement sur constituer les muscles penniformes ou demi-penniformes ; sou- convergentes ou radiées, comme dans les muscles moyen fessier grand dorsal, grand pectoral ; d'autres fois elles s'étendent obli- deux plans aponévrotiques, etc. Souvent les diverses portions muscle présentent des directions très-différentes, en sorte que, pour l'action de ce muscle, il faut le décomposer en autant de portions directions dans les fibres : voyez le deltoïde, le trapèze, le grand encore les muscles moyen et petit fessier. Ce sont surtout les qui offrent des exemples de cette disposition complexe, et l'effet résultante de toutes les actions partielles.

La direction d'un muscle doit être bien distinguée de la direction de ses fibres charnues.

F. — Rapports ou connexions des muscles.

ou *connexions* des muscles sont, au point de vue chirurgical, considérations les plus importantes de leur histoire.

avec la peau. Les muscles peauciers sont les seuls qui aient des rap- avec la peau, à laquelle ils ne s'insèrent, en général, que par une de tandis que par l'autre ils prennent un point d'insertion fixe sur autres muscles sont séparés de la peau par des aponévroses plus ou en sorte que les mouvements de la peau sont étrangers aux mus- quement. Néanmoins, les changements qui s'opèrent dans le vo- la forme des muscles, pendant leur contraction, sont tels que les superficiels se dessinent plus ou moins à travers les téguments ; mais les répondent au corps des muscles, les enfoncements qui répondent à et à leurs intervalles, sont masqués par une couche de graisse, est variable suivant les sexes et suivant les individus : d'où la dif- entre les formes de l'homme et celles de la femme, entre les individu pourvu d'un gros embonpoint et celles d'un individu dont la immédiatement aux aponévroses subjacentes. Le peintre et le sculp- de connaître, tout aussi bien que l'anatomiste, la disposition des superficiels, à l'état de relâchement et à l'état de contraction.

Rapports des muscles avec la peau

des muscles avec les os. Dans les membres, où les muscles forment plusieurs couches qui leur sont parallèles, toujours le corps, ou la renflée du muscle, répond au cylindre, c'est-à-dire à la partie la et le tendon, ou la partie la plus étroite du muscle, répond renflées des os. Les muscles profonds s'insèrent à toute la longueur qu'ils environnent ; les muscles superficiels ne correspondent leurs extrémités ou par leurs tendons, qui glissent plus ou moins os avant de s'y insérer, qui entourent les articulations, et con- ment à en assurer la solidité. Or, il importe de connaître d'une les rapports des muscles avec les os, pour expliquer certains dé-

Rapports des muscles avec les os.

placements des fragments dans les fractures et pour se rendre c[illegible]
nisme et des symptômes des luxations.

Rapports des muscles entre eux.

3° *Rapports des muscles entre eux.* Les muscles, formant plusieu[illegible] perposées, se correspondent par leurs faces et par leurs bords, [illegible] ment moulés les uns sur les autres. Une membrane fibro-cellul[illegible] les muscles et leur constitue une espèce de gaîne, qui les isole des [illegible] un tissu cellulaire plus ou moins abondant, lâche et humide, pe[illegible] ment facile et assure leur indépendance de contraction. Sou[illegible] muscles sont confondus à leurs attaches dans une insertion com[illegible] partent comme d'un centre pour se séparer bientôt les uns des [illegible] communauté d'insertions se remarque particulièrement pour le[illegible] remplissent des usages analogues, ou qui, du moins, ont coutum[illegible] tanément. La plupart des muscles sont contenus dans une gaîne fi[illegible] qui les isole dans leurs contractions, aussi bien que dans leurs m[illegible] le muscle grand droit de l'abdomen ; tel est encore le muscle cou[illegible] la résistance de la gaîne fibreuse est proportionnelle à la force du [illegible] tendance au déplacement. Considérés sous le point de vue des rap[illegible] tent leurs bords, les muscles sont tantôt contigus dans toute le[illegible] tantôt ils interceptent des espaces, ordinairement triangulaires, d[illegible] voient les muscles des couches profondes. Ces intervalles mérite[illegible] d'autant plus grande que c'est presque toujours à leur niveau et l[illegible] bords qu'il faut pratiquer des incisions pour aller à la recherche [illegible] dans les opérations de chirurgie : voyez les bords internes du co[illegible] ceps brachial, du sterno-mastoïdien.

Gaine fibreuse d'isolement pour chaque muscle.

Espaces triangulaires interceptés par les muscles

Les muscles remplissent pour les vaisseaux et les nerfs les fonctions de couches protectrices.

4° *Rapports des muscles avec les vaisseaux et les nerfs.* Eu égar[illegible] nexions avec les vaisseaux et les nerfs, les muscles sont des mo[illegible] tion, autant par l'épaisseur des couches qu'ils forment au-dev[illegible] par la résistance qu'ils opposent, durant leur contraction, aux [illegible] rieures. En général, il existe dans l'épaisseur et près de la parti[illegible] membres, au milieu des couches musculaires, un espace cellule[illegible] quable, destiné aux vaisseaux et aux nerfs principaux. L'existence [illegible] celluleux, qu'on ne peut bien étudier que sur les cadavres q[illegible] leur rigidité, prévient la gêne qui pourrait résulter, pour les [illegible] seaux, de la compression produite par le gonflement des muscl[illegible] contraction. On remarque aussi que là où les vaisseaux travers[illegible] muscles, il existe une arcade ou un anneau aponévrotique, qui s[illegible] un certain point, à la compression des vaisseaux et à leur apla[illegible] la contraction des fibres charnues ; je dis jusqu'à un certain poi[illegible] toute espèce de compression sur les vaisseaux fût impossible, il [illegible] fibres charnues qui s'insèrent au pourtour de ces anneaux fibre[illegible] comme d'un centre, en divergeant dans tous les sens. Il résult[illegible] cette disposition que les tractions musculaires, s'exerçant à la [illegible] pourtour de l'anneau fibreux, ne pourraient en changer la forme [illegible] l'agrandir en tous sens. Mais partout, au contraire, où se trouv[illegible] fibreux, les contractions des muscles auxquels ils appartienne[illegible] de les allonger dans un sens, en les rétrécissant dans un autre [illegible] ment de forme ne peut avoir lieu qu'en diminuant l'espace circo[illegible] neau fibreux, car il est démontré en géométrie qu'une surface [illegible] ligne d'une longueur déterminée est d'autant plus étendue qu'e[illegible]

Espaces celluleux destinés aux vaisseaux et aux nerfs.

Arcades protectrices des vaisseaux qui traversent les muscles.

Rétrécissement des anneaux fibreux pendant la contraction musculaire.

cercle. Du reste, nous devons ajouter que ce resserrement des an-
n'apporte aucun préjudice notable à la liberté de la circulation.
marquer aussi qu'une gaîne fibreuse isole et protége les vaisseaux et
milieu de tous les muscles dont ils sont environnés.

Muscle satellite des artères.

muscles qui avoisinent les artères, il en est un, généralement, qui moins exactement la direction du vaisseau; on a donné à ce muscle *muscle satellite* de l'artère : ainsi, le couturier est le satellite de l'ar-; le biceps, celui de la brachiale; le sterno-mastoïdien, celui de la mitive, etc.

G. — Attaches ou insertions des muscles.

Importance des attaches musculaires

ou *insertions* des muscles sont, sans contredit, la partie la plus de leur histoire, car les attaches d'un muscle étant données, il est général, de déterminer l'étendue, la direction, la forme et les usages

ions musculaires comprennent : *a.* l'insertion des tendons et aponé- minaison des muscles aux os ; *b.* celle des fibres musculaires aux aux aponévroses.

Insertions musculaires

Les fibres musculaires ne s'insèrent pas aux fibres musculaires.

des muscles qui s'insèrent à la *peau* par une de leurs extrémités ou dans toute leur longueur : ce sont les *peauciers*; d'autres s'insè- de leurs extrémités à des *aponévroses*, dont ils constituent les mus-, ou à des membranes fibreuses servant d'enveloppe à certains ils sont destinés à mouvoir : tels sont les muscles extrinsèques de quelques muscles qui s'insèrent à des *cartilages;* mais le plus grand nt aux *os*. Pour ce qui est des muscles de la face, de la lan- les fibres, suivant les auteurs anciens, s'insèrent à d'autres fibres es sont tantôt des muscles qui se continuent simplement avec ces tantôt des muscles qui s'entre-croisent avec elles, pour se grouper différente au delà de l'entre-croisement.

Insuffisance du squelette pour les insertions musculaires

Nécessité des tendons et aponévroses d'insertion.

Avantages qui résultent de leur présence.

L'étude des insertions musculaires est une partie importante de l'ostéologie.

aux extrémités osseuses un volume très-considérable, en hérissant os de crêtes, d'éminences, d'aspérités, la nature a singulièrement nombre des points d'insertion; mais le squelette offrirait une surface plus considérable, qu'il ne suffirait point encore à l'insertion de res musculaires, sans la présence des *tendons* et des *aponévroses d'in-* nous pouvons considérer comme des espèces de ligaments unis- les aux os. Par suite de cette disposition, l'effort d'une masse volumineuse se transmet au levier qu'elle doit mouvoir par un ou par une lame aponévrotique d'un volume peu considérable; de grands avantages sous le rapport de l'économie des surfaces ées aux insertions musculaires. Ces parties fibreuses, placées à la uscles ou prolongées dans leur épaisseur, recueillent, pour ainsi fibres musculaires, et les rattachent solidement aux os. L'étude es aponévroses et des tendons aux os est une des parties les plus l'ostéologie; mais comme cette étude ne saurait être faite d'une ndépendamment de la myologie, j'ai dû retrancher de l'ostéologie, er à la myologie, la détermination exacte du plus grand nombre musculaires. L'existence des tendons et des aponévroses d'inser- insertions musculaires une solidité beaucoup plus grande que si les fibres charnues se fussent insérées directement aux os. Le ti le rôle d'un tissu de transition entre les muscles et les os. L'analo entre le tissu osseux et le tissu fibreux, est démontrée par la fréq fications du tissu fibreux, dont quelques point s'ossifient norm qu'on le voit pour les os sésamoïdes.

Union des tendons et des os.

Quant au mode suivant lequel s'effectue l'union des tendons av cartilages, tantôt cette union a lieu par l'intermédiaire du périos chondre, dont les éléments, de même nature que ceux des tend nuent directement avec ces derniers ou sont simplement renf épanouissement; tantôt cette union est immédiate, et alors les fa neux s'appliquent et se fixent sur toutes les éminences et dans tout sions osseuses, sans qu'il existe aucune substance interposée : ce disposition se rencontre au niveau des insertions du tendon d'Achi crural, etc. Les tendons qui aboutissent à une membrane fibreu graduellement dans l'épaisseur de cette membrane, avec laquell se confondent.

On divise les insertions de chaque muscle en *insertions fixes* et *biles ;* mais cette distinction, éminemment utile, ne doit point être sens absolu; elle ne s'applique d'une manière rigoureuse qu'à un de muscles qui, comme quelques muscles de la face, se fixant, d' peau et, d'autre part, au squelette, ne peuvent imprimer de mo leur insertion cutanée. La plupart des muscles ont toutes leurs biles, mais à des degrés divers, suivant l'état de contraction ou de des muscles qui se fixent sur les mêmes os.

Ce qu'on entend par insertions fixes,

Par insertions mobiles.

Aussi ces insertions peuvent-elles devenir alternativement poin mobile; mais on a coutume de donner le nom d'*insertions fixes* à vent le plus habituellement de point d'appui, et c'est ordinairement présente les insertions les plus multipliées, celle qui se fait sous la braneuse ou aponévrotique; tandis que les *insertions mobiles* ont lieu par un tendon bien nettement circonscrit, à l'aide duquel to musculaires convergentes se concentrent sur le même point. C'est disposition que se rapportent les expressions métaphoriques de données autrefois aux extrémités des muscles. Ordinairement l'at muscle se confond avec l'attache fixe de plusieurs autres, tandis mobile est toujours isolée.

Ce qu'on entend par origine et par terminaison des muscles.

Pour faciliter la description des muscles, l'attache habituelle souvent désignée sous le nom d'*origine*, et l'attache le plus mobile, sous celui de *terminaison*. La contraction musculaire un raccourcissement, il est clair que les deux points d'insertion ment à se rapprocher. Or, pour peu que le point fixe cède, le beaucoup moins précis et moins énergique ; d'où la nécessité de l'immobilité l'os qui doit servir de point fixe; d'où, par conséqu tion des muscles qui s'y insèrent; d'où cette succession de mou giques telle qu'il est difficile de mouvoir une partie du corps grand nombre de muscles, quelquefois le plus grand nombr entrent en action. Je citerai pour exemple le mouvement de fle lorsque le corps est dans une position horizontale : cette flexion que le sternum soit fixé par les muscles droits, que le bassin soit les muscles fessiers, que la cuisse et la jambe soient elles-mêm

Contraction synergique nécessaire pour maintenir dans l'immobilité l'os qui doit servir de point fixe.

Exemple déduit du mouvement de flexion de la tête, le tronc étant dans la position horizontale.

par la contraction de ces derniers muscles ; d'où le précepte si impor- on veut opérer la réduction d'une hernie, de placer tous les membres sition telle qu'aucun mouvement ne soit exécuté, pas même un vement du bras, car ce mouvement nécessite la fixité de l'épaule, et l'épaule entraîne la contraction d'un grand nombre de muscles atta- s. Il est si vrai que cette synergie est dans la nature, qu'elle rend certains mouvements qu'on exécute pour la première fois, et ce l'habitude qu'on parvient à diriger la contraction synergique des manière à la proportionner aux besoins. Ainsi, voyez l'individu qui al pour la première fois : tous ses muscles sont dans un état de con- il se sent brisé au bout d'une demi-heure de cet exercice. Plus tard, ctera que les muscles qui concourent à la station à cheval, et cela sure convenable.

Insertions des fibres musculaires sur les tendons.

de de continuité des fibres musculaires avec les tendons et les aponé- de nous occuper un instant. Il est des muscles dont toutes les fibres les entre elles et se continuent en ligne directe avec les fibres tendi- y voit chaque faisceau musculaire donner naissance, sans intermé- faisceau tendineux : tel est le muscle couturier. Dans la plupart des faisceaux musculaires sont obliques relativement au tendon et se une extrémité mousse, nettement limitée, laquelle s'enfonce dans cavation creusée à la surface du tendon. La disposition la plus géné- uivante : le tendon d'origine se prolonge, en s'épanouissant sous la mbrane ou d'aponévrose, dans l'épaisseur ou à la surface du muscle; des faces et des bords de cette aponévrose ou de ce tendon que fibres musculaires; c'est encore à une surface membraneuse ou apo- elles se terminent. Cette aponévrose, se ramassant sur elle-même, tendon de terminaison, que les fibres charnues abandonnent à une ou moins considérable de son extrémité. Il résulte de cette disposi- développement considérable de surface pour l'insertion des fibres que le tendon recueille, pour ainsi dire, afin de concentrer leurs même point ; 2° une certaine obliquité d'insertion ou d'incidence sculaires par rapport au tendon, qui représente l'axe du muscle, direction de la puissance. Cette obliquité est du plus grand intérêt ort dynamique ou de l'énergie d'action des muscles, et entraîne nt une grande déperdition de force. Du reste, il existe une foule dans ces angles d'insertion ou d'incidence des fibres musculaires sur mais ces variétés se rapportent toutes à l'insertion oblique. On conçoit la facilité de multiplier les fibres, en les disposant ainsi oblique- orte de beaucoup sur le désavantage de leur direction. Les muscles font suite aux fibres tendineuses, ne peuvent présenter un grand que lorsque la nature a pu disposer pour eux d'une surface d'in- dérable : exemple, le grand pectoral. Quand il a fallu multiplier le fibres, les aponévroses d'insertion occupent toute la longueur du les fibres charnues se trouvent parfois placées entre deux plans ues : exemple, le droit antérieur de la cuisse. Quelquefois des cloi- rotiques se trouvent çà et là dans l'épaisseur des muscles (exemple, ou bien ce sont des intersections tendineuses, ou bien encore un on, et cette dernière variété constitue les muscles digastriques. remarque de E. H. Weber, les fibres musculaires n'ont que la lon-

Obliquité de l'incidence des fibres musculaires sur les tendons.

Les fibres tendineuses font quelquefois suite aux fibres musculaires

gueur nécessaire à l'étendue du mouvement qu'elles doivent pr cette étendue de mouvement et la distance entre le point mobile et qui règlent les rapports de longueur entre la portion charnue et la dineuse du muscle.

Union intime des fibres tendineuses et des fibres musculaires

Quel que soit le mode de continuité des fibres tendineuses ou ap avec les fibres musculaires, l'union du tissu musculaire et du tis tellement intime que les violences extérieures ne la détruisent pr et qu'elles triomphent plutôt de la cohésion des fibres musculaires des fibres tendineuses. C'est un fait bien digne de remarque, et qu déjà eu l'occasion de signaler, que l'adhésion de deux tissus organ forte que la cohésion respective de ces tissus; de telle sorte qu rompent plutôt que de se séparer.

§ 2 — CARACTÈRES GÉNÉRAUX DES MUSCLES.

A. — Caractères physiques.

Couleur des muscles.

Les muscles offrent une *coloration* rouge dont l'intensité varie d rentes régions et chez les différents individus. En général, les muscl tiennent à des individus vigoureux, endurcis, comme on dit, par le très-cohérents et d'une couleur rouge très-foncée. Les muscles so traire, pâles et peu cohérents chez les individus débiles, épuisés p repos. La même différence s'observe, et pour la même raison, entr des animaux sauvages et celles des animaux domestiques. Cette c point un attribut essentiel de la fibre musculaire, car chez les anim contre fréquemment des muscles blancs ou jaunes; elle est indép sang contenu dans les vaisseaux du muscle, bien que la matière c muscles partage presque toutes les propriétés de celle du sang. A dernière, elle se dissout très-facilement dans l'eau, tandis qu'elle dans l'eau chargée de sels; elle devient d'un rouge vif au contact de l'air, et prend une teinte plus foncée sous l'influence de l'hydr

Consistance

Les muscles ont une *consistance* moindre et se déchirent plus fa les tendons, surtout après la mort; cette consistance, d'ailleurs, v chez les différents sujets. Après la mort, les muscles prennent g une rigidité et une dureté plus considérables, qui persistent plus ou temps suivant les sujets : cet état est connu sous le nom de *rigidit*

Extensibilité. Élasticité.

Les muscles sont doués d'*extensibilité*, et cette propriété est mise en grand nombre de circonstances; ils jouissent, en outre, d'une cert en vertu de laquelle ils reviennent exactement à leurs dimension lorsque les causes qui les ont allongés, cessent d'agir. Cette élastic purement physique, qu'il ne faut pas confondre avec la contractili fait indépendante du système nerveux; elle est loin d'être la mê l'a démontré E. Weber, dans le muscle mort et dans le muscle viv ce dernier, à l'état de contraction ou de relâchement.

B. — Texture des muscles.

Fibre musculaire.

Tous les muscles de la vie de relation, et quelques-uns de ceux d tative, sont composés, en dernière analyse, d'un certain nombre d des caractères qui leur appartiennent exclusivement, et qu'on nom de *fibres musculaires* ou de *faisceaux primitifs* de fibrilles [les] fibres sont très-faciles à isoler sur des muscles cuits, ou conser[vés dans l'alco]ol, et ne présentent que de très-légères différences dans les diverses [où elles] se rencontrent; elles se reconnaissent immédiatement, sous le [microscope, a]ux *stries transversales* dont elles sont marquées; elles ont une forme [...]st leur largeur, plus considérable dans les muscles du tronc et des [...] dans ceux de la face, varie entre 0mm,01 et 0mm,07. Chacune d'elles [présente u]ne enveloppe ou gaîne, qui porte le nom de *sarcolemme* ou *myo*[lemme, et u]n contenu ou substance musculaire proprement dite.

Sarcolemme

[Le sarcole]mme est une membrane très-mince, transparente, sans structure, [...], qu'on reconnaît aisément quand on a traité la fibre par l'acide [ou] par un alcali; il ne se dissout pas dans l'eau bouillante et ne fournit [pas de gél]atine. La soude caustique liquéfie le contenu du sarcolemme, et

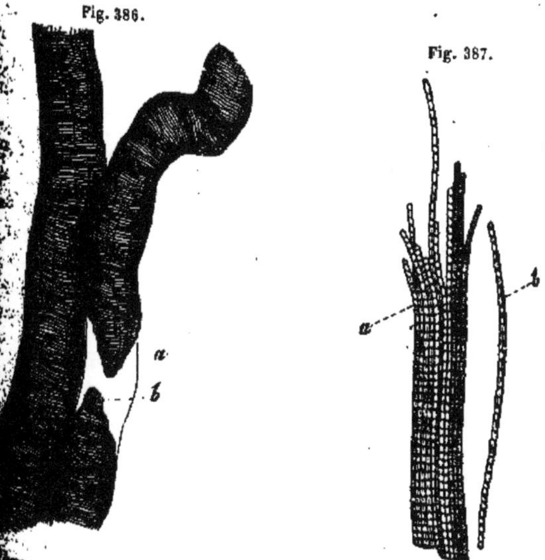

Fig. 386. [Fib]res musculaires de l'homme (*).

Fig. 387. Fibrilles primitives d'un faisceau musculaire du siredon pisciformis (**).

[...] de l'expulser au moyen d'une légère pression. Sur les muscles [en] dégénérescence graisseuse, le sarcolemme se voit très-nettement; [...] sont distribués irrégulièrement un certain nombre de *noyaux* [fu]siformes, que l'acide acétique met parfaitement en évidence, et [qui renf]erment un nucléole.

[Le contenu d]u sarcolemme se présente le plus souvent sous l'aspect d'un [faisceau de fib]rilles très-ténues, dites *fibrilles musculaires*, qu'on peut isoler faci[lement sur le]s muscles conservés dans l'alcool ou dans l'acide chromique. Ces

Fibrilles musculaires

[(*) ...] Dans l'une, le faisceau de fibrilles *b* est rompu, et l'on voit le sarcolemme *a* sous [...] vide.

[(**) ... faisce]au de fibrilles. — *b*, fibrille isolée. Grossissement de 600 diamètres.

fibrilles, dont l'existence se traduit souvent, sur le faisceau int longitudinales plus ou moins marquées, présentent ordinair variqueux et semblent alors formées elles-mêmes de séries long bules arrondis comme les grains d'un chapelet (*sarcous element* soudés les uns aux autres. Mais comme, dans toute l'épaisse fibrilles, les globules, ainsi que les étranglements qui les sépa à la même hauteur, il en résulte cette apparence de *stries trans* avons dit être le caractère essentiel de la fibre musculaire d Il résulterait, d'autre part, des recherches de M. Rouget que la laire est constituée par un filament aplati et contourné en spi

La composition fibrillaire de la fibre musculaire est tellemen plupart des préparations qu'elle est admise par la très-grande ma vateurs. Mais quelques auteurs, en particulier Bowman, pensent sont des produits artificiels, dus au mode de préparation destiné évidence, et que les fibres musculaires ne sont en réalité que d *ques* superposés, dont les stries transversales indiquent les limites de voir repose principalement sur quelques observations faites qui ont macéré dans l'eau ou dans certains réactifs ; mais elle est avec toutes celles que l'on peut faire sur des muscles frais, et muscles vivants.

Opinion de Bowman.

Les fibres musculaires, disposées parallèlement entre elles et indépendantes les unes des autres, sont réunies en *faisceaux* par nommée *périmysium* et composée de tissu cellulaire. Un certain faisceaux, appelés *secondaires*, sont réunis en *faisceaux tertiaires* pa peu plus épaisse, et ces derniers, en se juxtaposant, forment le tourés d'une gaîne commune, dite *gaîne musculaire*, souvent d'une

Faisceaux.

Périmysium

Les faisceaux secondaires et tertiaires sont d'un volume extrême leur forme est celle de prismes irréguliers ; ils sont séparés l par des lames de tissu conjonctif.

Les enveloppes fournies par le tissu conjonctif à chaque muscl de divers ordres dont il se compose, sont destinées à la fois à sou et nerfs de ces organes, à réunir et à protéger les faisceaux mu voriser leur contraction, en leur permettant de glisser facile les autres ; elles constituent, dans le muscle, une sorte de char verses parties sont d'autant plus solides et plus résistantes, en enferment des faisceaux musculaires plus volumineux. Elles formément de tissu conjonctif ordinaire, mélangé de fibres élasti sont surtout abondantes dans la gaîne générale du muscle, qu'on comme une véritable enveloppe élastique, susceptible de change suivre les variations de forme que subit le muscle en se contract chant. A l'union du corps charnu du muscle avec le tendon, longe sur ce dernier et entre ses divers faisceaux. De même tendon terminal est donc engaîné par un étui de tissu cellu loppe favorise le glissement du tendon et joue un grand rôle mènes qui suivent les solutions de continuité des tendons.

Structure des gaines musculaires

Les muscles, étant des organes essentiellement actifs, reçoivent de vaisseaux qui se distribuent dans leur épaisseur. Les *artères* multiples, sont en rapport avec le volume du corps charnu du vent au muscle perpendiculairement à sa direction ou sous

Vaisseaux des muscles

Artères.

...ée, en cheminant dans le tissu conjonctif qui sépare les faisceaux, ...ns arborescentes qui s'étendent à toute la longueur du muscle. ... les plus petites sont, en général, parallèles aux faisceaux mus... erminent dans un *réseau capillaire* composé de mailles rectan... é de deux ordres de vaisseaux, les uns longitudinaux, placés ... ces que laissent les fibres musculaires, les autres transversaux, ... à la direction de ces fibres. Il résulte de cette disposition, que ... culaire est enveloppée d'un réseau capillaire spécial, qui dis... épaisseur les matériaux nutritifs nécessaires à son fonctionne... ne s'étend pas au delà du corps charnu du muscle, les tendons ... de vaisseaux. Capillaires.

... des muscles sont des plus ténus qu'on rencontre dans le corps ... amètre varie entre 0mm,005 et 0mm,007, et paraît quelquefois ... des globules sanguins.

... muscles suivent la même distribution que les artères ; il existe ... deux veines collatérales pour chaque artère musculaire. Elles sont ... reuses valvules, destinées à empêcher le sang de rétrograder ... raction musculaire, qui exerce sur les veines une pression très-... valvules sont ordinairement disposées par paires. Veines.

... à injecter quelques *vaisseaux lymphatiques* à la surface d'un ... de muscles, sur le diaphragme, le cœur, les muscles de l'abdo... staux, les muscles fessiers. Ces vaisseaux, en fort petit nombre, ... les vaisseaux sanguins. Leur origine est encore incertaine ; quel... la placent dans les faisceaux musculaires eux-mêmes, tandis ... ont plutôt disposés à admettre que ces lymphatiques naissent ... ulaire qui sépare les grandes divisions des muscles. Lymphatiques.

... muscles émanent principalement du système cérébro-spinal et ... les espaces remplis de tissu cellulaire qui séparent les gros fais... ; il existe ordinairement pour chaque muscle des membres ... erveux, qui pénètre, par la face profonde, dans la moitié supé... et se divise successivement en rameaux et en ramuscules de ... Ces ramuscules s'anastomosent entre eux pour former des ... allongées, en général, dans le sens des faisceaux. C'est de ces ... les anses nerveuses, composées d'une ou plusieurs fibres ner... que Prévost et Dumas considéraient comme la terminaison ... musculaires. Les observations les plus récentes ont démontré ... elles-mêmes le point de départ de filets nerveux plus fins, ... petit nombre de tubes nerveux, ou même d'un seul, qui, après ... une ou plusieurs fois, se terminent par des organes spéciaux ... *terminales*. (V. Névrologie, t. III, p. 323.) Nerfs.

... C. — Caractères chimiques des muscles.

... omme nous venons de le voir, sont des organes très-complexes, ... substance des fibrilles musculaires, on y rencontre le sarco... eaux plus ou moins remplis de sang, des nerfs et du tissu cellu... chimiques auxquelles on les a soumis, ont dû porter sur ... éléments et donner des résultats qu'on ne saurait évidem... omme représentant exactement la composition de la substance musculaire. D'autre part, en raison de la grande activité fo... organes, les phénomènes chimiques dont ils sont le siége, ... grandes différences entre le muscle à l'état de repos et le ... contraction ; mais ces différences n'ont pas encore été appréc... rigoureuse.

Eau.

Les muscles renferment une proportion très-considérable ... bra, ceux de l'homme en contiennent de 72,56 à 74,45 pour 10... tion, qui est la même pour tous les muscles du même animal, ... rable chez les animaux très-jeunes et dans les espèces inférieu...

Substances protéiques. Fibrine musculaire ou syntonine.

Les *substances protéiques* sont, après l'eau, celles dont on trou... quantité dans les muscles ; la plus abondante est la *fibrine* ... aussi *syntonine* ou *musculine*. Longtemps regardée comme ... fibrine du sang, elle s'en distingue par les particularités suiv... soluble dans une solution de nitre et dans le carbonate de pot... au contraire, elle se dissout complétement dans l'acide chlorhy... ment étendu (1 partie d'acide pour 1000 parties d'eau). Ce der... titue un excellent moyen de se procurer la syntonine pure et ... autres matières protéiques, du sarcolemme et des noyaux, ... contenus dans les muscles.

Liqueur des muscles.

Le liquide qu'on retire des muscles par voie d'expression ... contient une certaine quantité d'*albumine* dissoute, un peu de ... substance analogue à la gélatine, mais qui ne se prend point ... refroidissement (Liebig), quelques substances azotées cristallis... la créatinine, l'acide inosique, et l'hypoxanthine, qui n'est que ... dont on aurait enlevé deux atomes d'oxygène.

Graisse.

De la substance musculaire desséchée on extrait, au moyen de ... table quantité de *graisse* (7,15 pour 100 *Bibra*), provenant en p... tissu conjonctif et des nerfs, en partie des fibres musculaires ... cette quantité se trouve comprise un peu de *graisse phosphorée*, ... vient des nerfs contenus dans le muscle.

Principes inorganiques. Abondance.

Les muscles sont remarquables par la forte proportion de prin... qu'ils contiennent. En incinérant de la chair musculaire de ... Bibra a obtenu 4 pour 100 de résidu fixe ; les muscles du lièvre, ... ont donné le même résultat. Ces principes inorganiques, qui fo... de la chair musculaire, sont en grande partie solubles ... M. Chevreul avait fait observer que les sels inorganiques consti... matières dissoutes dans le bouillon de bœuf, et les 81/100 des ... nus dans la chair musculaire.

Sels solubles.

Les *sels solubles* des muscles consistent surtout en phosph... combinaisons chlorurées s'y rencontrent en quantités fort ... beaucoup inférieures à celles qui existent dans les autres tis... verses humeurs de l'économie. Une particularité qui avait déjà ... c'est que ces composés sont presque exclusivement à base de ... soude fait à peu près, si ce n'est complétement, défaut dans les ... rement à ce qui a lieu pour le sang, où prédominent les sels ... potasse, on trouve dans les muscles une certaine quantité de ... proportion bien plus faible de *chaux*.

Quant aux *matériaux inorganiques insolubles*, ils sont formés ... *phosphates terreux* et d'un peu d'*oxyde de fer*. Peut-être ce der...

...te quantité de sang dont les lavages répétés n'ont pu débar-...es.

...ante, faite par Weber, donnera une idée de la composition des ...aux des muscles. Dans 100 parties de cendres, provenant de ...val dont les vaisseaux avaient été lavés par des injections d'eau,

Potasse	39,40
Soude	4,86
Chlorure de sodium	1,47
Magnésie	3,88
Chaux	1,80
Peroxyde de fer	1,00
Acide phosphorique	45,74
Acide sulfurique	0,30

...ractères physiologiques et usages des muscles.

Les muscles sont les puissances appliquées aux leviers.

...ont les *organes actifs du mouvement*; ils constituent la puissance ...viers que représentent les diverses pièces du squelette. ...ts sont une conséquence de la propriété qu'ont les muscles de ...opriété connue sous le nom de *contractilité musculaire* ou *myo-*... ...cissement d'un muscle s'appelle *contraction*, son allongement ...ment.

Contraction et relâchement des muscles.

...*de la contraction musculaire*. Pendant la contraction, le muscle ...une augmentation en largeur et en épaisseur qui est propor-...ourcissement, mais *son volume reste le même*.

État de la fibre musculaire pendant la contraction.

...il dans la fibre musculaire pendant la contraction ? Jusqu'à ces ...on admettait, avec Prévost et Dumas, qu'elle se plisse en ...vations directes, sur des muscles qu'on faisait contracter sous ...s montré que ce plissement est, au contraire, un état de relâ-...equel le muscle n'est pas tendu, et qu'au moment de la con-...ment s'efface. On voit alors le faisceau de fibrilles se raccourcir, ...sa rectitude, et s'élargir en proportion; en même temps les ...se *dessinent plus nettement et se rapprochent* les unes des ...ations paraissent avoir leur siége dans les fibrilles mêmes ; le ...te simplement, par son élasticité, à ces changements de forme.

Degré du raccourcissement.

...ourcissement dont la fibre musculaire est susceptible, ne sau-...d'une manière rigoureuse ; ce que nous savons, c'est que le ...de la fibre musculaire, et par conséquent l'étendue des mouve-...tionnels à la longueur de cette fibre.

Force, vitesse, étendue des mouvements

...s la contraction musculaire la *force* et la *vitesse* ; la vitesse ou ...ction est bien distincte de l'*étendue* du mouvement. Celle-ci ...ngueur des fibres musculaires ; la vitesse ou la vélocité ne ...iable suivant les sujets, suivant les circonstances, elle tient ...rapidité plus ou moins grande de l'influx nerveux.

Force musculaire intrinsèque, force efficace.

...rs. La force musculaire se compose d'un grand nombre d'é-...relli, on distingue dans chaque muscle une *force intrinsèque* et ...a force intrinsèque est celle que les fibres musculaires dé-...étaient dans les conditions les plus favorables pour leur ...ace est mesurée par l'effet produit.

Éléments nécessaires pour l'appréciation de la force musculaire.

L'appréciation de la force d'un muscle suppose la connaissan[illegible] de ses fibres; 2° de la qualité, de la constitution de la fibre; 3° [illegible] du levier sur lequel le muscle agit; 4° de l'angle d'incidence du [illegible] vier; 5° de l'angle d'incidence des fibres musculaires par rappo[illegible] muscle.

1° Nombre des fibres.

1° Chaque fibre musculaire étant bien distincte des fibres voi[illegible] être considérée comme une petite puissance, on conçoit que plu[illegible] fibres dans un muscle, plus la contraction de ce muscle sera éner[illegible]

2° Qualité de la fibre. Intensité des stimulants.

2° La qualité, la constitution de la fibre, l'intensité du stimul[illegible] pas moins sur la force de contraction d'un muscle que le nombr[illegible] Pour s'en convaincre, on n'a qu'à comparer l'énergie de mouve[illegible] vidu qu'anime la colère avec celle d'un individu paisible.

3° Espèce de levier.

3° La détermination de l'espèce de levier (1) que représente l'os [illegible] le muscle, est un point fondamental dans l'action musculaire. On [illegible] mécanique que la puissance agit avec d'autant plus d'efficacité [illegible] levier l'emporte davantage sur celui de la résistance. Or, le le[illegible] pandu dans l'économie est celui du troisième genre, c'est-à-dire [illegible] quel la puissance, s'insérant entre le point d'appui et la résista[illegible] bras de levier le plus défavorable.

4° La brièveté du bras de levier de la puissance diminue la force, mais augmente la vitesse.

4° Au point de vue de l'énergie du mouvement, le levier [illegible] est aussi défavorable que possible, car les muscles s'insèrent, en [illegible] du point d'appui. Mais par une sorte de compensation, qui est [illegible] de la mécanique animale, les mouvements gagnent en vitesse [illegible] qu'ils perdent en force; or, la force pouvait s'obtenir par la m[illegible] muscles et par celle des fibres charnues de chaque muscle. To[illegible] et les dispositions de levier les plus favorables à la puissance se [illegible] les régions qui exigeaient un grand déploiement de force : tel [illegible] son articulation avec la jambe, qui offre un exemple de levier du [illegible] telle est la tête, dans son articulation avec la colonne vertébr[illegible] exemple de levier du premier genre.

5° De l'angle d'incidence de la puissance.

5° L'*incidence* la plus favorable à la puissance est l'incidence [illegible] Or, dans l'économie, les muscles, étant couchés sur les os qu'ils [illegible] s'insèrent, pour la plupart, à ces leviers sous un angle extrême[illegible] incidence serait bien plus défavorable encore sans les renflem[illegible] tent les extrémités articulaires des os, renflements qui éloigne[illegible] parallélisme. D'ailleurs, l'incidence se rapproche plus ou moin[illegible] culaire; elle devient même perpendiculaire et se trouve combi[illegible]

(1) Rappelons ici les notions les plus générales du *levier*. On ente[illegible] canique, une verge inflexible qui peut tourner autour d'un point fixe [illegible] le moteur est nommé la *puissance*, l'obstacle à surmonter la *résistan*[illegible] comprise entre le point d'appui et la puissance constitue le *bras de* [illegible] celle qui est comprise entre le point d'appui et la résistance, forme [illegible] *résistance*.

On a distingué les leviers en trois genres, eu égard à la situation [illegible] éléments : 1° le *levier du premier genre* ou *intermobile* est celui [illegible] trouve entre le point d'application de la puissance et celui de la rési[illegible] *second genre* ou *interrésistant* est celui où la résistance est appl[illegible] d'appui et le point d'application de la puissance; 3° dans le *levier du* [illegible] *interpuissant*, enfin, la puissance se trouve appliquée entre la résistan[illegible]

avantageux, lorsque les besoins de l'économie réclament cette ...ion ; exemple : le pied, dans son articulation avec la jambe.

...e importante à faire dans la détermination de l'action d'un ...que son incidence varie dans les différents temps de son action : ...un muscle qui est presque parallèle au levier lorsqu'il commence ... lui devient perpendiculaire dans un moment déterminé. J'ap... *d'un muscle* ce temps de son action où son incidence, plus ou ...hée de la perpendiculaire, lui donne tout le degré d'énergie dont ...; ainsi le moment de l'action du biceps fémoral a lieu lorsque ...un angle droit avec la cuisse. Il est un certain nombre de muscles ...nt coïncide avec le commencement de leur action : tels sont les ...soléaire. Il est quelques muscles dont l'incidence est la même dans ...de leur action, et qui, par conséquent, n'ont pas de moment : tel ...ltoïde. L'incidence d'un muscle varie dans les différents temps de son action. Moment d'un muscle

...angle d'incidence des fibres musculaires par rapport à l'axe fictif ...au tendon de terminaison, il est une cause de déperdition de ...plus grande que cet angle est lui-même plus considérable. Pour ...bre de muscles, les fibres aponévrotiques font suite aux fibres ...d'autres, l'angle d'incidence de la fibre musculaire est tellement ...le négliger. 6° Incidence des fibres musculaires par rapport à l'axe fictif d'un muscle

...n *de l'action ou des usages des muscles.* Puisque les muscles, en ...se raccourcissent, il s'ensuit que, pour déterminer *à priori* l'ac...e, il suffit d'en connaître les attaches et la direction. On pourra ...rimentalement en plaçant le membre dans une position telle ...soit dans le relâchement le plus complet. Règles pour l'appréciation de l'action des muscles.

...un muscle remplit d'ordinaire plusieurs usages à la fois, il con... le membre dans plusieurs positions, afin de noter quelles sont ...minent le relâchement. Prenons pour exemple le grand fessier : ...le relâchement complet de ce muscle, il faut : 1° étendre le ...sin ; 2° le porter dans l'abduction ; 3° lui imprimer un mouve... de dedans en dehors. Donc le grand fessier est à la fois exten...sur le bassin, abducteur et rotateur en dehors. On peut faire cette appréciation expérimentalement : 1° Par le relâchement du muscle ;

...preuve, il faut placer le membre dans une position telle que le ...l'état de tension le plus complet. Les attitudes successives dans ...scle sera tendu, seront l'opposé de celles que prend le membre ...action de ce muscle ; ainsi, le grand fessier relâché éprouvera : ...ement de tension par la rotation de dehors en dedans ; 2° un ...tension dans l'adduction ; 3° un troisième et dernier degré dans ...cuisse sur le bassin. 2° Par sa tension.

...s ont été mis en usage pour déterminer exactement l'effet pro...action des muscles : c'est ainsi qu'en pratiquant des sections ...des cadavres atteints de rigidité cadavérique, on a rendu possi...uvements qui ne pouvaient se produire antérieurement et qu'on ...qu'à un certain point l'action des muscles coupés. L'observa...s et des contractures musculaires a fourni des notions pré...cts de certains muscles. Enfin nous devons à la méthode d'é...isée de M. Duchenne d'avoir rectifié nos connaissances sur ...nd nombre de muscles. 3° Sections musculaires. 4° Électrisation localisée.

...cle se réfléchit, il faut, pour déterminer son action, faire abs- Règle pour les muscles réfléchis.

traction de toute la portion de muscle qui est en deçà de la ré ser la puissance transportée au point même de la réflexion.

Pour les muscles curvilignes.

Lorsqu'un muscle est curviligne, le premier temps de son de ramener le muscle à la direction rectiligne.

Pour les sphincters.

L'action des muscles disposés en sphincter est de resserrer le tour desquelles ils sont placés.

Point fixe.

Les insertions d'un muscle, avons-nous dit, ne sont ni égalem lement mobiles, et cette fixité ou mobilité relative dépend traction ou du relâchement des muscles qui s'attachent au dont on étudie l'action. Aussi le point fixe peut-il devenir point taines circonstances : d'où la nécessité de supposer, dans la l'action du muscle, que le point fixe deviendra point mobile ment.

Point mobile.

Le point fixe le plus habituel est l'attache la plus voisine du à peu d'exceptions près, le point fixe n'est jamais parfaitement d'une autre part, l'effet de la contraction d'un muscle, partagé mobile et le point fixe, serait singulièrement affaibli, il importe soit maintenu, par la contraction d'autres muscles, dans un complet que possible. Cette succession de contractions, qui peut un rayon très-étendu et dont nous avons déjà parlé, doit être cin et du physiologiste.

Contractions nécessaires pour le point fixe.

Lorsqu'un muscle passe sur plusieurs articulations, il peut vement toutes ces articulations, en commençant par celle qui d'insertion mobile.

Muscles congénères.

Les muscles qui concourent au même mouvement, sont ceux qui font exécuter des mouvements opposés, sont appelés tous les muscles fléchisseurs sont congénères, les muscles flé tagonistes des extenseurs.

Muscles antagonistes.

Muscles congénères sous certains rapports et antagonistes sous d'autres.

Deux muscles peuvent être congénères sous certains rapports sous d'autres. Lorsque ces deux muscles agissent ensemble, les détruisent, et l'effet commun reste : ainsi, lorsque le muscle qui est adducteur et fléchisseur, se contracte en même temps que térieur, qui est adducteur et extenseur, la main n'est portée ni dans l'extension, mais bien dans l'adduction. Nous retrouv dire à chaque instant, cette combinaison, qui paraît destin mouvements une bien plus grande précision que s'ils avaient deux muscles congénères de tout point.

Mouvements combinés.

Il y a encore des mouvements combinés qui sont comme la mouvements différents : ainsi, quand les fléchisseurs et les add se contractent simultanément, le fémur suit la direction inte de cette combinaison que résultent les mouvements en fron duction, lesquels sont le produit de quatre ordres de muscles, mités du diamètre antéro-postérieur et du diamètre transverse Ces quatre ordres de muscles sont désignés sous les noms de seurs*, *adducteurs* et *abducteurs*.

Immobilité active.

Enfin, les muscles peuvent se contracter sans faire exécuter c'est lorsque les muscles antagonistes se contractent avec une résulte de cette contraction simultanée une *immobilité active*, que*, comme le disaient les anciens, qui mérite de fixer toute

§ 3. — MANIÈRE D'ÉTUDIER LES MUSCLES.

...re suivant lequel les muscles peuvent être décrits.

L'étude des muscles a été négligée par les anciens.

...ser à la description des muscles en particulier, il nous faut exa-...tion importante, celle de savoir dans quel ordre seront étudiées ...ions du système musculaire. Le nombre considérable des muscles, ...les isoler les uns des autres, voilà sans doute les raisons princi-...quelles l'étude des muscles a été négligée par les anciens. Hippo-...et d'autres les confondaient entre eux et avec le tissu cellulaire, ...mmun de chairs. Les mouvements leur paraissaient produits par ...les nerfs, qu'ils ne distinguaient pas des ligaments. Les seuls mus-...rate ait nommés dans ses écrits, sont les psoas (de ψόα, *lombes*). ...odrie, que nous ne connaissons que par les ouvrages de Galien, ...uscles comme de toutes les autres parties du corps. Galien, pour ...cles, les groupa en un certain nombre de régions, qui n'ont d'au-...de n'être pas assez nettement circonscrites, et dans chacune des-...a les muscles en suivant l'ordre de superposition. Ses descriptions ...s exactement les points d'attache. A l'ordre de Galien, qui est ...opographique, Vesale substitua l'ordre physiologique, et les mus-...sques alors d'après la région qu'ils occupent et l'ordre de leur ...furent classés d'après leurs usages, vrais ou supposés.

Ordre de Galien ou ordre topographique.

Ordre de Vesale ou ordre physiologique.

Winslow suivit l'ordre de Vesale.

...ologique de Vesale prévalut ; c'est celui qu'adopta Winslow, qui ...up d'erreurs échappées à ses devanciers et apprécia beaucoup ...l'avaient fait les insertions et les usages des muscles. Il eut ...ement aux mouvements absolus des parties, mais encore aux ...latifs, et désigna les diverses régions musculaires par les déno-...tés : *muscles qui meuvent l'épaule sur le tronc, muscles qui meuvent l'omoplate*, etc.

Albinus fit revivre l'ordre de Galien.

...ivre la méthode de Galien ; il divisa le corps, relativement aux ...égions pour l'homme, 46 pour la femme, dont 45 sont communes ...Sur ces 45 régions, 34 sont doubles, ce qui les réduit pour l'é-...mme, des 3 régions propres à l'homme, il n'y en a qu'une im-...que l'étude des muscles comprend 30 régions chez l'homme et ...e. Cet ordre fut exactement suivi par Sabatier; Vicq-d'Azyr le ...établissant des subdivisions dans plusieurs des groupes qui ...s par Albinus, et porta le nombre des régions à 40. C'est cet ...qui a servi de base à tous les anatomistes modernes.

Avantages de l'ordre topographique.

...phique est évidemment préférable à beaucoup d'égards, en ce ...lement anatomique et qu'il offre l'avantage de faire bien ap-...orts des muscles entre eux et des diverses régions entre elles; ...point de vue de l'économie des sujets et de la facilité des pré-...antage incontestable sur l'ordre physiologique, avec lequel il ...concilier pour un assez bon nombre de régions. C'est donc ...ique que nous adopterons, en lui faisant toutefois subir quel-...s, qui permettront d'étudier toute la myologie sur le même

Avantages du groupement des muscles d'après leurs usages.

..., les usages des muscles étant, sous le rapport physiologique,

le point de vue le plus intéressant sous lequel on puisse envis
je me propose de présenter à la fin de la Myologie un tableau
quel les muscles seront groupés dans l'ordre de leurs usages.

B. — Préparation des muscles.

La préparation des muscles consiste dans leur isolement.

I. *Préparation extemporanée.* Le but qu'on doit se proposer da
d'un muscle, c'est de l'isoler exactement des parties qui l'ento
subsister tous ceux de ses rapports dont la conservation est co
isolement.

Comme il est parfois impossible de concilier ces deux chose
des rapports et l'isolement du muscle, il devient alors nécess
préparations pour la démonstration ou pour l'étude d'un seul m

Règles à suivre dans la préparation des muscles.

Isoler un muscle, c'est le dépouiller du tissu cellulaire qu
toutes parts et qui lui constitue une gaine, souvent très-adhé
enlever complétement le tissu cellulaire, il faut :

1° Faire à la peau une incision parallèle à l'axe du muscle
un peu au delà de ses insertions, pénétrer par cette incision
même du muscle, en y comprenant la gaine;

2° Écarter les bords de l'incision, les tendre successivement
une pince à disséquer, pour porter le bistouri dans l'angle qui s
muscle et les téguments;

3° Dès que la face superficielle est mise à découvert, sépare
la face profonde, en conservant, autant que possible, les rapp

4° Disséquer ensuite les insertions, en les circonscrivant ave
exactitude.

Conditions relatives au choix du sujet.

On doit attacher, pour l'étude du système musculaire, une
tance au choix des sujets. Les muscles des sujets robustes et
diocre embonpoint sont ceux qui se prêtent le mieux à l'étu
musculaire.

Conservation des muscles dans l'acide nitrique étendu d'eau.

II. *Conservation des muscles dans les liquides.* L'alcool, l'hui
térébenthine, un mélange à parties égales de ces deux liquide
deutochlorure de mercure, de persulfate de fer, d'arsenic,
ployés pour la conservation des muscles, dont ils altèrent to
propriétés, telles que la couleur, la consistance, etc.

Un excellent moyen de conservation, au moins temporaire,
siste à les plonger dans l'acide nitrique étendu d'eau dans l
quart d'acide sur trois quarts d'eau. On commence par enle
tissu cellulaire, on plonge ensuite les membres, enveloppés de
dans le liquide. Les muscles se crispent, deviennent rigides,
nent la forme et le volume qu'ils affectent pendant leur con
de préparation fournit le meilleur moyen de bien apprécier le
cles, leurs rapports et les espaces celluleux qui les séparent; a
muscles peuvent servir aux dissections pendant plusieurs mo
tage incomparable de ce mode de conservation, c'est qu'il re
culaires beaucoup plus distinctes du tissu cellulaire et des parti
c'est que la rigidité que l'acide étendu imprime à ces fibres mu
de les reconnaître dans les parties où elles sont si peu appare
sence a été révoquée en doute, et de débrouiller leur intricati

conservation et de dissection est d'une indispensable nécessité muscles de la face, et je crois qu'il est appelé à rendre presque à la myologie qu'il en a rendu à la névrologie. C'est sur des conservées qu'ont été dessinées mes planches sur le système la face et les belles planches de MM. Bonamy et Beau sur la myo-

Avantages de ce mode de conservation et de dissection.

jourd'hui dans les pavillons de l'École pratique, pour conserver anatomiques, de la glycérine phéniquée, indiquée par M. Las- phénique). Ce liquide a l'avantage de conserver aux muscles et leur couleur.

sèches. Extrêmement défectueuses, les préparations sèches pourraient être bannies de nos cabinets d'anatomie ; aussi ne les con- néralement que concurremment avec la préparation des vaisseaux, rapports de ces derniers. D'ailleurs, pour ce mode de préparation, mettre les muscles amincis à la dessiccation. Le printemps est la sai- vorable. Si l'on fait ce genre de préparation en hiver, on aura soin pièces dans un lieu chaud, d'espacer les plans musculaires amincis, de temps en temps avec l'alcool concentré, qui a la propriété dont ils sont pénétrés. Pour éviter l'action des insectes, il faut préparées dans une solution d'arsenic, de deutochlorure de persulfate de fer. Les préparations sèches des muscles me pa- seulement pour la conservation des insertions tendineuses. détails les traités spéciaux de préparation de Marjolin et Lauth.)

Défectuosités des préparations sèches.

§ 4. — DES APONÉVROSES.

couchés le long des os, parallèlement aux leviers qu'ils doivent autour des articulations, tendent à se déplacer dans leur con- déplaceraient, en effet, incessamment, s'ils n'étaient maintenus par des espèces de toiles résistantes, souples, mais inexten- brident, leur forment des gaînes contentives et favorisent leur même temps qu'elles leur fournissent de grandes surfaces à membranes, on les appelle *aponévroses,* dénomination dont l'éty- une grande erreur anatomique (1). Aujourd'hui on les désigne sous le nom de *fascia* (de *fascia,* bande , appliquant ainsi par les aponévroses le nom consacré à l'une des aponévroses prin- humain, savoir, à l'aponévrose résistante, en forme de bande le muscle du fascia lata, qui fait elle-même partie de l'apo-

Disposition générale des aponévroses ou fascia.

constituent un appendice important du système de la locomo- négligées, ou plutôt étudiées indépendamment les unes des au- dans quelques-unes de leurs parties principales, elles ont été, fois, envisagées d'une manière générale par Bichat, qui les a division du système fibreux à forme membraneuse. Plus tard, les fascia sont devenues l'objet de recherches extrêmement multi- arrivé ce qui arrive presque toujours lorsque les idées sont arrê-

Les aponévroses sont un appendice des muscles.

(1) du grec ἀπὸ νεῦρον. Les anciens regardaient comme nerveuses toutes

tées sur quelque point particulier, c'est que les plus petites la[...] ques ont été décrites avec une minutieuse exactitude. Bien plu[...] de quelques anatomistes, le tissu cellulaire lui-même a été co[...] vroses, auxquelles on a voulu faire jouer un grand rôle en path[...] exagérations ne pouvaient tarder à amener une réaction; aujo[...] tance des aponévroses, sans être méconnue, est appréciée dans [...]

Parmi les aponévroses, les unes sont une partie intégrante d[...] elles constituent les moyens d'insertion, et doivent, par conséq[...] dérées comme des tendons étalés en membrane; les autres [...] partie accessoire des muscles et leur servent de moyen de conten[...] unes remplissent ces deux usages à la fois. On ne saurait do[...] nients, étudier les aponévroses isolément, comme je l'avais fait d[...] édition de cet ouvrage, sous le titre d'*aponévrologie* (1), car on [...] ment des parties qui ont entre elles des connexions extrêmem[...] serait guère plus irrationnel de séparer l'étude et la description [...] celles des muscles, que de séparer l'étude et la description des [...] des aponévroses.

Inconvénients de l'étude des aponévroses indépendamment des muscles

Au système aponévrotique, on rapportait autrefois le *périoste*, [...] comme une aponévrose des os, les enveloppant de toutes parts. [...] déjà que le périoste a une structure et des propriétés que nous [...] point dans les véritables aponévroses. Du périoste, dans lequel [...] central du système aponévrotique, partent tantôt des tendons qu[...] dans l'épaisseur ou à la surface des muscles, pour prendre le n[...] *d'insertion*, et tantôt un système de pyramides ou cônes fibreux, [...] comme les appelle Gerdy, naissant par un tendon d'origine co[...] cavité desquels proviennent les fibres charnues; d'autres fois, [...] ou crêtes dont sont hérissés les os, donnent naissance à des la[...] ques, qui entourent comme dans une gaîne tous les muscles d'[...] servent de moyens de contention, en même temps que de moyen[...] envoient de leur face interne des prolongements qui isolent les d[...] de muscles et même les muscles d'une même couche.

Le périoste établit la continuité entre toutes les parties du système aponévrotique.

Ainsi, les muscles sont situés entre deux lames fibreuses, l'un[...] est le périoste, l'autre superficielle, qui est l'aponévrose d'enve[...] sons multiples et variées vont de l'une à l'autre, et divisent les [...] multitude de compartiments, destinés à isoler, à contenir, à pro[...] rents muscles, et à favoriser leur glissement et leur action.

Les muscles sont situés entre deux lames aponévrotiques

Aux aponévroses, on peut rapporter encore les *gaînes fibreuses* [...] tables gaînes contentives, qui se présentent sous la forme, tantôt de [...] tantôt de demi-canaux plus ou moins prolongés, qui maintien[...] appliqués contre les os et les empêchent de se déplacer.

Les gaînes fibreuses des tendons peuvent être rapportées aux aponévroses.

Bichat a divisé les aponévroses en deux classes : les unes ser[...] aux muscles et ne sont, à proprement parler, que des tendons : c[...] *vroses d'insertion*; les autres servent à ces mêmes muscles de m[...] tion : ce sont les *aponévroses d'enveloppe* ou *de contention*. Beaucoup [...] remplissent les deux usages à la fois; mais, en général, l'un d[...] domine dans chacune d'elles.

Deux classes d'aponévroses.

(1) M. Godman, de Philadelphie, a publié, en 1814, un travail *ex profe*[...] M. Paillard, un traité sur les aponévroses du corps humain, en 1827.

1° Aponévroses d'insertion.

…es *d'insertion* se subdivisent en celles qui font suite à des tendons, …l'épanouissement, et en celles qui ne naissent point par des ten… …vroses des jumeaux, du soléaire sont dans la première catégorie; …les larges de l'abdomen sont dans la seconde. Dans ce dernier cas, …rt à la fois et à l'insertion et à la contention. Quelquefois l'aponé… …la partie moyenne du muscle : ex., aponévrose diaphragmatique, …ipito-frontale. L'utilité des aponévroses d'insertion est évidem… …ent avec la multiplicité des fibres musculaires, qui n'auraient pu … sur l'étroite superficie du squelette. Or, les aponévroses multi… …anière indéfinie les moyens d'insertion.

2° Aponévroses de contention.

…es *de contention* tantôt enveloppent la totalité des membres : *…générales*; tantôt n'engainent qu'un seul muscle ou plusieurs … sont alors *partielles*. Ces aponévroses se rencontrent non-seule… …bres, où elles jouent un rôle si essentiel, mais encore au tronc. … partout où se trouve un muscle susceptible de déplacement dans … il existe une aponévrose, ou mieux une gaîne aponévrotique, et … cette gaîne est proportionnelle à la longueur du muscle, à sa force, … tendance au déplacement.

… à chaque aponévrose une *surface externe*, une *surface interne*, un *…conférence supérieure*, qu'on appelle quelquefois son *origine*, un *…conférence inférieure*, qu'on appelle quelquefois sa *terminaison*.

Surface externe des aponévroses d'enveloppe générale.

…face externe, les aponévroses d'enveloppe générale répondent à la …les sont séparées par le tissu cellulaire sous-cutané, renfermant les …seaux lymphatiques et les nerfs superficiels. Il suit de là que la …le sur ces aponévroses; quelquefois, cependant, elle leur adhère … moyen de prolongements fibreux nés de la face profonde du …le, les aponévroses palmaires et plantaires. Que serait-il arrivé, … toucher et à la station, si la peau de ces régions eût présenté la … peau de la cuisse ? La même adhérence s'observe encore au cuir

Disposition anatomique qui favorise la mobilité de la peau.

Fascia superficialis.

… de la peau sur les aponévroses a lieu par le mécanisme suivant : de …de du derme partent des prolongements fibreux très-multipliés, … aréoles qui sont le réservoir du tissu adipeux; ces prolongements …issent en une membrane, qui glisse sur l'aponévrose, les vais… …rfs superficiels, et qui porte le nom de *fascia superficialis*. On ne … une manière distincte que dans les parties où des vaisseaux et …els rampent entre la peau et les aponévroses : telle est la partie …abdomen, tels sont les membres. Quant au fascia superficiel des …du corps, fascia généralement admis par les anatomistes moder… … fait artificiel.

Surface profonde des aponévroses d'enveloppe générale.

…rofonde des aponévroses d'enveloppe générale présente des pro… …reux qui s'interposent entre les couches de muscles, et même …les composant ces couches. En outre, tantôt elle donne insertion …perficiels, soit par elle-même, soit par ses prolongements ; tantôt, …tion s'observe dans la plus grande partie de son étendue, elle …uscles et leurs tendons, au moyen d'un tissu cellulaire filamen… … Enfin, au milieu de toutes ces gaînes musculaires, il existe une …our les vaisseaux principaux du membre.

Des gaînes aponévrotiques des muscles.

…aponévrotiques ne sont pas tellement moulées sur les muscles qu'elles ne permettent l'accumulation d'une certaine quantité leur cavité ; cependant, leur capacité a été si exactement mesur des muscles que ces muscles contractés éprouvent, de la part une pression qui favorise leur action, en même temps qu'elle placement.

Circonférences des aponévroses

Les aponévroses, par *leurs circonférences*, abusivement nom terminaison de ces aponévroses, 1° se continuent avec les apo gions voisines; 2° se fixent aux éminences d'insertion que prés mités articulaires des os; 3° se continuent avec les tendons, dont être en partie l'épanouissement.

Anneaux, arcades et canaux aponévrotiques.

Les aponévroses sont souvent traversées par des vaisseaux et dans ces cas, des arcades, des anneaux ou des canaux fibreux sont duire et à protéger ces vaisseaux et ces nerfs : telles sont les gaîn de la veine fémorales, de l'artère et de la veine brachiales, l' l'arcade et le canal des adducteurs, l'arcade du trou ovalaire, l' matique de l'aorte ; canaux et arcades qui s'opposent à ce que les et nerfs qui les traversent, reçoivent quelque dommage de la muscles. Gardons-nous néanmoins de croire que ces vaisseaux soi toute compression ; car l'expérience a prouvé que les artères sont sées aux anévrysmes au voisinage de ces arcades. Exemple: les fémorale, aorte. Nous avons vu en effet, à l'occasion du système les fibres musculaires ne s'insèrent pas à ces arcades de manière à tous les sens et à les élargir pendant leur contraction, mais bien les allonger dans un sens en les rétrécissant dans un autre.

Compression notable des vaisseaux à leur passage à travers les arcades aponévrotiques.

D'ailleurs, toutes les aponévroses soit d'insertion, soit de conten muscle tenseur. Pour les aponévroses d'insertion, il n'est pas be le muscle ou les muscles auxquels elles fournissent un point mobile, les tendent nécessairement. Cette proposition n'est pas les aponévroses de contention; quelques-unes ont même un mus pre : ainsi, l'aponévrose occipito-frontale a pour tenseurs les mus frontal ; l'aponévrose fascia lata et l'aponévrose palmaire sont muscle du fascia lata et par le petit palmaire, etc.

Toutes les aponévroses ont leur muscle tenseur.

Loi des aponévroses sur la ligne médiane.

Continuité des fibres transversales.

Décussation des fibres obliques.

Double décussation latérale et antéro-postérieure.

Les insertions des aponévroses du tronc sur la ligne médiane m mention toute particulière. Toutes les fois qu'il n'existe point d'in ses sur la ligne médiane, il y a *continuité* des fibres aponévrotiq avec celles du côté gauche. La direction des fibres établit des d prononcées dans leur disposition ultérieure : si cette direction est y a continuité pure et simple, sans ligne de démarcation aucune, aponévrotiques droites et les fibres aponévrotiques gauches ; si est oblique, il y a *entre-croisement*, *décussation*, suivant l'expressio telle manière que les fibres obliques supérieures d'un côté se les fibres obliques inférieures du côté opposé, et réciproque aponévroses abdominales. Quand il existe plusieurs plans aponé posés, il y a, indépendamment de cet *entre-croisement latéral*, ment *antéro-postérieur*. C'est ainsi que je prouverai que les fibr du muscle oblique externe de l'abdomen du côté droit vont aponévrotiques du muscle oblique interne du côté gauche.

Loi qui préside au développement du système aponévrotique.

Les aponévroses, soit d'insertion, soit de contention, membran résistantes, insensibles, ont une épaisseur et, par conséquent,

...portionnée à la force et à la résistance des muscles qu'elles engai-...els elles servent de moyen d'insertion. Aussi l'aponévrose fémorale ...rement plus forte que l'aponévrose brachiale ; aussi l'épaisseur ...va-t-elle en augmentant depuis la partie supérieure jusqu'à la ...ure des membres ; aussi le puissant muscle vaste externe est-il ...aponévrose contentive plus forte que les muscles de la région pos-...ceux de la région interne de la cuisse. On peut donc considérer ...sans exception, que le système aponévrotique suit constamment, ...loppement, les mêmes phases que le système musculaire. Ainsi, ...ndividus vigoureux qu'il faut étudier les aponévroses, aussi bien ...; l'aspect nacré se perd chez les individus épuisés par des mala-... C'est chez les carnassiers que le système aponévrotique, de même ...musculaire, se voit dans toute sa plénitude : chez le lion, le tigre, ...est extrêmement prononcé, et le tissu cellulaire est souvent rem-...su fibreux. Chez ces animaux, les enveloppes celluleuses, les cloi-...es des muscles de l'homme sont remplacées par des enveloppes et ...breuses.

C'est chez les carnassiers que le système aponévrotique se voit à son maximum de développement.

...roses d'insertion, qui remplissent les mêmes usages que les tendons, ...*structure* de ces organes, et se composent principalement de fibres ...parallèles, qui font suite aux fibres musculaires. Les aponévroses ..., au contraire, devant se prêter aux changements de forme qui ... la contraction musculaire, renferment une quantité notable de ...es ; leurs fibres, en général, croisent perpendiculairement celles ...aussi sont-elles transversales aux membres.

Structure des aponévroses.

...vroses minces sont composées d'un seul plan de fibres parallèles, ...e elles des intervalles ou des éraillements plus ou moins considé-...aponévroses fortes sont composées de plusieurs plans superposés, ...s'entre-croisent tantôt à angle droit et tantôt à angle aigu. Il est ...ns les aponévroses à fibres entre-croisées, on ne trouve pas la raison ...de la différence de direction des fibres aponévrotiques dans celle ...plans musculaires qui viennent s'insérer à ces aponévroses.

...vroses ne reçoivent que très-peu de vaisseaux, et l'on peut même ...essons d'une certaine épaisseur, elles en sont complétement dé-...ant aux *nerfs*, elles paraissent en manquer totalement. M. Sappey, ...leur attribue une richesse nerveuse assez considérable.

...*aponévroses*. Parties intégrantes du tissu fibreux, les aponévroses ... propriétés physiques, chimiques, anatomiques, physiologiques et ...s de ce tissu.

Usages.

...n de leur grande force de cohésion, elles peuvent résister aux trac-...rables ou aux distensions qu'exercent sur elles les fibres muscu-... division ou leur destruction est accompagnée du déplacement des ...les étaient destinées à brider. Elles établissent, entre les différentes ...ganes, des limites extrêmement précises, qu'il est de la plus haute ...de connaître exactement, si l'on veut se rendre un compte fidèle ...s phénomènes morbides et se diriger dans la pratique des opéra-...rgicales.

Elles résistent aux tractions et aux distensions.

...nt peu extensibles, d'où la résistance qu'elles opposent au déve-...s parties subjacentes, d'où l'étranglement des inflammations sous-...es. Lorsqu'elles sont soumises à une cause de distension lente et

Elles sont peu extensibles.

graduelle, elles finissent par céder ; mais alors elles s'éraille[illegible] et remplissent incomplétement leurs fonctions.

Elles sont dépourvues d'élasticité.

3° Elles sont peu élastiques ; aussi, lorsque leur distension a [illegible] taine mesure, elles ne reviennent jamais sur elles-mêmes. Vo[illegible] dominales distendues par la grossesse ou par une ascite.

Elles jouissent d'une vitalité très-bornée.

4° Le peu de vitalité dont elles sont douées, explique pourq[illegible] pent si peu aux inflammations et aux maladies des parties v[illegible] quelles elles constituent une barrière que ces maladies parv[illegible] ment à franchir. Insensibles à tous les stimulants ordinaire[illegible] deviennent douloureuses lorsque, par une distension brusque, el[illegible] au delà de leur extensibilité. L'aponévrose plantaire, ainsi tir[illegible] une sensibilité extrême.

5° La densité de leur tissu empêche les liquides épanchés [illegible] les imbiber ou de les traverser ; aussi le pus des abcès par cong[illegible] froids peut-il rester fort longtemps en contact avec les aponév[illegible] faire subir la moindre altération et sans les traverser. C'est [illegible] pourquoi ce pus suit une voie à peu près constante et qu'on p[illegible] à l'avance, lorsqu'il passe d'une région dans une autre.

CHAPITRE II

DES MUSCLES EN PARTICULIER

On peut diviser les muscles, suivant la partie du corps à laqu[illegible] tiennent, en muscles du tronc et du cou, muscles de la tête, mu[illegible] bres supérieurs et muscles des membres inférieurs.

SECTION I. — MUSCLES DU TRONC ET DU COU.

Les muscles du tronc et du cou se divisent en plusieurs group[illegible]

1° Les muscles de la région postérieure du tronc et du cou ;
2° Les muscles de l'abdomen ;
3° Les muscles du thorax ;
4° Les muscles de la région cervicale antérieure superficielle[illegible]
5° Les muscles de la région sous-hyoïdienne ;
6° Les muscles de la région sus-hyoïdienne ;
7° Les muscles de la région cervicale profonde antérieure ou [illegible]
Et 8° les muscles de la région cervicale profonde latérale.

§ 1. — MUSCLES DE LA RÉGION POSTÉRIEURE DU TRONC E[illegible]

Énumération des muscles postérieurs du tronc.

Forme générale.

Les muscles situés à la région postérieure du tronc et du cou[illegible] sieurs couches successives, qui sont, en procédant de la peau vers[illegible] pèze ; le grand dorsal, le grand rond et le rhomboïde ; l'angulai[illegible] dentelés postérieurs, divisés en supérieur et inférieur ; le splé[illegible] complexus ; le petit complexus ; le transversaire du cou ; les m[illegible]

...visés en sacro-lombaire, long dorsal et transversaire épineux; les ...cou, le grand et le petit droit, le grand et le petit oblique pos...

1 — **Trapèze.**

...Tendre ce muscle, en plaçant un billot sous la poitrine; 2° faire à la ...qui s'étende de la protubérance occipitale à la douzième vertèbre dor... autre incision, horizontale, qui, de la septième vertèbre cervicale, s'é... externe de la clavicule; 4° disséquer les deux lambeaux, en compre... ...tion une membrane celluleuse qui adhère intimement au muscle; ... beaucoup d'attention les insertions occipitales, qui se font par une apo... ...et très-adhérente à la peau.

...plus superficiel des muscles de la région postérieure du tronc, ...que et le dos; il est large, triangulaire plutôt que trapézoïde, ...partie moyenne, à angle supérieur tronqué, à angle inférieur ...allongé.

Il s'insère, *d'une part* (*insertions fixes*), aux apophyses épineuses ...res et quelquefois des douze vertèbres dorsales, ainsi qu'aux li... ...épineux correspondants; aux apophyses épineuses de la sixième ...vertèbre cervicale, au raphé médian cervical postérieur, à la ...occipitale externe et au tiers interne de la ligne courbe occipitale ...*autre part* (*insertions mobiles*), à toute la longueur de l'épine de ...bord postérieur et supérieur de l'acromion et au tiers externe ...ieur de la clavicule (*dorso-sus-acromien*, Chauss.).

Insertions fixes;

Mobiles.

...tions fixes de ce muscle aux apophyses épineuses des trois à cinq ...bres dorsales et aux ligaments interépineux correspondants se ...bres aponévrotiques, dont la longueur va en diminuant de bas ...constituent ainsi une petite aponévrose triangulaire. Les fibres ...semblent disparaître, tant elles sont peu prononcées, au niveau ..., de la sixième, de la cinquième et de la quatrième vertèbre

Mode d'insertion aux apophyses épineuses

...aux trois premières vertèbres dorsales, à la septième et à la ...cervicale se fait, au contraire, par une aponévrose large et ...tique, qui, adossée à celle du côté opposé, constitue une ellipse ...très-forte et très-remarquable.

Ellipse aponévrotique d'insertion des trapèzes

...de la sixième vertèbre cervicale, le muscle s'insère à un entre... ...névrotique (ligament cervical postérieur des auteurs), que j'ap... ...*médian cervical postérieur*.

Insertion au raphé médian cervical postérieur;

...bérance occipitale externe, il s'insère par des fibres aponévroti... ...avec celles du muscle de l'autre côté.

A la protubérance occipitale externe;

...courbe demi-circulaire supérieure de l'occipital, par une lame ...dépourvue du brillant aponévrotique, très-adhérente à la peau, ...une lame aponévrotique émanée du muscle sterno-mastoïdien. ...fibreuse qui constitue l'angle supérieur tronqué du muscle (1).

A la ligne courbe supérieure.

(1) ...rose occipitale du trapèze mérite une description détaillée. La lame ...sterno-mastoïdien qui la recouvre, est mince, dépourvue du brillant ...se présente sous l'aspect de fibres curvilignes, à concavité inférieure,

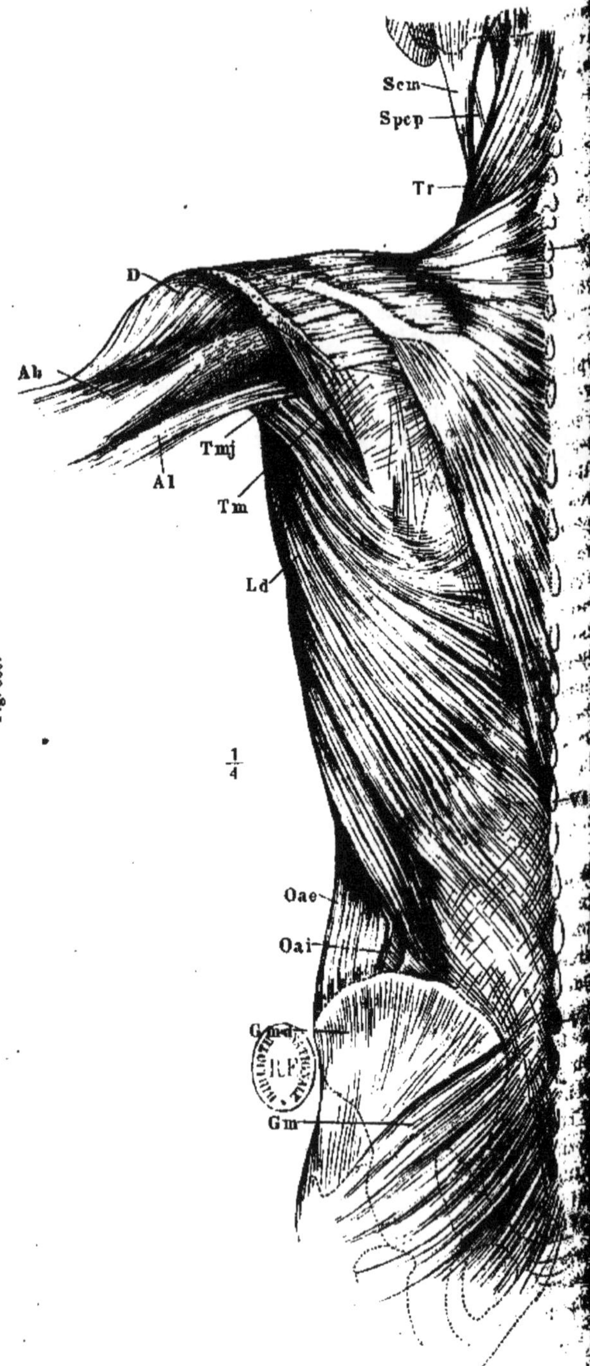

Fig. 388.

longue série d'insertions, les fibres charnues se portent toutes ...ers, les inférieures *de bas en haut*, les supérieures *de haut en* ... *avant*, les moyennes *horizontalement*, et vont se terminer : ... ou ascendantes, en se ramassant en faisceau, à une aponé... qui glisse, avec ou sans bourse séreuse interposée, sur la pe... à l'extrémité interne de l'épine scapulaire. pour aller s'insérer ... lui fait suite (1) ; 2° les fibres moyennes ou horizontales au ... de l'épine scapulaire, par des fibres aponévrotiques très-mar... ...vers l'acromion ; je ferai remarquer que cette insertion a lieu, ... à la lèvre supérieure de l'épine scapulaire, mais à la presque ...eur de ce bord, dans une espèce de gouttière à insertion qu'il ... fibres supérieures ou descendantes se contournent sur elles-... s'insérer à la portion convexe, c'est-à-dire au tiers externe du ... de la clavicule ; un grand nombre de ces fibres s'attachent à la ... de cet os.

Triple direction des fibres charnues.

Insertion des fibres ascendantes et moyennes à l'épine scapulaire et à l'acromion.

Des fibres descendantes ou claviculaires.

... trapèze est recouvert par la peau, dont il est séparé par une ...que, excepté supérieurement, où il lui adhère d'une manière ...vée : 1° au cou, les muscles complexus, splénius et angulaire ; ...omboïde, le petit dentelé supérieur, le sus-épineux, les muscles ... et le grand dorsal.

Rapports.

... plus importants de ce muscle sont ceux que présente son bord ...ne ou occipito-claviculaire ; ce bord limite en arrière le triangle ..., lequel est borné en avant par le sterno-mastoïdien, et en bas ... Or, il est à remarquer, au point de vue des indications que peut ... du trapèze relativement à l'espace sus-claviculaire, qu'il s'a-... jusqu'à la partie moyenne de la clavicule ; on l'a même vu ... avec le bord postérieur du sterno-mastoïdien (2).

Importance des rapports de son bord supérieur externe.

...r bien comprendre l'action du trapèze, il importe de diviser ... trois portions, qui répondent à la triple direction de ses fibres :

...

...her du bord postérieur du muscle sterno-mastoïdien et auxquelles s'u-... aponévrotiques horizontales, émanées du muscle auriculaire postérieur. ... ordres de fibres aponévrotiques, savoir, celles du trapèze, celles du ... et celles de l'auriculaire postérieur, une espèce de trame fibreuse, très-... ... au tissu adipeux du derme, au milieu de laquelle il est assez dif-... rameau auriculaire du nerf facial, qui est contenu dans son épaisseur. ... de voir les fibres aponévrotiques du sterno-mastoïdien remplacées, en ...ux charnus qui recouvrent le splénius et ne deviennent aponévroti-... de la protubérance occipitale externe et de la ligne courbe occipitale

... plus de voir le muscle auriculaire postérieur se prolonger comme ... horizontale jusqu'au voisinage de la protubérance occipitale externe. ... triangulaire présente toujours une sorte de plissement ; elle s'en-... aponévrotiques transversales de la partie moyenne du muscle et ... au tubercule, mais à une bonne partie de la longueur de l'épine. ... l'aponévrose sous-épineuse.

...me accessoire ou supplémentaire du trapèze un faisceau muscu-... récemment : il était étendu de l'apophyse transverse de l'atlas à ... la clavicule, où il confondait ses insertions avec le trapèze. L'inser-... en avant du splénius et de l'angulaire.

... et Sée, 5e édition.

Action de la partie supérieure ou descendante.

1° La portion supérieure ou descendante est représentée par axe étendu de l'occipital à l'extrémité externe de la clavicule; ligne, il y aura élévation de la clavicule et, par conséquent, l'épaule; si le point fixe est à l'épaule, cette portion du trapèze clinaison latérale et l'extension de la tête, et de plus elle lui imp vement de rotation par lequel la face sera dirigée du côté oppo

Action de la portion moyenne ou horizontale.

2° La portion moyenne ou horizontale du trapèze est représen étendue de l'apophyse épineuse de la première vertèbre dorsale rieur de l'acromion; raccourcissez cette ligne, et l'épaule sera p mais, à raison de l'obliquité que présente l'épine de l'omoplate, imprimera à l'omoplate un mouvement de bascule, par lequel l'épaule sera porté en haut. Lorsque la portion moyenne du tra tement contractée sous l'influence de l'électricité, j'ai obser rapproché l'omoplate de la colonne vertébrale, elle imprimait vement très-prononcé d'avant en arrière.

Action de la portion inférieure ou ascendante.

3° La portion inférieure ou ascendante du trapèze est repr ligne étendue de la neuvième vertèbre dorsale à l'extrémité scapulaire; raccourcissez cette ligne, et le bord spinal de porté en dedans et en bas, d'où résultera l'élévation du moign par un mouvement de bascule ou de rotation tout à fait analog ment de sonnette dont le mécanisme a été indiqué au sujet d scapulo-claviculaires.

4° Quand les trois parties du muscle trapèze se contractent l'omoplate est portée en dedans, et le moignon de l'épaule élevé

5° Lorsque le point d'insertion fixe est à l'épaule, la contracti pour résultat le soulèvement du tronc.

2. — Grand dorsal et grand rond.

Préparation. 1° Tendre le grand dorsal de la même manière que le tr écarter le bras du tronc; 2. faire sur la ligne médiane une incision xième vertèbre dorsale au sacrum : 3° pratiquer une incision transver même dixième dorsale au bord postérieur de l'aisselle; 4° comprendre une membrane fibro-celluleuse très-adhérente aux fibres charnues; tion humérale avec beaucoup d'attention, et préparer en même temps rond, qui a les rapports les plus intimes avec cette insertion humér raison, on doit étudier en même temps que le grand dorsal.

1. — GRAND DORSAL.

Le *grand dorsal* occupe la région lombaire, une partie de la bord postérieur du creux de l'aisselle; c'est le plus large de corps humain (*latissimus dorsi*, Albin. Ld). Il a la forme d'un tri inférieur serait tronqué, l'angle supérieur et externe, très allo

Insertions fixes;

a. Insertions. Ce muscle s'insère, *d'une part* (*insertions fixes*), épineuses des six ou sept dernières vertèbres dorsales et des ve et sacrées, 2° au tiers postérieur de la crête iliaque, 3° aux qu nières côtes (Ld', Ld'', Ld''', *fig.* 391).

Mobiles.

D'autre part (*insertions mobiles*), il s'insère, non point au bo

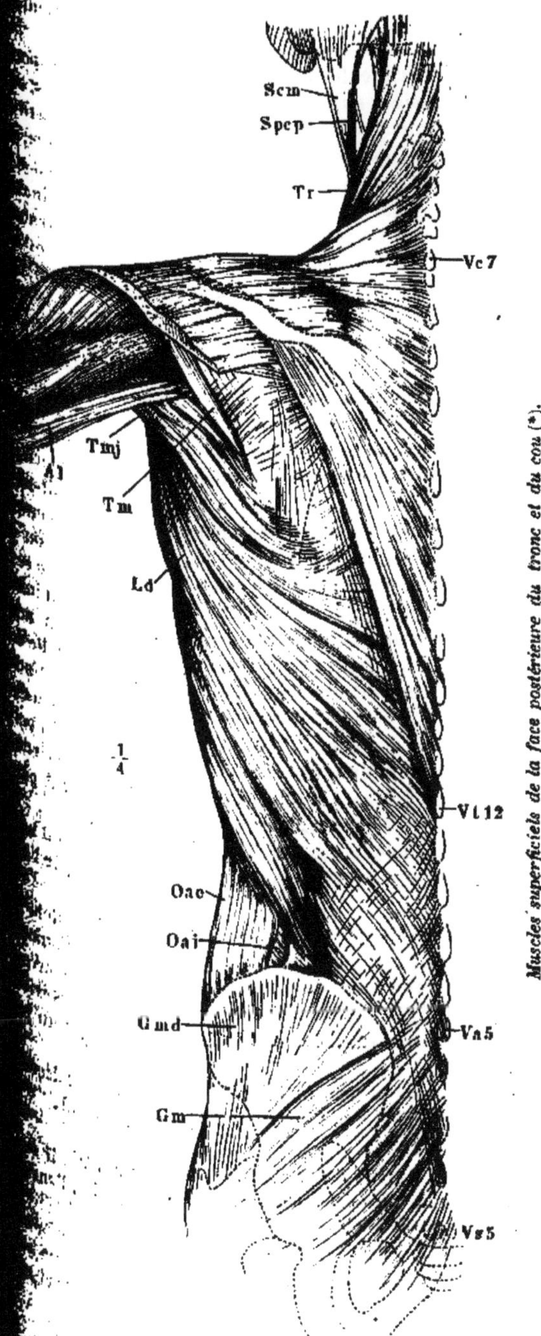

Muscles superficiels de la face postérieure du tronc et du cou (*).

(*) On a enlevé la partie postérieure du muscle deltoïde D. — *Vc*[7], septième vertèbre cervicale. — *Vt*[12], douzième dorsale. — *Va*[5], cinquième lombaire. — *Vs*[5], cinquième sacrée. — *Scm*, sterno-cléido-mastoïdien. — *Spcp*, splénius de la tête. — *Tr*, trapèze. — *Ab*, *Al*, vaste interne et vaste externe. — *Tmj*, grand rond. — *Tm*, petit rond. — — *Ld*, grand dorsal. — *Oae*, oblique externe. — *Oai*, oblique interne. — *Gmd*, moyen fessier. — *Gm*, grand fessier.

coulisse bicipitale de l'humérus, comme on le dit générale... fond même de cette coulisse (*lumbo-huméral*, Chauss.).

Très-large aponévrose d'insertion lombaire et iliaque.

Les insertions à la crête iliaque et à l'épine se font par une ... gulaire, étroite et mince en haut, très-large et très-forte en ba... fond avec l'aponévrose du petit dentelé inférieur, celle du ... feuillet postérieur de l'aponévrose du transverse. Cette aponév... former la gaîne contentive des muscles sacro-lombaire, long dors... épineux, constitue le feuillet superficiel de l'aponévrose abdom... que je décrirai plus tard. Les insertions costales se font à la face ... par des languettes charnues ou digitations qui s'entre-crois... grand oblique (1). De la triple insertion spinale, iliaque et cost...

Triple direction des fibres charnues.

nues se *dirigent* de dedans en dehors, les supérieures hor... moyennes obliquement, les externes verticalement. Toutes conv...

Leur convergence.

un faisceau considérable, qui se dirige vers l'angle inférieur ... quel se détache souvent une languette musculaire qui vient ... supérieures. A partir de cet angle, qu'elles recouvrent, les fibr... tournent de telle sorte que les fibres inférieures ou verticale... bord antérieures, puis supérieures ; tandis que les fibres sup... zontales deviennent postérieures, puis inférieures. Ne pourra... cette torsion des fibres a pour objet de s'opposer à leur dépla...

Leur torsion.

Tendon huméral.

Toutes ces fibres viennent se terminer à un tendon aplati, ... bandelette quadrilatère, qui les reçoit dans un dédoublement de... bandelette aponévrotique, que les fibres charnues abandonnent ...

Son insertion au fond de la coulisse bicipitale.

vient se fixer, après un trajet de 4 centimètres environ, non ... rieur de la coulisse bicipitale de l'humérus, mais au fond de ce... le tendon du grand pectoral, qui est en avant, et le tendon du gr... en arrière, à une plus grande hauteur que celle à laquelle s'i... derniers muscles. Une bandelette fibreuse verticale, étendue du ... de l'humérus au tendon du grand dorsal, le long de son ins... semble destinée à le brider. Enfin, du tendon du grand dorsal ... sion fibreuse qui se continue avec l'aponévrose brachiale.

Rapports superficiels;

b. Rapports. Ce muscle est recouvert par la peau, dont il es... gaîne fibro-celluleuse très-adhérente ; il est aussi recouvert par... du trapèze.

Profonds.

Il recouvre les muscles spinaux postérieurs, le petit dente... intercostaux externes, le grand dentelé, l'angle inférieur de l'o... boïde, et enfin le grand rond, par lequel il est lui-même recou...

Son bord externe présente des rapports avec le bord pos... oblique, dont il est assez souvent séparé inférieurement par ... triangulaire.

Quelquefois, du bord externe du grand dorsal, naît un fai... qui va se continuer avec le bord inférieur du grand pectoral.

(1) Il est rare de voir le grand dorsal s'insérer à la dernière côte; ... de ne rencontrer pour le grand dorsal que deux insertions costales, l'... l'autre pour la onzième côte.

II. — GRAND ROND.

(teres major, Tmj), muscle épais et fort, qui, sous le rapport de bien que sous le rapport de sa disposition anatomique, doit être l'accessoire du grand dorsal, est *situé* à la partie postérieure

Le grand rond est un muscle accessoire du grand dorsal.

s'insère, *d'une part (insertions fixes)*, 1° au tiers inférieur du l'omoplate, entre le petit rond et le sous-scapulaire ; 2° à la fosse une surface quadrilatère, légèrement rugueuse, qui occupe et externe de cette fosse, au-dessous du petit rond, en dehors ...eux ; *d'autre part (insertions mobiles)*, à la lèvre postérieure de ... de l'humérus (*scapulo-huméral*, Chauss.).

Insertions fixes ;

Mobiles.

...ulaires se font au bord axillaire par des fibres aponévrotiques, ... et à la cloison aponévrotique qui sépare le grand rond du ... directement par des fibres charnues. Nées de ces diverses ... charnues forment un faisceau très-épais, aplati d'avant en ...t cylindroïde, large de deux à trois travers de doigt, qui se ... en dehors et en haut, et se contourne sur lui-même, de telle ... postérieure devient antérieure et réciproquement, pour ve... postérieur de la coulisse bicipitale de l'humérus. L'insertion ... une bandelette aponévrotique composée de deux lamelles, ... la plus considérable, lamelles unies par leurs bords infé... le reste de leur étendue, et qui manquent à la partie su...

Mode d'insertion.

Direction du muscle.

...apports du grand rond avec le grand dorsal sont les suivants : ...ouvre d'abord le grand rond au niveau de l'angle de l'omo... ...ourne le bord inférieur de ce muscle et vient se placer au... ... tendon du grand dorsal est donc appliqué au-devant de celui ... deux tendons se fixant, celui du grand dorsal au fond de la ..., ou plutôt au fond et en même temps à la lèvre antérieure de ...rière le grand pectoral, celui du grand rond à la lèvre posté... ...tendons, dis-je, sont séparés par un intervalle dans lequel existe ...noviale. Je ferai remarquer que c'est le grand rond qui constitue ... le bord postérieur du creux de l'aisselle au voisinage du bras, car ...and dorsal, bien qu'appliqué au-devant du grand rond, ne des... niveau du bord inférieur de ce muscle, tandis qu'il dépasse en ...périeur.

Rapports avec le grand dorsal.

...pports du grand rond sont les suivants : recouvert par la peau, ... en dedans, par le grand dorsal, en dehors, par la longue por... il recouvre le sous-scapulaire, le coraco-brachial, la courte por... plexus brachial, les vaisseaux axillaires et le tissu cellulaire du ...lle ; il côtoie, par son bord supérieur, le muscle petit rond, dont ...paré par la longue portion du triceps.

Autres rapports du grand rond.

...muscles *grand dorsal et grand rond*. Le grand dorsal porte le bras ... et dans la rotation en dedans ; en même temps il le dirige en ...ère). Lorsque les fibres supérieures ou horizontales se contractent ... est porté en dedans et en arrière ; quand ce sont les inférieures, ... bas.

Le grand dorsal et le grand rond sont adducteurs et rotateurs en dedans.

Le grand rond remplit exactement les mêmes usages que le g[illegible] il est le congénère et l'accessoire et avec lequel il combine tou[illegible] Il porte, en effet, l'humérus en dedans, en arrière et en bas.

Quand l'humérus devient le point fixe, le grand dorsal sou[illegible]

Fig. 390.

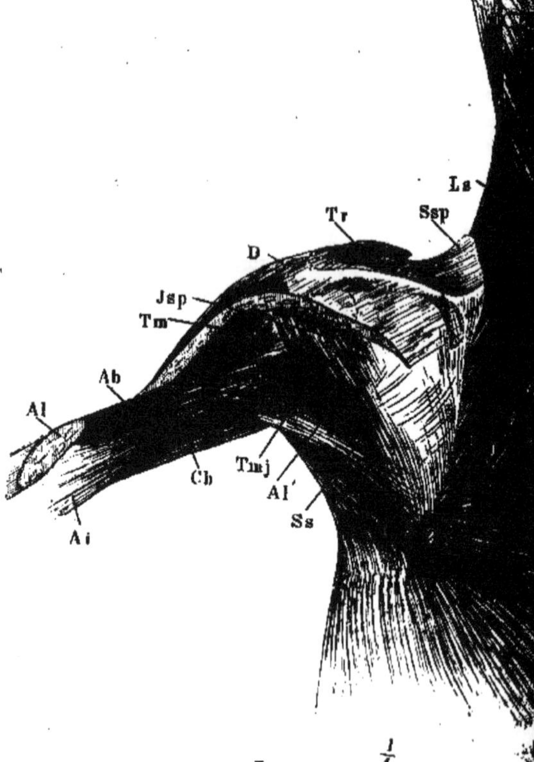

$\frac{1}{4}$

Muscles de la face postérieure du tronc, deuxième cou[illegible]

d'autant plus d'efficacité qu'il s'insère à la fois aux côtes, [illegible] bassin.

A raison de ses insertions costales, le muscle grand dorsal es[illegible] pirateur. Il est même à remarquer que la direction de ses fib[illegible] que perpendiculaire à celle des côtes, lui permet d'agir av[illegible] puissance.

(*) Le trapèze (Tr) a été enlevé, ainsi qu'une portion du deltoïde (D). — Le g[illegible] incisé verticalement dans la portion qui recouvre l'angle inférieur de l'omoplate, [illegible] tion ont été renversés en bas. — Le bras est étendu presque horizontalement et [illegible] tion en dedans. — Du vaste interne (Al), on a enlevé la portion qui recouvre en[illegible] (Tmj). — Vc^7, septième vertèbre cervicale. — Rm, Rmj, rhomboïdes. — Ls, angu[illegible] Ssp, sus-épineux. — Jsp, sous-épineux. — Tm, petit rond. — Ab, vaste externe. [illegible] externe, coupé au-dessus de son origine. — Ai, vaste interne. — Cb, coraco-bra[illegible] pulaire.

3. — Rhomboïde.

... Diviser le trapèze par une incision étendue de la troisième vertèbre dor- ... rieur de l'omoplate ; 2° disséquer les deux lambeaux, en ayant soin ... me fibro-celluleuse qui adhère intimement au trapèze.

... situé à la région dorsale, à la partie postérieure du tronc, pré- ... ctement la forme d'un rhombe ou losange ; il est large, mince, ... rieurement que supérieurement, presque toujours divisé en deux ... *fig.* 390). Situation. Figure.

... muscle s'insère, *d'une part* (*insertions fixes*), à la partie inférieure ... rvical, aux apophyses épineuses de la septième vertèbre cervicale ... cinq premières vertèbres dorsales, ainsi qu'aux ligaments inter- ... pondants ; *d'autre part* (*insertions mobiles*), au bord interne ou ... plate, dans toute la portion située au-dessous de l'épine scapulaire ... Chauss.). Insertions fixes ; Mobiles.

... *pinales* ou internes se font par des fibres aponévrotiques, d'au- ... qu'on les examine plus près du bord inférieur du muscle. De là, ... se portent, parallèlement entre elles, *de haut en bas* et *de de-* ... un tendon très-grêle qui longe le bord postérieur de l'omoplate, ... qu'à ses deux extrémités ; le plus grand nombre des fibres va ... le inférieur de l'omoplate, immédiatement au-dessus et en ar- ... ntelé, par un tendon très-fort, qui constitue l'attache principale ... qui s'épanouit dans l'épaisseur du muscle et dont le tendon ... une dépendance. Mode d'insertion. Direction

... périeure de ce muscle, celle qui vient du ligament cervical et de ... tèbre cervicale, va se fixer isolément au niveau de l'épine scapu- ... dinairement distincte du reste du muscle ; ce qui motive les ... de *petit rhomboïde*, *rhomboïde supérieur*, données à ce faisceau ... le, Albinus et Sœmmering, par opposition à celle de *grand rhom-* ... à la portion inférieure. Petit rhomboïde.

... Ce muscle est recouvert par le trapèze, le grand dorsal et la ... vre le petit dentelé supérieur, une partie des muscles spinaux pos- ... ôtes et des muscles intercostaux. Rapports.

Le rhomboïde a pour effet d'élever l'omoplate et de la porter en dedans. ... ulement sur l'angle inférieur de l'omoplate, il fait éprouver à ... uvement de rotation par lequel l'angle antérieur et, par consé- ... ignon de l'épaule sont abaissés. Ce muscle est congénère du trapèze, ... comme lui, il tend à porter l'épaule en dedans ; il est, en outre, ... fibres supérieures du trapèze, parce qu'il est élévateur de l'é- ... autre part, il est antagoniste du trapèze, en ce qu'il est abaisseur ... l'épaule, tandis que le trapèze est un élévateur. Action.

4. — Angulaire de l'omoplate.

... Couper avec précaution les insertions du trapèze à l'épine de l'omoplate ; ... supérieure du sterno-mastoïdien, pour arriver aux apophyses trans- ... quatre premières vertèbres cervicales.

Situation. Figure.

L'*angulaire* (*levator scapulæ*, *Ls*, *fig.* 390 et 392), *situé* à la p
latérale du cou, présente la *forme* d'un gros faisceau muscul
supérieurement en trois, quatre et quelquefois cinq faisceaux
de dehors en dedans dans sa moitié supérieure, et d'arrièr
moitié inférieure, qui est indivise.

Insertions fixes ; Mobiles.

a. Insertions. Il s'insère, *d'une part* (*insertions fixes*), aux tube
des apophyses transverses des trois, quatre et quelquefois cinq p
cervicales, en dehors du splénius, en arrière du scalène pos
(*insertions mobiles*), à l'angle supérieur et interne de l'omoplat
son nom et à toute la portion du bord interne de cet os qui est
l'épine scapulaire (*trachélo-scapulaire*, Chauss.). Il n'est pas ra
angulaire s'insérer exclusivement, non à l'angle de l'omopla
à cette partie du bord interne qui est au-dessus de l'épine
muscle sus-épineux et le muscle grand dentelé.

Mode d'insertion.

Les insertions cervicales de ce muscle se font par trois, quat
auxquels succèdent autant de faisceaux charnus, d'abord disti
un seul corps musculaire, qui se porte en bas, en arrière, et en
pour se fixer à l'omoplate par de courtes fibres aponévrotiques
cipal de l'angulaire naît de l'atlas ; les trois ou quatre faisceau
successivement en décroissant. Il est difficile d'isoler complète
tion, les tendons cervicaux de ce muscle de ceux du splénius e
rieur (1).

Rapports.

b. Rapports. Recouvert par le trapèze, par le sterno-mastoïdi
ce muscle recouvre le splénius, le sacro-lombaire, le transve
petit dentelé.

Usages.

c. Action de l'angulaire. Quand son insertion supérieure est fi
l'angle postérieur de l'épaule en haut et en avant, et par cons
à l'omoplate un mouvement de rotation en vertu duquel le
est abaissé. Suivant M. Duchenne, le mouvement de rotation
plate par l'angulaire s'effectue autour de l'angle antérieur
centre, et ne saurait, par conséquent, déterminer l'abaisseme
muscle est congénère du rhomboïde et du trapèze pour l'élév

Lorsque l'angulaire prend son point fixe en bas, ce qui doit
rare, il incline le cou en arrière et de son côté.

5. — Petits dentelés postérieurs.

Au nombre de deux : l'un supérieur, l'autre inférieur.

Préparation. 1° Pour le supérieur : le trapèze et le rhomboïde étant
porter l'omoplate en avant ; 2° pour l'inférieur : enlever le grand dors
précaution, son aponévrose se confondant avec celle du petit dentelé in
une aponévrose très-mince qui s'étend du dentelé supérieur à l'inférieur

Situation.

I. *Petit dentelé supérieur* (*serratus post. sup.*, *Sps*). Petit muscle

(1) J'ai vu un faisceau assez considérable se détacher de la ligne
périeure, au-dessous du sterno-mastoïdien, se porter verticalement
l'angulaire et venir s'ajouter au faisceau de l'atlas. Il y avait, dans
du cou et un angulaire de la tête.

…érieure et postérieure du thorax, de *forme* irrégulièrement qua- **Figure.**

…Il s'insère : *d'une part*, au raphé médian cervical postérieur, à la **Insertions.**
…de ce raphé,
…u de la qua-
…e cervicale, aux
…ineuses de la
…septième ver-
… et des deux
…ières vertèbres
…*part*, au bord
… face externe
… de la troisième,
…me et de la
…e (*dorso-costal*,
…

…vertébrales se **Aponévrose d'insertion.**
…lame aponévro-
…, à fibres pa-
… de haut en
… en dehors. De **Direction.**
…e, qui forme **Division en dentelures.**
…ité interne du
…ent les fibres
…-ci suivent la
… que les fibres
… et se divisent
…diatement en
…tes ou dente-
…terminer par de
… aponévrotiques
… les insertions
…uscle ; la pre-
…e s'attache au
…e de la deuxiè-
…ivantes, d'au-
… de cet angle
…s inférieures.
…*inférieur* Spi).
…ièrement qua-
…aplati comme
… plus étendu

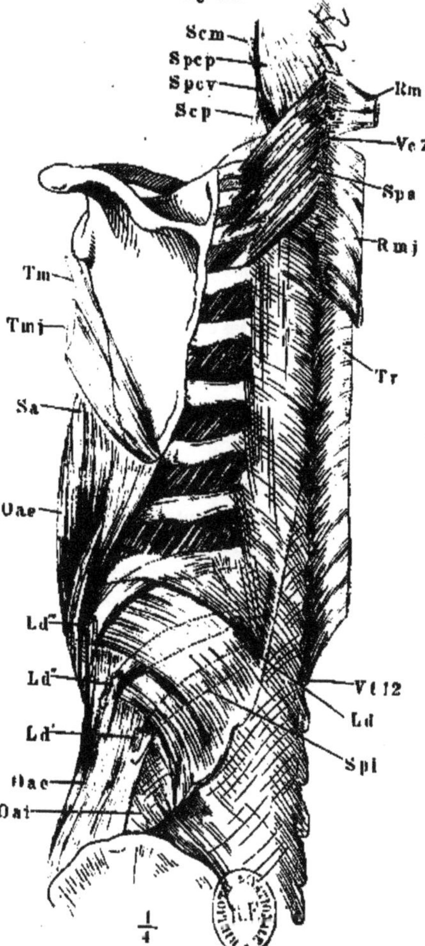

Muscles de la face postérieure du tronc, troisième couche (*).

… situé à la partie inférieure du dos et supérieure des lombes. **Situation.**
…se font *d'une part*, aux apophyses épineuses des deux dernières **Insertions.**

(*) … et le rhomboïde (R*m* et R*mj*) sont coupés à leur origine et renversés. — Les inser-
…les du grand dorsal (L*d*) et les muscles grand et petit rond (T*mj*, T*m*) sont coupés
… vertèbre cervicale. — Vt12, dernière vertèbre dorsale. — S*ps*, petit dentelé posté-
… Spi, petit dentelé postérieur et inférieur. — O*ai*, O*ae*, oblique interne et oblique
… — Ld′, L*d*″, L*d*‴, chefs costaux du grand dorsal. — S*a*, grand dentelé. — S*cp*,
… Spcv, S*pcp*, splénius. — Sc*m*, sterno-cléido-mastoïdien.

vertèbres dorsales et des trois premières lombaires; *d'une autre* férieur des quatre dernières fausses côtes (*lombo-costal*, Chauss.)

Aponévrose d'insertion. Direction.

Les insertions vertébrales ou internes se font par une aponé celle du petit dentelé supérieur, mais dont les fibres sont obliq de dedans en dehors et de bas en haut, c'est-à-dire en sens inv précédent.

De cette aponévrose, formant la moitié interne du muscle, n charnues, qui suivent la même direction que les fibres aponév

Dentelures.

visent en quatre languettes ou dentelures aplaties, de largeur in sivement décroissante des supérieures aux inférieures. Ces lan aux côtes indiquées par autant de lames aponévrotiques, la plus de l'angle de la côte correspondante, les suivantes d'autant plu qu'elles sont plus inférieures.

Rapports.

b. Rapports. Les deux muscles dentelés ont des rapports comm propres à chacun d'eux.

Tous deux recouvrent le long dorsal, le sacro-lombaire, le tr neux, les côtes et les muscles intercostaux qui leur correspond

Mais le supérieur est recouvert par le rhomboïde, le trapèze, et recouvre le splénius et le transversaire du cou. L'inférieur es grand dorsal, avec l'aponévrose duquel sa partie aponévrotiq confondue qu'il est impossible de l'en séparer complètement adhérence intime le feuillet postérieur de l'aponévrose du tran

Usages.

c. Action des petits dentelés postérieurs. Ces muscles ont des usage usages qui appartiennent en propre à chacun d'eux. Les usage de maintenir dans la gouttière vertébrale la partie des muscles est la plus longue, et par conséquent la plus disposée à se dépl tention est produite par la traction qu'exerce leur partie charnue aponévrotique.

Pour ce qui est des usages propres à chacun de ces muscles, 1° supérieur est un élévateur des côtes auxquelles il s'insère, et pa muscle inspirateur ; 2° le petit dentelé inférieur est, au contrair des côtes, et par conséquent un muscle expirateur.

Aponévrose intermédiaire aux petits dentelés postérieurs.

III. *Aponévrose intermédiaire aux petits dentelés.* Indépendamm vroses propres des petits dentelés, il existe entre ces muscles une la que très-mince, quadrilatère, comme l'intervalle qui les sépare, transversales resplendissantes, comme les fibres aponévrotique muscles. Cette aponévrose s'insère par son bord interne au somme épineuses, par son bord externe aux angles des côtes, par son bo bord supérieur du dentelé inférieur ; il est rare qu'elle se contin le bord inférieur du petit dentelé supérieur. Presque toujours el lui pour devenir l'aponévrose contentive du muscle splénius.

Les usages de cette aponévrose sont évidemment de servir d tentive aux muscles spinaux postérieurs ou longs du dos. La opposé des petits dentelés postérieurs doit favoriser la tension de

6. — Splénius ou mastoïdien postérieur

Préparation. Il suffit, pour préparer ce muscle, d'enlever le trapèze, petit dentelé supérieur.

parce qu'on l'a comparé à la rate (σπλήν), le *splénius* est *situé* à la [...]ure du col et supérieure du dos; c'est un muscle large, terminé [...]rieurement, divisé en deux portions supérieurement. Situation. Figure.

a. Insertions. Il s'insère, *d'une part* (*insertions fixes*), aux apophyses épineuses des quatre ou cinq premières vertèbres dorsales et aux ligaments sus-épineux correspondants, aux apophyses épineuses de la sixième et de la septième vertèbre Insertions fixes ;

Fig. 392. Fig. 393.

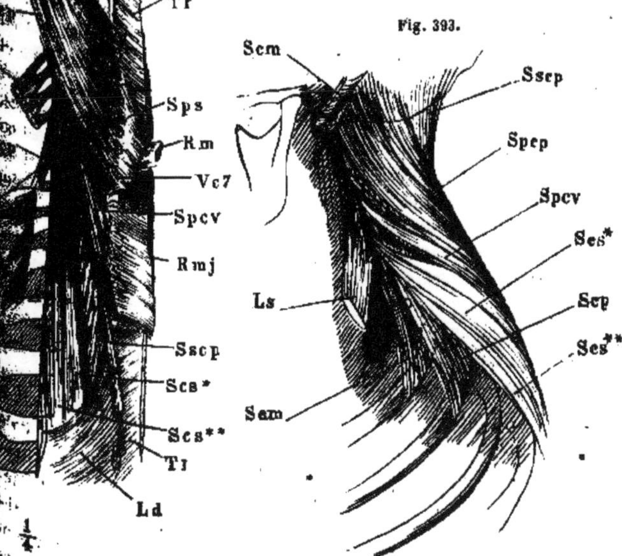

[...] dos, quatrième couche (*). *Même région, vue de profil* (**).

[...] raphé médian cervical postérieur, dans l'espace compris entre [...] la troisième vertèbre cervicale.

[...] (*insertions mobiles*), 1° aux tubercules postérieurs des apophyses [...] l'atlas, de l'axis et souvent de la troisième vertèbre cervicale ; 2° à [...]térieure de la face externe de l'apophyse mastoïde, dans toute la [...]tte apophyse, derrière le sterno-mastoïdien, avec lequel il entre[...]nes de ses insertions; 3° à la lèvre inférieure de la ligne courbe [...]érieure, au-dessous du sterno-mastoïdien. Mobiles.

[...]spinales de ce muscle se font par des fibres aponévrotiques, d'au[...]tes qu'on les examine plus inférieurement. De là, les fibres char[...]nt obliquement *de bas en haut* et *de dedans en dehors*, d'autant plus [...]lus rapprochées de la direction verticale qu'elles sont plus infé- Mode d'insertion spinale. Direction.

[...] trapèze (*Tr*), rhomboïde (*Rm*, *Rmj*), grand dorsal (*Ld*), petit dentelé supérieur (*Sps*) [...]moplate (*Ls*) ont été coupés et écartés. — *Vc*7, 7e vertèbre cervicale. — *Sscp*, grand [...] splénius du cou. — *Scs**, *Scs***, muscles des gouttières vertébrales. — *Scp*, scalène [...], splénius de la tête. — *Scm*, insertion du sterno-cléido-mastoïdien. [...] comme dans la figure précédente. — *Scm*, scalène antérieur.

rieures, forment un corps charnu large, aplati, beaucoup plus
Division du splénius en deux portions. qu'en dedans, qui se divise bientôt en deux portions : l'une inf
plus petite ; l'autre *supérieure* et *interne*, plus considérable. La p
quelquefois distincte dès son origine, se subdivise bientôt en d
ceaux terminés par autant de languettes aponévrotiques longu
Splénius du cou sérer à l'atlas, à l'axis, et souvent à la troisième cervicale : c'est l
(*dorso-trachélien*, Chauss., *Spcv*). Le faisceau qui va à l'atlas est
neux. La seconde portion du splénius, ou la partie supérieure
constitue la partie la plus considérable du muscle, est destiné
Splénius de la tête. le *splénius de la tête* (*cervico-mastoïdien*, Chauss., *Spcp*). Je ferai
bien les insertions mastoïdiennes de ce muscle sont fortes et mult
lieu par des fibres aponévrotiques parallèles, d'autant plus fo
qu'on les examine plus près du sommet de l'apophyse mastoïde
tuent un tendon très-fort et très-court. Les insertions occipit
nombreuses, se font par des fibres aponévrotiques extrêmement

Rapports. *b. Rapports.* Le splénius est recouvert par le trapèze, dont il
bas, par le rhomboïde et par le petit dentelé postérieur et sup
encore par le sterno-mastoïdien et l'angulaire ; il recouvre le
le long dorsal, le transversaire du cou et le petit complexus.
est longé par l'angulaire, qui s'appuie sur lui supérieurement e
sertions cervicales avec les siennes ; il en est séparé, en bas, par
du cou et le sacro-lombaire. Son bord interne ou spinal, extr
est séparé, en haut, de celui du côté opposé par un espace triang
quel on voit les grands complexus.

Usages. *c. Usages.* Le splénius porte la tête dans l'extension, l'incline
fait exécuter un mouvement de rotation en vertu duquel la face
Extenseur et rotateur de la tête et du cou. même côté. Cette action du splénius a lieu et par ses attach
mastoïdiennes, et par l'épais faisceau qui s'attache à l'atlas. Pa
d'insertion à la deuxième et à la troisième vertèbre cervicale, i
mer à ces vertèbres un mouvement de rotation dans le même
deux muscles splénius agissent simultanément, la tête est renve
en arrière. Le splénius est donc *extenseur* et *rotateur* de la tête et
court, dans la station verticale, au maintien de la tête, qu'il e
à la force de gravité qui l'entraîne en avant.

7. — Grand complexus.

Préparation. Diviser le splénius perpendiculairement à la direction de
verser les deux moitiés, l'une en haut, l'autre en bas ; déjeter en dehors
rieure du long dorsal, le transversaire du cou et le petit complexus.

Situation. Le *grand complexus* (*semi-spinalis capitis*, *Sscp*, *fig.* 394), est s
postérieure du cou et supérieure du dos, au-dessous du splénius
large supérieurement, terminé en pointe inférieurement.

Insertions fixes ; *a. Insertions.* Il s'insère : *d'une part* (*insertions fixes*), 1° aux apo
ses des cinq ou six premières vertèbres dorsales ; 2° aux tu
laires et à l'angle rentrant que forment, en arrière, les apophy
avec les apophyses articulaires des quatre dernières vertèbres cer
quefois aux apophyses épineuses de la dernière vertèbre cervic

Mobiles.

…les par des languettes charnues extrêmement grêles; *d'autre part* …tes), sur les parties latérales de la crête occipitale externe, im… -dessous de la ligne courbe occipitale supérieure, aux inégalités …tte ligne de la ligne courbe inférieure, et à la moitié interne de …be inférieure (*trachélo-occipital*, Chauss.).

Insertions vertébrales.

Direction.

…inférieures ou vertébrales de ce muscle se font par des tendons, …dent les fibres charnues, dirigées, les inférieures, *verticalement* …érieures, *obliquement de dehors en dedans* et *de bas en haut*, d'autant … plus rapprochées de la ligne horizontale qu'elles sont plus supé-…

Intersections aponévrotiques.

…jet, les fibres musculaires sont coupées par des *intersections aponé-*…marquables. Ainsi, en dedans, le faisceau charnu qui naît de la …cinquième et de la quatrième vertèbre dorsale, donne naissance …plus ou moins complétement isolé, qui règne le long du bord in…cle, au niveau des premières vertèbres dorsales, et qui, après un …centimètres, devient l'origine d'un faisceau charnu, lequel va se …la crête occipitale; d'où le nom de *biventer cervicis*, digastrique du … Eustachi au grand complexus, et par Albinus à cette portion in… C'est à ce faisceau charnu supérieur du *biventer cervicis* que …les languettes venues des apophyses épineuses, quand elles existent. …portion digastrique n'est que partiellement distincte. du reste du …en dehors, et au niveau de la partie moyenne du cou, est un au…plati, qui règne sur la face postérieure du muscle et du bord …part une intersection aponévrotique qui va obliquement en de…, en manière de zigzag. Enfin, il n'est pas rare de rencontrer un …ceau digastrique à tendon isolé sur la face antérieure du muscle …us.

Rapports.

…Recouvert par le trapèze, le splénius, le long dorsal, le transver…et le petit complexus, le grand complexus recouvre le transversaire …il est séparé par une lame aponévrotique, les muscles droits et …érieurs de la tête. Son bord interne, qui constitue la partie la plus …uscle, est séparé de celui du côté opposé par une assez grande …ssu adipeux et par une cloison aponévrotique détachée du raphé … l'espace qui sépare les bords internes, très-épais, des grands com…termine le creux médian de la nuque chez les personnes amaigries. …les tendues qui limitent ce creux, sont les bords internes de ces …

Le bord interne est la partie la plus épaisse du muscle.

Usages.

Extenseur et rotateur de la tête.

…e grand complexus est un des principaux agents de l'extension de …ison de l'obliquité de ses fibres, il lui imprime un mouvement de …tu duquel la face est tournée du côté opposé. Congénère du splé…rapport de l'extension, il est antagoniste du splénius du même côté …t de la rotation, et congénère du splénius du côté opposé. Cette dif…on résulte de la direction opposée des fibres de ces deux muscles, …plexus étant oblique de dehors en dedans, et celui du splénius obli… en dehors.

8. — Transversaire du cou.

…ont décrit sous le nom de *transversaire du cou* (*longissimus cervicis*,

Lgcv), un petit muscle long et très-grêle, fasciculé, que je re
muscle de renfor
dorsal, en deda
situé et dont il n
tingué que par
ses fibres; car ja
l'en séparer com
Ses faisceaux, va
nombre, naissent
apophyses transv
bres dorsales dep
jusqu'à la sixièm
jusqu'à la septièm
par des tendons
(*Lg**, *fig.* 394).
succèdent des fibr
donnent à leur t
d'autres tendons
s'insérer aux tu
rieurs des apoph
des cinq dernière
vicales, en se confo
moins intimemen
laire et le scalène
Recouvert par le
le splénius et l
transversaire du co
sur le petit et le
plexus.

Il se confond avec le muscle grand dorsal.

Fig. 394.

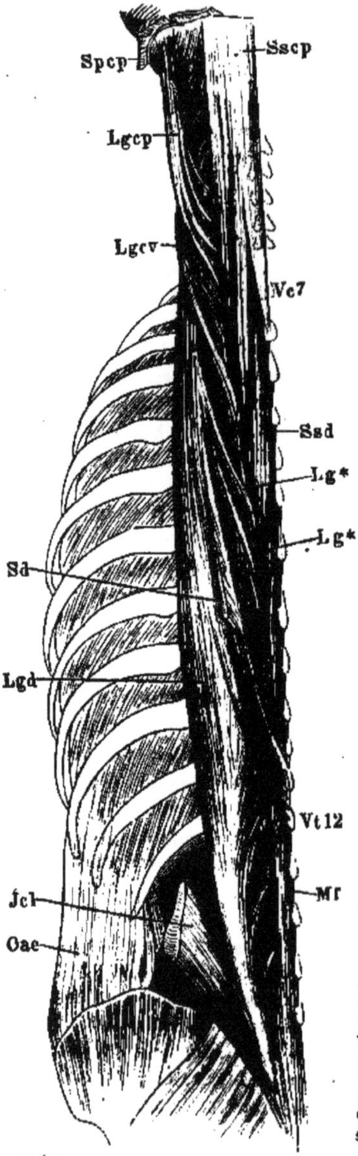

Muscles profonds du dos et du cou (*).

(*) *Sscp*, grand complexus. — *Ssd*, transversaire épineux. — *Lg**, tendon d'origine du transversaire du cou. — *Mf*, transversaire épineux — *Spcp*, splénius de la tête. — *Lgcp*, petit complexus. — *Lgcv*, transversaire du cou. — *Sd*, faisceaux internes épineux du long dorsal. — *Lgd*, long dorsal. — *Jcl*, sous-lombaire — *Oae*, oblique externe de l'abdomen.

Il continue le grand dorsal jusqu'à la tête.

Ses tendons d'origine.

9. — **Petit**

Je regarde le
(*longissimus capitis*,
comme un secon
renforcement du
qu'il est destiné à
qu'à la tête. Pour
insertions inférieu
verser en dehors l
du cou.

On voit alors le
naître de l'angle
existe en arrière
physes transvers
physes articulaires

(1) Dans quelques cas, on peut les séparer complétement; mais alors
la continuité.

...nières vertèbres cervicales, par autant de petits tendons qui ...lquefois un plan fibreux continu. De là, ses fibres se portent ...en haut et forment, en se réunissant, un petit corps de muscle, ...érer au sommet et au bord postérieur de l'apophyse mastoïde, en ...uscle digastrique, sur un plan plus profond que le splénius (1) ...al, Winslow).

Son insertion au sommet de l'apophyse.

...par le splénius, par l'angulaire et par le transversaire du cou, en ...il est placé, et dont il se distingue surtout par la direction de ses ...complexus est appliqué contre le grand complexus, dont il re...tions cervicales. Presque toujours ce petit muscle est coupé par ...aponévrotique tout près de son insertion mastoïdienne.

Rapports.

10. — Interépineux du cou.

...eux n'existent d'une manière bien distincte que dans la région ...fig. 395). On admet généralement six paires d'interépineux, dont ...t entre l'axis et la troisième vertèbre cervicale, et la dernière entre ...rtèbre cervicale et la première dorsale. Ce sont de petits muscles ...étendus de l'un des bords de la gouttière épineuse de la vertèbre ...us, à la lèvre correspondante de l'apophyse épineuse qui est au...pondent, en dehors, au transversaire épineux; en dedans, ils sont ...l'autre par du tissu cellulaire et par une lamelle aponévrotique.

Il y a six paires d'interépineux du cou.

...and droit postérieur de la tête ou axoïdo-occipital.

...es muscles grand et petit droit postérieur de la tête, grand et petit oblique, ...t lorsque le muscle grand complexus a été enlevé. Pour la préparation de ...me d'ailleurs pour celle de tous les muscles postérieurs du cou, il im...intenir dans un état de tension, à l'aide d'un billot placé sous la poitrine.

...droit postérieur de la tête ou *axoïdo-occipital* (Rcpmj) se présente sous ...gros faisceau cylindroïde, situé à la partie postérieure et supérieure ...ement étendu de l'axis à l'occipital.

Situation.

...et *direction*. Ce muscle naît de l'apophyse épineuse de l'axis, dans ...s-prononcée qu'elle présente à sa face supérieure, de chaque côté ...édiane; il confond ses insertions avec celles du grand oblique, en ...il est placé; de là il se porte *obliquement* en haut et en dehors, ...ser à l'occipital, aux inégalités qu'on remarque au-dessous de la ...ccipitale inférieure. Ses insertions occipitales sont en partie ca...s de l'oblique supérieur ou petit oblique.

Insertions.

Direction très-oblique

...uscles grands droits postérieurs interceptent entre eux un espace ...base dirigée en haut, dans lequel sont placés les muscles petits ...urs. Ce n'est que relativement que le nom de muscle droit leur est ...dénomination d'*axoïdo-occipital* est bien préférable.

...Recouvert par le grand complexus et un peu par l'oblique supé...le recouvre l'arc postérieur de l'atlas et les ligaments qui l'unis...à l'occipital.

Rapports.

(1) ...erreur qu'on a dit que le petit complexus s'insérait dans une petite rainure ...ure digastrique, en dedans de laquelle elle est située.

Il est extenseur et rotateur de la tête.

c. *Action.* Il étend la tête sur l'atlas et l'atlas sur l'axis. En ... quité, il imprime à la tête un mouvement de rotation en ... est dirigée du même côté. C... principaux du mouvement ... lieu dans les articulations atl... Lorsque les deux muscles ... agissent simultanément, la ... directement.

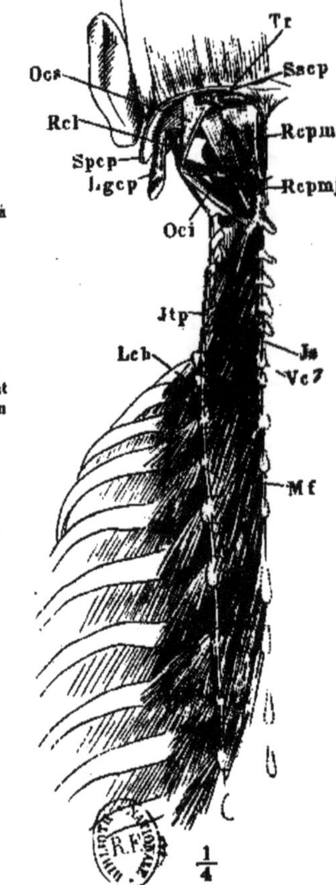

Muscles profonds du dos et du cou (*).

12. — Petit droit postér... ou atloïdo-occi...

Insertion à l'atlas.

Muscle petit, droit, mieux ... *occipital* (Rcpm), court, rayonn... un tendon fasciculé, bien... houppe fibreuse, du tubercul... l'atlas, de chaque côté de la ... de là ses fibres se portent ... haut et en dehors, s'épanou... dient, pour venir s'insérer ... surface, aux inégalités qu'on ... que côté de la crête occipitale ... en dedans du muscle axoïdo... insertions externes sont recou... de ce dernier muscle.

Son épanouissement Sa direction oblique.

Son insertion occipitale.

Mêmes rapports que le préc...

Extenseur.

Action. Il étend la tête ... raison de son obliquité, tend ... un léger mouvement de rota... duquel la face est dirigée du ...

13. — Grand oblique ou ... rieur.

Situation.

Le *grand oblique* ou *obliqu*... court, est épais, constitué par ... très-obliquement étendu ... épineuse de l'axis et l'apoph... l'atlas. Nous verrons bientôt ... est un épineux transversaire, et qu'il peut être considéré comm... un gros faisceau du long dorsal.

Insertions. Direction voisine de l'horizontale.

Il *naît* par des fibres charnues de la fossette de l'apophyse épi... et confond ses insertions avec celles du grand droit postérieur ; ... à la manière d'un gros faisceau cylindroïde, très-obliquement ... hors, bien plus obliquement encore que le muscle grand droit ... forme un angle aigu, pour venir s'insérer à la face inférieure et au ...

(*) *Tr*, insertion du trapèze. — *Sscp*, grand complexus. — *Rcpm*, petit droit p... grand droit postérieur. — *Js*, interépineux. — *Mf*, transversaire épineux. — *Ocs*, ob... *Oci*, oblique inférieur. — *Lcb*, surcostaux. — *Jtp*, intertransversaires. — *Sgcp*, ... *Spcp*, splénius de la tête. — *Rcl*, droit latéral.

transverse de l'atlas; on peut l'appeler muscle *axoïdo-atloïdien*. ...and oblique est l'agent principal des mouvements de rotation de ...; l'angle d'incidence de ce muscle est on ne peut plus favorable ...mouvement, en vertu duquel la face est dirigée du même côté.

Agent principal de la rotation de la tête.

...14. — **Oblique supérieur ou petit oblique.**

...périeur, *petit oblique* (Ocs), est très-obliquement étendu de l'apo...e de l'atlas à l'occipital : il constitue un transversaire épineux, et ...lus tard qu'il représente, en effet, un gros faisceau du grand ...stérieur qui est connu sous le nom de transversaire épineux.

Le petit oblique est un transversaire épineux.

...*direction*. Il naît de la face supérieure de l'apophyse transverse de ... du trou dont elle est percée, par des fibres aponévrotiques et ... il se dirige, en s'épanouissant, en haut et en dedans, sous un ...viron, vers l'occipital, auquel il s'insère, non loin de l'apophyse ...mporal, par des fibres aponévrotiques moins prononcées que ... (*atloïdo-sous-mastoïdien*, Chauss.). On pourrait l'appeler *atloïdo-* ... par opposition au petit droit.

Insertions et direction.

...de ses insertions occipitales est une crête antéro-postérieure ...circonférence de l'occipital et qui fait partie de la ligne courbe ...eure.

Insertions occipitales.

...es insertions occipitales de ce muscle recouvrent en partie celles ...postérieur.

...la direction et du rapport des muscles droits et obliques posté... que les muscles grands droits interceptent entre eux un espace ... lequel se voient les muscles petits droits, et que, de chaque ...droit postérieur, le grand et le petit oblique interceptent un ...téral.

...etit oblique tend à imprimer à la tête sur l'atlas un mouvement ...ertu duquel la face serait dirigée du côté opposé.

Action du petit oblique.

...roits et obliques sont évidemment affectés aux mouvements de ... l'atlas et de l'axis avec l'occipital; les muscles grand droit et ...ont plus particulièrement affectés au mouvement de rotation.

Action générale des droits et obliques.

...15. — **Muscles spinaux postérieurs.**

...endre ces muscles, à l'aide d'un gros billot placé sous l'abdomen; 2° di... trapèze, grand dorsal, rhomboïde, petit dentelé postérieur, splénius, ... renverser en dedans et en dehors les muscles divisés. Pour bien étu... ces muscles, il convient de faire cette préparation sur un jeune sujet. ...'acide nitrique étendu d'eau rendra bien plus faciles la séparation et la ...ombreux faisceaux qui constituent chacun des muscles spinaux posté...

...*naux postérieurs* ou *très-longs du dos* sont au nombre de trois de ...nt reçu les noms de *sacro-lombaire, long dorsal* et *transversaire* ... les a décrits sous le nom collectif de *sacro-spinal*. Ces trois ...pent toute la longueur du rachis, se présentent sous la forme ...sculaire très-considérable, qui remplit complétement la gout...correspondante. Grêle à la partie inférieure de la région sacrée,

Ils sont au nombre de trois de chaque côté.

Forme générale.

où elle remplit la gouttière formée par le sacrum et l'os coxal, renfle de bas en haut, en même temps que la gouttière s'élargit lombaire, elle se présente sous l'aspect d'une grosse masse cuboïde son volume dans toute la hauteur de cette région, diminue gr volume au dos, et se termine à la région cervicale d'une manière pliquée, en se mêlant, sans se confondre, avec les muscles de cette peuvent être considérés comme une dépendance ou plutôt comme ment renforcé des muscles spinaux postérieurs.

Rapports généraux des muscles spinaux postérieurs.

Les rapports généraux des muscles très-longs du dos, considérés manière collective, sont les suivants :

En avant, ils répondent à la gouttière vertébrale, dans toute laquelle ils prennent des insertions; *en arrière*, ils sont bridés p du grand dorsal, par les muscles petits dentelés et par l'aponévrose à ces muscles, qui semble leur être destinée comme aponévrose à la région lombaire, ils sont encore bridés par le feuillet postérieur vrose abdominale postérieure. Ils sont, d'ailleurs, séparés de la pe dentelés, le rhomboïde, le grand dorsal et le trapèze. On pourra muscles très-longs du dos sont maintenus dans une gaine ostéo-fi partie osseuse serait formée par la gouttière vertébrale et la par les aponévroses indiquées.

Ils sont maintenus dans une gaine ostéo-fibreuse.

Vus par leur face postérieure, les muscles très-longs du dos se p l'aspect d'un muscle long, composé de faisceaux parallèles, dont paraît extrêmement simple. Vus par devant, ces muscles sont di titude presque innombrable de faisceaux charnus et tendineux, nombre de directions diverses, et que nous verrons se réduire quatre directions fondamentales.

Et d'abord, disons ce qu'on entend par *masse commune*, ce qu'on *lombaire*, *grand dorsal* et *transversaire épineux*.

I. — MASSE COMMUNE.

La masse commune est la portion lombo-sacrée des muscles spinaux postérieurs.

La *masse commune* (Scs) aux muscles sacro-lombaire, long dor saire épineux constitue la portion lombo-sacrée de ces muscles gouttière lombaire et la gouttière sacrée, qu'elle remplit enti déborde même en arrière et de chaque côté, chez les sujets portion lombo-sacrée est formée par toute la partie charnue de baire, par ce qu'on appelle le *filet* chez les animaux. Chez l'hom puissamment pendant la station bipède, elle est plus volumine autres espèces. Elle semble la commune origine de tous les postérieurs.

Division de la masse commune en deux moitiés latérales.

La division externe est le sacro-lombaire, la division interne le long dorsal.

Si l'on examine avec attention la face postérieure de la ma voit que, complétement indivise inférieurement, cette masse partie supérieure un commencement de scission en deux por égales, parallèles, l'une *interne*, l'autre *externe*, et que cette sc par une ligne celluleuse très-prononcée, à travers laquelle pass et des nerfs. Cette ligne de séparation deviendra bien plus pron dorsale, et il est bon de noter que la division n'est pas superfic profonde et traverse toute l'épaisseur du muscle. Or, la division le nom de *muscle sacro-lombaire* (*ilio-costalis*, *Icl*), la division

al (*longissimus dorsi*, *Lgd*). Il me reste maintenant à déterminer la masse appartient *ansversaire* ... e à décou- lé, qui fait nte de la ne, mais qui portion la st qui est aux apo- es et trans- détacher spinales onévrose, dans un nom d'*a*- ... *des* ... *posté*- ... se qui on lom- tie de la de ces ...

Détermination de la portion de la masse commune qui appartient au transversaire épineux.

rose ainsi versée en qu'au-de- en dedans, masse mus- lineuse, par- ... des lombaire et posée de ment di- ut et de , et qui gouttière portion baire in- apophy- aux apo- Si l'on ction à et à la on voit aire épi- dans ces ; très-renflé à la région lombaire, il se rétrécit notablement

Le transversaire épineux occupe la partie profonde et interne de la gouttière sacro-lombaire.

Fig. 396.

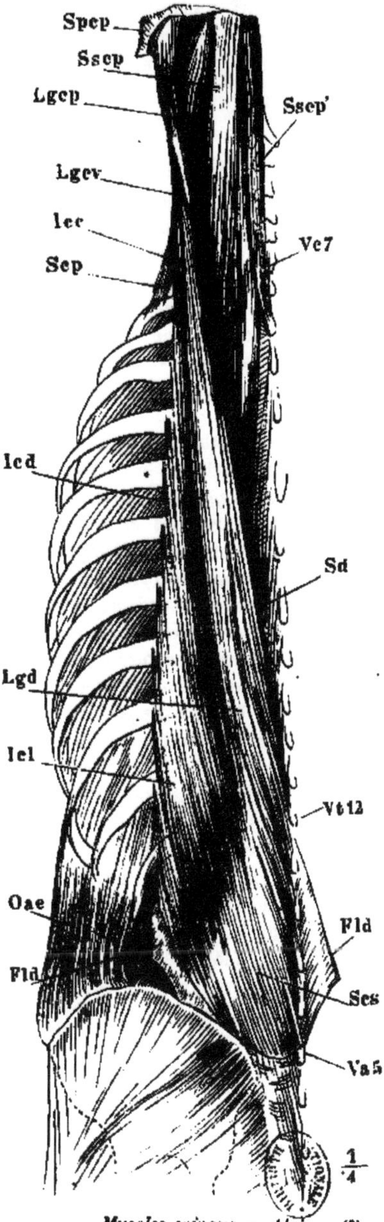

Muscles spinaux postérieurs (*).

(*) Les muscles superficiels ont été enlevés et l'aponévrose du grand dorsal (*Fld*) fendue verticalement et renversée au dedans et en dehors. — *Va*5, *Vt*12, *Vc*7, 5e vertèbre lombaire, 12e dorsale et 7e cervicale. — *Ses*, aponévrose commune d'origine des muscles spinaux postérieurs. — *Icl*, sacro lombaire. — *Lgd*, long dorsal. — *Sd*, faisceaux internes épineux du long dorsal. — *Icd*, portion dorsale du cervical descendant. — *Icc*, portion cervicale de ce muscle. — *Scp*, scalène postérieur. — *Lgcv*, transversaire du cou. — *Lgcp*, petit complexus. — *Sscp*, grand complexus. — *Sscp'*, faisceaux épineux du grand complexus. — *Spcp*, splénius de la tête.

au dos, pour se renfler de nouveau à la région cervicale et l'axis.

Ces préliminaires établis, nous sommes maintenant en mes le détail de la situation relative, des insertions, de la direction, des faisceaux qui entrent dans la composition des muscles spin

II. — SACRO-LOMBAIRE.

Le *sacro-lombaire* (*ilio-costalis*, Icl) constitue la division exte commune ; on pourrait l'appeler *long spinal externe*.

Origine du sacro-lombaire.

Bien qu'il soit difficile d'isoler son origine de celle du long do il est confondu dans ce qu'on appelle masse commune, on peut particulièrement : 1° du bord externe de l'aponévrose commune extrêmement fort, que nous désignerons sous le nom de *tendon lombaire*, et qui s'attache à l'épine iliaque postérieure et sup saillie paraît en rapport avec le développement de ce tendon ; 3° sine de la crête iliaque, à laquelle il s'insère directement par laires les plus externes.

Tendon d'origine du sacro-lombaire.

L'*aponévrose commune des muscles spinaux postérieurs* occupe la région lombaire et une partie de la région dorsale. Courte en très-longue en dedans et se prolonge jusqu'au milieu de la rég la forme de bandelettes parallèles et régulières, lesquelles distinctes à partir de la cinquième vertèbre lombaire, et laissent leurs interstices le corps charnu du transversaire épineux.

Description de l'aponévrose commune.

Cette aponévrose s'attache : *en dedans*, à la crête sacrée, au physes épineuses des vertèbres lombaires et des trois dernières sales, ainsi qu'aux ligaments interépineux correspondants ; en d'éminences qui représentent les apophyses transverses des ve à la partie postérieure de la crête iliaque. Au niveau de la gout aponévrose fournit, par son bord externe, un grand nombre muscle grand fessier.

Direction verticale du muscle.

De ces diverses insertions, le sacro-lombaire se porte vertic parvenu à la région dorsale, il s'applique contre la face post et des espaces intercostaux, et se décompose immédiatement vont s'insérer successivement et comme par étages à la face des côtes, par l'intermédiaire de languettes aponévrotiques face postérieure du muscle. C'est la présence de ces languettes très-longues, d'autant plus longues et plus grêles qu'on les ex rieurement, souvent réunies par leurs bords voisins, qui a que ces muscles ressemblaient à une feuille de palmier. Le la douzième côte constitue une portion considérable, souvent lombaire, qui se détache de la face antérieure et du bord exte et va s'insérer au bord inférieur de la douzième côte, à la ma lombes, dont il affecte la forme. Le reste du muscle franch côte et s'épuise successivement en fournissant des faisceaux grêles aux côtes suivantes, jusqu'à la sixième. Souvent le muscl semble épuisé à la huitième côte, rarement il monte au-des côte ; il cesserait donc d'exister, sans la présence de *faisceau* qui permettent à ce muscle de s'élever jusqu'à la région cerv

Sa décomposition en faisceaux successifs.

Languettes aponévrotiques d'insertion.

Volume du faisceau de la douzième côte.

Épuisement successif du sacro-lombaire.

...ces faisceaux de renforcement, renversez de dedans en dehors ...e, après l'a- ... muscle long ...que ce ren- ...que la face ...vienne an- ...proquement; ..., de l'angle ..., ou plutôt en ...angle, naître ...ns ascendants ...auxquels suc- ...eaux charnus ...ndre oblique- ...ites aponé- ...ées sur la ...du muscle, ...irection tout ... celle de ces ... le muscle ...tant renver- ... les tendons ...renforcement ...bas en haut ... dehors; en ...muscle non ...a situation ...ection de ces ... est oblique ... et de dehors ...t-à-dire en ...elle des lan- ...euses de la ...

Sa continuation à l'aide de faisceaux de renforcement.

Fig. 397.

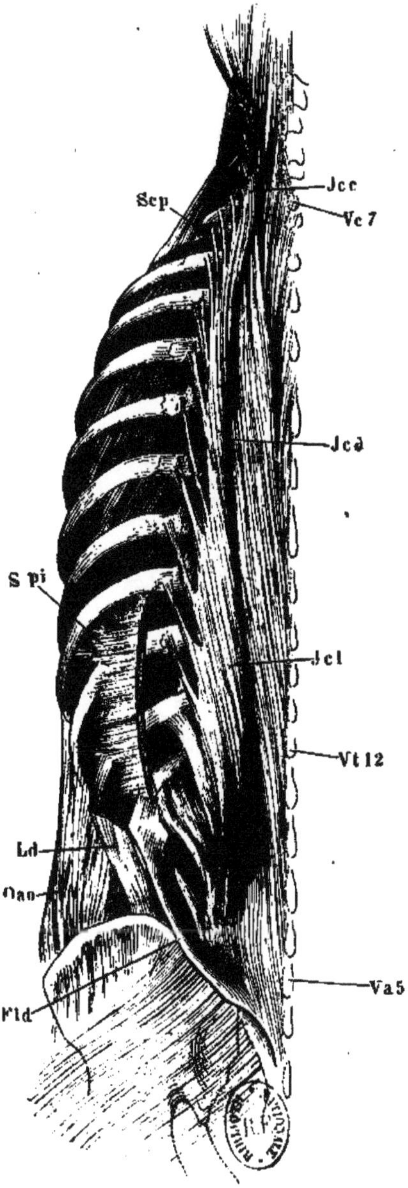

Muscles spinaux postérieurs (*).

(*) Le sacro-lombaire (*Jcl*) est renversé en dedans, pour montrer les insertions costales et cervicales. — *Fld*, *aponévrose* du grand dorsal, divisée verticalement et renversée en dehors. — *Ld*, grand dorsal, origine pelvienne. — *Oae*, oblique externe de l'abdomen. — *Spi*, petit dentelé inférieur. — *Scp*, scalène postérieur. — *Jcc*, portion cervicale du cervical descendant. — *Jcd*, portion dorsale du même muscle.

... de renfor- ... considérés ...cle particu- ...broek et Al- ...on de *cervical* ... Sténon, sous ... du sacro- ...inslow, sous ...rsaire *grêle*. ... de renforce- ...aux : celui ...xième côte ... les autres ...t de bas en ...

Au nombre de douze.

La direction des tendons et faisceaux de renforcement est opposée à celle des tendons et faisceaux de la face antérieure.

...souvent que le faisceau de renforcement le plus élevé est très-fort ; dans un cas, il naissait par deux origines distinctes de la quatrième côte, et semblait constituer un muscle isolé, au *transversaire du cou*, dont nous avons déjà parlé.

Terminaison supérieure du sacro-lombaire.

Quant à la terminaison supérieure du sacro-lombaire, dev grêle à la partie ce muscle est con ceaux de renforcem physes transverses vertèbres cervical quelles il s'insère très-grêles.

Fig. 398.

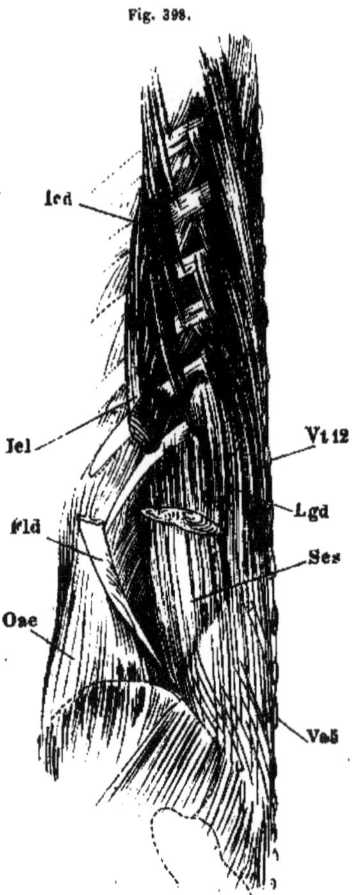

Muscles spinaux postérieurs (*).

Fig.

Spcp
Lgcp
Lgcv
Icc
Lgd

Muscles spinaux

Rien de plus variable que les faisceaux de terminaison du sacro-lombaire.

Au reste, rien de plus variable que le nombre des faisceaux sacro-lombaire ; il y a, relativement au nombre et à la force vicales, une sorte de solidarité entre le splénius, le transvers

(*) Le sacro-lombaire a été divisé en travers, et son bout supérieur renversé cervical descendant. — *Fld*, aponévrose du grand dorsal renversée en dehors. — de l'abdomen. — *Scs*, masse commune. — *Lgd*, long dorsal.

(**) *Icc*, cervical descendant, renversé en dehors. — *Lgd*, long dorsal. — *Lgcv* — *Lgcp*, petit complexus. — *Spcp*, splénius de la tête. — *Sscp*, grand complexus

même l'angulaire, tellement que si l'on n'avait égard qu'aux ...pales, on dirait que tous les faisceaux cervicaux appartiennent à ...me muscle.

...vicale du sacro-lombaire est recouverte par l'angulaire, qu'il ...ment renverser en dehors pour la mettre à découvert.

III. — LONG DORSAL.

...g dorsal des auteurs constitue la division interne de la masse com... ...rait donc l'appeler *long spinal interne*. ...ellement de la face antérieure de l'*aponévrose commune des mus*... ...se porte verticalement en haut ; confondu d'abord avec le sacro... ...il se sépare à la partie la plus supérieure de la région lombaire, il ...ment distinct à la région dorsale, et finit avec cette région. — Le long dorsal naît essentiellement de l'aponévrose commune.

...ble que le sacro-lombaire, le long dorsal diminue moins rapide... ...tendu que l'aponévrose commune, se continuant sur sa face pos... ...delettes qui ne sont autre chose que des tendons distincts d'ori... ...tinuellement naissance à de nouvelles fibres charnues. — Le long dorsal finit avec la région dorsale.

...r la conformation de ce muscle, il faut le renverser en dedans, ...paré du sacro-lombaire : alors apparaissent une série de faisceaux ...atis, minces, *faisceaux de terminaison externes*, qui se détachent ...du bord externe du muscle et se terminent par autant de ...vrotiques très-minces, lesquelles vont s'insérer aux côtes, au ... qui sépare l'angle des côtes du sommet des apophyses trans... ...ses correspondantes. Le nombre de ces faisceaux de terminaison ... est très-variable : quelquefois les sept dernières côtes en sont ...quelquefois il y en a douze ; il arrive souvent que quelques-uns ...manquent (1). — Faisceaux de terminaison externes ou costaux. Leur nombre est très-variable.

...position de ces faisceaux à la région dorsale. A la région lom... ...x de *terminaison externes* sont extrêmement forts, incomparable... ...à la région dorsale, et vont s'insérer aux apophyses transverses ...vertèbres lombaires, apophyses que nous avons vu être les ana... Cette insertion se fait non-seulement au sommet des apophyses ...is encore à la face postérieure de ces apophyses, au voisinage de — Lombaires

...ment de ses faisceaux de terminaison externes, le muscle long dor... ...x ordres de *faisceaux de terminaison internes*, savoir : 1° les *fais*... ...2° les *faisceaux transversaires*. — Faisceaux de terminaison internes.

...*x internes épineux* occupent seulement la région dorsale ; ils sont ...pour le nombre ; quelquefois il n'y a que deux faisceaux épineux, ...y en a cinq ou six. Ils sont ainsi nommés, parce qu'ils vont se ...met des apophyses épineuses des premières vertèbres dorsales ; ...faisceaux font suite aux bandelettes aponévrotiques de l'*aponévrose* ...elles sont insérées au sommet des apophyses épineuses des ...res dorsales, et même des premières lombaires, il suit que ces ...la fois leur origine et leur terminaison aux apophyses épineuses. — 1° Épineux. Leur nombre est très-variable.

(1) ...tes aponévrotiques de ces faisceaux croisent les muscles surcostaux et ...même quelques insertions ; elles semblent destinées à les brider.

Winslow en a fait un muscle particulier, sous le nom de *long* (*spinalis dorsi*, Sd, *fig.* 401). Il n'est pas rare, d'ailleurs, de voir ces faisceaux se jeter dans le muscle transversaire épineux.

2° Faisceaux internes transversaires.

2° Les *faisceaux internes transversaires* ne peuvent être mis couvert que lorsqu'on ment le long dorsal épineux et renversé les muscles en dehors; on la *région dorsale*, douze coup plus forts que les ternes se détacher succ face antérieure et du muscle long dorsal, et des tendons arrondis, au sommet des apoph de toutes les vertèbres *région lombaire*, ces fa sont beaucoup plus rendent, non aux apop tubercules des apophy tubercules que nous Ostéologie) être aux lo gues des apophyses tra

Faisceaux internes transversaires dorsaux.

Faisceaux internes transversaires lombaires.

Fig. 400.

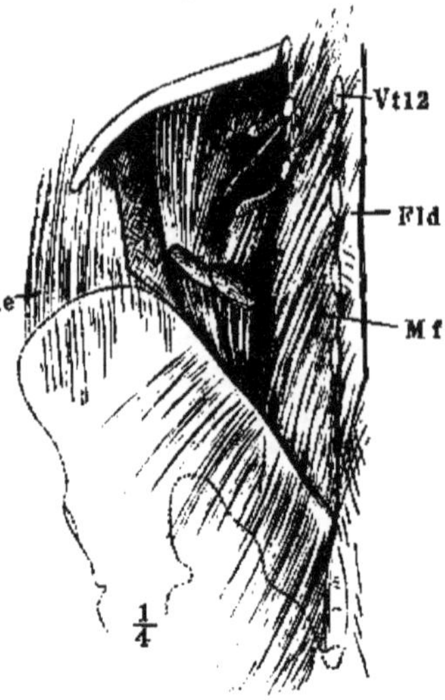

Faisceaux de terminaison du long dorsal dans la région lombaire (*).

Le long dorsal manque entièrement à la région cervicale.

A la *région cervicale* manque complètement *externe* ou *costal* le plus la deuxième, quelquef trième côte. Son faisceau *interne épineux* le plus supérieur att première vertèbre dorsale; mais son faisceau *interne transvers* s'insère toujours à l'apophyse transverse de la première vertèb

Variété anatomique.

Ce n'est que dans des cas exceptionnels qu'on voit des faisceaux versaires s'insérer aux vertèbres cervicales : ainsi, j'ai vu le faisc interne le plus supérieur se partager entre la troisième vertèb muscle grand complexus.

Muscles continuateurs du muscle long dorsal.

Mais, de même que nous avons vu le sacro-lombaire prolongé cervicale par des faisceaux de renforcement, qu'on a décrits co distinct, de même il existe pour le grand dorsal des muscles co de renforcement, qui lui permettent d'atteindre les vertèb même l'apophyse mastoïde : ces muscles continuateurs sont le *cou* et le *petit complexus* (1), que j'ai déjà décrits (p. 497), et de

(*) On a enlevé le sacro-lombaire et les couches superficielles du long dorsal. grand dorsal. — *Oae*, oblique externe de l'abdomen. — *Mf*, transversaire épineux

(1) A l'appui de cette manière de voir, je suis heureux de citer le Winslow (*Exposit. anat.*, t. II, Amst., 1743) : « On pourrait prendre « seaux (il s'agit du transversaire du cou) pour un muscle accessoire « pour un transversaire du dos, de la même manière que l'on a fait « cessoire du sacro-lombaire. Quelques-uns prétendent que le long « jusqu'à l'apophyse mastoïde du crâne, prenant le petit complexus ou « pour une partie du long dorsal. »

…cription à ce moment, si je n'avais préféré l'ordre le plus élémen-
…favora-
…tions.

…SSAIRE

…s épi-
…la gout-
…monte la
…uttière
…est en
…ophyses
…gout-
…et la
…ervicale
…grêle à
…bas de
…sacrée,
…dement
…forme
…sse à
…mbaire,
…olumi-
…omme
…mam-
…de la
…hom-
…bipè-
…rapide-
…on dor-
…ace à
…partie
…la ré-
…our se
…rable-
…n cer-
…rminer
…niveau

…épi-
…ement
…té sa
…aus-
…aires
…qui le
…ligne
… est
…couche celluleuse, traversée par des vaisseaux et des nerfs.

Situation.

Volume.

Ses deux renflements lombaire et cervical.

Insertions :

Fig 401.

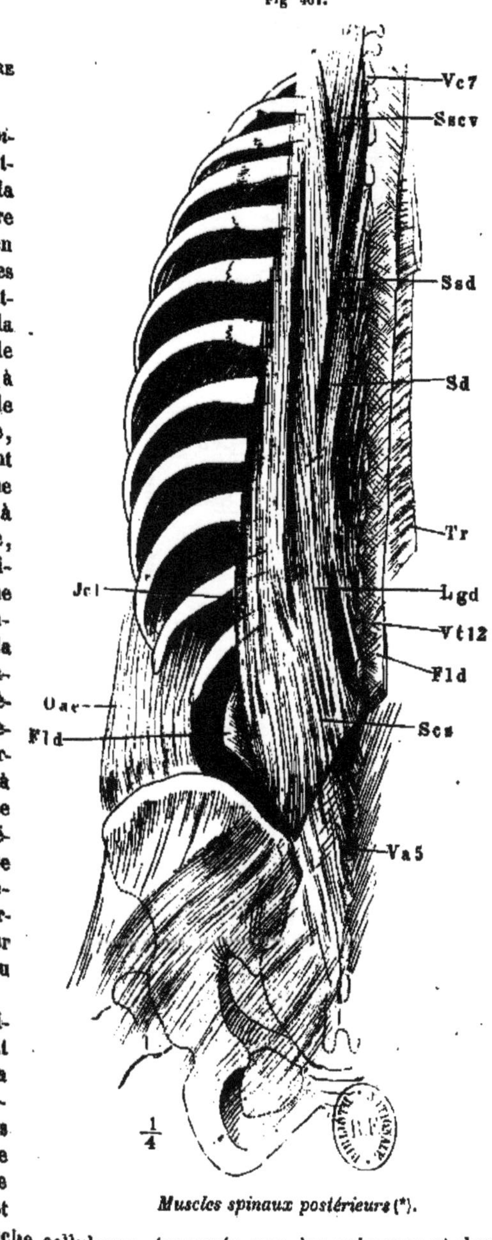

Muscles spinaux postérieurs (*).

(*) *Fld*, aponévrose du grand dorsal incisée verticalement et renversée des deux côtés. — *Scs*, aponévrose commune des muscles spinaux. — *Jcl*, sacro-lombaire. — *Lgd*, long dorsal. — *Sd*, faisceaux internes épineux de ce muscle. — *Ssd*, portion dorsale du transversaire épineux. — *Sscv*, portion cervicale du transversaire épineux. — *Tr*, trapèze. — *Oae*, grand oblique de l'abdomen.

1° A la région sacrée.

Le transversaire épineux naît : 1° de toute la gouttière sacré

Fig. 402.

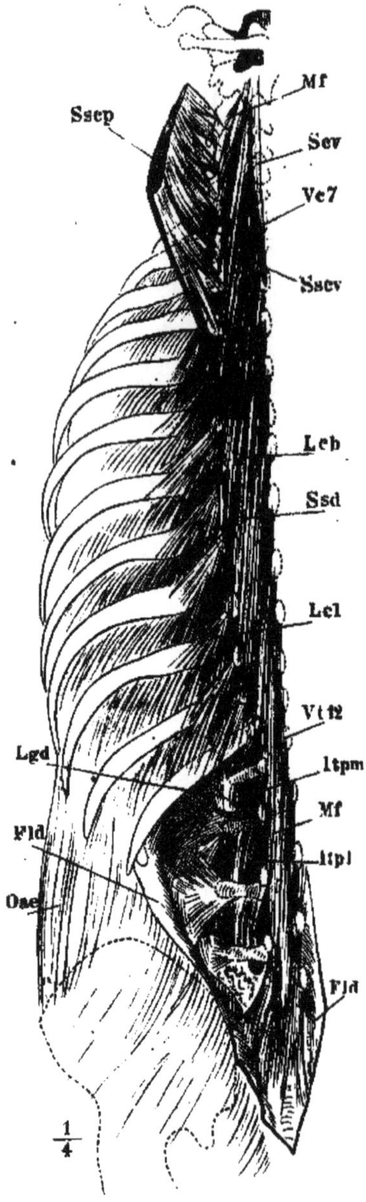

Muscles profonds du dos (*).

(*) On a enlevé le sacro-lombaire et le long dorsal. — Ssep, grand complexus, divisé et renversé en dehors. — Lgd, long dorsal. — Fld, aponévrose du grand dorsal, divisée et renversée. — Oae, oblique externe de l'abdomen. — Mf, transversaire épineux. — Scv, interépineux du cou. — Sscv, portion cervicale du transversaire épineux. — Lcb, L l, sus-costaux. — Itpm, intertransversaires postérieurs internes. — Itpl, intertransversaires postérieurs externes.

vert par l'apon
sur laquelle
cune insertion.

2° Aux lombes.

2° Aux lomb
il naît des tube
saires, par des
obliquement d
en dedans et de
ces tendons
charnues, qui
direction, se
ceaux, pour
par d'autres
physes épineu
qui sont au-des
d'origine s'épa
face postérieu
s'unissent pa
sins, de mani
plan aponévr
parfaitement
cro-lombaire

3° A la région dorsale.

3° A la régi
transversaire
naît, par des
et très-grêles,
la face posté
physes transve
dorsales infér
terminer par d
lement très-lon
entre lesquels
faisceaux char
quelquefois
met des apop
des vertèbres
rieures.

4° A la région cervicale.

4° Tandis q
sacro-lombaire
n'offrent au
ceaux rares
doivent encor
de renforcem
saire épineux
tière cervical
Chez les carn
tion cervicale
plus considérable que chez l'homme, à cause du rôle de la tête

d'une proie qui résiste et qui a un poids considérable. Albinus portion cervicale renflée du transversaire épineux un muscle le titre de *spinalis cervicis* (Sscv, *fig.* 402).

même que dans les autres régions, le transversaire épineux consiste collection de faisceaux superposés et comme étagés, qui naissent des transverses des cinq ou six premières vertèbres dorsales, des apophyses des cinq dernières vertèbres cervicales, et qui vont se rendre aux épineuses des six dernières vertèbres cervicales. Le faisceau le plus volumineux appartient à l'axis.

Le transversaire épineux consiste dans une collection de faisceaux étagés.

— MUSCLES DES GOUTTIÈRES VERTÉBRALES EN GÉNÉRAL.

décrit chacun des muscles des gouttières vertébrales en particulier, en mesure de jeter un coup d'œil général sur l'ensemble de ces saisir la loi générale qui préside à leur disposition.

comprendrai sous le titre de *muscles des gouttières vertébrales* tous les muscles le long de ces gouttières, qu'ils remplissent entièrement depuis le à l'occiput.

catégorie de muscles, j'embrasserai non-seulement les muscles *sa-long dorsal* et *transversaire épineux*, mais encore les muscles *splénius*, *complexus*, *transversaire du cou*, que nous verrons n'être autre chose des de renforcement, et qui se rattachent parfaitement à la loi qui détermination des muscles *spinaux postérieurs* proprement dits. J'y en outre, les muscles *grand* et *petit droit postérieur*, *grand* et *petit* et *interépineux du cou*, lesquels font également partie de ce de muscles spinaux postérieurs, essentiellement destinés à l'extension colonne vertébro-crânienne.

Aux muscles des gouttières vertébrales appartiennent tous les muscles destinés à l'extension de la colonne vertébro-crânienne.

muscles extenseurs de la colonne vertébro-crânienne, qui sont en rotateurs, devant faire équilibre au poids de tout le tronc, qui à être entraîné dans le sens de la flexion, on comprend combien doivent prédominer sur les muscles fléchisseurs. Aussi est-ce pour muscles extenseurs qu'existent les gouttières vertébrales ; aussi est-ce on voit toutes les apophyses d'insertion ou bras de levier des vertèbres apophyses épineuses, articulaires et transverses. On comprend pourquoi la portion des muscles des gouttières vertébrales, qui maintenir la tête dans l'extension et à lui imprimer des mouvements, doit présenter un volume beaucoup plus considérable que destinés aux vertèbres proprement dites, et pourquoi elle constitue distincts, affectés à la locomotion de la tête.

Raison physiologique de la force de ces muscles.

spinaux postérieurs proprement dits sont les muscles les plus humain, d'où le nom de *muscles très-longs du dos*, qui leur a été de même que la colonne vertébrale présente l'aspect d'un os soit composée d'une multitude d'os courts, de même les muscles insérer à cette série de petites colonnes superposées qu'on apsont composés de faisceaux ou de petits muscles qui, par leur prennent l'apparence de muscles longs.

Les muscles très-longs du dos appartiennent aux muscles courts.

sont, sans contredit, les plus compliqués du corps humain : leur que les plus grands anatomistes ont vainement cherché à qui préside à leur structure. Les anciens les divisaient en mus-

Difficulté de leur étude.

Manière de voir des anciens. De Sténon.

cles *épineux, demi-épineux, transversaires*, sans attacher à ces mots rigoureuse et uniforme. Sténon jeta quelque jour sur ce sujet en *muscles droits*, *médians* et *latéraux*, et en muscles *obliques*, *conver-gents*. Mais personne n'a mieux éclairci cette question que W description me paraît surpasser de beaucoup celle des ouvrages nes. J'ai moi-même essayé de déterminer la loi de leur composi avoir été assez heureux pour l'avoir réduite à ses termes les plus le résultat auquel je suis parvenu :

Les muscles des gouttières vertébrales se réduisent à quatre faisceaux élémentaires.

Quels sont les leviers qu'avaient à mouvoir les muscles extens 1° Les apophyses épineuses ; 2° les apophyses transverses et leu côtes et les apophyses articulaires. Or, les muscles des gouttières réduisent, en dernière analyse, à quatre faisceaux élémentaires ont rendus sensibles par la figure suivante :

Figure propre à faciliter l'intelligence de la disposition de ces faisceaux.

Tirez deux lignes verticales et par conséquent parallèles, l'une répondra à la série des apophyses épineuses : c'est la *ligne ép* externe, qui répondra à la série des apophyses transverses T.

Or, tous les faisceaux des muscles des gouttières vertébrales ces deux lignes, en présentant quatre ordres d'insertions ou bien distinctes.

1er ordre d'insertions : faisceaux épineux.

1° *Faisceaux épineux* : ce sont les faisceaux EE, qui vont d'une neuse à une autre apophyse épineuse. Ces faisceaux sont dirigés on pourrait les appeler *verticaux internes*. (Les interépineux du le petit droit postérieurs de la tête, le grand épineux du dos, de W tiennent à cette catégorie.)

2e ordre d'insertions : faisceaux transversaires.

2° *Faisceaux transversaires* : ce sont les faisceaux TT, qui vont transverse à l'autre, et par apophyses transverses j'entends toutes d'insertion latérales, apophyses articulaires, apophyses transv pourrait appeler ces faisceaux *verticaux externes*.

3e ordre d'insertions : faisceaux épineux transversaires.

3° *Faisceaux épineux transversaires* : ce sont les faisceaux ET, physes épineuses, soit aux apophyses articulaires, soit aux apophy soit aux côtes. Ces faisceaux, obliquement dirigés de bas en haut dehors, pourraient être appelés, avec Sténon, *obliques divergents*.

4e ordre d'insertions : faisceaux transversaires épineux.

4° *Faisceaux transversaires épineux* : ce sont les faisceaux TE, apophyses transverses et annexes et vont se porter aux apophyses sont dirigés obliquement de bas en haut et de dehors en dedans. appeler, avec Sténon, *obliques convergents*.

Ces préliminaires établis, il nous sera facile de déterminer, à l'un ou à l'autre de ces quatre faisceaux élémentaires, les di des gouttières vertébrales.

a. Détermination au sacro-lombaire. Le *sacro-lombaire* est complè aux apophyses épineuses. Né de la crête iliaque, il se porte vertica et va s'insérer à toutes les côtes et aux apophyses transverses de vertèbres cervicales. Le sacro-lombaire appartient donc en entie muscles qui vont d'une apophyse transverse à une autre. Sou mériterait le nom de *long spinal transversaire*. Le sacro-lomba transversaire. Les *intertransversaires du cou et des lombes*, le *tête*, les *muscles scalènes antérieur* et *postérieur*, et même, à la rig *lombes* et les *muscles intercostaux* pourraient être considérés com à cette catégorie.

Le sacro-lombaire est un muscle transversaire.

...on du *long dorsal*. Considéré sous le point de vue de ses insertions, ...est essentiellement un *épineux transversaire*; il naît, en effet, des ...euses et se termine : 1° aux côtes, par la série de ses faisceaux ...aux ; 2° au sommet des apophyses transverses dorsales, par la ...ceaux internes. Les faisceaux épineux ne sont qu'une terminai...ire. Le long dorsal mériterait donc le nom de *long spinal épineux*

Le long dorsal est un épineux transversaire.

...détermination du transversaire du cou et du petit complexus, les ...petits muscles, bien qu'ils soient des faisceaux de renforcement ...appartiennent aux faisceaux transversaires ; car le transversaire ...du des apophyses transverses du dos aux apophyses transverses ...petit complexus, des apophyses transverses cervicales à l'apo..., que nous avons considérée comme une apophyse transverse de ...ienne postérieure.

Le transversaire du cou et le petit complexus appartiennent aux faisceaux transversaires.

...est évidemment un épineux transversaire dont le développement ...avec le volume de la tête. N'oublions pas que le splénius du cou ...ent constitué par le faisceau de l'atlas, et que ce faisceau agit ...avec le splénius de la tête. L'*oblique inférieur* ou *grand oblique* ...un épineux transversaire. Le grand et le petit droit postérieurs ...la rigueur, leur être associés ; mais il est plus convenable de ...comme des interépineux.

Le splénius est un épineux transversaire, ainsi que l'oblique inférieur.

...ination du *transversaire épineux* ne présente aucune difficulté. ...aux, comme son nom l'indique, sont des transversaires épineux : ...apophyses transverses dorsales et des apophyses articulaires lom...ales, pour se porter obliquement de bas en haut et de dehors en ...érer aux apophyses épineuses des vertèbres qui sont au-dessus. Je ...r que ce muscle est composé d'un grand nombre de faisceaux ...on pourrait même le diviser par la dissection en plusieurs couches, ...des rameaux vasculaires et nerveux ; que les couches superfi...plus longues; que les faisceaux les plus profonds vont de l'apo...se de la vertèbre qui est au-dessous, à l'apophyse épineuse de la ...au-dessus; que le transversaire épineux s'insère non-seulement ...à un point de la longueur des apophyses épineuses, transverses ...mais à toute l'étendue de la surface de ces apophyses qu'il re...

Le transversaire épineux appartient à l'ordre des transversaires épineux.

Il est constitué par plusieurs couches superposées.

...plexus est le transversaire épineux de la tête ; le *petit oblique* ou ...est le transversaire épineux atloïdo-occipital.

Le grand complexus et le petit oblique sont des transversaires épineux.

... VI. — ACTION DES MUSCLES SPINAUX POSTÉRIEURS.

...ide à la disposition générale des muscles spinaux postérieurs ...tablie, il devient très-facile de déterminer le mode d'action de ..., et de réduire à la plus simple expression leur mécanisme, en ...mpliqué.

Détermination de l'action des muscles spinaux.

...ux *épineux*, EE, longs et courts, étant verticaux, redressent direc...nne vertébrale : telle est l'action des faisceaux qui constituent le ...dos et les interépineux du cou. Le petit et le grand droit posté..., en même temps qu'ils étendent la tête, lui impriment, à cause ...lité, un mouvement de rotation en vertu duquel la face est dirigée

1° Des faisceaux épineux.

de leur côté : lorsque les muscles droits des deux côtés se cont
renversée directement en arrière.

2° Des faisceaux transversaires.

2° Les faisceaux *transversaires*, TT, *du sacro-lombaire*, étant ver
redressent la colonne vertébrale, en l'inclinant de leur côté,
d'un côté seulement, et la redressent directement lorsqu'ils a
côtés à la fois.

3° Des faisceaux épineux transversaires.

3° Les faisceaux du long dorsal, étant des *épineux transversai*
leur point d'appui sur l'épine, tandis que leur point mobile se
apophyses articulaires et les apophyses transverses ou les côtes
leur contraction a pour effet de redresser la colonne vertébrale
nir redressée ; mais leur obliquité a pour résultat un mouvem
tion, moindre pour les faisceaux qui vont aux apophyses articula
dérable pour ceux qui vont aux apophyses transverses, mouve
la partie antérieure du tronc est dirigée du même côté. Quand
deux côtés agissent ensemble, l'épine est redressée directemen
que le splénius, qui est pour la tête et pour les premières vert
représentant du long dorsal, agit dans le même sens, mais d'
quelque sorte exagérée. Ainsi, par la contraction du splénius g
tournée à gauche, et la tête renversée en arrière et à droite ;
part du grand oblique ou oblique inférieur de la tête. Quand l
et les deux obliques inférieurs agissent ensemble, la tête est
ment en arrière.

4° Des faisceaux transversaires épineux. Les transversaires épineux sont les muscles rotateurs de la colonne vertébrale.

4° Les faisceaux du *transversaire épineux*, TE, ayant leur po
physes articulaires ou transverses et leur point mobile aux apop
ont, outre l'effet commun de redresser la colonne vertébrale, c
mer un mouvement de rotation en vertu duquel la région antér
dirigée du côté opposé : ce muscle est, en raison de son obliquité
excellence de la colonne vertébrale. Le grand complexus, qui es
épineux de la tête, produit sur elle le même effet, mais d'une
coup plus marquée. Ainsi, par la contraction du grand compl
face est dirigée du côté droit, et la tête est renversée en arrière
Sous le rapport de la rotation, son action est diamétralement op
splénius. On conçoit que, lorsque tous ces muscles se contractent
les effets opposés se détruisent, et le tronc est directement redr
en arrière. L'oblique supérieur de la tête est le congénère du gr
sous le point de vue des mouvements de la tête.

Succession d'actions des faisceaux des muscles spinaux postérieurs

Du reste, on comprend la succession d'actions qui a lieu dans
des muscles spinaux postérieurs. Le sacrum et l'os des iles four
d'appui aux faisceaux qui meuvent la région lombaire ; cett
maintenue, devient le point d'appui des faisceaux moteurs de la
celle-ci, à son tour, fournit un point fixe aux faisceaux qui agis
cervicale, laquelle joue le même rôle à l'égard de la tête ; cett
des muscles indépendants. Il est impossible de redresser la régi
partie inférieure de la région cervicale, sans redresser en mêm
lombaire ; mais on peut mouvoir la tête à volonté, indépendamm
vertébrale.

Les muscles spinaux postérieurs font équilibre au poids du tronc.

Les muscles spinaux postérieurs font équilibre au poids de to
la lassitude causée dans toute la région dorsale, et surtout dan
baire, par la station longtemps continuée, par la marche, et mêm

étant pas appuyé ; d'où le repos produit par un décubitus hori-
que la rotation existe à peine aux lombes, au dos et à la partie
la région cervicale. Mais, à la partie supérieure du cou, la rotation
ouvement très-énergique, et qui est en rapport avec la force et
muscles rotateurs.

névroses de la région postérieure du tronc et du cou.

ons successivement ces aponévroses au cou, au dos et aux lombes,
ns de ces régions, nous considérerons une ligne médiane et deux

Raphé médian cervical postérieur.

— APONÉVROSES DE LA RÉGION CERVICALE POSTÉRIEURE.

diane de cette région présente un raphé fibreux, étendu de la
ccipitale externe à la sixième vertèbre cervicale, raphé fibreux
s au ligament cervical postérieur des animaux et qu'on appelle,
on, *ligament cervical postérieur*. Mais on cherche vainement dans
aurait tenté d'appeler *ligne blanche cervicale postérieure*, le vestige
unes et élastiques, verticalement dirigées, qui constituent le liga-
postérieur des quadrupèdes. Des lames celluleuses partent, de
s ce raphé.

fibreux *médian*, extrêmement épais et résistant, dans lequel se con-
ctions aponévrotiques des muscles trapèzes, splénius, petits den-
s et rhomboïdes droits et gauches, paraît constitué par des fibres
par des fibres obliques entre-croisées d'un côté à l'autre et par des
gées d'arrière en avant. J'ai vu la partie de ce raphé étendue de
occipitale externe à l'axis remplacée par un muscle surnumé-
urrait appeler *muscle du raphé cervical*.

Cloison médiane qui sépare les grands complexus.

antérieure du raphé fibreux, part une cloison médiane qui sépare
complexus. Très-épaisse en haut, mince en bas, cette cloison mé-
sée de faisceaux aponévrotiques, souvent distincts, qui se portent
avant, pour aller se fixer au sommet des apophyses épineuses cer-
angle de bifurcation de ce sommet. La partie supérieure de cette
diane envoie entre le grand et le petit droit postérieur une lamelle
a se fixer aux arcs postérieurs de l'atlas et de l'axis. C'est cette
rotique qui a été décrite sous le nom de ligament postérieur des
ipito-atloïdienne et atloïdo-axoïdienne.

raphé médian partent, à droite et à gauche, des lamelles dont la
urbe et concentrique à la colonne cervicale. Ces lamelles cellu-
méritent point le nom d'aponévroses, séparent les uns des autres
la région.

Ovale aponévrotique des trapèzes.

phé cervical, se voit l'ovale aponévrotique qui résulte de la réunion
ovales appartenant aux muscles trapèzes (*fig.* 388). Cet ovale,
ième vertèbre cervicale à la deuxième vertèbre dorsale, si remar-
ection transversale de ses fibres, se comporte différemment au
physes épineuses, et dans leurs intervalles. Dans l'intervalle
épineuses il y a continuité parfaite entre les fibres aponé-
apèze droit et celles du trapèze gauche, si bien qu'il est impossi-
ce niveau, la moindre ligne de démarcation entre ces deux mus-

cles. Au niveau des apophyses épineuses, le plus grand nom[...]

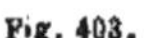

Fig. 403.

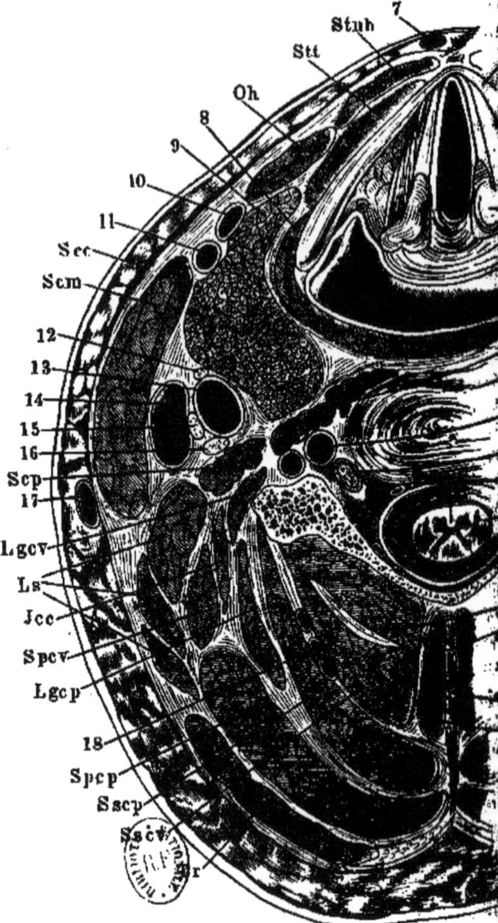

Section horizontale du cou, passant par la quatrième vertèbre cer[...] rieur (*).

(*) D'après Nuh, *Anat. chirurgic.*, pl. IV, *fig.* 2. — 1, cartilage thyroïde. [...] noïde. — 2, œsophage. — 3, artère et veine vertébrales. — 4, quatrième [...] veines prévertébrales — 6, moelle épinière. — 7, veine médiane du cou. — [...] du pharynx. — 9, glande thyroïde. — 10, 11, artère et veine thyroïdiennes sup[...] descendant du nerf hypoglosse. — 13, carotide primitive. — 14, veine jugulaire in[...] — 16, ganglion cervical supérieur. — 17, veine jugulaire externe. — 18, vais[...] Tr, trapèze. — *Spcp*, *Spcv*, splénius de la tête et du cou. — *Sscv* transversaire [...] complexus. — *Lgcp*, petit complexus. — *Lgcv*, transversaire du cou. — *Jcc*, cer[...] angulaire de l'omoplate. — *Scp*, scalène postérieur. — *Scm*, sterno-cléido-[...] peaucier. — *Oh*, omo-hyoïdien. — *Stt*, sterno-thyroïdien. — *Stnh*, sterno-hyoïdien [...] vertébraux. — *Mf*, cervical transverse. — *Js*, interépineux. — *Scv*, interépineux [...] cervicale. — *n*, ligament cervical.

insère de chaque côté du sommet de ces apophyses ; mais la couperficielle de ces fibres élude, pour ainsi dire, les apophyses, pour se continuer avec l'aponévrose du trapèze opposé.

celluleuses latérales qui partent du raphé, sont au nombre de cinq. superficielle, sous-cutanée, s'insère, en haut, à la ligne courbe occi-re, se continue, en bas, avec l'aponévrose dorsale superficielle, et hors, le bord externe du trapèze; elle adhère à la peau par un entremêlé de vésicules adipeuses. La seconde est placée sous le vre les muscles splénius, rhomboïde et angulaire, ainsi que la re du grand complexus. La troisième est située au-dessous du de l'angulaire; la quatrième, entre le petit dentelé et le splénius ; enfin, recouvre immédiatement le grand complexus. Pour com-ration de ces feuillets fibreux, disons qu'il en existe un dernier dans, non plus du raphé médian postérieur, mais bien du sommet épineuses cervicales, s'attache, en dehors, aux tubercules posté-physes transverses du cou, en haut à l'occipital, et se continue, en névrose dorsale du transversaire épineux (1).

II. — APONÉVROSES DE LA RÉGION DORSALE.

Ligne médiane.

médiane présente la série des apophyses épineuses et, dans leur ligaments sus-épineux et interépineux, remplacés à la région les muscles inter épineux. De ces apophyses et des ligaments qui naissent, au niveau des deux ou trois premières vertèbres dorsales, névrotiques du trapèze, qui concourent à la formation de l'ovale dont j'ai parlé et, au niveau de la dixième, de la neuvième et de rsale, les fibres aponévrotiques de l'angle inférieur de ce muscle, décroissant de bas en haut, de manière à former un triangle. e du demi-ovale et du triangle aponévrotique, les fibres muscu-s s'insèrent directement aux apophyses épineuses (2).

Aponévroses latérales

médiane naissent, 1° au-dessous de la peau, l'aponévrose super-èze ; 2° au-dessous de ce muscle, l'aponévrose du grand dorsal, au ou six dernières vertèbres dorsales ; 3° sur un plan plus profond, rhomboïde, qui part des trois ou quatre premières vertèbres dor-fondément encore, l'aponévrose du petit dentelé supérieur, qui trois premières vertèbres dorsales, et l'aponévrose intermédiaire ntelés ; 5° les bandelettes aponévrotiques appartenant au long

III. — APONÉVROSES DE LA RÉGION LOMBAIRE.

ent une aponévrose très-importante, qu'on peut appeler *aponé-postérieure*.

pour plus de détails, la thèse du docteur Degrusse. Paris, 1849.

nte préside aux insertions musculaires en général : toutes les fois ie des fibres charnues a pu suffire, cette insertion est préférée; mais e qu'à un petit nombre de cas. Les aponévroses remplacent les fibres une plus grande longueur de ces fibres charnues aurait été inutile, ponévrotiques semblent continuer les fibres charnues; 2° lorsqu'il a une partie très-étroite du squelette l'insertion d'un grand nombre de et alors l'aponévrose se concentre en un tendon.

Sur la ligne médiane.

a. Sur la *ligne médiane*, il n'existe de ligament sur-épin[illegible] niveau de la deuxième vertèbre lombaire ; à partir de cette v[illegible] deuxième vertèbre sacrée, on trouve une disposition analo[illegible] plus prononcée, à celle que nous avons remarquée pour [illegible] c'est-à-dire que les fibres aponévrotiques du côté droit pass[illegible] à gauche, en franchissant, sans y adhérer, les sommets des ap[illegible] et les espaces interépineux. Les fibres du côté droit qui [illegible] médiane dans une direction transversale, se continuent [illegible] intermédiaire, avec les fibres transversales du côté gauche. L[illegible] soit ascendantes, soit descendantes, s'entre-croisent non moi[illegible] sur la ligne médiane, en passant du côté opposé.

Continuité des fibres transversales.

Entre-croisement des fibres obliques.

b. De chaque côté de la ligne médiane part une des aponév[illegible] sidérables du corps humain, car elle occupe toute la largeur [illegible] baire. Cette aponévrose, connue sous le nom d'*aponévrose du gra[illegible]* présente la forme d'un large triangle, dont l'angle supérieu[illegible] Son *bord externe*, qui donne naissance aux fibres charnues du [illegible] obliquement dirigé de haut en bas et de dedans en dehors. [illegible] est mesuré, non-seulement par la moitié postérieure de la lo[illegible] iliaque, mais encore par une ligne étendue de l'épine iliaq[illegible] supérieure au tubercule postérieur de la troisième pièce du [illegible] l'intervalle de ces deux derniers points, ce bord inférieur, [illegible] insertion au muscle grand fessier. La portion de ce bord qui [illegible] iliaque, forme une espèce de *cintre* ou repli, qui a beaucoup [illegible] l'arcade fémorale.

Aponévrose du grand dorsal.

Son bord externe.

Son bord inférieur.

Cintre aponévrotique de ce bord inférieur.

Si l'on étudie la texture de l'aponévrose du grand dorsal, [illegible] est composée de fibres entre-croisées dans diverses directions, [illegible] aponévrotiques à direction variée font suite à des fibres mus[illegible] sentent une direction correspondante.

Structure de l'aponévrose du grand dorsal.

L'aponévrose que nous continuerons d'appeler *aponévrose* [illegible] en effet, le résultat de la fusion de plusieurs aponévroses : [illegible] d'insertion du grand dorsal, 2° de l'aponévrose du petit den[illegible] est intimement confondue avec elle dans ses deux tiers intern[illegible] sépare que dans son tiers externe ; 3° de l'aponévrose du petit [illegible] domen, qui n'occupe que la partie inférieure de cette apon[illegible] feuillet postérieur de l'aponévrose du muscle transverse de l'[illegible]

Lames fibreuses qui concourent à la formation de l'aponévrose du grand dorsal.

Enfin le grand fessier, dans l'intervalle qui sépare l'épine [illegible] et supérieure de la troisième pièce du sacrum, prend son in[illegible] névrose confondue avec la partie inférieure de l'aponévrose [illegible] mais dont l'existence est démontrée par l'addition de fibres [illegible] celles du grand fessier, auxquelles elles font suite.

Une aponévrose du grand fessier y concourt.

Or, s'il est impossible de séparer par la dissection, même [illegible] l'acide nitrique étendu d'eau, les lamelles aponévrotiques [illegible] à chacun de ces muscles, il est facile de reconnaître, par les [illegible] des fibres, ou transversales, ou obliques ascendantes, ou oblig[illegible]

Impossibilité de la séparation de ces divers feuillets aponévrotiques.

(1) Il s'en faut bien que l'aponévrose du petit oblique occupe toute [illegible] gion lombaire. Destinée à l'insertion des fibres les plus postérieures [illegible] est composée de fibres qui ont la même direction que celles de ce m[illegible] fixer à la dernière vertèbre lombaire et à la partie postérieure de la [illegible]

de ces fibres qui appartiennent à tel ou tel muscle. Il est à re- l'espèce de treillage qui résulte du croisement de tant de fibres aponévrotiques du grand dorsal subissent une sorte de façon qu'elles ne suivent pas rigoureusement la direction des je signalerai dans cet entre-croisement la continuité des fibres inférieures du grand fibres aponévrotiques fessier du côté op-

de l'aponévrose du l'aponévrose si épaisse mune, que nous avons origine principale du al, et dont nous avons supérieurement, en rotiques.

Aponévrose de la masse commune.

lets de l'aponévrose ieure, je dois noter, feuillet antérieur et de l'aponévrose pos- cle transverse : le qui naît en avant de yses transverses des , et qui passe au- les lombes ; le feuillet blement plus résis- antérieur, qui naît pophyses transverses baires et qui passe des lombes (*fig.* 404).

Les feuillets antérieur et moyen de l'aponévrose du transverse font partie de l'aponévrose abdominale postérieure.

Fig. 404.

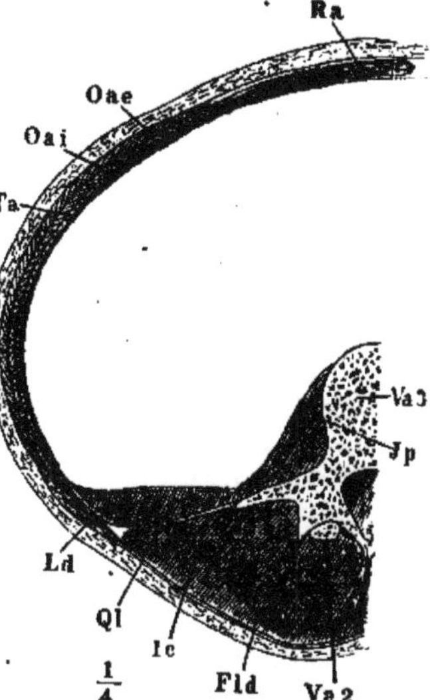

Section horizontale de l'abdomen, au niveau de la vertèbre lombaire (Va^3) (*).

que le feuillet postérieur de cette même aponévrose du se confond avec l'aponévrose du grand dorsal. Il suit de là bdominale postérieure constitue deux gaînes aponévrotiques, commune au sacro-lombaire et au long dorsal, l'autre, lombes.

§ 2. — MUSCLES DE L'ABDOMEN.

inale est circonscrite de toutes parts par des parois muscu- les on peut distinguer :
térieure et latérale ;
périeure ou diaphragmatique ;
stérieure ou lombaire ;
férieure ou périnéale.
gion sera décrite à la suite des organes de la génération.

(*) Va, apophyse articulaire inférieure de la vertèbre lombaire. — *Fld*, aponé- , feuillet postérieur de l'aponévrose du transverse. — *Ql*, carré des lombes. transverse — *Oai*, oblique interne. — *Oae*, oblique externe. — *Ra*, droit

A. — MUSCLES DE LA RÉGION ABDOMINALE ANTÉRIEURE ET LA

Ces muscles sont l'*oblique externe*, l'*oblique interne*, le *tra* *de l'abdomen*, et le *pyramidal*, quand il existe; en tout, di chaque côté.

1. — Grand oblique ou oblique externe de l'

Préparation. 1° Faire à la peau de l'abdomen, à partir du cartila une incision oblique de haut en bas et de dehors en dedans;

2° Comprendre dans l'incision une lame celluleuse fort adhérente, ment le muscle;

3° Pour la préparation de ce muscle, ainsi que pour celle de tous naux, placer un billot sous la région lombaire, et suivre exacteme la direction des fibres charnues.

Situation et figure. Ainsi nommé à cause de la direction de ses fibres, le ou *oblique externe de l'abdomen* (*Oae*) forme la couche muscu ficielle et la plus considérable des parois abdominales, dont latérale et antérieure; il est très-large, quadrilatère et reco

Insertions. *a. Insertions.* Il s'insère, *d'une part*, 1° à la moitié antérieure de la crête iliaque; 2° au bord externe de l'aponévrose abdo et par elle à la ligne blanche, au pubis et à l'arcade fémora face externe et au bord inférieur des sept ou huit derniè *minal*, Chaussier; *ilio-pubi-costo-abdominal*, Dumas).

Insertions costales. Les insertions *supérieures* ou *costales* de ce muscle se font ligne oblique de haut en bas et d'avant en arrière, ou plutôt courbe à convexité supérieure, par sept ou huit languettes nues et aponévrotiques, auxquelles on donne le nom de dig tions vont en augmentant de largeur de haut en bas jusqu' puis en diminuant jusqu'à la douzième; les plus petites dig mière et la dernière, surtout la dernière. Les quatre ou cinq élevées s'entre-croisent, à la manière des doigts des deux m digitations), avec les digitations du grand dentelé. Les trois ou inférieures s'entre-croisent avec celles du grand dorsal,

Insertion précise des digitations. Quant au mode précis d'insertion des digitations aux côtes, externe de ces os, suivant une ligne oblique de haut en ba dehors, et se continue dans une assez grande étendue le lo de la côte correspondante. Cette insertion au bord inférieur

Insertion au bord inférieur des côtes. une languette aponévrotique. Il n'est pas rare de voir quel culaires détachés du grand oblique se continuer, soit a soit avec le grand dorsal, soit avec les intercostaux externes

Les digitations forment une ligne courbe festonnée. La série des insertions costales constitue le bord supé représente une ligne courbe festonnée, dont la convexité et en arrière. Il en résulte que la première digitation s'ins tilage costal correspondant, que les suivantes s'en éloign

Direction oblique en bas et en avant. férieures s'en rapprochent et que la dernière s'attache au de la dernière côte.

Nées de ces insertions costales, les fibres charnues se

…ant (*obliquus descendens*, Vesale), en suivant toutefois *diverses di-* …rieures, presque verticalement en bas; les moyennes, oblique- …bas et de dehors en dedans; les supérieures, presque horizon- …dans. Elles …postérieu- …rtes fibres …à la crête …rieures, au …t concave …névrose qui …ist superfi- …rose abdo- …re, laquelle …r la ligne …lle du côté …courir à la …ligne blan- …, en bas, à …s l'arcade …us bas *Apo-* …*nale anté-*

Terminaison à l'aponévrose abdominale antérieure.

Fig. 405.

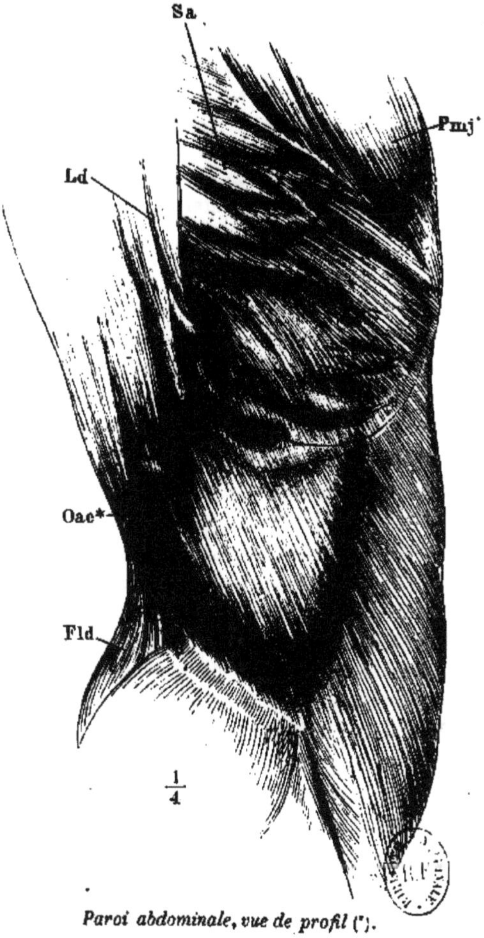

Paroi abdominale, vue de profil (*).

…rquer que …s fibres du …st précisé- …que celle …muscles in- …es.

…rand obli- …r sa face …loppe cel- …résistante, …cause des …u'elle en- …faisceaux …is qu'on …e un peu …uo d'une …tite enve- …ur l'apo- …d oblique, dont il n'est pas possible de la séparer par la …ne semblable, mais beaucoup plus mince, existe sur sa face …uscle oblique externe est recouvert par la peau, par le tissu …qui la double et, un peu en arrière, par le grand dorsal. Il …blique, la partie antérieure des sept ou huit dernières côtes, …les muscles intercostaux externes correspondants. Le rapport

Rapports.

Espace triangulaire lombaire.

(*) … grand dorsal. — *Oae**, dernière digitation de l'oblique externe de l'abdomen. … *Sa*, grand dentelé. — *Pmj*, grand pectoral.

le plus remarquable est celui qu'affecte son bord postérieur av du grand dorsal : tantôt, et cette disposition est la plus fréq entièrement recouvert par le grand dorsal ; tantôt il existe en correspondants un espace triangulaire, devenu célèbre dep a parlé d'une hernie formée dans cet espace et qu'il a indi de hernie lombaire.

Action. : 1° Sur les viscères ; 2° Sur les côtes ; 3° Sur la colonne vertébrale.

c. *Action.* Le grand oblique exerce une triple action : 1° sur minaux, qu'il comprime dans l'effort, dans l'expulsion des ma l'accouchement, etc. ; 2° sur les côtes, qu'il abaisse et, par con tement sur la colonne vertébrale, qu'il fléchit ; 3° en raison imprime aux côtes, et partant à la colonne vertébrale, un mo tion par lequel la région antérieure du tronc est tournée du cô les deux muscles obliques externes agissent en même temps, le directement.

Son action sur le bassin.

Je viens de supposer que le grand oblique prenait son point d sur le thorax ; si, au contraire, le thorax est fixé, alors le gran le bassin, qu'il fléchit, en même temps qu'il imprime à la colon mouvement de rotation en vertu duquel la face antérieure du de son côté.

2. — Petit oblique ou oblique interne de l'abdomen

Préparation. Diviser le grand oblique perpendiculairement à la di c'est-à-dire de haut en bas et d'avant en arrière.

Situation et figure.

Le *petit oblique* ou *oblique interne de l'abdomen* (Oai, *fig.* 4 large, de forme irrégulièrement quadrilatère, beaucoup pl qu'en arrière, plus petit et plus mince que le précédent. Il oc térieure, la partie latérale et la partie postérieure de l'abdom

Insertions.

a. Insertions. Il s'insère, *d'une part*, 1° à l'aponévrose abdomin par elle à la crête iliaque et à l'apophyse épineuse de la dern baire ; 2° aux trois quarts antérieurs de l'interstice de la crête ili externe de l'arcade crurale ; *d'autre part*, 1° au bord inférie de la neuvième, de la dixième, de la onzième et de la dou feuillet moyen de l'aponévrose abdominale antérieure, et pa blanche (*ilio-abdominal*, Chaussier ; *ilio-lombo-costo-abdominal*, D

Fibres qui naissent de l'aponévrose abdominale postérieure.

1° Celles de ses fibres qui naissent par l'intermédiaire de l'ap nale postérieure, sont peu nombreuses ; le feuillet de cette a appartient, est peu considérable et n'occupe que la moitié infé la hauteur de la région lombaire. Les fibres de ce feuillet obliques de bas en haut et de dedans en dehors, si bien qu'e vers l'intrication des fibres de l'aponévrose du grand dorsal, a névrose postérieure du petit oblique est confondue, il m'a par se fixer, pour la plupart, à la partie postérieure de la crête ili tournent, et quelques-unes seulement à la dernière vertèbr

Fibres iliaques.

Fibres qui viennent de l'arcade fémorale.

fibres iliaques naissent par de courtes fibres aponévrotiques viennent de l'arcade crurale, naissent dans l'espèce de gout cette arcade supérieurement. Cette dernière insertion se fa fibres aponévrotiques, réunies en membrane étroite, qui ren l'arcade fémorale dans ce point.

...le insertion, les fibres charnues se portent obliquement en dedans ...dens, Vesale), en suivant toutefois diverses directions : les posté... ...e verticalement en haut; celles qui naissent de la crête iliaque, ...bas en haut et de dehors en dedans, d'autant plus obliques et ...u'elles sont ...res; celles ...u voisinage ...aque anté... ...ieure, sont ...nfin, celles ...de l'arcade ...obliques de ...t de dehors ...s fibres se ...la manière ...s postérieu... ...inférieur et ...s cartilages ...ernières cô... ...e continuent ...cles inter... ...es dans l'in... ...sépare la ...la onzième ...ème de la ...lle-ci de la ...osition qui ...le muscle ...t les inter... ...s la même ...celle qui ...grand obli... ...tercostaux ...manquer ...l'insertion à ...ôte, qui, le ...a lieu par ...faisceau; ...neuvième ...également ...faisceau; ...me et à la neuvième côte qu'appartiennent les faisceaux les ...les. 2° Les *fibres moyennes*, qui sont les plus nombreuses, se ter... ...externe du feuillet moyen de l'aponévrose abdominale anté... ...fibres nées de l'arcade crurale*, fortes et rouges au voisinage de

Direction oblique.

Insertion aux cartilages des quatre dernières côtes.

Insertion au feuillet moyen de l'aponévrose abdominale antérieure.

Fig. 406.

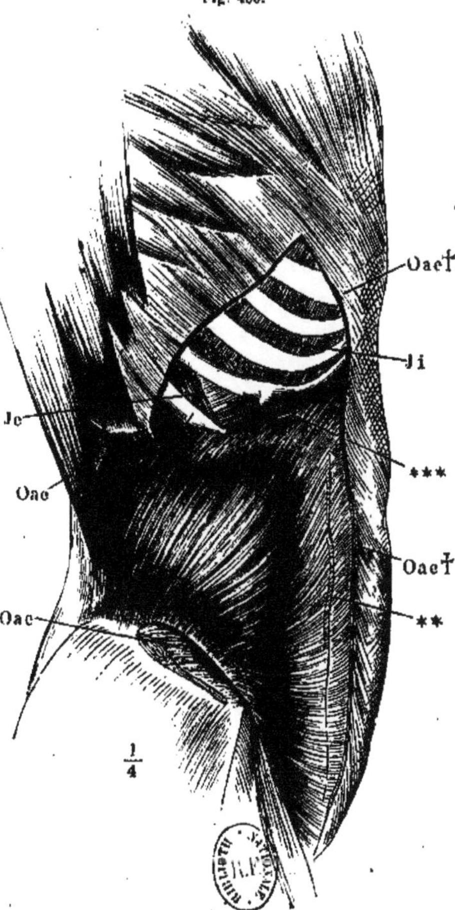

Paroi abdominale vue de profil (*).

(*) ...que externe (Oae) a été coupé au niveau de ses insertions, et l'insertion iliaque est ... Oaet, section de l'aponévrose de l'oblique externe au niveau de son union avec ...terne. — Je, Ji, intercostaux externes et internes. — **, bord externe de la gaîne ..., intersection tendineuse des faisceaux qui vont à la dixième côte; elle correspond ...ième côte.

l'épine iliaque antérieure et supérieure, deviennent pâles et faisceaux distincts au voisinage de l'anneau inguinal; les su terminer à la ligne blanche; des inférieures, les unes vont se bis, en passant derrière l'anneau, les autres sortent de l'annea pour aller former le muscle crémaster. Celles-ci constituent faisceau parfaitement distinct.

Insertion pubienne.

Rapports.

Les plus importants sont ceux de son bord inférieur.

b. Rapports. Recouvert par le grand oblique et un peu en arri dorsal, ce muscle recouvre le transverse. Ses rapports les plu ceux que présente so 1° avec l'anneau in oblique, dont il ob côté interne, comm indiqué Bichat et S cordon des vaissea au-dessus duquel il vant une courbe à rieure, et qui ent descente du testicul des fibres les plu muscle; d'où la disp de ces fibres, qu'on pour le crémaster.

Fig. 407.

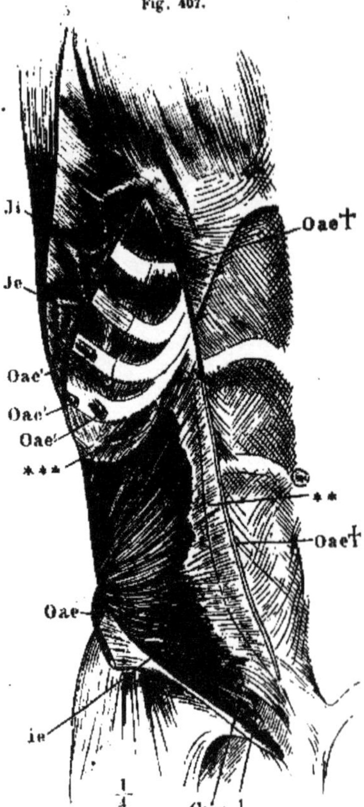

Paroi abdominale, vue par la face antérieure (*).

Les muscles ansiformes ne sont pas le crémaster.

Crémaster. Toute bien décrites par M. très-variables et n nullement constitu crémaster. Suivant crémaster ne serait les fibres inférieur oblique, qui, entra descente du testic au-devant du cord grandes anses renve supérieure, qu'on qu'au fond des bou suis assuré plusieu ment dans plusieur master était consid loppé, que ce musc par deux faisceaux *terne*, un *interne*: 1° naît de la partie e

Le crémaster est constitué par deux faisceaux propres.

1° Faisceau externe.

de gouttière formée par l'arcade crurale, repliée sur elle-mê a lieu par des fibres qui font suite au petit oblique, mais qu s'en séparer, en se réunissant en deux groupes de fibres fibres sortent par l'anneau inguinal avec le cordon sperm

(*) L'oblique externe (*Oae*) a été détaché de ses insertions, ce qui permet de vo (*Oae'*). — *ie*, arcade crurale. — *Crm*, crémaster. — 1, cordon testiculaire. — Les dans la figure précédente.

placées, parcourent toute la longueur du cordon, et viennent
au interne ; 2° le *faisceau interne* ou *pubien*, beaucoup moins con- 2° Faisceau interne.
qui m'a paru constant, bien qu'il n'ait pas été décrit, naît de
, se porte en bas et en dehors, pour se joindre au faisceau ex-
avec lui à la gaine propre du cordon, dont il parcourt toute la
épanouit sur la tunique fibreuse commune du testicule.

master qu'est dû le soulèvement en masse du testicule. Le mouve- Action du crémaster.
aire que présente le scrotum, soit dans l'orgasme vénérien, soit par
id, lui est tout à fait

petit oblique. 1° Com- Action du petit oblique.
viscères abdominaux;
des côtes, et par
sion du tronc; 3° mou-
tation du tronc, en
face antérieure est
côté. Sous ce der-
oblique interne droit
nère de l'oblique ex-
quand il agit avec son
poitrine est fléchie
sur le bassin; quand
fixée, il meut le
région lombaire.

rse de l'abdomen.

1° Diviser horizontale-
petit oblique; 2° dissé-
tion les deux lambeaux
en suivant la direction
fibres du transverse;
les insertions costales,
et étudier ces inser-
interne des côtes. On
l'étude au moment où
du diaphragme.

Fig. 408.

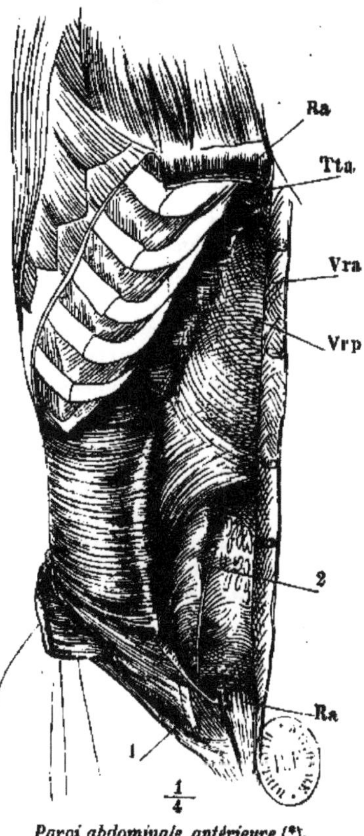

$\frac{1}{4}$

Paroi abdominale antérieure (*).

À cause de la direc- Situation.
es, le muscle *trans-*
n (*transversus abdo-* Figure.
est recouvert par les
précédents; il est, comme eux, de forme irrégulièrement quadri-
ourt à former les parois abdominales.

Ce muscle s'insère, *d'une part*, 1° aux six dernières côtes; 2° aux Insertions.
érieurs de la lèvre interne de la crête iliaque; 3° à l'aponévrose

oblique externe et oblique interne ont été enlevés; leur insertion iliaque est renversée
muscle droit est ouverte dans toute sa longueur; la portion interne de son feuillet
renversée en dedans; elle porte les traces de son adhérence avec le droit antérieur.
été divisé près de ses insertions et enlevé. — *Vrp*, feuillet postérieur de sa gaine.
gulaire du sternum. — 1, cordon testiculaire. — 2, vaisseaux épigastriques.

abdominale postérieure, et par elle aux apophyses épineuses et transverses des vertèbres lombaires; *d'autre part*, à la ligne in-termédiaire du feuillet profond de l'aponévrose abdominale ... *abdominal*, Chaussier; *lumbo-ilio-abdominal*, Dumas).

Insertions costales; Vertébrales

Les insertions costales ont lieu par des digitations qui s'en... celles du diaphragme; il y a une véritable continuité entre ... transverse, au niveau des deux derniers espaces intercostaux. Les ... tébrales se font par l'intermédiaire de l'aponévrose abdomin...

Iliaques.

Les insertions iliaques ont lieu en dedans du petit oblique, pa... névrotiques très-courtes. De cette triple insertion, les fibres char...

Direction horizontale.

parallèles et *horizontales*, de dehors en dedans; les inférieures ... obliques en bas et en dedans. Les moyennes sont plus longues ... rieures et les inférieures; toutes vont s'insérer au bord externe ... aponévrose qui constitue le feuillet postérieur ou profond de l'ap... minale antérieure. Il suit de là que les fibres charnues du trans... médiaires à deux larges aponévroses.

Rapports.

b. Rapports. Recouvert par le petit oblique, le transverse ... toine, dont il est séparé par une lame fibreuse très-prononcée ... porte le nom de *fascia transversalis*.

Action.

c. Action. 1° Son action sur les viscères est bien plus énergique ... muscles précédents: il les comprime fortement, à la manière ... contre la colonne vertébrale et concourt ainsi très-efficacement ... 2° il imprime à celles des côtes auxquelles il s'insère, un mouv... jection en dedans, très-favorable à l'expiration.

4. — Grand droit de l'abdomen.

Préparation. 1° Le cadavre étant couché sur le dos, placez un billot ... baire; 2° après avoir enlevé la peau, incisez verticalement, à deux tra... ligne blanche, une lame aponévrotique très-forte; 3° détachez en deda... lambeaux de cette aponévrose. Les adhérences qui unissent le muscle à ... plusieurs points de son étendue, sont si intimes qu'il est impossible de ...

Situation.

Situé à la partie antérieure et médiane de l'abdomen, de ... ligne blanche, le *muscle grand droit* (Ra) mesure tout l'interva... le pubis et le cartilage de la cinquième côte. Il est aplati d'a...

Forme rubanée.

comme rubané, plus large et plus mince à sa partie supérieure ... trois à quatre travers de doigt de largeur, qu'inférieurement ... sente que deux; sa largeur est généralement en raison inverse ...

Insertions.

a. Insertions. Il s'insère, *d'une part*, au bord supérieur du ... l'intervalle qui sépare l'épine de la symphyse; *d'autre part*, au ... cinquième, de la sixième et de la septième côte, et un peu au ... *pubien*, Portal).

Insertion pubienne.

L'insertion pubienne se fait par un tendon aplati, divisé en ... bien distinctes, dont l'externe est la plus considérable. Ce te... par son bord externe avec la lame aponévrotique appelée *fasci*... est séparé du tendon du côté opposé par une espèce de cloison ... étroite et très-épaisse, qui constitue la partie inférieure de la ... n'est pas rare de voir les fibres tendineuses internes s'entre-c... de la symphyse, avec celles du côté opposé, pour se contin...

...cteurs et du pénis (clitoris); quelques fibres charnues naissent ... des côtés de la ligne blanche. L'absence ou la présence du ...idal influe sur le volume de l'extrémité inférieure de ce muscle. ...tendineuses succèdent les fibres charnues, qui se portent à peu ... en haut (rec... Légèrement obli... en dehors (1), ...un faisceau aplati, ...ge sur le thorax, ... et se divise en ... inégales : une ... large, qui consti... les deux tiers ... du muscle, et qui ... antérieure et ...ieur du cartilage ...ième côte; une ...coup moins con... s'attache au bord ... cartilage de la ..., et une interne, ... bord inférieur ... de la septième côte ...costo-xiphoïdien. ... une languette ... ténue se déta... troisième portion ...érer, soit à l'ap...oïde, soit à la par...ième pièce du ... immédiatement ... cet appendice. ... justifie en partie ...rno-pubien, que ... donné à ce ...

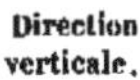

Direction verticale.

Trois divisions costales.

Quelques fibres s'insèrent à l'appendice xiphoïde.

Fig. 409.

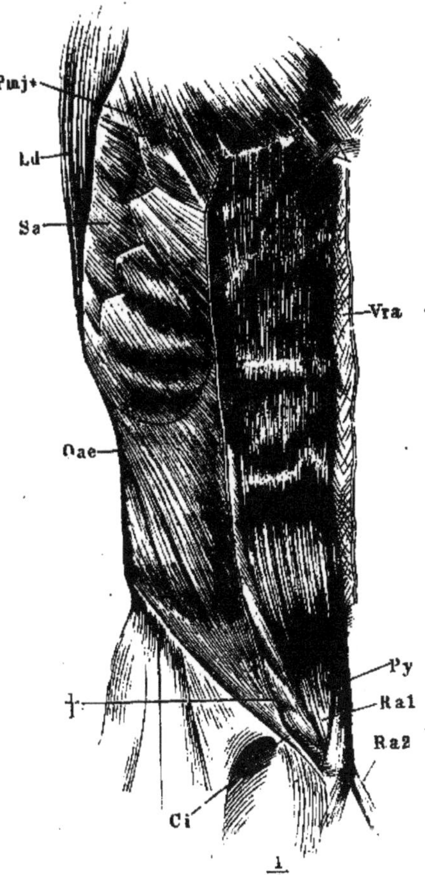

$\frac{1}{4}$

Paroi abdominale antérieure (*).

... rare de voir ce ... un quatrième ...quatrième côte, et ...pansion aponévro...fois interrompue ...aux charnus, au sterno-cléido-mastoïdien (2).

(*) ... muscle grand droit (*Vra*) est ouverte en avant et renversée en dedans et en dehors. — ... du tendon du grand droit. — *Ra*², portion interne. — *Ci*, pilier inférieur de l'an... — *Py*, Pyramidal. — †, Section du pilier supérieur de l'anneau inguinal. — *Oae*, oblique ... — ...and dentelé. — *Ld*, grand dorsal. — *Pmj**, faisceau du grand pectoral qui provient ... grand droit.

(1) ... légère des muscles de bas en haut et de dedans en dehors n'a lieu que ... sous-ombilicale du muscle ; toute la partie sus-ombilicale est rectiligne.

(2) ... faisceau surnuméraire du muscle droit se détacher de son bord externe,

Des intersections aponévrotiques du muscle droit.

Le muscle droit est interrompu par deux, trois, quatre ou cinq *aponévrotiques*, extrêmement adhérentes à sa gaîne aponévrotique, transversales ou obliques, flexueuses, disposées en zigzag, qui rarement toute l'épaisseur et toute la largeur du muscle (un gr ses fibres postérieures y échappent), et qui décomposent le muscle de muscles, plus un, qu'il y a d'intersections. On trouve toujours nombre d'intersections au-dessus qu'au-dessous de l'ombilic; toutes les intersections sont au-dessus de l'ombilic (1).

Gaîne aponévrotique du muscle droit.

b. Rapports. Ce muscle est contenu dans une gaîne aponévroti ment forte, qui lui est fournie par l'aponévrose abdominale ant gaîne, plus épaisse en avant qu'en arrière, beaucoup plus résist qu'en haut, isole le muscle de toutes parts. En bas et en manque entièrement, en sorte que le muscle grand droit est en rap immédiat avec le péritoine ; en haut et en arrière, il y a égalem gaîne, et le muscle répond immédiatement aux cartilages costa neuvième jusqu'à la cinquième côte, et aux muscles intercost dants. La ligne blanche est mesurée par l'intervalle qui sépare les b des muscles droits, intervalle beaucoup plus considérable au-dess sous de l'ombilic; mais de toutes les connexions, la plus import qu'affecte sa face postérieure avec l'artère épigastrique. Nous rev tard sur ce rapport.

Action.

c. Action. Ce muscle ayant habituellement son point fixe en bas son insertion mobile se partage entre les extrémités antérieures de l de la sixième et de la septième côte, il en résulte que sa contra résultat l'abaissement de tout le thorax, et par conséquent la flex lonne vertébrale. Au reste, il est peu de muscles dans l'économ aussi favorablement disposés que le grand droit, qui, d'une part bras de levier extrêmement long et, d'une autre part, s'insère p rement au levier qu'il doit mouvoir.

Il est fléchisseur de la colonne vertébrale.

Le muscle grand droit présentant, en général, une courbe à co rieure et ne pouvant se contracter sans devenir rectiligne, il s contraction a pour premier effet la compression des viscères abdo le rôle que joue le muscle grand droit dans l'expulsion des urines fécales et du produit de la conception. En abaissant les côtes, il con ration ; en les maintenant, quand la poitrine est dans un état de concourt au phénomène de l'effort. Lorsque le muscle grand dr point fixe en haut, il devient fléchisseur du bassin.

Il comprime les viscères.

Il est abaisseur des côtes.

Usages des intersections tendineuses.

Il serait oiseux aujourd'hui de démontrer que les intersecti grand droit n'ajoutent rien à sa force, cette force dépendant d faisceaux musculaires juxtaposés et parallèles, et non de ceux bout à bout. Si une intersection fibreuse pouvait augmenter la for

pour venir se fixer à la partie la plus externe du cartilage de la sixième cô ce cartilage recevait deux faisceaux du même muscle.

(1) Dans un cas où il y avait quatre intersections, l'intersection inféri l'ombilic. La direction des intersections, dans ce cas, mérite d'être noté inférieure était oblique de haut en bas et de dehors en dedans; les de supérieures, qui occupaient, l'une, le rebord du cartilage de la sixième rebord du cartilage de la septième, étaient obliques en sens opposé, c'est en bas et de dehors en dedans; la moyenne était horizontale.

exemple, coupé en travers et cicatrisé par l'interposition de tissu deux fois plus puissant qu'avant la section.

donc les usages des intersections? Serait-ce, comme le dit Bertin, muscles obliques à l'action du muscle droit, par suite des adhé- qui lient entre elles les intersections de ce muscle avec les aponé-

paraît le plus probable, c'est que les intersections fibreuses du n'ont d'autre but que de fixer d'espace en espace les faisceaux mus- gaine du muscle, afin que ces faisceaux ne puissent, en se contrac- cer dans le sens latéral, en glissant dans leur gaine sur la surface leur présentent les viscères de l'abdomen.

5. — Pyramidal.

dal (Py, *fig.* 409), petit muscle triangulaire, qui manque souvent, partie inférieure de l'abdomen, sur les côtés de la ligne blanche. Ce muscle n'est pas constant.

Il naît : 1° du pubis, dans presque tout l'intervalle qui sépare l'épine se, au-devant du muscle grand droit de l'abdomen ; 2° au-devant de par des fibres tendineuses très-prononcées, qui concourent à l'en- fibreux si considérable qui est situé au-devant de cette symphyse. cette double origine, les fibres charnues se portent de bas en haut, verticalement, les externes obliquement de dehors en dedans, et se par une extrémité pointue, qui s'attache à la ligne blanche (*pubio-*, Chauss.). Ce sont les fibres aponévrotiques de ces deux petits mus- prolongent le long de la ligne blanche jusqu'à l'ombilic, sous la petit cordon vertical très-grêle. Insertions.

Recouvert par les aponévroses des muscles grand oblique, petit transverse, le pyramidal recouvre le muscle grand droit abdominal, séparé par une lamelle fibreuse. Rapports.

sorte de solidarité entre la partie inférieure du muscle grand droit pyramidal : quand ce dernier manque, l'extrémité inférieure du est renfoncée d'une manière proportionnelle ; quand il existe, l'extré- ure du grand droit est moins considérable. Solidarité entre le grand droit et le pyramidal.

quelquefois deux pyramidaux d'un côté, et un seul pyramidal du d'autres fois les deux pyramidaux sont inégaux en volume ; enfin, quefois le pyramidal n'exister que d'un seul côté. Sur un nègre, les pyramidaux s'élevaient au-dessus de la partie moyenne de l'espace pubis de l'ombilic. Variétés anatomiques.

Tenseur de la ligne blanche.

léter la description des muscles des parois abdominales, nous allons édiatement leurs aponévroses antérieures, qui constituent une partie de ces muscles, et qui leur fournissent de nombreux moyens d'in-

onsidère ces adhérences comme de véritables points d'attache des muscles en sorte que, lorsque le muscle droit se contracte, il agit non-seulement sur encore sur les crêtes iliaques, par l'intermédiaire des aponévroses abdo- ofesseur Bérard, qui rapporte l'opinion oubliée de Bertin (*Répert. gén. des* ... ABDOMEN), fait observer avec raison que l'aponévrose du petit oblique au muscle droit.

6. — Aponévroses abdominales antérieures.

Les parois abdominales sont en partie musculeuses et en partie apo[...] la partie musculeuse occupe les côtés de l'abdomen ; la partie [...] occupe, d'une part, la région antérieure, *aponévrose abdominale an[...]* autre part, la région postérieure, *aponévrose abdominale postérieure*, [...] décrite.

L'*aponévrose abdominale antérieure* constitue en grande partie la [...] rieure de l'abdomen. Elle est formée, 1° sur la ligne médiane, par la [...] qu'on peut considérer comme une colonne fibreuse continuant la [...] seuse sternale ; 2° de deux moitiés latérales, parfaitement sembl[...] droite, l'autre gauche.

B. — LIGNE BLANCHE.

La ligne blanche est un raphé fibreux.

La *ligne blanche* est une espèce de raphé aponévrotique, étendu de [...] xiphoïde à la symphyse : elle constitue la ligne médiane antérieure [...] men. Sous un point de vue philosophique, on peut la considérer c[...] nuant en bas le sternum, qui, dans quelques espèces, se prolon[...] pubis (1).

Acceptions diverses du mot ligne blanche.

Les anatomistes ne sont pas d'accord sur l'acception qu'il faut don[...] ligne blanche. Suivant les uns, c'est une ligne mathématique, for[...] tre-croisement des aponévroses d'un côté avec celles du côté oppos[...] autres, et cette acception me paraît bien préférable, c'est l'espèce [...] névrotique comprise entre les bords internes des muscles droits.

Considérée sous ce dernier point de vue, la ligne blanche a [...] mesurée par l'intervalle qui sépare les muscles droits ; or, ces m[...] dirigés un peu obliquement de bas en haut et de dedans en dehors, [...] que la portion supérieure ou sus-ombilicale de la ligne blanche [...] largeur que la portion sous-ombilicale de cette même ligne. Cette [...] remarquable, qui a pour résultat la solidité de la partie inférieure [...] men, explique pourquoi les hernies de la ligne blanche ont toujo[...] dessus et jamais au-dessous de l'ombilic. Remarquez d'ailleurs que [...] cipalement contre cette partie inférieure de l'abdomen que sont [...] viscères abdominaux dans l'effort, et que porte l'utérus chargé du p[...] conception.

Largeur inégale de la ligne blanche au-dessus et au-dessous de l'ombilic

La portion sous-ombilicale de la ligne blanche est linéaire, tand[...] tion sus-ombilicale a de 4 à 6 millimètres de largeur. La ligne bl[...] d'ailleurs, des dimensions transversales beaucoup plus grandes ch[...] dus dont l'abdomen a été le siége d'une distension. C'est ainsi que [...] après certaines grossesses, certaines hydropisies, la ligne blanche [...] largeur extrêmement considérable ; lorsque la distension des pa[...] nales a cessé, la ligne blanche ne revient jamais à ses dimensions [...] Chez une femme morte peu de temps après l'accouchement, j'ai [...] ligne blanche avait 8 centimètres de diamètre au niveau de l'omb[...]

Largeur qu'acquiert la ligne blanche à la suite d'une distension considérable.

(1) On a même poussé l'analogie jusqu'à comparer aux côtes les interse[...] tiques des muscles droits, lesquelles semblent partir de la ligne blanche [...] abdominales.

.. portion la plus étroite. Dans des cas de cette espèce, la ligne .. une espèce de besace à grand diamètre vertical, qui reçoit .. devient très-proéminente lors de la contraction des muscles

..che présente plusieurs ouvertures vasculaires et nerveuses ellipti..quelles se développent parfois des pelotons adipeux, qui les dilatent, ..éritoine après eux, ou qui, disparaissant par l'effet de l'amaigris..nt une voie facile aux intestins pour la production des hernies ..e blanche. De toutes ces ouvertures, la plus remarquable est ..al, qui donne passage aux vaisseaux ombilicaux chez les fœtus, ..cicatrice après la naissance, au moins chez le plus grand nombre

Ouvertures vasculaires et nerveuses de la ligne blanche.

Anneau ombilical.

..de l'*ombilic* varie suivant les âges. Le milieu de la longueur du ..nt se trouve au-dessous de l'ombilic avant le sixième mois de la ..répond à l'ombilic après le sixième mois. L'ombilic est situé ..partie moyenne du corps chez l'adulte. Sa situation par rapport ..est pas la même chez les divers individus : ainsi, la cicatrice ..dinairement située un peu au-dessous de la partie moyenne de ..upe quelquefois la partie moyenne de cette cavité. Je l'ai vue à ..deux tiers supérieurs avec le tiers inférieur.

Situation de l'ombilic.

Variétés.

..ce est, d'ailleurs, beaucoup plus résistante que les parties qui l'a..dois dire, cependant, que cette résistance n'est pas telle que les ..cales, chez l'adulte, aient plus de facilité à se faire au voisinage ..à travers l'ombilic lui-même. De nombreuses dissections de her..s chez l'adulte m'ont permis de réfuter cette erreur, échappée ..et de constater que la hernie ombilicale de l'adulte à travers ..règle, et la hernie ombilicale à travers l'éraillement de la ligne ..ption (3).

Sa résistance.

..che répond : 1° *en avant*, à la peau, qui lui adhère plus forte..rties voisines ; l'adhérence est intime à l'ombilic. En bas, chez ..est séparée de la peau par le ligament suspenseur de la verge, ..lquefois jusqu'à la partie moyenne de l'espace compris entre le ..ilic (4).

Rapport en avant.

..es cas, c'est surtout au-dessous de l'ombilic qu'a lieu l'augmentation ..igne blanche, à la suite des distensions répétées. Chez une femme qui ..grossesses, l'intervalle qui séparait la partie sous-ombilicale des muscles ..considérable. Lorsqu'elle était couchée horizontalement et que je l'en..ve sur son séant, la partie intermédiaire aux muscles droits se soulevait, ..résenter un demi-ovoïde dont l'extrémité inférieure répondait au-dessus ..l'extrémité supérieure ne s'élevait que de quelques millimètres au-.. Mais chez la plupart des femmes, c'est la totalité de la ligne blanche ..nsion, et l'ovoïde ou plutôt le demi-ellipsoïde intermédiaire aux muscles ..la hauteur de la ligne blanche.

..ques exemples de persistance de la veine ombilicale, et, par consé.. ombilical. J'ai fait représenter (*Anat. pathol.*, livraison XVI, pl. 6) un ..-cutanée abdominale, prodigieusement développée, se continuait avec ..volumineuse.

..mie *pathologique du corps humain*, livraison XXIV, pl. 6.

..se et aponévrotique, qui semble faire suite au ligament suspenseur de ..onsidéré par Thomson comme une dépendance du dartos, dont il consti-

En arrière.

2° En *arrière*, au péritoine, dont elle est séparée, dans la p[illegible] cale, par le cordon de l'ouraque et par la vessie elle-même, lo[illegible] de cet organe. Aussi est-ce à travers la ligne blanche qu'on [illegible] soit par la ponction, dans le cas de rétention d'urine, soit p[illegible] la taille sus-pubienne. L'adhérence du péritoine à la paroi [illegible] pas plus intime au niveau de l'ombilic que dans les autres poi[illegible] aussi les hernies ombilicales sont-elles pourvues d'un sac [illegible] toutes les autres hernies.

Extrémité supérieure et inférieure de la ligne blanche.

L'*extrémité supérieure* de la ligne blanche s'attache à l'ap[illegible] pièce cartilagineuse, flexible, élastique, qui sert, pour ainsi [illegible] entre le sternum osseux et la ligne blanche.

Son *extrémité inférieure* répond à la symphyse du pubis.

Structure.

Si nous étudions la *texture* de la ligne blanche, nous verrons [illegible] posée de fibres transversales et qu'elle résulte de l'entre-crois[illegible] de l'aponévrose abdominale antérieure. Les fibres transvers[illegible] marquées à la face postérieure. Une particularité assez remarq[illegible] les fibres entre-croisées ne s'arrêtent pas sur la ligne médian[illegible] d'un côté à l'autre; de telle sorte que les fibres aponévrotique[illegible] que du côté droit deviennent les fibres aponévrotiques du petit [illegible] gauche, et que l'entre-croisement a lieu, non-seulement d'a[illegible] mais encore d'avant en arrière (1).

Fibres longitudinales de la ligne blanche.

A la partie supérieure de la ligne blanche, on trouve des fib[illegible] qui descendent de l'appendice xiphoïde; du bord supérieur de[illegible] les tendons des muscles droits, s'élèvent d'autres fibres vertica[illegible] lame triangulaire qui se termine supérieurement en pointe : [illegible] sus-pubien de Breschet (*adminiculum lineæ albæ*, A, *fig.* 415).

Au-dessous de l'ombilic, les fibres entre-croisées sont soule[illegible] longitudinales qui constituent un petit cordon parfaitement [illegible] semble former cloison entre les muscles droits, va grossissant [illegible] symphyse, et peut être aisément senti à travers la peau chez le[illegible] Ce petit cordon, qui occupe exclusivement la partie sous-ombili[illegible]

tuerait les insertions à la ligne blanche. Le fait est qu'en disséquant [illegible] sus-pubienne de la ligne blanche, le scalpel rencontre une multitude de[illegible] tiques qui semblent s'enfoncer dans l'épaisseur de la ligne blanche et [illegible] cette ligne; de telle sorte que cette région disséquée ne présente jama[illegible] autres régions, mais bien un aspect laceré. D'autre part, il est cons[illegible] lâche aponévrotique se continue, sur la ligne médiane, avec le ligamen[illegible] la verge, et de chaque côté, avec le dartos.

(1) J. Dom. Santorini avait déjà fait cette remarque (*Observat.* an[illegible] caput IX, DE ABDOMINE, Lugduni Batavorum, 1739).

Winslow décrit admirablement cette disposition : « On dit que la [illegible]
« autre chose que le concours de ces trois paires de muscles; mais e[illegible]
« on y voit un entrelacement très-difficile à développer. Il semble qu[illegible]
« blique externe d'un côté se continue avec une portion de l'oblique [illegible]
« posé, et que ces quatre portions ne sont que deux muscles digastri[illegible]
« obliquement. Il paraît aussi que les deux transverses, par l'union de[illegible]
« composent un troisième digastrique : ainsi ce seraient comme trois [illegible]
« tement croisées. Mais il faut observer que ce ne sont que les portion[illegible]
« muscles et non pas toute leur largeur qui forment ces trois bande[illegible]
t. II, p. 40, 1763.

autre chose que le tendon commun des muscles pyramidaux ; il que chez les sujets pourvus de ces muscles, et son développe-stamment en rapport avec celui des muscles pyramidaux. Jamais plus considérable que chez une femme affectée d'une hydropisie moyen volume : les fibres longitudinales formaient comme une au devant du kyste, qu'elles semblaient destinées à soutenir. Du qui entrent dans la composition de la ligne blanche, n'appar-ment au tissu jaune élastique, au moins dans l'espèce humaine. entièrement relatifs à la résistance. Elles appartiennent aux muscles pyramidaux.

nche a pour tenseurs les muscles pyramidaux. On peut considérer suspenseur de la verge suite à la ligne blanche st constitué par un cer-de fibres entre-croisées qui appartiennent aux es externes et grands

feuillets de l'aponévrose inale antérieure.

blanche partent, de deux lames aponévroti-antérieure et l'autre muscle droit de l'abdo-elles constituent une très-résistante. Cette plète ; son feuillet pos-par les aponévroses du du transverse, ne des-iques centimètres au-bilic, et se termine par nant, falciforme, appelé aire de Douglas. De ce me fibreuse qui gagne, itoine, qu'elle double, la face postérieure de la vessie, pour se le *fascia pelvia*. Il suit de là que la vessie distendue, en s'éle-des pubis, s'engage entre les muscles droits et cette lame un espace auquel Retzius a donné le nom de *cavité prépérito-*

Fig. 410.

1/4

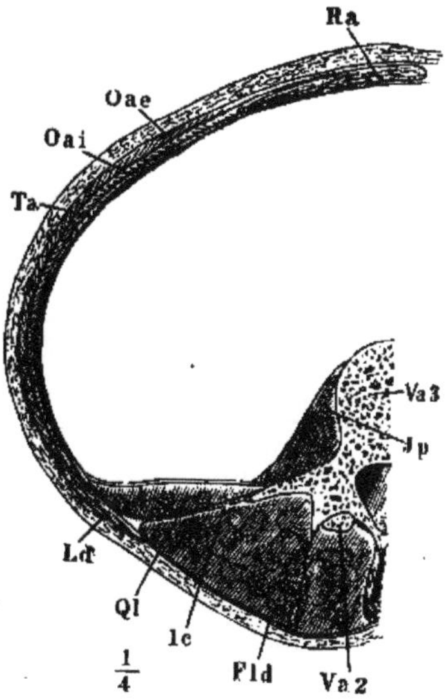

Section horizontale de l'abdomen passant par le corps de la troisième vertèbre lombaire (Va3).

ieure, après un court trajet, se divise en deux lamelles ou feuil-ciel, qui est l'aponévrose du muscle oblique externe ou grand *profond*, c'est le feuillet antérieur de l'aponévrose du petit obli-tion supérieure de la paroi abdominale, cette division a lieu du muscle droit ; plus bas, elle se rapproche graduellement de Des feuillets de l'aponévrose abdominale antérieure.

— *Va*2, apophyse articulaire inférieure de la deuxième vertèbre lombaire. — nd dorsal. — *Ic*, feuillet postérieur de l'aponévrose du transverse. — *Ql*, carré nd dorsal. — *Ta*, transverse. — *Oai*, oblique interne. — *Oae*, oblique externe.

la ligne médiane, de sorte que, au voisinage du bassin, elle a
la ligne blanche.

La lame postérieure, simple jusqu'au niveau du bord ex
grand droit de l'abdomen, se divise également en deux feuille
qui s'unit au feuillet du petit oblique, et qu'on considère c

Fig. 411.

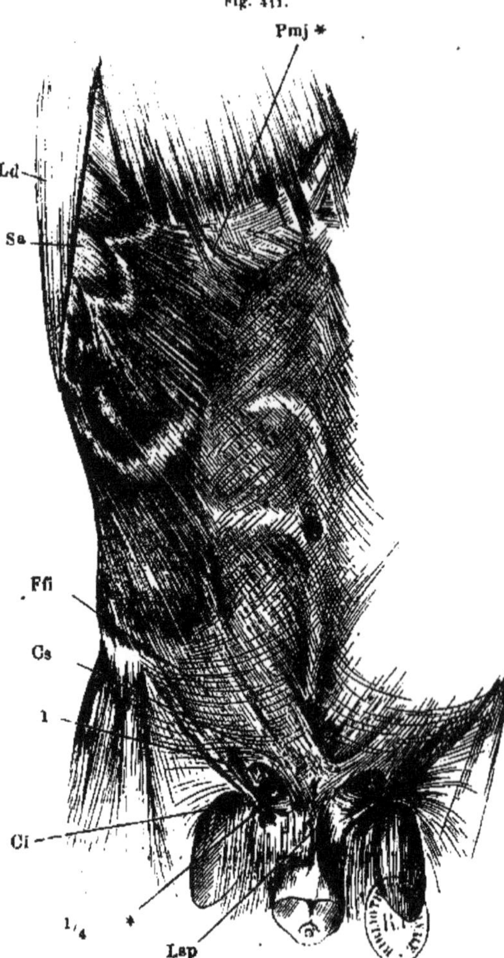

Face antérieure de la paroi abdominale antérieure (*).

posté
névr
que
rieur
traje
musc
poné
verse.

Nou
succe
verse

1° APON
OBL
EXT

Forme générale.

L'a
supe
nue
poné
que.
tère
elle
terva
l'épi
rieu
de l
elle
diate
larg
péri
qu'i

Rapports.

Re
peau
supe
couv
la
du

l'oblique interne. Son adhérence à l'aponévrose de l'oblique
jusqu'au voisinage du bord externe du muscle droit, excep

(*) Le cordon (1) a été coupé à son émergence de la paroi abdominale et le pé
sa racine. — *Lsp*, ligament suspenseur de la verge. — *Cs*, pilier supérieur de
pilier inférieur. — *Ffi*, fibres arciformes. — *Sa*, grand dentelé. — *Ld*, grand d
du grand pectoral. — *, ligament de Colles.

...oses sont distinctes et séparables dans toute leur étendue. ...e de l'oblique externe est composée de faisceaux fibreux oblique... haut en bas et de dehors en dedans, comme les faisceaux char... ...ils font suite. Elle est d'ailleurs traversée, surtout au voisinage ...uche, par un assez grand nombre d'ouvertures vasculaires et ner... ...pas rare de voir les faisceaux qui la constituent laisser entre eux, ...eurement, au voisinage de l'arcade crurale, des espaces linéaires ...res plus ou moins considérables, qui permettent de voir à décou... ...du petit oblique. Ces faisceaux sont, d'ailleurs, coupés à angle ...ne bridés par d'autres fibres aponévrotiques, plus ou moins pro... ...ant les sujets, en sorte que les espaces que je viens de signaler ont ...angique. Le siége le plus constant de ces fibres de renforcement ... de l'arcade fémorale.

Texture.

Espaces qui existent entre les faisceaux.

Fibres destinées à brider l'aponévrose.

...erne, légèrement concave et comme dentelé, présente des prolon... ...petites dentelures inégales en longueur, auxquelles font suite les ...s. Une ligne étendue de l'épine iliaque antérieure et supérieure ...cartilage de la huitième côte établit assez bien la direction de ce ...u duquel l'aponévrose semble se diviser en trois lames : une ...lle, très-mince, dépourvue du brillant aponévrotique et qui se ...membrane celluleuse recouvrant la face externe du muscle ...une lame moyenne, ou aponévrose proprement dite, qui donne ...fibres charnues, et une lame profonde, celluleuse, qui recouvre ...du muscle grand oblique.

Bord externe dentelé de l'aponévrose.

La membrane fibro-celluleuse de l'oblique externe est une émanation de l'aponévrose.

...rieur, étroit, n'est pas exactement limité. Il donne insertion, en ...sceau plus ou moins considérable du grand pectoral (Pmj*), le... ...insi le muscle tenseur de la partie supérieure de l'aponévrose ; ...son étendue, ce bord se prolonge, en s'amincissant, sur le grand ...il constitue la membrane fibro-celluleuse propre, laquelle adhère ...ux fibres charnues.

Bord supérieur.

...rieur, très-large, peut être divisé en deux portions bien distinctes : ...titue la presque totalité de ce bord, mesure l'intervalle qui sé... ...iliaque antérieure et supérieure de l'épine pubienne : elle a des ...nes avec l'*arcade fémorale*; l'autre, étendue de l'épine pubienne ...présente à étudier les *piliers* et l'*orifice cutané* du *canal inguinal*. ...rire successivement avec détail l'*arcade fémorale*, l'*anneau crural* ...du *canal inguinal*.

Bord inférieur.

Sa division.

...rale. — On a donné le nom d'*arcade crurale* ou *fémorale*, celui de *li*... ...de *Fallope* ou de *Poupart* à une bandelette fibreuse étendue ...ique antérieure et supérieure et l'épine du pubis ; elle est com... ...nacrés et resplendissants, auxquels viennent se joindre une ...des faisceaux de l'aponévrose d'insertion du grand oblique. ...qui est tendue à la manière d'une corde, répond au pli de ...la limite entre l'abdomen et le membre abdominal, et consti... ...ieur d'une large ouverture triangulaire dont l'os ilion et le pu... ...les bords postérieurs ; cette ouverture établit une communication ...inférieur et l'abdomen, et livre passage, en dehors, au muscle ...nerf crural, plus en dedans, à l'artère et à la veine crurales ...ux lymphatiques.

Arcade crurale.

Idée générale de l'arcade fémorale.

...le l'arcade crurale est un peu oblique de dehors en dedans et de

Sa direction.

haut en bas. Son tiers externe étant plus oblique que ses deux en résulte que l'arcade crurale présente, en dehors, une légère cavité supérieure et interne. En bas, cette arcade se continue

Sa tension. fémorale, et c'est à cette adhérence qu'est due la *tension* qu'elle on peut s'en assurer par la section de l'aponévrose fémorale à tion avec cette arcade : d'où le précepte de Scarpa, qui, pour ment de la hernie crurale, conseillait des mouchetures sur l'a rale, dans le lieu de cette adhérence.

Profondément, l'arcade fémorale se continue, en dehors, iliaque ; en dedans, avec le fascia transversalis.

Différence de la disposition de l'arcade en dedans et en dehors. En dehors, au niveau du muscle psoas-iliaque, l'arcade crurale en arrière, unie à l'ap et à l'apon en sorte q là un épaiss iliaca ; elle ceaux fibr vrose du g fournit de n tions aux fi oblique et d niveau de pectinée, mement au fibres qui s le périoste nence. Plu s'aplatit de passe, sous au-devant d moraux, po du pubis e avant d'att les fibres in cade s'éca superficiell arrière et rent à la dans l'éten limètres en

Fig. 412.

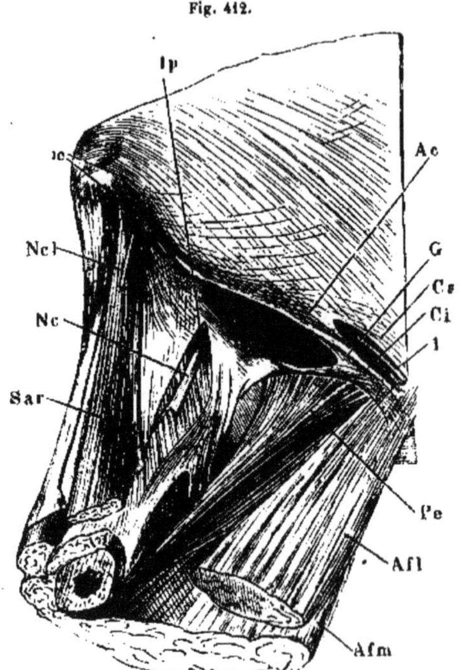

Portion inférieure de la paroi abdominale antérieure et portion supérieure de la cuisse, légèrement fléchie et tournée en dehors (*).

Ligament de Gimbernat. du pubis. C'est cette portion réfléchie et épanouie, décrite d ciens ouvrages d'anatomie, qui est appelée *ligament de Gimb* d'un chirurgien espagnol, qui en a bien fait comprendre l

(*) L'aponévrose crurale a été incisée le long du couturier (*Sar*) et renversée celle du psoas-iliaque (*Ip*) a été incisée obliquement, pour montrer les fibres du (Nc). — L'aponévrose profonde de la cuisse a été détachée à partir de l'origine *Afm*, premier et troisième adducteurs. — *Ncl*, nerf inguinal externe. — *ic*, po crurale. — *Ac*, portion libre de cet arcade. — G, ligament de Gimbernat. — l'anneau inguinal. — *Ci*, pilier inférieur. — 1, cordon spermatique.

...t. de la hernie fémorale, quoiqu'il l'ait assez mal décrite. ...de *Gimbernat* a une *forme* triangulaire : son bord antérieur ré...fémorale ; son bord postérieur, à la crête du pubis ; son bord ex...ave, tendu, comme tranchant, et forme la partie interne du pour...au crural. A ce bord externe vient s'insérer une lame du fascia ...plète la gaîne infundibuliforme destinée à l'artère et à la veine ...r sortie du bassin, en sorte que ce bord n'est réellement pas libre. ...u ligament de Gimbernat est très-considérable. Quelquefois, cepen...es épanouies laissent entre elles des espaces, à travers lesquels ...ire des hernies (1).

Sa forme triangulaire. Ses bords.

...ligament de Gimbernat présente beaucoup de variétés, chez les dif... sous le rapport de sa force comme sous celui de son développe...riétés doivent influer beaucoup et sur la disposition aux hernies ...e l'étranglement de ces hernies.

...*crural*. Derrière l'arcade fémorale, en dehors du ligament de ...voit une ouverture ou un anneau destiné à livrer passage à ...la veine fémorales, et à un grand nombre de vaisseaux lym...qu'obturent un ou deux ganglions lymphatiques : c'est l'*an*...e tissu cellulaire sous-péritonéal acquiert quelquefois, au ni...nneau, une grande résistance, et constitue ce qu'on a appelé le ... La forme de l'anneau crural est celle d'un triangle isocèle, dont ...longue, serait formée par l'arcade crurale ; les deux bords égaux ré...l'interne, au pectiné, l'externe, au psoas iliaque. Des trois ...ne, arrondi, répond à la partie concave du ligament de Gim...lle se continue avec l'infundibulum aponévrotique des vaisseaux ...terne, très-aigu, répond au point où l'arcade fémorale se détache ...e iliaque : l'artère épigastrique répond à cet angle ; l'angle pos...btus, répond à l'éminence ilio-pectinée. La veine fémorale est en ...le bord interne ou pectinéal ; l'artère fémorale, avec l'éminence ...s avec le bord externe ; un ganglion lymphatique obture générale...interne. Le nerf crural, qui se trouve en dehors de l'artère et ...en est séparé par l'aponévrose iliaque. C'est par l'anneau crural ...rnie crurale.

Anneau crural.

Septum crural.

L'anneau crural a la forme d'un triangle isocèle.

...*guinal externe*. Voyons maintenant les rapports de l'aponévrose ...que, à son bord inférieur, avec l'arcade crurale. Cette aponévrose, ...upérieure, forme une toile homogène, percée seulement de ...rtures pour le passage des vaisseaux et nerfs de la peau. A sa ...re, au contraire, les fibres qui la composent se réunissent en un ...e de rubans parallèles ou très-légèrement divergents, séparés par ...plus ou moins larges ; au niveau de ces intervalles, qui ne sont ...ar le prolongement de cette lame celluleuse que nous avons vue ...deux faces du corps charnu du muscle, on voit par transparence ...us-jacentes. Arrivées au voisinage de l'arcade crurale, les fibres ...érieures de l'aponévrose, presque parallèles à la portion iliaque

De l'anneau inguinal externe.

(1) ... et d'autres chirurgiens après lui, ont observé des hernies à travers le ...ernat. J'ai eu moi-même occasion de voir, sur une vieille femme de la ... sacs herniaires accolés, dont l'un passait par l'anneau crural, et l'autre ...anneau : leurs orifices étaient séparés par une bride fibreuse, qui m'a paru ...es fibres externes du ligament de Gimbernat.

de cette arcade, se confondent avec elle d'une manière tellem[...] a considéré cette arcade comme formée exclusivement par ces fi[...] tinuent en partie avec l'aponévrose crurale et le fascia iliaca. Le[...] plus en dedans présentent plus marquée cette division en rub[...] sant entre eux des espaces triangulaires. Un de ces espaces, pl[...]

Fig. 413.

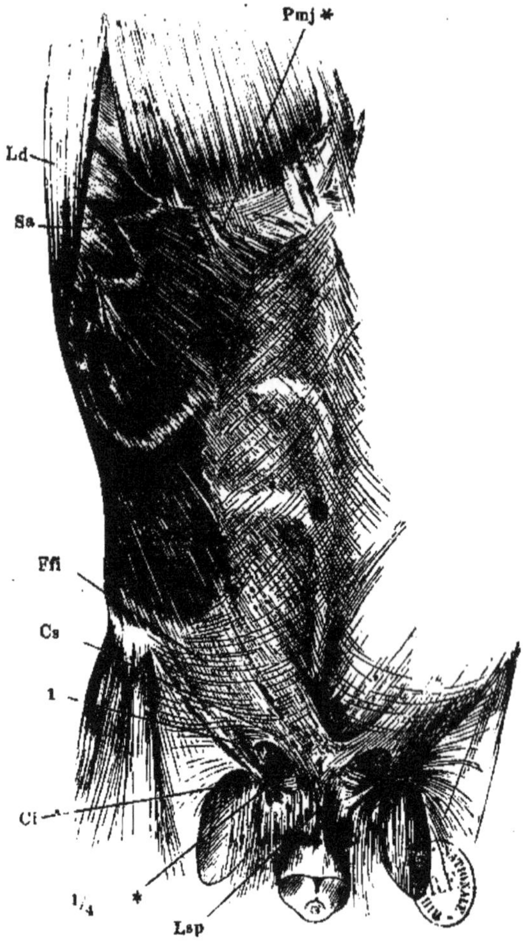

Face antérieure de la paroi abdominale antérieure (*).

que le[...] const[...] la sym[...] ne; il[...] don[...] l'hom[...] ment[...] femme[...] l'abd[...] nom[...] *nal* [...] Des [...] breux[...] latéral[...] terne[...] *pilier*[...] *neau*[...] sère [...] profon[...] du pi[...] ses fib[...] les pa[...] adhés[...] épine[...] face [...] symph[...] où el[...] sent [...] sembl[...] côté [...] brilla[...] guen[...] l'apo[...] cuiss[...] le pi[...] contin[...]

Pilier inférieur.

Le [...] ou [...]

Pilier supérieur.

supérieur de l'anneau inguinal (Cs), plus large que l'externe, vie[...] également, au-devant de la symphyse, avec celui du côté opp[...]

(*) Le cordon (1) a été coupé à sa sortie de la paroi abdominale et le pénis au[...] racine. — *Lsp*, ligament suspenseur de la verge. — *Cs*, pilier supérieur de l'ann[...] pilier inférieur. — *Ffi*, fibres arciformes. — *Sa*, grand dentelé. — *Ld*, grand dor[...] du grand pectoral. — *, ligament de Colles.

...elques-unes de ses fibres avec le ligament suspenseur de la verge. ...re de voir quelques fibres de ce pilier se continuer avec l'aponé- ...cteurs de l'un ou de l'autre côté.

...ceau de fibres qui se trouve immédiatement en dedans et au- ...ier supérieur, s'avance jusque sur la ligne médiane, s'entre-croise ...eau semblable du côté opposé, un peu au-dessus de la symphyse ...va s'insérer au bord supérieur du pubis, dans toute l'étendue qui ...de l'épine, en confondant ses fibres avec le ligament de Gimber- ...eau porte le nom de *ligament de Colles*, du nom de l'anatomiste qui ...tiré l'attention sur lui. Ce ligament part donc de la ligne blanche, ...aux fibres de l'aponévrose du grand oblique du côté opposé.

Ligament de Colles.

...nguinal externe est ovalaire ou triangulaire ; son grand diamètre ...de haut en bas et de dehors en dedans, comme les fibres de l'apo- ...l'oblique externe. Sa base répond à l'intervalle qui sépare l'épine ...la symphyse ; son sommet, qui n'est pas toujours nettement limité, ...eu de résistance, est arrondi et bridé par des *fibres arciformes* (Ffi), ...de l'arcade crurale et semblent gagner la ligne blanche, pour se ...ec les fibres du grand oblique du côté opposé. Du pourtour de l'an- ...ne gaîne cellulo-fibreuse qui enveloppe le cordon, chez l'homme, et ...rond, chez la femme, et qui n'est autre chose que le prolongement ...celluleuse qui couvre les faces de l'aponévrose du grand oblique.

Forme et direction de l'anneau inguinal.

Sa base.

Son sommet

...ÉVROSES ANTÉRIEURES DES MUSCLES PETIT OBLIQUE ET TRANSVERSE, FASCIA TRANSVERSALIS.

...ose *du petit oblique*, née de la ligne blanche, se divise immédiate- ...es trois quarts supérieurs, en deux feuillets, dont l'un passe au-de- ...en arrière du muscle grand droit. Le quart inférieur passe, sans se ...avant du même muscle. Le *feuillet antérieur* est uni de la manière ...à l'aponévrose de l'oblique externe, dont il ne se distingue que ...ion de ses fibres ; il y a même, dans quelques points, un véritable ...nt entre les fibres aponévrotiques de ces muscles. La partie infé- ...n divisée de l'aponévrose du petit oblique est, au contraire, facile- ...ble de l'aponévrose du grand oblique. Le *feuillet postérieur* de l'a- ...petit oblique est uni d'une manière non moins intime à l'aponévrose ..., dont il n'est distinct également que par la direction des fibres. ...se brusquement au niveau de la partie moyenne de l'espace qui ...lic de la symphyse pubienne. Arrivés au voisinage du bord externe ...oit, les feuillets du petit oblique s'isolent, savoir, l'antérieur, de ...du grand oblique, le postérieur, de l'aponévrose du transverse, ...immédiatement et donner naissance aux fibres charnues. Le bord ...ponévrose du petit oblique répond donc, en grande partie, au bord ...uscle droit de l'abdomen ; ce n'est qu'au-dessous de l'ombilic que ...e l'aponévrose et les fibres charnues se rapproche de la ligne ...orte qu'au voisinage du bassin, quelques faisceaux musculaires ...directement à l'épine du pubis et à la crête pectinéale.

Sa division en deux feuillets.

Feuillet antérieur

Feuillet postérieur.

Réunion des deux feuillets en dehors du muscle droit.

...ose *du transverse* est le feuillet le plus profond de l'aponévrose ab- ...térieure ; très-étroite en haut, elle va s'élargissant jusqu'au voisi- ...rête iliaque, pour se rétrécir ensuite progressivement jusqu'à sa

Division de l'aponévrose du transverse

Ses rapports partie inférieure. De la ligne blanche, elle se porte en dehors, muscle droit, au bord externe duquel elle se confond avec le fe de l'aponévrose du petit oblique. Un peu au-dessous de l'ombili névrotiques du transverse, dont la direction est la même que charnues, cessent brusquement de se montrer dans le feuillet gaine du muscle droit, laquelle ne présente, plus bas, qu'un fibreuse, tandis que les fibres aponévrotiques provenant du sent au-devant du muscle droit et s'unissent aux feuillets du g oblique.

Fascia transversalis. c. *Fascia transversalis*. Toute la face postérieure du muscle tr

Fig. 414.

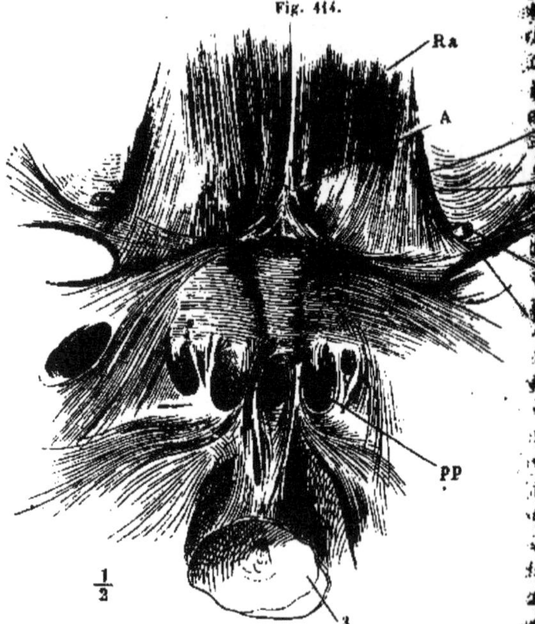

Face postérieure de la paroi abdominale antérieure (*).

couverte, de même que les faces des autres muscles larges de une lame celluleuse, qui ne mérite point le nom d'aponévro puisse facilement l'isoler comme couche continue. Mais, au voisi crurale, cette lame devient plus épaisse et, en outre, elle présent de fibres parallèles, brillantes et tendineuses, qui en font une vrose, connue sous le nom de *fascia transversalis*. Signalée par A. décrite par Laurence et J. Cloquet, et surtout par Thomson, a été diversement interprétée. Ce qui nous paraît le plus rati la considérer simplement comme le feuillet postérieur de la g

(*) On a enlevé le péritoine. Le cordon (1) a été coupé à son entrée dans l'épais dominale; la vessie (3), dont on a enlevé toute la portion supérieure, a été renvers ligaments pubio-prostatiques. — Ra, muscle grand droit. — Ps, rebord falcifor salis. — *iim*, *iil*, faisceaux fibreux qui le constituent. — A, ligament sus-pubien.

...sverse, feuillet auquel viennent se joindre, inférieurement, des ...eaux qui le renforcent notablement. De ces trousseaux fibreux, ...bre partent de la portion interne de la crête pubienne, et se di-...(*il*) en dehors et en haut, parallèlement à l'arcade de Fallope, ...en s'irradiant dans le fascia transversalis et dans le fascia iliaca; ... en dedans et en haut, pour se joindre au bord externe du ten-...térieur. En se rencontrant sous un angle arrondi, ces deux or-...ux circonscrivent en dedans et en bas l'orifice interne du canal ...ment un *rebord falciforme* (*Ps*), sur lequel reposent les éléments ...nt de s'engager dans le canal inguinal. Il est à remarquer que ce ...s libre, et qu'il est le point de départ d'un prolongement infun-...orte de gaine cellu-...ompagne le cordon ...t à travers le canal ...choses sont donc dis-...si, dans la descente ...t organe poussait au-... fascia, qui constitue ...médiate du cordon; ...enveloppe que s'épa-...ier. **Reborđ falciforme.**

...rieur du fascia trans-...aue, en dehors, avec ...en dedans, il adhère ...eur de l'arcade cru-...ète ainsi la gouttière ...sont logés le cordon ...t les faisceaux infé-...scles transverse et ...uivant Thomson, les ...fascia transversalis à ...rne de l'arcade cru-...âches, et cette apo-...ontinue au-dessous ...porter le long de la ...t des vaisseaux fé-...er la paroi anté-...noir fémorali-vas-... **Bord inférieur.**

Fig. 415.

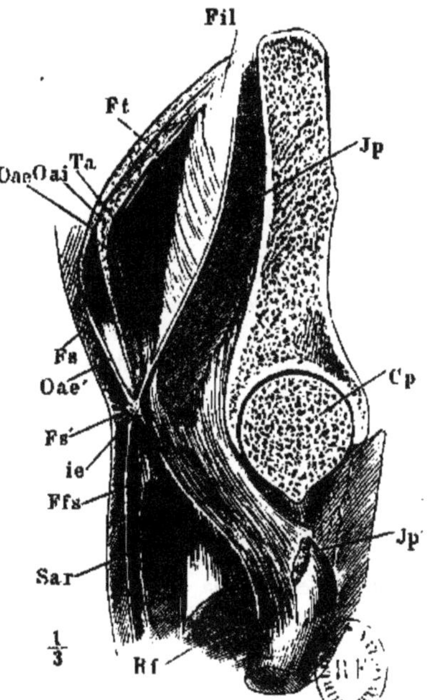

Section verticale antéro-postérieure des parois abdominales et de la cuisse, passant par l'articulation coxo-fémorale. Segment externe (*).

3° TRAJET OU CANAL INGUINAL.

...inal externe est l'orifice antérieur ou cutané d'un trajet obli-... quelque sorte, dans l'épaisseur du bord inférieur de la paroi ...l'abdomen, au niveau de l'arcade crurale, et destiné à livrer ...

... coupe obliquement. — *Jp'*, tendon de ce muscle. — *Cp*, tête du fémur. — *Rf*, ... cuisse. — *Sar*, couturier. — *Ffs*, aponévrose crurale superficielle. — *ie*, arcade ... superficialis. — *Fs'*, fibres qui l'unissent aux parties profondes, le long de l'arcade ... externe de l'abdomen. — *Oae'*, aponévrose de l'oblique externe. — *Oai*, oblique ...verse. — *Ft*, fascia transversalis. — *Fil*, fascia iliaca.

passage au cordon des vaisseaux spermatiques, chez l'homme, [illegible] chez la femme. Ce trajet, bien décrit seulement par les moder[illegible] par eux sous le nom de *canal inguinal* (1).

Sa longueur et sa direction.

Sa *longueur* varie entre 4 et 6 centimètres. Sa *direction* est ob[illegible] bas, de dehors en dedans et d'arrière en avant.

Le trajet inguinal est essentiellement constitué par la *gouttiè*[illegible] l'union de l'arcade crurale avec l'aponévrose du grand oblique[illegible] le fascia transversalis, en arrière. On peut donc considérer à ce[illegible]

Ses parois.

inférieure, concave, formée par l'arcade crurale, une *paroi anté*[illegible] l'aponévrose du grand oblique, une *paroi postérieure*, formée p[illegible] versalis. *Point de paroi supérieure*, la paroi antérieure et la p[illegible] rejoignant au-dessus du cordon spermatique. Quant aux mus[illegible] et transverse, aux fibres les plus inférieures desquels l'arcade[illegible] de nombreuses insertions en dehors, leur bord inférieur n'attei[illegible] que le niveau de la portion externe et supérieure du canal ing[illegible]

Orifice péritonéal.

L'*orifice profond ou péritonéal* du canal inguinal est situé à [illegible] doigt au-dessus de la partie moyenne de l'arcade crurale; ce[illegible] moins exactement circonscrit que l'orifice cutané, ou plutôt il n[illegible] qu'en dedans, où se voit un bord fibreux, concave, *falciforme*, [illegible] bord concave du ligament de Gimbernat, et qui est formé par le[illegible] salis. L'orifice péritonéal est fermé par le péritoine; son côté [illegible] par l'artère épigastrique.

C'est par le trajet inguinal qu'a lieu la descente du testicu[illegible] contenu dans l'abdomen; c'est par ce même trajet que se produi[illegible] nale dite oblique, pour la distinguer de la hernie inguinale di[illegible]

B. — RÉGION DIAPHRAGMATIQUE.

Diaphragme.

Préparation. Pour mettre ce muscle à découvert, il faut ouvrir l'abdo[illegible] les viscères abdominaux; le foie, l'estomac, les reins seront surtout [illegible] coup de précaution. On lie l'œsophage et la veine cave ascendante [illegible] passage à travers le diaphragme, et on les divise au-dessous de la [illegible] péritoine avec les doigts ou avec une pince à disséquer à mors larges, [illegible] tirant légèrement sur lui; on prépare ainsi la face inférieure de ce mu[illegible] du scalpel. Pour que la préparation soit bonne et que le diaphragme co[illegible] il faut bien prendre garde que le thorax ne soit ouvert. C'est par la [illegible] voit parfaitement toutes les insertions du diaphragme. Pour bien étu[illegible] il faudrait avoir un autre sujet, dont on ouvrirait le thorax en laissant [illegible] c'est la seule manière d'en avoir une bonne idée. Lorsque l'abdomen e[illegible] ouvert, l'ouverture du thorax est suivie de l'affaissement du muscl[illegible] prendre aucune idée de sa voussure.

Il forme la limite entre le thorax et l'abdomen. Sa situation en dedans des côtes.

Le *diaphragme* (*septum transversum*, Vésale) est, suivant l'exp[illegible] le plus important des muscles, après le cœur; il consiste en un[illegible] leuse, obliquement *située* à la réunion du tiers supérieur avec le[illegible] rieurs du tronc, cloison qui sépare le thorax, dont elle forme[illegible]

(1) On conçoit que le trajet oblique du canal inguinal a l'avantage [illegible] les parois abdominales et de rendre les hernies plus difficiles.

...unt elle constitue la voûte. Tandis que tous les muscles du corps ...dehors ou autour des leviers qu'ils doivent mouvoir, le diaphragme ...n dedans de ces leviers, à la manière des muscles appartenant aux ...uelette extérieur.

...me divise le corps en deux parties inégales : l'une supérieure ou ...atique, l'autre inférieure ou *sous-diaphragmatique*. Placé sur la ligne ...'est nullement symétrique. Elliptique, à grand diamètre transver-...aplati, il a la *forme* d'une voûte, ou plutôt d'un éventail dont la ...circulaire serait horizontale, et dont la partie étroite, verticale, ...ngle droit avec la première ; aussi les anciens divisaient-ils ce mus-...rtions, l'une supérieure, *grand muscle diaphragme*, l'autre infé-...uscle diaphragme*.

Il a la forme d'une voûte.

Il est divisé en portion horizontale et en portion verticale.

Le diaphragme s'insère, *d'une part* (*insertions fixes*), 1° à la région ... colonne vertébrale, au-devant du corps et des disques de la se-...oisième et souvent de la quatrième vertèbre lombaire ; 2° à la face ... sternum, à la base de l'appendice xiphoïde ; 3° à la face posté-...rd supérieur des cartilages des six dernières côtes, et à la portion ...lle ces cartilages font suite ; quelquefois il va se fixer à la sixième ... *part* (*insertions mobiles*), au pourtour d'une aponévrose en forme de ...upe la partie centrale du muscle, et qui doit à ces circonstances le ...u *centre aponévrotique* du diaphragme.

Insertions fixes.

Insertions mobiles.

...*ertébrale* se fait par deux tendons inégaux, que constituent plusieurs ...verticaux, placés les uns au-devant des autres ; ces tendons réunis ...nche fibreuse épaisse, qui descend jusqu'à la troisième, rarement ...sième vertèbre lombaire, en se confondant avec le ligament ver-... antérieur. Aux tendons succèdent deux gros faisceaux charnus, ... verticalement en haut, deviennent de plus en plus épais et de ...ges, s'envoient mutuellement un faisceau, et vont se terminer à ...ostérieure du *centre aponévrotique du diaphragme*. Ces faisceaux ...s tendons s'appellent les *piliers*, les *jambes*, les *appendices* du dia-...lier droit (*b*, *fig.* 416), beaucoup plus volumineux que le gauche (*a*), ...antérieur des vertèbres correspondantes ; il est presque sur la ... Le pilier gauche occupe la partie latérale gauche du corps des ...escend un peu moins bas que le droit. Chaque pilier est quel-...ui-même en deux piliers secondaires bien distincts, et l'on trouve ...de rudiment de cette division dans une ouverture cintrée qui ...au grand nerf splanchnique.

Des piliers du diaphragme.

Différences entre les deux piliers.

...iers du diaphragme laissent entre eux un intervalle, qui est di-...portions ou anneaux par le faisceau charnu qu'ils se sont envoyé ...t. Le faisceau de communication qu'envoie le pilier droit, est ...ble que celui qu'envoie le pilier gauche, et lui est antérieur. Des ... qu'interceptent entre eux les piliers du diaphragme, l'*inférieure* ...est parabolique, et donne passage à l'aorte, à la veine azygos, ...ique, et quelquefois au nerf grand sympathique gauche. Comme ...rtures destinées aux artères, cet anneau est aponévrotique ; il ...lement par les tendons des piliers, en haut par un prolonge-...es tendons qui se recourbe en arcade pour le compléter. L'ou-...re ou *œsophagienne* (2) livre passage à l'œsophage et aux nerfs ...ues ; elle est elliptique et entièrement musculaire. Cependant,

L'intervalle des piliers est divisé en deux anneaux.

Ouverture aortique.

Elle est aponévrotique.

Ouverture œsophagienne.

Elle est musculaire.

sur un sujet qui a servi à mes leçons, la partie supérieure de l'œ[...] phagienne était aponévrotique. Une autre fois, j'ai rencontré u[...] charnu qui, partant du contour de cet orifice, allait se perdre da[...] de l'œsophage. Haller a noté deux fois la même disposition.

Arcades aponévrotiques, 1° du psoas. Du tendon d'origine des piliers part, en dehors, un prolongem[...]

Fig. 416.

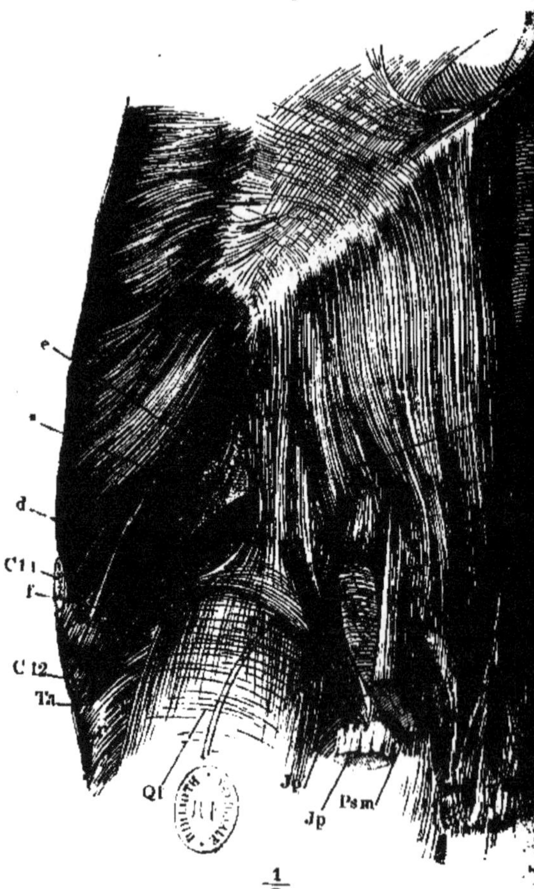

$\frac{1}{2}$

Portion vertébrale du diaphragme (*).

va se fixer à la base de l'apophyse transverse de la première ver[...] pour constituer une arcade tendineuse, sous laquelle passe l'extré[...] du psoas (c, *fig.* 416). Une seconde arcade aponévrotique (*d*), qui[...]

(*) C11, C12, 11e et 12e côte. — Va1, Va2, 1er et 2e vertèbre lombaire. — 1, ouv[...] ouverture œsophagienne. — 3, ouverture de la veine cave. — *a*, pilier gauche. —[...] térieur. — *c*, fibres qui naissent de l'arcade fibreuse du psoas. — *d*, arcade fib[...] lombes. — *e*, *f*, faisceaux de la douzième côte, entre lesquels la plèvre (*) est vis[...] petit psoas. — *Jp*, *Jp'*, origines du psoas. — *Ql*, carré des lombes. — *Ta*, transver[...]

...tre du diaphragme, puisqu'elle n'est autre chose que le bord supé... feuillet antérieur de l'aponévrose du muscle transverse, va de ...rne de la première arcade au bord inférieur et au sommet de la ...: sous elle passe l'extrémité supérieure du muscle carré des ...la double arcade partent des fibres charnues, qui se dirigent d'ar- 2° Du carré des lombes.

Fig. 417.

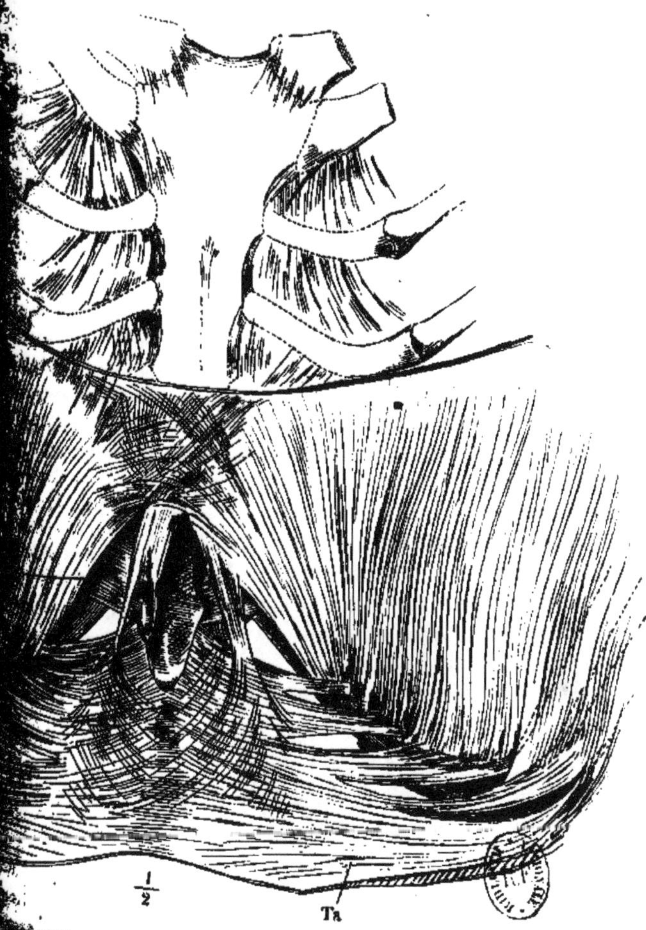

...antérieure de la poitrine, vue par sa face postérieure (*).

...et vont s'insérer à la partie correspondante du trèfle aponévro...agme.

...des aponévrotiques dont nous venons de parler, savoir : l'arcade ...tique, et les deux arcades latérales, destinées, de chaque côté, Les cinq arcades sont l'origine des fibres charnues postérieures.

...a été divisé transversalement et relevé.— Ta, transverse de l'abdomen.— Tta, trian-

aux muscles psoas et carré des lombes, sont l'origine de toutes ... nues qui vont se terminer à l'échancrure postérieure du centre du diaphragme. Ce sont ces arcades qui avaient fait admettre ... Sœmmering trois et même quatre piliers de chaque côté.

Radiations antérieures. 2° L'*insertion sternale* se fait à la face postérieure de l'appendice ... faisceau charnu plus ou moins volumineux ou par des fibres ... auxquelles succèdent des faisceaux musculaires très-courts. On trouve, de chaque côté, quelques faisceaux musculaires qui nais... postérieure de l'aponévrose du transverse, en décrivant une légère ... cavité inférieure. Souvent les fibres sternales laissent entre elles ...

Espace triangulaire situé derrière l'appendice xiphoïde. triangulaire, ou plusieurs petits espaces qui établissent, entre la ... du thorax et celui de l'abdomen, une communication par laquelle ... quefois des hernies appelées diaphragmatiques, par laquelle en ... pus, formé, soit au cou, soit dans le médiastin antérieur, venir ... l'épigastre. Il n'est pas rare de voir l'insertion sternale du diaph... en totalité ou en partie.

Digitations costales. Les *insertions costales* ont lieu le long du bord inférieur de la ... de chaque côté, par six ou sept languettes ou digitations, lesquelles ... avec les insertions costales du muscle transverse. Les fibres mus... viennent des côtes, beaucoup plus longues sur les côtés qu'en avant ... décrivent des courbes très-prononcées, et constituent une voûte ... rieure. Il n'est pas rare de rencontrer, entre les divers faisceaux ... ce muscle, surtout entre la onzième et la douzième côte, des inter... rables, au niveau desquels la plèvre répond immédiatement ... faisceau de la dou... que quelquefois ... placé par une apo...

Fig. 418.

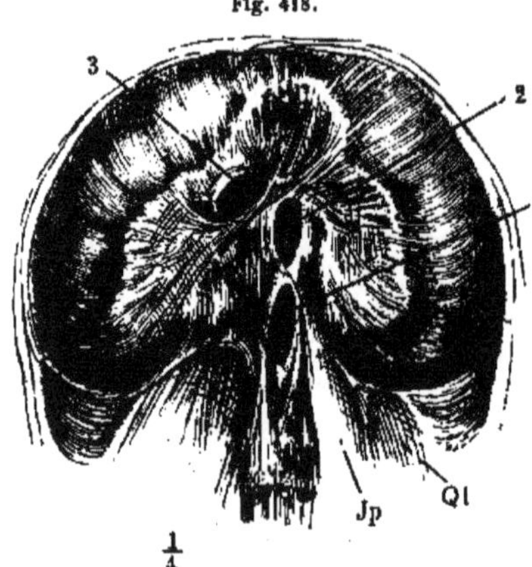

Face inférieure du diaphragme (*).

La *direction* des ... phragme est donc ... *ligne* dans sa por... *radiée* et *rectiligne* ... verticale.

Du centre phrénique. 3° L'aponévrose ... diaphragme, à la... ciens ont fait jou... rôle, sous le nom ... *nique*, et que que... tes ont regardée ... central de tout le ... névrotique du corps ... cupe la région ... voûte diaphragmatique ... tement au-dessous ... avec lequel sa circonférence se confond chez l'adulte, mais dis... très-bien chez les jeunes sujets; c'est une espèce d'île apon... tourent de tous côtés les fibres musculaires, et qui fait du diaph... table muscle digastrique. Cette aponévrose est découpée en ...

(*) 1, ouverture aortique. — 2, ouverture œsophagienne. — 3, ouverture de la vei... psoas. — Ql, muscle carré des lombes.

le trèfle aponévrotique) échancrée au niveau de son pédicule; ...ure s'appelle *aile* ou *foliole*. La foliole moyenne est la plus large; ...lieu vient la foliole droite; la foliole gauche est la plus petite. ...droite et la foliole moyenne, se voit une ouverture, quelquefois ...canal, destinée à la veine cave ascendante (3). Cette ouverture, ...aponévrotique, quadrangulaire, ainsi qu'on le voit parfaitement ...ne cave est enlevée, est bordée par quatre faisceaux tendineux qui ...t à angle droit. Le trèfle aponévrotique est lui-même composé de ...s de fibres; le plan principal est formé de fibres divergentes, diri... en avant, et réunies en faisceaux irréguliers, droits ou courbes, ...t à angles variables. Des fibres transversales, les unes, apparte...eaux costaux, les autres, indépendantes, s'appliquent sur les deux ...aponévrotique. Cette disposition donne à l'aponévrose centrale ...e solidité.

Sa découpure en trèfle.

L'ouverture de la veine cave inférieure est aponévrotique.

La face inférieure ou *abdominale*, concave à la partie moyenne, ...concave à droite, où elle répond au foie, sur la convexité duquel ...qu'à gauche, où elle répond à la rate et à la grosse tubérosité de ...recouverte par le péritoine dans toute son étendue, excepté au ...ment coronaire du foie, où elle répond immédiatement à cet ...arrière, où elle répond à la troisième portion du duodenum, ...ux reins, aux capsules surrénales et au plexus solaire.

Rapports : 1° De la face inférieure.

...ure ou *thoracique*, convexe, est recouverte par la plève et par le ...partie moyenne de cette face est plane, et sert de plancher, de ...r, dont la face inférieure repose sur le diaphragme, par l'inter...éricarde ; d'où les battements du cœur à l'épigastre. Les parties ...onvexes et contiguës à la base des poumons. La convexité est plus ...roite qu'à gauche ; le point culminant du diaphragme, dans l'expi... à droite, le niveau de la quatrième côte, à gauche, le niveau de ...d'où le précepte des chirurgiens de pratiquer l'opération de l'em...n espace intercostal plus élevé à droite qu'à gauche (1). Au reste, ...ariable que la hauteur à laquelle s'élève le diaphragme; cette ...s considérable chez le fœtus que chez l'adulte. La voussure moin...e est donnée par les médecins légistes comme signe que l'enfant

2° De la face supérieure.

Convexité plus considérable à droite qu'à gauche.

...a fait remarquer que la courbe que décrivent les fibres costales ...n'est point régulière : à partir du bord convexe du centre apo...s se portent d'abord presque horizontalement vers la paroi tho...s atteignent bien au-dessus du bord inférieur de cette dernière, ...dent parallèlement à cette paroi jusqu'au rebord cartilagineux. ...tion descendante, le diaphragme, tapissé par la plèvre, est en ...aroi de la poitrine, sans interposition des poumons.

...les piliers, le diaphragme n'a, dans son *pourtour*, de connexions ...e transverse, qui présente rigoureusement les mêmes insertions

Rapports avec les digitations du muscle transverse.

...peut être négligé ; il avait pour but de faire ouvrir le thorax dans le lieu ...n de donner une issue plus facile au liquide ; mais le lieu le plus déclive ...bas de la gouttière profonde que forme le diaphragme avec les parois ...roit le plus déclive importe peu : il suffit d'ouvrir une issue ; le liquide

que lui (*fig.* 417); en sorte qu'on peut considérer le transverse et comme un seul et même muscle, constituant une poche contrac pue par les insertions costales.

Action. c. *Action du diaphragme.* Quand le diaphragme se contracte, le

Fig. 419.

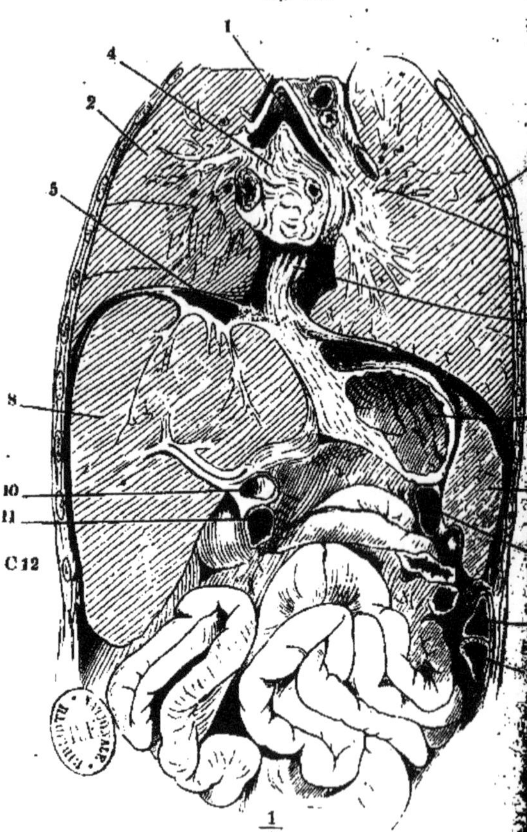

Section verticale et transversale du tronc passant par le sommet d (C 12) (*).

prennent leur insertion fixe sur les vertèbres lombaires, abai térieur du trèfle aponévrotique; les portions costales et ster tendent à devenir rectilignes. Il en résulte une diminution

Agrandissement du diamètre vertical du thorax. dérable que forme le diaphragme dans la poitrine, et conséqu dissement du diamètre vertical de cette cavité. Cet agrandiss dépens de la cavité abdominale, dont les viscères, comprimés

(*) 1, trachée-artère, ouverte au niveau de sa bifurcation. — 2, 3, poumon dro postérieure du péricarde et orifices des veines pulmonaires — 5, veine cave inf — 7, estomac, ouvert. — 8, foie. — 9, section de la rate. — 10, duodenum. — 11 transverse. — 12, 12, sections d'une anse du côlon gauche.

...ant, refoulent en avant la paroi antérieure de l'abdomen. Lorsque ...se relâche, l'élasticité de la paroi abdominale antérieure et des ...dans l'intestin ramène les viscères dans leur position primitive, et ...hragme sa convexité

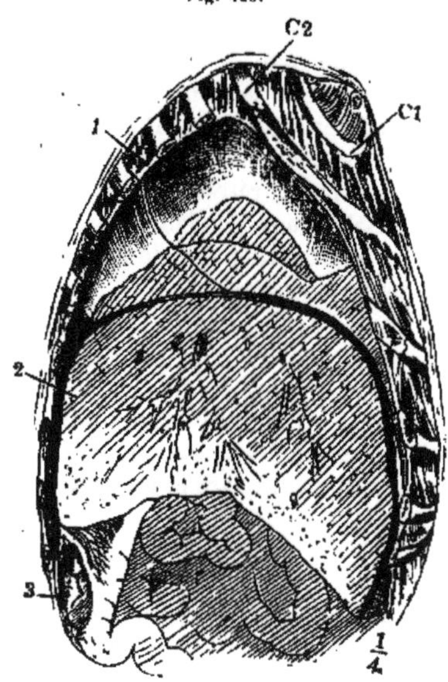

Fig. 420.

Section verticale antéro-postérieure du tronc, passant au niveau du bord de la deuxième côte droite (C 2) (*).

Élévation des côtes.

...mettant que les inser... musculaires du dia..., les vertèbres lom... côtes et le sternum ... insertions fixes du ...attache sur le centre ... leurs insertions mo... pas tout à fait d'ac... qui s'observe sur le ... d'une part, les côtes ...elles qui fournissent ... au diaphragme, sont ...mobiles, et, d'autre ...re phrénique, outre ...au péricarde, trouve ...ppui sur les viscères ... C'est là ce qui expli... ...t la contraction du ...peut déterminer l'é... côtes, laquelle s'ac...cessairement de leur ... dehors. Ce double ... été observé par M. Du... les fois qu'il électri...phrénique sur un animal vivant. Le même observateur a remarqué ...duire ce mouvement des côtes, le diaphragme prend un appui sur ...de l'abdomen, car, ceux-ci étant enlevés, la contraction de ce ...au contraire, les côtes en dedans.

Effets de l'agrandissement du thorax.

...ment du thorax déterminé par la contraction du diaphragme pro...vité pectorale une diminution de pression, ou, comme on dit ha...une tendance au vide, par suite de laquelle 1° l'air extérieur se ...les conduits aériens, 2° le sang des vaisseaux afflue vers les gros ...aniques, et 3° les parties molles qui entrent dans la composition ... poitrine et du cou, se dépriment. Les poumons, dont la base re...sur le diaphragme, sans interposition de liquide ou de gaz, sui...ments de cette cloison, sur laquelle leur bord externe glisse de ... remplir l'espace anguleux qui s'établit, en avant et sur les cô...ois thoraciques et les insertions costales du diaphragme.

Mouvements des poumons.

...quant les effets de la contraction du diaphragme sur les ouver...perforé.

Action du diaphragme sur l'ouverture œsophagienne

...œsophagienne, elliptique ou plutôt ovalaire, entièrement muscu...e par la contraction du diaphragme, comme les lèvres par l'ac...

(*) ...2, foie. — 3, rein.

tion du muscle orbiculaire : donc l'œsophage est comprimé l'inspiration; coïncidence avantageuse, fait remarquer P. H. l'estomac, étant comprimé lui-même pendant ce temps, aurait à se vider par l'œsophage. Mais cette compression de l'œsophage énergique pour empêcher le vomissement. L'obstacle principal contenu de l'estomac de passer dans l'œsophage, réside dans laires de ce canal.

Sur l'ouverture de la veine cave.

L'ouverture de la veine cave ascendante est-elle rétrécie pen tion du diaphragme? On dit généralement que non ; mais il suffit les fibres musculaires qui avoisinent cette ouverture, pour être y a tiraillement, rétrécissement. Haller a vu, d'ailleurs, cet ori un animal vivant, pendant l'inspiration. L'arcade fibreuse qui l'aorte, serait plutôt élargie que rétrécie par les fibres muscul elle donne naissance.

Sur l'ouverture aortique.

C. — RÉGION LOMBO-ILIAQUE.

Les muscles de cette région sont le psoas-iliaque, le petit existe, le carré des lombes et les intertransversaires des lomb lombo-iliaque recouvre le premier de ces muscles.

1. — **Psoas-iliaque** (1).

Préparation. L'abdomen étant ouvert, décollez avec les doigts le pé fosses iliaques et la région lombaire ; enlevez en même temps les inte pancréas, les reins, le foie et la rate ; détachez l'aponévrose iliaque. portion fémorale de ce muscle, divisez l'arcade crurale à sa partie moye précaution les muscles de la région antérieure et supérieure de la cuis le pectiné, avec lequel ce muscle a des rapports immédiats ; enlevez adipeux qui entoure les vaisseaux et les nerfs cruraux.

Situation.

Le *muscle psoas-iliaque* est situé profondément sur les parties colonne lombaire et au-devant de la fosse iliaque interne.

a. Insertions. Il s'insère, *d'une part* (*insertions fixes*), 1° à la tèbre dorsale et aux cinq vertèbres lombaires (portion psoas tendue de la fosse iliaque interne (portion iliaque); *d'autre part* au petit trochanter et à la branche de bifurcation que la ligne cette éminence (*fig.* 421).

Sa division en deux corps de muscle.

Le psoas-iliaque naît supérieurement par deux corps de tincts : l'un interne, longue portion, portion lombaire (*lombaire* lan) : c'est le muscle *grand psoas* des auteurs; l'autre externe portion iliaque : c'est le muscle *iliaque*.

Grand psoas

Insertions vertébrales.

La *portion lombaire, muscle grand psoas* (de ψόας, lombes), s'ins parties latérales du corps des cinq vertèbres lombaires et des parties braux correspondants, et, par ses fibres aponévrotiques les partie inférieure du corps de la douzième vertèbre dorsale apophyses transverses des mêmes vertèbres. Cette double insertion

Elles se font à l'aide d'arcades aponévrotiques.

(1) Je crois devoir décrire le psoas et l'iliaque comme un seul et mê têtes, attendu qu'ils ont la même insertion mobile.

aponévro-
entre elles
s qui cor-
ux gout-
s des ver-
ures, en
muscle
ellement
supérieur
rieur des
re et aux
médiaires.
e double
ures char-
nt verti-
n bas, et
par leur
sive, un
de, aplati
itre, obli-
gé en bas
faisceau
et aplati,
embrassé
ne aponé-
diaphrag-
, et qui
et s'ar-
qu'au ni-
e qui sé-
ème ver-
e du sa-
ur de ce
me gra-
mesure
qui le
ui se ren-
ion qui,
dans leur
dégage
urs et en
voir les
le ilia-
au petit
iolombo-
iauss.).
que le
forme
ène ou

Fig. 421.

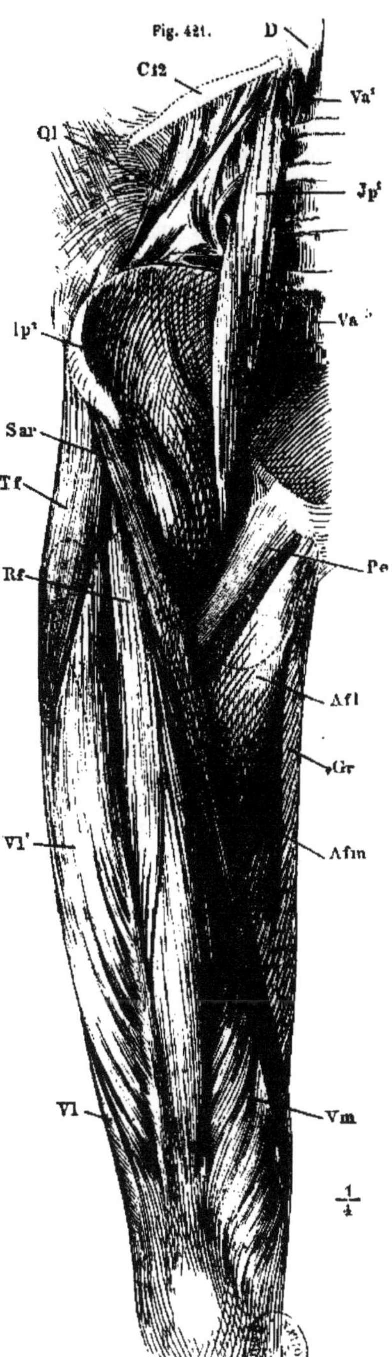

Muscles internes de la hanche et muscles antérieurs de la cuisse, vus par devant (*).

(*) Cl², 12e côte. — Va⁵, 5e vertèbre lombaire. — D, pilier du diaphragme. — Ql, carré lombaire. — Jp¹, psoas. — Jp², iliaque. — Sar, couturier. — Tf, tenseur du fascia lata. — Rf, droit antérieur. — Pe, pectiné. — Afl, second adducteur superficiel. — Gr, droit interne. — Afm, grand adducteur profond. — Vm, vaste interne. — Vl, vaste externe. — Vl', portion superficielle du vaste externe.

Direction des fibres charnues.

Les fibres du psoas n'offrent pas la disposition fasciculée.

Les fibres du grand psoas n'offrent point la disposition fascic[illegible] et parallèles, elles sont unies entre elles par un tissu cellulaire [illegible] ment délié. L'absence complète du tissu fibreux explique le [illegible] tance du psoas, qui se déchire avec la plus grande facilité, et p[illegible] fréquence de ses maladies. La tendreté de la chair de ce muscle [illegible] sur nos tables, sous le nom d'*aloyau*, le psoas du bœuf; peut-être [illegible] si délicate est-elle en rapport avec la présence d'un gros plexus [illegible] l'épaisseur du muscle.

Insertions de la portion iliaque.

La *portion iliaque*, *muscle iliaque* (*iliaco-trochantinien*, Chauss.), [illegible] laire, en forme d'éventail, séparée du psoas par un sillon profond [illegible] nerf crural, remplit la fosse iliaque interne, et naît de tous les [illegible] fosse, de la crête de l'os des iles, du ligament ilio-lombaire, d[illegible] crum, du détroit supérieur du bassin, de l'épine iliaque antérieure [illegible] de l'os coxal, de l'échancrure subjacente, de l'épine iliaque ant[illegible] rieure, d'une cloison fibreuse qui le sépare des muscles droit ant[illegible] domen et couturier, et même de la capsule orbiculaire du fémur. [illegible] large surface, toutes les fibres charnues convergent et se rend[illegible] ment, à la manière des barbes d'une plume sur leur tige, au bord [illegible] la face antérieure du tendon commun que nous avons vu naît[illegible] rieur du psoas. Ce tendon, qui reçoit, d'autre part, par son côté [illegible] les fibres du psoas, et même les fibres plus ou moins nombreuses [illegible] de l'iliaque qui viennent du détroit supérieur (Jp*, fig. 422), long[illegible]

Sortie du bassin sous l'arcade fémorale.

térale de ce détroit supérieur (1), dont il rétrécit le diamètre tra[illegible] bassin sous l'arcade fémorale, dans une gouttière fort remarquable [illegible] l'os coxal, entre l'épine iliaque antérieure et inférieure et l'émi[illegible] tinée. Là, les fibres de la portion psoas sont épuisées; les fibres [illegible] iliaque, qui ne le sont nullement, et qui sont peut-être les plus [illegible] rendent successivement, les unes, au côté externe du tendon, le[illegible] tement à la ligne de bifurcation qui va du petit trochanter à la [illegible]

Réflexion du muscle psoas-iliaque.

Ainsi confondus, le psoas et l'iliaque constituent un faisceau [illegible] laire, qui se réfléchit, comme sur une poulie, sur la gouttière d[illegible] au-devant de la tête du fémur, pour changer de direction, pl[illegible] dire, en arrière, en dedans et en bas, dans l'épaisseur des mus[illegible] se contourner légèrement, de telle manière que sa face antérie[illegible] peu en dedans et sa face postérieure en dehors, et vient s'ins[illegible] tendon très-fort, aplati, libre seulement en dedans, au petit tr[illegible] embrasse dans tous les sens jusqu'à sa base.

Son insertion inférieure.

Presque toujours le faisceau provenant de l'épine iliaque ant[illegible] rieure et de la capsule orbiculaire constitue un petit muscle bien [illegible] a décrit plusieurs fois comme un muscle particulier, sous le nom [illegible]

(1) Chez les sujets vigoureux, les fibres les plus internes de l'iliaque [illegible] qui naissent du détroit supérieur, immédiatement au-dessus du muscle [illegible] réunies aux fibres voisines du psoas, constituent un corps charnu distinct [illegible] en dedans du psoas, exactement comme le corps du muscle iliaque se [illegible] se fascicule comme lui, et vient se terminer, à la manière d'un muscle [illegible] au côté interne et antérieur du tendon commun. Les fibres de cette [illegible] l'iliaque sont épuisées à 3 centimètres environ du petit trochanter [illegible] du psoas-iliaque est donc un muscle penniforme, profondément [illegible] tendon du muscle psoas.

...tit faisceau qui vient s'insérer isolément au-dessous du petit tro-...gne oblique étendue de ce petit trochanter à la ligne âpre.

...° *Dans l'abdomen*, la portion lombaire (grand psoas) répond, *en* ...ragme, au rein, au côlon ascendant, à droite, au côlon descen-...au péritoine, et au petit psoas, lorsqu'il existe; l'artère et la ...ternes longent cette face antérieure. *En dedans*, elle répond au ...bres lombaires et aux vaisseaux lombaires; *en arrière*, aux apo-...ses lombaires et au muscle carré des lombes. C'est en arrière et ...du grand psoas qu'est placé le plexus lombaire, rapport impor-...que en partie la violence des douleurs lombaires produites par les ...pétées de ce muscle et par la pression qu'exerce l'utérus chargé ...la conception. La portion iliaque tapisse la fosse iliaque interne; ...erte par l'aponévrose lombo-iliaque, par le péritoine, le cœcum et ...tin grêle, à droite, l'S iliaque du côlon, à gauche. Les deux por-...iliaque réunies rétrécissent le détroit supérieur, en dedans duquel ...lle, de manière à en réduire le diamètre transverse de 12 à

Rapports : 1° Du grand psoas.

Ses rapports avec le plexus lombaire.

2° Rapport de la portion iliaque.

...de *l'arcade fémorale*, le psoas-iliaque remplit exactement la partie ...qu'il occupe : aussi n'observe-t-on jamais de hernies à ce niveau. ...il est séparé, *en avant*, du tissu cellulaire du pli de l'aine par ...morale profonde, et répond au nerf crural; ce nerf s'échappe de ...se creuse une gouttière entre le psoas et l'iliaque, dont il cons-...imite, et sort du bassin dans la même gaîne que ce muscle; *en* ...iliaque répond immédiatement au bord antérieur de l'os coxal ...fibreuse de l'articulation coxo-fémorale. Là, se voit une capsule ...ssement des plus remarquables, qui communique souvent, par ...de dimensions variables, avec la synoviale articulaire (1). Le bord ...cle psoas-iliaque répond au bord externe du pectiné et à l'artère ...recouvre quelquefois. Le bord externe est côtoyé par le coutu-...is par le droit antérieur. Le muscle psoas-iliaque est d'ailleurs ...aponévrose, que je vais décrire après avoir parlé de l'action de ce

Rapports au niveau de l'arcade fémorale.

Rapports à la cuisse.

Rapports du bord interne.

...*muscle*. Le muscle psoas-iliaque est le *muscle fléchisseur propre* ...le bassin ; il opère cette flexion avec d'autant plus d'énergie qu'il ...d'insertion fixe et sur la colonne lombaire et sur la fosse ilia-...s le jeu simultané de ses deux portions, qui n'ont pas une di-..., les effets opposés se détruisent; la traction exercée sur le ten-...vient directe. Nous trouvons ici un exemple remarquable de la

C'est le fléchisseur de la cuisse.

Sa réflexion favorise l'action de la puissance

...ce bien malheureuse était résultée de cette communication de la syno-...que avec la capsule fibreuse dans le cas suivant, présenté à la Société ...Estevenay : Un homme portait à la région fessière un abcès, qu'on ...ation. Le professeur Sanson, qui fit une leçon sur ce sujet, avait pensé ...de l'articulation sacro-iliaque et non de la colonne vertébrale. A l'ouver-...destruction du ligament qui unit la deuxième et la troisième vertèbre ...ation du tissu spongieux de ces vertèbres en tissu compacte; le psoas ...conductrice du pus, qui avait pénétré dans la capsule fibreuse de l'arti-...ale; il y avait destruction des cartilages de cette dernière articulation, ...tion noire des surfaces articulaires, abcès de la région fessière, ayant son ...s l'articulation coxo-fémorale.

réflexion d'un muscle opérée par une poulie de renvoi, réflex l'action de la puissance, dont elle rapproche l'insertion de la p ne faut donc calculer l'action de ce muscle qu'à partir du po c'est-à-dire du bord antérieur de l'os iliaque. C'est dans la dem du psoas-iliaque est perpendiculaire à l'axe du fémur, et com sa puissance agit avec le plus d'efficacité : le *moment* de ce mu la demi-flexion. Le muscle psoas-iliaque est en même temps rot *dehors*, à raison de son obliquité et de son insertion à la partie rieure du fémur.

Moment de ce muscle.

Son action sur le tronc, le fémur étant fixe.

Lorsque le fémur est dans un état de fixité, par exemple, da ticale, il ramène en avant la colonne lombaire et le bassin ; p que, il tend à imprimer au bassin un mouvement de rotation antérieure du tronc vers le côté opposé. Quand les deux muscl agissent ensemble, le tronc est fléchi directement en avant.

2. — Aponévrose lombo-iliaque.

a. L'*aponévrose lombo-iliaque, fascia iliaca* des modernes, est sert de gaîne à toute la partie abdominale du muscle psoas-ilia ment, elle est bifurquée, comme le muscle qu'elle revêt; la po psoas commence par une arcade aponévrotique, déjà indiqué diaphragme, arcade qui embrasse l'extrémité supérieure de ce tion iliaque s'insère à toute l'étendue de la lèvre interne de la c dans l'épaisseur de la portion iliaque de cette aponévrose et à so contenue l'artère circonflexe iliaque. Le bord interne de l'ap iliaque s'attache sur les côtés de la colonne lombaire, et, pl supérieur du bassin. Ce bord est disposé en arcades, destinées aux vaisseaux lombaires et aux filets nerveux qui établissent tion entre le plexus et les ganglions nerveux lombaires; la p arcades correspond à la gouttière des corps des vertèbres lom valles qui les séparent, correspondent aux disques intervertébra névrotique la plus considérable est celle qui répond à la base est étendue de la dernière vertèbre lombaire au détroit supé passent le nerf obturateur et le nerf lombo-sacré.

Portion de l'aponévrose qui revêt le psoas.

Portion qui revêt l'iliaque.

Disposition de l'aponévrose lombo-iliaque :

1° Au niveau de l'arcade fémorale;

Au niveau de l'arcade fémorale et en dehors, l'aponévrose lomb intimement à cette arcade; en dedans, elle s'en sépare pour s les vaisseaux cruraux, et constituer la moitié postérieure et ex crural.

2° Au-dessous de l'arcade.

Au-dessous de l'arcade fémorale, cette aponévrose se prolon complète, en dehors, la gaîne du psoas-iliaque, qu'elle acco petit trochanter, et se continue avec l'aponévrose fémorale forme la paroi postérieure du canal des vaisseaux fémoraux, et let profond de l'aponévrose fémorale.

Rapports.

b. Rapports. Subjacente au péritoine, auquel elle est unie laire séreux extrêmement lâche, l'aponévrose lombo-iliaque rev iliaque, sans lui adhérer en aucune manière ; une couche d séreux, également très-lâche, se voit entre ce muscle et l'apo émanés du plexus lombaire sont, en général, subjacents à ce l'exception d'un seul, très-petit, qui traverse l'aponévrose su ce dans le tissu cellulaire sous-péritonéal. Par elle, les vaisseaux en dedans de cette aponévrose, sont séparés du nerf crural, qui dehors et au-dessous de cette même aponévrose.

Structure.

Extrêmement ténue à sa partie supérieure, l'aponévrose lombo-paississant à mesure qu'elle approche de l'arcade fémorale. Elle fibres transversales très-prononcées, coupées perpendiculairement aponévrotique du petit psoas, quand il existe. Ce tendon se con-ponévrose, dont il n'est distinct que par la direction différente de va s'insérer, en s'épanouissant, à la partie latérale du détroit supé-arcade aponévrotique qui revêt toute la circonférence de ce détroit mune au petit psoas, à l'aponévrose lombo-iliaque, d'une part, et pelvienne, de l'autre.

Connexions intimes de l'aponévrose avec le tendon du petit psoas.

nuité de l'aponévrose lombo-iliaque, il est facile de constater que, inférieure et interne, cette lame fibreuse se dédouble, pour loger isseur des nerfs qui proviennent du plexus lombaire. On trouve les lamelles de dédoublement quelques cellules adipeuses. La la-e est la plus forte et s'insère, ainsi que nous l'avons dit plus haut, du détroit supérieur du bassin; la lamelle surperficielle, espèce de ent mince, se place en dedans des artères et des veines iliaques, re dans le bassin et se continuer avec les aponévroses de cette

Importance de l'aponévrose lombo-iliaque.

aponévroses qui méritent de fixer davantage l'attention des ana-son des conséquences pratiques qui dérivent de sa disposition. En a ténuité, elle établit, entre le tissu cellulaire sous-péritonéal et le sous-aponévrotique, une limite que l'inflammation franchit très-lorsque cette inflammation se termine par suppuration, le pus, cas, se dirige du côté de l'arcade fémorale; mais dans le cas d'in-ns-péritonéale, les vaisseaux cruraux sont derrière la collection ns le cas d'inflammation sous-aponévrotique, les vaisseaux sont e. Ce dernier cas s'observe surtout dans les abcès par congestion, de la colonne vertébrale.

3. — Petit psoas.

Situation.

Insertions supérieures

devant de la portion lombaire du muscle précédent, ce muscle nait de la douzième vertèbre dorsale, de la première vertèbre quefois de la deuxième, et des disques intervertébraux corres-rme un petit faisceau aplati, qui paraît d'abord n'être qu'une grand psoas, mais qui s'en isole bientôt, pour donner naissance rge, resplendissant, lequel croise à angle très-aigu la direction du t vient se fixer, en s'élargissant, à la partie supérieure de l'émi-inée et à la portion correspondante du détroit supérieur du bas-*bien*, Chauss.). Ce petit muscle reçoit, par son bord externe, l'a-o-iliaque, *fascia iliaca*, avec laquelle il s'entrelace intimement. manque souvent; on l'a vu quelquefois double. L'*usage* évident t de tendre l'aponévrose lombo-iliaque, de brider la portion lom-de psoas-iliaque, et de s'opposer à son déplacement. Il peut agir qu'il tend à fléchir sur le thorax, par exemple, dans l'action de le décubitus en supination, s'il se contracte seul, il incline le

Insertions à l'éminence ilio-pectinée et au détroit supérieur.

Il manque souvent.

Usages.

bassin de son côté. Quand il prend son point fixe en bas, il inc[illegible] même côté.

4. — Carré des lombes.

Préparation. Pour mettre à découvert la face postérieure de ce mus[illegible] précaution la masse commune des muscles spinaux postérieurs ; pour déc[illegible] térieure, ouvrez l'abdomen, enlevez les viscères abdominaux et allez [illegible]
région lombaire, [illegible]
contenu dans une [illegible]
tique, formée par [illegible]
rieur et le feuill[illegible]
ponévrose postéri[illegible]
transverse : divisez [illegible]
muscle sera compl[illegible]
vert.

Fig. 422.

Muscles internes de la hanche, vus par la face antérieure (*).

Figure. Situation.

Quadrilatère, [illegible]
rieurement que [illegible]
ment, le *carré des* [illegible]
situé à la région [illegible]
les côtés de la [illegible]
brale, entre la cr[illegible]
la dernière côte [illegible]
Chauss.).

Insertions iliaques.

a. Insertions [illegible]
muscle naît par [illegible]
névrotiques très [illegible]
tout en dehors [illegible]
ilio-lombaire et [illegible]
voisine de la crête [illegible]
l'espace de 5 cen[illegible]
viron ; ces fibres [illegible]
par d'autres fibres [illegible]
ques, horizontales [illegible]
la continuation [illegible]
ilio-lombaire, et [illegible]
sur la crête iliaque [illegible]
de cintre, apon[illegible]
fort. Nées de ces [illegible]

Direction.

fibres charnues [illegible]
bas en haut et [illegible]
en dedans, et [illegible]
versement, ains[illegible]

Insertions : 1° Costales ;

1° Les unes se portent verticalement en haut, et vont se fixer à l[illegible] dans une étendue variable, suivant les sujets. 2° Les autres se di[illegible]

2° Vertébrales.

(*) La portion lombaire du psoas-iliaque (*Jp*1) a été réséquée, et les insertions [illegible] portion renversées en dehors. — D, pilier du diaphragme. — C12, 12e côte. — Vl5, [illegible] — *Ql*, carré des lombes. — *Jp*2, portion iliaque. — *Jp**, portion interne de l'iliaque [illegible] — *Pe*, pectiné.

...hors en dedans, et se divisent en quatre faisceaux charnus, aux... quatre languettes aponévrotiques, qui vont s'insérer au sommet ...transverses des quatre premières vertèbres lombaires. 3° Il existe ...plan, antérieur aux précédents, mais très-peu développé chez ...s, formé de faisceaux qui naissent du sommet des apophyses ...trois dernières vertèbres lombaires, et vont se terminer au bord ...dernière côte. Le carré des lombes est donc constitué par trois ...eaux : faisceaux ilio-costaux, faisceaux ilio-transversaires, fais...so-costaux.

3° Plan surajouté étendu des apophyses transverses à la dernière côte.

Rapports.

...ontenu dans une gaîne aponévrotique très-forte, qui le bride et ...que analogie avec le muscle grand droit de l'abdomen, le carré ...affecte que des rapports médiats. En avant sont le rein, le cô...t le diaphragme : en arrière est la masse commune, que son bord ...de un peu, surtout inférieurement. Le rapport le plus important ...ombes est celui qu'il affecte avec le rein et le côlon ; il est la base ...que l'on peut pratiquer dans cette région, et en particulier de la ...(1). Sous un point de vue philosophique, le carré des lombes peut ...i les muscles intertransversaires.

De l'anus artificiel par la région lombaire.

Action.

...carré des lombes, prenant son point d'insertion fixe sur la crête ...effet, par ses insertions costales, d'abaisser la dernière côte, et, ...ns vertébrales, d'incliner la colonne lombaire de son côté. Par ...tie de son action, il est en même temps expirateur. Lorsqu'il ...t fixe en haut, il incline le bassin du même côté.

5. — Intertransversaires des lombes.

Intertransversaires des lombes.

...cinq de chaque côté : le premier est étendu de l'apophyse trans...rnière vertèbre dorsale à l'apophyse transverse de la première ...rnier, de l'apophyse transverse de la quatrième vertèbre lom...la cinquième. Ce sont de petits muscles aplatis, quadrilatères, ...nt l'espace compris entre les apophyses transverses. Leur face ...ond au grand psoas, leur face postérieure au sacro-lombaire et

...etits muscles intertransversaires, en rapprochant les apophyses ...vertèbres lombaires, inclinent de leur côté la région correspon...nne vertébrale.

§ 3. — MUSCLES DU THORAX.

...thorax présentent dans leur constitution un certain nombre de ...à recouvrir les diverses pièces dont elles se composent ; à ces ...*rinsèques*, s'ajoutent plusieurs muscles appelés *extrinsèques*, dont ...ncipales sont relatives aux muscles supérieurs ; ces derniers, situés ...t, sont au nombre de quatre : le grand pectoral, le petit pecto...ier et le grand dentelé. Les muscles intrinsèques comprennent

...iant le carré des lombes qu'on peut bien s'assurer que le feuillet moyen ...térieure du transverse est incomparablement plus épais et plus résistant ...térieur et le feuillet postérieur.

le diaphragme, que nous avons étudié avec les muscles de l'ab... cles intercostaux externes et internes, les surcostaux et les... triangulaire du sternum.

1. — Grand pectoral.

Préparation. 1° Écarter le bras droit du tronc ; 2° faire une incision... zontalement dirigée depuis la partie la plus élevée du sternum jusqu'à... du bras, au niveau du bord inférieur du creux de l'aisselle ; il importe... comprenne une membrane aponévrotique très-adhérente aux fibres char... l'une des lèvres de l'incision en haut, l'autre en bas, en disséquant le m... à ses fibres, c'est-à-dire transversalement.

Insertions.

Le *grand pectoral* est un muscle large, épais et triangulaire... antérieure et supérieure du thorax et de l'aisselle.

a. Insertions. Il s'insère, *d'une part*, au bord antérieur de... face antérieure du sternum, aux cartilages de la deuxième, de... la quatrième, et surtout de la cinquième et de la sixième côte... seuse de cette dernière, et à l'aponévrose abdominale ; *d'au...* antérieur de la coulisse bicipitale de l'humérus (*sterno-huméral*...

Insertion claviculaire

L'*insertion claviculaire* se fait, par de courtes fibres aponévroti... paisseur du bord antérieur de la clavicule (1), dans une étend... puis la moitié jusqu'aux deux tiers internes de la longueur de... dire, d'une manière générale, que l'insertion claviculaire a lie... tion convexe de ce bord.

Insertion sternale.

L'*insertion sternale* présente des fibres aponévrotiques, qui... avec celles du muscle opposé et forment au-devant du sternum... breuse très-épaisse, plus ou moins large, quelquefois presque... verte par les fibres charnues. Chez certains sujets, ces dern... haut jusqu'à la ligne médiane.

Insertions chondro-costales.

Les *insertions chondro-costales* ont lieu par des lames ap... minces.

Insertion à l'aponévrose abdominale.

L'*insertion à l'aponévrose abdominale* se fait par une languette... qui semble continuer les digitations du grand oblique.

(1) Il est bon de rappeler que le bord antérieur de la clavicule est... qu'un bord dans sa moitié ou ses deux tiers internes, c'est-à-dire dans... qui donne attache au grand pectoral. Les insertions claviculaires peuven... ment, chez l'homme, comme chez les animaux non claviculés : sur le... âgée de la Salpêtrière, chez laquelle j'avais pu reconnaître, pendant la... fibres claviculaires du grand pectoral, j'ai vu qu'il y avait, en effet, dé... sertions claviculaires à droite, et qu'à gauche ces insertions n'avaient... due de 3 centimètres environ. Dans ce cas, le bord antérieur du... externe du grand pectoral étaient séparés par un espace triangulaire... mesurée par les quatre cinquièmes internes de la clavicule. L'artère... située sous le peaucier ; pendant la vie, on la voyait battre, on la sen... au-dessous de la peau, dans l'intervalle qui sépare la clavicule du bord... pectoral. A la vue de cette disposition, on était naturellement condu... cédé opératoire qui consisterait à inciser les fibres claviculaires du g... pratiquer la ligature de l'artère axillaire immédiatement au-dessous de... un autre cas, dans lequel le deltoïde avait, pour ainsi dire, absorbé... insertions claviculaires du grand pectoral.

diverses insertions, les fibres charnues se portent de dedans en plusieurs directions : les fibres supérieures, obliquement de haut bres moyennes, transversalement ; les fibres inférieures, oblique- en haut. Ces trois ordres de fibres vont en convergeant, et se réu- souvent en deux portions triangulaires, distinctes et par leur par une ligne us ou moins pro- ne *supérieure* ou autre *inférieure*

Direction convergente des fibres.

supérieure ou *des-* constituée par es claviculaires es sternales qui la première por- um. Il n'est pas ces deux ordres rés par une ligne ui cesse au voisi- de l'aisselle. — izontale sur le tho- rtion supérieure, eux de l'aisselle. tés, très-oblique- en dehors et en nt exactement la bord externe du pectoral (1), et evant de la por- ou ascendante, re entièrement, ner au bord an- coulisse bicipi- érus (2).

Portion supérieure ou descendante.

Fig. 423.

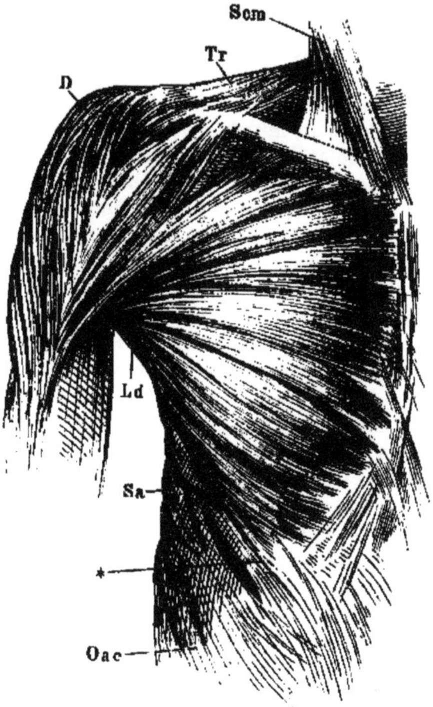

Muscles de la face antérieure de la poitrine et de l'épaule (*).

inférieure ou *as-* constituée par es sternales, à l'exception de celles qui s'insèrent à la première um, par les fibres costales et par le faisceau que nous avons dit ponévrose abdominale. Toutes ces fibres convergentes se réunis- de l'aisselle, en un gros faisceau, qui se porte très-obliquement dans la direction du bord inférieur du muscle, se place derrière

Portion inférieure ou ascendante.

(*) ...ido-mastoïdien. — *Tr*, trapèze. — D, deltoïde. — *Ld*, grand dorsal. — *Sa*, grand ...ure qui unit le grand pectoral au grand oblique de l'abdomen, *Oae*.

(1) ...t vigoureux, âgé de quarante-deux ans, le grand pectoral droit était exclu- ...é par la partie supérieure ou descendante de ce muscle. La portion infé- ...dante manquait complétement. La disposition normale existait de l'autre

(2) ...dire que les fibres de la partie supérieure suivent la direction du bord ...cle, et les fibres de la partie inférieure celle de son bord inférieur.

la portion descendante, qui la recouvre entièrement, et vient comme la portion descendante, au bord antérieur de la coulisse

Tendon huméral. L'*insertion humérale* du grand pectoral se fait par un tendon largeur mesure toute la hauteur du bord antérieur de la coulisse l'humérus. On ne peut bien étudier ce tendon huméral qu'après muscle en travers et renversé en dehors la division externe. On ce tendon aplati est composé de deux lames aponévrotiques pla devant de l'autre, et séparées par du tissu cellulaire souvent ch Ces deux lames, toujours distinctes par la direction de leurs fib fois accolées dans toute leur surface, d'autres fois réunies seule

Lame antérieure. bord inférieur. — La *lame antérieure*, qui fait suite à la portion descendante du muscle, se porte de haut en bas, et s'insère à to du bord antérieur de la coulisse, mais plus particulièrement à la rieure de ce bord. Ses fibres inférieures s'unissent à celles de l'a rale du deltoïde, dont elles se distinguent toujours par leur direc lame antérieure se détache une expansion remarquable pour l'apo

Lame postérieure du tendon huméral. chiale. — La *lame postérieure*, deux fois plus haute que l'antérieu trajet oblique de la portion ascendante du muscle grand pecto lame antérieure, et va s'insérer plus particulièrement à la portion de la lèvre antérieure de la coulisse bicipitale. Elle fournit égale pansion aponévrotique à l'aponévrose brachiale.

Les deux lames du tendon du grand pectoral se confondent en sont, d'ailleurs, d'une épaisseur fort variable : tantôt c'est la lame qui est la plus forte, tantôt c'est la lame postérieure. La ligne de entre ces lames, et par conséquent entre les insertions des portions dantes du muscle, n'est pas toujours très-nettement tracée. Un nombre des fibres charnues de la portion supérieure ou descend ordinairement à la face antérieure de la lame postérieure (1).

Rapports. *b. Rapports.* Recouvert par le peaucier, par la mamelle et pa grand pectoral affecte, par sa face profonde, des rapports de la pl

Superficiels. portance : au *thorax*, il recouvre le sternum, les côtes et leurs ca tit pectoral, le muscle sous-clavier, les muscles intercostaux, le gra

Profonds. la portion la plus élevée du muscle grand droit de l'abdomen; forme la paroi antérieure de la cavité appelée *creux de l'aisselle*, e muscles biceps et coraco-brachial, aux vaisseaux axillaires, au tiss

Rapports du bord externe. aux ganglions lymphatiques de cette région. Son *bord externe* lon térieur du deltoïde, dont il est séparé par un espace celluleux, tantôt triangulaire, où se voient la veine céphalique et l'artère

Du bord inférieur. cique. Son *bord inférieur*, mince en dedans, épais en dehors, te sinage de son insertion, forme le bord antérieur du creux de l'

Du bord interne. sous la peau une saillie proportionnée à la force du muscle. S s'entre-croise sur la ligne médiane avec celui du côté opposé, et bas avec la ligne blanche.

Il est adducteur du bras. *c. Usages.* Le grand pectoral est essentiellement *adducteur du*

(1) J'ai vu un faisceau musculaire très-grêle, né de l'aponévrose abdomin externe du grand pectoral, dont il était parfaitement distinct, et se termi l'insertion humérale de ce muscle par une languette tendineuse. Cette la nuait le long du bord interne du bras, adhérait à la cloison musculaire recevait un petit faisceau musculaire né de cette cloison, pour venir se fixer

...tateur *en dedans*, et porte le bras en avant. C'est ce muscle qui agit ...ment qui consiste à croiser les avant-bras, et à porter la main sur ...té opposé.

...rtions du grand pectoral ont une action différente lorsqu'elles se ...olément, ce qui probablement n'arrive jamais à l'état physiolo- ...n'attachons donc pas grande importance aux résultats obtenus par ...au moyen de la galvanisation des divers nerfs du muscle; nous ne ...pour mémoire.

...es supérieurs étant pendants sur les côtés du tronc, la galvanisa- ...ion *claviculaire* du grand pectoral produit le soulèvement du moi- ...ule, qui est porté en dedans, en même temps que le dos s'arron- ...lement. — Si les membres supérieurs sont étendus horizontale- ...ême portion galvanisée les ramène horizontalement d'arrière en ...in ils ont été élevés verticalement, il les abaisse, en les portant ...avant, jusqu'à ce qu'ils soient arrivés à la position horizontale et

...*erno-costale* abaisse le moignon de l'épaule. Lorsque les membres ...t étendus horizontalement, ou bien lorsqu'ils sont élevés vertica- ...es ramène, en outre, d'arrière en avant. **Portion sterno-costale.**

...umérus est fixé, le grand pectoral agit sur les côtes, le sternum et ...t soulève le tronc sur le bras; il est donc un des agents principaux ...grimper. On admet généralement que son action sur les côtes le ...gents principaux de l'inspiration, dans les cas de grande gêne de ...et l'on explique ainsi l'attitude de l'asthmatique qui se place tou- ...re à maintenir ses humérus dans un état de fixité. Henle fait re- ...les fibres du grand pectoral sont disposées de la manière la plus ...u mouvement d'élévation des côtes, attendu que les unes sont pa- ...er qu'elles doivent soulever et que d'autres auraient plutôt pour ...sser. En électrisant le grand pectoral, le bras étant fixé, jamais ...n'a vu la contraction de ce muscle déterminer des mouvements ...du sternum. Quant à l'observation relative aux asthmatiques, ...ne que ces malades ne fixent leurs membres supérieurs que pour ...de peser sur la poitrine. **Son action sur le thorax.**

2. — Petit pectoral.

...étacher les insertions claviculaires du grand pectoral; diviser ce muscle ...ne par une incision verticale; renverser les deux lambeaux, en ayant soin ...le tissu cellulaire lâche qui en revêt la face profonde.

...tie antérieure et supérieure du thorax et de l'épaule, au-dessous ...al, qu'il déborde inférieurement, le *petit pectoral* (*Pm*, *fig.* 424) ...triangulaire, mince, aplati, dentelé à son bord interne (*serratus* **Situation. Figure.**

...Il naît de la troisième, de la quatrième et de la cinquième côte, ...ettes aponévrotiques, minces et resplendissantes, qui recouvrent ...rcostaux, et auxquelles succèdent trois languettes charnues qui ...uement en haut et en dehors, convergent, se réunissent, et ...er par un tendon aplati au bord antérieur de l'apophyse cora- ...son sommet (*costo-coracoïdien*, Chauss.). **Insertions costales. Direction. Insertion coracoïdienne.**

Rapports. *b. Rapports.* Recouvert par le grand pectoral, dont il est sép[...]
seaux et nerfs thoraciques, il répond aux côtes, aux muscles [...]
grand dentelé, au creux de l'aisselle, et par conséquent aux ne[...]
seaux axillaires. J'appellerai l'attention : 1° sur le bord supérieur [...]

Fig. 424.

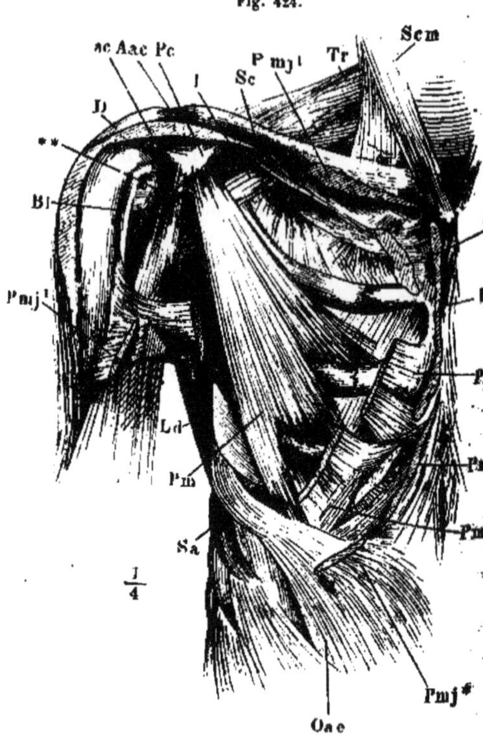

Paroi antérieure de la poitrine, après ablation de la moitié antérieure [...]
et du grand pectoral (*).

lequel est séparé de la clavicule par un espace triangulaire, la[...]
étroit en dehors, espace dans lequel on peut saisir et lier l'artère [...]
le bord inférieur, qui déborde le grand pectoral en bas et en de[...]

Usages. c. *Action.* Le plus habituellement il agit sur l'épaule (*muscu[...]*
antrorsum agit, Vésale). Son point fixe étant aux côtes, il porte év[...]
plate en avant et en bas, et abaisse fortement le moignon de l'ép[...]
abaisseur de l'épaule. Congénère de l'angulaire et du rhomboïde [...]
ment du moignon de l'épaule, il leur est antagoniste quant au [...]

(*) *Scm*, sterno-cléido-mastoïdien. — *Tr*, trapèze. — *Pmj*[1], portion claviculaire [...] *Pmj*[2], *Pmj*[3], portion sterno-costale de ce muscle. — *Pmj**, faisceau du grand [...] l'aponévrose abdominale antérieure. — *Sc*, sous-clavier. — *Pc*, apophyse coracoïde [...] acromio-claviculaire. — *ac*, ligament acromio-claviculaire. — *Bl*, tendon du long [...] grand dorsal. — *Pm*, petit pectoral. — *Sa*, grand dentelé. — *Oae*, oblique externe [...] origine commune du court chef du biceps et du coraco-brachial. — 1, paquet des [...] huméraux.

oplate ; il est encore l'antagoniste du rhomboïde relativement au avant. Lorsque ce muscle prend son point fixe à l'omoplate, il *des côtes* auxquelles il s'insère.

3. — Sous-clavier.

Soulever la clavicule, en portant en haut le moignon de l'épaule ; diviser le enlever une membrane aponévrotique qui descend de la clavicule et recouvre médiatement.

voir son insertion externe ou claviculaire, scier la clavicule à la partie diviser le muscle dans le même point; 3° renverser sa moitié externe avec la dante de la clavicule.

le, fusiforme, le *sous-clavier* (Sc, *fig.* 427) longe la face inférieure , par laquelle il est caché (*musculus qui sub claviculâ occultatur*, den). Situation.

Il se fixe, *d'une part*, au cartilage de la première côte, *d'autre part*, rieure et externe de la clavicule (*costo-claviculaire*, Chauss.). Insertions.

n interne ou costale se fait par un tendon qui s'épanouit en cône ; nes qui naissent de ce tendon se portent en dehors, en arrière et nt se fixer à la clavicule par de courtes fibres aponévrotiques.

1° Le sous-clavier est recouvert, en haut, par la clavicule, qui est uttière inférieurement pour le recevoir; 2° il répond, en bas, à la dont il est séparé par les vaisseaux axillaires et le plexus brachial; est enveloppé par une aponévrose très-résistante, qui complète le fibreux dans lequel il est contenu. Son rapport avec le plexus vaisseaux axillaires prévient la compression immédiate à laquelle eraient exposés entre la clavicule et la première côte. Rapports avec le plexus brachial et les vaisseaux axillaires.

point fixe étant à la première côte, il tend à abaisser la clavi- *abaisseur de l'épaule*. Mais il tend surtout à appliquer fortement erne de la clavicule contre le sternum : aussi, dans le cas de frac- de ces os, concourt-il à faire chevaucher le fragment externe interne. Lorsque le sous-clavier prend son point fixe sur la cla- à élever la première côte : aussi est-il rangé parmi les muscles ns les inspirations forcées. Usages.

4. — Grand dentelé.

grand et le petit pectoral étant enlevés, sciez la clavicule à sa partie ensuite l'omoplate en arrière, en renversant en dehors son bord axillaire; le tissu cellulaire qui remplit le creux de l'aisselle, surtout au niveau nerfs axillaires et au niveau des insertions costales du muscle grand den- face interne de ce muscle, tournez le sujet et renversez en dehors le omoplate.

uadrilatère, dentelé à l'un de ses bords (*serratus magnus*, Albin.), (Sa) occupe la partie latérale du thorax et s'étend comme une re des dix premières côtes au bord spinal de l'omoplate (*costo-* ss.). Figure.

Ses insertions costales se font suivant une ligne courbe très-considérable, à concavité postérieure, par neuf ou dix digitations. La

Fig 425.

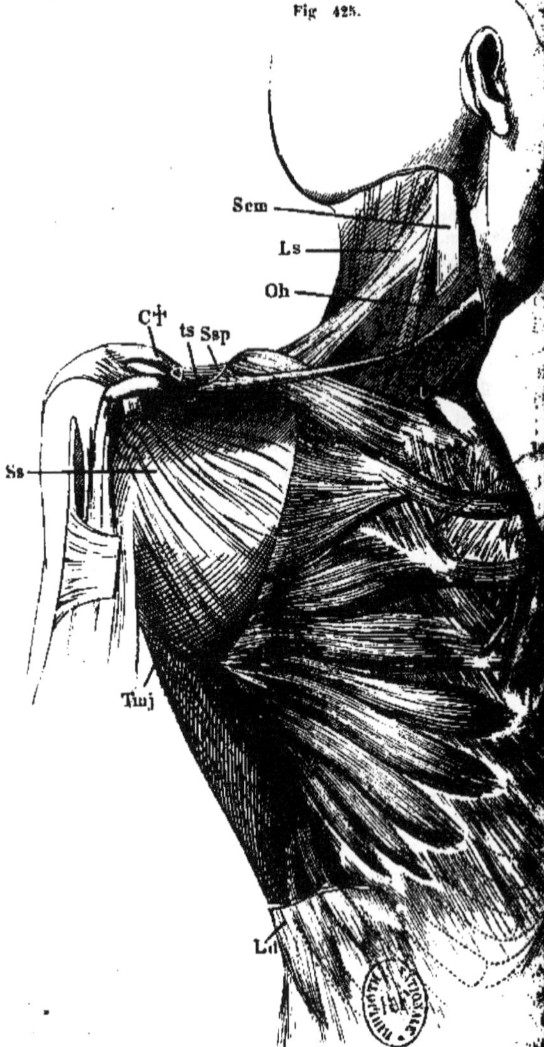

Muscles grand dentelé et sous-scapulaire (*).

tion, très-large, naît de la première et de la deuxième côte, a

(*) La paroi antérieure de la poitrine est vue presque de profil ; — le grand
plétement ; du petit pectoral (*Pm*) on n'a laissé que les insertions ; la clavicule
moyenne ; le segment externe (C†) a été renversé en dehors, ainsi que l'omoplate ;
été coupé près de son insertion aux côtes. — *Scm*, sterno-cléido-mastoïdien. —
plate. — *Oh*, omo-hyoïdien. — *Ssp*, sus épineux. — *ts*, ligament transverse de
scapulaire. — *Tmj*, grand rond. — *Je*, intercostaux externes. — *Ji*, intercostaux
sertion profonde du petit pectoral. — *Oae*, oblique externe de l'abdomen.

…lique intermédiaire ; de là, ses fibres se portent en haut, en dehors pour s'insérer à la face interne de l'angle postérieur et supérieur au niveau de l'angulaire. Cette digitation constitue la partie la …u muscle ; distincte des suivantes par sa direction et par l'interpo…igne de tissu cellulaire, elle a mérité le nom de *portion supérieure* …lé.

Portion supérieure du grand dentelé.

…itations suivantes naissent de la deuxième, de la troisième et de …côte, suivant une ligne oblique de haut en bas et d'arrière en … les plus larges et les plus minces de toutes les digitations. Elles …izontalement en arrière, pour s'insérer isolément, par de courtes …otiques, à toute la longueur du bord spinal de l'omoplate, en avant … Distinctes des fibres suivantes par leur direction et par une ligne …s constituent un plan con…, auquel on donne le nom …enne du grand dentelé.*

Portion moyenne.

…ières digitations naissent de … des côtes correspondantes, …nes obliques, et se rencon…ière des doigts entre-croisés, …ations correspondantes du … A ces digitations, qui sont …rotiques, succèdent autant …rnus distincts, qui conver… un gros faisceau radié, … en haut, en dehors et en …gner l'angle inférieur de … face interne duquel il …portion du grand dentelé, …tredit, la plus considérable, …ion *inférieure du grand den-*…

Fig. 426.

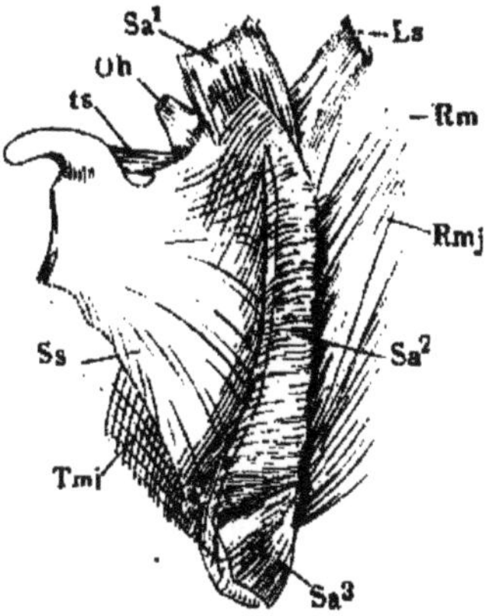

Face antérieure de l'omoplate et muscles qui s'insèrent à cet os (*).

Portion inférieure.

Rapports.

… Le grand dentelé est re…rand et le petit pectoral, par le grand dorsal, le sous-scapulaire, … nerfs axillaires ; par sa face profonde, il est appliqué sur les … espaces intercostaux ; du tissu cellulaire, très-abondant et très-…outes ces parties. La partie inférieure de ce muscle est sous-…ne assez grande étendue ; aussi les digitations inférieures sont …tantes à étudier pour le peintre et le sculpteur. Elles le sont …hirurgien, qui peut deviner par elles le rang des côtes corres…

Action

…aison de la direction générale antéro-postérieure des faisceaux …s, ce muscle attire l'omoplate en avant : c'est lui qui l'empêche … en arrière, quand nous tirons sur un fardeau avec les mains … le dos. Sa portion supérieure, en agissant isolément, abaisse le …ulé, sa portion inférieure le porte en haut. Or, la partie infé…le, composée de six à sept faisceaux convergents, agissant bien …ent que les autres portions, il en résulte que son action prédo…

De sa portion supérieure ; De sa portion moyenne ; De sa portion inférieure

(*) … l'omoplate. — Rm, Rmj, rhomboïde. — Sa¹, Sa², Sa³, grand dentelé. — Tmj, grand …pulaire. — Oh, omo-hyoïdien. — ts, ligament transverse de l'omoplate.

mine quand le muscle se contracte en totalité. Le grand dentelé

Action générale.

teur du moignon de l'épaule. C'est de tous les muscles celui qui a samment dans l'action de soutenir un fardeau avec l'épaule.

Le grand dentelé tient l'omoplate appliquée contre la poitri paralysé, on voit, à chaque mouvement d'élévation du bras, l l'omoplate s'éca d'aile de la paro son angle inférie rapprochant de la pendant que l'a déprimé.

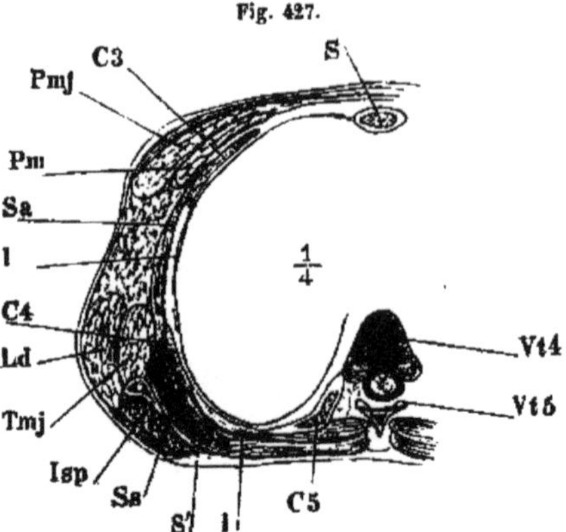

Section horizontale de la poitrine, au niveau du bord inférieur de la quatrième vertèbre dorsale (Vt⁴) (*).

Il devient inspirateur lorsque l'omoplate est fixée.

Lorsque le gra son point d'ins l'omoplate, il est sa première po par la seconde nouveau inspira sième. La pr cette troisième néralement et gliger l'action la deuxième; grand dentelé regardé comme spiratrice accessoire la plus énergique, d'où les diverses atti tiques, qui prennent instinctivement une position telle que l'o de la fixité, soit qu'ils saisissent avec leurs mains élevées la soit qu'inclinés en avant ils prennent un point d'appui sur le leurs avant-bras, soit enfin qu'ils cherchent cette fixité des m sur deux appuis latéraux. A l'hypothèse de l'action inspiratrice s'opposent une partie des considérations exposées à l'occasion d Il est à remarquer, cependant, que l'électrisation simultanée d et du rhomboïde par M. Duchenne a déterminé des mouvem énergiques.

5. — Intercostaux externes et internes.

Préparation. Pour voir les surcostaux et les intercostaux externes, plate et tous les muscles qui revêtent le thorax. Pour voir les sous-co taux internes, il faut scier la colonne dorsale et le sternum à leur par trait de scie vertical antéro-postérieur, et, sur l'une ou l'autre des mo ver la plèvre, qui se détache avec la plus grande facilité, à l'aide d'une cée avec les doigts.

Situation.

Les *muscles intercostaux* sont, comme leur nom l'indique côtes, dont ils remplissent les intervalles; ils sont au *nombre*

(*) Vt⁵, apophyse articulaire supérieure de la cinquième vertèbre dorsale. — — S, sternum. — S', omoplate. — *Pmj*, grand pectoral. — *Pm*, petit pectoral. I, I, muscles intercostaux. — *Ld*, grand dorsal. — T*mj*, grand rond. — *Isp*, scapulaire.

...tercostal : il y a, par conséquent, autant de paires de muscles qu'il ...intercostaux. On les divise en *externes* et en *internes*.

Divisés en externes et en internes.

...taux représentent deux lames musculaires fort minces, qui mesu...nt la largeur des espaces auxquels ils correspondent ; ils en mesu... longueur, avec cette différence que les intercostaux externes sont ...les articulations costo-vertébrales jusqu'aux cartilages exclusive...que les intercostaux internes ne commencent, en arrière, qu'aux ... et finissent, en avant, au sternum. Une aponévrose mince pro...l'autre ordre de muscles, soit en avant, soit en arrière, jusqu'aux ...pace intercostal. Les intercostaux externes m'ont constamment ... plus épais que les intercostaux internes.

Figure.

Différence entre les intercostaux internes et les intercostaux externes.

Les intercostaux s'insèrent, *d'une part*, au bord inférieur de la ...-dessus, l'intercostal externe à la lèvre externe, l'intercostal in... interne de la gouttière que présente ce bord, ainsi qu'au carti...respondant ; *d'autre part*, au bord supérieur de la côte qui est au...rtion des intercostaux se fait par des fibres charnues, qui alternent ...ou lamelles aponévrotiques. Toutes ces fibres se dirigent oblique...en bas, pour venir s'insérer à la côte inférieure : celles de l'externe, ...avant, celles de l'interne, d'avant en arrière, mais beaucoup moins ...Cette insertion inférieure se fait, comme la supérieure, par des ...ivement aponévrotiques et charnues. Les fibres aponévrotiques ...ues. Les muscles intercostaux sont autant aponévrotiques que ...donne aux espaces intercostaux une grande résistance. En outre, ...ercostaux externes et internes se croisent en sautoir, autre con...ance (1).

Insertions alternativement aponévrotiques et charnues.

Direction des fibres.

Leur croisement en sautoir.

Les intercostaux externes sont recouverts par les muscles qui re..., savoir, le grand et le petit pectoral, le grand et les petits den... dorsal, le sacro-lombaire, le grand oblique de l'abdomen. Ils ...intercostaux internes, dont ils sont séparés par les vaisseaux et ...ux, et par une lame aponévrotique fort mince.

Rapports.

...taux internes sont recouverts par les précédents et par la lame ...qui les continue ; ils répondent, en dedans, à la plèvre, laquelle ...immédiat avec les intercostaux externes depuis l'angle jusqu'à la ... côtes.

...muscle intercostal interne mériterait une description spéciale. Il ...éventail, dont la portion étroite répond à ses insertions à la face ...la première côte, et la portion large à la face interne et au bord ... deuxième côte.

...n'a-t-on pas dit sur l'action des muscles intercostaux externes et

Action des intercostaux.

...goureusement exact, je dois dire que les muscles intercostaux internes ...précisément aux bords costaux correspondants, ou du moins qu'ils ne ...ords que dans une petite partie de leur longueur ; leurs insertions prin...la face interne des côtes et à diverses hauteurs de cette face interne, si ...souvent que les insertions des muscles intercostaux internes de deux ... touchent et semblent se confondre. Il est probable qu'on a pris plus ...muscles de Verheyen cette partie des muscles intercostaux internes qui ...interne des côtes. Je ferai remarquer, en outre, que les fibres des mus...internes sont loin d'être parallèles entre elles, et qu'elles présentent plu...bliquité.

internes? « Toutes les suppositions que l'on peut faire *à priori* sur
« muscles intercostaux, disent MM. Beau et Maissiat, ont trouvé des
« pour les soutenir. » (*Arch. génér. de méd.*, 4e série, t. I, p. 269). Mais
ments invoqués à l'appui des diverses opinions n'ont pas tou
valeur.

Il est incontestable que les côtes obliques, sur la colonne vertébr
l'expiration, interceptent, lorsqu'une inspiration rapproche leur di
perpendiculaire, un espace notablement plus considérable qu'avant
tion. Mais il n'en résulte pas moins de l'obliquité en sens inverse des
externes et des intercostaux internes que les insertions des premiers
chent quand les côtes s'élèvent, et s'écartent quand les côtes s'abaiss
que c'est le contraire pour les intercostaux internes. Une petite
bois, de l'invention du docteur Hutchinson, et dans laquelle les m
costaux sont figurés par des lanières élastiques, met ce double fait
toute contestation. D'autre part, sur le cadavre, suivant Henle
intercostaux externes ou les intercostaux internes se relâcher
ternativement, suivant qu'on élève ou qu'on abaisse les côtes. Il
admettre que les premiers sont inspirateurs et les seconds expir
répugne certainement de voir des antagonistes dans des muscles
des filets des mêmes rameaux nerveux et dont la disposition offre
avec celle des muscles obliques de l'abdomen, avec lesquels les
deux derniers espaces intercostaux se continuent directement, au
met des côtes flottantes. Or, personne, que nous sachions, n'a
de prétendre que l'opposition dans la direction des fibres des m
de l'abdomen devait entraîner une opposition dans leurs usages.

En outre, la portion antérieure des intercostaux internes, qui
qu'au bord du sternum, affecte, par rapport à cet os, la même
les intercostaux externes relativement à la colonne vertébrale,
doit avoir pour effet l'élévation des cartilages costaux. Ce fait a p
rectement sur le vivant : chez un malade qui présentait une atro
grand pectoral, M. Duchenne a pu mettre en évidence cette a
costal interne au voisinage du sternum; aussitôt qu'il plaçait l'ex
appareil sur la peau, au niveau du premier espace intercostal, o
le second cartilage, entraînant avec lui l'extrémité antérieure de
pondante. Cette portion antérieure de l'intercostal interne serait
trice, et l'on aurait ainsi un nouvel antagonisme entre la portion
la portion antérieure des intercostaux internes.

En présence de ces difficultés de la théorie, on doit se deman
costaux interviennent réellement dans la respiration ordinaire.
expériences de MM. Beau et Maissiat sur les animaux vivants
rien : on observe, il est vrai, une certaine tension des muscles
externes dans l'expiration, des intercostaux internes dans l'inspir
tension n'a rien de commun avec la contraction de ces muscles
ment de l'éloignement plus ou moins considérable des attache

Mais il n'en est plus de même dans la respiration compliquée,
exemple : alors les deux couches de muscles se contractent à la
opposés qu'ils tendent à produire se détruisant, il en résulte
plus grande résistance de la paroi thoracique, de sorte que la
sphérique qui s'exerce de dehors en dedans dans une forte inspir

...ns une expiration violente, sera impuissante à refouler les espaces

...ons donc : 1° que les muscles intercostaux jouent le rôle de simples ...ns la respiration ordinaire, ligaments élastiques, disposés sur deux ...rection opposée, afin que l'une ou l'autre couche soit tendue, quelle ...osition des côtes; 2° que ces ligaments ne sont contractiles qu'afin ...nt, de plus, opposer une résistance active à la pression atmosphéri... celle-ci devient très-considérable.

6. — Sous-costaux et surcostaux.

...taux de Verheyen (*fig.* 429), sont de petites languettes musculaires ...ques, variables pour le nombre et pour la longueur, qui sont situées ...re et l'extrémité postérieure des intercostaux internes, et qui s'é... face interne des côtes à la face interne de celles qui se trouvent ...quelquefois à la face interne de la deuxième ou troisième côte si... ...s. Quelquefois verticales, ces languettes sont souvent obliques, à ...s intercostaux internes, dont elles peuvent être considérées comme ...nce.

Les muscles sous-costaux sont des languettes musculaires

...ux (*levatores costarum*, Lcb, *fig.* 428) sont de petits muscles triangu... à la partie postérieure des espaces intercostaux; accessoires des ...xternes, dont ils paraissent la continuation et dont ils ont la ... aponévrotique, moitié charnue, ils sont au nombre de douze de ... comme les côtes. Chacun de ces muscles a son point d'insertion ...t de l'apophyse transverse d'une vertèbre; de là, les fibres char... rayonnant, s'insérer à la partie postérieure du bord supérieur et ...ne de la côte qui est au-dessous. Les fibres de ces muscles ont la ...n que celles de l'intercostal externe; seulement, elles sont plus ...nt en dehors.

Nombre. Insertions.

...muscle surcostal s'attache à l'apophyse transverse de la septième ...ale, le dernier à l'apophyse transverse de la onzième vertèbre dor... ...uns de ces muscles offrent deux digitations, dont l'une présente ... accoutumée, tandis que l'autre va se rendre à la côte qui est au-... ...erniers muscles, appelés *longs surcostaux* (*longiores levatores*, Haller), ...que sorte le passage entre les *petits surcostaux* (*levatores costarum* ...dentelés. Morgagni a vu tous les muscles surcostaux unis entre eux ...t un seul muscle dentelé, extrêmement régulier.

Quelques muscles surcostaux présentent deux digitations.

... par le long dorsal et le sacro-lombaire, les surcostaux recouvrent ...x externes.

...arquer 1° que les muscles surcostaux vont en augmentant gra... ...e volume de haut en bas; les deux derniers surtout sont relative... ...umineux, chez quelques sujets : je les ai trouvés d'un volume trois ...périeur à celui des deux premiers;

Les deux derniers surcostaux sont les plus volumineux.

... insertion inférieure a lieu plus particulièrement au bord supé... ...e pour les muscles surcostaux inférieurs, et à la face externe de ...s surcostaux supérieurs. Ces derniers sont quelquefois continus ...tres à l'aide de languettes;

Remarque relative aux insertions inférieures.

...ortion du muscle intercostal externe qui correspond aux surcos... un développement proportionnel à celui de ces derniers muscles,

Connexion des muscles surcostaux avec les intercostaux externes.

dont ils sont parfaitement distincts à leur origine, mais avec se confondent entièrement à leur insertion costale.

Action des surcostaux. Les surcostaux agissent très-efficacement sur les côtes pour les élever, parce qu'ils s'insèrent plus près du point

Fig. 428.

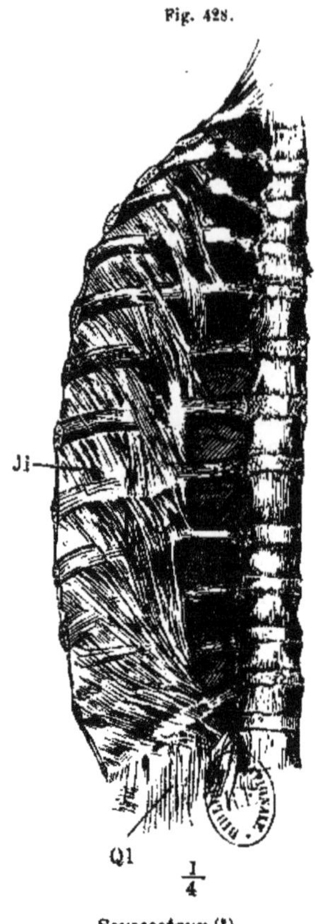

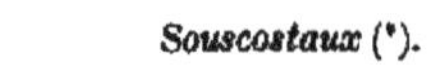

1/4

Souscostaux (*).

Fig. 429.

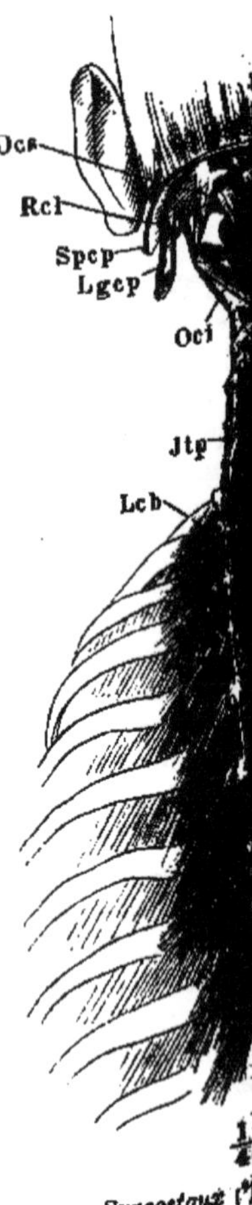

Surcostaux (**).

d'appui; en sorte que le moindre mouvement imprimé à l'ex-rieure devient très-sensible à l'extrémité antérieure.

7. — Triangulaire du sternum ou petit dentelé an

Préparation. Scier les côtes par une coupe verticale à leur union avec décoller la plèvre avec les doigts.

(*) La paroi postérieure de la poitrine, vue par devant. — On a enlevé la plèvre. — ternes. — *Ql*, carré lombaire.

(**) *Tr*, insertion du trapèze. — *Sscp*, grand complexus. — *Repm*, petit droit p grand droit postérieur. — *Js*, interépineux. — *Mf*, transversaire épineux. — *Ocs*, o *Oci*, oblique inférieur. — *Lcb*, surcostaux. — *Jtp*, intertransversaires. — *Lgcp*, petit splénius de la tête. — *Rcl*, droit latéral.

...ire du sternum représente antérieurement les surcostaux, ou ... dentelés postérieurs, avec cette différence qu'il occupe la sur... thorax, au lieu d'en recouvrir la surface externe. Comme eux, il

Forme. Situation.

Son insertion fixe a lieu sur les parties latérales de la face

Insertions sternales.

Fig. 430.

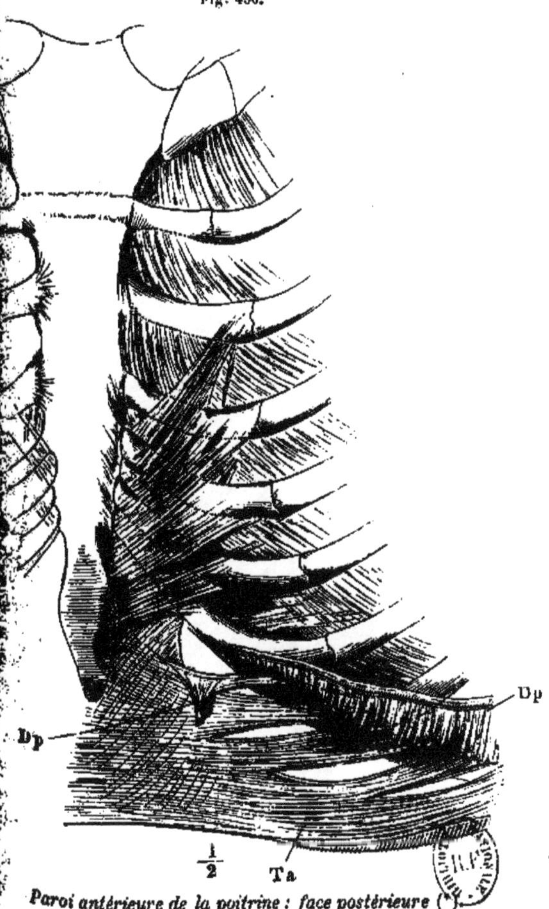

Paroi antérieure de la poitrine : face postérieure (*).

... sternum, de l'appendice xiphoïde et de l'extrémité interne des ...ux. A l'aponévrose d'origine succèdent des fibres charnues qui se ...ois, quatre, cinq, et quelquefois six languettes, lesquelles vont ...des fibres aponévrotiques, à la face postérieure et aux bords des ...ôtes, depuis la sixième jusqu'à la troisième, quelquefois jusqu'à ... même la première (*sterno-costal*, Chauss.).

Insertions costales.

(*) ... (Dp) a été divisé près de ses insertions aux côtes et à l'aponévrose du trans-

Direction des fibres charnues. La *direction* des fibres inférieures est horizontale et parallèle ... rieures du muscle transverse, avec lesquelles elles se continuent ... sont au-dessus, se dirigent de bas en haut et de dedans en dehors ... obliquement qu'elles sont plus supérieures : d'où la forme triang... muscle, qui lui a fait donner son nom.

Rapports. *b. Rapports.* Ce muscle est recouvert par le sternum, les muscles

Fig. 431.

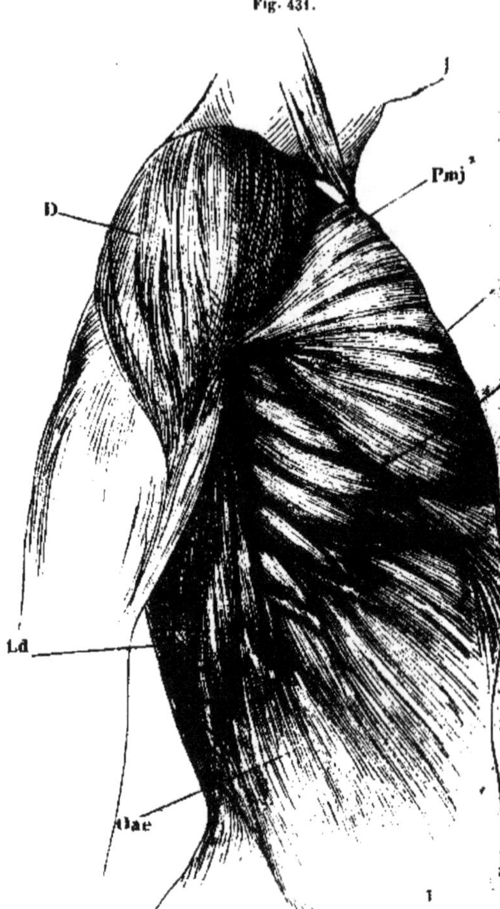

Face latérale de la poitrine (*).

internes et les cartilages costaux, dont il est séparé par les vais... res et par quelques ganglions lymphatiques; sa face postérieure ... la plèvre. Son bord inférieur est parallèle et contigu au bord ... transverse de l'abdomen.

(*) Pmj¹, Pmj², portion claviculaire et portion sterno-costale du grand pectoral. ... grand pectoral qui naît de la gaîne du grand droit de l'abdomen. — Sa, grand den... externe. — Ld, grand dorsal. — D, deltoïde.

...a contraction du triangulaire du sternum a pour effet d'abaisser les ...aux auxquels il s'insère, ou de s'opposer à leur élévation. Usages.

...Aponévroses des muscles de la région thoracique.

...ption des muscles de la région thoracique est annexée celle des ...qui forment des gaînes à ces muscles. Nous trouvons ici trois apo... ...prononcées, celles du grand pectoral, du petit pectoral et du ...clavier. Il est vrai qu'il existe des toiles celluleuses sur les muscles ... mais nous pensons qu'il est permis de n'entrer dans aucun détail ...

...se *du muscle grand pectoral*. Cette aponévrose n'a pas le brillant des ...des membres ou de l'abdomen. Placée au-dessous du fascia super... ...édiatement accolée au muscle, elle envoie des prolongements fibro... ...re ses faisceaux, et ne se laisse isoler qu'avec une certaine diffi... ...plutôt l'aspect d'une lame fibro-celluleuse que celui d'une véri... ...rose. Ses insertions sont les mêmes que celles du grand pectoral; ...bord externe de ce muscle, elle se recourbe de manière à embras... ...ans une espèce de gouttière, et se continue ensuite avec l'aponé... ...e du creux axillaire. L'aponévrose du muscle grand dorsal se com... ...ême façon au niveau du bord externe de ce muscle, en sorte que ...de la base de l'aisselle est l'intermédiaire de continuité entre celle ...toral et celle du grand dorsal : la cavité de l'aisselle se trouve ...

Aponévrose du grand pectoral.

Son aspect.

Aponévrose du creux axillaire

...e *du petit pectoral*. Cette aponévrose est plus forte que la précé... ...ent de la partie inférieure de l'aponévrose du sous-clavier, ferme, ...r sur le petit pectoral, l'espace triangulaire dont nous avons déjà ... dédouble sur le bord supérieur du petit pectoral, qui se trouve ...entre ses deux lames. Au niveau du bord inférieur du muscle, les ...se réunissent et vont s'insérer sur la face supérieure de l'aponé...se de l'aisselle. C'est à cette adhérence qu'est dû le renversement ...re les bords des muscles grand pectoral et grand dorsal.

Aponévrose du petit pectoral.

...e *du muscle sous-clavier*. Enfin, une aponévrose assez résistante ...en avant et en arrière, la gaine du muscle sous-clavier, gaîne qui ...en haut par la clavicule. Cette aponévrose s'insère aux bords de la ...sée sur la face inférieure de cet os. En dehors, elle se condense ...olide qui se fixe à l'apophyse coracoïde.

Aponévrose du muscle sous clavier.

...CLES DE LA RÉGION CERVICALE ANTÉRIEURE SUPERFICIELLE.

...ons dans cette région le peaucier et le sterno-cléido-mastoïdien.

1. — Peaucier.

...Tendre le muscle en renversant la tête en arrière, un billot étant placé ...du sujet; 2° faire à la peau une incision horizontale, dirigée de l'angle de ...symphyse du menton, une deuxième incision de la symphyse à l'extrémité ...icule, une troisième incision le long de la clavicule. Ces incisions doivent ...ielles et diviser à peine toute l'épaisseur de la peau. On disséquera le

peaucier avec beaucoup de précaution, en ayant soin de commencer pa
rieure, de diriger le scalpel en dédolant vers la peau, et de suivre
tion des fibres charnues, qui sont un peu obliques de haut en bas et de

Figure. Situation. Le *peaucier*, ainsi nommé par Winslow (*latissimus colli*, d'Al mering, *subcutaneus colli*, Sœ), est un muscle large, excessiveme gulièrement quadrilatère, qui double la peau de la région ant

Fig. 432.

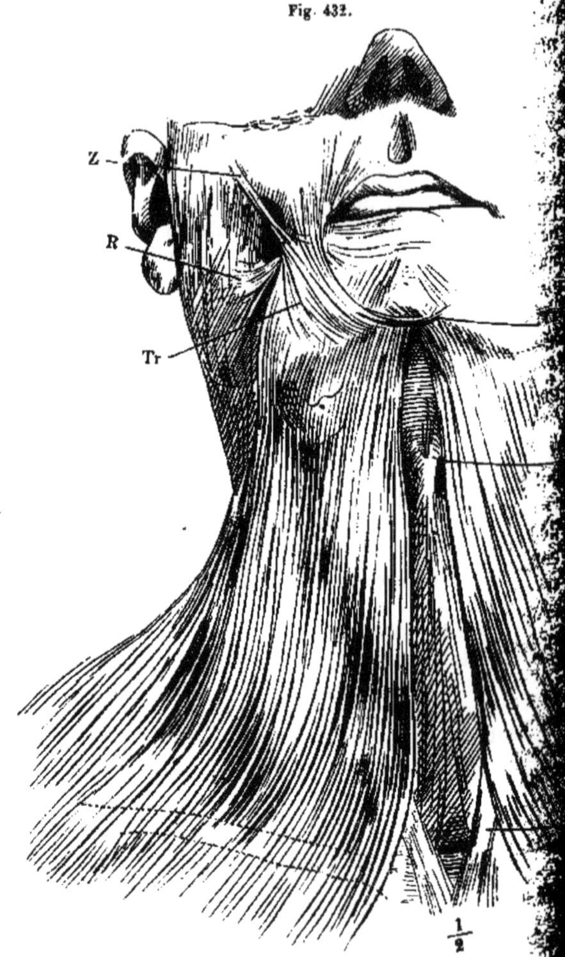

Paucier ; face antérieure (*).

laquelle il est uni à la manière du peaucier chez les animau
peau qui couvre la partie antérieure et supérieure du thorax,

(*) I, larynx. — *Scm*, chef sternal du sterno-cléido mastoïdien. — *Tr*, triang
sous-symphysien unissant les deux triangulaires. — R, risorius. — *Z*, grand zyg

la face (*thoraco-facial*, Chauss., *thoraco-maxillo-facial*, Dumas), et ...ement à la lèvre inférieure, à laquelle il est en partie destiné. ...uer qu'il n'est pas rare de rencontrer des sujets chez lesquels les peauciers sont inégaux en force.

Insertion.

De leur extrémité inférieure, qui se prolonge presque toujours ...et se perd dans le tissu cellulaire sous-cutané, les fibres charnues, ...nées, se dirigent obliquement de bas en haut et de dehors en

Direction.

...unissent en faisceaux musculeux pâles, qui se rapprochent les ... de manière à constituer un plan charnu continu, quelquefois ...tres petits faisceaux, qui viennent s'ajouter au bord postérieur du ... charnu se termine supérieurement de la manière suivante :

Insertions à l'éminence mentonnière.

...ux les plus internes s'entre-croisent ordinairement sur la ligne ...nt s'insérer à l'éminence mentonnière, de chaque côté de la sym... ...de ces fibres internes concourent à former la houppe du menton. ... de ces fibres, se voient quelques faisceaux qui vont constituer la ...superficielle du bord interne du muscle carré.

Fibres qui s'entre-croisent avec le muscle triangulaire

...hors, les fibres s'insèrent à la lèvre externe du bord inférieur du ...rieur, et un peu au commencement de la ligne oblique externe. ...s'entre-croisent avec celles du triangulaire et du carré, à la ma...tions.

...faisceaux, assez nombreux, situés en dehors des précédents, vont ...fibres externes du carré, qu'elles complètent.

Fibres qui vont à la commissure

...faisceaux externes, très-variables pour le nombre, viennent se ...la peau, soit à la commissure des lèvres. Ces faisceaux sont l'élé... ...*novus* de Santorini (R), faisceau remarquable, accessoire du ... ne rencontre que chez quelques sujets, et qui est obliquement ...en bas, de la région parotidienne à l'angle des lèvres (1).

Rapports.

...Les peauciers occupent toute la région antérieure du cou (2), à l'ex...gne médiane, où ils laissent entre eux un intervalle triangulaire,

Variétés anatomiques.

...nd nombre de sujets, j'ai vu le faisceau le plus élevé du peaucier s'ajouter ...ulaire des lèvres, dont il constituait le bord externe, et, parvenu à la com...inuer avec le grand zygomatique. Chez un sujet, le bord supérieur du ...stitué par un faisceau musculaire assez épais, aponévrotique à sa partie ...portait horizontalement de dehors en dedans, pour se jeter dans la com... Il suit de là qu'à l'exception de l'une des variétés anatomiques que je ...er, le muscle triangulaire des lèvres ne reçoit aucune fibre du peaucier. ...après leur entre-croisement avec le muscle triangulaire, les fibres du ...rent, pour revêtir le caractère des fibres musculaires qui s'insèrent à la

...c'est au risorius ou aux fibres parotidiennes du peaucier qu'il faut rap...tite auriculaire du peaucier, qui a été décrite par Riolan sous le nom de ...*nei suprà parotidem ad aurem ascendentis*. D'après cette description, ... de fibres du peaucier qui concourent à la formation du carré, d'une part, ...rré, d'autre part, ayant exactement la même direction que celles du peau...onnant qu'on ait considéré le carré comme une continuation du peaucier. ... fibres ont des insertions bien distinctes, comme on peut s'en assurer ...aucier de bas en haut et le carré de haut en bas, la coloration des fibres ... n'est pas constamment la même. Il importe d'ailleurs de remarquer ... faisceaux fournis au carré par le peaucier varie beaucoup, suivant les

à base inférieure, dans lequel ils sont remplacés par du tissu espèce de raphé, qu'on retrouve sur la ligne médiane de la *ligne blanche du cou*, d'où partent les divers feuillets qui vrose cervicale.

Ligne blanche du cou.

Son adhérence avec la peau.

Ce muscle est intimement uni à la peau; mais son adhé même dans tous les points : intime en bas, elle l'est beauco où le tissu cellulaire qui sépare ce muscle de la peau, est con et peut même se pénétrer d'une grande quantité de graisse, chez les individus qui ont un double menton (1). On ne trouve glions lymphatiques entre le peaucier et la peau : tous sont ce muscle.

Rapports de la face profonde :

Les rapports de la face profonde du peaucier sont extrême muscle recouvre la région sus-hyoïdienne, la région sous-hyo sus-claviculaire; il est séparé de toutes les parties qu'il reco vrose cervicale, à laquelle il est uni par du tissu cellulaire mais graisseux.

A la région claviculaire

Au cou;

Si nous entrons dans le détail de ces rapports, nous verron revêt de bas en haut : 1° la clavicule, le grand pectoral, le la veine jugulaire externe, les jugulaires antérieures, quand plexus cervical superficiel, le sterno-mastoïdien, l'omoplat-hy ou cléido-hyoïdien, le digastrique, le mylo-hyoïdien, la glande les ganglions lymphatiques de la base de la mâchoire. Il reco au-devant du sterno-mastoïdien, l'artère carotide primitive, interne, le nerf pneumo-gastrique; derrière le sterno-mastoï scalènes, les nerfs du plexus brachial, quelques nerfs inférieu vical; 3° à la face, l'artère maxillaire externe, le masséter, glande parotide, etc.

A la face.

Action déterminée par l'étude anatomique du muscle.

c. *Action*. Vestige le plus remarquable du pannicule charnu peaucier imprime de légers mouvements de plissement à la bord antérieur, étant la partie la plus épaisse du muscle, surto près de la symphyse du menton, fait saillie pendant sa contra abaisse, en outre, la lèvre inférieure et un peu la commissure les passions tristes; mais, par sa portion accessoire, il devient la portion principale, car il relève l'angle des lèvres, qu'il dehors, et conséquemment il exprime les passions gaies, d'où le donné par Santorini à cette portion accessoire. Suivant M. Fo tion du peaucier, dont les fibres curvilignes tendent à se red de s'opposer à l'affaissement des veines du cou, sous l'influence mosphérique, dans une forte inspiration.

Action déterminée d'après la galvanisation localisée.

Sous l'influence de l'excitation galvanique localisée, appli la peau du col est soulevée par les faisceaux de ce muscle, qui fortement chez certains sujets, et la peau de la région clavicu culaire et du moignon de l'épaule est fortement attirée en ha observé de plissement proprement dit de la peau : son soulèv Si la force galvanique est concentrée sur les fibres les plus an

(1) C'est toujours entre la peau et le peaucier que j'ai vu se dévelop seuses, si fréquentes à la région sous-maxillaire.

(2) *Gaz. médicale*, 1862, n. 31.

degré d'intensité suffisant, la tête est un peu inclinée en avant; cas rares, et seulement lorsque le peaucier est très-développé, la rieure est très-légèrement abaissée; la galvanisation d'un seul ne la tête du côté excité. Mais ces effets m'ont paru toujours très- et bien secondaires, si on les compare à l'influence que le peau- la lèvre inférieure, et, par elle, sur la physionomie (1).

Influence du peaucier sur la physionomie.

dit que le peaucier du col était sans influence sur la physiono- nul dans l'expression des passions. La galvanisation démontre, qu'il est un des muscles qui concourent le plus à l'expression des de la colère, de l'effroi, de la terreur, de la souffrance. Lorsqu'on ion au-dessous de la mâchoire inférieure, on voit que les fibres du excité tirent obliquement en bas et en dehors la portion de la lèvre avoisine la commissure, la portion inférieure des joues et l'aile les deux peauciers agissent ensemble, les deux commissures bas et en dehors, la lèvre inférieure est tendue et abaissée. La partielle du peaucier est inexpressive; au contraire, lorsque l'exci- la face exprime au plus haut degré le sentiment de terreur. nger. Les peauciers sont véritablement les abaisseurs de la lèvre

nces galvaniques viennent à l'appui de la description que j'ai don- r et du triangulaire, en établissant l'indépendance complète ou ntinuité de ces deux muscles; car l'excitation électrique ne passe ucier dans le triangulaire, et réciproquement, même quand on ne possible l'excitation du point de jonction de ces deux muscles. nt également la continuité du carré avec le peaucier, continuité n'est pas aussi complète qu'on l'admet généralement, le carré demment des fibres propres.

2. — Sterno-cléido-mastoïdien.

ivisez la peau et le peaucier qui la double, à partir de l'apophyse mas- fourchette du sternum, suivant une direction oblique de haut en bas et

peaucier peut être considéré comme participant au mouvement de flexion poitrine. — Chez un sujet affecté de la maladie que je crois avoir le pre- le nom de *paralysie musculaire atrophique*, et qui a pour caractères seulement l'atrophie musculaire, mais encore et essentiellement l'atrophie eurs ou motrices des nerfs spinaux, avec intégrité parfaite de leurs es, de la moelle et du cerveau, chez ce sujet, mort dans mon service à arité, le 21 août 1854, le peaucier seul avait été respecté à la région ure, tandis que les muscles de la région sus-hyoïdienne et de la région et surtout les deux sterno-cléido-mastoïdiens, étaient complétement atro- malade était dans la position horizontale, la flexion de la tête sur le ment impossible; mais lorsque je l'engageais à produire ce mouvement il mettait à l'accomplir toute l'énergie de sa volonté, les faisceaux du saient admirablement sous la peau; en outre, pendant toute la durée de la lèvre inférieure s'abaissait en s'élargissant et se renversait de ma- de l'arcade dentaire, qu'elle laissait à découvert. Chaque moitié de la it bien évidemment attirée en bas et en dehors par le muscle peaucier renversant un peu. Pendant ces contractions, on pouvait reconnaître la ins partielle, du carré avec le peaucier. On aurait même dit que la con- plète en se fondant sur les phénomènes physiologiques.

d'arrière en avant; renversez les deux lambeaux, l'un en avant, l'[...] ayant soin de comprendre dans l'incision une aponévrose assez forte [...] cle. Pour bien voir les insertions supérieures, faites une incision [...] la ligne courbe demi-circulaire supérieure de l'occipital.

Situation. Le *sterno-cléido-mastoïdien* (*mastoïdien antérieur*, Winslow) occ[...] térieure et latérale du cou ; il est épais, bifide inférieureme[...] partie moyenne qu'à ses extrémités.

Insertions. *a. Insertions*. Il s'insère, *d'une part* (*insertions fixes*), au moy[...]

Fig. 433.

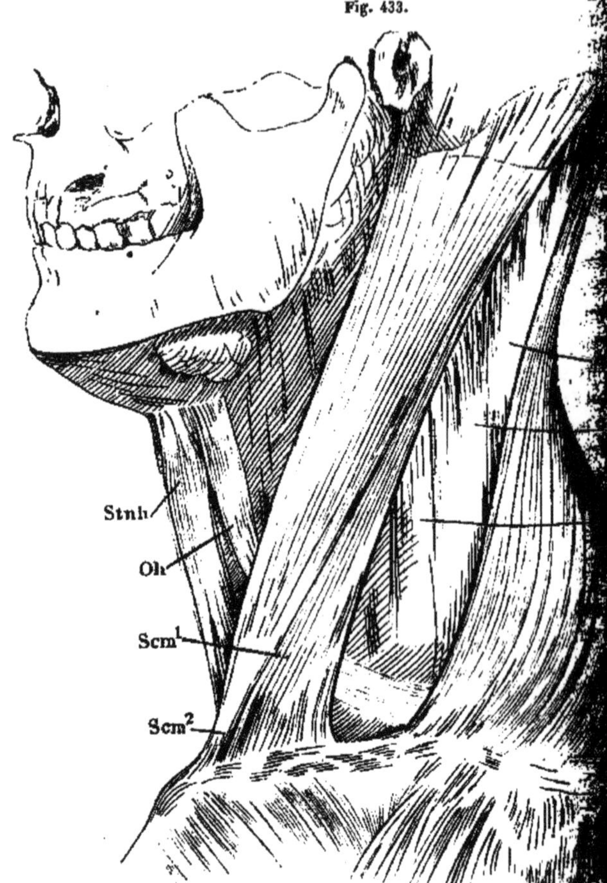

Cou vu de profil ; on a enlevé le peaucier (*).

ceaux bien distincts, 1° à la partie interne de la clavicule, 2° [...] rieure et antérieure de la première pièce du sternum; *d'au*[...]

(*) *Tr*, trapèze. — *Spcp*, splénius. — *Ls*, angulaire. — *Scp*, scalène postérieur [...] laire. — *Scm*², chef sternal du sterno-cléido-mastoïdien — *Oh*, omo-hyoïdien. —[...]

pophyse mastoïde et à la ligne courbe occipitale supérieure (*mus-osse et claviculâ in caput insertus*, Vésale).

rnale (Scm²) se fait par un tendon aplati, qui se prolonge, en s'é-u-devant des fibres charnues. Il n'est pas rare de voir les tendons eux muscles sterno-mastoïdiens, ordinairement espacés, s'entre-lité ou en partie sur la ligne médiane, en envoyant un petit pro-eux médian au-devant des insertions sternales des muscles grands tte disposition peut aisément se reconnaître sur le vivant.

Insertions sternales.

laviculaire (Scm¹) se fait par des fibres aponévrotiques très-courtes à la partie interne du bord antérieur et de la face supérieure de la s une étendue très-variable; circonstance importante en anato-le (1). Souvent un intervalle celluleux considérable sépare l'in-e de l'insertion claviculaire; d'autres fois cet intervalle est pres-s on voit la portion claviculaire du muscle prendre des insertions l'articulation sterno-claviculaire; mais, dans tous les cas, la sé-eux portions est facile.

Insertion claviculaire. Intervalle celluleux qui sépare la portion sternale de la portion claviculaire.

arnues, nées de cette double origine, constituent deux gros fais-ent distincts dans une partie de leur longueur: aussi plusieurs Albinus en particulier, ont-ils divisé le sterno-cléido-mastoïdien es distincts, qu'ils ont décrits séparément, savoir: le *sterno-mas-éido-mastoïdien*, division que l'anatomie comparée a sanctionnée.

Distinction des deux faisceaux dans une partie de la longueur.

rnale du muscle, plus considérable, en général, que la portion t conoïde et se porte de bas en haut et de dedans en dehors; la laire, aplatie, se porte presque verticalement en haut, et se place récédente, qui la recouvre entièrement au niveau de la partie col. Ces deux portions restent encore distinctes quelque temps, ; elles finissent par se confondre, et viennent s'insérer au bord la moitié antérieure de la face externe de l'apophyse mastoïde, eux tiers externes de la ligne occipitale supérieure. Les fibres à l'apophyse mastoïde, s'entre-croisent en sautoir avec celles du nous avons vues s'insérer à la moitié postérieure de cette même sertion occipitale se fait par une aponévrose mince; l'insertion par un tendon très-fort, qui règne quelque temps le long du bord muscle. La *direction* ou l'axe du sterno-cléido-mastoïdien est en haut, d'avant en arrière et de dedans en dehors.

Direction des deux portions.

Insertion à l'apophyse mastoïde et à la ligne courbe occipitale supérieure.

Axe du muscle.

Ce muscle a des rapports importants. Sa *face superficielle* ou *externe* par la peau et par le peaucier, dont le séparent la veine jugulaire branches nerveuses composant ce qu'on appelle improprement le superficiel. — Sa *face profonde* ou *interne* recouvre 1° l'articula-viculaire; 2° tous les muscles de la région sous-hyoïdienne et, en s, l'angulaire, le digastrique et les scalènes; 3° le nerf accessoire traverse au-dessous de son tiers supérieur, le nerf pneumo-gas-sympathique, l'anse nerveuse de l'hypoglosse, les nerfs cervi-e jugulaire interne; 5° l'artère carotide primitive, dont elle re-t la partie inférieure. — Son *bord antérieur* fait sous la peau importante à étudier, puisque c'est le long de ce bord que doit

Rapports de la face superficielle;

De la face profonde.

Rapports de son bord antérieur.

rtion claviculaire du sterno-cléido-mastoïdien s'insérer à la moitié interne

être pratiquée l'incision pour la ligature de la carotide primi[illegible] phagotomie. La glande parotide appuie supérieurement sur ce[illegible] paré de celui du côté opposé par un intervalle triangulaire, do[illegible] en bas et la base en haut. — Son *bord postérieur* constitue le cô[illegible] triangle sus-claviculaire, dont le bord externe du trapèze cons[illegible] térieur, et la clavicule le côté inférieur (1).

Rapports de son bord postérieur.

Action.

c. Action. Lorsque le sterno-cléido-mastoïdien agit d'un seul [illegible] fléchie, inclinée latéralement du côté du muscle qui se contr[illegible] mouvement de rotation en vertu duquel la face est tournée du [illegible] sterno-cléido-mastoïdien est donc à la fois *fléchisseur et rotateur* [illegible]

Fléchisseur et rotateur de la tête.

Quand les deux muscles agissent simultanément, ils fléchiss[illegible] la tête sur le col et le col sur le thorax. Leur action n'est jama[illegible] que dans l'effort qu'on fait pour relever la tête, quand on est [illegible] talement sur le dos.

Il peut devenir extenseur de la tête.

Cependant il est une position dans laquelle le sterno-cléid[illegible] vient *extenseur de la tête :* c'est celle dans laquelle la tête est fort[illegible] en arrière. Cet effet est dû à la disposition de l'insertion supér[illegible] un peu en arrière du point d'appui du levier représenté par [illegible] disposition ne me paraît pas suffire pour motiver l'opinion exc[illegible] tendu soutenir par un candidat dans sa dissertation inaugural[illegible] sterno-cléido-mastoïdien est purement et simplement un mus[illegible] la tête (2).

§ 5. — MUSCLES DE LA RÉGION SOUS-HYOÏDIENNE[illegible]

Ces muscles sont au nombre de quatre de chaque côté : 1° le [illegible]

(1) Je crois devoir mentionner ici une variété anatomique de l'ins[illegible] chef sternal du sterno-cléido-mastoïdien, variété que j'ai pu reconna[illegible] chez un sujet : à droite, ce chef, parvenu au voisinage du sternum, [illegible] parties, l'une profonde, qui présentait ses insertions accoutumées, l'[illegible] toute tendineuse, qui se prolongeait, en s'élargissant et sans contracte[illegible] sur le bord latéral droit du sternum ; là, elle donnait naissance à un [illegible] allait en augmentant de largeur et d'épaisseur jusqu'au bord supérieu[illegible] quatrième côte, où il s'insérait. Des bords de ce même tendon naissa[illegible] gauche, les faisceaux musculaires qui d'ordinaire s'insèrent à la prem[illegible] num. Du bord inférieur de ce tendon se détachait un petit faisceau fi[illegible] sérer, en décrivant une arcade à concavité supérieure, au bord inte[illegible] sterno-mastoïdien gauche, de telle façon que cette arcade représent[illegible] sternale mobile véritable, surmontant de quelques millimètres la fourc[illegible]

Exemple de synergie musculaire puisé dans l'action du sterno-mastoïdien.

(2) C'est dans le jeu du sterno-cléido-mastoïdien qu'on a surtout l'occ[illegible] synergie ou la simultanéité d'action de plusieurs muscles pour l'action [illegible] Ainsi, pour que le sterno-cléido-mastoïdien agisse sur la tête avec la plu[illegible] il devient nécessaire que le sternum, qui est, dans ce cas, le point fi[illegible] grande immobilité possible. Or, ce résultat ne peut être obtenu sans [illegible] muscles grands droits de l'abdomen. Ces derniers, à leur tour, ne p[illegible] usage qu'autant qu'ils trouvent sur le bassin un point fixe ; et le bassin [illegible] rait être fixé sans la contraction des muscles fessiers, demi-tendineux [illegible] et biceps fémoral. Enfin ces derniers muscles doivent trouver à la jam[illegible] doit à l'action de ses muscles extenseurs. Cette simultanéité remarqu[illegible] que nécessite l'action d'un seul muscle, a été développée par Winslow [illegible] cité. Elle a en physiologie, et même en pathologie, des conséquences tr[illegible]

…éido-hyoïdien ; 2° l'omoplat-hyoïdien ; 3° le sterno-thyroïdien, …oïdien.

1. — Sterno-hyoïdien.

…tte préparation est extrêmement facile ; elle est commune à tous les muscles …ule précaution que nous ayons à indiquer, consiste à étudier les attaches …rnales des muscles de cette région par la face postérieure, et à enlever …pour mettre à découvert l'insertion scapulaire de l'omoplat-hyoïdien.

…rubané, le sterno-hyoïdien (*Stnh*), mieux nommé *cléido-hyoïdien*, …double de chaque côté. Forme.

…Il s'étend de l'extrémité interne de la clavicule à l'os hyoïde. …érieure présente quelques variétés : tantôt, et c'est le cas ordi…à la partie postérieure de l'extrémité interne de la clavicule …ge interarticulaire, ou même en dehors de cette extrémité in…a lieu au sternum, au pourtour de la circonférence de la fa…de cet os. De cette origine, les fibres charnues, qui sont toutes …ent en haut, d'abord un peu obliquement de dehors en de…alement, et forment un corps charnu aplati d'avant en arrière, …sant, pour venir se fixer, par de courtes fibres aponévrotiques, …r du corps de l'os hyoïde, à côté de la ligne médiane, en de…-hyoïdien, avec lequel il confond souvent ses insertions. Im…dessus de la clavicule, ce muscle est souvent coupé par une …rotique, intersection qui s'unit à celle du côté opposé et forme …e transversale. Situation. Variétés de son insertion inférieure. Direction. Insertion supérieure hyoïdienne.

…ecouvert par le peaucier, le sterno-mastoïdien et l'aponévrose …no-hyoïdien recouvre les muscles de la couche profonde, le corps …mbrane crico-thyroïdienne et la membrane thyro-hyoïdienne, …uefois séparé par une bourse séreuse, le muscle crico-thyroï…thyroïdienne supérieure. Les bords internes des deux sterno…parés par un espace triangulaire, large en bas, où ils laissent …uscles sterno-thyroïdiens, étroit en haut, où ils se touchent …onfondre. Rapports.

2. — Omoplat- ou scapulo-hyoïdien.

…n (*Oh*, *fig.* 434 et 435), plus grêle encore et plus long que le …ariable pour la force, surtout dans sa portion scapulaire, est …ique, réfléchi, composé de deux petites bandelettes charnues …ndon moyen. Figure. Situation

…s'insère : 1° au bord supérieur ou coracoïdien du scapulum, …ure coracoïdienne, dans une étendue qui varie entre un et …2° au bord inférieur du corps de l'hyoïde, en dehors du ster… Insertion.

…insertion scapulaire, qui a lieu quelquefois par une lame apo…cle marche parallèlement à la clavicule, derrière laquelle il …un trajet variable, se réfléchit de bas en haut et de dehors en …un angle obtus avec sa première moitié. Au moment de cette …t tendineux en totalité ou en partie, et donne naissance à un Direction.

Sa réflexion.

nouveau faisceau charnu, plus considérable que le premier
va s'insérer à l'os hyoïde, par une lame aponévrotique qui se
fois, par son tiers externe, avec l'aponévrose hyoïdienne du
sertion hyoïdienne du stylo-hyoïdien.

Les faisceaux scapulaire et hyoïdien ne sont pas toujours solidaires.

Je ferai remarquer, et cette remarque s'applique à tous

Fig. 431.

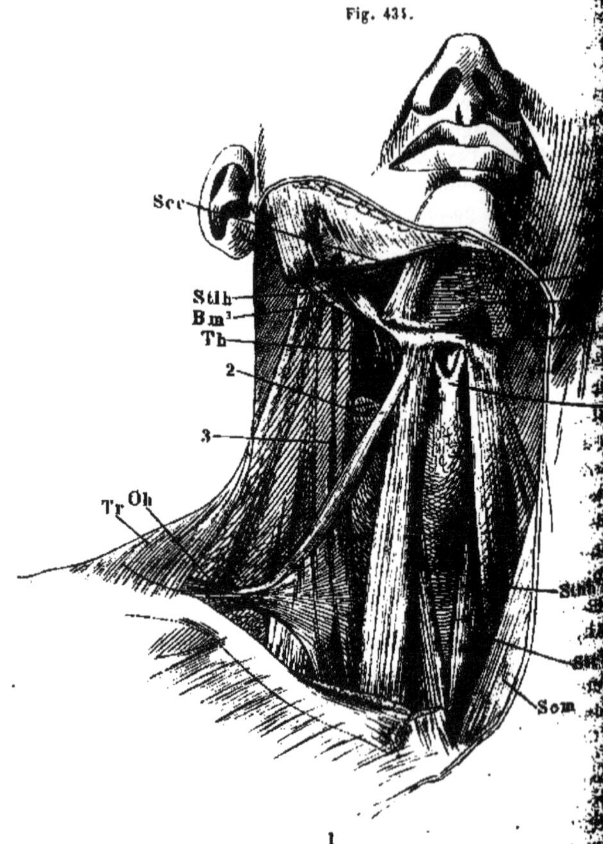

$\frac{1}{2}$

Muscles de la région sus-hyoïdienne et de la région sous-

triques, au muscle digastrique proprement dit et à l'occip
deux corps charnus de l'omoplat-hyoïdien ne sont pas toujo
à leur développement, et qu'à un faisceau scapulaire fort
un faisceau hyoïdien faible.

Direction anguleuse maintenue par une aponévrose.

La direction anguleuse du muscle est maintenue par une

(*) Les muscles peaucier (Scc) et sterno-mastoïdien (Scm du côté droit ont
leur insertion. — *h*, os hyoïde. — 1, larynx — 2, glande thyroïde. — 3, vein
rotide primitive — Tr, trapèze. — *Oh*. omoplat-hyoïdien — *Sth*, sterno-
thyroïdien. — *Mh*, mylo hyoïdien. — Bm^1, Bm^2, ventre postérieur et ventre
Th, thyro-hyoïdien. — *Stlh*, stylo hyoïdien.

internes des deux omoplat-hyoïdiens et venant se fixer, en bas, à est un des feuillets de l'aponévrose cervicale, dont les muscles sont les tenseurs. Ces muscles manquent quelquefois; ont doubles. Dans un cas de ce genre, le muscle accessoire, plus le muscle normal, naissait près de l'angle supérieur et interne l.

Variétés anatomiques.

Ce petit muscle traverse deux régions, la région sus-clavicu- sterno-mastoïdienne, avant d'appartenir à la région sous-hyoï- ert par le trapèze, le sous-clavier, la clavicule, le peaucier, le en et la peau, il recouvre les scalènes, le plexus brachial, la interne, l'artère carotide primitive, et longe le muscle sterno- hors duquel il est placé. Sa portion scapulaire offre quelques hors, avec le muscle sus-épineux, en dedans, avec la première dentelé.

Rapports. Il appartient à trois régions.

3. — Sterno-thyroïdien.

oïdien (Stt, fig. 434 et 435) double le cléido-hyoïdien, dont il r un peu moins de longueur et une largeur double et triple. Il postérieure du sternum et du cartilage de la première côte au de.

Son insertion sternale a lieu au niveau, quelquefois même un du niveau de la première côte; elle est souvent confondue avec blable, et ces deux muscles réunis forment une ligne d'inser- non-seulement toute la largeur du sternum, mais encore toute cartilages des deux premières côtes. Son insertion au carti- ère côte se fait à la face postérieure et au bord supérieur de ant une ligne oblique en haut et en dehors; on pourrait l'ap- ro-thyroïdien (2).

Insertions.

s, les fibres charnues se portent directement et parallèlement nent se fixer sur le cartilage thyroïde, par une arcade aponé- ment dirigée de haut en bas et de dehors en dedans, arcade muscle thyro-hyoïdien, et dont les extrémités sont attachées à très-saillants que présente la face externe de ce cartilage. Quel- nue jusqu'à l'os hyoïde par un petit prolongement latéral; continue avec le muscle thyro-hyoïdien, dont il formait, chez nié externe. Le sterno-thyroïdien est souvent interrompu par ponévrotique, presque toujours incomplète, analogue à celles l'abdomen. Il n'est pas rare de voir les deux sterno-thyroïdiens

Insertion au cartilage thyroïde par une arcade.

très-vigoureux, j'ai trouvé un faisceau claviculaire plus volumineux laire, qui naissait du bord postérieur de la clavicule ou plutôt de la la gouttière du sous-clavier, se portait obliquement en haut et en de- ner au bord inférieur du tendon moyen. Ce faisceau avait déjà été w, qui l'a décrit.

renforcé par un petit faisceau qui se détachait de la face postérieure atement en dehors de son extrémité interne, et par un autre petit à l'aide d'un petit cordon fibreux, de la fourchette du sternum, im- du ligament interclaviculaire. Ce second faisceau constituait le cle.

Intersections aponévrotiques. unis entre eux par une intersection en forme de V ouvert su[...] répondant à la fourchette sternale. Dans quelques cas, il se [...] interne de l'un de ces muscles un faisceau qui va se porter s[...] opposé.

Rapports. *b. Rapports.* Recouvert par les muscles sterno et scapulo-hyo[...] par l'extrémité inférieure de la clavicule, sur laquelle il sem[...]

Fig. 435.

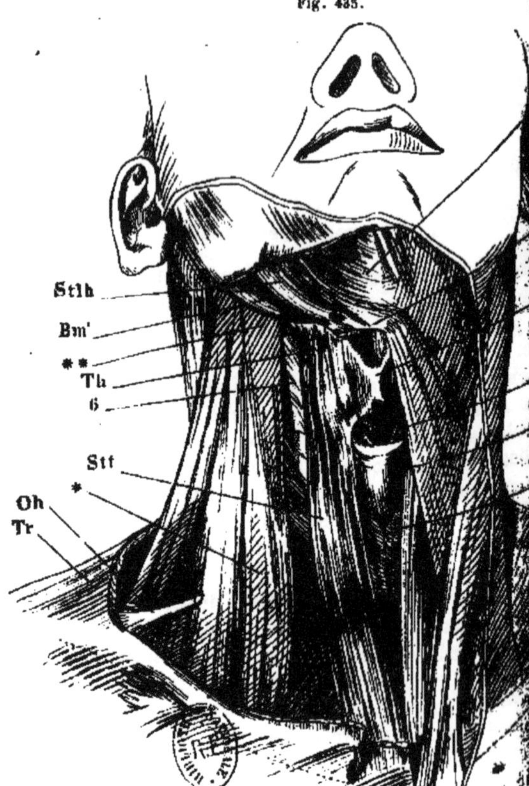

Face antérieure du cou (*).

sterno-thyroïdien recouvre la trachée, la portion inférieur[...] clavière et jugulaire interne, l'artère carotide primitive, le [...] lique à droite, le corps thyroïde et les vaisseaux thyroïdie[...] dienne moyenne longe son bord interne, rapport importa[...] de la trachéotomie.

(*) On a enlevé, du côté droit, le peaucier, le sterno-cléido-mastoïdien, le [...] trique, le sterno-hyoïdien et la plus grande partie de l'omoplat-hyoïdien (*Oh*), [...] du trapèze (*Tr*). — On a enlevé également les vaisseaux du cou. — *h*, os hy[...] roïde. — 2, glande thyroïde. — 4, cartilage cricoïde. — 5, muscle crico-th[...] pharynx. - *Mh*, mylo-hyoïdien. — *Stlh*, stylo-hyoïdien. — *Bm'*, ventre postér[...] thyro hyoïdien. — *Stt*, sterno-thyroïdien. — *, muscles profonds de la rég[...] muscles profonds de la région antérieure du cou.

5. — Thyro-hyoïdien.

...ïdien (*Th*, *fig.* 435) est un petit muscle quadrilatère, qui peut être ...me la continuation du sterno-thyroïdien.

Insertions. Il naît de la ligne oblique et des tubercules du cartilage thy... est embrassé par l'arcade aponévrotique du muscle précédent, se ...ment en haut, et vient s'insérer à la face postérieure du corps et de la grande corne de l'os hyoïde.

Rapports. Recouvert par les deux muscles de la couche superficielle, il re... ...ilage thyroïde et la membrane hyo-thyroïdienne.

Action des muscles de la région sous-hyoïdienne.

Abaissement de la mâchoire inférieure. Tous ces muscles prennent leur point fixe en bas.

...ples de tous les muscles dans leur structure, ils sont aussi ...les dans leur action : tous concourent à l'abaissement de la ...ieure. De plus, si la mâchoire inférieure est fixée, ils opèrent la ...ète. Tous prennent leur point d'appui en bas ; et remarquez la ...eurs points d'appui, qui sont, en dedans, le sternum, au milieu, la cartilage de la première côte, en dehors, le scapulum : disposition ...u indépendamment des mouvements particuliers qu'ils produisent, ... commun est bien plus assuré. Ainsi, le scapulo-hyoïdien, en ...u'il abaisse l'os hyoïde, le porte en arrière et de son côté ; lors... scapulo-hyoïdiens agissent ensemble, l'os hyoïde est abaissé directe... en arrière contre la colonne vertébrale. Le sterno-hyoïdien et le ...ien, prolongé par le thyro-hyoïdien, abaissent l'os hyoïde direc... ...yro-hyoïdien a, de plus, l'usage de mouvoir l'os hyoïde sur le ...ïde ; dans ce mouvement, la partie supérieure du cartilage thy... derrière l'os hyoïde, dont la courbe est toujours concentrique à ...ge. On pourrait, en raison de ces actes communs, considérer les région sous-hyoïdienne comme constituant un seul et même ... de l'os hyoïde au sternum, au cartilage de la première côte, à à l'omoplate ; les effets opposés se détruisent par la contraction ...ffet commun reste : c'est l'abaissement de l'os hyoïde.

...uscles de la région sous-hyoïdienne ne prennent leur point d'in... sur le sternum, la clavicule et le scapulum.

§ 6. — MUSCLES DE LA RÉGION SUS-HYOÏDIENNE.

... l'ordre de superposition, le digastrique, le stylo-hyoïdien, le ...et le génio-hyoïdien.

1. — Digastrique.

...lever le peaucier ; renverser en arrière l'insertion mastoïdienne du muscle ... détacher et soulever l'extrémité inférieure de la glande parotide ; soule... ...illaire.

Type des muscles digastriques. ... (*biventer maxillæ*, Alb. *Bm*), ainsi nommé parce qu'il est formé ...ux charnus ou ventres, l'un antérieur, l'autre postérieur, réunis par un tendon moyen, mesure, d'arrière en avant, toute l'éte[illegible] sus-hyoïdienne. Il est, en quelque sorte, le type des muscles [illegible]

Sa réflexion

Il est courbé sur lui-même en arc de cercle à concavité su[illegible] exactement, il est réfléchi sur lui-même, de telle sorte que le [illegible] forme avec le reste de ce muscle un angle très-obtus, ouvert [illegible] rection relative du ventre antérieur varie d'ailleurs, suivant [illegible] inférieure est relevée ou abaissée.

Insertions mastoïdiennes. Insertions maxillaires.

a. Insertions. Ses insertions ont lieu, *d'une part*, à la rainure [illegible] digastrique, et au bord antérieur de l'apophyse mastoïde, en de[illegible] mastoïdien et du petit complexus (1) ; — *d'autre part*, 1° à la ba[illegible] laire inférieur, sur les côtés de la symphyse du menton, dans [illegible] de la fossette digastrique (*mastoïdo-génien*, Chauss.); 2° par une [illegible] névrotique, à l'os hyoïde.

L'insertion mastoïdienne se fait en partie directement par les [illegible] en partie à l'aide d'une aponévrose qui se prolonge le long du [illegible] muscle. Il en résulte un faisceau charnu fusiforme, obliquement [illegible] en dedans et en bas, dont les fibres sont reçues dans une espèce [illegible]

Tendon moyen.

ouvert en haut, qui est l'origine du tendon moyen du digast[illegible] long de 5 centimètres environ, suit d'abord la direction obli[illegible] traverse presque toujours le stylo-hyoïdien, puis est reçu dans [illegible] neau fibreux, fixé à l'os hyoïde et doublé d'une synoviale ; ce[illegible] manque souvent. Du tendon moyen part, en bas, une large e[illegible] vrotique, qui va se fixer à l'os hyoïde et qui, réunie à celle du [illegible]

Aponévrose sus-hyoïdienne.

stitue une aponévrose très-forte, quadrilatère. Cette aponévrose [illegible] *hyoïdienne*, remplit l'intervalle qui sépare les deux muscles dig[illegible] comme de plancher aux autres muscles de la région sus-hyoïdi[illegible] franchi l'anneau fibreux, le tendon moyen change de direction [illegible] angle obtus pour se porter en haut et en avant, s'épanouir de [illegible]

Ventre antérieur du digastrique. Insertion à la fossette digastrique. Variétés.

ner naissance au *ventre antérieur* du digastrique. Ce ventre ant[illegible] que le ventre postérieur, va s'insérer, par de courtes aponév[illegible] s'entre-croisent quelquefois avec celles du côté opposé, à tou[illegible] fossette digastrique, au-dessous des apophyses géni. Souvent [illegible] vont se confondre avec le mylo-hyoïdien. Il n'est pas rare de [illegible] ceau né de l'aponévrose sus-hyoïdienne doubler, en quelque sor[illegible] térieur. On rencontre quelquefois les deux ventres antérieurs [illegible] phé et par un petit faisceau fibreux transversal.

Rapports.

b. Rapports. Recouvert par le peaucier, le sterno-mastoïdien, [illegible] tide et la glande maxillaire, qu'il embrasse par la concavité de [illegible] rieur, le digastrique recouvre les muscles qui naissent de l'ap[illegible] le mylo-hyoïdien, la veine jugulaire interne, l'artère carotid[illegible] branches linguale et faciale, l'artère carotide interne et le nerf [illegible] qui longe le tendon moyen de ce muscle, au-dessous duquel [illegible]

Action.

c. *Action.* Elle est très-compliquée. Quand le ventre postéri[illegible] seul, l'os hyoïde est attiré en arrière et en haut; il est porté en [illegible] par l'action du ventre antérieur. Quand les deux corps du mus[illegible] en même temps, les effets opposés se détruisent, l'effet commun [illegible]

(1) Il ne faut pas oublier que le petit complexus s'insère au sommet [illegible] toïde.

[illegible]tement. Pour tous ces mouvements, la mâchoire inférieure a be-[illegible]ée.

[illegible] est-il fixe, le ventre postérieur devient abaisseur de la mâchoire, [illegible] réflexion du muscle ; le ventre antérieur et le ventre postérieur [illegible]erser la tête en arrière ; mais le renversement qui a lieu dans la

Fig. 436.

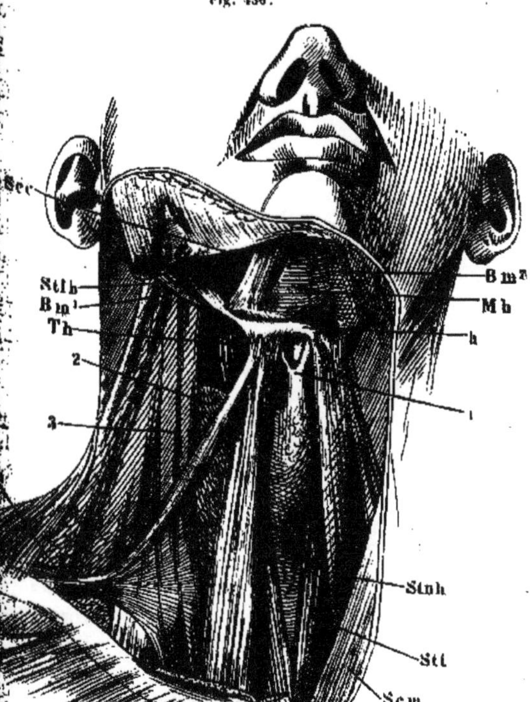

[illegible]uscles des régions sus-hyoïdienne et sous-hyoïdienne (*).

[illegible] l'écartement des mâchoires, paraît tenir essentiellement à [illegible]cles extenseurs cervicaux postérieurs ; enfin, le ventre antérieur [illegible]st le muscle *tenseur* de l'aponévrose sus-hyoïdienne.

(*) [illegible] muscles peaucier (Scc) et sterno-mastoïdien (*Scm*) ont été coupés au niveau de leur [illegible]oïde. — 1, larynx. — 2, glande thyroïde. — 3, veine jugulaire interne et carotide [illegible]apèze. — *Oh*, omoplat-hyoïdien. — *Stnh*, sterno-hyoïdien. — *Stt*, sterno-thyroïdien. [illegible]ien. — *Bm*¹, *Bm*², ventre postérieur et ventre antérieur du digastrique. — *Th*, thyro-[illegible] stylo-hyoïdien.

2. — Stylo-hyoïdien.

Préparation. Il suffit de détacher le ventre postérieur du digastrique

Petit muscle très-grêle (*Stlh*, *fig*. 437), comme tous ceux qui
physe sty

Insertion styloïdienne — *a. Ins*
à la face
l'apophys
petite dis
met de ce
vis-à-vis d
ligament
Cette inse
un petit te
nouit en
dans l'in
naissent
nues. Ce

Direction. — en bas,
dedans,
faisceau
toujours
tendon
d'autres

Insertion hyoïdienne. — charnu
au-dessu
Toutes
corps de
petite
gue

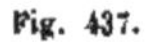
Fig. 437.

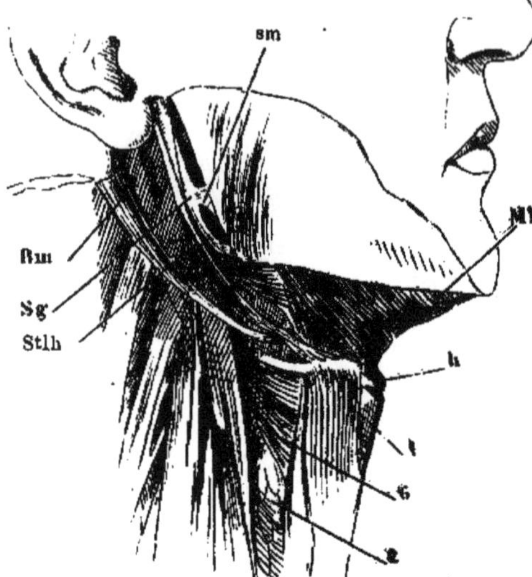

Muscles de la région sus-hyoïdienne (*).

c'est ce tendon qui, en se réfléchissant sur lui-même, consti
digastrique (1).

Rapports — *b. Rapports*. Recouvert par le ventre postérieur du digastrique
rapports profonds que ce dernier.

3. — Mylo-hyoïdien.

Préparation. Détacher le ventre antérieur du digastrique à son inser
séquer la glande sous-maxillaire et la renverser en dehors. Pour avoir
mylo-hyoïdien, il convient de l'étudier et par sa face supérieure et pa
Or, pour mettre à découvert sa face supérieure, il faut enlever la la

(*) Le cou est vu de profil. On a enlevé le peaucier et le sterno-cléido-mastoïdien
du digastrique (*Bm*) est coupé en avant du tendon moyen. — *h*, os hyoïde. —
2, glande thyroïde. — 6, muscles du pharynx. — *Sg*, stylo-glosse. — *Stlh*, stylo
stylo-myloïdien. — *Mh*, mylo-hyoïdien.

(1) Il n'est pas rare de trouver un second muscle stylo-hyoïdien,
styloïde à la petite corne de l'os hyoïde. Ce muscle remplace le ligam
il a été décrit par Santorini sous le nom de *stylo-hyoïdes novus*, et me

génio-hyoïdiens. Du reste, on ne peut bien comprendre la disposition ana-
des muscles mylo-hyoïdiens qu'en les considérant comme constituant un
ligne, à concavité supérieure, coupé par un raphé médian, et dont les
sont la partie la plus épaisse.

dien (Mh, fig. 438 et 439) est un muscle quadrilatère, situé immé-
dessous du ventre antérieur du digastrique.

Situation.

Il naît de toute l'étendue de la ligne dite myloïdienne, depuis

Insertions myloïdiennes.

Fig. 438.

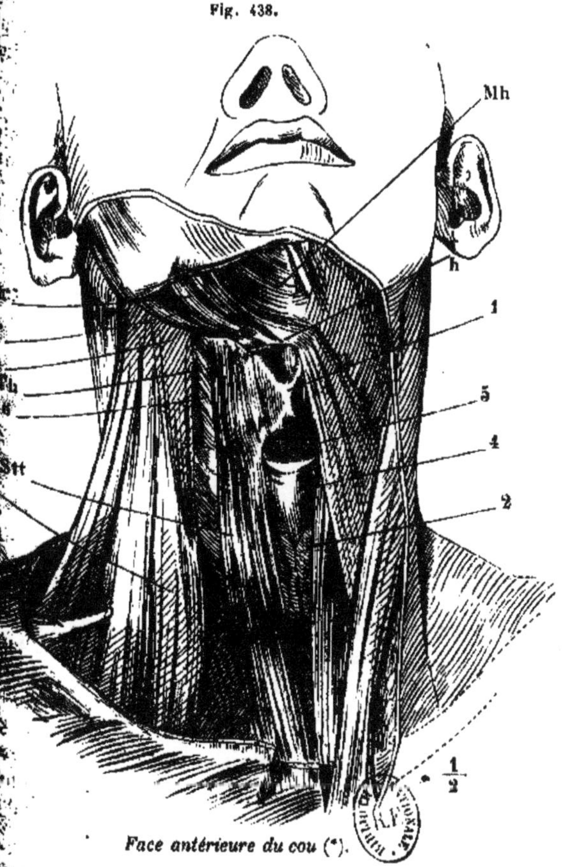

Face antérieure du cou (*).

laire jusqu'à la symphyse du menton, par de courtes fibres apo-
quelles succèdent les fibres charnues. Celles-ci se portent dans

Direction.

ns : les fibres internes, très-courtes et constituant la portion su-

, le peaucier, le sterno-cléido-mastoïdien, le ventre antérieur du digastrique, le
plus grande partie de l'omoplat-hyoïdien (Oh). — On a excisé une portion du tra-
également les vaisseaux du cou. — *h*, os hyoïde. — 1, cartilage thyroïde. — 2,
, cartilage cricoïde. — 5, muscle crico-thyroïdien. — 6, muscles du pharynx. —
Sth, stylo-hyoïdien. — Bm[1], ventre postérieur du digastrique. — Th, thyro-hyoï-
thyroïdien. — *, muscles profonds de la région latérale du cou. — **, muscles pro-
térieure du cou.

périeure du muscle, se dirigent de dehors en dedans et se conti-
cune ligne de démarcation avec les fibres du muscle mylo-hy-
opposé ; les fibres externes ou obliques, plus longues que les préc-
Insertions hyoïdiennes
portent de deux manières bien distinctes : 1° les plus externes vo-
rectement au corps de l'os hyoïde ; 2° les plus internes s'insère-
Médianes.
médiane, à un raphé fibreux qui résulte de la réunion de ces fi-
fibres qui vont s'insérer sur la ligne médiane, sont curvilignes ; c-
s'insérer à l'os hyoïde, sont obliques. Les premières se continue-
l'autre, soit à l'état de fibres charnues, soit à l'état de fibres tendi-
ci constituent un raphé fibreux médian, dans lequel on ne peut p-
d'entre-croisement. Il arrive quelquefois que le raphé médian m-
pas rare de voir les fibres musculaires les plus externes du mylo-
côté se continuer avec le sterno-hyoïdien.

Les deux mylo-hyoïdiens constituent un seul muscle médian.

Il suit de ce qui précède que les deux mylo-hyoïdiens réunis -
seul et même muscle médian, symétrique, coupé incomplétement

Fig 439.

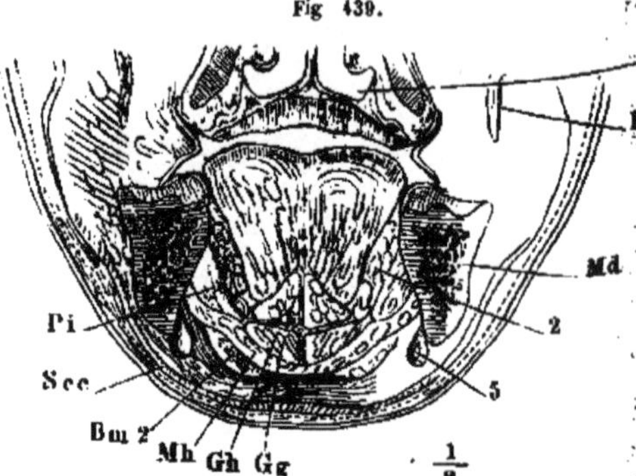

(*) Section verticale et transversale de la tête, passant derrière la de-

tiés latérales par un raphé aponévrotique, muscle médian qui -
cher de la bouche et qui est étendu de toute la longueur des deu-
diennes et de la symphyse au bord supérieur du corps de l'os hy-

Rapports.

b. Rapports. Recouvert par le digastrique, l'aponévrose su-
peaucier et la glande maxillaire, le mylo-hyoïdien recouvre le g-
l'hyo-glosse, le stylo-glosse, les nerfs lingual et grand hypoglo-
Warthon, la glande sublinguale, qui quelquefois semble s'insin-
trémité inférieure entre les faisceaux charnus de ce muscle ; il -
la muqueuse buccale.

4. — Génio-hyoïdien.

Situation.
Figure.

Situé au-dessous du muscle précédent, qu'il faut diviser avec -
caution pour ne pas l'enlever, le *génio-hyoïdien* (Gh, *fig.* 440 et -
sous la forme d'un petit faisceau charnu médian, arrondi, do-

(*) *Md*, maxillaire inférieur. — *Pco*, apophyse coronoïde de cet os. — 2, glande -
nasale. — 5, glande lymphatique sous-maxillaire. — *Gg*, génio-glosse. — *Gh*, -
mylo-hyoïdien. — *Bm*², ventre antérieur du digastrique. — *Scc*, peaucier. — *Pi*, -

…les, séparés l'un de l'autre par une ligne celluleuse extrêmement

Fig. 440.

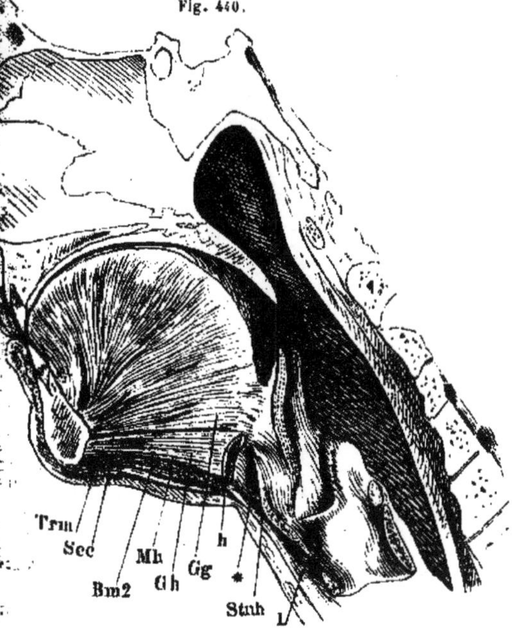

Section antéro-postérieure de la tête (*).

(*) *h*, os hyoïde. — *, bourse séreuse située au-dessous de cet os. — 1, cavité du larynx. — *Stnh*, sterno-hyoïdien. — *Gg*, génio-glosse. — *Gh*, génio-hyoïdien. — *Mh*, mylo-hyoïdien. — *Bm2*, ventre antérieur du digastrique. — *Sec*, peaucier. — *Trm*, triangulaire du menton.

…fois il est impossible de les séparer ; d'autres fois il y a deux fais-…nets.

Fig. 441.

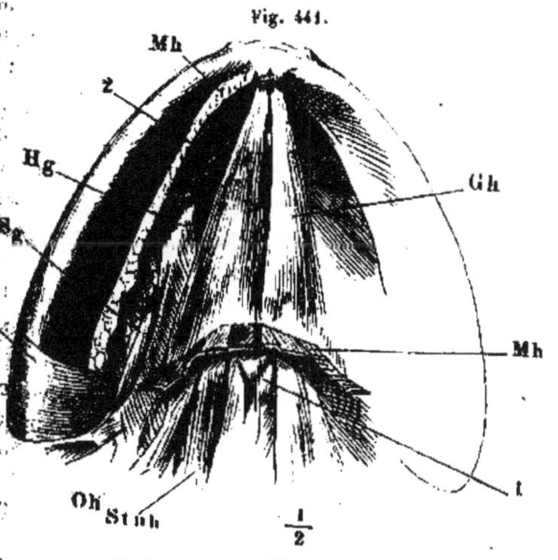

Région sous-maxillaire (**).

(**) Le mylo-hyoïdien (*Mh*) a été divisé et renversé en bas et en haut. — 1, cartilage thyroïde. — 2, glande sublinguale. — *Gh*, génio-hyoïdien. — *Hg*, hyo-glosse. — *Sg*, stylo-glosse. — *Pt*, ptérygoïdien interne.

Ils naissent des tubercules inférieurs de l'apophyse géni et se por- Insertions géniennes.

Hyoïdiennes. tent en bas et en arrière, pour venir s'insérer à la partie supé[...] de l'os hyoïde.

Fig. 442.

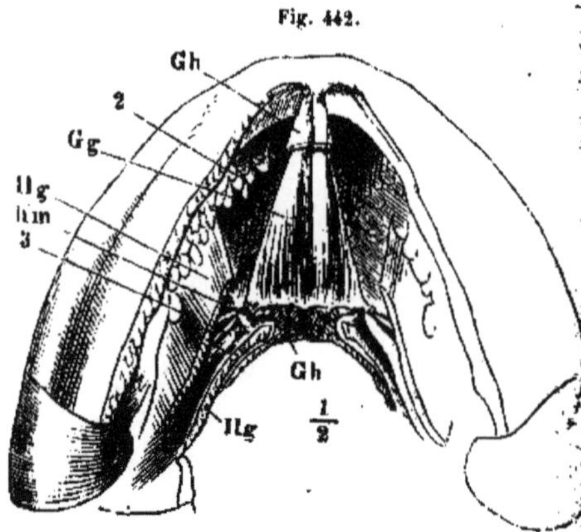

Région sous-maxillaire (*).

Rapports. *b. Rapports*. Recouverts par les mylo-hyoïdiens, les génio-hyo[...] les muscles hyo-glosses.

5. — **Action des muscles de la région sus-hyoï[...]**

Elle est relative : 1° à l'abaissement de la mâchoire inférieu[...] tion de l'os hyoïde.

Ils sont abaisseurs de la mâchoire inférieure. Ils élèvent l'os hyoïde. L'os hyoïde étant fixé par les muscles de la région sous hyoïdie[...] sus-hyoïdiens, les stylo-hyoïdiens exceptés, ont pour effet l'aba[...] choire inférieure ; et remarquez que ces muscles abaisseurs s'i[...] nière la plus favorable, car, d'une part, ils sont presque pe[...] levier qu'ils doivent mouvoir, et, d'autre part, ils s'attach[...] possible du point d'appui. Il résulte d'ailleurs de l'obliquité [...] que la mâchoire inférieure est non-seulement abaissée, mais [...] arrière, ce qui augmente singulièrement l'ouverture de la bou[...]

Mais l'action la plus importante de ces muscles est relative[...] l'os hyoïde : cette élévation est une condition indispensable de [...] du mouvement par lequel la langue se porte en avant, hor[...] cale. Or, l'hyoïde est porté en haut et en arrière par l'action d[...] et du ventre postérieur du digastrique, en haut et en avant [...] térieur du digastrique, le mylo-hyoïdien et le génio-hyoïdien[...] ment par l'action combinée de ces muscles. Ces divers mouve[...] partagés par la base de la langue, dont l'os hyoïde constitue [...] la charpente, ont lieu dans les différents temps de la déglutitio[...] vement en haut et en avant s'effectue au moment où le bo[...] chassé de la cavité buccale dans le pharynx, qui s'élargit pour [...] vation directe a lieu au moment où passe le bol ; enfin, le m[...]

(*) Le génio-hyoïdien (*Gh*) a été détaché au niveau de ses insertions ; l'hyo-[...] pour montrer la petite corne de l'os hyoïde (*hm*) et l'origine du muscle constric[...] *Gg*, génio glosse. — 2, glande sublinguale.

…lieu immédiatement après le passage du bol alimentaire, pour …n retour dans la cavité buccale.

…choire inférieure est fixée contre la supérieure et l'os hyoïde main…ue immobile par les muscles sous-hyoïdiens, les muscles de la ré…dienne concourent à la flexion de la tête. Enfin, les mouvements …ont des rapports très-importants avec la phonation; il s'élève dans …des sons aigus, et il s'abaisse dans la production des sons graves.

…USCLES DE LA RÉGION CERVICALE PROFONDE ANTÉRIEURE OU PRÉVERTÉBRALE.

Idée générale des muscles de cette région

Leur analogie avec les muscles spinaux postérieurs.

…sont au nombre de trois de chaque côté: le *grand droit antérieur*, …*antérieur de la tête* et le *long du cou*, qui sont couchés au-devant de …rvicale et des trois premières vertèbres dorsales. Leur texture est …compliquée et presque impossible à débrouiller, si l'on n'applique …e les données qui m'ont servi pour établir la loi qui préside à la …muscles spinaux postérieurs. Supposons par la pensée que, sur la …de l'apophyse basilaire de l'occipital et de la face antérieure du …bres cervicales, il existe une série d'apophyses épineuses, suppo…alise d'ailleurs chez certains animaux: alors le grand droit anté…e sera un *transversaire épineux*, le petit droit antérieur un *intertrans*…, intermédiaire à l'occipital et à l'atlas; le long du cou sera un …, *épineux transversaire* par ses faisceaux inférieurs, *transversaire* …faisceaux supérieurs, *épineux* par ses faisceaux internes. C'est ce …de la description qui va suivre.

…nlever la face et toutes les parties qui recouvrent la colonne cervicale, par …ppelle *coupe du pharynx*, parce qu'elle sert aussi pour la démonstration du …parer la face du crâne, enlever la voûte du crâne par une coupe horizontale; …une coupe verticale, qui peut être faite de haut en bas ou de bas en haut. …de haut en bas, on peut, en suivant une méthode généralement adoptée, …ansversalement, de manière à ce qu'elle porte immédiatement au-devant …itifs externes. Par ce procédé, on est exposé, soit à empiéter sur l'insertion …muscles droits, soit à entamer le pharynx. On lui préférera donc le sui…de scie obliques seront dirigés d'arrière en avant et de dehors en dedans, …le trajet oblique de la suture occipito-mastoïdienne, et ensuite le trajet …suture pétro-occipitale. Lorsqu'on est arrivé à l'apophyse basilaire, on la …up de ciseau transversal, en portant l'instrument un peu au-devant des …antérieurs.

…la séparation de la face de bas en haut, on est forcé de sacrifier un …muscles; il vaut donc mieux adopter la coupe précédente, quoiqu'elle …que la dernière.

1. — Grand droit antérieur de la tête.

Situation.

…*antérieur de la tête*, transversaire épineux antérieur (Lcp, *fig.* 443) …rne, le plus antérieur et le plus volumineux des muscles de la …ébrale.

Ce muscle, qu'on pourrait considérer comme un muscle digas…ventre supérieur serait plus considérable que le ventre inférieur, naît des tubercules antérieurs des apophyses transverses de la sixième, cinquième, de la quatrième et de la troisième vertèbre cervicale, tendons ascendants auxquels succèdent autant de faisceaux charnus, dirigent obliquement de bas en haut et de dehors en dedans, se confondent, pour se terminer à la face postérieure et aux bords vrose resplandissante, qui règne sur la presque totalité de la face muscle. Cette aponévrose devient elle-même surface d'origine du rieur ou de terminaison, lequel naît des bords et de la face posté aponévrose et va s'implanter à l'apophyse basilaire, à côté de son devant du grand trou occipital. Le faisceau né de la troisième cale échappe souvent tion commune et va rectement et d'une tincte à la même apo en dedans et en arr commun. Pour bien sition, comme d'aill je viens de dire sur muscle, il faut le dans en dehors.

Insertions cervicales.

Aponévrose moyenne du muscle.

Insertion occipitale.

Fig. 443.

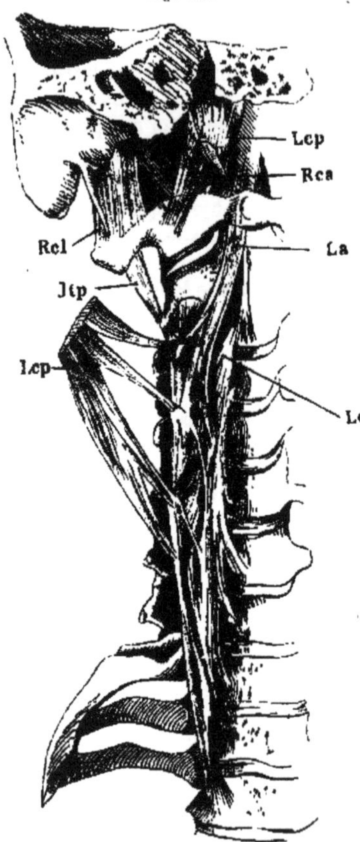

Muscles de la région prévertébrale (*).

b. Rapports. Recou rynx, l'artère carot jugulaire interne, cervical supérieur, thique et le nerf toutes ces parties par laire lâche et par vertébrale, le grand recouvre les vertè dantes, les articulati pitale et axoïdo-atlo tie le long du cou antérieur de la tête.

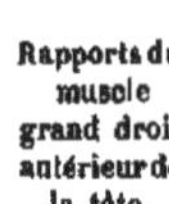

Rapports du muscle grand droit antérieur de la tête.

2. — Petit droit … tête.

Le *petit droit* ant intertransversaire *fig.* 443) est étendu pophyse transverse voisine de la masse à l'apophyse basilaire ment au-devant du derrière l'insertion antérieur. Ce muscle, qui est très-obliquement dirigé de has

(*) Le grand droit antérieur (*Lcp*) a été divisé près de son insertion supérieure renversé en dehors. — *Rca*, petit droit antérieur. — *Rcl*, droit latéral. — *Jtp*, inte rieur. — *Lc*, *La*, long du cou.

ans, est mince, quadrilatère, aponévrotique dans sa moitié infé- recouvert qu'en partie par le grand droit antérieur, qui est plus ganglion cervical supérieur du grand sympathique repose sur l'articulation atloïdo-occipitale. On peut le considérer comme saire antérieur étendu entre l'occipital et l'atlas, le droit latéral intertransversaire postérieur.

Il représente un intertransversaire.

3. — Long du cou.

ou, *transversaire épineux*, *épineux transversaire* et *épineux antérieur*, complexe constitué par trois ordres de faisceaux bien distincts : *transversaires épineux* (ce sont les supérieurs, La), qui naissent, aplatis, des tubercules antérieurs de la cinquième, de la qua- troisième vertèbre cervicale, et se réunissent pour former un très-considérable, dirigé de dehors en dedans et de bas en au remplit le creux situé de chaque côté de la ligne médiane nt se fixer au tubercule antérieur de l'atlas, qu'on peut consi- vestige d'une apophyse épineuse antérieure ; 2° des *faisceaux saires antérieurs* (ce sont les plus inférieurs, Lc), qui sont les moins du corps des trois premières vertèbres dorsales par des aponé- es, ils se portent de bas en haut et de dedans en dehors, et vien- tubercules antérieurs des apophyses transverses de la quatrième e vertèbre cervicale ; 3° des *faisceaux épineux* (ce sont les plus naissent en dedans des précédents, du corps des trois premières es, des quatre dernières vertèbres cervicales et des disques in- viennent se rendre, en décrivant une légère courbure, aux de la troisième vertèbre cervicale. Allongé, fusiforme, aponé- dans ses faisceaux épineux, le long du cou est recouvert par le hage, la carotide et la veine jugulaire internes, le nerf pneumo- grand sympathique ; il recouvre les vertèbres auxquelles il s'im-

1er Ordre : faisceaux transversaires épineux.

2e Ordre : faisceaux épineux transversaires.

3e Ordre : faisceaux épineux.

des muscles de la région cervicale profonde antérieure.

e est renversée en arrière, ces muscles la ramènent à sa posi- Le grand droit antérieur tend à opérer la flexion de la tête et, à obliquité, à lui faire exécuter un mouvement de rotation en vertu est dirigée de son côté. Le petit droit tend à incliner la tête de g du col tend à fléchir l'atlas, et même à lui imprimer un mou- ation en vertu duquel la face est dirigée de son côté. Le même faire exécuter à la partie inférieure de la région cervicale un rotation en vertu duquel la face est tournée du côté opposé ; en- chir directement la région cervicale.

Ils sont fléchisseurs et rotateurs.

USCLES DE LA RÉGION CERVICALE PROFONDE LATÉRALE.

la région cervicale profonde latérale comprennent les scalènes, rsaires du cou et le droit latéral de la tête.

Au nombre de deux pour chaque espace intertransversaire.

1. — Scalènes.

Préparation. Les scalènes se trouvent à découvert, en grande partie, … paré les muscles de la région cervicale antérieure et de la région postér… isoler sur un sujet entier, il suffit d'inciser la peau qui revêt les parties … d'enlever l'omoplat-hyoïdien, les nerfs, le tissu cellulaire et les ganglions … sus-claviculaires ; mais pour découvrir la portion inférieure de ces muscles, … le membre supérieur, en désarticulant la clavicule à son extrémité sterna… scier la clavicule à sa partie moyenne, diviser le grand et le petit pectoral… sterno-cléido-mastoïdien, détacher le grand dentelé, et porter fortement … moignon de l'épaule.

Situation. Les muscles *scalènes* (*fig.* 444) occupent les parties latérales et … cou ; ils s'étendent des deux premières côtes aux six dernières et … toutes les vertèbres cervicales ; aussi sont-ils fasciculés, comme d'a… muscles de la colonne vertébrale. Les anatomistes ne sont pas … nombre des scalènes : Albinus en comptait cinq de chaque côté, … duisit à trois. Chaussier, à l'exemple de Riolan, n'en décrivait qu'… appelait *costo-trachélien.* Avec Boyer et les anatomistes modernes, … tons deux, l'un antérieur, l'autre postérieur.

Nombre des scalènes indéterminé.

Forme conoïde du scalène antérieur. A. *Scalène antérieur.* Dans une nomenclature fondée sur l'app… rait le nom de *long intertransversaire antérieur du cou.* Le nom … de sa forme triangulaire ; plus exactement, ce muscle ressem… la base est en bas et le sommet en haut (*Sca*).

Son insertion à la première côte. *a. Insertions.* Il naît du bord interne et de la face supérieure … côte, vers le milieu de sa longueur. Son insertion est marquée … très-important, parce qu'il dirige dans la ligature de l'artère … nous verrons croiser la face supérieure de la première côte. … fait par un tendon fort épais, qui s'épanouit en un cône apo… térieur duquel naissent les fibres charnues ; celles-ci forment … qui se porte de dehors en dedans et de bas en haut, se divise … ceaux et va se fixer par autant de tendons aux tubercules an… physes transverses de la sixième, de la cinquième, de la quatri… sième vertèbre cervicale, et surtout aux échancrures interm… tubercules qui terminent ces apophyses. Il n'est pas rare de … plusieurs faisceaux qui vont s'insérer aux tubercules postérieurs …

Ses insertions cervicales.

Rapports. B. *Rapports. En avant et en dehors,* ce muscle est en rapport avec … dont il est séparé par le muscle sous-clavier et par la veine sous… haut, il répond au sterno-mastoïdien, à l'omoplat-hyoïdien, au … matique et aux artères cervicale transverse et cervicale ascend… droit antérieur du cou recouvre ses insertions cervicales. *En ar…* ré du scalène postérieur par un espace triangulaire, large infér… recevoir l'artère sous-clavière, étroit supérieurement, où il … brachial ; quelquefois ce muscle est traversé par les deux prem… ce plexus. *En dedans,* il est séparé du long du cou par l'artère … rapports du scalène antérieur avec la veine et l'artère sous-cl… plus haute importance, au point de vue chirurgical ; et c'est … plus profondément dans la mémoire que je propose d'appeler … *de l'artère sous-clavière.* J'ai vu l'artère et la veine sous-clavières … deux au-devant du scalène antérieur.

Ses rapports avec le plexus brachial.

Avec l'artère et la veine sous-clavières.

Fig. 444.

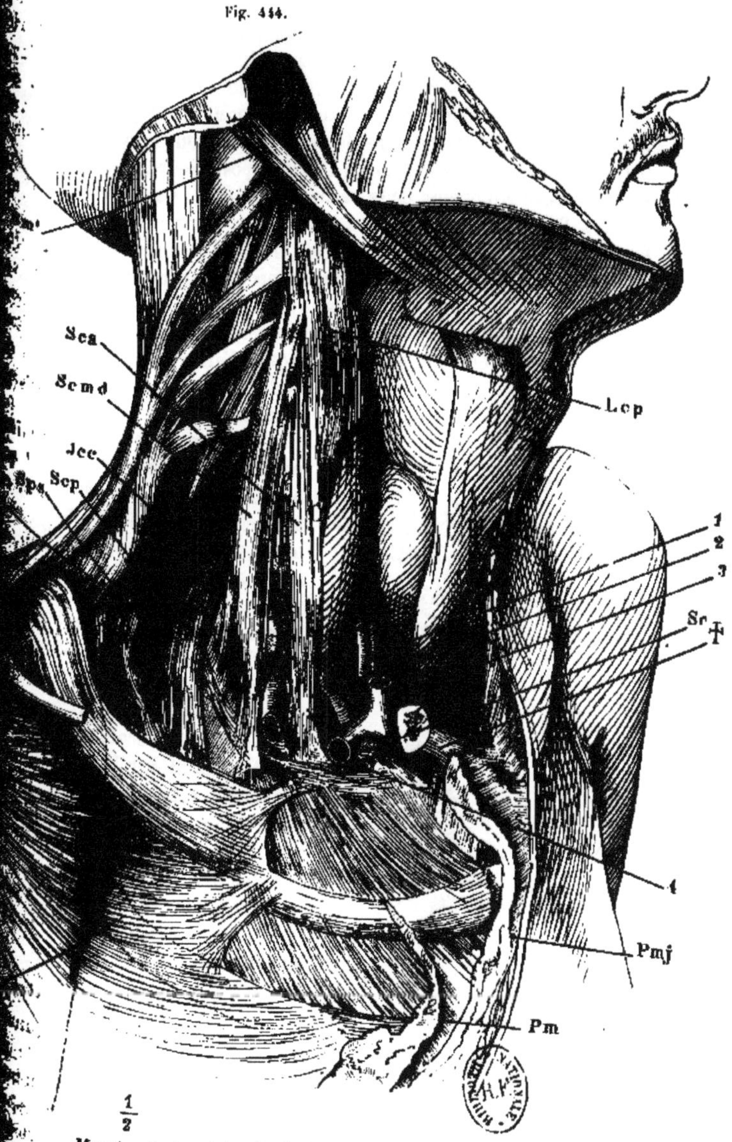

Muscles de la région latérale du cou (*).

(*) ...o-mastoïdien et le splénius de la tête ont été coupés au niveau de leur insertion; la ... la clavicule a été enlevée, les portions restantes (†, ‡) fortement écartées et l'omo- ... dehors. — Les muscles grand pectoral (*Pmj*), petit pectoral (*Pm*), sous-clavier (Sc) et ... ont été coupés à leur origine. — *Bm'*, ventre postérieur du digastrique. — *Sca*, sca- ... *md*, faisceau antérieur du scalène postérieur. — *Scp*, faisceau postérieur du scalène ... cervical descendant. — *Sps*, petit dentelé postérieur et supérieur, dont le bord supé- ... en arrière. — *Ls*, angulaire de l'omoplate. — *Tr*, trapèze. — *Sa'*, *Sa"*, portion supé- ... oyenne du grand dentelé. — *Ss*, sous-scapulaire. — *Lcp*, long du cou. — 1, artère ... — 2, artère sous-clavière. — 3, veine jugulaire interne. — 4, veine sous-clavière.

B. *Scalène postérieur*. Ce muscle, qu'on pourrait appeler, sous le analogique, *long intertransversaire postérieur du cou*, est situé en arr dent; il est de même forme, mais plus volumineux que ce dernie

Ses insertions.

a. Insertions. Il naît par deux origines bien distinctes : l'une profonde, plus considérable, se fixe à la première côte, en arrière sion qui répond à l'artère sous-clavière, et dans tout l'espace qui sép pression de la tubérosité (*Scmd*); l'autre, postérieure, superficiell vient du bord supérieur de la seconde côte (*Scp*). Cette dernière quefois. De cette double origine aponévrotique naissent les fibres forment deux petits corps de muscle, tantôt confondus, tantôt dis se dirigent de bas en haut et de dehors en dedans, pour se subdivi ceaux, qui vont s'insérer par autant de tendons aux tubercules p apophyses transverses des six dernières vertèbres cervicales. Il n' voir un faisceau charnu se porter jusqu'à l'apophyse transverse dedans du muscle angulaire se confond.

1° A la première côte.

2° A la seconde côte.

Ses insertions aux six dernières vertèbres cervicales.

Fig. 445.

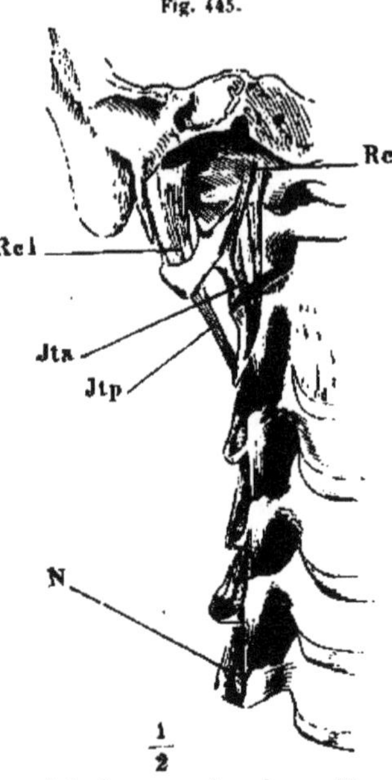

Intertransversaires du cou (*).

b. Rapports. Séparé du scal par l'artère sous-clavière et brachial, ce muscle répon la portion cervicale du mus baire, au transversaire du cou à l'angulaire; en dehors, telé, à l'artère cervicale sterno-mastoïdien; en ded muscle intercostal, à la pr muscles intertransversaires vertèbres cervicales.

Action des scalènes.

c. Action. Les scalènes, point d'appui sur la pre deuxième côte, opèrent cou d'une manière éner prennent, au contraire, les apophyses transverses vent ou tendent à relever la peu la deuxième côte; ce *inspirateurs*.

2. — **Intertransvers**

On peut le considérer comme un intertransversaire.

Insertions.

Il y a deux muscles intertr chaque espace, l'un antérieur et l'autre postérieur. Ce sont quadrilatères, qui s'insèrent, l'un, au bord antérieur, l'autre, au de la gouttière des apophyses transverses cervicales; de là les fib ascendantes, viennent se fixer à l'apophyse transverse de la ve dessus. Séparés l'un de l'autre par les branches antérieures de et par l'artère vertébrale, dont ils complètent le canal, les musc saires répondent, en arrière, aux muscles spinaux postérieu laire, transversaire du cou; en avant, au grand droit antérie

(*) *Jta*, intransversaires antérieurs. — *Jtp*, intertransversaires postérieurs. — la tête. — *Rcl*, droit latéral de la tête. — N, branche antérieure des nerfs cervic

3. — **Droit latéral de la tête.**

...le droit latéral de la tête comme le *premier intertransversaire du cou*, ... éloigné de considérer le petit droit antérieur de la tête, que nous ... tard, comme le premier intertransversaire antérieur, le droit la... ...tertransversaire postérieur. Le volume proportionnellement plus ...du droit latéral ne s'oppose nullement à cette manière de voir, car ...ort avec le développement de la vertèbre crânienne correspondante. ...muscle naît de l'apophyse transverse de l'atlas, se porte verticale... ...t, pour s'insérer à la surface jugulaire de l'occipital, immédiate... ...e la fosse du même nom. Ce muscle sépare la veine jugulaire, qui ... rapport antérieur, de l'artère vertébrale, qui constitue son rapport Rapports

...NÉVROSES DES RÉGIONS ANTÉRIEURE ET LATÉRALES DU COU.

...roses de la région antérieure et des régions latérales du cou com... ...onévrose parotidienne et un système de feuillets qui partent tous ...diane, sorte de ligne blanche cervicale, étendue de la symphyse ...sternum. Ligne blanche cervicale.

...ose *parotidienne* est une lame forte et dense, qui recouvre la glande ... s'insère, en haut, sur la racine zygomatique et se continue, en ...onévrose cervicale superficielle ; en avant, avec l'aponévrose mas... ...ssière, avec le feuillet qui recouvre le sterno-cléido-mastoïdien. ...oyen de l'isoler consiste, après avoir préparé sa face externe, à ...otide de dedans en dehors : l'aponévrose se trouve ainsi tendue ... d'attache.

...ets aponévrotiques, l'un est superficiel, l'autre est profond ; il en ... deux autres qui n'appartiennent qu'à la région sous-hyoïdienne, Feuillet superficiel. ... deux premiers sont étendus à toute la région antérieure du cou. Feuillet profond. ...che *cervicale*, moins prononcée que la ligne blanche abdominale, ...départ, à droite et à gauche, de ces aponévroses.

...ose *générale superficielle* recouvre toute la région cervicale anté... ...rale, se prolonge, en bas, au-devant de la clavicule, pour se conti... Aponévrose générale superficielle ...onévrose propre du grand pectoral, se continue, en haut, avec ...massétérine et l'aponévrose parotidienne, et au-devant du massé... ...la base de la mâchoire inférieure et se continue en arrière avec ... plus superficielle de la région postérieure, laquelle recouvre elle-... ...e trapèze.

...l'intervalle des peauciers, se prolonge derrière ces muscles pour ...la lame antérieure de la gaine du sterno-cléido-mastoïdien. La ...externe, placée en dehors de ce feuillet dans la région sous-hyoï... ...ent subjacente dans la région sus-hyoïdienne.

... *générale profonde* se porte au-dessous du muscle sterno-cléido-... Aponévrose générale profonde. ... dehors duquel elle se réunit au précédent pour compléter la ...cle. Elle recouvre la veine jugulaire interne, l'artère carotide ...erf pneumo-gastrique, le grand sympathique et les ganglions ...bord supérieur est fixé à la base de la mâchoire inférieure ; son ...est fixé à la face postérieure de la clavicule et à la lèvre posté-

rieure de la fourchette du sternum. Cette aponévrose doit être
région sus-hyoïdienne et dans la région sous-hyoïdienne.

Fig. 446.

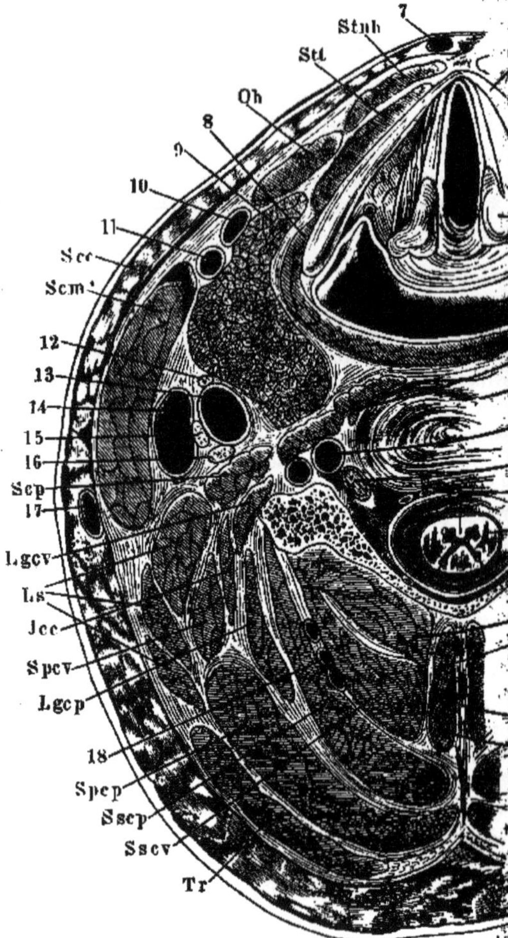

Section horizontale du cou, passant par la quatrième vertèbre
inférieur (*).

(*) D'après Nuhn, *Anat. chirurgic.*, pl. IV, *fig.* 2. — 1, cartilage thyroïde.
noïde. — 2, œsophage. — 3, artère et veine vertébrales. — 4, quatrième
veines prévertébrales — 6, moelle épinière. — 7, veine médiane du cou. —
du pharynx. — 9, glande thyroïde. — 10, 11, artère et veine thyroïdiennes
descendant du nerf hypoglosse. — 13, carotide primitive. — 14, veine jugulaire
— 16, ganglion cervical supérieur. — 17, veine jugulaire externe. — 18,
Tr, trapèze. — *Spcp*, *Spcv*, splénius de la tête et du cou. — *Sscv*, transversaire
complexus. — *Lgcp*, petit complexus. — *Lgcv*, transversaire du cou. — *Jcc*,
angulaire de l'omoplate. — *Scp*, scalène postérieur. — *Scm*, sterno-cléido-
peaucier. — *Oh*, omoplat-hyoïdien. — *Stt*, sterno-thyroïdien. — *Stnh*, sterno-
vertébraux. — *Mf*, cervical transverse. — *Is*, interépineux. — *Scv*, interépineux
cervicale. — *n*, ligament cervical.

Sa disposition dans la région sus-hyoïdienne.

...*sus-hyoïdienne*, sa partie moyenne, très-forte, remplit l'espace qui sépare les ventres antérieurs de digastriques, et se fixe par son ...à l'os hyoïde, par ses bords latéraux au tendon du digastrique. ...atérales de cette aponévrose passent au-dessous de la glande sous-...vont se fixer à la branche de la mâchoire inférieure. En dehors de la ...maxillaire, elles s'adossent à l'aponévrose parotidienne et forment ...ssez épaisse entre la glande sous-maxillaire et la glande parotide.

Dans la région sous-hyoïdienne. Partie moyenne.

...gion *sous-hyoïdienne*, le feuillet cervical profond est divisé en trois ...distinctes : une moyenne et deux latérales. La partie moyenne est ...ante; elle remplit l'espace triangulaire qui sépare les muscles omo-...et fait suite aux tendons moyens de ces muscles, qu'on peut ...mme les muscles tenseurs de cette aponévrose. Elle bride les ...région sous-hyoïdienne. Cette disposition explique comment le ...situés au-devant d'elle se dirige du côté de la peau, et non dans ...mme le pus des abcès subjacents à cette aponévrose.

Parties latérales.

Les parties la-...te aponévrose constituent l'*aponévrose sus-claviculaire*, lame très-...elle viennent aboutir et le feuillet superficiel déjà décrit, et les ...me restent à décrire, laquelle lame remplit tout l'intervalle trian-...is entre le trapèze et le sterno-mastoïdien, se continue en arrière ...ibro-celluleuse du premier de ces muscles et adhère par son bord ...clavicule : disposition importante en anatomie chirurgicale.

Troisième et quatrième feuillet aponévrotiques propres à la région sous-hyoïdienne.

...deux feuillets aponévrotiques propres à la région sous-hyoïdienne, ...muscles omoplat-hyoïdien et sterno-hyoïdien des muscles plus ...-à-dire des muscles sterno-hyoïdien et thyro-hyoïdien ; l'autre, le ...plus épais que le précédent, passe entre les muscles sterno-thy-...trachée. C'est ce quatrième feuillet que Godmann fait à tort se ...le péricarde.

...que les membres, est enveloppé par une aponévrose générale, ...onde de laquelle partent deux lames aponévrotiques, analogues ...termusculaires des membres, et qui vont s'insérer sur les apo-...ses des vertèbres; en sorte que le cou présente deux grandes ca-...térieure, l'autre postérieure, séparées l'une de l'autre par ces ...vrotiques et par les vertèbres. Cette disposition, enseignée par ...M. Denonvilliers, dans ses cours, dès l'année 1835, peut être faci-... par la dissection (1).

...TION II. — MUSCLES DU CRANE ET DE LA FACE.

§ 1. — CONSIDÉRATIONS GÉNÉRALES.

Choix des sujets pour l'étude des muscles de la face.

...uscles faciaux est impossible sur les sujets ordinaires; il faut, ...des individus vigoureux, morts subitement dans la plénitude de ...les anatomistes qui voudront être en mesure de vérifier l'exacti-...scription, devront choisir des sujets placés dans des circon-...les. Rien ne maigrit, rien ne pâlit promptement comme les ...Les têtes des suppliciés Jadin et Soufflard, celles de plusieurs ...ans l'émeute sanglante de mai 1839, nous ont servi pour l'étude

(1) ...avec fruit, sur les aponévroses du cou, la thèse de Degrusse.

Utilité des préparations faites à l'aide de l'acide nitrique étendu.

Pour démêler l'intrication de certaines régions des muscles de la [illegible] suis servi avec beaucoup d'avantage de l'acide nitrique étendu d'[illegible] conservation et de préparation que je regarde comme non moins [illegible] pour l'étude des muscles que pour celle des nerfs : l'acide nitrique [illegible] fibre musculaire, comme il respecte la fibre nerveuse; il la dure[illegible] corrugation qu'il lui imprime, il la rend des plus évidentes, [illegible] points où sa présence paraissait contestable. Bien plus, il la dis[illegible] la séparation facile des faisceaux musculaires, en convertissant en [illegible] tissu cellulaire et le tissu fibreux qui unissent les muscles les uns [illegible] et les faisceaux divers de chaque muscle entre eux. Enfin, ce moy[illegible] tion et de conservation, dont je voudrais voir généraliser l'em[illegible] mieux que toute autre préparation, de suivre la continuité des fi[illegible] laires à travers les entre-croisements et les points d'intersection [illegible] sentent dans un grand nombre de points, en même temps qu'il [illegible] muscles la forme qu'ils affectent pendant leur contraction.

Étude des muscles de la région faciale par leur face profonde.

Les muscles faciaux n'avaient été étudiés que par leur face supe[illegible] pensé qu'il y aurait avantage à les étudier par leur face profonde [illegible] mier mode de préparation, on sacrifie les insertions cutanées, [illegible] second mode on sacrifie les insertions osseuses. On ne saurait [illegible] l'étude comparative de la face profonde et de la face superficielle [illegible] muscles facilite leur intelligence.

Variétés de forme et de volume.

Un premier fait général qui ressort de l'étude des muscles de [illegible] la prodigieuse *variété* qui existe dans la forme, le volume, la dispo[illegible] quefois dans le nombre de ces muscles. Ces variétés, bien plus [illegible] dans toute autre région du système musculaire, portent princi[illegible] région auriculaire, sur la région fronto-nasale et sur les commis[illegible] et doivent nécessairement exercer une très-grande influence sur la [illegible]

Solidarité de développement.

Relativement au volume, ou plutôt au développement, il est de[illegible] ciaux solidaires, qui sont développés tantôt en raison directe, tantôt [illegible] verse les uns des autres. Les muscles faciaux vigoureux tendent à [illegible] muscles faciaux grêles tendent à la *séparation*. Il est des individus [illegible] pareil musculaire facial est uniformément développé; il en est [illegible] lesquels le développement porte principalement et même exc[illegible] telle ou telle région : ainsi, j'ai rencontré des sujets chez lesquels [illegible] frontaux et orbiculaires étaient grêles, tandis que les muscles de [illegible] rieure et de la commissure étaient très-vigoureux; ainsi, le fr[illegible] cilier, le pyramidal et l'orbiculaire des paupières ont un dével[illegible] portionnel nécessaire, de sorte qu'un frontal faible ou fort s'a[illegible] ment à un orbiculaire, à un sourcilier et à un pyramidal faible[illegible] est de même du buccinateur et de l'orbiculaire des lèvres, d'une [illegible] gulaire et du grand zygomatique, d'autre part. Par contre, ce[illegible] muscles dont le développement est constamment en raison in[illegible] releveur commun et le releveur propre de la lèvre supérieure, [illegible] que le releveur propre est à son maximum de développement, [illegible] mun, à l'état de vestige, est remplacé par une languette qui [illegible] bord antérieur du releveur propre, ou même manque complète[illegible] un sujet chez lequel, d'un côté de la face, le muscle releveur [illegible] quait complétement, tandis que de l'autre côté il était consti[illegible] ceau très-grêle.

Continuité des muscles faciaux.

général qui ressort de l'étude des muscles de la face, c'est la r conséquent, la dépendance réciproque de plusieurs de ces le buccinateur et l'orbiculaire des lèvres ne constituent qu'un uscle, que nous appellerons *buccinato-labial*; ainsi, le pyramidal utre chose qu'une languette du frontal, le sourcilier pourrait au moins en partie, comme un gros faisceau d'origine du fronulaire; ainsi, le carré est, en partie seulement, mais en propor- ivant les sujets, la continuation du peaucier.

La portion cutanée des muscles faciaux change d'aspect.

générale importante, c'est que la portion des muscles faciaux peau, perd sa couleur rouge et sa disposition fasciculée. Le re- et le releveur propre de la lèvre supérieure en fournissent un quable : rouges, fasciculés dans leur portion qui est séparée de couche épaisse de tissu adipeux, ces muscles s'éparpillent, pour deviennent pâles au niveau de la lèvre supérieure, à la peau de èrent. Il en est de même du carré, de la houppe du menton.

l'étude des muscles de la face, comme aussi de l'étude de tous corps humain, qu'il n'y a jamais insertion de fibres musculaires culaires, mais bien continuité ou entre-croisement des fibres de préparations anatomiques faites à l'aide de l'acide nitrique ntrent de la manière la plus manifeste.

peauciers de la tête sont :

r du crâne, comprenant le muscle occipital, le muscle frontal, culaires et l'aponévrose intermédiaire ou *épicrânienne*.

rs de la face, disposés autour des ouvertures *palpébrales*, *nasales* muscles, qui forment plusieurs couches, ne sont pas nettement ils se continuent par un nombre plus ou moins considérable de peaucier du crâne, en haut, avec le peaucier du cou, en bas.

§ 2. — PEAUCIER DU CRANE.

crâne, qui remplit à l'égard de la région supérieure de la face le peaucier du cou à l'égard de la région inférieure, présente aponévrose moyenne, dite épicrânienne, et des muscles qui périphérie de cette aponévrose.

1. — Aponévrose épicrânienne.

mune au muscle occipital et à l'aponévrose épicrânienne. 1° Faire en de la ligne courbe occipitale supérieure, une incision demi-circulaire ; cette première incision une incision verticale, dirigée d'arrière en avant à la région frontale ; 3° éviter avec un grand soin d'intéresser dans la ponévrose épicrânienne, soit les fibres charnues de l'occipital, lesquel- hérentes à la peau que l'aponévrose.

Étendue

Adhérence intime.

de calotte aponévrotique (*galea capitis*) sous-cutanée, étendue frontaux aux deux muscles occipitaux. — Par sa *face superfi-* intimement à la peau, à l'aide de prolongements fibreux très- stants, dans les intervalles desquels s'amasse du tissu adipeux. nerfs frontaux, occipitaux, temporaux et auriculaires rampent de ce tissu adipeux. — Par sa *face profonde*, elle glisse sur le

Face profonde non adhérente.

péricràne (périoste du crâne), à l'aide d'un tissu cellulaire séreux lequel il ne s'amasse jamais de graisse. — Son *bord antérieur* reçoit muscles frontaux et remplit l'intervalle qui sépare, en haut, entre lesquels l'aponévrose forme souvent une pointe anguleuse prolongée. — Son *bord postérieur* reçoit les fibres des muscles plit l'intervalle de ces muscles. — Son *bord externe* donne insertion auriculaire supérieur et auriculaire inférieur.

Ses bords.

Texture.

Composée, en arrière, de fibres resplendissantes, qui semblent fibres charnues du muscle occipital, l'aponévrose épicrânienne aspect nacré et devient plus adhérente aux téguments. Épaisse niveau de l'ovale supérieur de la tête, elle s'amincit et devient latéralement. L'aponévrose épicrânienne n'est pas constituée de fibres, étendues du muscle frontal au muscle occipital; elle tre-croisement des fibres aponévrotiques appartenant à chacun y prennent leurs points d'insertion (1).

L'aponévrose épi-crânienne représente plusieurs ordres de fibres.

Muscles tenseurs de l'aponévrose.

L'aponévrose épicrânienne a pour tenseurs les muscles occipitaux C'est à la présence de cette aponévrose qu'est dû l'étranglement quent et si grave, dans les inflammations de cette région. L'adhérence névrose à la peau explique la forme aplatie des loupes et des forment dans cette même région.

2. — Muscle occipital.

Diverses manières de l'envisager.

Le *muscle occipital* (Eo) a été considéré par les uns comme tal et l'aponévrose épicrânienne un seul et même muscle sous les noms de muscle *occipito-frontal* ou *épicrânien* (*epicranius*) été décrit par les autres comme un muscle particulier (*occipitalis* *culi*). Mince, quadrilatère, il recouvre la partie large de l'occipital ticulièrement la bosse occipitale supérieure.

Insertions.

a. Insertions. Il s'insère, *d'une part*, aux deux tiers externes occipitale supérieure, ainsi qu'à la portion attenante de la région du temporal; — *d'autre part*, au bord postérieur de l'aponévrose dont il peut être considéré comme le muscle tenseur.

Direction.

Je ferai remarquer : 1° la disposition fasciculée de ce muscle ses faisceaux, qui est verticale pour les faisceaux internes, faisceaux externes, les plus longs et les plus forts, inflexe et cavité inférieure pour les faisceaux moyens; 3° les insertions muscle, qui se font à la ligne courbe de l'occipital, à l'aide de s'entre-croisent et se confondent avec les insertions du sterno trapèze. Il en résulte un entre-croisement fibreux fort résistant

Insertion occipitale

(1) Composée, en arrière, de faisceaux ou plutôt de bandelettes nacrées sant suite aux faisceaux musculaires de l'occipital, l'aponévrose épicrânienne en avant, où les faisceaux émanés du frontal et de l'auriculaire viennent servant toujours la direction primitive des fibres musculaires avec les tinuent. L'examen de l'aponévrose avec une forte loupe montre qu'elle de petits tendons nacrés et parallèles, comme pliés sur eux-mêmes bords voisins et s'épanouissant quelquefois en petites gerbes. La transition fibre musculaire à la fibre tendineuse se voit aussi manifestement évident que chaque faisceau musculaire est représenté dans l'aponévrose

...ne espèce de canal, le filet auriculaire postérieur, division du facial ...muscle occipital ; 4° les insertions supérieures de ce muscle, qui se ..., à l'aponévrose épicrânienne, à l'aide de faisceaux nacrés, lesquels ... chose que la continuation des faisceaux musculaires de l'occipital, ...a conque de l'oreille (1). Insertions à l'aponévrose et à la conque.

...signer sous le nom de *peauciers sous-occipitaux* de petits faisceaux ...u muscle occipital que j'ai rencontrés chez un grand nombre de Peauciers sous-occipitaux.

Fig. 447.

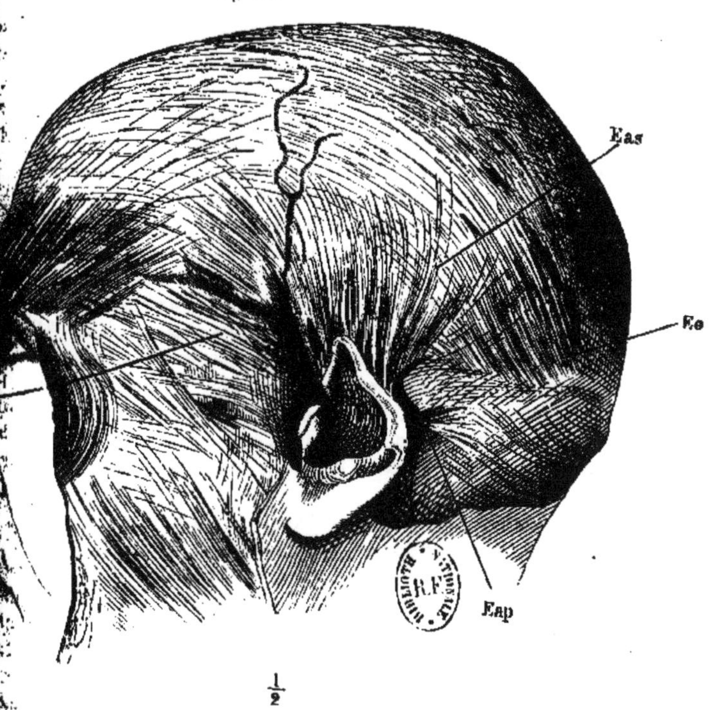

$\frac{1}{2}$

Peaucier du crâne vu de profil (*).

...tits faisceaux, parallèles au muscle auriculaire postérieur, se fixent ...ieurs extrémités, qui présentent des languettes tendineuses d'une ...ngueur.

...'occipital est le muscle *tenseur* de l'aponévrose épicrânienne, qui Action.

... pas les fibres horizontales ou externes du muscle occipital que Santorini ...me un muscle particulier ? Il est, du reste, évident que les fibres horizon... du muscle occipital appartiennent aux muscles extrinsèques de l'oreille, ...uscle pourrait être divisé en deux portions, l'une auriculaire, l'autre épi...ortion auriculaire, qui, d'ailleurs, présente de nombreuses variétés, vient ...scle auriculaire postérieur, lequel ne semble autre chose qu'un faisceau ...cipital. Par ses fibres horizontales, il constitue un muscle extrinsèque de l'oreille.

(*) Eas, auriculaire supérieur. — Eo, occipital. — Eap, auriculaire postérieur. — Et, ...ieur.

peut, lorsqu'elle est maintenue, fournir un point fixe au frontal auriculaires, il porte en arrière le pavillon de l'oreille.

3. — Muscles auriculaires.

Préparation. Apporter beaucoup de soin dans la dissection de ces extrêmement minces et composés de faisceaux rares et séparés. Pour leur de tension possible et rendre leurs fibres plus apparentes, il convient de cule du côté opposé à celui qu'occupe le muscle que l'on prépare.

Ils sont tous dilatateurs

Tous ces muscles sont à l'état rudimentaire chez l'homme, dont le auricule n'est doué, pour ainsi dire, d'aucune mobilité. Tous peuvent dérés comme des *dilatateurs*. Nous cherchons en vain, chez l'homme, teur ou un sphincter du conduit auditif; tandis que chez les anim sent d'une ouïe très-délicate, il existe des constricteurs pour réunir les diverses pièces qui constituent la portion cartilagineuse de ce c

Les *muscles auriculaires* sont au nombre de trois, savoir : l'auric rieur, l'auriculaire supérieur ou auriculo-temporal et l'auriculaire

Auriculaire postérieur.

a. Auriculaire postérieur (Eap, *fig.* 447). Facile à voir chez tous les confondu avec les fibres horizontales du muscle occipital, il est co ou trois faisceaux arrondis (*tres retrahentes auriculam*, Albinus) qui de l'apophyse mastoïde (*mastoïdo-auriculaire*, Chauss.) et de la po l'occipital, vont s'insérer à la partie inférieure de la conque. P les insertions occipitales de ce muscle se font par une languette te se prolonge très-loin, coupe à angle droit les insertions des mus trapèze et sterno-mastoïdien, et peut être suivie jusqu'à la prot pitale externe. J'ai vu cette languette tendineuse remplacée p charnu.

L'auriculaire postérieur porte l'auricule en arrière.

Auriculaire supérieur.

Large muscle radié.

b. Auriculaire supérieur ou *auriculo-temporal.* Je comprends so riculaire supérieur (Eas) et l'auriculaire antérieur (Et) des au large muscle radié, qui recouvre toute la région temporale, et qu conséquent, tout l'intervalle qui sépare, d'une part, le muscle fro occipital, et, d'autre part, le bord externe de l'aponévrose épicr partie supérieure de la conque et de l'hélix.

Il n'y a point de ligne de démarcation entre l'auriculaire supérieur et l'auriculaire antérieur.

Il n'existe, en effet, aucune ligne de démarcation bien tranchée culaire supérieur et l'auriculaire antérieur des auteurs, à moins q considérer comme telle une ligne aponévrotique verticale qui rep ment le trajet de la veine temporale; mais cette intersection, qui ni constante, ni complète, me paraît être moins une conformati muscle que le résultat de la présence de la veine temporale, qu cente. Cela est si vrai que des insertions tout à fait semblables, s'observent quelquefois le long des ramifications de cette même

Importance du choix des sujets pour l'étude de ce muscle.

Je dois faire observer que c'est surtout pour l'étude du muscle poral qu'il convient de faire choix d'un sujet vigoureux ; la corr par l'acide nitrique étendu rend les fibres musculaires bien Chez les sujets affaiblis, cette couche musculaire semble rem membrane celluleuse fort mince.

Voici, du reste, les insertions de ce muscle, qui n'est bien év l'état de vestige chez l'homme.

portion antérieure de l'hélix et de la portion supérieure de la ...les font suite aux fibres externes de l'occipital, les fibres de l'au...al se portent en divergeant, de bas en haut, à la manière d'un ...postérieures, qui sont verticales, se terminent à l'aponévrose épicrâ...antérieures, qui sont obliquement dirigées d'arrière en avant, ga...les et comme ondulées, le bord externe du muscle frontal, s'inflé...ite de bas en haut, et se portent, les unes, sous le muscle frontal, ...ant avec les fibres les plus profondes du muscle, les autres, le long ...ne de ce muscle, qu'elles semblent continuer en dehors. Chez un ...les fibres antérieures du muscle auriculo-temporal s'enfonçaient ...le frontal; chez un autre sujet, toutes ces fibres se continuaient ...externe de ce muscle.

Insertions à l'auricule.

Direction radiée.

Terminaison à l'aponévrose épicrânienne.

Au muscle frontal.

...la couche musculaire formée par le muscle auriculo-temporal ...rité de continuité entre les fibres musculaires de l'occipital et les ...aires du frontal. Je dois faire observer que cette couche muscu...toujours continue, qu'elle est souvent fasciculée, et que les fais...entre eux des intervalles variables.

Il remplit l'intervalle qui sépare en dehors le frontal de l'occipital.

...rte l'auricule en avant et en haut.

...*antérieur profond*. On peut donner ce nom à un petit faisceau ...qui m'a paru constant et qui est situé sur un plan plus profond que ...cédent. Il s'étend de la face externe du tragus à l'apophyse zygo...laquelle il s'insère à l'aide de fibres aponévrotiques.

Muscle auriculaire antérieur profond.

...rte l'auricule directement en avant.

4. — Muscle frontal.

...vue anatomique, il n'y a pas deux muscles frontaux; il n'existe ...uscle frontal médian, symétrique, se prolongeant en bas et sur la ...à la manière du diaphragme, par deux piliers qu'on appelle les ...*...iaux*, s'insérant de chaque côté à l'arcade orbitaire, par des fais...courent à la formation du muscle sourcilier, et paraissant se con...fibres les plus externes avec l'orbiculaire des paupières.

Idée générale des muscles de la région fronto-orbitaire.

a. — Frontal proprement dit.

...difficile à cause de l'adhérence intime des fibres de ce muscle avec la peau, ...ent se rendre un grand nombre d'entre elles. Faire une incision horizon...rcades orbitaires, puis une incision verticale qui tombe sur la ligne médiane. ...la direction des fibres charnues. Étudier le muscle par sa face posté...voir étudié par sa face antérieure.

...) est un muscle médian (*musculus frontis*, Fallope, Morgagni), ...ique, large, mince, quadrilatère, bifide supérieurement, étendu ...ontale, qu'il recouvre, à l'espace intersourcilier et à la région des

...Ses fibres naissent, supérieurement (*insertions fixes*), du bord anté...évrose épicrânienne, par deux corps charnus minces et aplatis, ...cette aponévrose se prolonge en pointe. Cette origine a lieu par ...circulaire à convexité supérieure, faisant sous la peau un relief ...t la force du muscle.

Origine des deux corps charnus à l'aponévrose épicrânienne.

Nés de cette manière, les deux corps charnus se portent... bas, se réunissent et se terminent d'une manière différente à... sourcilière et à la région sourcilière.

Continuité avec les muscles pyramidaux.

A la région intersourcilière, le frontal semble se continuer... les muscles pyramidaux. Mais lorsqu'on l'étudie par sa face... qu'il se divise en deux couches bien distinctes : une couche sup...

Fig. 448.

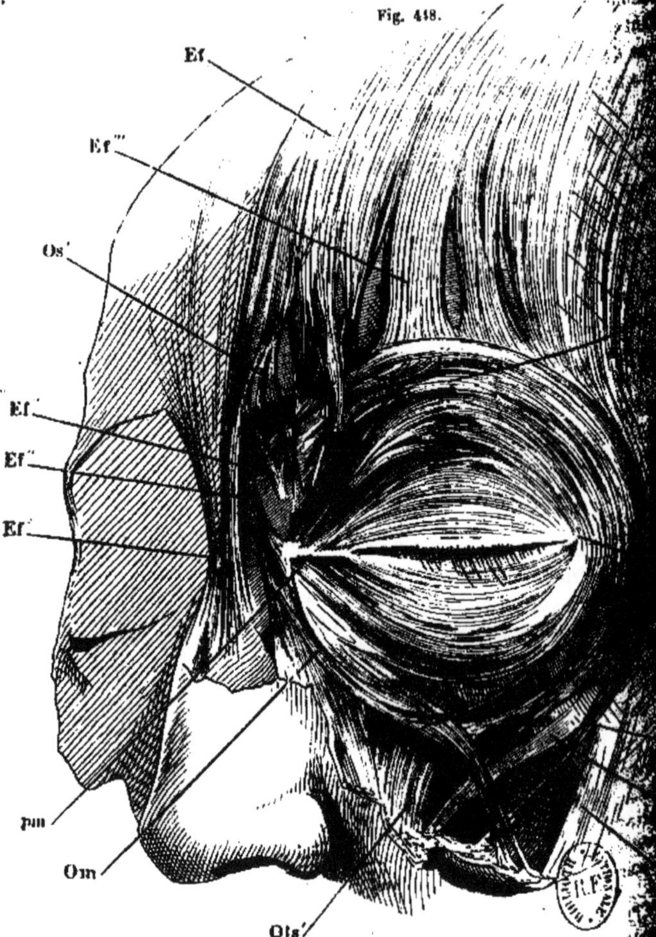

Muscles de la région frontale et de la région orbitaire (*).

tanée (Ef'), qui semble se continuer avec le muscle pyramidal, profonde (Ef'''), qui se fixe à la racine du nez ou plutôt au niv...

(*) Ef, muscle frontal. — Ef', pyramidal. — Ef'', origines orbitaires inte... Ef''', origines sourcilières. — *pm*, ligament palpébral interne. — *pl*, ligament palp... muscle sourcilier. — Os'', fibres qui se terminent à la peau du sourcil. — Om, fibres... de la joue. — Om', fibres qui s'unissent au frontal. — Z, grand zygomatique. — ... ficiel. — Qls'', releveur profond.

Son insertion profonde.

cette insertion profonde se fait ordinairement à l'aide d'une bande ...ersale, qui semble la suite du tendon de l'orbiculaire des pau-

Sa terminaison à la peau du sourcil.

...sourcilière (Ef''), le frontal se termine presque entièrement à la ...il, en se confondant avec les insertions cutanées du sourcilier et ...re. Un certain nombre de fibres profondes vont concourir à la for- ...uscles sourciliers, dont ils constituent les faisceaux les plus su-

...ntal est complété par un nombre plus ou moins considérable de ...iculaire des paupières, qui viennent s'ajouter à son bord externe ...onfondant avec les fibres antérieures de l'auriculo-temporal. Cette ... fibres de l'orbiculaire est constante.

Rapports.

Recouvert par la peau, à laquelle il est uni par du tissu cellu- ...e, qui en rend la dissection très-difficile, le frontal recouvre le ...ne, dont il est séparé par du tissu cellulaire séreux très-abondant, ...ux téguments une grande mobilité.

Action.

...e muscle occipital est le tenseur de l'aponévrose épicrânienne, ...fois tendue, fournir un point d'appui fixe au muscle frontal. Ce- ...onsidérablement les sourcils et leur fait décrire une ligne courbe ...e; il produit sur le front des plis curvilignes, concentriques à la ...rcil.

...uscle que sont dues les rides transversales du front, qui impriment ...mie des individus habituellement gais une expression que les ...t très-bien reproduire dans leurs tableaux. Ces rides transversales ...vent dans l'interval'e triangulaire qui sépare, sur la partie ...ont, les deux corps charnus du muscle frontal.

Sur la physionomie.

... le muscle de l'*attention*; contracté modérément, il annonce que ...u en éveil par une cause extérieure; contracté fortement, il ex- ...tion qui va presque jusqu'à la surprise, à l'admiration.

Il élève la paupière supérieure.

...it être regardé comme un muscle *dilatateur des paupières*. Sous ...frontal a pour congénère l'élévateur de la paupière supérieure, ...niste l'orbiculaire des paupières.

Le frontal imprime des mouvements au cuir chevelu.

...rontal peut-elle rendre compte du redressement des cheveux sur ...peut méconnaître que ce muscle imprime des mouvements aux ...ue certains individus peuvent déterminer par la volonté des ...e totalité de leur chevelure; mais il me paraît que l'expression ...*rissent* est figurée par rapport à l'homme, et déduite de ce qui se ...nimaux, dont le poil se hérisse bien manifestement.

Étude du muscle frontal par la galvanisation.

...ontal par la galvanisation confirme ce qui précède et y ajoute ...éveloppements. Au plus haut degré d'excitation électrique de ...voit le cuir chevelu attiré en masse en avant, en même temps ...et les paupières s'élèvent, que le front se plisse énergiquement ...ue, par un contraste des plus importants pour l'expression de la ...espace intersourcilier se déplisse et se tend.

Indépendance de contraction du muscle frontal et des pyramidaux.

...t le point de la surface du frontal sur lequel on applique l'excita- ...urs élévation des sourcils et des paupières, jamais abaissement; ...al ne prend son point d'insertion fixe en bas, il le prend toujours ...épicrânienne. Les muscles pyramidaux ne participent jamais à ...u frontal. D'un autre côté, jamais un courant électrique, quel-

que fort qu'on le suppose, dirigé sur les muscles pyramidau
Il y a antagonisme entre ces muscles. de contraction dans le muscle frontal. M. Duchenne en conclut
l'indépendance, mais encore l'antagonisme des pyramidaux et d

b. — Pyramidaux.

Préparation. Enlever avec soin la peau qui revêt le dos du nez, en co
partie supérieure ; diriger l'instrument parallèlement à la longueur des fib
qui sont verticalement dirigées et semblent faire suite aux fibres inte
frontal.

Les *pyramidaux* (E') (*frontalis pars per dorsum nasi ducta*, Eusta
deux languettes charnues qui longent le dos du nez, de chaque c
Les muscles pyramidaux sont une dépendance du muscle frontal. médiane. Ces languettes semblent être le prolongement des f
internes du muscle frontal, dont elles ont été considérées com
dance par le plus grand nombre des anatomistes. Mais les expéri
physiologiques de M. Duchenne m'ayant démontré que les pyra
les antagonistes directs des muscles frontaux, force a été d'étudi
Rapports. veaux sujets le point de conjugaison du frontal avec les pyram
resté convaincu que la continuité des fibres superficielles du
pyramidal est bien réelle, à moins qu'une intersection entre ce
ne soit le résultat de leur insertion commune à la peau de l'es
cilier.

a. Insertions. Les insertions fixes des pyramidaux ont lieu au
ailes du nez et au dos du nez, par une membrane aponévrotique
transverse du nez, avec les fibres duquel elle s'entre-croise. A l'
cèdent des fibres charnues qui se réunissent en deux languette
prolongent verticalement en haut, s'entre-croisent le plus sou
ou en partie, sur la ligne médiane du nez, se rétrécissent, pou
veau de la bosse nasale. Là, elles paraissent se confondre ou se
les fibres intersourcilières du frontal ; mais il n'est pas impos
terminent à la peau de l'espace intersourcilier, immédiatement
fibres cutanées du muscle frontal. On peut considérer à volonté
ramidaux comme constituant un seul muscle médian ou deux
latéraux.

b. Rapports. Recouvert par la peau, à laquelle il adhère intim
en bas, le pyramidal recouvre l'os propre du nez et le cartilage
fait suite.

Action. *c. Action.* Parfaitement déterminée par l'influence électrique
complétement indépendante de celle du frontal. Quel que
muscle sur lequel l'excitateur sera appliqué, toujours la peau
tersourcilier sera attirée directement en bas, en se plissant tra
toujours le muscle prend son point fixe en bas, jamais en haut
çoit aisément, puisque les insertions inférieures sont seules fixe
supérieures étant exclusivement cutanées. Les expériences de M
montrent parfaitement qu'il y a, au niveau de la bosse nasale,
médiaire au frontal et au pyramidal, point intermédiaire sur
tion électrique est nulle. Immédiatement au-dessous, l'exci
peau de l'espace intersourcilier ; immédiatement au-dessus,
semblerait donc résulter de ces expériences qu'il y a solution de

...pyramidal, et cette solution de continuité serait produite par les ...anées de ces deux muscles.

...idal abaisse directement la peau de l'espace intersourcilier, et ...ion transversal au niveau de la tête du sourcil. La contraction du ...onne *de la dureté* au regard et annonce l'*agression*, la méchanceté, ...

§ 3. — PEAUCIERS DE LA FACE.

...ions un coup d'œil général sur les muscles de la face, nous verrons : ... région n'est plus favorisée sous le rapport du nombre des mus- ...tous ces muscles, implantés aux os par une de leurs extrémités, ...derme par l'autre, ou se continuent avec d'autres muscles ; 3° que ...anée de ces muscles est décolorée et non fasciculée, tandis que la ...insère aux os ou qui se continue avec d'autres fibres musculaires, ...contraire, tous les caractères des muscles volontaires.

Disposition générale des muscles de la face.

...uscles sont concentrés autour des ouvertures que présente la face ; ...t, ils sont tous constricteurs ou dilatateurs ; mais l'ouverture de ...ci de particulier (1) que la plupart des muscles de la face lui sont ...effet, à la portion labiale du buccinato-labial, ou sphincter de la ...opposés, 1° les buccinateurs ou dilatateurs transverses ; 2° l'éléva- ...et l'élévateur profond de la lèvre supérieure, le petit zygomatique ...de Santorini, lorsqu'ils existent ; 3° les abaisseurs de la lèvre infé- ...eurs, carrés ; 4° les élévateurs de la commissure : canin, grand zy- ... les abaisseurs de la commissure : triangulaires.

Ils sont concentrés autour des ouvertures.

Grand nombre de muscles destinés à l'ouverture de la bouche.

...nt au rôle qu'ils jouent dans l'expression des passions, tantôt les mus ...s sont soustraits presque complétement à l'empire de la volonté, ce ...and l'expression des passions n'est pas simulée ; tantôt, au contraire, ...ion est volontaire et calculée, ainsi qu'on l'observe chez ceux qui, ... ou par habitude, sont exercés à simuler des impressions qu'ils ...point. Toutefois, on doit remarquer que si l'on peut, à force d'art, ... gré à chaque passion l'expression faciale qui la traduit à l'exté- ...ujours une grande différence entre cette expression factice et l'ex- ...urelle.

Les muscles faciaux servent à l'expression des passions.

...la connexion intime qui existe entre la peau de la face et les mus- ...qui s'identifient en quelque sorte avec elle par les fibres qui s'y ...contraction fréquemment répétée d'un ou de plusieurs des mus- ...imprime à la peau des plis ou rides, qui persistent même après la ...dans l'intervalle des contractions qui les ont déterminés. L'habi- ...tions tristes ou gaies, et de l'expression faciale qui les caractérise, ... un cachet particulier à la physionomie, et y laisse des traces en ...ineffaçables ; de telle manière qu'avec une grande habitude d'ob- ...peut, jusqu'à un certain point, juger du caractère d'un individu

La physionomie résulte en partie de l'habitude de contraction de tels ou tels muscles.

(1) ...emporte de beaucoup sur tous les animaux pour le nombre des muscles ...e, qui se fait remarquer, dans la série animale, par l'extrême mobilité de ... ne possède, à proprement parler, qu'un seul muscle, qui est une dépen- ...cier ; aussi le jeu de sa physionomie se rapporte-t-il à une grimace qui est ... qui ne représente que des nuances dans son intensité, mais qui ne lui ...exprimer des passions différentes, et même opposées, ainsi qu'on les voit se ...physionomie humaine.

d'après l'analyse de sa physionomie. Le système de Lavater n'a
dements.

A. — Peauciers des paupières et du sourc

1. — Orbiculaire des paupières

Préparation. Faire à la peau une incision elliptique qui entoure la ba séquer successivement, du bord adhérent vers le bord libre de chaque p supérieure et la moitié inférieure du muscle. Ici, plus que partout aille disséquer la peau parallèlement aux fibres charnues. Lorsqu'on aura étu sa face interne, on le détachera avec précaution des parties subjacentes, de dehors en dedans.

Situation.

L'*orbiculaire des paupières* forme, autour des paupières, une plus ou moins large, et sur les paupières elles-mêmes, une couc mince.

Le muscle orbiculaire est un sphincter. Son tendon direct d'origine. Rapports de ce tendon avec le sac lacrymal.

a. Insertions. L'orbiculaire est un sphincter et, comme tous cette espèce, il est composé de fibres circulaires. Mais, par une spéciale, il existe pour ce muscle un tendon d'origine, extré quable, *tendon direct du muscle orbiculaire* (*pm*, fig. 448), de qu de longueur, sur un millimètre de largeur. Ce tendon naît de tante de l'os maxillaire, au-devant de la gouttière lacrymale, pa sac lacrymal, qu'il divise en deux portions inégales, l'une supé lite, l'autre inférieure, plus grande; quelquefois même il répon périeure du sac. D'abord aplati d'avant en arrière, le tendon dir laire se contourne sur lui-même, de manière à offrir l'une de se et l'autre en bas. Parvenu à l'angle interne des paupières, ce t aussi *ligament palpébral interne*, se bifurque, et chacune des bra cation va se fixer à l'extrémité interne du cartilage tarse corres

Sa bifurcation.

Tendon réfléchi. Insertions à l'apophyse orbitaire interne. A l'apophyse montante. Direction.

De la face postérieure de ce tendon, se détache une lame apon forte, qui forme la paroi externe du sac lacrymal : c'est le *ten muscle orbiculaire*. Des fibres charnues de l'orbiculaire naissent d des bords du tendon direct ; d'autres viennent du bord antérieu fléchi ; mais le plus grand nombre naît de l'apophyse orbitaire in tal, de l'apophyse montante de l'os maxillaire et du tiers intern la base de l'orbite, par des languettes aponévrotiques très-prono De ces diverses origines, les fibres musculaires se portent de de se divisent en deux moitiés : une moitié supérieure, qui décrit de centriques à concavité inférieure, une moitié inférieure, qui déc concentriques à concavité supérieure (*duo palpebrarum muscul* de ces moitiés se subdivise en deux ordres de fibres : les unes, p qui entourent la base de l'orbite, les autres, plus centrales ou p sont destinées à l'une et à l'autre paupière ; d'où la distinction *orbiculaire* proprement dit et les muscles *ciliaires* ou *palpébrau* mise par Riolan. Les fibres de la portion orbiculaire décrivent u plète ; je n'ai jamais vu l'intersection fibreuse admise à la partie par quelques anatomistes. Elles fournissent toujours, en haut, qu au muscle frontal, en bas, quelques faisceaux qui se terminent la joue (*Om*, *Om'*). Les fibres palpébrales ou ciliaires, portion pa ment dite, naissent des branches de bifurcation du tendon et déc

Muscles ciliaires ou palpébraux.

...riques qui viennent se réunir à angle aigu, près de la commis... des paupières, sur le *ligament palpébral externe*, bien moins déve... ...terne.

La portion orbiculaire est intimement unie à la peau, à l'aide d'un **Rapports.**

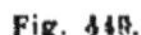

Fig. 449.

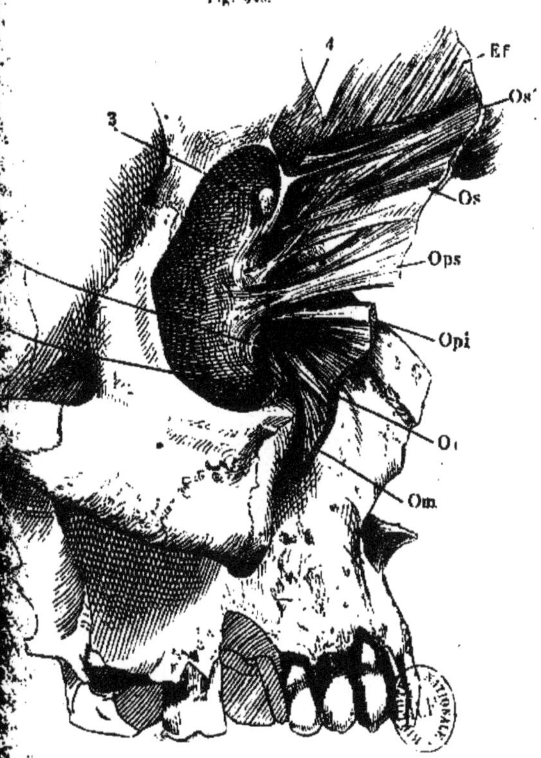

Origines de l'orbiculaire des paupières (*).

...adipeux très-serré dans sa moitié supérieure, lâche dans sa moitié ... portion palpébrale n'est unie à la peau des paupières que par un tissu ..., très-susceptible d'infiltration. L'orbiculaire recouvre le sac lacry... sourcilier, l'arcade orbitaire, l'os malaire, le muscle temporal, les ...ures des muscles grand zygomatique, élévateur superficiel et élé... Il est séparé de la conjonctive par une membrane fibreuse et ... tarses. Sa circonférence, libre en bas, est confondue, en de... ...ramidal, en dedans et en haut, avec le frontal et le sourcilier. Il

... de profil; l'orbite a été vidé; les paupières ayant été divisées par une section ver... ...e interne de l'œil, le lambeau interne a été renversé en dedans et disséqué par sa ... oblique inférieur de l'œil, coupé près de son origine. — 2, sac lacrymal. — 3, fossette ... grand oblique de l'œil. — 4, ligament qui convertit en trou l'échancrure sus-...tal. — Os, moitié supérieure de l'orbiculaire. — Oi, moitié inférieure de l'orbiculaire. ...cilier. — Ops, palpébral supérieur. — Opi, palpébral inférieur. — Om, faisceaux qui ... peau de la joue.

s'en détache ordinairement, en dedans et en dehors, quelques-unes concourent à former le petit zygomatique, et dont les autres terminent à la peau.

Particularités de texture et de connexion.

Les particularités suivantes de texture méritent d'être men[...] manière spéciale : 1° un faisceau du sourcilier se continue ave[...]

Fig. 450.

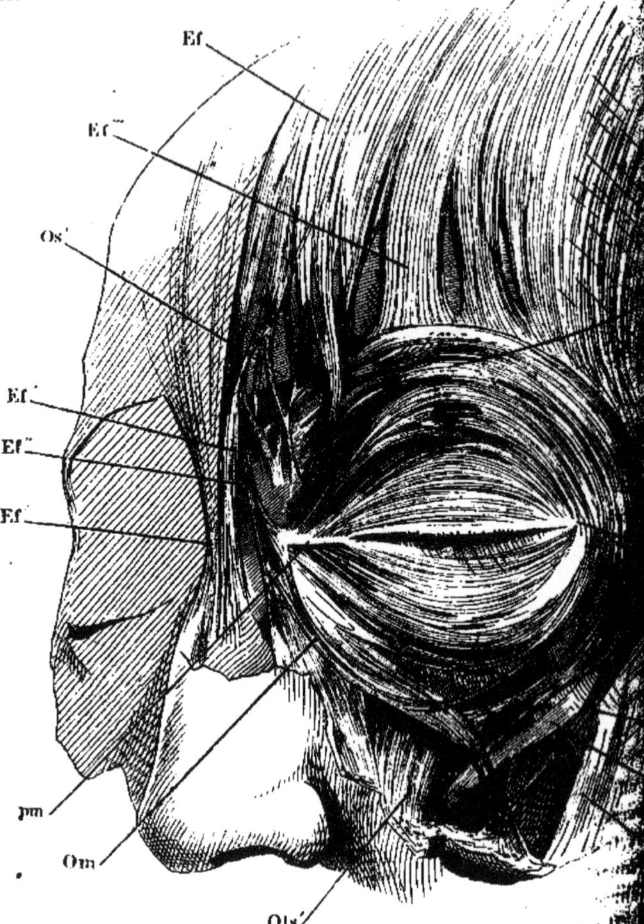

Muscles de la région frontale et de la région orbitaire (*).

2° les fibres superficielles de l'orbiculaire qui répondent à la [...] la région sourcilière, vont se porter directement à la peau, et se [...]

(*) E*f*, muscle frontal. — E*f*', pyramidal. — E*f*'', origines orbitaires internes [...] gines sourcilières. — *pm*, ligament palpébral interne. — *pl*, ligament palpébral [...] sourcilier. — O*s*', fibres qui se terminent à la peau du sourcil. — O*m*, fibres qui [...] joue. — O*m*', fibres qui s'unissent au frontal. — Z, grand zygomatique. — Q*ls*', [...] Q*ls*'', releveur profond.

…l du frontal, auquel elles semblent appartenir : 3° le plus grand …s de l'orbiculaire décrivent autour de l'orbite une ellipse com… complète. Il n'y a pas d'intersection fibreuse au côté externe …y a pas non plus d'entre-croisement ; ce qui en a imposé pour …ment, c'est la disposition des faisceaux musculaires, qu'on voit …arer, en échangeant quelques fibres ; quelquefois ces faisceaux …t séparés par d'assez grands intervalles ; 4° les faisceaux externes …ent s'ajouter à l'orbiculaire : ils se placent à son côté externe, …e de démarcation, se continuent avec sa moitié inférieure, dé…lai, des courbes concentriques à concavité supérieure et, comme …r au côté interne de la base de l'orbite ; 5° quelques faisceaux …biculaire émanant du frontal vont renforcer le petit zygomati… rare non plus de voir quelques-uns de ces faisceaux se conti…res du peaucier.

Faisceaux de l'orbiculaire qui émanent du frontal.

…biculaire se contracte à la manière de tous les sphincters, c'est-…res concentriques qui le constituent, tendent à se rapprocher …comme elles trouvent un point d'appui dans le tendon du mus…e dans les insertions internes, il en résulte qu'en même temps … l'orbiculaire éprouve une sorte de projection de dehors en …es téguments du front, de la tempe et de la joue sont ramenés …rne de l'œil, en même temps que le sourcil est fortement …ence intime de la peau à la moitié supérieure du muscle expli…ns sa contraction, cette moitié supérieure se dessine bien plus …que la moitié inférieure. Quant à la portion palpébrale, elle …pendamment de la portion orbiculaire, et cette indépendance …rme la distinction établie par Riolan. Lorsque les fibres pal…actent, elles ne produisent pas l'occlusion de l'œil par le re… des fibres, mais bien par le rapprochement des bords libres …l mode d'occlusion que permette la présence des cartilages …que décrivent les fibres musculaires de la paupière inférieure …sidérable que celle des fibres de la paupière supérieure, il s'en…on des paupières dépend principalement de l'abaissement de …ieure. Il résulte de plus de la courbe à convexité antérieure …fibres des muscles palpébraux, que la contraction de ces mus…e pression sur le globe oculaire, qui tend à s'enfoncer dans …

Son action est analogue à celle des sphincters.

Mouvement de projection de dehors en dedans.

Indépendance de la portion palpébrale.

…ure de *l'orbiculaire* (orbiculaire palpébral inférieur, Duchenne) …nation, à 4 millimètres du bord libre des paupières, d'une …versale à concavité supérieure, au-dessus de laquelle la peau …t légèrement gonflée et fait relief, tandis qu'au-dessous elle est …ment de la paupière inférieure accuse une affection vraie, une … à l'âme. Non-seulement ce muscle égaye l'œil, et à ce titre il …plémentaire du grand zygomatique pour l'expression du sou…ais encore, dans certaines circonstances, il se contracte par …influence des sentiments affectueux. Il rend alors le regard … peut-on l'appeler *muscle de la bienveillance*.

Action sur la physionomie.

…ure de *l'orbiculaire*, en se contractant, abaisse le sourcil en …au du front au-dessus de lui, en effaçant les rides frontales. …e sourcil est porté en dedans et devient rectiligne ; il éprouve,

en outre, un mouvement de corrugation en vertu duquel les
Une ligne verticale se dessine en dedans de la tête du sour
l'orbiculaire est le muscle de la *réflexion;* quand la contraction
annonce la réflexion calme; quand elle est violente, elle indiq
avec effort, un travail laborieux de la pensée.

2. — Sourcilier.

Préparation. Faire une incision verticale sur la ligne médiane,
taux; renverser avec précaution, de dedans en dehors, le frontal et
section de ce muscle par sa face profonde établit sa disposition de la
monstrative.

Figure. Le *sourcilier* (*fronto-sourcilier*, Chauss., Os', *fig.* 450) est const
guette charnue assez épaisse, d'une couleur rouge plus fonc
Situation. celle du muscle orbiculaire, et située le long de l'arcade sour
la direction.

Insertion. *a. Insertions.* Ce muscle naît par un, plus souvent par deux
assez considérables de la portion interne de l'arcade sour
Direction. porte en haut et en dehors, en décrivant une légère courbe
rieure, et semble se confondre entièrement avec l'orbiculaire
niveau de la portion moyenne de cette arcade. C'est en raison
tion qu'Albinus décrit le sourcilier comme une racine de l'
Terminaison multiple. quelques auteurs, ce muscle va se terminer immédiatement
cil; mais pour en bien comprendre la détermination, il con
par sa face profonde. On voit alors 1° que plusieurs des faisce
le sourcilier, se continuent avec le frontal; 2° qu'un seul
destiné à l'orbiculaire, et 3° que le plus grand nombre vient
du sourcil (Os''), en sorte qu'il est absolument impossible d'
recouvre la moitié interne du sourcil, sans entamer ces fibres
tanées.

D'où viennent les fibres cutanées attribuées au sourcilier? D'où viennent ces fibres musculaires cutanées du sourcil,
fasciculées et entremêlées de tissu adipeux? Elles paraissent
provenir du sourcilier; mais il m'a semblé que les fibres du
pondent à la région sourcilière et qu'un certain nombre de
de l'orbiculaire des paupières venaient également s'y join
adhérences cutanées sont toutes limitées à la région sourcil

Rapports. *b. Rapports.* Recouvert par le pyramidal, par l'orbiculaire
frontal, ce muscle recouvre l'os coronal, l'artère sus-orbitaire
et la branche frontale du nerf ophthalmique.

Action. *c. Action.* Des faisceaux qui composent le sourcilier, les un
haut la tête du sourcil, les autres meuvent obliquement en
ses deux tiers externes. Par la contraction du sourcilier, la
gonflée et légèrement élevée; le sourcil devient oblique de
dedans en dehors, et décrit une ligne sinueuse composée
l'une interne, à concavité supérieure, l'autre externe, à con
se forme plusieurs plis cutanés transversaux sur la partie
dehors de ces plis, la peau se tend au-dessus de la moitié
Au-dessous du sourcil, la peau est tendue au niveau de la tête

...cilier ; elle est refoulée en bas dans la partie qui correspond ...ternes du sourcil.

...st le muscle de la *douleur*, de la *souffrance*. Mais à un haut degré ...le sourcilier perd sa propriété expressive et n'annonce qu'un ...de la face. Expression.

...rique montre l'indépendance physiologique complète du sour-...tal. Jamais l'excitation électrique du frontal ne passe dans le ...ciproquement ; il y a entre eux antagonisme, et cependant l'a-...re la continuité de plusieurs faisceaux du frontal avec le muscle ...action électrique établit la dépendance du sourcilier et de la ...re de l'orbiculaire, qui est entraînée avec la peau du sourcil.

B. — Muscles des lèvres.

...t formées essentiellement par une charpente musculaire, con-...isceaux concentriques dont l'ensemble porte le nom d'*orbiculaire* ...*lèvres* : c'est le constricteur de l'orifice buccal. A la périphérie ...outissent de nombreux faisceaux musculaires, qui proviennent ...ons de la face et qui sont les *dilatateurs* de cet orifice. Ces muscles ...rs couches superposées : la plus superficielle comprend le grand ...triangulaire et le risorius. Au-dessous de ces muscles, on trouve le ...ciel et le releveur profond de la lèvre supérieure et de l'aile du ...omatique, le canin et le carré du menton. Enfin profondément, ...ulaire des lèvres, à la partie moyenne, le buccinateur, en de-...le de la houppe du menton, en bas. Composition des lèvres.

...mmun et le releveur propre appartiennent à la lèvre supérieure ...ez. Le petit zygomatique, quand il existe, appartient également ...eure. Le canin, le grand zygomatique et le triangulaire appar-...ommissure ; le carré et la houppe du menton, à la lèvre infé-... Quels sont ceux qui appartiennent à la lèvre supérieure, à la commissure, à la lèvre inférieure.

...releveur commun et releveur propre et le petit zygomatique, ...sont évidemment solidaires ; leur développement est en raison ...uppléent réciproquement. Ces trois muscles se confondent dans ...re, dont ils constituent la couche superficielle. Solidarité des releveurs commun, propre et petit zygomatique.

...eurs fournissant des fibres à l'aile du nez, j'ai pensé qu'il con-...dre pour base de la nomenclature un autre point de vue que ...ons à l'aile du nez et à la lèvre supérieure. La position respec-... muscles m'a fourni cette base : or, le releveur commun des ...un plan plus superficiel que le releveur propre, nous appellerons ... muscles *releveur superficiel* et le second *releveur profond*. Dénominations déduites de la position plus ou moins superficielle.

1. — GRAND ZYGOMATIQUE.

...s à la peau une incision obliquement étendue de l'os malaire à la com-...soin le grand zygomatique du tissu adipeux au milieu duquel il est

...résente un faisceau allongé, obliquement étendu de l'os ma-...ure des lèvres.

Insertions malaires.

a. Insertions. Il naît de la portion la plus reculée de la face
laire, par de petits faisceaux tendineux qui se détachent
sillon horizontal creusé sur cet os. Chez beaucoup de sujets,
recouverte par l'orbiculaire des paupières ; chez d'autres, elle

Fig. 451.

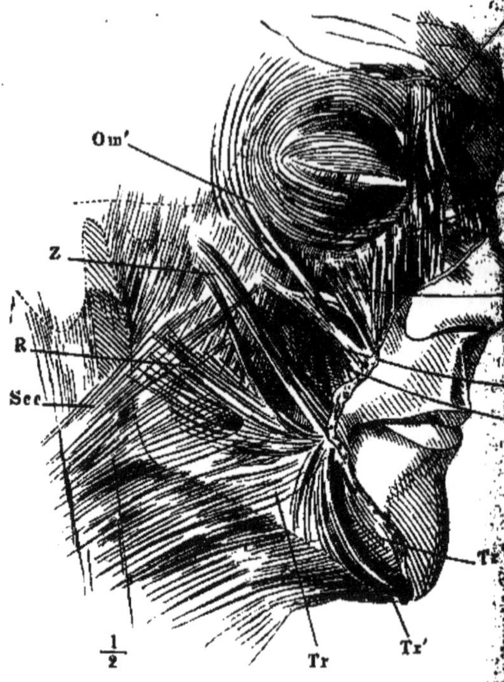

Muscles de la face (*).

Dans quelques cas, il y a une sorte d'entrelacement entre le
laire des paupières et celles du grand zygomatique.

Direction.

De ces insertions malaires, les fibres du grand zygomati
quement en bas et en dedans, gagnent la commissure, et
couches, l'une cutanée, l'autre profonde (*grand zygomato-*
les faisceaux s'entre-croisent avec les faisceaux du canin et
lèvres. La couche cutanée, ordinairement la plus consi
même couleur pâle, la même disposition non fasciculée
labiale du releveur superficiel, du releveur profond et du
elle se perd dans la peau des lèvres, tout près de la commis
profonde va se continuer tout entière avec le muscle triang

Couche cutanée destinée à la commissure.

(*) La face est vue presque de profil ; on a coupé à leur origine les fibres de
qui se terminent dans la peau de la joue ; celles du côté interne ont été rele
tique. — *Om'*, fibres de l'orbiculaire qui s'unissent au petit zygomatique. —
du frontal qui naissent de la partie interne du rebord orbitaire. — *Qls'*,
releveur profond. — *Qls''*, petit zygomatique. — C, canin. — *Tr*, triangulaire
sous-symphysien. — Tr'', faisceaux qui vont à la peau du menton. — *Scc*, pe

Variétés. — Sa couche profonde se continue avec le triangulaire.

…gomatique présente beaucoup de variétés dans son volume et dans …qui existe entre sa couche cutanée et sa couche profonde. Il n'est … un faisceau détaché de ce muscle se porter au bord externe du …s lèvres, pour se continuer en partie avec ce muscle, en partie …er.

Rapports.

Recouvert par la peau, dont il est séparé, en haut, par l'orbicu…ières, en bas, par une grande quantité de tissu adipeux, le grand …recouvre l'os malaire, le masséter, le buccinateur, une grande …adipeux et la veine labiale.

Action.

…porte la commissure des lèvres en haut et en dehors, et donne …labial une légère courbure à convexité inférieure. En relevant la …e, il détermine le gonflement de la pommette, une élévation lé…pière inférieure et la formation de rides rayonnantes autour de … des paupières. Ces rides, qui n'apparaissent que chez l'adulte, …plus nombreuses et plus profondes que l'individu observé est plus …au plus brûlée par le soleil. « Le grand zygomatique est le seul …exprime complétement la joie à tous ses degrés et dans toutes ses …uis le simple sourire jusqu'au rire le plus fou. Il ne rend aucune …sion : c'est le *muscle de la joie* (DUCHENNE). » Mais la joie exprimée …ygomatique paraît fausse, factice ; elle ne devient franche et com…que par le concours de la moitié inférieure de l'orbiculaire des pau…

Muscle de la joie.

2. — TRIANGULAIRE DES LÈVRES.

Incisez verticalement la peau, à partir de la commissure jusqu'à la base de …érieure ; disséquez en suivant la direction des fibres charnues.

…considérer le triangulaire et le canin comme constituant un seul …cle, étroit à sa partie moyenne, large à ses extrémités. La conti…deux muscles est manifeste.

Insertions à la mâchoire inférieure. — Leur entre-croisement avec le peaucier. — Leur direction.

Le triangulaire (Tr) naît de la face antérieure du corps de la mâ…ure, un peu au-dessus du bord inférieur de cet os, par de petites …névrotiques ou digitations qui, s'entre-croisant avec les faisceaux …s'insèrent entre ce muscle et le carré du menton (*fig.* 453). A ces …ites aponévrotiques, qui constituent comme de petites arcades …succèdent les faisceaux charnus, qui décrivent des courbes à con… ; tous ces faisceaux se ramassent en approchant de la commissure …ils occupent un plan plus superficiel que le buccinato-labial, et …que les fibres cutanées du grand zygomatique (*maxillo-labial*, …enu à la commissure, le triangulaire m'a paru se continuer en …canin et avec le faisceau profond du grand zygomatique. Sur quel…muscle, surtout examiné par sa face profonde, m'a paru concourir … du labial supérieur et s'insérer par quelques fibres à la fossette …

Sa continuité avec le canin et le grand zygomatique.

Force du triangulaire.

…aire est, d'ailleurs, un muscle très-fort, à fibres toujours rouges, …ppement m'a paru en rapport composé avec le développement du …isceau profond du grand zygomatique.

…qu'un certain nombre de fibres détachées du peaucier s'ajoutent au bord externe du triangulaire ; voilà peut-être pourquoi les anciens, Vésale en particulier, considéraient le triangulaire comme une peaucier. Mais anatomiquement et physiologiquement, ces deux complétement indépendants l'un de l'autre.

Faisceau sous-symphysien

On trouve, chez un très-grand nombre de sujets, un faisceau au-dessous de la symphyse du menton, et qui me paraît une triangulaire, avec les fibres internes duquel il se continue. Ce faisceau variable pour le volume, quelquefois entièrement aponévrotique, brider le peaucier, au-dessous des fibres entre-croisées duquel quelquefois le faisceau sous-symphysien se continue, à l'aide de fibres avec le triangulaire (1). Plus en dedans, on trouve encore quel (Tr″) qui s'irradient de la commissure à la peau du menton.

Rapports.

b. Rapports. Recouvert par la peau, à travers laquelle il se dis tinctement chez les sujets amaigris, ce muscle recouvre le peaucier, le buccinateur.

Action.

c. Action. Abaisseur de l'angle des lèvres (*depressor anguli oris*), attire un peu en dehors, suivant M. Duchenne, il porte la lèvre avant, et allonge la ligne naso-labiale, qui tend à devenir rectiligne, che davantage de la verticale. En refoulant la peau en bas, il produ de la commissure, des plis qui sont d'autant plus prononcés et que le sujet est plus avancé en âge.

Il exprime la tristesse.

L'abaissement des commissures déterminé par les triangulaires physionomie une expression de *tristesse* et d'*abattement*. Au plus contraction, le triangulaire exprime le *dégoût* ; contracté faiblem à un léger rapprochement des paupières, il donne au regard un de *mépris* ; il est antagoniste des muscles canin et grand zygomatique, il se continue. Cette continuité est si manifeste qu'on peut cons muscles comme un muscle unique, bifide supérieurement, pour form le faisceau profond du grand zygomatique, étroit à la partie moye pond à la commissure. Les fibres internes du triangulaire font canin sous le rapport de l'obliquité ; mais les fibres externes ne libre au grand zygomatique sous le même point de vue. Voilà bel exemple de muscles antagonistes, dont la continuité ne saurait en doute.

3. — ÉLEVEUR OU RELEVEUR SUPERFICIEL (ÉLEVEUR COMMUN DE L'AILE DU NEZ ET DE LA LÈVRE SUPÉRIEURE, BOYER, BICHAT).

Préparation. Faire une incision verticale un peu oblique qui, de l'apophyse l'os maxillaire supérieur, s'étende à la lèvre supérieure ; disséquer avec soin labiale de ce muscle, qui s'insère à la peau.

Moins considérable que le releveur profond, souvent très-grêle quelquefois, ce muscle (*quadratus labii superioris*, *Qls*, *fig.* 452) pr breuses variétés.

(1) J'ai été tenté d'appeler *triangulaire interne* ou *fibres accessoires* des fibres curvilignes décolorées, à concavité supérieure, qui, sembl triangulaire, sont coupées à angle droit par les fibres du carré, et qui con dans l'épaisseur de la lèvre inférieure, une espèce de treillage. Ces fibres paru quelquefois, au moins en partie, provenir du canin.

Son insertion supérieure a lieu, par une bifurcation, 1° à l'apo- interne du frontal et à l'apophyse montante de l'os maxillaire; rne du rebord de l'orbite, au-dessous des insertions de l'orbicu- pières, auxquelles elles font suite dans quelques cas, et par les- nt ordinairement recouvertes. De cette double insertion, l'élévateur porte verticalement en bas, en longeant l'aile du nez, se dirige en dehors et vient se terminer, en s'irradiant, à la partie pos- érieure de l'aile du nez et à la peau de la lèvre supérieure, au commissure (*grand sus-maxillo-labial*, Chauss.). Cette terminaison ordinaire elle a lieu sur un plan plus superficiel que le releveur fibres affectent une direction opposée. Quelquefois elle a lieu lan, et alors les fibres du releveur superficiel viennent toutes s'ac- antérieur du releveur profond. Les faisceaux que le releveur su- t à l'aile du nez, sont peu nombreux relativement à ceux qui vont rieure.

Insertion supérieure.

Direction.

Terminaison à l'aile du nez et à la peau de la lèvre supérieure.

rare de voir le releveur superficiel renforcé par quelques fibres rbiculaire, de même qu'on voit le releveur profond renforcé par externes du même muscle (1).

Fibres de renforcement fournies par l'orbiculaire.

Recouvert par la peau et un peu par l'orbiculaire des pau- le recouvre l'apophyse montante de l'os maxillaire et les muscles

Rapports.

OU RELEVEUR PROFOND (ÉLÉVATEUR PROPRE DE LA LÈVRE SUPÉRIEURE, BOYER, BICHAT).

Renverser de bas en haut la moitié inférieure du muscle orbiculaire. Dissé- up d'attention l'extrémité inférieure qui adhère intimement à la peau.

nsidérable et bien plus important que le précédent, ce muscle est quadrilatère.

Plus considérable que le releveur superficiel.

Les insertions supérieures, assez étendues, se font, suivant une ulaire, au-dessus du trou sous-orbitaire, au-dessous des inser- ulaire et parallèlement à ces insertions, à la moitié interne en- inférieur de la base orbitaire. De là, ce muscle se porte, en s'élar- t en bas et de dehors en dedans, et fournit bientôt à l'aile du nez sceau nasal), variable pour le volume, qui se détache de son bord sous l'élévateur superficiel et se porte transversalement sur où il se termine. Après avoir fourni ce faisceau, le releveur miner, en s'irradiant, à la lèvre supérieure, à la peau de laquelle t uni (*moyen sus-maxillo-labial*, Chauss.).

Insertions.

Faisceau nasal.

Terminaison à la lèvre supérieure.

n labiale de ce muscle constitue en majeure partie la couche muscu- e de la lèvre supérieure; c'est le relief de cette couche musculaire squement, abruptement, suivant une ligne verticale, de chaque cloison du nez, détermine le sillon médian de la lèvre supé- ement cherché, pour expliquer le relief des bords du sillon mé- usculaires verticales propres; je n'ai trouvé que les fibres du

La terminaison labiale constitue la couche la plus superficielle de la lèvre supérieure.

rs sujets, le releveur superficiel avait une origine nasale fort remar- faisceau transversalement dirigé, qu'on pouvait prendre, au premier cle transverse du nez.

Explication du relief des bords du sillon médian de la lèvre supérieure.

releveur profond, qui se terminent successivement le long de différences nombreuses qui existent chez les divers individus fondeur, à la largeur et à la régularité du sillon, tiennent au présente le développement de ce muscle.

Caractère des fibres charnues.

Rouges, fasciculées jusqu'au niveau de la base du nez, les fib

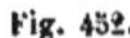

Fig. 452.

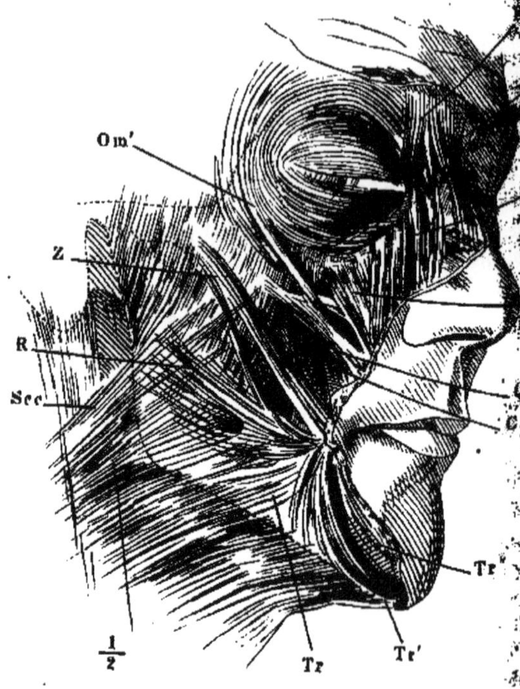

Muscles de la face (*).

profond deviennent pâles et se dissocient aussitôt qu'elles ont supérieure ; cette disposition leur est commune avec le releveur

Ses rapports avec le petit zygomatique.

Il n'est pas rare de voir un faisceau du releveur profond se dé externe de ce muscle, pour aller se jeter dans le petit zygoma qu'il n'est pas rare de voir un faisceau surnuméraire, vestige du tique, venir s'accoler au bord externe du releveur profond. Chez le releveur profond n'a pas la moitié de la largeur qu'il a che ne manque jamais.

Rapport avec le nerf sous-orbitaire.

b. Rapports. Le rapport le plus important du releveur profond

(*) La face est vue presque de profil ; on a coupé à leur origine les fibres de l'or qui se terminent dans la peau de la joue ; celles du côté interne ont été relevées tique. — *Om'*, fibres de l'orbiculaire qui s'unissent au petit zygomatique. — *Ef''*, du frontal qui naissent de la partie interne du rebord orbitaire. — *Qls'*, releveur leveur profond. — *Qls''*, petit zygomatique. — *C*, canin. — *Tr*, triangulaire des sous-symphysien. — *Tr''*, faisceaux qui vont à la peau du menton. — *Scc*, peaucie

le nerf sous-orbitaire, qu'on ne peut atteindre qu'en soulevant ce en le divisant.

précède, il résulte que le releveur superficiel et le releveur profond, actés à l'aile du nez et à la lèvre supérieure, dont ils forment la erficielle, diffèrent entre eux par quelques caractères, et surtout par n et par leur direction : l'axe du releveur superficiel est dirigé de dehors; celui du releveur profond, de dehors en dedans. Cette diffé- ection s'observe encore à la terminaison labiale : tous deux s'épar- irradient, le releveur superficiel, du côté de la commissure, le rele- d, du côté de la ligne médiane. Je ferai remarquer l'adhérence peau à ces deux muscles, aussitôt qu'ils ont changé de couleur; nce est telle qu'il semblerait que quelques fibres émanées des muscles t à la peau du *sillon naso-labial*, qui occupe la limite de cette et qui, bien certainement, est déterminée par elle. Le tissu cellu- n dehors de ce sillon étant lâche, tandis que celui qui se trouve en erré, on conçoit que ce sillon soit une limite. Différences entre le releveur superficiel et le releveur profond. Différence de direction. Adhérence intime à la peau.

5. — PETIT ZYGOMATIQUE.

onsidérer le *petit zygomatique* (*Qls'''*) comme une dépendance du erficiel, et quelquefois du releveur profond, dont il est destiné à a largeur : il a la même direction et la même terminaison que ce est absolument sur le même plan. Il est une dépendance des releveurs.

ns. Il naît aussi par plusieurs racines : souvent l'une de ces racines ée par les fibres externes de l'orbiculaire des paupières (*Om'*) et, dans s, le petit zygomatique est exclusivement formé par des fibres déta- muscle. Le plus ordinairement le petit zygomatique naît de l'os dessous du grand zygomatique, se porte en bas et en dedans, et gagne rne du releveur profond, avec lequel il se confond (*petit zygomato- s.*). Insertions supérieures. Variétés.

ts. Recouvert par l'orbiculaire des paupières et par la peau, il canin et la veine labiale.

r superficiel, le releveur profond et le petit zygomatique forment uperficielle de la lèvre supérieure, couche dont l'épaisseur, très- les divers individus, beaucoup plus forte, en général, chez l'homme femme, détermine la profondeur du sillon médian de cette lèvre. vu plus haut qu'au grand zygomatique appartiennent les fibres commissure; mais ces fibres sont moins intimement unies à la peau la lèvre supérieure proprement dite. Il suit de là que la portion ieure de l'orbiculaire des lèvres n'est sous-cutanée qu'au niveau du et au niveau du bord libre des lèvres; que dans tout le reste de lle est séparée de la peau par une couche musculaire constituée eleveurs et le petit zygomatique. Rapports des releveurs et du petit zygomatique.

releveur superficiel, le releveur profond et le petit zygomatique, e, ont une action commune, celle d'élever la lèvre supérieure et Leur action sur l'aile du nez est très-importante, puisqu'elle a dilatation de l'ouverture des narines, et, sous ce rapport, la por- ces muscles joue un grand rôle dans les cas de gêne de la respi- n muscle *inspirateur* de la face. Ces muscles concourent aussi Action sur l'aile du nez et sur la lèvre supérieure.

beaucoup à l'expression de la physionomie : ce sont les muscles du ... pourrait aussi les appeler les muscles du chagrin, des larmes. ...

La galvanisation localisée, appliquée à ces muscles, a démontré ... que lorsque l'excitateur est placé au niveau du petit zygomatique, ... partie de la lèvre supérieure qui correspond à l'attache inférieure ... et qui est située à quelques millimètres en dedans de la commissure, ... en haut et un peu en dehors. Pendant ce mouvement, le contour naso-labial s'arrondit et s'élève, et il se forme au niveau de la com... sur la lèvre supérieure un petit pli qui remonte vers l'aile du nez ; ... qui attriste singulièrement la physionomie, n'existe pas toujours. ... parfaitement vrai ; mais ce mouvement, que M. Duchenne rapporte ... zygomatique exclusivement, je le rapporte au petit zygomatique et au ... superficiel (élévateur commun des auteurs), qui, en raison de leur obli... mune, portent la lèvre supérieure en haut et un peu en dehors, tandis que ... veur profond (élévateur propre des auteurs), qui s'insère à la fois à l'aile ... à la lèvre supérieure, porte la lèvre supérieure à peu près directement ... en même temps que l'extrémité postérieure de l'aile du nez. Tous ces ... en relevant la lèvre supérieure, découvrent les dents incisives et canines ... rieures, de même que les peauciers et carrés, qui sont leurs analogues ... lèvre inférieure, découvrent les dents inférieures. Le petit zygomatique ... M. Duchenne, loin d'être l'auxiliaire ou le congénère du grand ... pour l'expression de la joie et du rire, est, au contraire, un muscle ... Sa contraction isolée trahit une émotion qui produit la sécrétion ... L'action du releveur profond est à peu près la même. L'élévateur ... produit le *pleurer à chaudes larmes*, mais seulement avec le concours ... des paupières. Contracté seul, il exprime le *mécontentement*.

6. — CANIN.

Préparation. Le canin est préparé lorsqu'on a renversé en dehors le releveur ... la lèvre supérieure.

Couche occupée par le canin.

Le *canin* (C, *petit sus-maxillo-labial*, Chauss.) est situé sur un plan ... que le précédent, de telle sorte qu'on peut reconnaître dans la région ... correspondante quatre couches successives : 1re couche, releveur ... orbiculaire des paupières ; 2e couche, releveur profond, petit zygo... grand zygomatique ; 3e couche, canin ; 4e couche, buccinateur.

Insertions : 1° A la fosse canine.

a. Insertions. Les insertions supérieures de ce muscle sont multiples ... cipale a lieu à la partie la plus élevée de la fosse canine, au-dessous ... sous-orbitaire ; une seconde origine (C'), plus interne, se fait à la ... physe montante de l'os maxillaire, immédiatement au-dessous du ... fond. Ces deux origines m'ont paru constantes. Chez un sujet, deux ... curvilignes du transverse du nez constituaient au canin une troisième ... quatrième origine : leurs fibres venaient s'ajouter au bord ant... muscle, dont elles augmentaient singulièrement la force.

2° A la base de l'apophyse montante.

Direction.

Origines nasales, non constantes.

Toutes ces fibres convergent, pour former un corps charnu qui se ... quement en bas et en dehors. Le canin devient plus superficiel à ... approche de la commissure, où ses faisceaux se terminent en partie ... en partie se continuent directement avec le triangulaire. Il m'a p...

...tain nombre de sujets, que le canin se continuait par ses fibres de ... supérieures avec le labial supérieur, et par ses fibres de terminaison avec le labial inférieur.

...uvoir donner comme règle générale que le développement du canin ... grand zygomatique sont en raison inverse l'un de l'autre : dans un

Fig. 453.

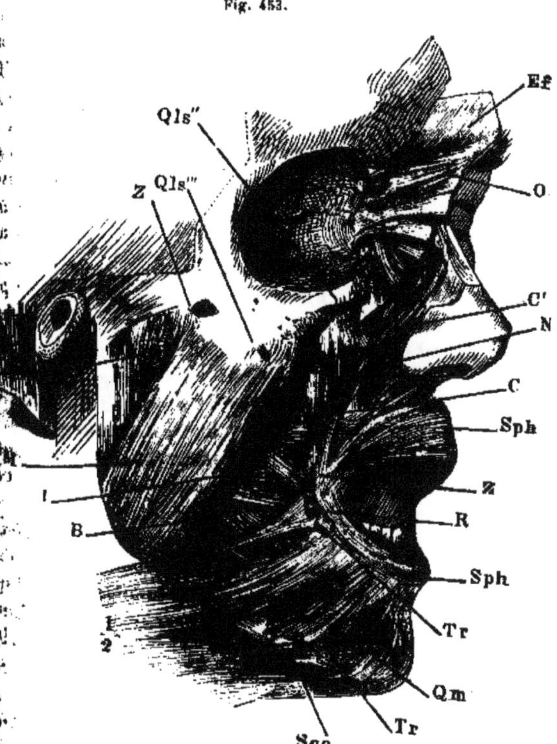

Muscles profonds de la face (*).

...nin était rudimentaire, le grand zygomatique était extrêmement ... D'un autre côté, l'axe du canin est dirigé de haut en bas et de dedans ... par conséquent dans un sens opposé à l'axe du grand zygomatique. ... le grand zygomatique se comportent donc entre eux, à beaucoup ... comme le releveur superficiel et le releveur profond de la lèvre supé-rieure.

Le développement du canin et celui du grand zygomatique sont en raison inverse.

Rapports.

... Recouvert à sa partie supérieure par le releveur profond de la

(*) ... vue de profil ; l'orbite a été vidé, l'orbiculaire des paupières (O) et le frontal (Ef) ont ... C', C, canin. — N, muscles de la région du nez. — Sph, sphincter buccal. — Z, Z, ... zygomatique. — R, risorius. — Tr, Tr, insertions du triangulaire des lèvres. — Qm, ... — Scc, peaucier du cou. — B, buccinateur. — M, masséter. — M', couche profonde du ... releveur profond. — Qls'', petit zygomatique. — 1, canal de Sténon, coupé à son entrée ...teur.

lèvre supérieure et par les vaisseaux et les nerfs sous-orbitaires, le tout à fait superficiel inférieurement, où il n'est plus recouvert que Il recouvre l'os maxillaire, la muqueuse buccale et le buccinateur.

c. Action. Il élève la commissure et la porte en dedans, en raison tion oblique.

7. — CARRÉ DU MENTON.

Le muscle carré est une dépendance du peaucier.

Le *carré* (*quadratus menti*, *Qm*, *mento-labial*, Chauss.), muscle app lèvre inférieure, est en partie une dépendance du peaucier, dont il au premier abord, la continuation pure et simple ; c'est la même même texture, la même coloration des fibres ; ce sont aussi usages (1). Aussi avais-je cru devoir le considérer comme la portion peaucier. Mais si l'on cherche à approfondir l'étude de la connexion muscles, en renversant le carré de haut en bas et le peaucier de on ne tarde pas à découvrir que leur continuité est interrompue la lèvre externe du bord inférieur de l'os maxillaire et du commen ligne oblique externe, par une insertion commune. Les fibres les pl seules de ce muscle (du tiers au quart) sont constamment la conti du peaucier ; il en est de même de quelques fibres internes.

Rapports.

Rapports. Du reste, le muscle carré, de forme losangique pla est intimement uni, par sa face externe, à la peau de la lèvre laquelle il s'implante par la totalité de ses fibres. Il recouvre la p inférieure de l'orbiculaire des lèvres, la muqueuse buccale, les vai mentonniers. Séparés en bas par la houppe du menton, les mus confondent supérieurement.

Action.

Action. Le carré abaisse la lèvre inférieure (*depressor labii inferio* en vertu de l'obliquité de ses fibres ascendantes, chaque moitié de est portée en bas et en dehors, et par conséquent la lèvre est tendue lement. Son action se confond avec celle du peaucier pour exprim et l'effroi. Lorsqu'il se contracte indépendamment du labial inféri inférieure est un peu renversée en dehors.

8. — BUCCINATO-LABIAL.

Préparation. Distendre les joues et les lèvres, en tamponnant la cavité la portion labiale ou l'*orbiculaire des lèvres*, faire à la peau qui recouvre cision elliptique, circonscrite à l'ouverture de la bouche. Pour la portion *buccinateur*, faire à la peau une incision transversale qui, de la commissure qu'au masséter et disséquer les lambeaux. Pour bien voir le bord postérieur renverser de haut en bas l'arcade zygomatique et le masséter ; puis scier inférieur au-devant de sa branche. Enfin, pour avoir une idée complète de l'orbiculaire des lèvres, les étudier par leur face postérieure ou profonde

Figure.

Les muscles *buccinateur* et *orbiculaire des lèvres* ne constituent, à parler, qu'un seul et même muscle, le *buccinato-labial* (*contrahens*

(1) Cependant, chez quelques sujets, on trouve des carrés forts, coïnc peauciers faibles ; des différences notables s'observent aussi quelquefois dans coloration des fibres charnues.

nque, Spigel), muscle quadrilatère, largement perforé à son milieu, ne part, du bord alvéolaire supérieur au bord alvéolaire inférieur, art, de la portion la plus reculée des bords alvéolaires droits à la spondante des bords alvéolaires gauches. Toutes les fibres de l'or- lèvres m'ont paru être une émanation du buccinateur. Pour avoir acte de la manière dont ces deux muscles se continuent l'un avec it les étudier par leur face On voit alors qu'arrivés à e des lèvres, les faisceaux r s'entre-croisent entre eux art ; que, par suite de cet ent, le labial supérieur est grande partie par les fais- urs du buccinateur et le ur par ses faisceaux supé-

Étendue.

Toutes les fibres de l'orbiculaire des lèvres émanent du buccinateur.

arquer que le buccinato- posé de plusieurs couches, profonde est plus pâle et ctement fasciculée que les ficielles, et contient dans les glandes sous-muqueuses es lèvres.

Différences entre les couches superficielles et profondes.

ons le buccinato-labial en 1° deux latérales, ce sont uccales ou les *buccinateurs* ; ne ou labiale, c'est l'*orbicu-* des auteurs, que nous sub- *portion labiale supérieure* et *ale inférieure*.

1° Buccinateur.

Fig. 454.

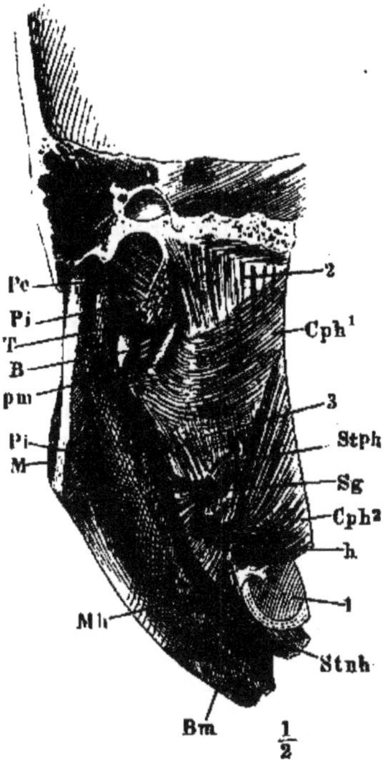

Face postérieure du pharynx et face interne de la mâchoire inférieure ; la paroi postérieure et le plancher de la cavité buccale sont détachés du maxillaire inférieur et renversés sur le côté et en haut (*).

uscle propre de la joue, pais, quadrilatère (B, *mus-* Columbus ; *bucco*, Riolan ; auss.).

L'insertion postérieure est triple : elle a lieu 1° au bord alvéolaire supérieur, dans tout is entre la tubérosité maxillaire et la crête verticale qui sépare de cette tubérosité ; 2° au bord alvéolaire inférieur, ou plutôt ue externe, depuis la dernière grosse molaire jusqu'au niveau onnier ; 3° entre les deux maxillaires, par deux tendons, de l'aile interne de l'apophyse ptérygoïde, et se porte ver-

Insertions aux bords alvéolaires supérieur et inférieur.

A deux tendons aponévrotiques.

ricteur supérieur et constricteur moyen. — *Stph*, muscle stylo-pharyngien. — *Sg*, rande corne de l'os hyoïde. — *Stnh*, sterno-hyoïdien, coupé au-dessous de son in- digastrique et mylo-hyoïdien, coupés à leur insertion. — M, masséter. — Pi, Pi, idien interne. — *pm*, ligament ptérygo-maxillaire. — B, buccinateur. — T, tempo- rieur du ptérygoïdien externe. — 1, épiglotte, coupée au-dessus du larynx. — du pharynx. — 3, face externe du plancher buccal.

ticalement en bas en s'élargissant; c'est ce tendon aponévrotique, sert d'origine au constricteur supérieur, qu'on a appelé impro vrose *buccinato-pharyngienne* (lig. ptérygo-maxillaire, Henle, *pm*, tendon est un prolongement du tendon du crotaphyte, et vien partie la plus reculée du bord alvéolaire inférieur; cette seco aussi constante que la première.

Direction.

De ces diverses origines, les fibres charnues se portent toutes d'a les supérieures, un peu obliquement de haut en bas; les inféri ment de bas en haut; les moyennes, horizontalement. De la disp tive des fibres supérieures et inférieures, il résulte un entre-cro véau de la commissure. A partir de cet entre-croisement, les fib du muscle vont se terminer dans la moitié supérieure de l'orbi *versâ* pour les fibres supérieures.

Entre-croisement partiel à la commissure.

Rapports.

b. Rapports. Profondément situé en arrière, où il est recouvert de la mâchoire inférieure, par le masséter et un peu par le temp toutes ces parties par une masse considérable de tissu adipeux et graisseuse, qu'on rencontre même chez les individus les plus m nateur est recouvert, plus en avant, par le grand zygomatique zygomatique et le risorius de Santorini, lorsqu'ils existent; à la est recouvert par le canin et le triangulaire des lèvres. Le canal ce muscle avant de le traverser; les nerfs buccaux, les rameaux verse de la face marchent parallèlement à ses fibres; l'artère et laires externes le coupent perpendiculairement à côté de la aponévrose particulière, *aponévrose buccale*, sur laquelle je vais intimement unie et le sépare de toutes ces parties. Le buccinat muqueuse de la joue, dont il est séparé par une couche épais appelées buccales.

Rapports avec le canal de Sténon.

Aponévrose du buccinateur.

Aponévrose du buccinateur. Le buccinateur est recouvert par un très-adhérente, que l'on considère comme l'épanouissement de la du canal de Sténon, lame fibreuse qui s'épaissit en arrière et nuer avec l'aponévrose buccinato-pharyngienne. Cette lame fib l'ouverture dans la bouche des abcès qui lui sont extérieurs, s'oppose à l'extension au dehors des maladies qui attaquent la m queuse.

Antagoniste de la portion labiale.

c. Action. Le buccinateur est l'antagoniste le plus direct de la p ou orbiculaire du buccinato-labial. Lorsque les joues ne sont p contraction du buccinateur a pour effet l'allongement transvers buccale, et par conséquent la tension des lèvres et le plissemen peau de la joue, plissement qui devient permanent chez le vieill stitue l'une de ses principales rides.

Lorsque les joues sont soulevées par de l'air ou par un corps ét que, le buccinateur, de plan qu'il était d'abord, devient courbe les propriétés des muscles curvilignes. Le premier effet de sa con de ramener ses fibres ou de tendre à les ramener à la rectitude liquides et solides sont expulsés brusquement lorsque la porti apporte aucun obstacle, ou graduellement lorsque cette portion tée ne cède que peu à peu. Il suit de là que le buccinateur essentiel dans le jeu des instruments à vent : d'où lui vient son sonner de la trompette). Dans la mastication, il remplit un

Son action dans le jeu des instruments à vent.

Dans la mastication.

n repoussant les substances alimentaires entre les dents et en les espèce de gouttière qui existe entre les joues et les arcades alvéo-

2° Labial ou orbiculaire des lèvres.

médiane ou *labiale* du buccinato-labial, improprement appelée *or-lèvres* (*sphincter oris*, *Sph*), constitue essentiellement la charpente

Fig. 455.

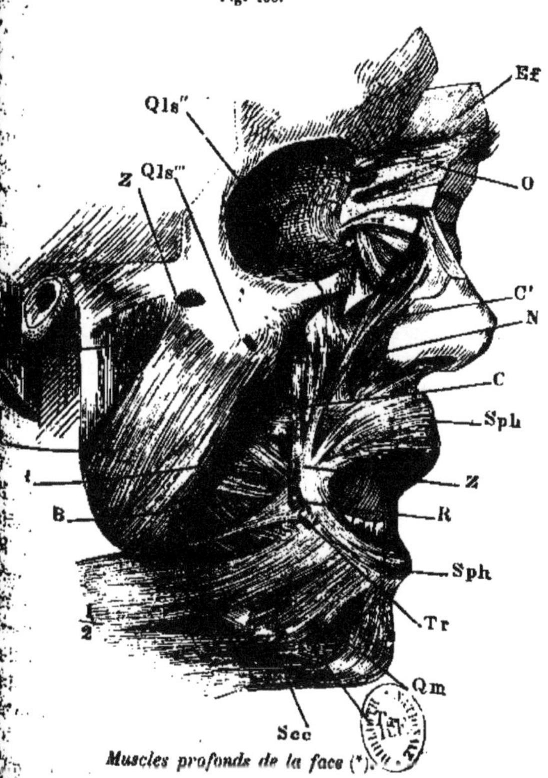

Muscles profonds de la face (*).

ui, Chauss. ; *moles carnea, musculosa tamen, quæ utrumque labium* ie); elle occupe tout l'espace compris, *d'une part*, entre le bord libre rieure et la base du nez, *d'autre part*, entre le bord libre de la et le sillon transversal qui surmonte le menton. Nous considé- slow, ce muscle comme composé de deux demi-orbiculaires, con- par une bande de faisceaux concentriques demi-elliptiques, et des-

Il y a deux demi-orbiculaires bien distincts.

de profil ; l'orbite a été vidé, l'orbiculaire des paupières (O) et le frontal (*Ef*) ont C', canin. — N, muscles de la région du nez. — *Sph*, sphincter buccal. — Z, Z, ygomatique. — R, risorius. — Tr, Tr, insertions du triangulaire des lèvres. — Q*m*, Scc, peaucier du cou. — B, buccinateur. — M, masséter. — M', couche profonde du éleveur profond. — Q*ls*'', petit zygomatique. — t, canal de Sténon, coupé à son uteur.

tinés, l'un, à la lèvre supérieure : c'est la *portion labiale supé*[...] lèvre inférieure : c'est la *portion labiale inférieure*.

Portion labiale supérieure. Mode de continuité avec le buccinateur.

a. Portion labiale supérieure. Les fibres du buccinateur qui vo[...] bial supérieur, se comportent de diverses manières : celles qu[...] bord libre de la lèvre supérieure, forment le demi-cercle co[...] continuer avec le buccinateur de l'autre côté. Les fibres situé[...] bord libre, qui constituent le corps de la lèvre, s'entre-crois[...] médiane avec [...] cinateur oppos[...] miner à l'os m[...] opposé, où elle[...] fossette incisive[...] bres les plus él[...] nateur vont s'i[...] ment à la fosse[...] même côté (mu[...] périeur (*Ils*, *fig*[...] unes vont se [...] externe de la [...] nières font [...] canin.

Terminaison des fibres du buccinateur.

Fig. 456.

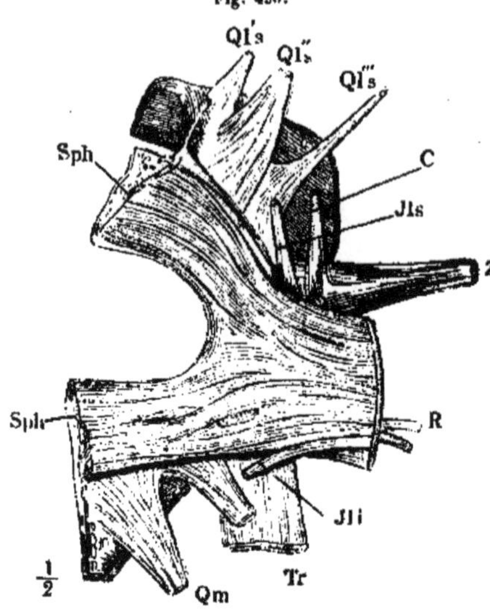

Orbiculaire des lèvres (*).

Le labial supérieur est séparé de la peau par une couche musculaire.

Nous avo[...] des releveu[...] sure et des [...] tion labiale [...] parée de la p[...] che musculai[...] qui lui est for[...]

Disposition des fibres du buccinateur par rapport à la lèvre inférieure.

b. Portion [...]

La disposition du buccinateur par rapport à la lèvre inférieure [...] la même que celle du même muscle par rapport à la lèvre [...] le bord libre de la lèvre inférieure est constitué par des fibres [...] qui forment le demi-cercle complet. Au-dessous de ce bord li[...] buccinateur droit s'entre-croisent sur la ligne médiane avec ce[...] teur gauche, et vont s'insérer du côté opposé de la symphyse[...] fibres du buccinateur les plus inférieures vont s'insérer du [...] symphyse (muscle incisif inférieur, *Ili*).

La lèvre inférieure est complétée par le muscle carré.

C'est en étudiant la lèvre inférieure par sa face postérieure [...] ment reconnaître cette disposition. La lèvre inférieure est, d'a[...] par le carré.

Variétés individuelles et nationales dans l'épaisseur du muscle labial.

L'épaisseur des labiaux est variable chez les différents in[...] niveau du bord libre des lèvres, où les faisceaux de ces mus[...] sorte de renversement en dehors. Chez le nègre, ce renversem[...] feste. Il faut bien distinguer l'épaisseur des lèvres qui dépend [...] celle qui tient à la constitution scrofuleuse.

(*) La joue, les lèvres et l'aile du nez sont vues par leur face postérieure, [...] queuse ; tous les muscles ont été détachés de leurs insertions aux os. — Sph, [...] Ql's, releveur superficiel. — Ql''s, releveur profond. — Ql'''s, petit zygomatique [...] du buccinateur qui s'insèrent à la fossette incisive. — Z, grand zygomatique. — [...] du buccinateur qui s'insèrent près de la symphyse. — Tr, triangulaire. — Qm, [...]

...ieur est séparé de la peau par le carré, dont il est difficile de ...e, d'autre part, le carré adhère intimement à la peau, il en ré... sur toute l'épaisseur de la lèvre en agissant seulement sur la ...lication des moyens contentifs pour les solutions de continuité ...nduction pratique s'applique à la lèvre supérieure comme à la ... — Rapports superficiels

...ieur et le labial inférieur recouvrent, en dedans, la muqueuse ...ont séparés par les glandules labiales, les vaisseaux coronaires ...bre de filets nerveux. — Profonds.

...les muscles labial supérieur et labial inférieur circonscr't l'ou...uche : ce sont les différences dans les dimensions de cette ou...minent les variétés qu'on admet dans la grandeur de la bouche. ...aucune influence sur la capacité de la cavité buccale. — Les bords libres des labiaux circonscrivent l'ouverture de la bouche.

... se rapporte à des phénomènes très-variés et peut être étudiée ... de l'occlusion de la bouche ; 2° de la préhension des aliments ...jeu des instruments à vent ; 4° de l'expression faciale. Je ne ...ue de l'occlusion de la bouche. — Action relative à un grand nombre d'usages.

...la bouche peut se faire par le simple rapprochement des mâ...vres suivent dans leurs mouvements. Dans l'occlusion active, ...celle qui dépend de l'action même des labiaux, il peut arriver ...tôt ces muscles se bornent à appliquer fortement les lèvres ...dentaires, et leurs bords libres l'un contre l'autre, et alors les ...gissent à la manière d'un muscle curviligne ; tantôt les labiaux ...ère d'un sphincter (*sphincter labiorum*, Douglas) : dans ce cas, les ...en avant et froncées : l'ouverture buccale, qui, dans l'état or... une ouverture linéaire transversale, figure alors un orifice ...losangique. — Occlusion de la bouche. — Les labiaux agissent à la manière d'un sphincter.

...physiologique de ce muscle complète ces données. Les phéno...ivant que l'excitateur est appliqué sur tel ou tel point de la ...nd à ce muscle. Ainsi, le renversement des lèvres en dehors ...citation des fibres les plus excentriques de l'orbiculaire ; le ...laire des lèvres, comme pour donner un baiser ou dans l'action ...uit quand l'excitateur est appliqué sur la ligne médiane ou à ...édiane. Si l'excitateur est placé sur la moitié droite de l'orbi...é droite se fronce indépendamment de la gauche et les lèvres ...oite ; si l'excitateur est appliqué sur la moitié gauche, cette ... l'orbiculaire se fronce indépendamment de la droite, et les ...à gauche. On peut entre-croiser ces contractions en plaçant ...a moitié droite du labial supérieur, et l'autre excitateur sur ...e labial inférieur. De ces expériences, il suit que, sous l'in...cité, ce muscle agit comme s'il était composé de quatre par...qu'il est bien difficile de contracter isolément sous l'influence ... — Action électro-physiologique. — L'orbiculaire agit comme s'il était composé de quatre parties indépendantes.

9. — HOUPPE DU MENTON.

...eaux musculaires conoïdes (Me, *fig.* 457 et 458), qui naissent, ... chaque côté de la symphyse, et qui, par leur base, vont ...peau du menton, à la manière d'une houppe. Rouges et fas...

ciculés au voisinage de leur insertion à la mâchoire inférieure ; fasciculés dans toute leur portion cutanée, ces deux faisceaux fortifiés par quelques fibres cutanées émanées du peaucier du direction est oblique de haut en bas et d'arrière en avant. On cette disposition qu'en étudiant les muscles de la lèvre inférieure postérieure. On rend l'étude de ces muscles très-facile en sciant

Fibres cutanées émanant du peaucier.

férieure au-de et laissant la place ; un trait sera dirigé d'a la symphyse, pas complète qu'on fera de deux moitiés disséquera avec conoïde de nait de chaque anatomique dans l'acide d'obtenir la saire pour delà du point confondues.

Fig. 457.

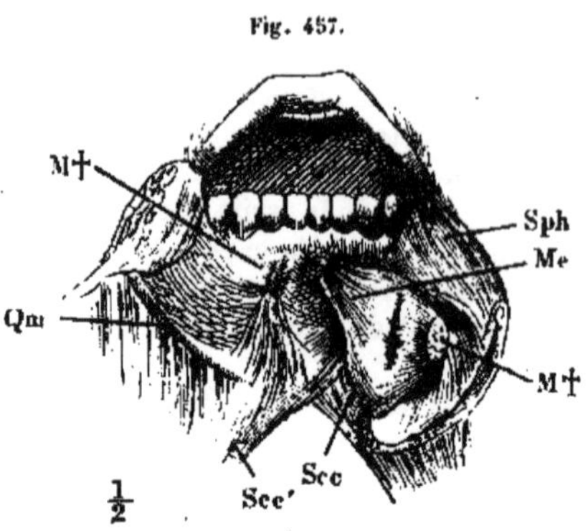

Muscle de la houppe du menton (*).

Ligament de la houppe.

Il existe dans l'épaisseur de la lèvre inférieure un cordon fort, né de la symphyse, entre les insertions musculaires qui côté de cette symphyse. Ce cordon, formé de tissu conjonctif est plus ou moins développé suivant les sujets ; il se porte en la lèvre inférieure, au-devant de l'éminence mentonnière, court à former la saillie du menton, et envoie à la peau, sur un prolongement, dont le développement est très-variable. C'est qui produit la fossette médiane du menton, et ce sont les sente qui expliquent les différents aspects de cette fossette dividus.

Action.

Action. Le muscle de la houppe du menton, en raison de attire fortement en haut la peau du menton, et par conséquent inférieure, qu'il rapproche de la lèvre supérieure. Si les deux gués par le rapprochement des mâchoires, il les refoule en tiellement le *muscle élévateur de la lèvre inférieure*. Sa contraction d'une corrugation très-prononcée de la peau du menton. dérer les deux muscles de la houppe du menton comme ne même muscle, à deux origines ou insertions supérieures. L' appliquée d'une manière saccadée sur ce muscle, produit rieure cette succession rapide de mouvements d'élévation l'on observe chez les personnes qui récitent des prières à voix

Il est élévateur de la lèvre inférieure.

(*) Face vue par devant ; la lèvre inférieure, divisée verticalement au niveau dépouillée de sa muqueuse et renversée vers le côté gauche. — *Sph*, orbiculaire face interne. — *Me*, muscle de la houppe du menton. — M†, section du droit. — *Scc*, *Scc'*, fibres du peaucier droit et du peaucier gauche qui muscle de la houppe du menton du côté opposé. — *Qm*, origine du carré

C. — Muscles de la région du nez.

…ment du pyramidal et de quelques faisceaux d'origine du canin, …fond et des faisceaux de terminaison de ce dernier muscle et du …rficiel, la région du nez présente à considérer trois muscles de …voir : 1° le transverse ou triangulaire du nez des auteurs ; 2° et

Fig. 458.

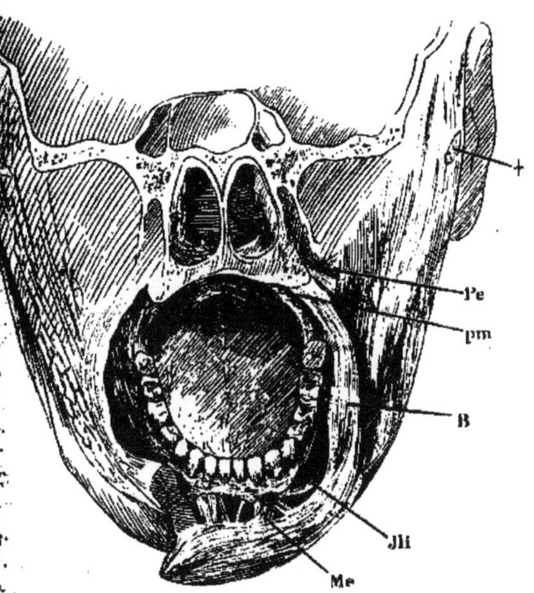

Muscles de la lèvre inférieure (*).

…de l'aile du nez proprement dits, que j'ai cru devoir appeler …, savoir : le *pinnal transverse* ou *supérieur*, et le *pinnal radié* ou

1. — TRANSVERSE OU TRIANGULAIRE DU NEZ.

…du dos du nez (N''', *fig.* 459) n'occupe que la partie cartilagineuse …est complétement étranger à l'aile du nez proprement dite. …naît, par la pointe du triangle qu'il représente, à la partie in…canine ; de là, ses fibres se portent, en divergeant, sur le dos …ent en une aponévrose qui s'entre-croise ou se continue avec …sé : les deux muscles transverses réunis forment une véritable …le dos du nez.

Il est étranger à l'aile du nez.

Les deux triangulaires forment une véritable sangle.

(*) … et le maxillaire supérieur ont été divisés par une section verticale et transver…ûte palatine ; la lèvre inférieure a été incisée verticalement au niveau de l'inci…en bas ; on a enlevé la muqueuse de la joue et de la lèvre inférieure. — †, sec…matique. — *Pe*, ptérygoïdien externe. — *pm*, ligament ptérygo-maxillaire. — …incisif inférieur. — *Me*, muscle de la houppe du menton.

b. Rapports. Recouvert par la peau, à laquelle il adhère intim
recouvre le cartilage latéral du nez, sur lequel il glisse avec fa
c. Action. L'excitation électrique, promenée sur les côtés de
gineuse du nez, a pour conséquence le plissement vertical de
qui est attirée obliquement de bas en haut et de dehors en
M. Duchenne, on verrait encore, sous l'influence de la contra
du nez, l'aile du nez être attirée obliquement en haut et en av
périeure du sillon naso-labial suivre la même direction, la na
se retrousser de telle sorte que son orifice regarde en dehors

Fig. 459.

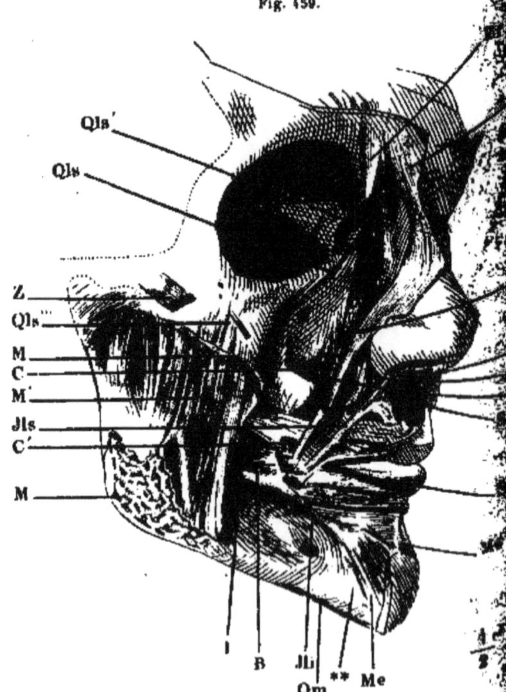

Muscles de la face (*).

vrir en bas, et enfin le sillon cutané qui contourne la narin
centuer davantage. Ce muscle, en se contractant, exprimera
bricité.

(*) La face est vue de profil ; on a vidé l'orbite et enlevé l'orbiculaire des
perficielle du masséter (M). — M', portion profonde du masséter. — *Ef*, py
N', pinnal radié du côté gauche. — N", pinnal radié du côté droit. —
Sph, sphincter buccal. — *Sph*+, section de l'orbiculaire de la lèvre supérieure
versée en bas. — *Me*, muscle de la houppe du menton. — *Me'*, le même
Qm, carré du menton. — *Jli*, incisif inférieur. — B, buccinateur. — C', C, in
incisif supérieur. — *Qls"*, insertion du petit zygomatique. — Z, grand zygom
tions de l'élévateur profond et de l'élévateur superficiel de la lèvre supérieure
de Sténon. — *, fibres supérieures du transverse du nez. — **, fibres externes
qui s'insèrent au maxillaire par leurs deux extrémités.

2. — PINNAL TRANSVERSE OU SUPÉRIEUR.

comprendre ce muscle, il importe de se rappeler (voyez *Organes* que les ailes du nez sont essentiellement constituées par une peau qui se réfléchit en dedans d'elle-même au niveau de l'orifice des les cartilages des narines ne se prolongent nullement dans l'épais- du nez, dont le bord supérieur curviligne répond au bord infé- cartilages. Eh bien ! c'est dans l'épaisseur de ce repli cutané qu'est le pinnal transverse ou supérieur, muscle dont l'adhérence à la qu'il est bien difficile de déterminer la direction de ses fibres. sur plusieurs sujets chez lesquels il était très-développé, j'ai vu que forme triangulaire, naissait en dedans de la fosse canine, au-dessous du nez, et venait se terminer successivement sur les divers points rieur de l'aile du nez, c'est-à-dire de la moitié externe ou curvi- fice des narines. J'ai coutume de comparer le pinnal supérieur au oïdien, qui se trouve en quelque sorte logé dans l'épaisseur de l'aile

Action.

ais été conduit à la recherche de ce muscle par l'observation de la dilatation qui s'opère dans l'orifice des narines chez les individus pnée, et nommément chez les enfants. Cette dilatation, qui rap- s'opère dans les naseaux d'un cheval haletant, ne trouve nulle- plication dans le transverse des auteurs, ni dans les insertions na- teurs, car elle est complétement indépendante de l'élévation de c'est une dilatation circulaire, par laquelle tous les points de la représentée par l'aile du nez s'éloignent de la corde qui sous-tend té par la sous-cloison.

ation localisée met parfaitement en relief ce phénomène. L'exci- sur la face externe de l'aile du nez, près de son bord, produit mais d'une manière inégale chez les divers sujets, la dilatation nez, en écartant l'aile du nez de la ligne médiane.

3. — PINNAL RADIÉ (*myrtiformis* des auteurs).

Renversez la lèvre supérieure et enlevez la muqueuse située sur les côtés eux soutenu par du tissu fibreux qu'on appelle le frein de cette lèvre ; ler les deux pinnaux radiés l'un de l'autre par une incision verticale pra- ne médiane. On ne peut bien voir ce muscle que lorsqu'on l'examine par re.

adié (myrtiforme des auteurs, N°) est un muscle court, rayonné.

Insertions maxillaires.

Il naît de la fossette incisive de l'os maxillaire supérieur, au ni- ves et de la canine (*incisif moyen*, Winslow), immédiatement en rtions incisives de la portion labiale supérieure du buccinato-la-

Radiations.

tions se font suivant une courbe à concavité supérieure. De là, ses t, en rayonnant, à toute la longueur de la sous-cloison et à l'ex- eure de l'aile du nez, à laquelle elles se terminent. On a consi-

Terminaison à l'aile du nez et à la sous-cloison.

sant partie de ce muscle les insertions incisives du labial supé- pourquoi plusieurs anatomistes, Chaussier en particulier, ont rtiforme comme une des origines de l'orbiculaire des lèvres.

Rapports. *b. Rapports.* Recouvert par la muqueuse buccale et par le lab recouvre l'os maxillaire supérieur.

Action. *c. Action.* Abaisseur de l'aile du nez, ce muscle agit d'une portante dans l'expression des passions tristes, des douleurs très-grandes impressions morales. Est-ce à ce muscle qu'est du circulaire si remarquable de l'orifice inférieur des fosses nasal piration est gênée? On le croirait au premier abord; mais év ternatives de dilatation et de constriction circulaire que prés narines dans ce cas, tiennent uniquement aux alternatives de relâchement du pinnal transverse: cette constriction circula faire croire *à priori* à l'existence d'un véritable sphincter (co Cowper), n'est qu'apparente: il n'y a pas de muscle constricte

Il est abaisseur de l'aile du nez. L'excitation galvanique résout la question d'une manière posit la contraction du pinnal radié, il faut porter l'excitateur derriè rieure, au niveau des insertions de ce muscle à la fossette incisi que l'extrémité postérieure de l'aile du nez est portée fortement rière. Lorsque ce muscle agit d'une manière très-énergique, une dépression très-prononcée à la naissance de la ligne naso sion qui est le résultat de l'abaissement et de l'aplatissement le rétrécissement de l'orifice de la narine, qui est la conséquen ment et aplatissement de l'aile du nez, est assez considérable voix un timbre nasillard, semblable à celui qui résulterait de exercée sur les ailes du nez par des lunettes. C'est sous ce M. Duchenne proposerait de l'appeler muscle *nasillard*. Ce loppé chez certains sujets, qui le contractent volontairement, ment la physionomie. Le pinnal radié est donc un abaisseur abaisseur en masse, et par le fait de cet abaissement, il rétré

Il est antagoniste du pinnal supérieur. narine: il est donc antagoniste du pinnal supérieur, avec cet ce dernier muscle dilate circulairement l'orifice, tandis que le fait que déprimer cet orifice, dont le diamètre antéro-postéri menter un peu aux dépens du diamètre transverse. Il est auss releveurs superficiel et profond de l'aile du nez et de la lèvre abaissant vivement et fortement l'extrémité postérieure de l'ai les téguments qui l'avoisinent, le pinnal radié abaisse consécuti inférieure en masse, absolument de la même manière que houppe du menton soulève la lèvre inférieure.

Les fibres du pinnal radié qui vont s'insérer à la sous-cloison cartilage de la sous-cloison et tendraient à agrandir un peu fibres de l'aile du nez rétrécissent d'une manière si manifeste.

§ 4. — RÉGION TEMPORO-MAXILLAIRE.

Les muscles de cette région sont au nombre de deux: le *poral*.

1. — Masséter.

Préparation. Faire deux incisions, l'une horizontale, le long de l'autre verticale, allant tomber de la partie moyenne de la première

...quer les lambeaux en avant et en arrière, en ayant soin de ne pas diviser ...énon, qui croise le muscle perpendiculairement. Pour voir la face profonde, ...deux traits de scie l'arcade zygomatique et la renverser en dehors.

... (M, *fig.* 460) est un muscle court, très-épais, de forme irrégulière-...ilatère, *situé* sur les parties latérales de la face. — Figure. Situation.

...s. Il s'insère, *d'une part*, au bord inférieur de l'arcade zygomatique; ... à la face externe de l'angle et de la branche de la mâchoire infé-...*ato-maxillaire*, Chauss.). — Insertions.

... supérieure ou zygomatique se fait par une aponévrose extrême-..., qui embrasse le bord antérieur du masséter et qui se compose ... plans fibreux superposés, lesquels se prolongent dans une étendue ...érable à la surface et dans l'épaisseur du muscle. De la face interne ... de cette aponévrose naissent les fibres charnues, qui se dirigent ...quement de *haut en bas* et d'*avant en arrière*, pour venir s'insérer, ...ent, soit par des lames aponévrotiques très-fortes, à l'angle de la ...érieure. Il n'est pas rare de voir un petit faisceau triangulaire se ... bord antérieur du muscle, pour se fixer au bord inférieur du corps ... des fibres charnues qui naissent de la portion postérieure de l'ar-...ique, constituent un faisceau court, peu considérable, remarqua-...éfaut presque complet d'aponévrose, qui se porte *verticalement* en ...e en arrière du précédent, à la face externe de la branche de la .... Enfin, l'arcade zygomatique étant renversée, on voit un faisceau ... petit encore naître directement de la face interne de cette arcade, ...d'*arrière en avant*, pour s'insérer à la face externe de l'apophyse co-...ême au tendon du temporal. — Insertion zygomatique. Direction. Insertions maxillaires.

.... Recouvert par la peau, dont le sépare une petite lame aponévro-... *aponévrose massétérine*, quelquefois aussi un prolongement du peau-...t, en arrière, par la glande parotide, en haut, par l'orbiculaire des ... le grand zygomatique, croisé à angle droit par les divisions du nerf ...artère transverse de la face et par le canal de Sténon, le masséter ...ranche de la mâchoire inférieure, le muscle temporal et le buc-...t il est séparé par une boule graisseuse. Son bord antérieur, sail-...peau, présente, en bas, un rapport important avec l'artère faciale : ...atement au-devant de ce muscle qu'il faut la comprimer. La pa-...e son bord postérieur. — Rapports superficiels et profonds. Rapports de ses bords.

... *massétérine* est une lame aponévrotique mince, qui se continue ... l'aponévrose cervicale, se perd en haut et en avant dans le tissu ... semble se diviser, en arrière, en deux lamelles, dont l'une con-...vrose parotidienne, et dont l'autre pénètre entre cette glande et ... qu'elle sépare l'un de l'autre. — Aponévrose massétérine.

...e muscle est très-puissant ; on peut en mesurer, en quelque sorte, ... la série animale, d'une part, par le développement de l'arcade ... d'autre part, par la saillie des lignes et des éminences que pré-... de la mâchoire inférieure. — Le *moment* où l'action du masséter ... le plus d'avantage, est celui où les mâchoires sont légèrement ... de l'autre, parce qu'alors l'incidence du muscle sur le levier qu'il ... se rapproche davantage de la perpendiculaire. — Action. Moment du muscle.

... générale des fibres du masséter étant oblique de haut en bas et — Le masséter porte la mâchoire en haut et en avant.

d'avant en arrière, il en résulte cet avantage pour la trituration que le masséter, dans sa contraction, imprime à la mâchoire un bas en haut et d'arrière en avant, en opposition avec les abais tent la mâchoire en bas et en arrière. Cette même obliquité ex que peut jouer le muscle masséter dans le mécanisme de la lux

Rôle du masséter dans la luxation de la mâchoire inférieure.

Fig. 460.

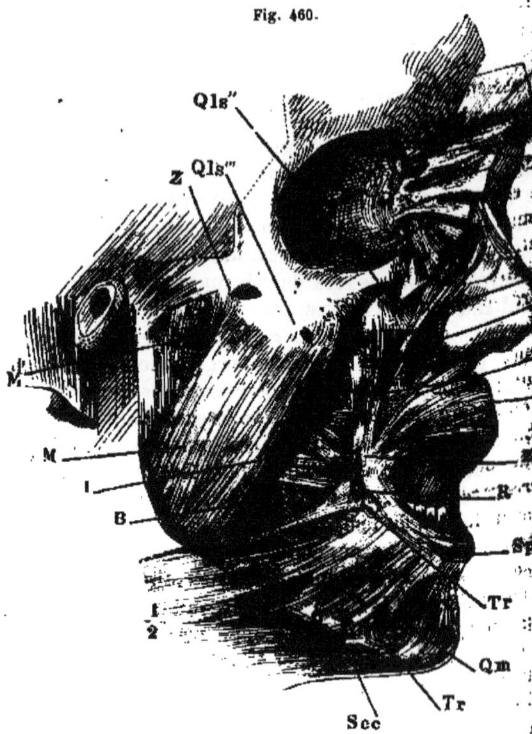

Muscles de la face, vue de profil (*).

culation temporo-maxillaire. En effet, le point d'insertion du maxillaire, qui est le levier, se trouvant plus en arrière que si le dirigé verticalement, il en résulte que, pour peu que l'écart choires soit considérable, le condyle se trouve au-devant de l'axe vent être rapportées toutes les fibres du masséter, et quand ce tracte, il augmente le mouvement de bascule et tend à faire condyle par la partie antérieure.

(*) L'orbite a été vidé, l'orbiculaire (O) et le muscle frontal (*Ef*) ont été renversés insertion du grand zygomatique. — R, risorius. — *Tr*, *Tr*, origine et insertion de vres. — *Qls''*, releveur profond. — *Qls'''*, petit zygomatique. — C, C', canin. — Qm, B, buccinateur. — I, canal de Sténon, coupé à son passage à travers le buccinateur buccal. — N, muscles de la région du nez. — M, M', portions superficielle et profonde Scc, peaucier du cou.

2. — Temporal ou crotaphyte.

...on. L'arcade zygomatique étant sciée et renversée, enlever l'aponévrose qui ...région temporale et le tissu graisseux qui entoure l'insertion du muscle à ...oronoïde. Pour voir les rapports de la face profonde, détacher le muscle, soit ...bas, en ruginant le périoste de la fosse temporale, soit de bas en haut, après ...apophyse coronoïde à sa base.

...ral (T, *fig.* 461), ou *crotaphyte* de κρόταφος, tempe, situé dans la fosse ...qu'il remplit en totalité, se présente sous la forme d'un muscle ...triangulaire, à base tournée en haut. Situation. Figure.

...ons. Il s'insère, *d'une part*, à toute l'étendue de la fosse temporale, ...la face interne d'une aponévrose nommée aponévrose temporale su... *d'autre part*, aux bords et au sommet de l'apophyse coronoïde (*tem...laire*, Chauss.). Insertions.

...s charnues naissent toutes directement, soit de la fosse temporale, ...face interne de l'aponévrose temporale superficielle. Quelques fais...sent encore de la face interne de l'arcade zygomatique et du tendon ...du masséter, muscle dont il est quelquefois difficile de séparer nette...mporal. De cette large surface osseuse et aponévrotique, les fibres se ...convergeant, les antérieures, obliquement d'avant en arrière, les pos...d'arrière en avant, les moyennes, verticalement, et constituent une ...rnue de plus en plus épaisse, dont les fibres viennent se rendre, les ...face externe (ce sont les moins nombreuses), les autres, à la face in...x bords d'une aponévrose de terminaison. Cette aponévrose, très-forte, ...même à son origine, rassemble ses fibres pour constituer un tendon ...qui vient s'insérer à l'apophyse coronoïde, *tendon coronoïdien*. Insertions temporales. Direction convergente des fibres charnues. Aponévrose de terminaison. Tendon coronoïdien.

...poral, en se portant de la fosse temporale à l'apophyse coronoïde, ...e sorte de réflexion sur la gouttière placée à la base de l'apophyse ...e. On rencontre le plus souvent un faisceau musculaire très-fort qui, ...la partie inférieure de la fosse temporale et de la crête qui la borne ...ent, vient s'insérer, par un tendon distinct, à la lèvre interne du ...eur de la branche maxillaire. Réflexion du muscle. Faisceau musculaire distinct.

...s. Recouvert par la peau, par l'aponévrose épicrânienne, par les ...iculaires antérieur et supérieur, par les artères, les veines et nerfs ...superficiels, recouvert plus immédiatement par l'aponévrose tempo...ielle, par l'arcade zygomatique et par le masséter, le temporal re...e temporale, le ptérygoïdien externe, un peu le buccinateur, l'ar...ire interne et les vaisseaux temporaux profonds. Son épaisseur est ...elle à la profondeur de la fosse temporale et à la force de l'apo...ride. Rapports. Superficiels. Rapports profonds.

...se *temporale superficielle*, née du bord supérieur de l'arcade zygoma...insérer à la ligne courbe qui borne en haut la face temporale ; for...due, elle complète l'espèce de boîte dans laquelle est encaissé le ...poral. L'intervalle qui la sépare de la fosse temporale, mesure l'é...ce muscle. Aponévrose temporale superficielle.

...rente de l'aponévrose épicrânienne, qui la recouvre supérieurement ...uée sur un plan plus superficiel, cette aponévrose n'a aucune adhé...la peau, qui glisse facilement sur elle. Sa face profonde, adhérente Face superficielle.

Face profonde.

à la portion supérieure du muscle, auquel elle fournit de nombreux sertion, devient libre en bas, séparée qu'elle est des fibres charnu grande quantité de tissu adipeux ; d'où la dépression que présent temporale chez les personnes amaigries.

Épaisseur et division de l'aponévrose temporale superficielle.

L'aponévrose temporale augmente en épaisseur de la partie sup partie inférieure. Là, elle se di lames : l'une superficielle, plus s'insère à la lèvre externe du bor de l'arcade zygomatique ; l'autr qui se perd à la face interne de Chez les sujets pourvus d'embo assez grande quantité de grais entre ces deux feuillets ; une marquable de l'artère tempora dans leur intervalle. Il faut bien cette graisse de la masse adi plus considérable, qui est située névrose elle-même. La résista aponévrose explique pourquo qui se produisent dans la fosse ne tendent nullement à se p hors, mais bien à fuser dans mato-maxillaire.

Fig. 461.

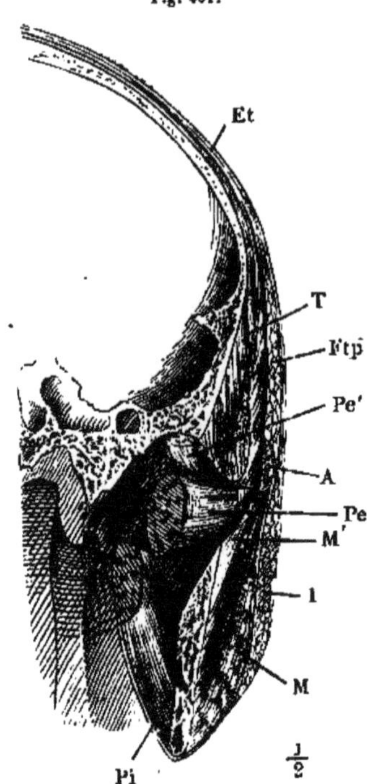

Section verticale et transversale de la tête, passant derrière les apophyses ptérygoïdes ; segment postérieur (*).

Action.

c. Action. La force du tempo en quelque sorte, mesurée par le de la fosse temporale et par l l'apophyse coronoïde, ainsi qu convaincre en examinant cett squelette chez les animaux dont les muscles élévateurs de jouissent de la plus grande é

Moyens d'appréciation de la force du muscle.

sage du temporal est, de même du masséter, d'élever la mâ rieure ; mais il diffère beaucou nier muscle par le mécanisme quel il agit. En effet, le mass

Mode d'action de ce muscle comparé à celui du masséter.

mâchoire par un mouvement direct ; le temporal, au contraire, l' mouvement de bascule, en agissant principalement sur la partie de l'apophyse coronoïde. En un mot, le temporal agit sur le bra levier coudé que représente l'os maxillaire ; le masséter agit sur zontal de ce levier. Dans le mouvement de bascule que le temp à l'os maxillaire inférieur, celui-ci représente ce genre de levi constitue un mouvement de sonnette.

(*) A, arcade zygomatique. — *Pe, Pe'*, chef inférieur et chef supérieur du ptéryg M, M', portion superficielle et portion profonde du masséter. — T, temporal. — *Ftp*, rale. — *Et*, muscle auriculaire supérieur. — *Pi*, ptérygoïdien interne. — 1, parotide.

§ 5. — RÉGION PTÉRYGO-MAXILLAIRE.

...cles de cette région, connus sous le nom de *ptérygoïdiens*, sont au nom-...ux, l'un interne, l'autre externe.

1. — Ptérigoïdien interne ou grand ptérygoïdien.

...tion. 1° Séparer du reste de la tête la face et la portion du crâne qui est située ...de la colonne vertébrale; 2° diviser la face en deux moitiés latérales par une ...téro-postérieure.

...aussi préparer ce muscle par le procédé suivant : 1° scier la mâchoire infé-...ticalement, à la réunion du corps et de la branche ; 2° enlever l'arcade zygoma-...scier l'apophyse coronoïde à sa base; 4° scier le col du condyle, puis désarticuler

...ygoïdien interne (Pi), profondément placé dans la fosse zygomatique, est ...long de la face interne de la branche de l'os maxillaire inférieur (*ter-...ulus qui in ore latitat*, Vésale). Il est épais, quadrilatère et tout à fait ...pour la forme, la direction et la texture, au masséter; d'où le nom ...*interne*, qui lui a été donné par Winslow. Situation profonde. Figure.

...tions. Il s'insère, *d'une part*, 1° dans la fosse ptérygoïde; 2° au crochet ...terne de l'apophyse ptérygoïde ; 3° à la facette inférieure de l'apophyse ...e de l'os palatin ; *d'autre part*, à la face interne de l'angle du maxillaire ...*grand ptérygo-maxillaire*, Chauss.). Insertions.

...tion ptérygoïdienne se fait par une aponévrose tout à fait semblable à ...masséter, et qui se prolonge sur la face interne et dans l'épaisseur du ...Cette aponévrose sert d'origine aux fibres charnues, lesquelles se diri-...t *en bas*, *de dedans en dehors* et *d'avant en arrière*, pour venir s'insérer, ...mes aponévrotiques très-fortes, à la mâchoire inférieure. Insertion ptérygoïdienne. Insertions maxillaires.

...ports. En dedans, ce muscle répond au muscle péristaphylin externe et ...ux, dont il est séparé par un intervalle triangulaire où se voient beau-...ssu cellulaire, un grand nombre de vaisseaux et de nerfs et la glande ... En dehors, il répond à la branche de l'os maxillaire inférieur, dont ...nt, en haut, les nerfs dentaire et lingual, les vaisseaux dentaires infé-...le ligament latéral interne de l'articulation. Rapports.

...on. Ce muscle, s'insérant presque perpendiculairement au levier qu'il ...voir, agit avec une grande énergie. Du reste, la plupart des considéra-...ont été exposées à l'occasion du masséter, s'appliquent au ptérygoï-...ne, qui est un véritable masséter interne. Ce dernier offre seulement ...rticulier qu'ayant son insertion fixe ou supérieure plus rapprochée de ...médiane que l'insertion inférieure, il peut concourir à imprimer à la ...un mouvement léger de latéralité, qui favorise le broiement des ali-...tre les dents molaires. Action. Mouvement léger de latéralité.

2. — Ptérygoïdien interne.

...on. La double préparation indiquée pour le ptérygoïdien interne s'applique ...à ce muscle.

...ygoïdien *externe* (Pe), très-court, épais, conoïde, plus petit que le ptéry- Figure.

Situation. goïdien interne (*petit ptérygoïdien, petit ptérygo-maxillaire*), est situé da[illegible] zygomatique et s'étend horizontalement de l'aile externe de l'apo[illegible] goïde au col du condyle de la mâchoire inférieure.

Insertions fixes. *a. Insertions.* Il prend ses *insertions fixes* 1° à toute l'étendue de la [illegible] de l'apophyse ptérygoïde et à la facette de l'apophyse palatine qui [illegible] bas; 2° à la crête qui sépare la fosse temporale de la fosse zygomati[illegible]

Apophyse du ptérygoïdien externe. apophyse en forme d'épine, qui me paraît digne d'être mentionn[illegible] voit à l'extrémité interne de cette crête. *Ses insertions mobiles* ont [illegible]

Mobiles. fossette creusée en avant du col du condyle de l'os maxillaire infé[illegible] circonférence du fibro-cartilage interarticulaire de l'articulati[illegible] maxillaire.

Insertion ptérygoïdienne. L'insertion supérieure ou ptérygoïdienne se fait par des apon[illegible] et prolongées dans l'épaisseur du muscle. De là, les fibres charnu[illegible]

Direction des fibres. horizontalement de *dedans en dehors* et d'*avant en arrière*, et form[illegible] deux corps charnus distincts, séparés par du tissu cellulaire, l'un s[illegible] temporal (Pe'), l'autre inférieur ou ptérygoïdien (Pe, *fig.* 461). Ce[illegible] charnus, entre lesquels passe souvent l'artère maxillaire interne, co[illegible] confondent, se terminent par de petits faisceaux aponévrotiques qui [illegible]

Insertion condylienne. le sommet tronqué du cône représenté par le muscle, et vont s'in[illegible] du condyle et au fibro-cartilage interarticulaire.

Rapports. *b. Rapports* Profondément placé, ce muscle répond, en dehors, [illegible] de la mâchoire inférieure, au muscle temporal et à l'artère maxill[illegible] en dedans, au ptérygoïdien interne; en haut, à la paroi supérieure [illegible] zygomatique.

Action. *c. Action.* L'axe du ptérygoïdien externe étant dirigé de dedans [illegible] d'avant en arrière, et son point fixe étant à l'apophyse ptérygoïde [illegible]

Double mouvement horizontal. que sa contraction doive avoir pour résultat un double mouvement [illegible] savoir : un mouvement en avant et un mouvement par lequel l'os [illegible]

Effets de la contraction simultanée des deux ptérygoïdiens externes. côté opposé à celui qu'occupe le ptérygoïdien qui agit. Lorsque les [illegible] goïdiens externes agissent simultanément, la mâchoire inférieure [illegible] rectement en avant. Il résulte de l'insertion du ptérygoïdien exte[illegible] cartilage interarticulaire que, dans les mouvements de la mâchoire [illegible] ce fibro-cartilage n'abandonne jamais le condyle. Le ptérygoïdien [illegible] évidemment l'agent principal du broiement des aliments. Il joue [illegible] rôle dans le déplacement du condyle, à la suite des fractures de son [illegible]

SECTION III. — MUSCLES DES MEMBRES THORACIQ[UES]

Les muscles des membres thoraciques se divisent, d'après la ré[illegible] cupent, en muscles 1° de l'épaule, 2° du bras, 3° de l'avant-bras, [illegible]

§ 1. — MUSCLES DE L'ÉPAULE.

Ces muscles sont le deltoïde, le sus-épineux, le sous-épineux et [illegible] qu'on pourrait considérer comme un seul muscle, et le sous-scapul[illegible] rond, qui est ordinairement classé parmi les muscles de cette région, [illegible] avec le grand dorsal, dont il peut être regardé comme l'accessoire [illegible]

1. — Deltoïde.

...n. 1° Faire à la peau une incision horizontale qui circonscrive le sommet de ...partant du tiers externe de la clavicule, pour atteindre jusqu'à la partie la plus ...épine de l'omoplate; 2° du milieu de cette incision, en faire partir une autre ...verticalement jusqu'à la partie moyenne de l'humérus ; 3° disséquer les deux ...avant et en arrière, en ayant soin d'enlever une aponévrose très-mince qui ...est appliquée contre les fibres.

...e (D), ainsi nommé à cause de sa forme, qui a été comparée à celle ...renversé (Δ, *deltiformis*), est un muscle épais, rayonné, triangulaire, ...sur lui-même, em... ...articulation scapu... ...e en avant, en de... ...arrière : c'est le ...moignon de l'é...

Figure.

Situation.

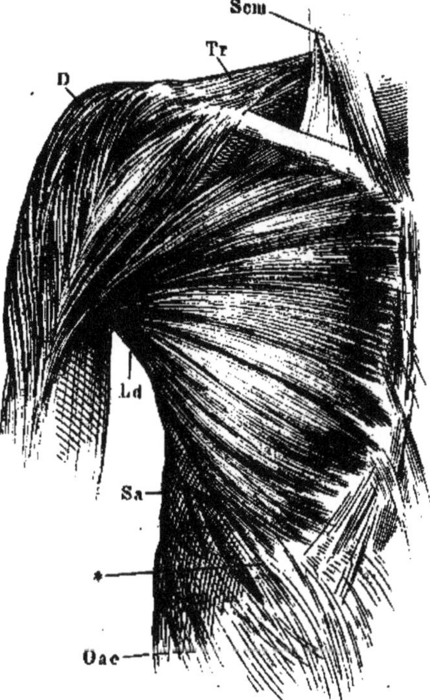

Muscles de la face antérieure de la poitrine et de l'épaule (*).

...s. Il s'insère, *d'une* ...bord postérieur de ...ulaire, dans toute ...; 2° au bord ex... ...acromion ; 3° au ..., c'est-à-dire à la ...ave du bord anté... ...clavicule ; *d'autre* ...einte deltoïdienne ...us (*sous-acromio-* ...ussier ; *sous-acro-* ...*méral*, Dumas).

Insertions.

...*supérieure* ou sca... ...ulaire du deltoïde ...ement la même ...ion scapulo-clavi... ...trapèze ; aussi ces ... bien que sépa... ...s chez l'homme, ...ne former qu'un ... muscle, divisé ...ersection osseuse, ...ière de voir est ... confirmée par ...des animaux non

Insertion supérieure. Le deltoïde et le trapèze ne forment qu'un seul muscle coupé par une intersection.

...n supérieure du deltoïde se fait par des fibres aponévrotiques, dont ...ures, les plus longues, se confondent avec l'aponévrose sous-épi... ...elle fournit aussi au deltoïde quelques points d'insertion. Trois ou ...aponévrotiques principales se détachent de la clavicule et de l'a-

Lames aponévrotiques d'insertion.

(*) ... *Tr*, trapèze. — *Scm*, sterno-cléido-mastoïdien — *Sa*, grand dentelé. — *Ld*, grand ...ntelure qui unit le grand pectoral au grand oblique de l'abdomen *Oae*.

cromion à des intervalles déterminés, s'enfoncent dans l'épaisseu et donnent naissance à un grand nombre de fibres charnues. La p ble de ces lames, qui répond au sommet de l'acromion, est quelqu à travers les téguments, par un méplat qui se dessine surtout p traction du muscle.

Direction et convergence des fibres charnues.

De cette origine très-étendue, les fibres charnues se portent, verticalement, les antérieures, d'avant en arrière, les postérieure

Insertion humérale.

Fig. 463.

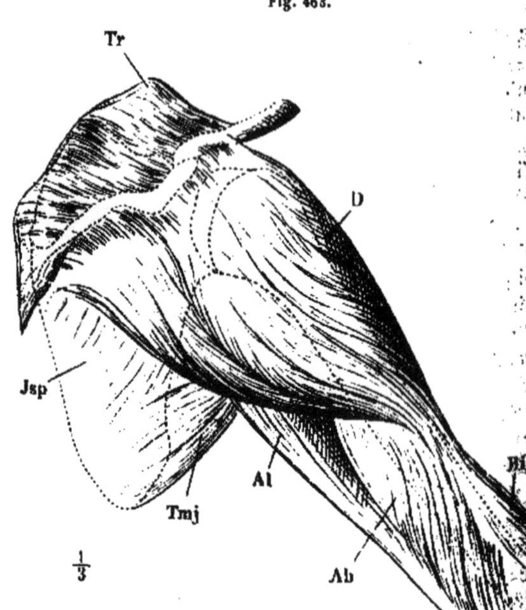

Région de l'épaule; face postérieure (*).

avant ; elles forment une masse épaisse, large, qui se moule su l'épaule, va se rétrécissant ou se ramassant sur elle-même, et vie à l'empreinte deltoïdienne de l'humérus. Cette *insertion humérale* tendons parfaitements distincts, dont les deux principaux, l'un ant postérieur, sont fixés aux deux branches du V que représente l' seuse. Il n'est pas rare de voir quelques fibres du grand pector tendon antérieur (1).

(*) La clavicule a été ramenée en arrière et le bras un peu élevé. — D, deltoïde. — Bi, brachial antérieur. — *Jsp*, sous-épineux. — *Tmj*, grand rond. — *Al*, vaste exte interne.

(1) *Variété anatomique*. La principale variété anatomique du deltoïde contrée, est relative à l'étendue des insertions claviculaires de ce mus le deltoïde s'insérait à toute la longueur du bord antérieur de la clavi pour ainsi dire, à son profit toutes les insertions claviculaires du grand cas, le feuillet tendineux antérieur de l'insertion humérale du grand

deltoïde a beaucoup exercé la patience de quelques anato- fait minutieusement le dénombrement de ses faisceaux. En est fasciculé, et ses faisceaux sont séparés par des prolonge- leux, à la manière du grand fessier ; quelquefois même ce gé supérieurement en trois portions distinctes, savoir, une por- une portion acromiale et une portion épineuse. Il est composé vingt petits faisceaux penniformes, dont la base est, en général, qui se concentrent dans un petit espace en se recouvrant et s'unissent par leurs tendons de terminaison. Albinus admet- qu'il a décrits séparément.

Texture fasciculée

Il est composé de dix-huit ou vingt faisceaux penniformes.

deltoïde est recouvert par la peau, dont le séparent le peaucier, sus-acromiens et une aponévrose très-mince, qui se détache de -épineuse, de l'épine de l'omoplate et de la clavicule, pour avec l'aponévrose brachiale. Il recouvre l'articulation scapulo- Il est séparé par une lame aponévrotique qui fait suite à l'apo- ineuse et au ligament coraco-acromien, et qui va se terminer à muscles coraco-brachial et biceps. Entre cette lame aponévro- tubérosité de l'humérus, se trouvent du tissu cellulaire fila- ndant et, presque toujours, une bourse séreuse : il suit de là est contenu dans une gaîne aponévrotique propre et glisse sur muscle recouvre encore le tiers supérieur de l'humérus, l'apo- les tendons du grand pectoral et du petit pectoral, le coraco- , le tendon du sus-épineux, le sous-épineux et le petit rond, triceps brachial et les vaisseaux et nerfs circonflexes.

Rapports superficiels.

Profonds.

ur du deltoïde, oblique en bas et en dehors, séparé du bord pectoral par un intervalle variable, lui est souvent contigu ; la et une ramification artérielle établissent les limites de l'un et Le bord postérieur, mince en haut, où il est appliqué contre devient épais et libre inférieurement. L'angle inférieur du rassé par le brachial antérieur : c'est au niveau de cet angle généralement les cautères.

Rapports du bord antérieur.

Du bord postérieur. De l'angle inférieur.

st revêtu sur ses deux faces d'une sorte de gaîne celluleuse olongement de l'aponévrose sous-épineuse. Lorsque cette aponé- au niveau du bord postérieur du deltoïde, elle se dédouble : le recouvre le deltoïde et va se continuer avec l'aponévrose illet profond continue à recouvrir le tendon du sous-épineux r le tendon de la courte portion du biceps. Il est rare que ces grand développement ; ils sont le plus souvent de simples

Aponévrose et gaîne deltoïdiennes.

eltoïde est le muscle *abducteur du bras* (*elevator, attollens hu-*

Action.

iple direction de ses fibres, ce muscle agit différemment sui- antérieures, moyennes ou postérieures se contractent sépa-

antérieur de l'insertion humérale du deltoïde. La limite normale du par la veine céphalique, qui occupait la *face profonde* du muscle, au ce superficielle.

rquer que, dans ce cas, les insertions claviculaires du trapèze, ordi- par les insertions claviculaires du deltoïde, ne dépassaient pas leurs c'est-à-dire le tiers externe de la clavicule.

Des fibres moyennes, antérieures et postérieures.

rément : les fibres moyennes portent directement l'humérus en dehors; les antérieures le portent en dehors et en avant ; les fibres postérieures en dehors et en arrière.

Lorsque le bras est élevé, les fibres antérieures et postérieures peuvent-elles l'abaisser, comme le dit Bichat ? Je ne le pense pas, et les expériences de M. Duchenne ne sont pas favorables à cette opinion.

La contraction du deltoïde peut-elle être portée jusqu'à produire la luxation ? Cela a été observé quelquefois.

Du deltoïde dans l'action de grimper.

Lorsque le bras est fixé, dans l'action de grimper, par exemple, l'omoplate devient le point mobile qui est mis en mouvement sur le bras.

Le trapèze, qui a les mêmes insertions claviculaires et scapulaires que le deltoïde, doit être considéré comme son antagoniste le plus puissant. Nous avons vu le diaphragme et le transverse uniquement séparés par les insertions costales. Cette disposition constitue l'antagonisme le plus parfait, puisque les fibres sont opposées une à une, pour ainsi dire, et dans une direction diamétralement inverse.

Disposition défavorable sous le rapport de l'incidence.

Au reste, l'action du deltoïde n'est pas aussi énergique qu'on pourrait le croire à la vue d'un muscle aussi volumineux. On peut, en effet, considérer ce muscle comme parallèle au levier qu'il doit mouvoir. Or, tandis que la plupart des autres muscles ont un moment dans leur action, c'est-à-dire une certaine position déterminée du levier où leurs fibres s'insèrent sous un angle favorable, le deltoïde n'a pas de *moment*, à proprement parler ; il est parallèle au levier dans tous les temps possibles de son action. Voilà pourquoi le mouvement d'abduction du bras est si peu énergique, et pourquoi une lassitude extrême accompagne constamment la contraction quelque temps continuée de ce muscle. Ce mouvement ne dépasse guère la direction horizontale, par suite de la rencontre du col chirurgical de l'humérus avec le sommet de l'acromion. Lorsque le bras se rapproche de la direction verticale, l'abduction déterminée par le deltoïde est complétée par un mouvement de rotation de l'omoplate, dont l'angle antérieur s'élève.

Le deltoïde n'a pas de moment.

2. — Sus-épineux.

Préparation. 1° Enlever le trapèze; 2° pour découvrir le muscle dans sa totalité, enlever la clavicule et scier l'acromion à sa base.

Figure. Situation.

Le *sus-épineux* (*supra-spinatus*, Riolan, Ssp) est un muscle épais, triangulaire, large en dedans, étroit en dehors, qui remplit la fosse sus-épineuse, où il est maintenu par une aponévrose résistante, qui complète la gaine ostéo-fibreuse de ce muscle.

Insertions.

a. Insertions. Il s'insère, *d'une part*, aux deux tiers internes de la fosse sus-épineuse ; — *d'autre part*, à la plus élevée des trois facettes qu'on voit sur le grand trochanter huméral (*petit sus-scapulo-trochitérien*, Ch.).

Insertion scapulaire.

Son insertion dans la fosse sus-épineuse se fait soit directement par des fibres charnues, soit par des lames aponévrotiques courtes et fortes. Des fibres viennent aussi de l'aponévrose sus-épineuse. De là, ces fibres se portent, en convergeant, à toute la surface d'un tendon, qui se dégage des fibres charnues au moment où il atteint la partie supérieure de l'articulation, et se réfléchit un peu sur la tête de l'humérus, avant de s'y insérer. Ce tendon

Insertion humérale.

resplendissant des autres tendons, mais bien l'aspect terne de ments, se confond avec la capsule fibreuse, dont il est impossible de voisinage de son in- ut même le consi- formant la partie cette capsule.

Rapports.

Recouvert par le avicule, le ligament oïdien et par le del- épineux recouvre la euse, les vaisseaux et capulaires (1) et la ure de l'articulation érale. Son tendon, ondu avec celui du est séparé du sous- la longue portion ar le ligament acces- sule orbiculaire.

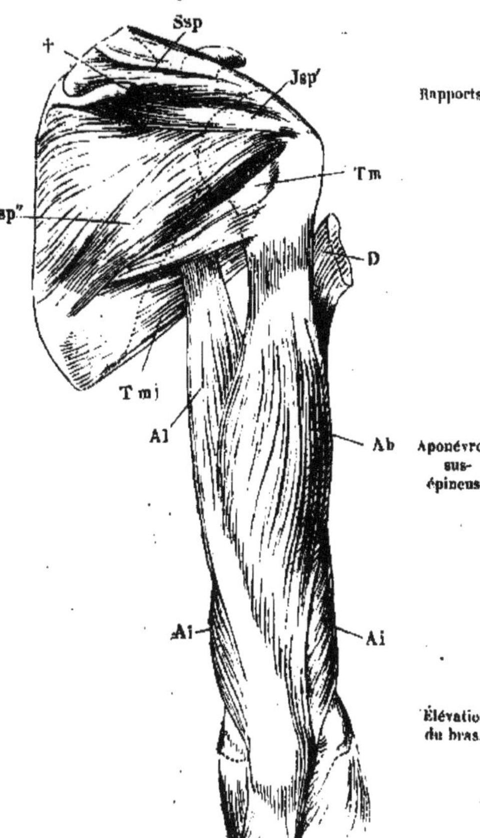

Épaule et bras vus par la face postérieure (*).

Aponévrose sus-épineuse.

sus-épineuse, lame se, fixée à tout le fosse sus-épineuse, fosse en une espèce fibreuse, servant de le sus-épineux, au- uit quelques inser- ne aponévrotique se ors, sous la voûte oïdienne.

Élévation du bras.

muscle écarte le ; il est donc congé- de. Malgré la multi- fibres, malgré son endiculaire au le- re bien peu éner- de son insertion point d'appui. Son le me paraît rela-

Ses usages relatifs à l'articulation scapulo-humérale.

tion scapulo-humérale, qu'il soutient en haut : il forme, en effet, ette articulation, une sorte de voûte active, dont la résistance elle à la puissance qui tend à pousser l'humérus en haut, contre fibreuse acromio-coracoïdienne. Aucun muscle ne mérite donc e *muscle articulaire*.

apèse et le deltoïde, et scié l'acromion. — †, surface de section de l'épine de l'o- épineux. — *Isp'*, faisceau superficiel du sous-épineux, naissant de l'épine de l'omo- u superficiel qui provient du bord de l'os. — *Tm*, petit rond. — *Tmj*, grand rond.— écarté de l'humérus. — *Ab*, *Al*, *Ai*, triceps brachial.

nt le nerf sus-scapulaire passe seul dans l'échancrure coracoïdienne, u-dessus du ligament coracoïdien.

L'excitation galvanique, qui a pu être directement portée sur ce des individus dont le trapèze était atrophié, a démontré à M. Du sus-épineux, en même temps qu'il écarte le bras du tronc (et ce d'abduction est très-limité), lui imprime un léger mouvement de dedans.

3. — Sous-épineux.

Préparation. 1° Détacher le deltoïde à ses insertions scapulaires; 2° sa base.

Figure. Situation. Le muscle *sous-épineux* (*infra-spinatus*, Riolan, *Isp*), épais, tria en dedans, étroit en dehors, remplit la fosse sous-épineuse, dans maintenu par une aponévrose tout à fait semblable à celle d épineux.

Insertions. *a. Insertions.* Elles ont lieu, *d'une part*, 1° aux deux tiers inter sous-épineuse ; 2° à une aponévrose très-forte qui sépare ce rond et de la longue portion du triceps ; 3° par quelques fibres sous-épineuse ; — *d'autre part*, à la facette moyenne du grand troch au-dessous de l'insertion du muscle sus-épineux.

Insertions sous-épineuses. Direction. Les insertions dans la fosse sous-épineuse se font directement charnues, ou par des lames aponévrotiques insérées le long des fosse. Nées de cette manière, les fibres charnues se portent, les rizontalement en dehors, les suivantes, obliquement de bas en haut en dehors, les inférieures, presque verticalement en haut ; elles corps charnu triangulaire, épais, et se rendent à la face antérieure d'un tendon aplati, qui glisse, comme sur une poulie de renvoi, sur concave de l'épine scapulaire, et qui s'insère à l'humérus (Insertion humérale.) (*grand chantérien*, Chauss.).

Rapports. *b. Rapports.* Recouvert par le deltoïde, le trapèze, le grand d le sous-épineux recouvre la fosse sous-épineuse, dont il est sép par les nerfs et vaisseaux scapulaires supérieurs ; il recouvre sule de l'articulation du bras. Son bord inférieur ou externe petit rond, dont il est séparé par une lame aponévrotique.

Aponévrose sous-épineuse. L'*aponévrose sous-épineuse* est une lame fibreuse, également épa qui, s'insérant à tout le pourtour de la fosse sous-épineuse, co ostéo-fibreuse du muscle sous-épineux et se continue, en deho névrose brachiale. Elle envoie de sa face antérieure : 1° une entre les insertions scapulaires du grand rond et celles du p cloisons moins épaisses entre le muscle petit rond et le sous diverses portions du muscle sous-épineux.

Rotation en dehors. *c. Action.* Ce muscle imprime à l'humérus un mouvement dehors, en même temps qu'il le porte un peu en arrière. Lo ment de rotation est produit, le bras est porté dans l'abduction arrière. Ce muscle est donc *rotateur et abducteur*. Quand le sous-épineux concourt à le maintenir dans cet état d'élévation arrière. Un usage important de ce muscle est de soutenir la de s'opposer à son déplacement en arrière et de protéger la de l'articulation scapulo-humérale. (Il protége l'articulation.)

4. — Petit rond.

(*teres minor*, Tm) mérite à peine d'être distingué du précédent, a été longtemps confondu (*musculus peculiaris a nemine adhuc* ...el), et avec lequel je l'avais réuni moi-même dans la première ... ouvrage. La distinction n'est établie que par une lamelle aponé... une ligne celluleuse plus ou moins prononcée qui les sépare ..., surtout au niveau de la tête humérale.

Ce muscle semble n'être autre chose qu'un faisceau du muscle sous-épineux.

...la fosse sous-épineuse, le long du bord externe de cette fosse, au... ...nd rond ; 2° de lames aponévrotiques qui le séparent de ce dernier ...sous-épineux ; 3° il n'est pas rare de voir les fibres charnues infé... ...de la face postérieure du tendon du triceps. Nées de ces diverses ...fibres charnues constituent un gros faisceau, qu'on pourrait con... ...le faisceau le plus externe du muscle sous-épineux, faisceau ar... ...porte en haut et en dehors, s'applique contre la partie inférieure ...fibreuse de l'articulation scapulo-humérale, et va s'insérer, par des ...otiques, à la partie inférieure du grand trochanter de l'humérus ...dessous. Cette insertion se fait suivant une ligne verticale (*plus* ...*pulo-trochitérien*,

Insertion dans la fosse sous épineuse.

Direction.

Insertion humérale.

...ports et mêmes ...précédent.

...scapulaire.

...Détacher du tronc ...érieure tout entière, ...ule ; débarrasser la ...du sous-scapulaire, ...découvert, du tissu ...ganglions lymphati... ...brachial, des vais... ...et du grand dentelé. ...mince qui le re... ...re disséquée avec ...

Fig. 465.

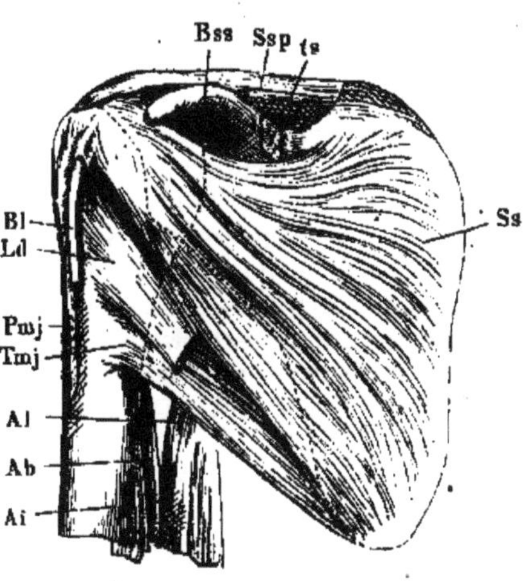

Omoplate détachée du tronc ; face antérieure (*).

Figure.

...pulaire (*immersus* ...ris, Riolan, Ss) ...épais, triangu... ...ant la totalité de la fosse sous-scapulaire, qu'il déborde même du ...e. Il répond, à lui seul, aux muscles sus-épineux, sous-épineux ...qui forment la région scapulaire postérieure. Il n'est pas rare de ...lames fibreuses qui le divisent en trois portions, correspondant à ...es.

Situation.

Ses fibres naissent : 1° des deux tiers internes de la fosse sous-

Insertions scapulaires.

(*) ...ponévrose sous-scapulaire. — Ss, sous-scapulaire. — ts, ligament coracoïdien de l'o... ...épineux. — Bss, bourse séreuse sous-scapulaire. — Bl, tendon de la longue portion ...tendon du grand dorsal. — Pmj, tendon du grand pectoral, coupé à son insertion. — ... Al, Ab, Ai, les trois chefs du triceps.

scapulaire, par des lames aponévrotiques qui s'insèrent aux crêtes cette fosse ; 2° de la lèvre antérieure du bord axillaire de l'omo aponévrose qui sépare ce muscle du grand rond et de la longue triceps brachial. Assez souvent les fibres les plus inférieures du s naissent de la face antérieure de cette longue portion, de même vu les fibres inférieures du petit rond naître de la face postérieure portion du muscle triceps.

Direction des fibres charnues.

De ces diverses insertions, les fibres charnues se portent toutes supérieures horizontalement, les inférieures obliquement, se rap tant plus de la direction verticale qu'elles sont plus inférieures cette direction convergente un muscle de plus en plus étroit et fibres viennent se rendre aux deux faces et aux bords d'un tendon à toute la surface du petit trochanter de l'humérus (*sous-sc* Chauss.). Quelques fibres musculaires s'insèrent au-dessous de chanter. J'ai vu les fibres inférieures du sous-scapulaire s'insérer taine étendue au prolongement fibreux qui complète en arrière bicipitale.

Insertions humérales.

Rapports de la face postérieure.

b. Rapports. La *face postérieure* de ce muscle tapisse la fosse qu'il remplit entièrement et dont il est séparé, dans son tiers tissu cellulaire et par les vaisseaux et nerfs sous-scapulaires ; son tendon recouvre la partie antérieure de la capsule fibreuse rale, avec laquelle il s'identifie à son insertion humérale. Sa *face* pond au grand dentelé, dont elle est séparée par l'aponévrose sou par du tissu cellulaire très-lâche ; elle répond encore aux vai axillaires et aux muscles coraco-brachial et deltoïde. Le *bord* tendon glisse dans la gouttière de l'apophyse coracoïde, qui lui ser renvoi et qui forme avec le muscle coraco-brachial et la cour biceps une espèce d'anneau moitié osseux, moitié musculeux, tendon est maintenu. On rencontre, entre le tendon du sous-scap physe coracoïde, une bourse séreuse, qui quelquefois s'étend jusq dons du biceps et du coraco-brachial, et qui communique const capsule de l'articulation scapulo-humérale. (Voyez *Articulation sca*

De la face antérieure.

Du tendon huméral.

Capsule synoviale coracoïdienne.

Cette synoviale est une émanation de la synoviale articulaire.

Cette bourse séreuse, que j'ai dit être constante et qui est une capsule synoviale articulaire, était nécessitée par les frottement que subit le tendon du sous-scapulaire contre la base de l'apoph Chez un sujet adulte (femme), le tendon du muscle sous-scapul dans ses couches les plus antérieures.

Aponévrose sous-scapulaire.

L'*aponévrose sous-scapulaire* est une lame aponévrotique très plète la gaîne du muscle sous-scapulaire, auquel elle fournit que Cette lame s'attache à tout le pourtour de la fosse sous-scapulaire

Rotateur en dedans.

Enroulement du muscle autour de la tête humérale.

Le sous-scapulaire est un muscle articulaire.

c. Action. Le muscle sous-scapulaire est essentiellement *rota* preuve, c'est la tension qu'acquiert ce muscle dans la rotation relâchement porté jusqu'au plissement qu'il présente dans la rot Le mouvement de rotation est beaucoup plus prononcé que ne diquer le peu de longueur du col de l'humérus, ce qui tient à ce s'enroule autour de la tête de l'os. Sous le rapport du sens dans la rotation, le sous-scapulaire est donc le congénère du grand l'humérus est élevé, le sous-scapulaire tend à l'abaisser. De plus laire, de même que le sus-épineux, le sous-épineux et le petit

muscle articulaire, qui s'identifie quelquefois entièrement avec la ...ure de la capsule fibreuse, et qui, dans tous les cas, oppose une

Fig. 466.

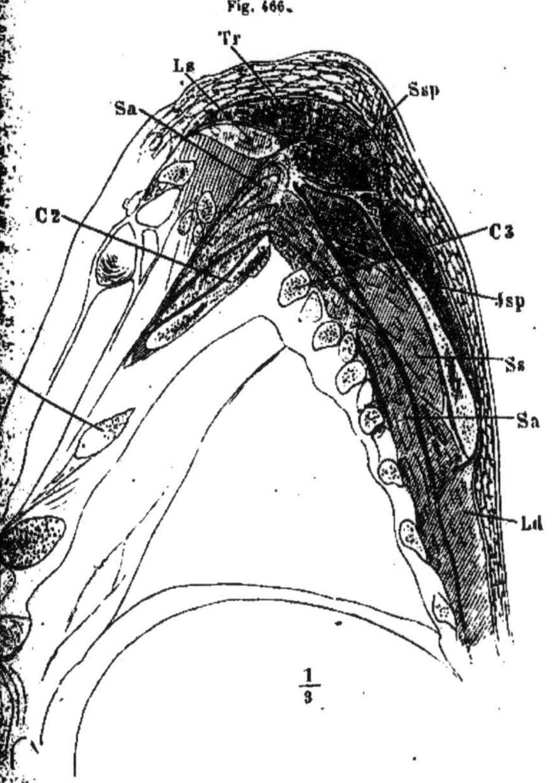

...antéro-postérieure du tronc, passant par la portion la plus convexe de la deuxième côte (C²) (*).

...ve à son déplacement en avant : aussi ce muscle est-il souvent ... luxation dans ce sens.

§ 2. — MUSCLES DU BRAS.

...du bras se divisent en *muscles de la région antérieure*, qui sont le ..., le coraco-brachial et le brachial antérieur, et en *muscles de la* ..., que constitue le seul muscle triceps. On les divise en deux régions.

(*) ... Sa, grand dentelé. — Ls, angulaire de l'omoplate. — Tr, trapèze. — Ssp, sus-épi...ineux. — Ss, sous-scapulaire. — Ld, grand dorsal.

A. — RÉGION BRACHIALE ANTÉRIEURE.

1. — Biceps brachial.

Préparation. Faites à la peau une incision verticale, étendue du milieu ... milieu du pli du bras ; disséquez les deux lambeaux, divisez longitudinalement ... brachiale, qu'unit au biceps un tissu cellulaire très-lâche. Respectez les ... nerfs qui longent le bord interne du biceps. Découvrez la partie supérieure ... en renversant de dedans en dehors le grand pectoral et le deltoïde, div... tions claviculaires. Pour voir la longue portion du biceps dans toute son ... en haut la capsule fibreuse de l'articulation scapulo-humérale ; pour ... inférieure ou radiale de ce muscle, vous fléchirez l'avant-bras à angle dr... vous le porterez dans une forte supination ; ou bien encore, attendez que ... les muscles de la région antérieure de l'avant-bras.

Situation. Figure. Le *biceps brachial* est un muscle long, qui forme la couche su... région antérieure du bras ; il est divisé supérieurement en deux ... *courte*, l'autre *longue* (1), d'où lui est venu son nom.

a. Insertions. Il s'insère, *d'une part*, supérieurement, 1° par sa cou... au sommet de l'apophyse coracoïde ; 2° par sa longue portion (Bi... plus élevée de la cavité glénoïde ; — *d'autre part*, inférieurement, ... bicipitale du radius (*coraco-radial*, Winslow ; *scapulo-radial*, Ch... *coraco-radial*, Dumas).

Insertion coracoïdienne. L'insertion de la *courte portion* ou *portion coracoïdienne* se fait ... aplati, très-épais, qui lui est commun avec le coraco-brachial. C... nouit au-devant de la courte portion en une aponévrose, d'où ... cloison aponévrotique qui sépare le biceps du coraco-brachial. ...

Insertion sus-glénoïdienne. La *longue portion* ou *portion glénoïdienne*, *portion réfléchie*, naît ... cavité glénoïdienne, par un tendon qui semble la continuation ... noïdien ; ce tendon pénètre immédiatement dans l'intérieur ... contourne la tête de l'humérus, sur laquelle il se réfléchit, g... Réception du tendon glénoïdien dans la coulisse bicipitale. bicipitale, qui lui est destinée et dans laquelle il est mainten... de pont ou de canal fibreux, parcourt cette gouttière dans tou... pour s'épanouir et former un cône aponévrotique ouvert en ar... Réunion des deux chefs du biceps. rieur duquel naissent les fibres charnues. Celles-ci constituent u...

(1) Il n'est pas rare de voir le biceps trifide supérieurement. Le che... interne et naît du bord interne de l'humérus, au-dessous du coraco-bra... regarder comme la continuation de ce faisceau, car il a le même volume ... tion. Cette portion surnuméraire se rend au bord interne et à la face p... inférieur du biceps. J'ai noté deux fois la même disposition.

Dans un autre cas, la troisième portion du biceps était aussi consid... des deux autres. Cette troisième portion m'a paru formée aux dépens d... supérieure et la plus interne des faisceaux du muscle brachial antérieur ... située derrière les deux portions normales et se rendait en presque t... aponévrotique, si considérable, que le biceps envoie à l'aponévrose anti...

Enfin, dans un quatrième cas, analogue au précédent, cette troisième ... également formée aux dépens du muscle brachial antérieur. Les fibres ... naissaient immédiatement au-dessous du coraco-brachial, suivant la h... insertions humérales. On aurait dit que ce faisceau était la continuation ... chial, sans l'intersection aponévrotique qui les séparait.

parvenu à la partie moyenne du bras, s'accole au corps charnu, ondi et plus ou moins volumineux, de la courte portion, puis s'i-

Fig. 467.

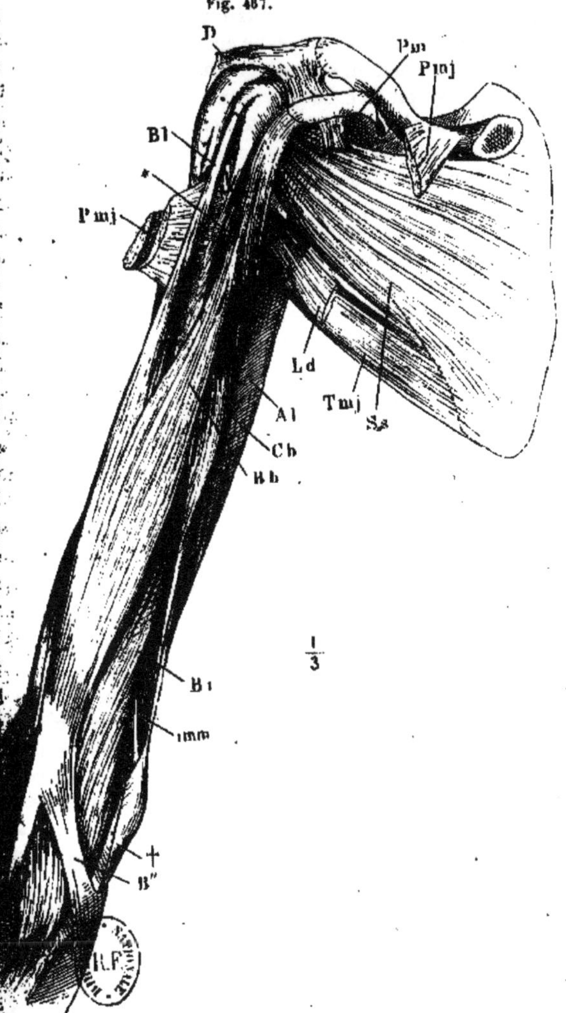

Membre supérieur détaché du tronc; face antérieure (*).

ment avec lui. Il en résulte un muscle unique, très-épais, aplati

insertions acromiales du deltoïde. — Pm, insertion du petit pectoral. — Pmj, Pmj, et tendon terminal du grand pectoral. — Ss, sous-scapulaire. — Tmj, grand rond. — du grand dorsal. — Bl, long chef du biceps. — Bb, court chef du biceps. — B', ten- expansion aponévrotique de ce tendon. — Cb, coraco-brachial. — Al, long chef du brachial antérieur. — Br, long supinateur. — Su, court supinateur. — *, nerf musculo- point d'émergence. — †, muscles superficiels de la face antérieure de l'avant-bras, origine.

Direction. d'avant en arrière, verticalement dirigé comme les deux faisceau[illegible] fibres de ce muscle se rendent aux deux faces et aux bords d'un[illegible] terminaison, qui va se rétrécissant et s'épaississant, et qu'aband[illegible] charnues au niveau de l'extrémité inférieure de l'humérus, un[illegible] dehors qu'en dedans. Libre alors, cette aponévrose devient un te[illegible]

Torsion du tendon. lequel s'enfonce d'avant en arrière et de haut en bas dans l'esp[illegible] qu'interceptent, au pli du coude, le grand supinateur et le ron[illegible] tendon se plisse sur lui-même et se contourne de telle façon qu[illegible] rieure devient postérieure, que son bord interne devient anté[illegible] bord externe devient d'abord postérieur, puis supérieur, plisse[illegible] infiniment propres à s'opposer au déplacement du muscle, qu[illegible] lui-même. Le tendon de terminaison, après avoir envoyé de sa fa[illegible]

Expansion aponévrotique. Insertion radiale. de son bord externe une large *expansion aponévrotique* (B"), origin[illegible] l'aponévrose antibrachiale, glisse d'abord sur la tubérosité bicip[illegible] dont le sépare une bourse séreuse, pour s'insérer à la partie la p[illegible] de cette tubérosité. Cette bourse séreuse est pourvue de granula[illegible] et denses, indiquées par Haller.

Rapports dans le creux de l'aisselle. *b. Rapports.* Les deux portions du biceps sont, dans leur tiers [illegible] tenues dans le creux de l'aisselle, en même temps que le cora[illegible] vaisseaux et [illegible] entre le grand[illegible] deltoïde, qui [illegible] le grand dors[illegible] rond, qui so[illegible] Là, le biceps[illegible] courte portio[illegible] brachial, qui [illegible] et au sous-sca[illegible] en arrière et [illegible] l'articulation [illegible] rale; une bo[illegible] interposée [illegible] muscle et l[illegible] tendon de so[illegible] le biceps est [illegible] de l'humér[illegible] enveloppé [illegible] articulaire, [illegible] jusque dans [illegible] pitale et s'y [illegible]

Fig. 468.

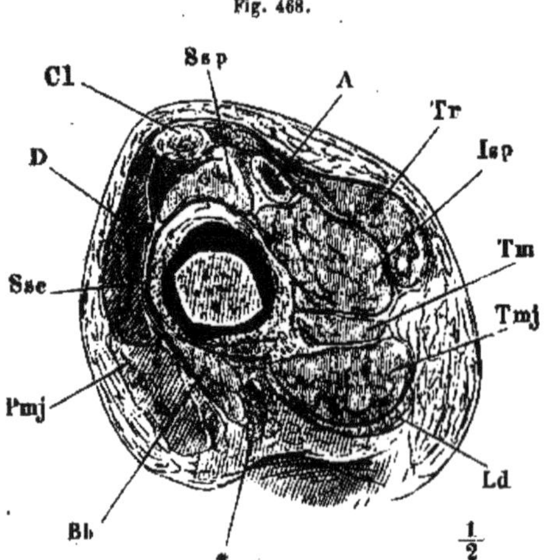

Section antéro-postérieure de l'épaule gauche, passant par la tête de l'humérus; segment interne (*).

Rapports au-dessous du creux de l'aisselle. ou moins. Au-dessous du creux de l'aisselle, le biceps répond[illegible] peau, dont il est séparé par l'aponévrose brachiale et au trave[illegible] se dessine parfaitement; *en arrière*, au nerf musculo-cutané, au[illegible] brachial et brachial antérieur; *en dedans*, à l'artère et aux vein[illegible]

(*) *Cl*, clavicule, et A, acromion divisés près de leur articulation. — *Ssp*, sus-épin[illegible] — *Isp*, sous-épineux. — *Tm*, petit rond. — *Tmj*, grand rond. — *Ld*, grand do[illegible] commune du coraco-brachial et du court chef du biceps. — *Pmj*, grand pectoral[illegible] laire et son tendon confondu avec la capsule articulaire. — *D*, deltoïde. — *, vai[illegible] bras.

dian; ces organes longent son bord interne, par la saillie duquel ils ... Le tendon de terminaison est embrassé, à son insertion, par le ...teur; une synoviale le sépare du tendon du brachial antérieur.

...oute l'attention sur les *rapports du biceps avec l'artère brachiale*; aussi ... de donner à ce muscle, sous le rapport de l'anatomie chirurgi... de *muscle satellite de l'artère brachiale*. Il est bon de remarquer ... et la courte portion du biceps changent de position, l'une par ...tre, suivant que l'humérus est dans la rotation en dedans ou dans ... dehors. Dans le premier mouvement, la longue portion se place ...ourte, et même lui devient interne en la croisant en sautoir; dans ... dehors, l'intervalle qui sépare ces deux portions parallèles, aug...dérablement.

Rapports avec l'artère brachiale.

Le biceps *fléchit* l'avant-bras sur le bras (*primus flectentium cubitum*, ... en même temps un des principaux *supinateurs*, ainsi que l'a, le ...ontré Winslow. Ce dernier effet est le résultat de l'insertion de ce ...partie postérieure de la tubérosité bicipitale du radius.

Action.

...pinateur, le *moment* du muscle biceps est dans une pronation de ...aussi forcée que possible; alors le tendon du biceps est enroulé ...radius, et le premier effet de la contraction est d'imprimer un ...é rotation en sens inverse du radius sur lui-même, jusqu'à ce ...ras soit en pleine supination. Cet effet se produit, que l'avant-bras ...ou qu'il soit fléchi sur le bras, et ce n'est que lorsque l'action supi...ceps est épuisée que son action comme fléchisseur commence. C'est ... le mouvement de rotation et nullement le mouvement de flexion ... bourse séreuse intermédiaire au tendon et à la tubérosité dite ... que cette tubérosité est incrustée de cartilage dans presque toute

Étendue et énergie du mouvement de supination produit par le biceps.

...isseur, le *moment* de la puissance du biceps est dans la demi...avant-bras : alors son insertion, perpendiculaire au levier qu'il ... contre-balance le désavantage de cette insertion au voisinage du ... La longueur de ses fibres explique l'étendue du mouvement de ...ses insertions scapulaires, le biceps agit sur le bras, soit consé... la flexion de l'avant-bras, soit primitivement, quand l'avant...du; par ses deux portions à la fois, il porte le bras en avant et, ...t, il est congénère des fibres antérieures du deltoïde et du coraco... deux portions concourent à la solidité de l'articulation scapulo... longue portion forme une sorte de voûte fibreuse qui soutient ...ale et l'empêche d'abandonner la cavité glénoïde; la courte ... au coraco-brachial, fait suite à l'espèce de crochet formé par ...acoïde, et protége la partie antérieure et interne de l'articu...

Moment de la puissance du muscle.

Action du biceps sur le bras.

Il concourt à la solidité de l'articulation.

...ant-bras est fixé, par exemple dans l'action de grimper, le biceps ...sur l'avant-bras, et l'omoplate sur le bras.

Son action lorsque l'avant-bras est fixé.

...ps est *tenseur de l'aponévrose antibrachiale*, à laquelle se terminent ... les fibres musculaires les plus internes de ce muscle. Le ...ourt supinateur sont les vrais supinateurs de l'avant-bras. Nous ...un instant que le muscle dit long supinateur n'est nullement

Il est tenseur de l'aponévrose anti-brachiale.

2. — Coraco-brachial.

Préparation. Sa partie supérieure apparaît aussitôt que le deltoïde ... partie moyenne est située entre le grand pectoral et le grand dorsal ; sa partie ... au-dessous de ces muscles, sur la face interne de l'humérus, au niveau du ...

Situation. Le *coraco-brachial* (*Cb*) est le plus petit des muscles du bras ; ... partie interne et supérieure de l'humérus. La plupart des anciens ...

Fig 469.

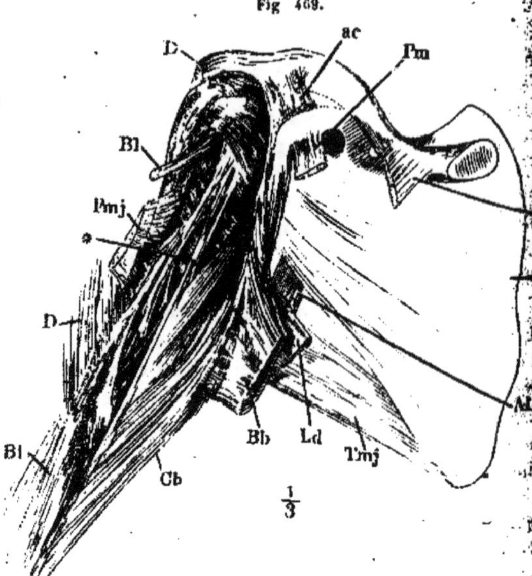

Membre supérieur détaché du tronc ; face antérieure (*).

confondaient avec la courte portion du biceps, à laquelle il est, ... ment uni dans sa moitié supérieure.

Insertions. *a. Insertions.* Il s'insère, *d'une part*, au sommet de l'apophyse co... *part*, à la face et au bord internes de l'humérus, vers la partie mo... (*coraco-huméral*, Chauss.).

Insertion coracoïdienne. Son *insertion coracoïdienne* a lieu 1° entre deux lames aponévr... plus superficielle, très-mince, lui est commune avec la courte po... 2° à la cloison aponévrotique qui sépare ces deux muscles. Nées ... successive, les fibres charnues constituent un faisceau charnu ... aplati, dont le volume est toujours en raison inverse de celui de la ... du biceps ; faisceau charnu qui se porte en bas, en arrière et un... pour venir s'insérer à l'humérus, entre le brachial antérieur et ... chial. Cette *insertion humérale* se fait par un tendon aplati, lequel ...

Le volume du coraco-brachial est en raison inverse de celui de la courte portion du biceps.

(*) Le tendon de la longue portion du biceps (*Bl*) a été retiré de la coulisse bi... courte portion du biceps (*Bb*) a été enlevée et son insertion renversée en dedans. ... tions acromiales du deltoïde. — *ac*, ligament acromio-coracoïdien. — *Pm*, tendon ... *Pmj*, tendon du grand pectoral. — *Ssc*, sous-scapulaire. — *Al*, longue portion du tr... rond. — *Ld*, grand dorsal. — *Cb*, coraco-brachial. — *Bi*, brachial antérieur. — *, fais... entre le petit trochanter et l'insertion humérale du coraco-brachial.

... bords et par sa face externe les fibres charnues, qui l'accompa... son insertion. Le lieu précis de cette attache présente les mêmes ... attache inférieure du deltoïde : d'où le peu d'accord des auteurs à ... vant Winslow, le coraco-brachial s'insère à la partie supérieure du ... l'humérus ; suivant Boyer, à la partie moyenne de cet os ; sui... un peu au-dessus de la partie moyenne. Je l'ai vu s'insérer à la ... deux tiers supérieurs avec le tiers inférieur.

Variétés dans la hauteur de l'insertion humérale.

Recouvert par le deltoïde, le grand pectoral et le biceps, le coraco... uvre le sous-scapulaire, le grand dorsal et le grand rond. Ses rap... artère axillaire et l'artère brachiale, avec le nerf médian et le nerf ... né sont les plus importants : il les recouvre supérieurement, puis ... côté externe de l'artère brachiale et du nerf médian, en sorte que ... seul sépare l'artère de l'os. Le nerf musculo-cutané le traverse, d'où ... muscle *perforé de Casserius*, qui a été imposé au coraco-brachial (1). ... en outre, assez souvent traversé par une des branches d'origine ... an.

Rapports.

Ce muscle porte le bras en avant et en dedans, en même temps ... il est congénère des fibres antérieures du deltoïde et des fibres ... u grand pectoral. Si le bras est fixé, le coraco-brachial porte le ... l'épaule en bas ; quand le bras est porté en arrière et tourné en ... muscle le ramène en avant, en même temps qu'il lui imprime un ... de rotation en dehors (2).

Action.

3. — Brachial antérieur.

Coupez en travers le muscle biceps, au niveau de l'insertion humérale du ... versez sur l'avant-bras la partie inférieure de ce muscle.

... ère le biceps, sur la partie antérieure et inférieure de l'humérus, ... térieur (Bi) est un muscle épais, prismatique et quadrangulaire. ... Il s'insère, *d'une part*, 1° à l'humérus, au-dessous de l'empreinte ... qu'il embrasse par une bifurcation très-prononcée, et comme ... oïdienne est très-variable pour la hauteur, il en résulte que l'in... chial antérieur suit les mêmes variations ; 2° à la face interne et ..., ainsi qu'aux bords antérieur, interne et externe du même os; ... ses intermusculaires externe et interne ; — *d'autre part*, au cubitus, ... ure de son apophyse coronoïde, à une empreinte très-rugueuse ... que (*huméro-cubital*, Chaussier).

Insertions fixes.

Insertions mobiles.

... *humérales* se font directement par les fibres charnues, lesquelles ... ur très inégale, et se portent dans diverses directions : les ... calement en bas, les externes et les internes un peu obliquement,

Insertions humérales.

Direction.

(1) ... ons, dans la Névrologie, que ce nerf ne traverse pas toujours le muscle ... alors il naît plus bas que de coutume et se détache, non du plexus bra... nerf médian.

(2) ... tré un petit coraco-brachial surnuméraire, étendu de la base de l'apophyse ... ons du petit trochanter de l'humérus, immédiatement au-dessous des ... scapulaire ; la même disposition existait des deux côtés. Ce petit muscle ... rbe au-devant du sous-scapulaire. Dans un cas, ce petit coraco-brachial ... it fortifié par un faisceau assez considérable, né de la face inférieure de ... oïde, se portant en bas et s'insérant derrière le muscle grand rond.

Fig. 470.

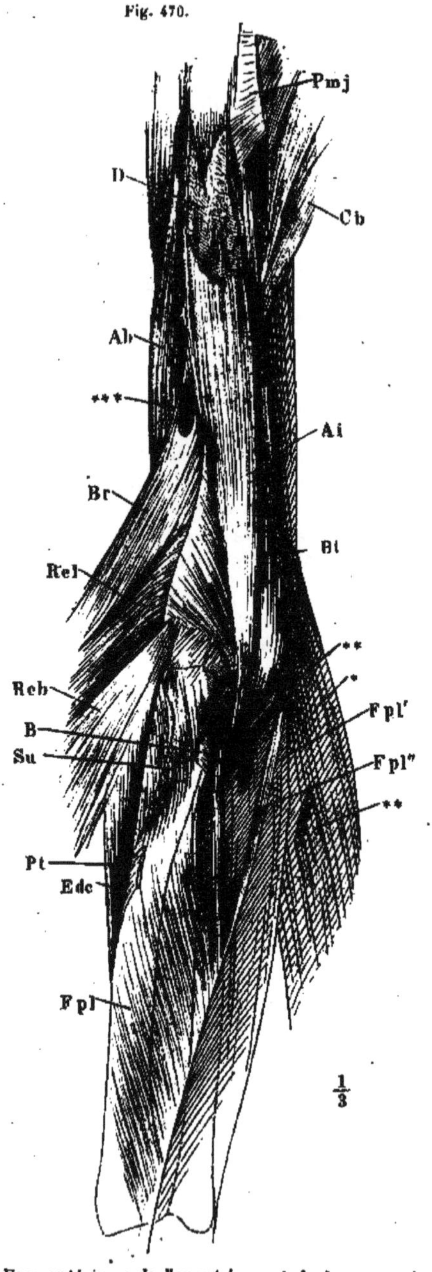

Face antérieure de l'avant-bras et du bras, coupé au-dessous de l'insertion du deltoïde (*D*) *et du grand pectoral* (*Pmj*) (*).

1/3

les premières en
condes en dehors
fibres vont se ter
postérieure d'une
vrotique large et
épaisse en bas et
hors, qui se recou
nier sens pour em
externe du muscle
une lame aponévroti
Il suit de là que le
nues sont reçues
cône aponévrotique
dans, lequel concen
vient s'insérer, sui
oblique de haut
dedans en dehors,
l'apophyse coronoï

Insertions cubitales.

Rapports.

b. Rapports. La
du brachial antérie
biceps, au nerf mu
à l'aponévrose bra
tère brachiale, au
même nom et au
La *face interne* rép
pronateur; l'apon
musculaire intern
cette face du nerf
triceps brachial.
est en rapport ave
nateur et le pre
terne, qui sont
espèce de gouttiè
sente; le nerf
limite entre ces
le brachial antér
postérieure embr
terne et la face
mérus, qui lui

(*) On a enlevé le bic
que l'insertion inférieu
brachial. — *Ab*, *Ai*,
interne. — *Bi*, brac
long supinateur. —
deuxième radial ext
court supinateur. —
pronateur. — *Edc*,
doigts. — *Fpl*, long
— *Fpl'*, *Fpl''*, faisce
muscle. — *, **,
l'avant bras, divisés

elle embrasse, en bas, la partie antérieure de l'articulation, protége efficacement, et même elle s'insère par un certain nombre charnues au ligament antérieur de cette articulation.

Le brachial antérieur est *fléchisseur de l'avant-bras* sur le bras, et ré-[illegible], du bras sur l'avant-bras (*secundus seu cubitum flectentium posterior*, *moment* de sa puissance est dans la demi-flexion, comme pour le bi-[illegible] remarquer que ce muscle a sur l'avant-bras une action beaucoup que le biceps, car il ne s'insère qu'à l'humérus; et qu'en outre il bien plus immédiatement à l'articulation du coude que son congé-[illegible] déjà dit qu'on pouvait le considérer comme le ligament antérieur actif [illegible]culation. Il borne, en effet, par sa contraction le mouvement d'ex-[illegible] l'avant-bras, tellement que je ne puis concevoir de luxation de l'avant-[illegible]ère, sans la rupture de ce muscle.

Action.

Moment de sa puissance.

Il protége l'articulation.

l'insertion du biceps au radius et de celle du brachial antérieur au les muscles fléchisseurs de l'avant-bras se partagent entre le cubitus [illegible], de même que ceux de la jambe se partagent entre le tibia et Ainsi, le brachial antérieur, en se contractant, tend à porter l'avant-[illegible]hors, en même temps qu'il le fléchit; tandis que le biceps tend à le dedans. Quand ces deux muscles se contractent simultanément, les [illegible] se détruisent et la flexion est directe.

B. — RÉGION BRACHIALE POSTÉRIEURE.

Triceps brachial.

Il suffit, pour le mettre à découvert, d'enlever la peau et l'aponévrose de [illegible]érieure du bras, d'enlever ou de renverser de bas en haut le deltoïde, et de [illegible] longue portion du triceps entre le petit et le grand rond, jusqu'au bord [illegible] l'omoplate. Pour tendre ce muscle, et, par conséquent, pour pouvoir le dis-[illegible] plus de facilité, on fléchit préalablement l'avant-bras sur le bras, et l'on porte [illegible] l'abduction.

[illegible] brachial, très-volumineux, divisé en trois portions supérieurement, une interne et une moyenne ou longue, forme à lui seul toute la ré-[illegible]ure du bras (*extensor cubiti magnus triplici principio natus*, Douglas). [illegible]s. Il s'insère, *d'une part*, supérieurement, 1° par sa portion moyenne [illegible]rtion (*anconeus longus*, Al), à l'extrémité inférieure de la cavité glé-[illegible] l'omoplate et à la partie voisine du bord axillaire du même os, dans [illegible]e d'une dépression rugueuse triangulaire que présente ce bord; [illegible]tion externe ou *vaste externe* (*anc. brevis*, Ab, *fig.* 469), à toute la por-[illegible] postérieure de l'humérus qui est au-dessus de la gouttière radiale [illegible] l'os; 3° par sa portion interne ou *vaste interne* (*anc. int.*, Ai), à toute la face postérieure de l'humérus qui est au-dessous de la gouttière [illegible] bord interne de l'humérus et à l'aponévrose intermusculaire [illegible] *autre part*, à la partie postérieure et supérieure de l'olécrâne (*sca-[illegible] olécrânien*, Chauss.).

Sa trifurcation supérieure.

Sa triple insertion supérieure.

Une seule insertion inférieure.

[illegible] *scapulaire* ou sous-glénoïdienne de la portion moyenne ou longue [illegible] nous verrons être l'analogue du droit antérieur de la cuisse) (1) se

Insertion scapulaire sous-glénoïdienne.

(1) [illegible]ens considéraient cette longue portion comme un muscle particulier, *cubi-[illegible]tium primus* (Vésale), *longus* (Riolan, Albinus), *grand anconé* (Winslow).

fait par un tendon qui se confond avec le bourrelet glénoïdien,
même manière que le tendon de la longue portion du biceps. C
gine, aplati d'avant en arrière, se dédouble bientôt en deux lam
ques réunies par leurs bords externes, dont la postérieure est
et dont l'antérieure, extrêmement épaisse, surtout à son bord exter

Tendon d'origine.

Fig. 471.

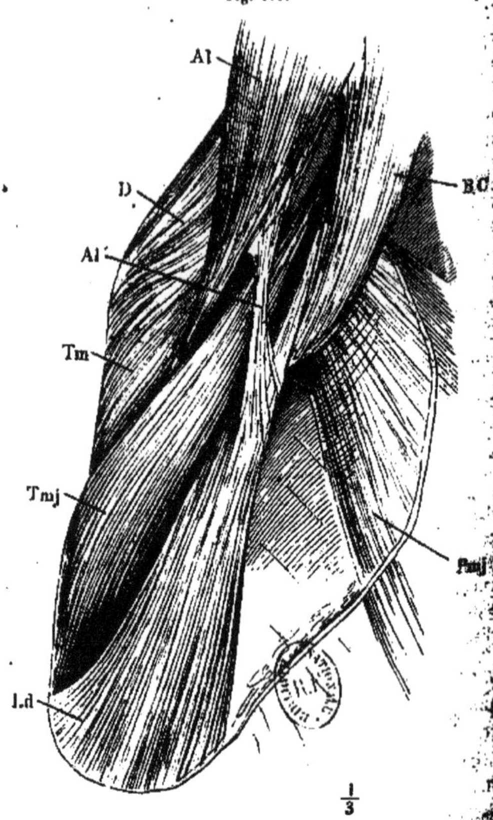

Profil de la poitrine et du bras, porté en avant et en haut

jusqu'à la partie moyenne du muscle. Il suit de là que la tête d
bridée, en bas, par le tendon de la longue portion du triceps, d
nière qu'elle est bridée, en haut, par le tendon de la longue por
Les fibres charnues naissent entre ces deux aponévroses et form
aplati d'avant en arrière, qui se contourne immédiatement su
telle façon que sa face antérieure devient postérieure, et réc
résulte de cette espèce de torsion que l'aponévrose la plus forte, q
antérieure, se trouve occuper ensuite la face postérieure du mu

Torsion du faisceau charnu.

(*) D, deltoïde. — *Al*, longue portion du triceps. — *Al'*, arcade fibreuse qui unit l
cette longue portion au tendon du grand dorsal, *Ld*, en passant par dessus le grand r
rond. — BC, court chef du biceps et coraco-brachial. — *Pmj*, grand pectoral.

évroses, nées surtout de la face antérieure et des bords de l'apo-
e postérieure, les fi-
se portent en bas et
nt, pour s'insérer, quel-
la face antérieure, le
mbre à la face posté-
ponévrose de terminai-
verrons se continuer,
externe, avec l'aponé-
aison du vaste externe
aponévrose terminale
rtion se ramasse bien-
me, devient extrême-
se replie en un demi-
térieur duquel se ter-
bres charnues, et va
une grosse masse fi-
u bec ou à l'extrémité
mais à la partie la plus
cette apophyse, en
portion interne du
en s'unissant intime-
évrose postérieure du
Une bourse séreuse est
e ce tendon et l'olé-

Aponévrose olécrânienne.

humérales de la por-
de la portion interne
partagent, pour ainsi
ostérieure de l'humé-
a longue portion est
étrangère.
ns humérales de la
que nous appellerons,
aste externe du triceps
n extendentium secun-
sté externe, Winslow,
ont lieu en partie di-
rtie par des faisceaux
et sont bornées su-
r une ligne rugueuse,
hez les individus vi-
ment étendue de la
de la tête de l'hu-
externe du corps de

Insertion humérale du vaste externe.

Fig. 472.

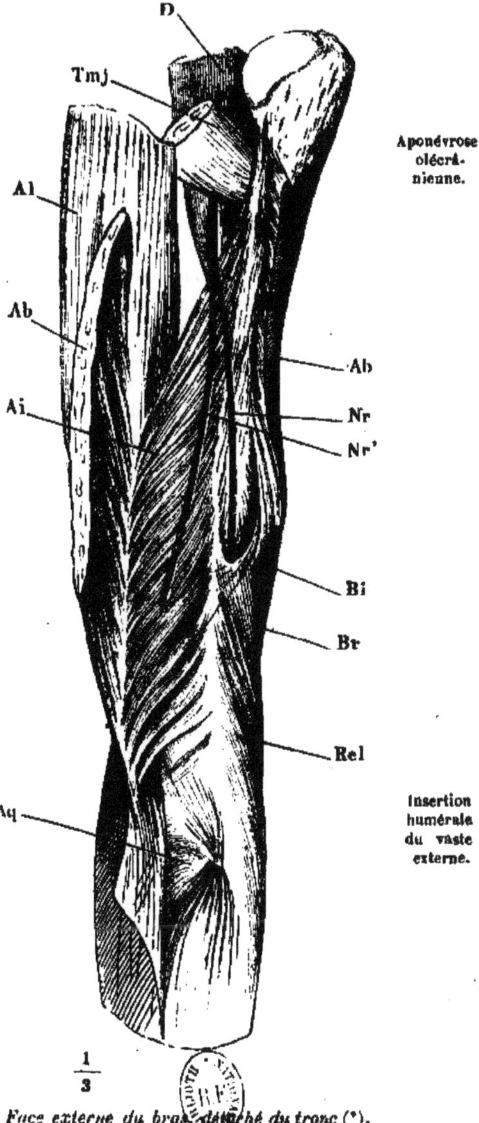

Face externe du bras, détaché du tronc (*).

(*) ...j. grand rond. — *Al*, longue portion du biceps. — *Ab*, *Ab*, vaste externe, divisé ... renversé des deux côtés. — *Ai*, vaste interne. — *Nr*, nerf radial. — *Nr'*, branche ... *Bi*, brachial antérieur. — *Br*, long supinateur. — *Rel*, premier radial externe.

Direction.

cet os. Les fibres charnues se portent de haut en bas et de deho confondent en partie avec la portion externe du triceps, et vie presque toutes, les unes, à la face antérieure de l'aponévrose longue portion, les autres, à la face antérieure et au bord exte

Insertion olécrânienne.

vrose très-large et très-forte, qui règne sur la face postérieure d dernière aponévrose s'unit par son bord interne avec l'aponév portion, se plisse et reçoit les fibres musculaires jusqu'à son lécrâne. Les fibres charnues les plus inférieures du vaste exte et horizontales, semblent continuées par le muscle anconé.

Vaste interne.

La *portion interne* du triceps (*tertius cubitum extendentium*, Vésal Winslow, A*t*), et que nous désignerons sous le nom de *vaste* *brachial*, pourrait être appelée *portion profonde et interne* de ce même que le vaste interne du triceps fémoral, elle est recou totalité par les deux portions précédentes; elle est aussi la la moins volumineuse (*brevis*, Riolan). Ses insertions humérales directement, en partie par des faisceaux aponévrotiques. De là tent dans diverses directions : 1° les unes, *externes*, marchent

Direction : 1° Des fibres externes; 2° Des fibres internes.

dans, et vont se rendre, quelques-unes à la face antérieure d vaste externe, qui les cache, le plus grand nombre directem au-devant de l'insertion des autres portions; 2° les autres, inte en bas et en dehors et se terminent, quelques-unes au bord int antérieure du tendon de la longue portion, le plus grand nom à l'olécrâne, en dedans de cette longue portion. Les fibres int

Insertion olécrânienne.

férieures sont presque horizontales. Quelques-uns des faisceaux se détachent ordinairement du corps du muscle, pour aller s'ins synoviale de l'articulation du coude.

Rapports superficiels.

b. Rapports. Recouvert dans presque toute son étendue par l chiale, qui le sépare de la peau, à travers laquelle il se dessine triceps brachial recouvre la face postérieure de l'humérus, la p

Profonds.

de l'articulation du coude, le nerf radial et l'artère huméral séparé des muscles de la région antérieure du bras par les ap

Rapports de la longue portion.

musculaires externe et interne. Sa longue portion, ou portio en rapport avec le deltoïde et le petit rond, qui sont en arriè pulaire, le grand rond et le grand dorsal, qui sont en avant. Un unit cette longue portion au tendon du grand dorsal, en pass grand rond.

Extenseur de l'avant-bras sur le bras.

c. Action. Le triceps *étend* l'avant-bras sur le bras; mais, po portion agisse efficacement, il faut que l'omoplate soit fixée pa La puissance d'action de ce muscle est bien moindre que ne l'i lume et la multiplicité de ses fibres, vu le désavantage de so

Utilité de l'insertion à la partie la plus postérieure de l'olécrâne.

rieure, à côté du point d'appui. Il est vrai qu'ici, comme au t nature a, autant que possible, contre-balancé cet inconvénie muscle, non pas au bec ou au sommet de l'olécrâne, mais à postérieure de cette éminence. On trouve même, avons-no bourse séreuse entre ce tendon et la portion de l'olécrâne à l tigu. Il semble, au premier abord, que le *moment* de l'action

Ce muscle n'a pas de moment.

dans la demi-flexion; mais, avec un peu d'attention, il sera de même que le triceps fémoral, ce muscle n'a pas de mom parler; que l'olécrâne, qu'on peut considérer comme le te oujours dans les mêmes rapports avec le cubitus, quelle que soit l'avant-bras. Aussi remarquez que, dans la demi-flexion, ce muscle ucoup près, autant d'énergie que dans l'extension, parce que, dans s, il est en opposition avec les muscles fléchisseurs, qui, dans cette èrent d'une manière extrêmement favorable; tandis que, l'avant-un angle obtus avec le bras, le muscle extenseur devient prédomi-é, la prédominance des muscles extenseurs sur les fléchisseurs est rquée qu'à la cuisse; et, à supposer que les extenseurs l'emportent insèque, ils le cèdent en force efficace, attendu que l'insertion des fait d'une manière plus favorable, tant par leur éloignement du que par leur direction plus voisine de la perpendiculaire. Ainsi, édomine évidemment à l'articulation du coude, tandis qu'à l'arti-enou, c'est l'extension. Il devait en être ainsi; car, aux extrémités la flexion du coude est le mouvement de l'attraction, de la préhen-qu'aux extrémités inférieures, l'extension du genou est le mouve-ation, de la progression, de la course et du saut (1). — La flexion prédomine sur l'extension au coude.

ion scapulaire, le triceps brachial devient adducteur du bras, qu'il en arrière. Le tendon d'origine de cette portion scapulaire, parti-le bord externe de ce tendon, qui est épais et comme arqué pour se tête de l'humérus, forme au-dessous de la cavité glénoïde une ient l'humérus dans le mouvement d'abduction et s'oppose à son mais comme la cavité glénoïde est déjetée en avant et comme, extrémité inférieure est située à peu près à la réunion des deux rs avec le tiers postérieur de cette cavité, il s'ensuit que le tendon portion du triceps s'oppose efficacement au déplacement de l'hu-ière, mais ne s'oppose point à son déplacement en avant. — Le tendon de la longue portion s'oppose au déplacement en arrière.

uelquefois qu'il y a échange de point fixe entre l'extrémité supérieure inférieure du triceps : alors le triceps devient extenseur du bras ras.

C. — APONÉVROSE BRACHIALE.

e *brachiale* naît, en haut, de la clavicule, de l'acromion et de l'épine , et se continue avec l'aponévrose sous-épineuse; en dedans, elle ons du grand pectoral et du grand dorsal, et dans leur intervalle, laire du creux de l'aisselle. Elle enveloppe le bras et se termine rticulation du coude, où elle se continue avec l'aponévrose anti-se fixant aux diverses éminences osseuses que présente cette — Son origine. — Sa terminaison.

rficielle est séparée de la peau par des veines et des nerfs, qui, après l'aponévrose brachiale, reçoivent d'elle des gaines plus ou moins peut admettre un fascia superficialis, qui sépare ces vaisseaux de — Rapports superficiels.

onde fournit des cloisons qui divisent sa cavité en un certain nom-destinées à isoler les différents muscles. — Rapports de la face profonde.

e admet la possibilité de la rupture de l'olécrâne, à son point de jonction coronoïde, dans une extension brusque de l'avant-bras, rupture qui répond ule ou de son ligament.

Fig. 473.

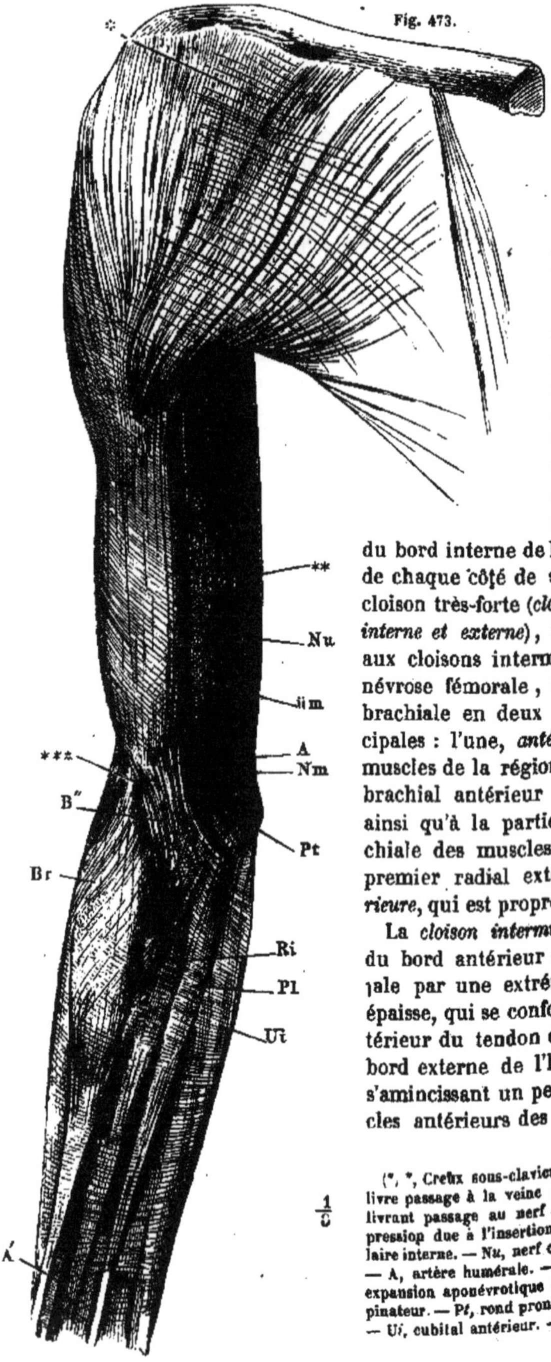

Aponévroses du bras et de l'avant-bras; face antérieure (*).

L'a[illegible] chiale[illegible] ment[illegible] muscl[illegible] tient,[illegible] leur[illegible] et n[illegible] serrée[illegible] à leu[illegible] Très-m[illegible] nière [illegible] offre [illegible] plus [illegible] côté [illegible] que [illegible] flexion[illegible] un pe[illegible] en de[illegible] du b[illegible]

Épaisseur.

du bord interne de l'hum[illegible] de chaque côté de sa fac[illegible] cloison très-forte (*cloisons* [illegible] *interne et externe*), tout [illegible] aux cloisons intermuscula[illegible] névrose fémorale, et div[illegible] brachiale en deux grand[illegible] cipales : l'une, *antérieure*, [illegible] muscles de la région ant[illegible] brachial antérieur et co[illegible] ainsi qu'à la partie supé[illegible] chiale des muscles long [illegible] premier radial externe; [illegible] *rieure*, qui est propre au t[illegible]

Cloisons intermusculaires.

Grande gaine antérieure.

Postérieure.

Disposition de la cloison intermusculaire externe.

La *cloison intermusculair*[illegible] du bord antérieur de la [illegible]]ale par une extrémité [illegible] épaisse, qui se confond a[illegible] térieur du tendon du del[illegible] bord externe de l'humér[illegible] s'amincissant un peu et [illegible] cles antérieurs des musc[illegible]

(*, *, Creux sous-claviculaire. — [illegible] livre passage à la veine basilique[illegible] livrant passage au nerf cutané [illegible] pression due à l'insertion de la [illegible] laire interne. — Nu, nerf cubital. [illegible] — A, artère humérale. — A', [illegible] expansion aponévrotique du bi[illegible] pinateur. — Pt, rond pronateur[illegible] — Ui, cubital antérieur. — Bi, [illegible]

lière-
ps du
rieur,
inser-
st aux
s cloi-
obli-
ersée
radial
e hu-
nde,
ieurs
d'a-
ment
s gai-
erf et
e éta-
une large communication
e antérieure et la gaine
es muscles du bras.
termusculaire interne (iim),
plus épaisse que l'externe,
comme elle, naît du bord
e la coulisse bicipitale,
grand rond, se continue
don du coraco-brachial,
angle très-aigu, et avec
unit et se confond en par-
ord interne de l'humérus,
dhère fortement, et se
ubérosité interne de cet

utre cloison sont formées
et des bandelettes qui se
ccessivement des bords
s de l'humérus, et don-
x muscles brachial an-
ant, et triceps, en arrière.
ital, antérieur à cette
a partie supérieure, la
te accolé contre sa face
passant dans l'intervalle
du triceps.

Disposition de la cloison intermusculaire interne.

Direction des fibres qui constituent l'une et l'autre cloison.

Fig. 474.

1/3

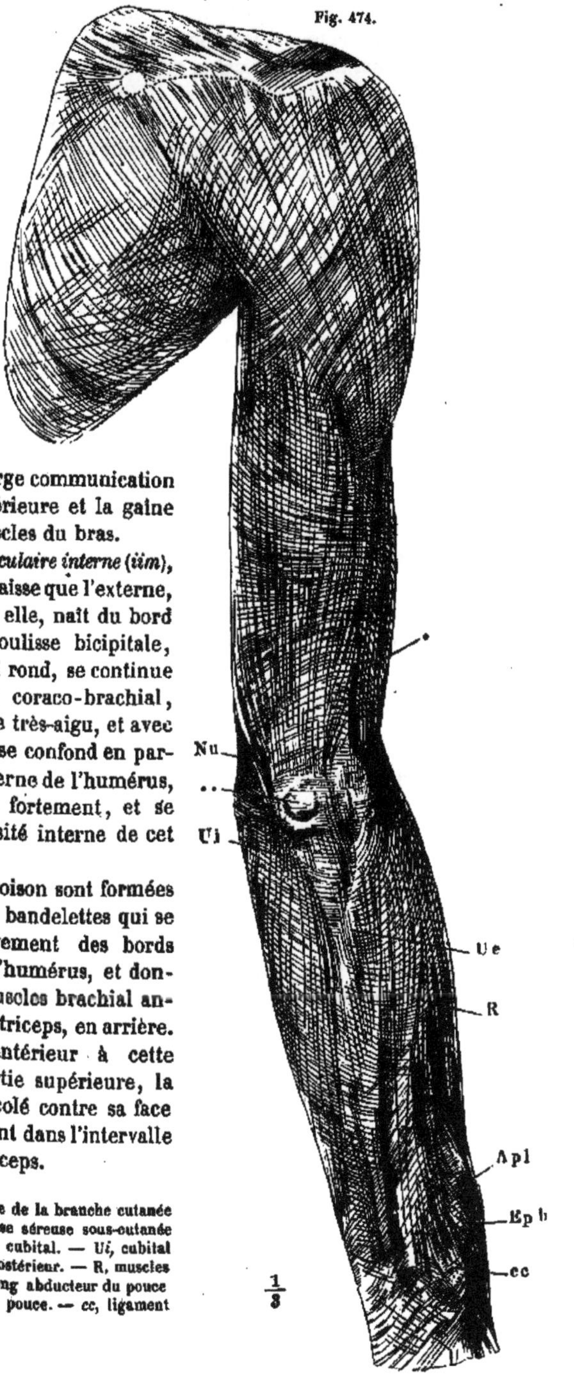

Aponévroses du bras et de l'avant-bras; face postérieure (*).

(*) ... sortie de la branche cutanée ... bourse séreuse sous-cutanée ... nerf cubital. — *Ui*, cubital ... bital postérieur. — R, muscles ... *Apl*, long abducteur du pouce ... eur du pouce. — *cc*, ligament ...

Gaînes propres des muscles. De ces deux grandes gaînes partent les gaînes des muscles : 1°
deltoïde, qui a sa gaîne propre ; 2° une lame aponévrotique min
grande partie par des fibres verticales, qui va s'épanouissant de
vient une des origines de l'aponévrose antibrachiale, et sépa
brachial antérieur ; 3° les vaisseaux brachiaux et le nerf médian
particulière, qui reçoit, en haut, la veine basilique et les nerfs
Canal brachial. interne : c'est le *canal brachial*, analogue du canal fémoral,
communication entre le tissu cellulaire du creux de l'aisselle
laire du pli du coude ; 4° une lame aponévrotique sépare, dans
rieure, la longue portion du triceps des autres portions de ce m
du coraco-brachial se détache du bord interne du biceps.

Gaîne propre des veines superficielles. Nous devons considérer comme des dépendances de la gaîne br
veloppes particulières qu'elle fournit aux veines céphalique, basili
aux rameaux du nerf brachial cutané interne et aux rameaux
nerf musculo-cutané. Lorsqu'une artère ou veine sous-aponévro
venir sous-cutanée, presque toujours la perforation de l'aponév
arcade.

Nous cherchons vainement pour cette aponévrose un muscle
analogue au muscle du fascia lata ; le grand pectoral et le grand
deux lui fournissent une expansion, opèrent cette tension.

Direction des fibres. L'aponévrose brachiale est composée presque en totalité de fib
dont quelques-unes sont légèrement contournées en spirale ;
coupées perpendiculairement par quelques fibres verticales, qui
planter sur l'aponévrose antibrachiale.

§ 3. — MUSCLES DE L'AVANT-BRAS.

Les muscles de l'avant-bras se divisent en muscles de la région
muscles de la région externe et muscles de la région postérieure.

A. — Muscles de la région antérieure.

Quatre plans musculaires. Ces muscles forment quatre couches ou plans bien distincts :
est constitué par le rond pronateur, le radial antérieur, le palm
cubital antérieur ; le deuxième plan, par le fléchisseur superfici
sublime ; le troisième plan, par le fléchisseur profond des doigts
chisseur propre du pouce ; le quatrième plan, par le carré pron

1. — ROND PRONATEUR.

Préparation. Ce muscle est à découvert lorsqu'on a enlevé la portion
rieure de l'aponévrose antibrachiale. Il importe d'étudier avec beauco
insertions supérieures.

Situation. Figure. Le rond pronateur (*pronator radii teres, rotundus*, Pt), le plus
muscles de la région interne et antérieure de l'avant-bras,
(*grand pronateur*, Bichat) et forme sous la peau la saillie obliq
dedans le pli du coude.

a. Insertions. Il s'insère, *d'une part*, à la tubérosité interne *autre part*, à la portion moyenne du radius (*épitroch'o-radial*, ...

Insertions fixes. Humérales.

...*s humérales* ont lieu : 1° à la portion inférieure du bord interne ...; 2° à la face antérieure de la tubérosité interne du même os ; 3° à ...se intermusculaire considérable, qui le sépare du grand palmaire ...ur sublime ; 4° à l'apophyse coronoïde du cubitus, immédiatement ... brachial antérieur, par ...aponévrotique et charnu ...e du muscle par le nerf ...

Coronoïdiennes.

Direction en spirale.

...es diverses insertions, ...arnues se portent obli...s et en dehors (*prona*... Winslow), autour d'un ... qui apparait d'abord ...térieure du muscle, ... plan antérieur et le ...du radius, et s'insère à ...enne de ce dernier. Il ...e le rond pronateur ...irale, autour du radius ; ...ulement est beaucoup ...t que celui du court ...insertion radiale de ce ...s-variable quant à la hauteur, et ces variations portent sur toute ...u tiers moyen de l'os.

Fig. 475.

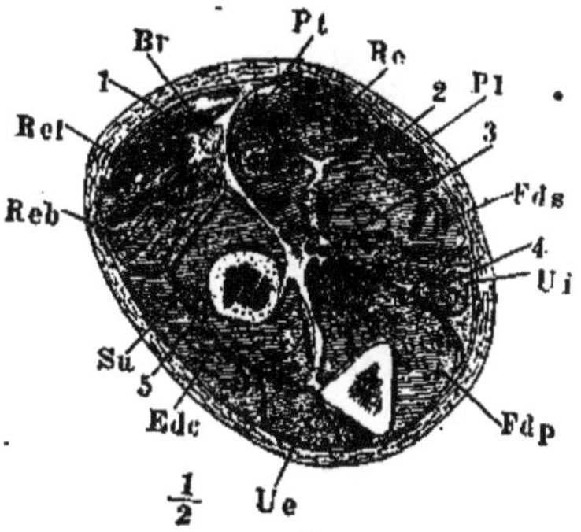

Section horizontale de l'avant-bras, un peu au-dessous de l'articulation du coude (*).

Insertion radiale, variable quant à la hauteur.

Rapports.

... Recouvert par l'aponévrose antibrachiale, par le long supinateur ...externes, par l'artère radiale et le nerf radial, le rond pronateur ...achial antérieur, le fléchisseur superficiel, le nerf médian, qui l'a ...nd, et l'artère cubitale.

Il est pronateur.

...on action, relativement à la pronation, est d'autant plus énergique ...tion est plus considérable, parce qu'alors son enroulement autour ...bien plus prononcé. Je ferai remarquer qu'à raison de son obli...e s'insère au radius sous un angle de 45° ; que conséquemment ...sa puissance est assez favorable, d'autant plus favorable que l'in...ure est plus élevée, en sorte qu'il doit exister, sous ce rapport, ...érences entre les divers individus. Lorsque la pronation est portée ...possible, le rond pronateur fléchit l'avant-bras sur le bras.

Disposition favorable à la puissance.

Il fléchit l'avant-bras sur le bras.

2. — RADIAL ANTÉRIEUR OU GRAND PALMAIRE.

...Il suffit de diviser et de renverser en la disséquant la partie antérieure de ...ibrachiale pour mettre à découvert ce muscle, qui s'attache à la tubérosité ...mérus, et que l'on reconnaîtra à la description suivante.

Situation.

...rieur (*grand palmaire*, Bichat, R*r*), situé immédiatement en dedans ...

(*) ...nateur. — *Re*, radial antérieur. — *Pl*, palmaire grêle. — *Ui*, cubital antérieur. — ...perficiel des doigts. — *Fdp*, fléchisseur profond des doigts. — *Br*, long supinateur. ...dial externe. — *Reb*, second radial externe. — *Su*, court supinateur. — *Edc*, exten...doigts. — *Ue*, cubital postérieur. — 1, branche superficielle du nerf radial. — 2, nerf ...seaux et nerf interosseux. — 4, nerf cubital. — 5, branche profonde du nerf radial.

du rond pronateur, le plus superficiel de tous les muscles de c

Fig. 478.

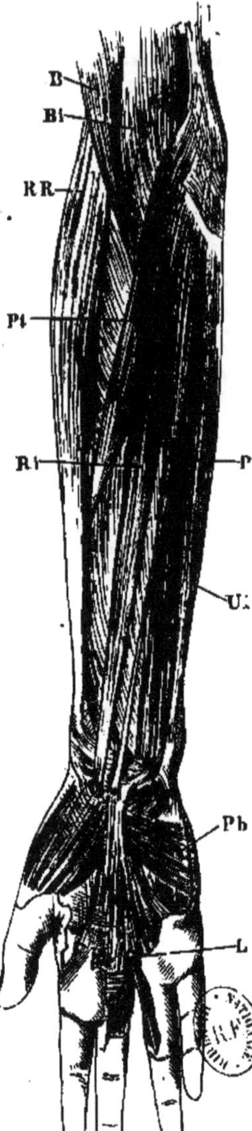

Muscles de l'avant-bras. Couche superficielle (*).

(*) Ri, radial antérieur. — Pl, palmaire grêle. — B, biceps. — Bi, brachial an cles radiaux externes. — Pt, rond pronateur. — Ui, cubital antérieur. — P L, lombrical.

son tendon, est allongé, aplati d' rière.

Insertions.

a. Insertions. Il s'insère, *d'une p* inférieure du bord interne de la tubérosité interne du même au-devant de l'extrémité supérieu métacarpien (*épitrochlo-métacarp*

Insertions à l'épitrochlée par un tendon commun.

Les insertions à l'épitrochlée ont tendon qui lui est commun avec le teur, le palmaire grêle, le fléchiss et le cubital antérieur ; de ce te se détache une espèce de pyram tique, de la surface interne de sent les fibres charnues du radi Celles-ci constituent un corps de à son origine, qui va grossissant, ensuite progressivement et se term faces et aux bords d'un tendon don, qui forme les deux tiers muscle, se dirige obliquement dehors et de haut en bas, jusqu scaphoïde ; là, il pénètre dans que lui fournissent le scaphoïde

Longueur et réflexion du tendon inférieur.

se réfléchit de dehors en dedans cette gouttière oblique et vient s'élargissant, au deuxième méta

Son insertion au deuxième métacarpien.

embrasse, en avant, l'extrémité en envoyant une expansion trapèze, quelquefois aussi au carpien.

Rapports.

b. Rapports. Recouvert, comm nateur, par l'aponévrose antibra peau, à travers laquelle son ten d'une manière très-prononcée, rieur répond, en arrière, au fléch ficiel, au tendon du fléchisseur pr qu'il croise à angle aigu et qu' bas, à l'articulation radio-carpien

Gaine tendineuse pourvue d'une synoviale.

tendineuse très-forte, cachée par court abducteur et opposant du vertit en canal la gouttière que tendon le scaphoïde et le trapè très-prononcée favorise le gliss don. Son rapport le plus impor

Rapports avec l'artère radiale.

qu'offre le bord externe de son

...ie ; la position superficielle de ce tendon s'oppose à ce qu'on ...ère pendant la contraction du muscle.

Le radial antérieur fléchit la deuxième rangée du carpe sur la pre- ...le-ci sur l'avant-bras : il est donc *fléchisseur* de la main sur l'avant- ...s, à raison de sa réflexion, il est *pronateur*, mode d'action qui ... échappé à Winslow. Son obliquité en bas et en dehors explique ...incline la main sur le bord radial de l'avant-bras, et à ce point de vue, ...ur ; enfin, il est *fléchisseur* de l'avant-bras sur le bras.

Fléchisseur de la main. Pronateur. Abducteur.

3. — PALMAIRE GRÊLE.

...e petit muscle soit plutôt *tenseur de l'aponévrose palmaire* moyenne ...eur de la main sur l'avant-bras, je crois devoir le décrire ici à côté ...térieur ou grand palmaire, en dedans duquel il est situé. C'est un ...rnu fusiforme, très-grêle, de 10 centimètres de longueur, auquel ...tendon très-long.

...s. Il naît de la tubérosité interne (épitrochlée) de l'humérus, en ...and palmaire, et d'un petit cône aponévrotique qui l'isole de ce mus- ...hisseur superficiel et du cubital antérieur. Les fibres charnues se ...tour d'un petit tendon aplati, qui forme les deux tiers inférieurs du ...r le nom de *long palmaire* (Albinus, Pl), petit tendon qui se dirige ...nt en bas et un peu en dehors, pour se terminer, en s'épanouissant, ...u ligament annulaire antérieur du carpe et se continuer avec l'a- ...palmaire (*épitrochlo-palmaire*, Chauss.).

Insertions à l'épitrochlée. Direction. Longueur du tendon. Insertions à l'aponévrose palmaire.

...scle ne présente plus de variétés que le petit palmaire, qui manque ...nt le corps charnu, quelquefois très-long et assez volumineux, ...lus ordinairement la partie supérieure du muscle, d'autres fois sa ...ne et, dans quelques cas plus rares encore, sa partie inférieure (1).

Variétés.

...s. Le palmaire grêle faisant partie de la couche superficielle des ...a région antérieure de l'avant-bras, ses connexions sont les mêmes ...u radial antérieur ; son tendon est extrêmement superficiel. Une ...te isole ce petit muscle des muscles voisins.

Rapports.

...Il est le *tenseur de l'aponévrose palmaire*. Ce premier effet produit, il ...n sur l'avant-bras. D'après Winslow, il serait l'auxiliaire du radial ...ur la pronation.

Action.

4. — CUBITAL ANTÉRIEUR.

... Enlevez le feuillet superficiel de l'aponévrose antibrachiale qui revêt le ...e l'avant-bras. Ayez soin, de même que dans la préparation de tous les ...ant-bras, de vous arrêter aux limites de l'adhérence intime de cette apo- ...res charnues.

... antérieur est le plus interne des muscles de la couche superficielle

...y m'a montré un petit palmaire dont le faisceau charnu occupait la partie ...'avant-bras. Ce corps charnu, remarquable par son volume, soulevait l'apo- ...chiale, de manière à faire une saillie que quelques personnes avaient re- ...le résultat d'un état morbide ; on avait même spécifié un névrôme du nerf

de la région antibrachiale antérieure (*ulnaris internus*, Alb., Ui; [illegible] Winslow).

Fig. 477.

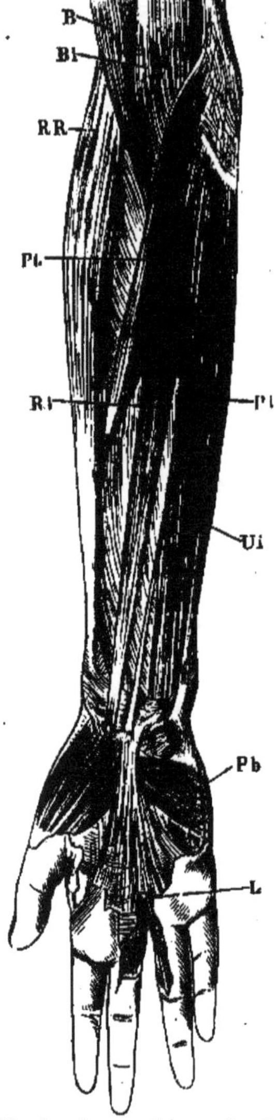

Muscles de l'avant-bras. Couche superficielle (*).

(*) Ui, cubital antérieur. — B, biceps. — [illegible] rieur. — R,R, muscles radiaux externes. — [illegible] — Ri, radial antérieur. — Pl, palmaire grêle [illegible] cutané. — L, lombrical.

Insertions. Humérale, olécrânienne. Coronoïdienne.

a. Insertions. Il s'insère, *d'une* [illegible] bérosité interne de l'humérus; 2° [illegible] terne de l'apophyse olécrânienne, [illegible] tion qui forme une arcade sous laq[uelle] [illegible] nerf cubital; 3° quelquefois un pe[illegible] coronoïde du cubitus; 4° par l'int[illegible] l'aponévrose antibrachiale, à la [illegible] rieure de la crête du cubitus; 5° [illegible] vrose qui le sépare du fléchiss[eur] [illegible] *d'autre part*, à l'os pisiforme (c[illegible] Chauss.). L'insertion à la crête cu[illegible]

A la crête du cubitus.

marquable : pour cette insertion, [illegible] antibrachiale, épaissie et devenu[illegible] d'insertion, se divise en deux f[illegible] profond, très-ténu, l'autre superfici[illegible] dans l'intervalle desquels naiss[ent] [illegible] charnues. Celles-ci se rendent au[illegible] bords d'un tendon très-fort, qui p[illegible] sur le bord antérieur du muscle, [illegible] recevoir les fibres charnues par so[illegible] rieur jusqu'à son insertion à l'os pi[illegible]

Mode d'insertion à l'os pisiforme et, par l'os pisiforme, au cinquième métacarpien.

insertion à l'os pisiforme, comme d[illegible] des muscles triceps à la rotule et [illegible] se fait à la partie la plus antérieu[illegible] se continue avec le ligament verti[illegible] de l'articulation du pisiforme avec le [illegible] en sorte que le cubital antérieur p[illegible] sidéré comme s'insérant au cinqui[ème] [illegible] pien (1).

Rapports.

b. Rapports. Recouvert par l'apo[névrose] [illegible] brachiale, qui lui est intimement [illegible] bonne portion de son étendue, le [illegible] rieur recouvre l'artère cubitale, le [illegible] les muscles fléchisseur superficiel, [illegible] profond et carré pronateur. De [illegible] ports, le plus important est celui [illegible] avec l'artère cubitale; d'abord placé [illegible] de lui, cette artère longe ensuite le [illegible] de son tendon, dont la saillie la pro[illegible] dirige l'opérateur dans la ligature [illegible]

(1) Le pisiforme, en effet, représente assez bien une espèce de rotule, [illegible] développé sur le trajet du tendon du cubital antérieur, de la même manière [illegible] sur le trajet du triceps fémoral.

...utume d'appeler ce muscle, sous le point de vue de l'anatomie ... *muscle satellite de l'artère cubitale.* — **Rapports avec l'artère cubitale.**

...elativement à son action, le cubital antérieur se comporte comme ...non à l'os pisiforme, ...émité supérieure du ...étacarpien. La pré...isiforme a ce grand ...elle permet au tendon ...au cinquième méta...un angle de 45 degrés ...lieu d'être parallèle ...doit mouvoir. Le cu...eur *fléchit* la deuxième ...rpe sur la première, ...l'avant-bras ; il in...e temps la main sur ...l. Il est donc *fléchis...seur* de la main sur ...Le *moment* de l'action ..., de même que celui ...écédent, est dans la demi-flexion de la main sur l'avant-bras. Le ...eur, comme d'ailleurs tous les muscles qui s'insèrent à la tubé...e de l'humérus, concourt activement à la flexion de l'avant-bras — **Action.**

Fig. 478.

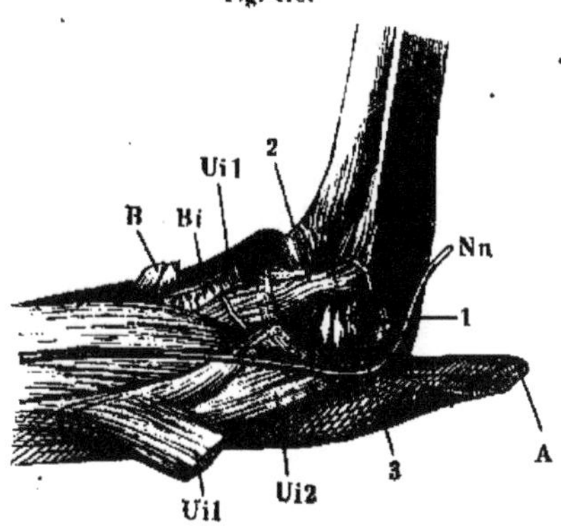

Face interne de l'articulation huméro-cubitale (*).

5. — FLÉCHISSEUR SUPERFICIEL OU SUBLIME.

...Ce muscle sera préparé dans sa portion antibrachiale lorsque vous aurez ..., à leur partie moyenne, et renversé les muscles rond pronateur, radial ...lmaire grêle, qui forment au-devant de lui une couche superficielle. Avec ...vous pourrez isoler complétement l'insertion supérieure de ce muscle jus...ité interne de l'humérus. Prenez garde, en enlevant le rond pronateur, de ...tions radiales du fléchisseur sublime, qui forment une languette très-mince ...ai.

...n de la portion palmaire et digitale de ce muscle lui est commune avec ...seur profond. Coupez verticalement le ligament annulaire antérieur du ... l'aponévrose palmaire ; étudiez la disposition que celle-ci présente au ... des os métacarpiens ; étudiez aussi les rapports des tendons du fléchisseur ...échisseur profond à la paume de la main. Disséquez ensuite les gaines ...vous diviserez afin de voir la manière si curieuse dont se bifurquent et se ...tendons du fléchisseur sublime pour maintenir les tendons correspondants

...r *digital superficiel* ou *sublime* (Fds), large, aplati, épais, divisé en ...s inférieurement, forme à lui seul la seconde couche des muscles ...térieure de l'avant-bras. — **Figure.**

... Il s'insère, *d'une part*, 1° à l'épitrochlée ; 2° à l'apophyse coro- — **Quadrifide inférieurement.**

...antérieur, divisé près de son insertion à l'épitrochlée et écarté. — Ui2, chef cubital du ..., tendon du triceps. — Bi, tendon du brachial antérieur. — B, tendon du biceps. — ... 1, ligament huméro-olécrânien. — 2, ligament huméro-coronoïdien. — 3, fibres qui ... à l'apophyse coronoïde.

noïde du cubitus; 3° au bord antérieur du radius; *d'autre part*... phalange des quatre derniers doigts (*épitrochlo-phalanginien commun*...

Insertions : Épitrochléenne ; Cubitale ; Radiale.

Son insertion à l'épitrochlée a lieu par le tendon commun aux... couche superficielle. Son insertion cubitale a lieu à une émin... que présente, en avant, le ... l'apophyse coronoïde. Son ins... a lieu, dans l'espace de 5 c... viron et par des languettes ... à la portion supérieure obli... antérieur du radius, portion ... dirige en dedans, vers la tu... tale, et donne insertion, en h... supinateur, en bas, au fléchis... pouce, et dans l'interstice, ... sublime. Un grand nombre d... culaires naissent encore de ... aponévrotiques qui séparent ... sublime du cubital antérieur... muscles de la couche superfic... nateur, radial antérieur et p...

Fig. 479.

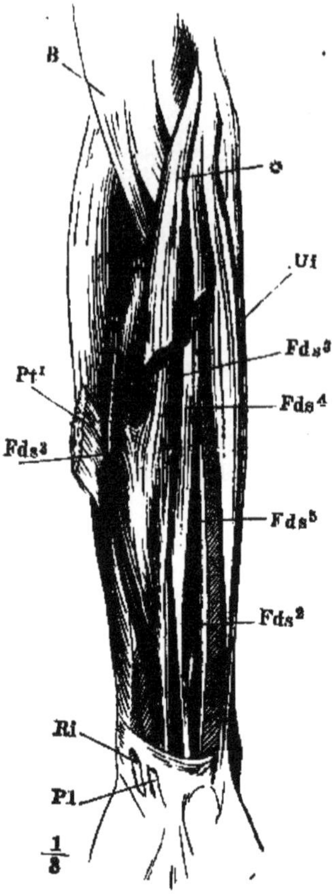

Muscles profonds de la région antérieure de l'avant-bras (*).

Direction verticale des fibres charnues. Division du muscle en quatre portions.

De ces diverses insertions, ... nues se portent verticalem... forment un corps charnu ... qui se divise presque immé... quatre portions, lesquelles, ... posées, se placent bientôt sur ... couches, savoir : une couche ... beaucoup plus considérable, ... divisions destinées au médi... laire (celle-ci moins forte que ... couche postérieure, formée p... du petit doigt et de l'index, et... tant que la moitié ou le tiers ... antérieure, qui est comme ... recevoir. Chaque division est ... pourvu de son tendon parti... duquel se rendent les fibres ... bord régulièrement, puis ... (demi-penniformes). Les deux ... térieures, moins complétem...

Chaque division est un petit muscle.

Passage des quatre tendons sous le ligament annulaire du carpe.

l'une de l'autre que les antérieures, présentent une disposition ... elles constituent, en général, deux petits muscles digastriques, ... un corps charnu succède un tendon aplati, lequel, en s'élargissant ... sance à un nouveau corps charnu. Les quatre tendons réunis, ... les fibres charnues, passent sous le ligament annulaire du carpe...

(*) Le rond pronateur, le radial antérieur et le palmaire grêle ont été excisés ... supérieure de ces muscles. — B, biceps. — *Ui*, cubital antérieur. — *Pt*[1], portion ... nateur, renversée en dehors. — *Fds*[2], *Fds*[3], *Fds*[4], *Fds*[5], divisions du fléchisseur superf... aux doigts correspondants. — *Ri*, *Pl*, tendons des muscles radial antérieur et palmaire ...

nerf médian, qui est placé en dehors et que l'on prend très-sou- tendon, et avec les tendons du fléchisseur profond des doigts et propre du pouce. Cet épais faisceau de tendons gagne la paume se comporte ainsi que je vais le dire, après avoir décrit le muscle profond, avec les tendons duquel les tendons du fléchisseur superfi- connexions intimes.

Recouvert par le rond pronateur, le radial antérieur, le palmaire bital antérieur et l'aponévrose antibrachiale, ce muscle recouvre le profond des doigts, dont il est séparé par le nerf et les vaisseaux cu- recouvre encore le nerf médian et le fléchisseur propre du pouce, oie ordinairement une languette tendineuse et charnue. **Rapports.**

6. — FLÉCHISSEUR PROFOND DES DOIGTS.

Ce muscle est entièrement préparé quand on a coupé en travers le fléchis- et le cubital antérieur.

profond des doigts (Fdp), ou *perforant*, situé au-dessous du fléchis- ciel, qu'il surpasse en volume, est divisé comme lui en quatre por- rement.

Il s'insère, *d'une part*, 1° aux trois quarts supérieurs de la face la face antérieure du cubitus ; 2° au côté interne de l'apophyse co- et os, dans un creux très-prononcé situé en arrière de l'éminence donne attache au ligament latéral interne de l'articulation du x deux tiers internes du ligament interosseux ; 4° à la portion antibrachiale qui revêt la face interne du cubitus ; 5° enfin, par res, au radius, en dedans et au-dessous de la tubérosité bicipitale ; , à la partie antérieure de la base des dernières phalanges des doigts (*cubito-phalangettien commun*, Chauss.). **Insertions cubitales ; Inter-osseuses ; Aponévro-tiques ; Radiales ; Phalangien-nes.**

charnues naissent directement des nombreuses insertions antibra- , elles se portent verticalement en bas ; les plus internes seules obliques en avant et en dehors. Il en résulte un faisceau qui va qui se divise bientôt en quatre portions d'inégal volume, dont stitue un muscle demi-penniforme. Ces quatre petits muscles, jux- minent par autant de tendons aplatis, qui règnent sur les deux de la face antérieure du muscle, et qui sont remarquables par en bandelettes intimement unies, d'un blanc nacré, parallèles et Ces quatre tendons, que les fibres charnues abandonnent à des erses, mais toujours au-dessus du ligament annulaire antérieur gagent sous ce ligament concurremment avec les tendons du flé- ime et du fléchisseur propre du pouce, et avec le nerf médian. Là, derrière les tendons du fléchisseur sublime, lesquels sont dispo- angs, ainsi que nous l'avons déjà dit. Quant à eux, ils sont tou- sés ; bien plus, ils sont unis entre eux au moyen d'un tissu cellu- de bandelettes tendineuses qu'ils s'envoient réciproquement. Le rtenant au doigt indicateur reste seul distinct : aussi les mouve- ent de ce doigt sont-ils presque aussi indépendants des autres doigts ements d'extension, pour lesquels nous le verrons recevoir un ulier. **Division en quatre faisceaux. Terminaison par quatre tendons. Juxtaposition et union de ces quatre tendons. Indépendance du tendon de l'index.**

Immédiatement au-dessous du ligament annulaire, ces tendons uns des autres. De leur côté, les tendons du fléchisseur sublime se placent au-devant des tendons correspondants du fléchiss gagnent avec eux les articulations métacarpo-phalangiennes. Là,

Réception des tendons dans les gaines digitales.

Fig. 480.

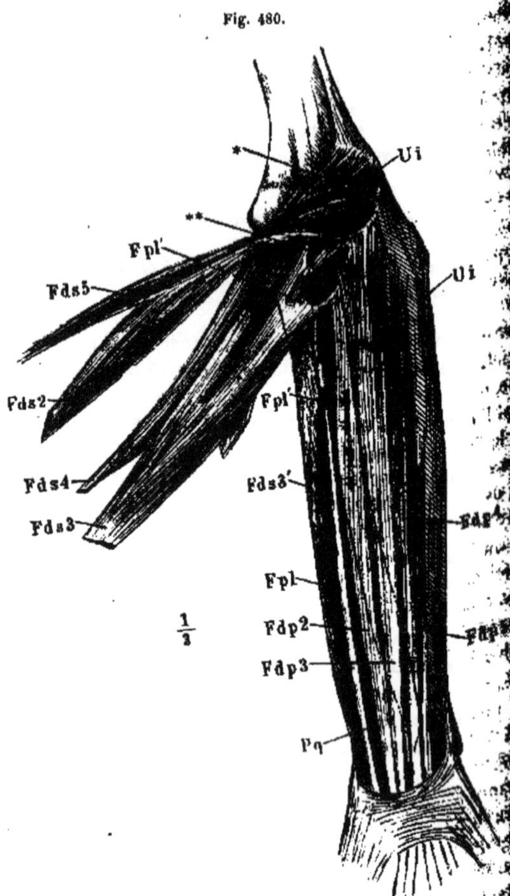

Muscles profonds de la région antérieure de l'avant-bras

d'abord dans une gaîne fibreuse très-solide, qui résulte de la névrose palmaire, puis dans une autre gaîne, qui convertit en tière antérieure des phalanges. Après avoir ouvert ces gaînes le tendon du fléchisseur sublime s'aplatir, se creuser en gouttière ler exactement sur le tendon du fléchisseur profond. Au niveau

Disposition en gouttière de chaque tendon du sublime.

(*) Les muscles superficiels (*, **) ont été coupés au niveau du poignet et renv huméral du cubital antérieur (Ui) a été divisé. — Fds^{2-5}, fléchisseur superficiel. profond. — *Fpl*, long fléchisseur du pouce. — *Fpl'*, faisceau du long fléchisseur du muscles superficiels. — P*q*, carré pronateur.

la première phalange, le tendon du sublime se bifurque, pour celui du fléchisseur profond, l'embrasse, le contourne en pas de postérieur, d'antérieur qu'il était d'abord. Puis les deux moitiés réunissent pour gouttière à con- cure, s'écartent et viennent s'in- deuxième pha- ords rugueux de qu'elle présente. fléchisseur pro- traire, traverse l'espèce de gaine le sublime, pour er à l'extrémité de la troisième Du reste, les ten- chisseur profond dans tout leur aces d'une divi- st qu'apparente. n de la disposi- dons des muscles sublime et pro- r rapport à l'au- appelé le su- *rforé*, et le pro- *forant*.

Bifurcation des tendons du fléchisseur superficiel.

Insertion de ces tendons à la seconde phalange.

Insertion du tendon à la troisième.

Fig. 481.

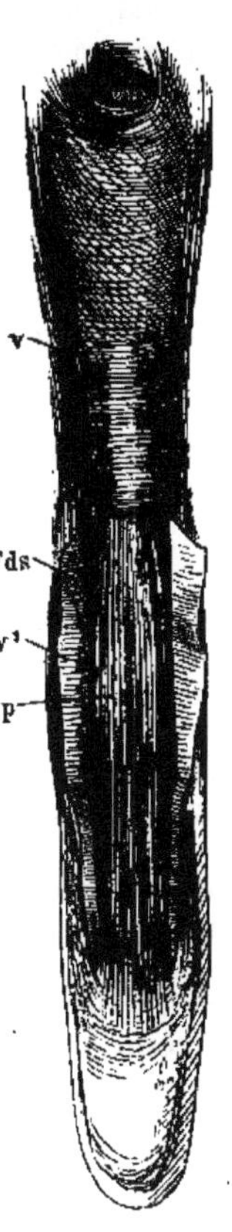

Face antérieure d'un doigt, avec les tendons du fléchisseur sublime (Fds) *et du fléchisseur profond* (Fdp) (*).

Fig. 482.

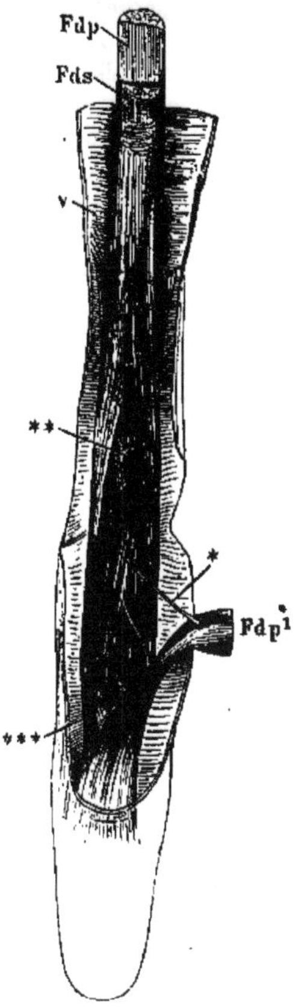

Même préparation, sur laquelle la gaine fibreuse a été ouverte dans toute sa longueur (**).

Rapports :

Ils doivent être l'avant-bras, à la la main et aux

A l'avant-bras ;

portion antibra- chisseur profond t par le fléchis- e, dont le sépare aponévrotique et par le nerf couvre le cubi- ent interosseux pronateur. En pond au cubital antérieur ; en dehors, au fléchisseur propre du côtoie dans toute sa longueur. Le nerf et les vaisseaux cubitaux,

(*) ...breuse, intacte au niveau de la première phalange (V), a été ouverte par une incision au niveau de la deuxième et de la troisième phalange (V¹), et ses lambeaux ont été renversés.

(**) ...On a excisé une portion du tendon du fléchisseur profond, dont l'extrémité inférieure ...versée, pour montrer les replis de la synoviale qui unissent les branches de bifurcation du ...eur sublime entre elles (**), et le tendon du fléchisseur profond à la seconde phalange (*) (***).

qui se trouvent d'abord placés entre le fléchisseur sublime et l ensuite du cubital antérieur.

A la paume de la main ; Dans sa *portion palmaire*, il est subjacent aux tendons du fléch et recouvre les muscles interosseux et adducteur du pouce. L naissent de ses tendons.

Aux doigts. Dans sa *portion digitale*, il répond, en arrière, aux gouttières aux articulations métacarpo-phalangiennes et phalangiennes, tendons du sublime et aux gaînes fibreuses des doigts.

Action. c. *Action du fléchisseur sublime et du fléchisseur profond.* Ces musc la troisième phalange sur la deuxième, celle-ci sur la premiè sur le métacarpien correspondant, et enfin la main sur l'avant-b seur sublime n'a aucune action sur les troisièmes phalanges. S la tubérosité interne de l'humérus lui permet d'agir sur l'avant-b courir à sa flexion sur le bras. Il est à peine besoin de dire que des tendons du sublime a pour but d'engaîner et de brider les te chisseur profond.

Le fléchisseur profond fléchit la troisième phalange sur la seco sur la première, la première sur le métacarpien correspondant, et sur l'avant-bras.

7. — LONG FLÉCHISSEUR DU POUCE.

Préparation. La même que celle du fléchisseur profond.

Situation. Le *long fléchisseur du pouce* (*Fpl*, *fig.* 480 et 483) est situé sur le le fléchisseur profond des doigts et en dehors de ce muscle, dont il

Figure. considéré comme une division ; il est volumineux (*grand fléchis* Bichat), long (*longissimus pollicis*, Cowp.) et penniforme.

Insertions. a. *Insertions.* Il s'insère, *d'une part*, 1° aux trois quarts supérieu 2° à la partie voisine du ligament interosseux ; 3° au bord antéri 4° il n'est pas rare de voir une languette, charnue à sa partie mo dineuse à ses extrémités, se détacher du fléchisseur sublime pou gine à ce muscle (*Fpl*, *fig.* 480) ; *d'autre part*, à l'extrémité sup dernière phalange du pouce (*radio-phalangettien du pouce*, Chauss

Direction. Nées directement des insertions antibrachiales, les fibres charn verticalement en bas et se rendent à la face postérieure et aux bo don aplati, qui continue en dehors la série des tendons du fléchi et qui, comme eux, est divisé en bandelettes. Le tendon du long pouce est accompagné par les fibres charnues jusqu'au niveau

Réflexion en dedans du trapèze. Rréception dans une gaine ostéo-fibreuse. annulaire antérieur du carpe ; il passe sous ce ligament, se réfléc du trapèze et se porte obliquement en dehors, le long du premier Arrivé à l'articulation métacarpo-phalangienne du pouce, ce ten dans une gaîne ostéo-fibreuse tout à fait semblable à celles des autres doigts et, comme eux, va s'insérer au-devant de l'extrémité la phalange unguéale de ce doigt.

Rapports. b. *Rapports.* Recouvert par le fléchisseur sublime, le radial ant supinateur et par l'artère radiale, le long fléchisseur du pouce re dius, le ligament interosseux, dont il est séparé par les vaisseau interosseux et, en bas, par le carré pronateur. Son tendon est le p

...ent sous le ligament annulaire antérieur du carpe, au sortir duquel ...ns une gouttière musculaire profonde, que lui forment les muscles ...e thénar ; puis il est reçu dans sa gaîne ostéo-fibreuse.

...e muscle est *fléchisseur de la dernière phalange* du pouce sur la pre- ...aximum de contraction, celle-ci est fléchie sur le premier méta- ...is ce dernier mouvement est très-limité et sans force. Jamais on ...e mouvement du premier métacarpien, quelque énergique que soit ...n du long fléchisseur (Duchenne). Pour déterminer son action ...re bien précise, il faut supposer la puissance musculaire concentrée ...réflexion du muscle sur le trapèze. D'après cela, il est aisé de ...rte les phalanges en dedans, en même temps qu'il les fléchit : c'est ...scle *opposant*. Action.

8. — CARRÉ PRONATEUR.

...Coupez en travers tous les tendons qui occupent la partie inférieure de la ...ure de l'avant-bras, et ce muscle sera préparé.

...uscle (*petit pronateur*, Bichat) est situé à la partie inférieure de la ...rieure de l'avant-bras, dont il ...seul la couche la plus profonde ; ...èrement quadrilatère (*pronator* ...iolan, *Pq*), beaucoup plus épais ...mblerait au premier abord. Situation. Figure.

Fig. 483.

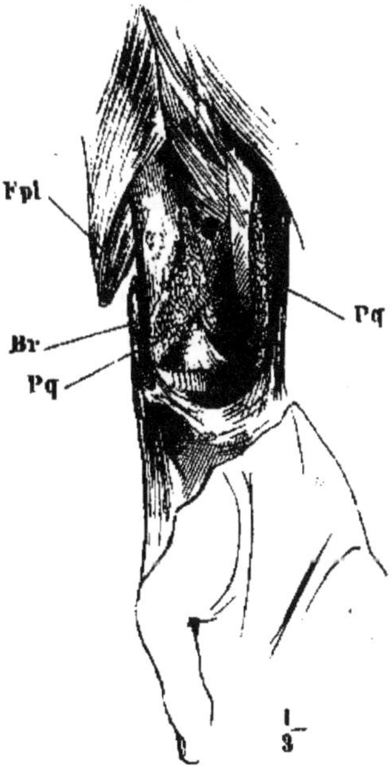

Insertions du carré pronateur (*).

...s. Il s'insère 1° au quart in... ...ord interne du cubitus, bord ...ns vu être fortement déjeté en ...rte qu'il y a enroulement du ...r du cubitus ; 2° à une lame ...e beaucoup plus épaisse en bas ...bliquement dirigée en haut et ...ui occupe le tiers interne du ...lequel elle se termine en se ...une manière très-élégante ; ...ncore à toute la portion de la ...e du cubitus, qu'il recouvre. Insertion cubitale. Aponévrose du carré pronateur.

...s se portent horizontalement ...*onateur transverse*, Winslow), ...longues qu'elles sont plus su... ...r s'insérer au quart infé... ...xterne, de la face antérieure ...erne du radius (*cubito-radial*, Direction, insertions radiales.

... Recouvert par le fléchisseur ...oigts, le grand fléchisseur du ...nd palmaire, le cubital antérieur et par les artères radiale et Rapports.

(*) ...ieure de l'avant-bras, face antérieure. On a enlevé les muscles fléchisseurs et le carré ...e détaché au niveau de ses insertions. — *Fpl*, long fléchisseur du pouce, divisé et ... — *Br*, tendon du long supinateur.

cubitale, ce muscle recouvre les deux os de l'avant-bras et le lig[illegible] osseux.

Action. Avantages de son enroulement pour la pronation

c. Action. Le carré pronateur tend à rapprocher les deux os de [illegible] mais comme il s'enroule autour du cubitus immobile, il fait tourn[illegible] ment le radius sur le cubitus : il est donc *pronateur.* Son action [illegible] plus énergique qu'il ne semblerait d'abord, à raison de l'épaisseur [illegible] dont les fibres charnues forment plusieurs couches et sont d'autant [illegible] qu'elles sont plus superficielles.

B. — Muscles de la région externe de l'avant-br[illegible]

Les muscles de cette région sont le long supinateur, les deux radi[illegible] et le court supinateur.

1. — LONG SUPINATEUR.

Préparation. La portion brachiale du long supinateur se trouve toute [illegible] dissection du brachial antérieur et du triceps brachial. La portion du long [illegible] répond à l'avant-bras, se prépare en enlevant l'aponévrose qui recouvre le [illegible] antérieur des muscles de cette région.

Situation.

Le plus superficiel des muscles de la région externe et antérieu[illegible] bras, le muscle improprement appelé *long supinateur* (car il n'est [illegible] pinateur) appartient à la fois au bras et à l'avant-bras (*brachio-ra*[illegible] Br), et forme en grande partie la saillie oblique qui circonscrit en [illegible] du coude. Ce muscle est long, aplati, charnu dans ses deux tie[illegible] tendineux dans son tiers inférieur ; je l'appellerai *huméro-styloïdi*[illegible]

Figure.

Insertion humérale. Radiale.

a. Insertions. Il s'insère, *d'une part,* au bord externe de l'humér[illegible] vrose intermusculaire externe du bras, dans une étendue qui vari[illegible] tiers inférieur de ce bord externe, étendue dont la limite supérie[illegible] minée par la gouttière destinée au nerf radial ; *d'autre part,* à la [illegible] physe styloïde du radius (*huméro-sus-radial,* Chaussier).

Il est aplati de dedans en dehors au bras, d'avant en arrière à l'avant-bras. Direction verticale. Terminaison.

Nées de l'humérus, les fibres charnues se portent en bas, en a[illegible] en dedans, pour former un corps charnu aplati *de dehors en de*[illegible] cole au brachial antérieur. Parvenu au niveau de l'extrémité infé[illegible] mérus, ce corps charnu s'aplatit *d'avant en arrière* et se dirige ver[illegible] bas ; d'abord épais, il s'élargit en s'amincissant, et ses fibres vienne[illegible] d'une manière successive à la face antérieure d'une aponévros[illegible] charnues abandonnent complétement au-dessus de la partie moy[illegible] bras ; cette aponévrose se rétrécit progressivement et constitue un [illegible] qui va s'insérer, en s'élargissant, à l'apophyse styloïde du radius.

Rapports superficiels. Profonds.

b. Rapports. Recouvert par l'aponévrose brachiale et antibrachi[illegible] au bras, dans la même gaine que le brachial antérieur, dont le [illegible] radial ; contenu, à l'avant-bras, dans une gaine particulière, le lo[illegible] répond, d'abord en dedans, puis en arrière, au brachial anté[illegible] ensuite au premier radial externe, au tendon du biceps, au co[illegible] au rond pronateur, au radial antérieur, au fléchisseur supérf[illegible] au long fléchisseur du pouce, à l'artère et aux veines radiales, et [illegible]

Rapports du bord interne. Du bord externe.

Son bord interne borne en dehors le pli du coude (*fig.* 477), [illegible] par l'artère radiale, qui se dégage au-dessous de lui. Son bord [illegible] radial externe par une ligne celluleuse, est côtoyé, en bas, par la ...sale du nerf radial, qui était d'a...ous lui. De tous ces rapports, le ...nt est celui que ce muscle affecte ...e radiale : le long supinateur peut ...comme le muscle satellite de cette ...ésigné sous le nom de *muscle de* ...ale.

C'est le muscle satellite de l'artère radiale.

Action.

On se demande pourquoi, par une ...ute particulière, le long supinateur ...styloïdien s'attache à l'extrémité ...u levier qu'il doit mouvoir; car, ...étant dirigé verticalement, son rôle ...é à la flexion de l'avant-bras sur le ...insertion inférieure du long supina...très-éloignée du point d'appui, ce ...e grande puissance d'action, malgré ...ge de son angle d'incidence.

1° Fléchisseur de l'avant-bras sur le bras.

...juger de l'action de ce muscle ...chisseur, il faut l'étudier lorsqu'il ...point d'insertion fixe à l'extrémité ...u radius ; par exemple, dans l'ac...le tronc à l'aide des mains fixées ...ou à une traverse de bois. On voit ...s charnu du long supinateur sou...t à la manière d'une corde forte...

...iences électro-physiologiques de ...établissent, non-seulement que ce ...pas supinateur, mais qu'il est un ..., c'est-à-dire qu'il tend à porter ...et la main dans la pronation, lors...acte pendant la supination.

2° Il n'est pas supinateur; il est plutôt légèrement pronateur.

... PREMIER RADIAL EXTERNE.

Ce muscle, ainsi que le second radial ...préparé lorsqu'on a mis à découvert ...eur, au-dessous duquel il est placé. On ...disséquer la partie inférieure de son ...upe le dos du poignet.

Situation.

...ou *long radial externe* (Rel), plus ...second radial externe, qui lui est ...ier, Albinus), est situé à la région ...stérieure de l'avant-bras, au-des-

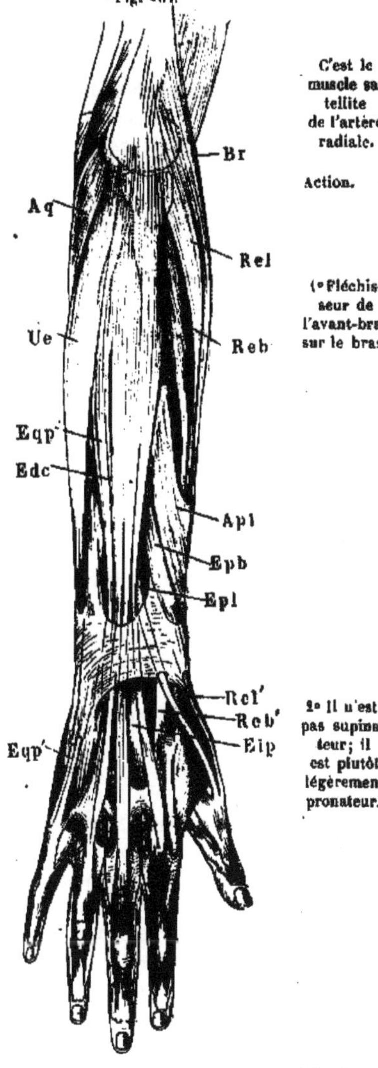

$\frac{1}{3}$.

Face postérieure de l'avant-bras et de la main (*).

Figure.

(*) ...inateur. — *Aq*, anconé. — *Rel*, premier radial externe. — *Reb*, second radial externe. ...ons de ces deux muscles. — *Ue*, cubital postérieur. — *Epq*, extenseur propre du petit ...ndon de ce muscle. — *Edc*, extenseur commun des doigts. — *Apl*, long abducteur du ..., court extenseur et long extenseur du pouce. — *E p*, tendon de l'extenseur propre de

sous du long supinateur, qu'il semble continuer par son inser... comme lui aplati de dedans en dehors au bras, et d'avant en arr... bras; il est charnu dans son tiers supérieur, tendineux dans ... inférieurs.

Insertion humérale. *a. Insertions.* Il s'insère, *d'une part*, à une empreinte rugueuse ... qui termine le bord externe de l'humérus, et à l'aponévrose inter... terne; 2° à la face antérieure du tendon commun d'origine des ... région postérieure de l'avant-bras; — *d'autre part*, en arrière ... supérieure du deuxième métacarpien (*huméro-sus métacarpien*, Ch...

Insertion métacarpienne. Nées directement des insertions humérales, les fibres charnues ... faisceau d'abord aplati d'un côté à l'autre et faisant suite au long ... dont il est quelquefois difficile de le séparer, puis aplati d'avant en ... ticalement dirigées, ces fibres se rendent à la face antérieure d'une ... qu'elles abandonnent au-dessous du tiers supérieur de l'avant-bras ... névrose va se rétrécissant et s'épaississant, longe le côté externe ... constitue un tendon aplati, qui passe sous les tendons des muscles ... teur et court extenseur du pouce, par lesquels il est croisé oblique... un peu en dehors, puis en arrière, et gagne la coulisse radiale qu... mune avec le second radial externe. Devenu postérieur, ce ten... nouveau croisé à angle aigu par le tendon du long extenseur du po... ble destiné à le maintenir, et va s'insérer, en s'élargissant, en a... trémité supérieure du deuxième métacarpien, au côté externe ... cet os.

Direction.

Déviation du muscle.

Rapports. *b. Rapports.* Le long radial externe est recouvert par le long su... l'aponévrose antibrachiale, recouvert et croisé obliquement, au ... l'avant-bras, par les tendons des muscles long abducteur et court ... pouce, puis, au niveau du poignet, par le tendon du long extens... il recouvre l'articulation du coude, le second radial externe et ... térieure de l'articulation du poignet.

3. — SECOND RADIAL EXTERNE.

Situation. Figure. Le *second radial externe* est plus épais, mais moins long que le p... *vior*, Albinus, *Reb*), au-dessous duquel il est situé.

Insertions humérales; *a. Insertions.* Il s'insère, *d'une part*, à la tubérosité externe ... l'humérus, par un tendon qui lui est commun avec les muscles ... doigts; 2° à une aponévrose très-forte qui règne sur la face postér... cle; 3° à une autre lame aponévrotique, qui le sépare de l'exte... des doigts; — *d'autre part*, à l'extrémité supérieure du troisième ... (*épicondylo-sus-métacarpien*, Chauss.).

Métacarpiennes.

Mode d'insertion à l'épicondyle. Nées de l'épicondyle par une espèce de pyramide aponévro... charnues se rendent à la face postérieure d'une aponévrose qu... cissant et s'épaississant à mesure qu'elle reçoit les fibres charnues ... s'épuisent qu'au-dessous de la partie moyenne de l'avant-bras. Le ... qui leur fait suite, se dévie en arrière, comme celui du premier ... se place dans la même coulisse du radius, y est maintenu par ... fibreuse, lubrifié par la même séreuse, et pourtant en est séparé ... crête osseuse verticale. Au sortir de la gaîne commune, le ten... radial externe s'éloigne de son congénère, pour devenir plus post...

Déviation du tendon en arrière.

en arrière de l'extrémité supérieure du troisième métacarpien, en axe de cet os, ou plutôt à l'angle de réunion de la facette postérieure té supérieure du troisième métacarpien avec sa facette externe (Reb').

Rapports.

ts. Le second radial externe est recouvert par le premier radial ex- omme lui croisé obliquement, en dehors. par le long abducteur et le seur du pouce, puis par son long extenseur. Il recouvre immédiate- externe du radius, dont il est séparé, en haut, par le court supina- lieu, par le rond pronateur. Son tendon recouvre et protége la partie de l'articulation du poignet. Le long supinateur et les deux radiaux raison de la longueur différente de leur portion charnue, constituent dont le plus élevé est formé par le long supinateur, et le plus in- le second radial externe.

Action.

des deux radiaux. Les deux radiaux externes, qu'on pourrait appeler à raison de leur insertion inférieure, sont *extenseurs* de la deuxième arpe sur la première et de celle-ci sur l'avant-bras ; ils sont en même icteurs de la main, car ils l'inclinent sur le bord radial de l'avant- le rapport de , le premier rne l'emporte ur le second, même ex- irect, d'après me. Le premier rne, s'insérant , peut concou- ion de l'avant- bras. Le second ne peut tendre synoviale de on du coude.

SUPINATEUR.

Porter l'avant- pronation for- ettre compléte- le à découvert, vers les radiaux même quelques- es de la couche postérieure de

Fig. 485.

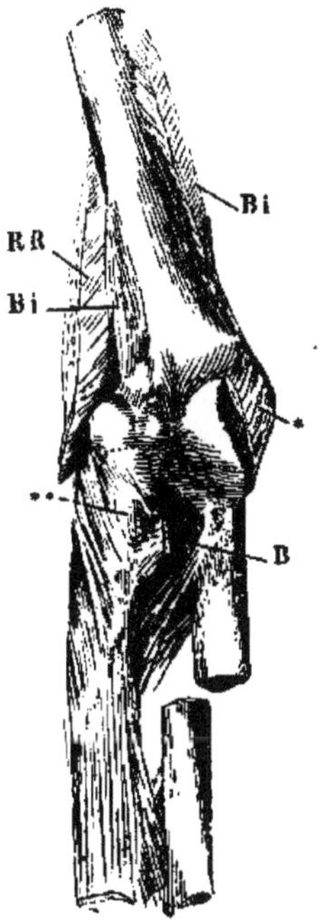

Face antérieure de l'articulation du coude et du muscle court supinateur (*).

Fig. 486.

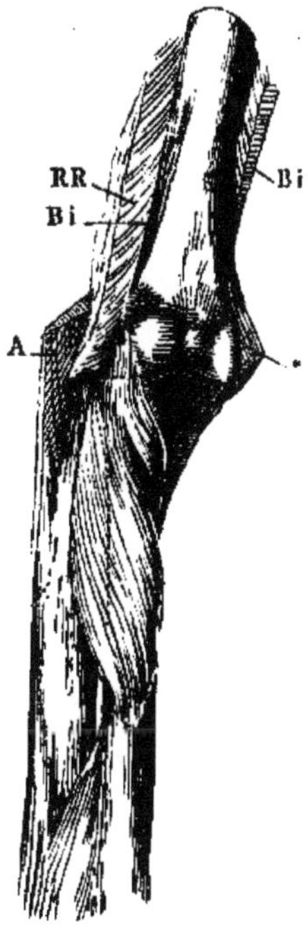

Même préparation ; l'avant-bras en pronation (**).

de la face antérieure de l'avant-bras ont été enlevés ; l'avant-bras est en supination et solé transversalement, pour que le fragment supérieur puisse s'écarter du radius. — muscles de la région externe. — Bi, origine du brachial antérieur. — B, tendon du gine des muscles superficiels de la région antérieure de l'avant-bras. — **, bourse sé- ve au-dessous du tendon du biceps : elle a été ouverte. du triceps. — Les autres lettres et signes comme dans la figure précédente.

Figure.
Situation.

pinateur (Su) le large, re- orme de cy-

lindre creux, enroulé sur le tiers supérieur du radius, et const
couche profon
externe de l'av

Fig. 487.

Insertion épicondylienne ;

a. Insertions.
1° au ligame
terne de l'ar
coude, avec
fond son tend
et par ce liga
condyle ; 2° au
nulaire de l'a

Cubitale.

dio-cubitale ; 3°
terne du cubit
muni d'une c
pour cette ins
une excavati
triangulaire, si
de cette crête,
la cavité sigm
tus ; 5° à la
d'une lame apo

Aponévrose propre du court supinateur.

pansion du tend
et qui revêt la
partie du cour

Direction curviligne.

De ces diver
les fibres charn
obliquement
du radius, aux
rieure, externe
duquel elles
elles embrasse
la tubérosité
tendon du bicep
radial, Chaus
antérieure de
est la portion
bord antérieu
portion obliqu
avons vue déj
tion au fléchis
des doigts et
propre du pou

Appendice du court supinateur.

J'ai vu une
charnue,

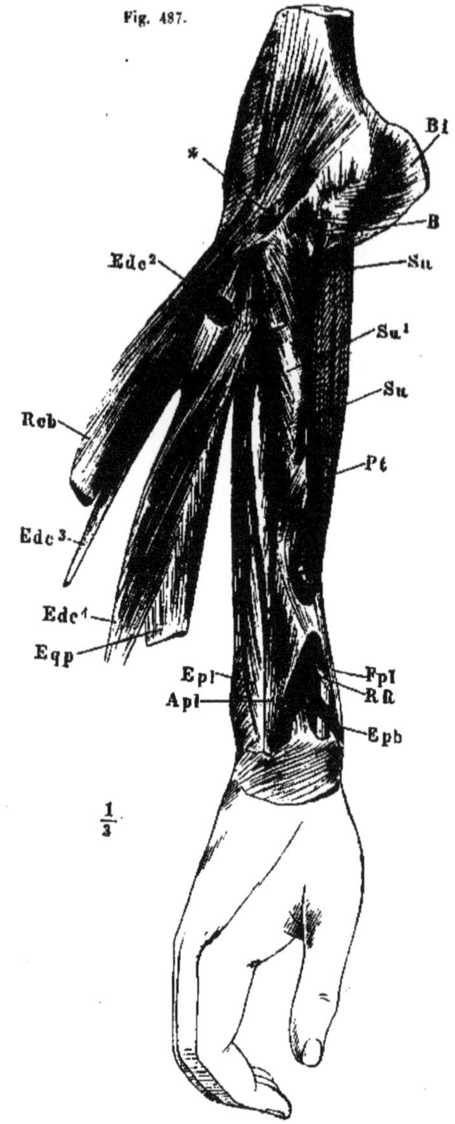

Face antérieure du bras ; avant-bras en pronation (*).

(*) Les muscles long supinateur et premier radial externe ont été divisés et enlev
tion supérieure. Le second radial externe (*Reb*) a été séparé de son tendon et por
brachial antérieur, renversé en avant. — B, tendon du biceps. — *Edc*2-4, extense
— *Su*, *Su'*, court supinateur. — *Pt*, tendon du rond pronateur. — *Fp'*, long fléchis
— *Epl*, *Epb*, long extenseur et court extenseur du pouce. — R, R, tendons des radia
long abducteur du pouce, porté en arrière. — *Eqp*, extenseur propre du petit doigt.

...uvrir la moitié antérieure du ligament annulaire, dont elle pouvait ...rée comme le muscle tenseur.

...s. Le court supinateur est recouvert par les radiaux externes, le ...eur, le rond pronateur, l'extenseur commun ...l'extenseur propre du petit doigt, le cubital ...l'anconé, et par l'artère et les veines ra... ...ouvre le tiers supérieur du radius, l'articu... ...oude, le ligament annulaire et le ligament ... il est traversé (et ce rapport est remar... ...la branche profonde du nerf radial, qui va ... à tous les muscles postérieurs de l'avant-... **Rapports.**

Fig. 488.

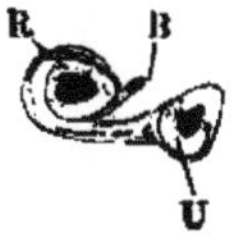

Section horizontale des os de l'avant-bras en pronation et du court supinateur, au niveau de la tubérosité bicipitale du radius.

Aucun muscle ne s'enroule aussi complète... ...e court supinateur autour du levier qu'il doit ... il forme les 5/6 d'un cylindre : aussi est-il ...ntiel de la rotation de dedans en dehors ...ou de la supination. Nous avons vu que ...inateur, bien loin d'être son accessoire, tendrait plutôt à être son ... Le court supinateur n'a d'autre congénère que le biceps brachial, ... assuré que cette action congénère a lieu, non-seulement lorsque ... est étendu sur le bras, comme je l'avais cru d'abord, mais encore ...étant fléchi sur le bras. **Essentiellement rotateur en dehors ou supinateur.**

... Muscles de la région postérieure de l'avant-bras.

...s de la région postérieure de l'avant-bras constituent deux couches ...es : 1° une *couche superficielle*, formée par l'extenseur commun des ...nseur propre du petit doigt, le cubital postérieur et l'anconé ; 2° une ...de, qui comprend le long abducteur du pouce, son court extenseur ...nseur et l'extenseur propre de l'index. **Couche superficielle ; Profonde.**

I. — MUSCLES DE LA COUCHE SUPERFICIELLE.

...Commune à tous les muscles de la couche superficielle. 1° Faire à la partie ...bras une incision circulaire qui ne comprenne que la peau ; 2° placer l'avant-...pronation, et faire une incision verticale qui, de la tubérosité externe de ...onde jusqu'au troisième métacarpien, et dans laquelle on doit comprendre ...ur du tissu cellulaire sous-cutané, jusqu'à l'aponévrose exclusivement ; ...vec soin cette aponévrose et l'enlever, excepté dans les points où elle est ... ; 4° suivre les tendons extenseurs le long de la face dorsale des doigts.

1. — EXTENSEUR COMMUN DES DOIGTS.

... commun des doigts (*Edc*) est un muscle volumineux, simple à ... supérieure, divisé inférieurement en quatre portions. **Situation Figure.**

...s. Il s'insère, *d'une part*, à la tubérosité externe ou épicondyle de ... *autre part*, à la deuxième et à la troisième phalange des quatre ...s (*épicondylo-sus-phalangettien commun*, Chauss.). **Insertions.**

... U, cubitus. — B, tendon du biceps.

Mode d'insertion à l'épicondyle

L'insertion supérieure ou épicondylienne se fait par un ten[illegible] commun avec le second radial [illegible] tenseur propre du petit doigt et [illegible] térieur, tendon qui second en [illegible]

Pyramide quadrangulaire l'origine.

pyramide à quatre pans, formée [illegible] vrose antibrachiale, 2° par une [illegible] ce muscle du premier radial exter[illegible] autre lame qui le sépare de l'ex[illegible] du petit doigt et du cubital po[illegible] une quatrième lame qui le sépar[illegible] pinateur. C'est de l'intérieur de [illegible] quadrangulaire que naissent les fi[illegible] elles constituent un muscle d'abo[illegible] beaucoup plus volumineux, ap[illegible]

Division des muscles en quatre faisceaux.

arrière, qui se subdivise presque [illegible] en quatre faisceaux, dont les deu[illegible] tinés au médius et à l'annulair[illegible] forts; plus bas, les deux faisce[illegible] savoir, ceux du petit doigt et de [illegible] cent au-devant des faisceaux [illegible]

Disposition en deux couches.

et les autres passent, ainsi di[illegible] couches, sous le ligament dorsal[illegible] ils sont reçus dans une gaine pa[illegible] sortie de cette gaîne, dans laquell[illegible] l'aide d'une séreuse qui se prol[illegible] et au-dessous du ligament dors[illegible] tendons se placent sur le même [illegible]

Divergence des tendons.

en divergeant : les deux tendon[illegible] gent le plan dorsal des métacarpi[illegible] dants; les tendons extrêmes rép[illegible] paces interosseux, qu'ils croisent [illegible] pour aller se placer derrière les [illegible] carpiens auxquels ils appartienne[illegible] des métacarpiens, les tendons [illegible] commun se divisent quelquefois en [illegible] bandelettes juxtaposées; et de p[illegible]

Réunion des tendons à l'aide de languettes.

de l'extrémité inférieure de ces [illegible] du petit doigt, de l'annulaire et du [illegible] muniquent entre eux par des [illegible] ou moins considérables, et quelq[illegible] véritable bifurcation. Le tendon [illegible]

Indépendance du tendon de l'index.

de l'index est seul libre. L'union [illegible] petit doigt avec celui de l'annula[illegible] plus intime que celle des autres [illegible] à une distance variable au-dess[illegible]

Fig. 489.

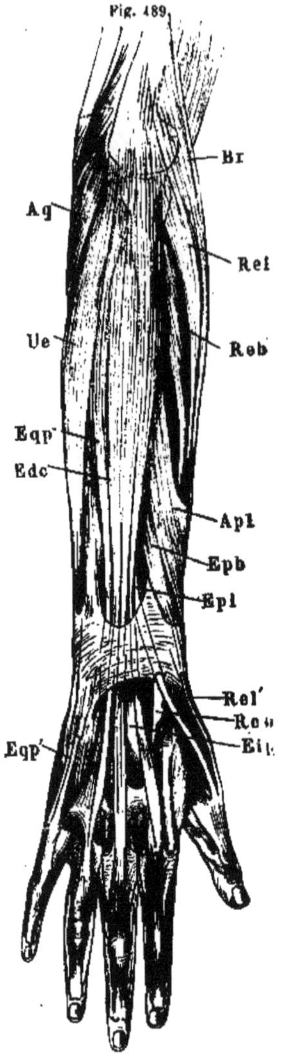

1/3

Face postérieure de l'avant-bras et de la main (*).

(*) Br, long supinateur. — Aq, anconé. — Rel, premier radial externe. — Rcb, secon[illegible] Rel', Rcb', tendons de ces deux muscles. — Ue, cubital postérieur. — Eqp, extenseur [illegible] doigt. — Eqp', tendon de ce muscle. — Edc, extenseur commun des doigts. — Apl, [illegible] pouce. — Epb, Ep', court extenseur et long extenseur du pouce. — Eip, tendon de l'ex[illegible] l'index.

…carpo-phalangienne, à l'aide d'une bandelette transversale très-forte, …la peau. Au niveau des articulations métacarpo-phalangiennes, les …hèrent assez intimement à la synoviale, très-lâche en arrière, de ces …; l'extenseur commun des doigts peut donc être considéré comme …de la synoviale, le muscle articulaire des articulations métacarpo-…nes. Arrivés au niveau des articulations métacarpo-phalangiennes, … se rétrécissent en s'arrondissant, donnent, de chaque côté,

Rétrécissement du tendon au niveau des articulations métacarpo-phalangiennes.

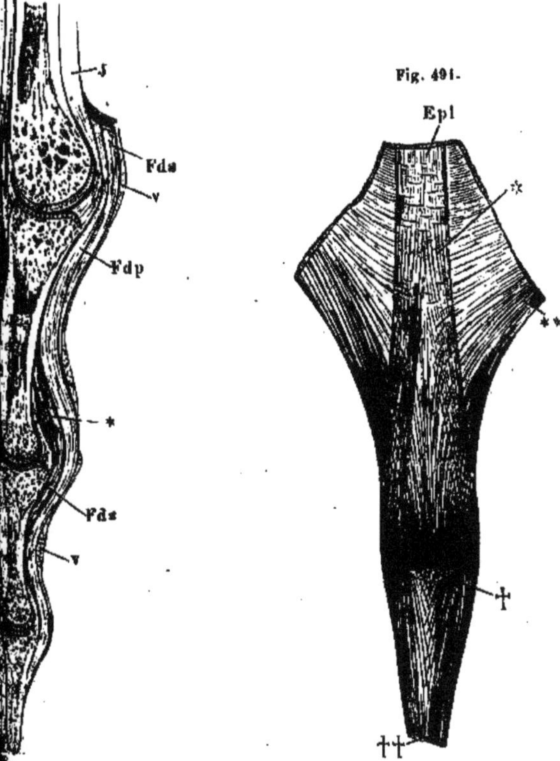

…postérieure du doigt du milieu …carpien correspondant (*)

Tendon extenseur vu par la face antérieure (**).

…on fibreuse qui se porte sur les côtés de l'articulation, non …, comme on le dit généralement, mais pour se confondre avec …métacarpien transverse inférieur; et comme, d'autre part, ce …tacarpien transverse inférieur se continue avec le ligament glé-

… — *Edc*, tendon de l'extenseur commun. — *Fds*, *Fdp*, tendons du fléchisseur super-…seur profond. — V, gaine fibreuse des tendons fléchisseurs. — *, repli de la synoviale …dons. — **, aponévrose profonde du dos de la main.

… l'articulation métacarpo-phalangienne. — **, expansion tendineuse des muscles lom-…ments dorsaux. — †, tendon extenseur de la deuxième phalange, coupé au niveau de … ††, tendon extenseur de la dernière phalange, également coupé au niveau de son in-

noïdien de l'articulation métacarpo-phalangienne, il en résulte q culation est enveloppée par une coque fibreuse, moins épaisse qu'en avant, où elle est constituée par le ligament glénoïdien qu'en arrière, où elle est complétée par le tendon extenseur. Après ces articulations, les tendons de l'extenseur commun s'élargissent vrir la face dorsale de la première phalange des doigts. Là, ils chacun de leurs bords, les tendons aplatis des interosseux dorsau res, qui les renforcent singulièrement, et, par l'intermédiaire de les tendons des lombricaux. Il résulte de la réunion de tous ces te fait vers le milieu du corps de la première phalange, une lame en forme de demi-gouttière, qui recouvre toute la largeur de la

Leur division en trois portions.

de cette première phalange. Cette lame aponévrotique, parvenue l'articulation de la première avec la deuxième phalange, se di portions : une moyenne, qui s'implante à l'extrémité supérieure de phalange; deux latérales, qui longent les côtés de cette phalange vergeant, pour s'unir par leurs bords voisins, immédiatement l'extrémité supérieure de cette deuxième phalange, et s'insèrent supérieure de la troisième.

Rapports.

b. Rapports. L'extenseur commun des doigts est recouvert par l'a tibrachiale, qui lui fournit supérieurement un grand nombre d' le ligament dorsal du carpe et par l'aponévrose dorsale du méta séparent de la peau. Il recouvre le court supinateur, les muscles lo court et long extenseur du pouce, extenseur propre de l'index, radio-cubitale inférieure, le carpe, le métacarpe et les doigts.

Action.

c. Action. Ce muscle étend la troisième phalange sur la deuxième la première, la première phalange sur le métacarpien correspo carpe, puis l'articulation radio-carpienne. L'union intime des muscle avec les tendons des muscles interosseux dorsaux et palm les tendons lombricaux, union qui n'avait pas encore suffisamment

Solidarité d'action de l'extenseur commun des interosseux dorsaux et palmaires et des lombricaux.

tention des anatomistes, rend l'action de ces muscles solidaire. La p cun d'eux prend à l'extension des doigts, sera examinée à l'occasion interosseux. Je dirai seulement ici, par anticipation, que le musc commun des doigts est essentiellement l'extenseur des premières qu'il ne concourt que faiblement à l'extension des deuxièmes et sièmes phalanges, qui s'accomplit principalement par l'action de terosseux.

Je dois faire remarquer l'indépendance presque complète des culaires qui vont à chaque doigt, indépendance qui est propre maine. Aussi peut-on, par un grand exercice, acquérir la faculté doigts indépendamment les uns des autres. Le tendon destiné à général, le seul qui ne soit pas lié aux autres tendons : aussi les

Dépendance réciproque de l'annulaire et du petit doigt.

de l'index sont-ils plus indépendants que ceux des autres doigts. L l'annulaire et du petit doigt sont si intimement unis entre eux par dineuse transversale située au-dessus de l'articulation métacarpo- qu'il est bien difficile d'étendre isolément l'un ou l'autre de ces une des grandes difficultés du jeu des instruments de musique, piano (1).

(1) Les grands artistes seuls parviennent, par un exercice continuel, qui

2. — EXTENSEUR PROPRE DU PETIT DOIGT.

Situation.

ent grêle, l'*extenseur propre du petit doigt* (Eqp, *fig.* 489) paraît un u muscle précédent, en dedans duquel il est situé.

Ses insertions supérieures.

s. Il est difficile de suivre ses *insertions supérieures* jusqu'au tendon quel il ne tient que par une languette aponévrotique. Ses fibres ssent de cette languette, de la pyramide fibreuse qui le sépare des la couche profonde, de l'extenseur commun, qui est en dehors, et stérieur, qui est en dedans, pyramide complétée par l'aponévrose e. Il en résulte un petit corps charnu fusiforme, qui se termine aundon que les fibres charnues accompagnent, au moins d'un côté, te du cubitus. Là, le tendon pénètre dans une gaîne fibreuse toute iquée derrière cette tête. Il se réfléchit ensuite de dehors en dedans, le cinquième métacarpien, derrière lequel il est maintenu par oins forte, tapissée d'une synoviale, comme la précédente. Déjà le ivisé en deux bandelettes, dont l'externe reçoit la bifurcation interne provenant de l'extenseur commun. Ces trois languettes tendineuses eloppent, comme dans une gaîne, la face dorsale de la première phadoigt; arrivées à l'articulation de la première avec la deuxième lles se divisent en trois portions, lesquelles se comportent absolumême manière que les tendons de l'extenseur commun (*épicondylotien du petit doigt*).

Gaîne fibreuse spéciale pour le tendon. Sa réflexion. Sa réunion au tendon provenant de l'extenseur commun.

Action.

Comme son nom l'indique, ce muscle est *extenseur du petit doigt* (*ex-s auricularis digiti*, Riolon) : on croirait, au premier abord, que le evrait se mouvoir d'une manière indépendante, puisqu'il reçoit un ial; mais les connexions qui unissent le tendon de ce muscle avec tenseur commun, rendent les mouvements isolés de l'auriculaire es que ceux des autres doigts, et beaucoup plus difficiles que dex.

3. — CUBITAL POSTÉRIEUR.

Situation.

s superficiel et le plus interne (1) des muscles de la région postévant-bras.

Insertions.

s. Le cubital postérieur (Ue, *fig.* 489) s'insère, *d'une part*, 1° à la tume ou épicondyle de l'humérus; 2° à la face postérieure du cubitus, excavée pour cette insertion; 3° au tiers moyen du bord postérieur à la face antérieure d'une aponévrose qui recouvre le muscle en *autre part*, en arrière de l'extrémité supérieure du cinquième mé*tlo-sus-métacarpien*, Chauss.).

Mode d'insertion à l'épicondyle.

épicondylienne se fait au moyen d'une pyramide aponévrotique, est fixé à la tubérosité externe de l'humérus. Nées de l'intérieur

s tendre, à obtenir l'indépendance de ces deux doigts; encore n'est-elle e.

(1) pas besoin de faire remarquer que cette situation interne suppose que en supination. Dans la pronation, ce muscle mérite le nom de *ulnaris ex-externe*, qui lui a été donné par Riolan, Albinus, Winslow, Sœmme-

de cette pyramide aponévrotique et de tous les autres points d'i… indiqués, les fibres charnues viennent se rendre autour d'un ten… une disposition peu commune, règne dans l'épaisseur du corps ch… l'extrémité supérieure de ce muscle, sans avoir commencé par un… Au tiers inférieur de l'avant-bras, ce tendon apparaît sur le bord… muscle, qui devient alors demi-penniforme et continue à recevo… charnues par son bord antérieur, jusqu'au-dessus de la coulisse q… lui est destinée ; cette coulisse oblique est prolongée par une gaîne… accompagne le tendon jusqu'à son insertion métacarpienne. U… tapisse la gaîne fibreuse dans toute sa longueur.

Tendon de terminaison. Sa coulisse. Sa gaîne fibreuse.

Rapports.

b. Rapports. Le cubital postérieur est recouvert par l'aponévrose… Il recouvre le cubitus, le court supinateur et les muscles de la… fonde.

Extenseur et adducteur de la main.

c. Action. Il étend la seconde rangée du carpe sur la premiè… sur l'avant-bras. Il est en même temps adducteur de la main, car il… le bord cubital de l'avant-bras. Lorsque le cubital postérieur et le… rieur se contractent simultanément, les effets opposés se détruisent… est portée dans l'adduction. Lorsque le cubital postérieur et les ra… se contractent en même temps, la main est étendue directement.

4. — ANCONÉ.

Situation. Il semble continuer le vaste externe du biceps.

Muscle court (*brevis anconæus*, Eustachi ; *anconæus quartus*, Aq…), ainsi nommé à cause de sa situation (ἀγκών, saillie du coude), l'an… continuation de la portion interne du triceps, dont il n'est sépar… ligne celluleuse extrêmement ténue.

Insertions.

a. Insertions. Il s'insère, *d'une part*, à la tubérosité externe de l'h… condyle), en arrière de cette tubérosité ; — *d'autre part*, 1° au c… l'olécrâne ; 2° à une surface triangulaire que limite en arrière… rieur du cubitus (*épicondylo cubital*, Chauss.).

Mode d'insertion à l'épicondyle.

L'insertion épicondylienne a lieu par un tendon bien distinct d… mun des muscles postérieurs de l'avant-bras. Ce tendon s'épano… lettes divergentes. Nées de la face antérieure de ce tendon épa… charnues se portent de dehors en dedans, les supérieures horiz… inférieures obliquement en bas, et viennent se terminer direct… externe de l'olécrâne, pour continuer le triceps, et à la surface tri… jacente du cubitus.

Au cubitus.

Rapports.

b. Rapports. Recouvert par une lame aponévrotique, prolonge… névrose du triceps brachial, ce muscle recouvre l'articulation… le ligament annulaire, le cubitus et un peu le court supinateur.

Extenseur.

c. Action. L'anconé étend l'avant-bras sur le bras, et réciproqu… son de sa direction oblique, il tend à lui faire exécuter un mou… tion de dehors en dedans.

II. — MUSCLES DE LA COUCHE PROFONDE.

Préparation. Cette préparation, qui est la même pour tous les mus… profonde de l'avant-bras, consiste à enlever les muscles de la couche… particulièrement l'extenseur commun des doigts et l'extenseur propre d…

1. — LONG ABDUCTEUR DU POUCE.

...ducteur du pouce (*abductor pollicis longus*, *Apl*) est, pour la longueur ...paisseur, le plus considérable des muscles de la couche profonde ...*cteur*, Bichat). C'est, de tous les mus-...te couche, celui qui est situé le plus

Fig. 492.

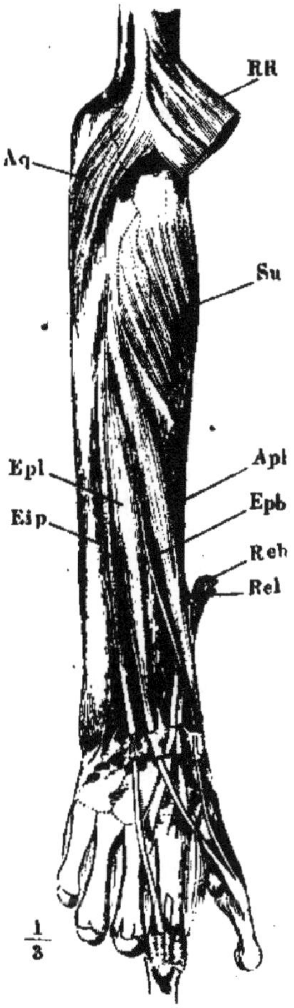

...ons. Il s'insère, *d'une part*, 1° au cu-...essous de l'insertion du court supi-... au ligament interosseux; 3° au ... une lame aponévrotique qui le sé-...g extenseur du pouce; — *d'autre part*, ... supérieure du premier métacarpien ...*étacarpien du pouce*, Chauss.). Insertions.

...insertions radiales, cubitales et in-...qui servent le plus habituellement ...xe, les fibres charnues se portent ...t de haut en bas et de dedans en ...stituent un faisceau fusiforme, aplati, ...res se rendent successivement à la ...ture d'une aponévrose qui, en se ... constitue un tendon aplati. Ce ten-...ne le radius, croise la direction des ...ernes, et cesse de recevoir les fibres ...ns le lieu même de ce croisement. ...nsuite dans la coulisse externe de ...inférieure du radius, conjointement ...on du court extenseur du pouce, ...éparé par une petite cloison fibreuse, ...sérer en dehors de l'extrémité su-... premier métacarpien. Direction. Tendon de terminaison. Il contourne le radius.

...ujours ce tendon est longitudinale-... en deux portions égales; il n'est ...are de voir la division s'étendre ...ps charnu. Des deux divisions ten-...ne s'insère au premier métacar-...va fournir des insertions au muscle ...teur du pouce. Division du tendon.

... Le long abducteur du pouce est ... arrière, par les muscles extenseur ...doigts et extenseur propre du petit ...sous-aponévrotique depuis le côté ...radius jusqu'à sa terminaison. Il recouvre le ligament inter-...ius, les tendons des radiaux externes et le côté externe de l'arti-...poignet, où il est facile de le voir et de le sentir à travers la peau. Rapports.

Muscles profonds de la face postérieure de l'avant-bras (*).

(*) ...les muscles radiaux externes. — *Aq*, anconé. — *Su*, court supinateur. — *Rel*, *Reb*, ten-... du second radial externe. — *Apl*, long abducteur du pouce. — *Epb*, court extenseur ...long extenseur du pouce. — *Eip*, extenseur propre de l'index.

Abducteur. c. *Action*. Ce muscle, d'après les observations de M. Duchenne, porte métacarpien en dehors et en avant; il a été longtemps appelé pouce; mais ses usages sont surtout relatifs à l'abduction, ainsi l'a indiqué le premier. A raison de son obliquité, il pourrait, suivant concourir à la supination; d'après M. Duchenne, il tend, au contraire la main en pronation; enfin il concourt à la flexion de la main, qu'à l'abduction (1).

2. — COURT EXTENSEUR DU POUCE.

Situation. Situé en dedans du muscle précédent, dont il suit exactement les contours, et avec lequel il a été longtemps confondu, plus grêle (*petit extenseur du pouce*, Bichat, *Epb*).

Insertions. a. *Insertions*. Il s'insère, *d'une part*, 1° au radius ; 2° au cubitus, fixe pas toujours; 3° au ligament interosseux, — *d'autre part*, supérieure de la première phalange du pouce (*cubito-sus-phalang* Chauss.).

Direction. Ses insertions supérieures se font par de courtes fibres aponé quelles succèdent des fibres charnues. Celles-ci constituent un qui se comporte absolument de la même manière que le muscle reçu dans la même gaine fibreuse que lui, en est séparé par une et va s'insérer à la première phalange du pouce.

Rapports. b. *Rapports*. Mêmes rapports que le précédent.

Extenseur et abducteur. c. *Action*. *Extenseur* de la première phalange du pouce sur le pien; ce premier effet produit, le muscle devient *abducteur* et métacarpien du pouce.

3. — LONG EXTENSEUR DU POUCE.

Situation. Plus considérable que le précédent, le long du bord est placé.

Insertions. a. *Insertions*. Le long extenseur du pouce (*Epl*) s'insère, *d'une part* moyen de la face postérieure du cubitus, 2° au ligament inter lames aponévrotiques qui le séparent du cubital postérieur et de pre de l'index; — *d'autre part*, à l'extrémité supérieure de la phal du pouce (*cubito-sus-phalangettien du pouce*, Chauss.).

Direction. Ses fibres charnues constituent un faisceau fusiforme, apla dirigé comme les précédents, et se terminent successivement au qu'elles abandonnent au niveau de l'extrémité carpienne du ra pénètre dans une petite gaîne oblique, moitié osseuse, moitié est propre, croise à angle très-aigu les tendons des radiaux exte des tendons du long abducteur et du court extenseur du pouce très-sensible à travers la peau (d'où résulte au côté externe du poig de creux, qu'on appelle vulgairement *salière*), croise obliqu espace interosseux, gagne le bord interne du premier métacarp

Il croise les tendons des radiaux externes.

(1) Variété anatomique. Il n'est pas rare de voir un faisceau charnu du long supinateur par une série de fibres parallèles venir s'insérer dant du long abducteur du pouce.

première phalange, sur laquelle il s'épanouit, pour aller s'insérer, ...ssant un peu, à la seconde phalange du pouce.

... Ses rapports généraux sont les mêmes que ceux du précédent. Rapports.

...es usages sont aussi les mêmes ; mais il exerce, en outre, une action ...la seconde phalange du pouce, qu'il étend d'abord sur la première, ...aîner cette dernière dans l'extension. Enfin, il porte le premier mé...el avec lui les phalanges étendues, en dedans et en arrière. Extenseur et abducteur.

4. — EXTENSEUR PROPRE DE L'INDEX.

...le allongé, fusiforme comme le précédent, au-dessous et le long du...lacé. Situation.

...s. L'extenseur propre de l'index (*Eip*) s'insère, ***d'une part***, 1° à la face ...du cubitus ; 2° au ligament interosseux ; 3° à une aponévrose qui ... muscle long extenseur du pouce ; — ***d'autre part***, aux deux der...ges du doigt indicateur (*cubito-sus-phalangettien de l'index*, Chauss.). Insertions.

...harnues, réunies en un faisceau grêle, se portent obliquement autour ... qu'elles accompagnent jusque dans la gaîne du muscle extenseur ...ns laquelle ce tendon s'engage. Au sortir de cette gaîne, le tendon ...ement le carpe et le deuxième espace interosseux, se place en de...ndon envoyé à l'index par l'extenseur commun, s'unit intimement ...au niveau de l'extrémité inférieure du métacarpe, et se termine ...a manière que nous avons indiquée. Direction oblique du tendon. Son union avec le tendon de l'extenseur commun.

... rare de voir l'extenseur propre de l'index se diviser en deux fais...s égaux, dont l'un est destiné à l'index et l'autre au médius.

... Les mêmes que ceux du muscle précédent. Rapports.

... donne à l'index la faculté de s'étendre d'une manière indépen...sans doute, l'usage particulier de ce doigt. Je dois ajouter que l'u...tendon avec celui que fournit l'extenseur commun, est telle que ...ance d'action serait beaucoup moindre, si le faisceau charnu de ...mmun qui appartient à l'index n'était lui-même à peu près isolé. Action.

D. — Aponévrose antibrachiale.

... Faites une incision circulaire à la peau, immédiatement au-dessus de ... coude ; abaissez de cette incision deux incisions verticales, l'une anté...s, postérieure, qui se terminent au poignet ; que ces incisions arrivent jus...e, sans l'entamer. Détachez ensuite la peau avec précaution, en ayant soin ...ême temps le tissu adipeux sous-cutané ; vous pourrez ménager les veines ...perficiels. Vous étudierez la face superficielle de l'aponévrose, puis vous ...ivement les gaînes qu'elle fournit.

... *antibrachiale* forme une gaîne générale, mince en avant, plus ...rière, qui entoure ou étreint tout l'avant-bras, la crête du cubitus ...i se continue, en haut, avec l'aponévrose brachiale, en bas, avec ... annulaires du carpe. Disposition générale de cette aponévrose.

...nsparence de cette gaîne commune permet de voir sur son trajet ...nches, généralement verticales, qui répondent à autant d'épaississ...cette gaîne et aux cloisons intermusculaires qui s'en détachent. Sa ...st séparée de la peau par la couche cellulo-graisseuse, dans laquelle Rapports superficiels.

rampent les veines et les nerfs superficiels. Par sa *face interne*, l'apo brachiale donne, à sa partie supérieure, de nombreuses insertions

Fig. 493. Fig. 494.

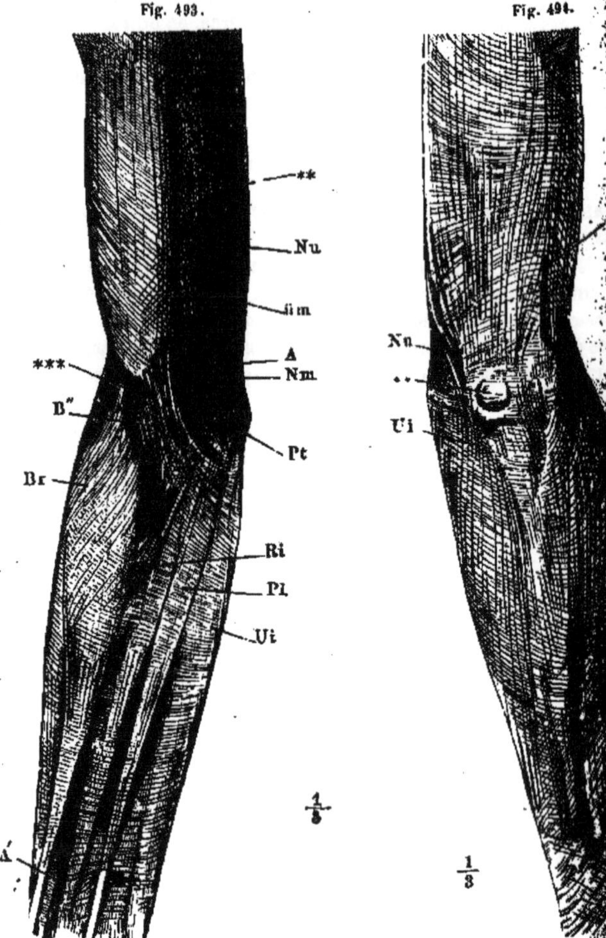

Aponévrose du bras et de l'avant-bras ; face antérieure (*).

Aponévrose du bras et de face postérieure

Rapports profonds. qu'elle revêt, ce qui en rend la dissection très-difficile. Mais en inc dinalement les gaînes qu'elle fournit aux muscles, et en en retiran

(*) **, ouverture qui livre passage à la veine basilique. — ***, ouverture livrant pa externe. — *iim*, dépression due à l'insertion de la cloison intermusculaire interne. — Nm, nerf médian. — A, artère humérale. — A', artère radiale. — B", expansion apon — Br, long supinateur. — Pt, rond pronateur. — Pl, palmaire grêle. — Ui, cubital dial antérieur.

(**) *, ouverture de sortie de la branche cutanée du nerf radial. — **, bourse sér l'olécrâne. — Nu, nerf cubital. — Ui, cubital antérieur. — Ue, cubital postérieur. région externe. — Apl, long abducteur du pouce. — Epb, court extenseur du pouce. sal du carpe.

tion, vous pourrez vous faire une bonne idée des compartiments multipliés, en lesquels est divisée la cavité limitée par cette aponé-

fibreuses qui se détachent de la face interne de l'aponévrose anti-
stituent les gaînes musculaires suivantes :

Cloison qui sépare la couche superficielle de la couche profonde.

Cloisons antéro-postérieures

on *antérieure de l'avant-bras*, une cloison aponévrotique transver-
isse en bas qu'en haut, usclès de la couche su- des couches musculaires D'autres cloisons, anté- res, séparent les muscles he superficielle les uns En bas, les gaînes du eur et du palmaire grêle, distinctes, sont sur un eur au reste de l'aponé- avait fait dire par quel- istes que l'aponévrose par les tendons de ces nommément par celui grêle, lequel n'est, en de la peau que par une se fort ténue. L'artère

Fig. 495.

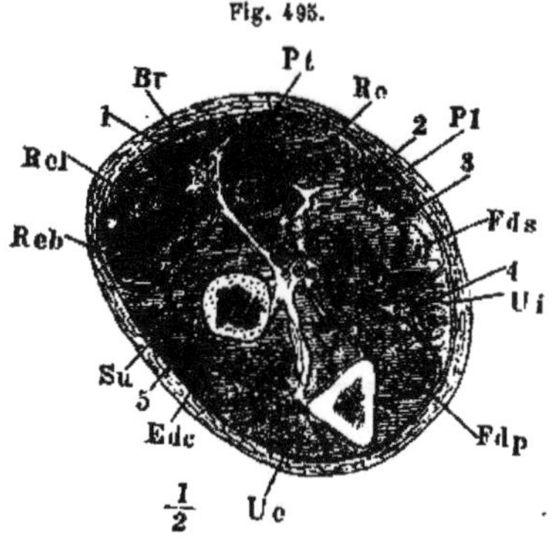

Section horizontale de l'avant-bras, un peu au-dessous de l'articulation du coude (*).

gaîne propre dans toute son étendue; l'artère cubitale et le nerf de gaîne propre qu'à la partie inférieure de l'avant-bras.

Cloisons de séparation des muscles de la couche superficielle et de la couche profonde.

Gaînes propres et communes.

on *postérieure de l'avant-bras*, l'aponévrose antibrachiale est beau-
isse qu'à la région antérieure. Une lame transversale sépare les couche superficielle de ceux de la couche profonde; des cloisons eures subdivisent ces gaînes communes en un nombre de gaînes roportionnel a celui des muscles. Ainsi, nous trouvons une gaîne l'extenseur commun des doigts, une autre pour l'extenseur propre , une troisième pour le cubital postérieur, une quatrième pour muscles long supinateur et radiaux externes paraissent être dans ne; mais une lame aponévrotique plus ou moins distincte isole le es muscles. Le court supinateur a aussi une gaîne propre. Nous gaîne commune pour le long extenseur du pouce et l'extenseur dex. Le long abducteur et le court extenseur du pouce, qui ne sont, parler, qu'un seul et même muscle, ont également une gaîne ui les accompagne jusqu'au ligament dorsal du poignet.

Ouverture du pli du coude.

Creux du pli du coude.

e antibrachiale présente plusieurs *ouvertures* vasculaires et ner- J'appellerai spécialement l'attention sur une ouverture très-consi- xiste au pli du bras, et que circonscrit, en dedans, le bord externe n aponévrotique du biceps. Cette ouverture, qui livre passage à ablit une large communication entre le tissu cellulaire sous-cutané llulaire sous-aponévrotique du pli du bras, et conduit dans une

térieur. — *Fds*, fléchisseur superficiel des doigts. — *Fdp*, fléchisseur profond des aire grêle. — *Re*, radial antérieur. — *Pt*, rond pronateur. — *Br*, long supinateur. — dial externe. — *Reb*, second radial externe. — *Su*, court supinateur. — *Edc*, extenseur — *Ue*, cubital postérieur. — 1, branche superficielle du nerf radial. — 2, nerf mé- ux et nerf interosseux. — 4, nerf cubital. — 5, branche profonde du nerf radial.

espèce de creux, où se voient le tendon du biceps, l'artère brach[illegible] mencement de l'artère radiale et le nerf médian. Tapissé par [illegible] névrotiques, savoir, en dehors, par le feuillet qui recouvre la part[illegible] long supinateur, des radiaux et du fléchisseur sublime, en dedan[illegible] let qui complète la gaîne du rond pronateur, ce creux communi[illegible] avec le canal de l'artère brachiale, en bas, avec les canaux qui [illegible] l'avant-bras les artères radiale, cubitale et interosseuse et le nerf [illegible]

Fibres propres. Fibres surajoutées.

L'aponévrose antibrachiale, comme d'ailleurs toutes les apon[illegible] loppe, est composée de fibres propres et de fibres surajoutées ; les [illegible] sont circulaires ou à peu près, plus ou moins obliques et entre-c[illegible] surajoutées sont verticales. Cette aponévrose est deux fois plus [illegible] face dorsale que sur la face palmaire de l'avant-bras ; son épaisse[illegible] tance vont en augmentant de haut en bas. Les faisceaux surajout[illegible] tifient, sont des expansions des tendons des muscles voisins : ainsi, le [illegible] térieur envoie, en dehors, le biceps envoie, en dedans et en avant, [illegible] brachial, en arrière, à l'aponévrose antibrachiale, des expansio[illegible] ques, dont la plus remarquable est sans contredit celle du bice[illegible] peut considérer comme le muscle tenseur de la partie antérieure [illegible] névrose. Cette expansion est réellement une des terminaisons [illegible] fait suite à ses faisceaux les plus externes, et naît, en outre, du [illegible] de la face antérieure du tendon de ce muscle. L'expansion du bic[illegible] tante à cause de ses rapports avec l'artère brachiale, se porte o[illegible] dedans et en bas, et s'épanouit en coupant perpendiculairement [illegible] aponévrotiques verticaux nés de la tubérosité interne et de la tub[illegible] de l'humérus. Je regarde comme surajoutés les faisceaux aponévr[illegible] tubérosités de l'humérus ; ces faisceaux font suite au tendon co[illegible] tion des muscles de l'avant-bras, et constituent la paroi antérieu[illegible] pyramides multiloculaires, l'une interne, et l'autre externe, de [illegible] cornets, comme les appelle Gerdy, qui donnent naissance aux [illegible] région. Je ne passerai pas sous silence cette épaisse bandelette [illegible] née de toute la longueur de la crête du cubitus, qui, en se dédo[illegible] naissance au cubital antérieur, et qui, par sa face interne, donne [illegible] chisseur sublime.

L'aponévrose antibrachiale est fortifiée par des expansions tendineuses.

Importance de l'expansion du biceps. Faisceaux surajoutés nés des tubérosités interne et externe de l'humérus.

Bandelette aponévrotique du cubital postérieur.

§ 4. — MUSCLES DE LA MAIN.

Ils occupent tous la région palmaire.

Les muscles de la main occupent tous la région palmaire. Ils [illegible] ceux qui occupent la région palmaire moyenne, ceux qui occup[illegible] externe, ou muscles de l'éminence thénar, ceux qui occupent la r[illegible] ou muscles de l'éminence hypothénar, et ceux qui occupent les [illegible] osseux; en tout quatre régions (1).

(1) Les muscles de la main occupent tous la région palmaire, car tous [illegible] la flexion est le mouvement dominant de la main ; l'extension n'est, [illegible] que le mouvement préparatoire, dans l'état normal. Il n'y a pas de muscle [illegible] sale de la main ; mais j'y ai rencontré plusieurs fois un faisceau charn[illegible] l'extrémité inférieur du radius, et dont le tendon allait s'insérer aux te[illegible] extenseur. Ce faisceau est le vestige du muscle dorsal du pied ou pédi[illegible] le muscle pédieux, également représenté à la main par un seul faisceau, [illegible]

…les de la région palmaire moyenne, au nombre de quatre, sont de …eaux fusiformes annexés aux tendons du fléchisseur profond des …t les : lombricaux.

…les de l'éminence thénar appartiennent tous au pouce ; ce sont, dans …uperposition : le court abducteur, l'opposant, le court fléchisseur et … du pouce. 1° Muscles du thénar.

…les de l'éminence hypothénar appartiennent tous au petit doigt ; ce …cteur, le court fléchisseur et l'opposant. Le palmaire cutané doit être …ette région. 2° Muscles de l'hypothénar.

…les interosseux sont au nombre de sept, divisés en dorsaux et en pal… …'a quatre interosseux dorsaux et trois interosseux palmaires. 3° Muscles interosseux.

A. — Lombricaux.

…de petites languettes charnues vermiformes, situées à la partie …e la paume de la main ; au nombre de quatre, distingués par les …iques de *premier*, *deuxième*, etc., en allant de dehors en dedans, ils …les tendons du fléchisseur profond aux tendons des interosseux et …ur commun des doigts, immédiatement au-dessous des articulations …halangiennes (1). Au nombre de quatre.

…ns. Ces muscles naissent des tendons du fléchisseur profond des …médiatement au-dessous du ligament annulaire : le *premier* naît du …et de la face antérieure du tendon fléchisseur profond de l'index ; …le *troisième* et le *quatrième*, des deux tendons qui les avoisinent. Ces …rs lombricaux semblent ne constituer qu'un seul et même muscle, …evant des tendons fléchisseurs profonds de l'annulaire et du petit … ces petits muscles se portent, les moyens, verticalement, les ex…quement en bas, pour gagner le côté externe de l'articulation méta…ngienne des doigts auxquels ils correspondent ; il n'y a d'exception …troisième lombrical, qui s'insère le plus souvent au bord interne du …osseux du médius, lequel est ainsi pourvu de deux lombricaux, tan…nulaire n'en reçoit point. Parvenus au niveau de l'articulation méta…ngienne, les tendons des lombricaux s'épanouissent en une lan…neuse assez large, qui va s'insérer au bord du tendon de l'interos…ndant et compléter la gaîne que ce tendon interosseux et le ten…tenseur commun réunis fournissent à la face dorsale des premières …a connexion des tendons des lombricaux avec les tendons des inter…marquable ; ils s'unissent intimement au bord externe de ces der…minent avec eux, ainsi que nous le dirons plus bas (2). Insertions supérieures. Direction. Terminaison aux tendons des extenseurs. Particularités relatives au troisième lombrical.

…l'indicateur et de la synoviale de la face dorsale du carpe, pour se terminer …e l'extenseur commun. Enfin, Boulard a présenté à la Société anatomique …une main qui offrait sur la face dorsale un faisceau musculaire né de l'ex…re du radius, et qui allait se fixer à l'extrémité supérieure de la première …ndex.

…ricaux ne s'insèrent nullement aux premières phalanges, ainsi que je l'avais … les anatomistes : ils ne méritent donc point le nom de *palmi-phalangiens*, …té donné par Chaussier.

…as rare de voir le troisième lombrical se bifurquer, pour aller se rendre et

Rapports. *b. Rapports.* Interposés et superposés aux tendons du fléchisseur, les lombricaux affectent les mêmes rapports que ces tendons à la main ; ils répondent, en conséquence, en arrière, à une lame (*aponévrose interosseuse inférieure*) et au ligament transverse inférieur du carpe, qui les séparent des muscles interosseux ; ils répondent ensuite aux parties latérales des articulations métacarpo-phalangiennes et aux muscles interosseux, avec lesquels ils se confondent.

Action. *c. Action.* Leur action est difficile à déterminer d'une manière... Vésale les a décrits comme des adducteurs (*musculi quatuor digitos ... centes*) ; Spigel, comme des fléchisseurs de la première phalange (*... mum internodium*). Je les regarde 1°, avec Spigel, comme des fléchisseurs de la *première phalange* ; 2°, avec Riolan, comme spécialement destinés à ... appliqués contre les phalanges les tendons des extenseurs, et à le... de gaine propre ; 3° comme des *extenseurs des deux dernières phalanges* ... mière, action qu'ils partagent avec les muscles interosseux ; 4° com... ducteurs et abducteurs. Suivant M. Duchenne, le lombrical de l'in... abducteur, mais à un degré très-faible ; 5° en outre, ils servent de ... tendons des extenseurs et les tendons du fléchisseur profond, et ... déplacement de ces derniers, aussi bien que des premiers.

B. — Muscles de l'éminence thénar ou muscles intrinsèques...

Division importante des muscles du thénar. Je les divise en muscles qui s'insèrent au côté externe de la pre... lange du pouce ou au premier métacarpien, et en muscles qui s'insè... interne de la première phalange (1). Les premiers sont le court... l'opposant et le court fléchisseur ; les seconds sont constitués par l'ad... pouce, dans lequel je comprends une partie du court fléchisseur de... auteurs.

I. — MUSCLES QUI S'INSÈRENT AU COTÉ EXTERNE DE LA PREMIÈRE PHALANGE OU AU PREMIER MÉTACARPIEN.

Préparation. 1° Faire une incision oblique, qui, du milieu du ligament ... carpe, s'étende au côté externe de la première phalange du pouce ; 2° faire a... gnet une incision circulaire ; 3° détacher les lambeaux, enlever les aponévroses ... externe et moyenne ; 4° isoler avec précaution les muscles de cette région ... naitra aux caractères suivants.

1. — COURT ABDUCTEUR DU POUCE.

Le plus superficiel des muscles de l'éminence thénar (*Apb*, *fig.* 196...

au côté interne du médius, et au côté externe de l'annulaire. Enfin, j'ai vu ... tion avoir lieu aux dépens du quatrième lombrical ; et comme, sur ce ... troisième lombrical allait se rendre au bord externe de l'annulaire et non ... du médius, il en résultait que l'annulaire avait deux lombricaux, tandis ... n'en avait qu'un seul ; il ne m'a pas été possible de saisir la loi qui préside ... dispositions.

(1) Ma manière d'envisager ces petits muscles est fondée sur leurs ... rieures, car supérieurement leurs insertions sont confondues, en sorte que ... tion dans ce sens est plus ou moins arbitraire.

Il naît par des fibres aponévrotiques et charnues 1° du scaphoïde, ...ie supérieure, antérieure et externe du ligament annulaire anté...pe; 3° presque toujours d'une expansion aponévrotique du long ab...pouce. Il en résulte un petit muscle mince, aplati, qui se dirige en ...bas, pour venir s'insérer, par un tendon également aplati, au côté ...la première phalange du pouce. Ses insertions scaphoïdiennes; Phalangiennes.

...s. Une ligne celluleuse très-mince le sépare, en dedans, du court ...qui est sur le même plan. Recouvert par l'aponévrose palmaire ex...t abducteur du pouce recouvre l'opposant, dont il est distinct et par ...e ses fibres, et par une lame aponévrotique mince qui l'en sépare (1). Rapports.

...l porte le pouce en avant et en dedans : il est donc *adducteur* et non ...comme on l'avait dit jusqu'à ce jour. Sous le rapport de ses usages, ...le titre d'*opposant superficiel*; sous le rapport de ses insertions, celui ...*phalangien*. Action.

2. — OPPOSANT DU POUCE.

...*du pouce* (*Op*), est un petit muscle triangulaire situé au-dessous du ...teur.

Fig. 496.

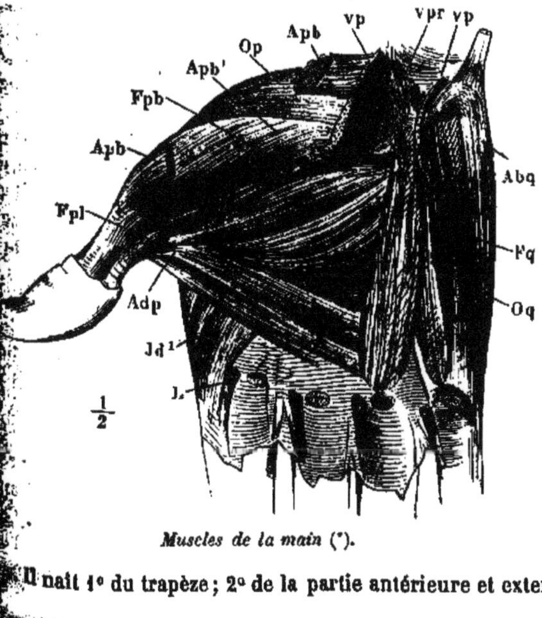

Muscles de la main (*).

...Il naît 1° du trapèze; 2° de la partie antérieure et externe du li... Insertion trapézienne.

(*) ...nulaire antérieur du carpe (*vp*) a été incisé verticalement et écarté des deux côtés. — ...ad. — *Abp*, court abducteur du pouce, dont la portion moyenne est enlevée. — *Op*, ... — *Abp'*, *Fbp*, court fléchisseur du pouce. — *Fpl*, tendon du long fléchisseur du pouce. ...du pouce. — *Jd*¹, premier muscle inter-osseux dorsal. — *L*, muscles lombricaux, ...insertion. — *Oq*, opposant du petit doigt. — *Fq*, court fléchisseur du petit doigt. — ...petit doigt.

(1) ...let, le court abducteur recevait deux faisceaux de renforcement : 1° un

gament annulaire antérieur du carpe, au-devant de la gaine du [illegible] rieur. De ces insertions, qui ont lieu, soit directement, soit par des [illegible] vrotiques, les fibres charnues se portent, en rayonnant, en bas et [illegible] rapprochant d'autant plus de la direction horizontale et présentant [illegible] d'autant moins considérable qu'elles sont plus élevées. Elles vont [illegible] bord externe du premier métacarpien, dans toute sa longueur (carpo-[illegible] Chauss.).

Direction. Insertions métacarpiennes.

Rapports. *b. Rapports.* L'opposant est recouvert par le court abducteur, qu'il [illegible] peu en dehors, et dont il est séparé par une lame aponévrotique [illegible] distincte; il recouvre le premier métacarpien et son articulation avec [illegible]

Action. *c. Action.* Il porte le premier métacarpien en dedans et en avant [illegible] *opposant*, comme son nom l'indique. Sous le rapport de ses insertions [illegible] l'appeler *trapézo-métacarpien.*

3. — COURT FLÉCHISSEUR DU POUCE.

Délimitation arbitraire admise par les auteurs. C'est le muscle le plus difficile à circonscrire, ou plutôt sa délim[illegible] jusqu'à ce jour tout à fait arbitraire. Généralement on le fait se p[illegible] son insertion inférieure, entre l'os sésamoïde externe et l'os sésam[illegible] (Boyer, *Traité d'anatomie*, tome II, page 307; Bichat, *Anatomie descr*[illegible] page 272; Henle, *Myologie*, page 224); mais je ne considérerai comme [illegible] à ce muscle que la portion de masse charnue qui s'insère à l'[illegible] externe, rapportant au court adducteur tout ce qui s'insère à l'os [illegible] terne. Cette limite est, d'ailleurs, établie par le tendon du long [illegible] propre du pouce (Fpl).

Limites naturelles du court fléchisseur du pouce. Insertions carpiennes multiples. Insertions à l'os sésamoïde externe. *a. Insertions.* En procédant de bas en haut à la préparation de ce [illegible] verrons que le court fléchisseur, triangulaire, beaucoup plus con[illegible] les précédents, bifide supérieurement, canaliculé à sa face antérie[illegible] des fibres aponévrotiques et charnues: 1° de l'apophyse du trapèz[illegible] inférieur du ligament annulaire; 3° de toute la portion réfléchie de [illegible] qui forme la gaine du radial antérieur, et qui va jusqu'au grand os [illegible] grand os lui-même, par une portion ordinairement distincte de la [illegible] qu'on rapportait à l'adducteur du pouce (Fpb). De ces diverses [illegible] fibres charnues se portent en bas et en dehors, d'autant plus obli[illegible] sont plus internes, et convergent pour former un gros faisceau qui [illegible] à l'os sésamoïde externe de l'articulation métacarpo-phalangienne [illegible] par son intermédiaire, à la première phalange.

Rapports superficiels et profonds. *b. Rapports.* Le court fléchisseur est recouvert par l'aponév[illegible] externe, qui se prolonge au-devant de lui, puis par le tendon du lo[illegible] propre du pouce; plus en dedans, par les tendons fléchisseurs. [illegible] couvre le premier interosseux dorsal, un peu le bord externe de l'[illegible] pouce, et le tendon du radial antérieur. Son bord, ou plutôt son [illegible]

faisceau musculaire détaché du premier radial externe, lequel faisceau [illegible] médiatement par un tendon extrêmement grêle, qui s'engageait dans [illegible] fibreuse propre, située en dehors de celle du radial; ce tendon, après [illegible] gaine, donnait naissance à un petit faisceau charnu qui venait s'unir au [illegible] ducteur; 2° un faisceau placé en dedans du précédent, qui naissait du ra[illegible] térieur de la gouttière qui surmonte l'apophyse styloïde, par des faisceaux [illegible] court abducteur, dont il est facile de le séparer, et à l'opposant, avec est quelquefois continu. Son bord interne, d'abord bien distinct de du pouce, confond avec lui ses insertions supérieures. Son tendon à la phalange est recouvert par celui du court abducteur, qui est en peut l'appeler *trapézo-phalangien*, sous le rapport de ses attaches, et *rne*, sous le rapport de ses usages et de sa position.

Rapports de ses bords.

Évidemment il n'est pas fléchisseur du pouce ; mais, comme les pré- porte ce doigt en avant et en dedans; et ce dernier effet est d'autant cé que le court fléchisseur s'insère d'une manière plus favorable que muscles pour le produire : c'est donc encore un *opposant* et, par con- adducteur.

Action. Il n'est pas fléchisseur, mais bien opposant.

CLE QUI S'INSÈRE AU COTÉ INTERNE DE LA PREMIÈRE PHALANGE DU POUCE.

ADDUCTEUR DU POUCE.

, le plus volumineux de tous ceux du pouce (*Adp*), est très-régulière- ulaire.

ns. Il s'insère : 1° au bord antérieur du troisième métacarpien, dans gueur, ainsi qu'à la face antérieure du grand os : 2° à la partie anté- périeure du trapézoïde; 3° à la partie antérieure du trapèze, par un onévrotique et charnu ; 4° à l'aponévrose interosseuse palmaire, au troisième métacarpien.

Insertions au métacarpe et au carpe.

erses insertions, les fibres charnues se portent, les inférieures, hori- en dehors ; celles qui sont au-dessus, de plus en plus obliquement, elles sont plus supérieures. Toutes convergent pour former un gros rnu, qui s'insère, par l'intermédiaire de l'os sésamoïde interne, à la halange du pouce (*métacarpo-phalangien du pouce*, Chauss.).

Direction convergente.

Insertion à l'os sésamoïde interne.

s. Profondément placé dans ses deux tiers internes, il est recouvert ons du muscle fléchisseur profond des doigts, par les lombricaux et e aponévrotique qui se continue avec l'aponévrose interosseuse pro- stitue la gaine du muscle; il est sous-cutané au voisinage de son r. Il recouvre les deux premiers espaces interosseux, dont il est e aponévrose très-forte. Il est encore sous-cutané en arrière, et au son bord inférieur, qui se sent très-bien sous le repli de la peau qui l'index.

Rapports.

e muscle est essentiellement *adducteur :* il rapproche le pouce de iane ou de l'axe de la main, représenté par le troisième métacar- remarquer que ce muscle s'insère de la manière la plus favorable, port de l'angle d'insertion et sous celui du lieu de cette insertion : ement d'adduction du pouce est-il extrêmement puissant.

Action.

cles de l'éminence hypothénar, ou muscles intrinsèques du petit doigt.

sont la répétition de ceux du pouce. Si l'on ne décrit ici que trois eu de quatre, comme pour le pouce, cela vient de ce que le etit doigt qui correspond à l'adducteur du pouce, étant placé dans espace interosseux, se range dans la classe des muscles que je dé- sous le nom de muscles interosseux.

Ils sont les représentants des muscles du pouce.

Tous les muscles de l'éminence hypothénar s'insèrent au côté première phalange du petit doigt, ou au cinquième métacarpien vons, en outre, dans cette région un muscle peaucier : c'est le pal

1. — PALMAIRE CUTANÉ.

Quadrilatère.

Couche musculaire très-mince, quadrilatère (*caro quædam* qu dans l'épaisseur du tissu adipeux qui revêt l'éminence hypothéna

Ses insertions.

a. Insertions. Ce muscle (*Pb*, *fig.* 476), qui semble, au premier ab ses insertions au bord interne de l'aponévrose palmaire moyenne, derrière celle-ci, par des faisceaux tendineux bien distincts, qu pendiculairement la direction des fibres de l'aponévrose, et peuv jusqu'au scaphoïde et au trapèze. A ces fibres tendineuses succè ceaux charnus également distincts, lesquels se dirigent horizonta dans, et se terminent à la peau.

Rapports.

b. Rapports. Recouvert par la peau, à laquelle il adhère intime par son extrémité interne, le palmaire cutané recouvre les muscles hypothénar, l'artère cubitale et le nerf cubital, dont il est séparé pa palmaire interne.

Action.

c. Action. Ce muscle fronce la peau de l'éminence hypothénar. suivant Henle, à protéger, par sa contraction, les vaisseaux et au-dessous de lui contre la pression des corps étrangers saisis dan la main. Quand nous fermons le poing, nous voyons se former bital de la main un sillon longitudinal, correspondant à ses inserti

2. — ADDUCTEUR DU PETIT DOIGT.

Insertion à l'os pisiforme.

C'est un muscle allongé, aplati, situé sur le bord interne de l'émi thénar (*Abq*).

Insertion à la première phalange.

a. Insertions. Il naît du pisiforme et d'une expansion du cubital des fibres aponévrotiques, auxquelles succèdent les fibres charn constituent un petit faisceau charnu fusiforme, verticalement dir le plan interne du cinquième métacarpien, et vient s'insérer pa aplati au côté interne de l'extrémité supérieure de la première petit doigt.

Rapports.

b. Rapports. L'adducteur du petit doigt est recouvert par l'ap maire externe et par le palmaire cutané ; il recouvre l'opposant

Action.

c. Action. Ainsi que son nom l'indique, il est *adducteur* du p rapport au tronc ; mais il est abducteur par rapport à l'axe de la m

3. — COURT FLÉCHISSEUR DU PETIT DOIGT.

Distinct du précédent, avec lequel il a été confondu.

Ce muscle (*Fq*), situé en dehors du précédent, en est distinct insertion supérieure, qui se fait à la face interne du crochet de l que par les vaisseaux et nerfs cubitaux, qui passent entre ces deu pénétrer dans la région palmaire profonde. Du reste, les deux la même direction, les mêmes insertions inférieures et les mê aussi ont-ils été confondus par Chaussier en un seul muscle, sou tion de *carpo-phalangien du petit doigt*.

...e manque souvent ; mais on trouve toujours les fibres charnues qui ...nt, fondues en quelque sorte avec les autres muscles.

Il manque souvent.

...l fléchit légèrement le petit doigt.

Action.

4. — OPPOSANT DU PETIT DOIGT.

...ement bien distinct des précédents, image fidèle de l'opposant du ...muscle est court, aplati, de forme triangulaire (Oq).

Il est la répétition de l'opposant du pouce.

...ons. Il naît du crochet de l'unciforme et de la partie voisine du liga...laire. De là, ses fibres se portent en dedans et en bas, d'autant plus ...plus rapprochées de la direction horizontale qu'elles sont plus élevées, ...t s'attacher au bord interne du cinquième métacarpien dans toute ...r (*carpo-métacarpien du petit doigt*, Chauss.).

Insertion à l'os crochu ;

Au cinquième métacarpien.

...rts. L'opposant du petit doigt est recouvert par les muscles précé...r l'aponévrose palmaire interne ; il recouvre le cinquième métacar...rosseux correspondant et le tendon fléchisseur du petit doigt.

Rapports.

... Il oppose le petit doigt au pouce, en le portant à la fois en avant et

Action.

D. — **Muscles interosseux.**

...on. 1° Enlever, en arrière, les tendons des extenseurs ; 2° enlever, en avant, ...dons des muscles fléchisseurs, ainsi que les lombricaux, en conservant toute...on digitale de ces petits muscles ; 3° préparer et étudier l'aponévrose palmaire ...ame fibreuse qui revêt les muscles interosseux à la paume de la main, et qui ... les muscles de chaque espèce, un prolongement qui s'insère au bord anté...acun des métacarpiens et renferme chaque muscle interosseux dans une ...; 4° après avoir étudié les aponévroses palmaires et dorsales, écarter les os ...pe de manière à déchirer les ligaments qui les unissent : les muscles interosseux ...s à découvert dans toute leur étendue.

...ommés à cause de la position qu'ils occupent, distingués les uns des ... les noms numériques de *premier*, *deuxième*, *troisième*, les interosseux ...s en *palmaires* et *dorsaux*, à raison de leur situation plus ou moins rap...de la paume ou du dos de la main. On les distingue encore en *adduc...ducteurs* des doigts.

Division en palmaires et dorsaux.

...cles sont au nombre de deux pour chaque espace interosseux : l'un ...dos de la main, l'autre la face palmaire. Comme il y a quatre espaces ..., il semble qu'il devrait y avoir huit muscles interosseux. Cepen...natomistes modernes n'en admettent que sept, ce qui tient à ce que le ...interosseux palmaire, qui appartient au pouce, est décrit séparément, ...re de muscle adducteur du pouce. Cette séparation est motivée par la ...spéciale que présente ce muscle : l'adducteur du pouce, en effet, ne ...entre le premier et le deuxième métacarpien, mais s'étend du pre...oisième métacarpien, disposition importante, qui explique la grande ... mouvement d'adduction du pouce.

Disposés par paires dans les quatre espaces interosseux.

Pourquoi on n'admet que sept muscles interosseux.

...ription minutieuse des muscles interosseux serait inutile et fatigante ...ois ; il me suffira d'indiquer la conformation générale de ces muscles ...qui préside à leur disposition.

Inutilité d'une description minutieuse.

Loi qui préside à la disposition des muscles interosseux

Pour saisir d'un coup d'œil général l'ensemble des muscles inter[...] les envisager au point de vue des mouvements d'adduction et d'ab[...] impriment aux doigts. Mais on doit ici entendre les mots adducti[...] tion, non par rapport à l'axe du squelette, mais relativement à l'axe[...] Or, l'axe de la main est représenté par une ligne qui passe par le tr[...]

L'adduction et l'abduction doivent être envisagées par rapport à l'axe de la main.

tacarpien et par le doigt [...] Cela étant admis, on peut [...] tous les interosseux dors[...] abducteurs, et tous les inte[...] maires, des adducteurs.

Fig. 497.

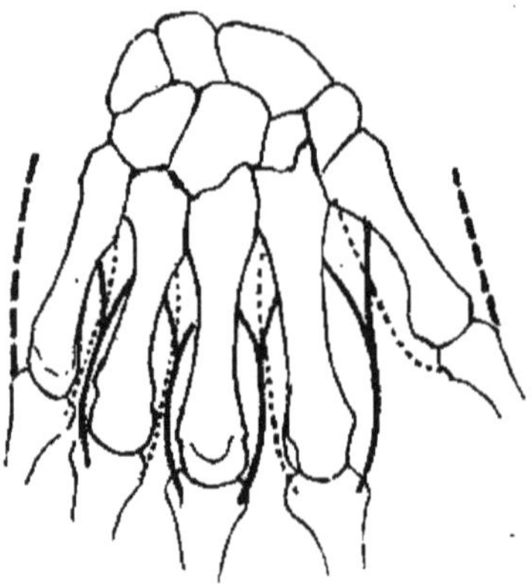

Figure schématique représentant les muscles interosseux et les abducteurs de la main (*).

Disposition générale du premier interosseux dorsal ;

Ainsi, le premier inter[...] va du premier et du deu[...] carpien au *côté externe* de [...] phalange de l'index : il e[...] de l'index. Le deuxième [...] dorsal est étendu du deu[...] troisième métacarpien au [...] de la première phalange d[...] il est abducteur du médi[...] sième interosseux dorsal [...] sième et du quatrième méta[...] *côté interne* de la phalange [...] médius : il est donc encore [...] du médius, puisqu'il éloig[...] de l'axe de la main. Le quatrième interosseux dorsal est étendu du [...] et du cinquième métacarpien au *côté interne* de la première phala[...] trième doigt : il est encore abducteur du quatrième doigt par rapp[...] de la main, bien que, comme le précédent, il soit adducteur pa[...] l'axe du corps (1).

Du deuxième ; Du troisième ; Du quatrième.

Disposition générale des interosseux palmaires :

De même, les muscles interosseux palmaires sont tous adducte[...] port à l'axe de la main. Ainsi, le premier interosseux palmaire, qu[...] senté par l'adducteur du pouce, et qui s'étend du troisième méta[...] *côté interne* de la première phalange du pouce, est un adducteur pa[...] l'axe de la main, aussi bien que par rapport à l'axe du corps. Le deu[...] osseux palmaire, étendu du deuxième métacarpien au *côté interne* de la [...] phalange de l'index, est un adducteur, relativement à l'axe de la ma[...] du corps. Le troisième interosseux palmaire, étendu du quatriè[...] pien au *côté externe* de la première phalange de l'annulaire, est u[...] par rapport à l'axe de la main. Enfin le quatrième interosseu[...] étendu du cinquième métacarpien au *côté externe* de la première p[...] petit doigt, est encore adducteur par rapport à l'axe de la main ; ma[...] que le précédent, il est abducteur relativement à l'axe du corps.

Du premier ; Du deuxième ; Du troisième ; Du quatrième.

(*) Les interosseux dorsaux sont représentés par des lignes simples, les interosseux [...] lignes de points, et les abducteurs par des lignes interrompues.

Figure propre à la démonstration de la disposition générale de ce muscle.

(1) Pour faciliter l'intelligence de ce que je viens de dire, j'ai coutume d[...] le tableau cinq lignes, représentant les cinq doigts ; je prolonge la ligne d[...] servir d'axe ; je tire des lignes qui représentent l'axe de chacun des muscles [...] soit dorsaux, soit palmaires, et la démonstration est d'une évidence palpable.

…ition générale des interosseux peut se résumer dans cette loi très-… les interosseux dorsaux ont leur point fixe plus *éloigné* de l'axe de … leur point mobile; tous les interosseux palmaires ont leur point …*pproché* de l'axe de la main que leur point mobile. Lois des interosseux.

1. — INTEROSSEUX DORSAUX.

…courts, prismatiques et triangulaires, penniformes, étendus des méta-… première phalange et au tendon extenseur du doigt correspondant.

…ons. Les interosseux dorsaux (*Id*) naissent des deux métacarpiens …els ils sont placés, par deux insertions, que séparent les artères per-… tandis que l'une de ces insertions est bornée à la partie postérieure …térale de l'un des métacarpiens, l'autre insertion occupe toute la … plan latéral correspondant de l'autre métacarpien (1). De cette …rtion, les fibres charnues se rendent obliquement d'arrière en avant, Insertions métacarpiennes. Insertions mobiles :

Fig. 498.

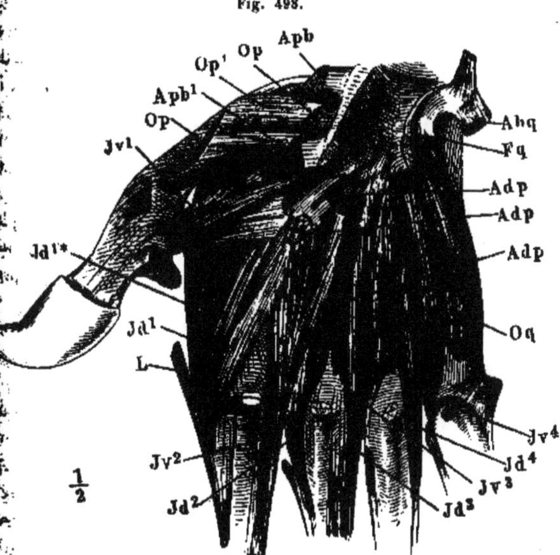

Muscles profonds de la paume de la main (*).

… tendon aplati, qui n'est abandonné par les fibres charnues qu'au …de l'articulation métacarpo-phalangienne, et qui se fixe, en s'épa-… partie à l'extrémité supérieure de la première phalange, en partie

(*) … à leurs insertions le court abducteur du pouce (*Abp*), son court fléchisseur (*Fbp*), son ad-… l'adducteur et le court fléchisseur du petit doigt (*Abq*, *Fq*) et la portion superficielle de … pouce (*Op*). — *Op'*, portion profonde de l'opposant du pouce. — *Oq*, opposant du petit …alnaison des muscles lombricaux. — *Jd*, interosseux dorsaux. — *Jv*, interosseux palmaires.

(1) …ca a parfaitement observé que l'insertion à toute la longueur de la face la-… métacarpien avait toujours lieu du côté de la phalange à laquelle s'insère le …rieurement.

1° A la première phalange ; 2° Au tendon de l'extenseur commun.

au bord du tendon de l'extenseur correspondant, dont il augment largeur. Cette insertion au tendon a lieu au niveau de la portion la première phalange. Au voisinage de cette double insertion, le du muscle se divise en deux faisceaux inégaux, dont le plus co celui qui se rend au tendon extenseur : cette disposition est commu osseux dorsaux et palmaires. Pour ne rien omettre, j'ajouterai que phalangiens du premier et du deuxième interosseux dorsal sont lumineux.

Rapports : En arrière ; En avant ; Sur les côtés.

b. Rapports. Les interosseux dorsaux répondent, en arrière, à la de la main et aux tendons des muscles extenseurs, dont ils sont sé lame aponévrotique très-mince, à fibres transversales, tendue en carpiens voisins. En avant, ils se voient dans la paume de la ma interosseux palmaires, et, de même que ces derniers, ils sont les muscles et les tendons qui occupent la région palmaire, et muscles et de ces tendons par l'aponévrose palmaire profonde. Un leuse parfaitement distincte, ou plutôt une cloison aponévrotique de leurs faces latérales de l'interosseux palmaire correspondant latérale répond, dans toute sa longueur, au métacarpien sur lequel

Rapports avec les lombricaux.

Les rapports des tendons des interosseux dorsaux (et cette dispo commune avec les interosseux palmaires) avec les tendons des sont remarquables : ces derniers vont s'insérer exclusivement aux pondants des tendons interosseux, ou plutôt ils s'unissent à ces ils sont d'abord distincts, et avec lesquels ils finissent par se con plus haut *Muscles lombricaux*.)

Action.

c. Action. Ces muscles sont évidemment *abducteurs* de la première doigts par rapport à l'axe de la main. Nous verrons dans un inst en même temps *extenseurs* des deux dernières phalanges des outre, *fléchisseurs* de la première.

Premier interosseux dorsal. Son étendue Son arcade fibreuse. Ses deux faisceaux distincts. Ses insertions phalangiennes.

Le *premier interosseux dorsal* mérite seul une description spéci sidérable que ses congénères, vu l'ampleur de l'espace interosseux aplati, triangulaire, il naît par deux insertions, que sépare, non po perforante, mais l'artère radiale elle-même ; une arcade fibreuse co le passage de ce vaisseau, le demi-anneau que forme l'intervalle d miers métacarpiens. L'insertion externe se fait à la moitié supérieu interne du premier métacarpien ; l'insertion interne, à toute la lo face externe du deuxième métacarpien et aux ligaments qui l'uni pèze. Nées de cette double insertion, les fibres charnues forment faisceaux, parfaitement distincts dans la moitié supérieure de la muscle, et dont les fibres convergent autour d'un tendon qui partie au côté externe de la première phalange de l'index, en correspondant du tendon des extenseurs de l'index.

Rapports.

Recouvert, en arrière, par la peau, le premier inter-osseux dor avant, à l'adducteur du pouce et à son court fléchisseur, excepté répond à la peau. Son bord inférieur, oblique en bas et en deda cutané et croise à angle très-aigu le bord correspondant de l'a pouce.

2. — INTEROSSEUX PALMAIRES.

Moins considérables que les précédents, comme eux courts, pris

…, demi-penniformes, au nombre de trois, d'après les auteurs, au … quatre, si nous classons parmi eux l'adducteur du pouce, les *inter-*…*aires* (iv) occupent tous la paume de la main, comme leur nom Situation.

…. Ils sont étendus de toute la longueur de l'un des métacarpiens Insertions. …space interosseux qu'ils occupent, à l'extrémité postérieure de la …alange de l'un des doigts correspondants, et au bord correspondant … du muscle extenseur commun, dont ils augmentent beaucoup la

…sseux palmaires naissent, non comme les interosseux dorsaux, de L'insertion métacarpienne ne se fait qu'à un seul os. …carpiens, mais d'un seul métacarpien ; encore leur insertion n'oc-…que les deux tiers antérieurs environ de la face latérale de cet os. …nterosseux palmaires sont-ils recouverts, en arrière, par les …dorsaux, tandis que ceux-ci, s'insérant à toute l'épaisseur de la face …autre métacarpien, proéminent éga-… la paume de la main. Du reste, leur Insertions sur les tendons extenseurs. …x bords des tendons du muscle exten-…un des doigts est identiquement la …elle des interosseux dorsaux.

…s. Recouverts par les tendons des Rapports. …chisseurs et par les muscles de la …aire, les interosseux palmaires ré-… arrière, aux interosseux dorsaux ; … leurs côtés, à l'interosseux dorsal …orrespondant ; par l'autre côté, au … qui leur sert d'origine.

Évidemment ces muscles sont *ad-* Action. … doigts relativement à l'axe de la …ême que les interosseux dorsaux, … sont en outre *extenseurs* des deux …halanges des doigts et *fléchisseurs* de … phalange.

…oser clairement ces derniers effets …ux dorsaux et palmaires, il est né-… rappeler préalablement la disposi-…sentent les tendons extenseurs.

…nt où le tendon de l'extenseur com-… de chaque doigt a franchi l'articu-…arpo-phalangienne, il s'élargit, en … et se divise en trois bandelettes : Division de l'extenseur commun en trois bandelettes. … et deux *latérales*. La bandelette … s'insérer à l'extrémité postérieure …me phalange ; les deux latérales, …ées par un intervalle triangulaire, à base supérieure, des ten-Union des tendons interosseux et lombricaux aux tendons de l'extenseur commun. … l'interosseux et du lombrical correspondants, s'unissent à ces

Fig. 499.

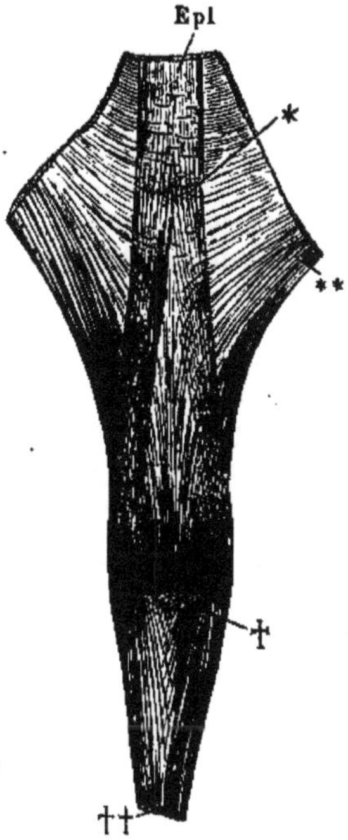

Tendon extenseur vu par la face antérieure (*).

… à l'articulation métacarpo-phalangienne. — **, expansion tendineuse des muscles lombri-…x et des ligaments dorsaux. — †, tendon extenseur de la seconde phalange, coupé au …sertion. — ††, tendon extenseur de la dernière phalange, également coupé au niveau de

tendons, et le ruban fibreux qui en résulte, arrive bientôt sur les rales et postérieures de l'articulation de la première avec la second Au-dessous de l'extrémité supérieure de la deuxième phalange, le dineux droit et le ruban tendineux gauche convergent, se confonde ceau unique qui en résulte, s'insère enfin sur l'extrémité supérie sième phalange ou phalange onguéale. Dans l'intervalle triangul tout à l'heure, se voient des fibres aponévrotiques parallèles qui, tendons réunis de l'interosseux et du lombrical, vont sur la fa tendon extenseur, qu'ils appliquent contre la phalange.

Mouvement opéré : 1° par le tendon de l'extenseur commun ;

Or, si l'on exerce une forte traction sur le tendon extenseur de de manière à simuler la contraction du muscle extenseur, on voit mière phalange est énergiquement renversée sur le métacarpien dant, la deuxième sur la première, mais d'une manière beaucoup m cée ; tandis que la troisième phalange ne s'étend que très-incompl la deuxième. Si l'on exerce, de chaque côté et à la fois, une traction

2° Par les tendons des interosseux.

tendons des interosseux et lombricaux réunis, lesquels, comme no vont s'unir aux bandelettes latérales du tendon de l'extenseur comm la troisième phalange s'étendre très-énergiquement (1) sur la d celle-ci moins énergiquement sur la première.

Part que prennent l'extenseur commun et les interosseux à l'extension.

Il est donc évident qu'il existe pour les extenseurs des doigts un analogue à celle que présentent les fléchisseurs, à savoir : 1° un m seur de la deuxième phalange sur la première et de celle-ci sur le correspondant : c'est le muscle extenseur commun, qui correspo fléchisseur superficiel des doigts ; 2° des muscles extenseurs de la tr lange sur la deuxième : ce sont les interosseux dorsaux et palm pour accessoires les lombricaux, correspondant au muscle fléch des doigts.

Les interosseux fléchissent la première phalange sur le métacarpien.

Les interosseux dorsaux et palmaires ont encore un autre usage chir la première phalange sur le métacarpien correspondant, lor mière phalange n'a pas été préalablement étendue par la contractio seur ; et, chose bien remarquable, la traction exercée sur les tendon cles, en même temps qu'elle opère la flexion de la première ph métacarpien, étend énergiquement la troisième phalange sur la consécutivement la deuxième sur la première.

Les résultats fournis par la galvanisation localisée à M. Duchen firmé ces données de l'anatomie (2).

(1) Cette extension est portée jusqu'à un léger renversement en arrière d phalange sur la deuxième.

(2) Les expériences de M. Duchenne ont été faites sur des individus do seux étaient atrophiés, circonstance qui permettait d'analyser exacteme prennent les extenseurs aux mouvements d'extension.

Les interosseux dorsaux et palmaires ne sont pas seulement les acce tenseur commun, comme l'avait fait admettre l'union intime de leurs ten de ce muscle : ils sont les extenseurs directs principaux de la troisième ph deuxième, et, par suite, de la deuxième phalange sur la première. Le ten seur commun n'est qu'accessoire pour l'extension des deux dernières ph qu'il est l'extenseur exclusif de la première phalange sur le métacarpe. L'an logique et la pathologie m'avaient déjà conduit à cette détermination, aussi b rimentation électro-physiologique : ainsi, la paralysie avec atrophie des muscles

E. — Aponévroses de la main.

...évroses comprennent : 1° le ligament annulaire dorsal du poignet ...rose dorsale du métacarpe; 2° le ligament annulaire antérieur ...3° l'aponévrose palmaire; 4° les gaines des tendons fléchisseurs des

...ENT ANNULAIRE DORSAL DU POIGNET ET APONÉVROSE DORSALE DU MÉTACARPE.

...ons considérer le *ligament annulaire dorsal du poignet* comme une ...de l'aponévrose antibrachiale, qui, parvenue au niveau du poignet, ... par un grand nombre de fibres. C'est une bandelette d'un et ... centimètres de largeur, obliquement jetée en dedans et en bas sur ...extenseurs de la main, interrompue par des ouvertures vasculaires, ...e distingue de l'aponévrose antibrachiale que par son épaisseur un ...nsidérable et par sa disposition en faisceaux parallèles. Elle naît, en

Il est une dépendance de l'aponévrose antibrachiale. Ses limites.

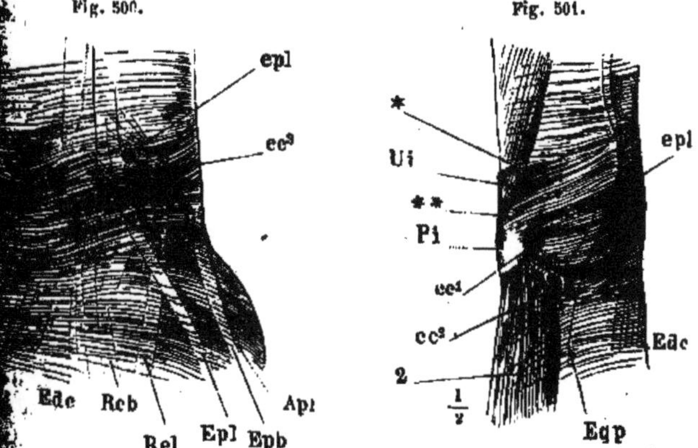

...de l'aponévrose du poignet (*). *Côté cubital de l'aponévrose du poignet* (**).

...l'os pisiforme et du pyramidal, contourne le côté interne du carpe, ...postérieure, s'attache au bord externe de la coulisse que le radius

...du cubital postérieur. — *Eqp*, extenseur propre du petit doigt. — *Edc*, extenseur commun. ...diaux externes. — *Epl*, *Epb*, long et court extenseur du pouce. — *Apl*, long abducteur du ...gament dorsal du carpe. — cc^1, faisceaux de ce ligament qui se fixent au pisiforme. — ...qui se terminent au pisiforme et au 5ᵉ métacarpien. — cc^3, faisceaux qui contournent le bord ...bras pour passer sur la face antérieure et contribuer à former le ligament annulaire an... ...crête qui limite, en dehors, la gouttière du long extenseur du pouce.

...forme. — *Ui*, muscle cubital antérieur. — *Eqp*, extenseur propre du petit doigt. — *Edc*, ...un. — 2, muscles de l'éminence hypothénar. — *epl*, crête verticale qui limite, en dehors, la ...extenseur du pouce. — cc^1, fibres du ligament dorsal se fixant au pisiforme. — cc^2, fibres ...yse styloïde du radius au pisiforme et au 5ᵉ métacarpien. — *, fibres du ligament dorsal ...continuent avec l'aponévrose antibrachiale. — **, fibres qui se fixent au tendon du cubital

...section du nerf cubital, la paralysie avec atrophie des muscles extenseurs ...les cas de section du nerf radial, et enfin la paralysie des extenseurs des ...paralysies saturnines, démontrent de la manière la plus évidente la part ...aque ordre de muscles dans les mouvements des doigts.

fournit aux deux muscles radiaux externes, et semble s'interrompre dans
Son trajet demi-circulaire. renaît de ce bord externe pour recouvrir le côté externe du poignet, et se
en s'insérant, partie au radius, partie à l'aponévrose antibrachiale. Sa
térieure n'adhère à la peau que par un tissu cellulaire lâche. De sa
rieure naissent des prolongements fibreux qui s'interposent entre les
nombreux cheminant sur les régions dorsale et externe du carpe, et con-
en canaux les cou-
gouttières qui sillon-
extrémités inférieures
radius et du cubitus
en procédant de
dehors et d'avant
nous trouvons, 1°
du cubital posté-
est extrêmement
prolonge au-dessous
bitus et conduit
jusqu'au cinquième
carpien; 2° une
plétement fibreuse
sa longueur, app-
tendon de l'exten-
du petit doigt;

Il concourt à former six gaines pour les tendons extenseurs des doigts.

Fig. 502.

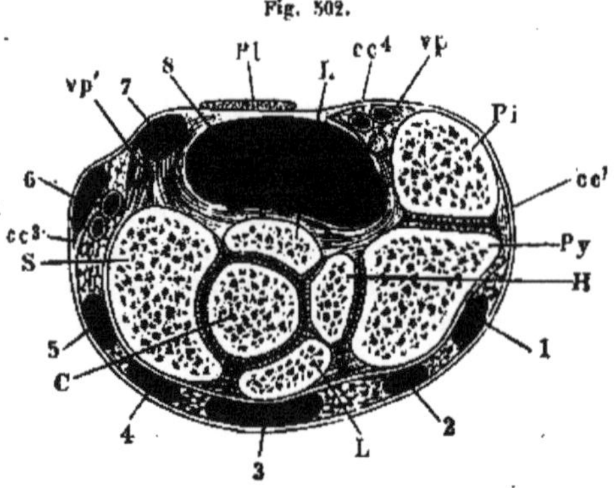

Section horizontale du poignet, passant par la tête du grand os (*).

gaine destinée à l'extenseur commun des doigts et à l'extenseur
l'index; 4° et 5° deux gaines, distinctes au niveau du radius, l'une
deux radiaux externes, l'autre, pour le long extenseur du pouce
gaines se confondent plus bas en une seule gaine, complétement
6° une gaine particulière pour les tendons réunis du long abducteur
Synoviales qui les tapissent. extenseur du pouce. Toutes ces gaines sont d'ailleurs tapissées par
viales, qui remontent assez loin au-dessus du ligament dorsal, et
autre part, conduisent les tendons très-bas, quelquefois jusqu'à
naison.

Aponévrose dorsale du métacarpe. L'*aponévrose dorsale du métacarpe* fait suite au ligament annulaire
c'est une lame aponévrotique très-mince, composée de fibres trans-
sépare les tendons extenseurs des vaisseaux et nerfs sous-cutanés. Un
laire lâche, extensible et élastique, remplace à ce niveau les syno-
des tendons extenseurs, dont il permet le glissement facile.

2. — LIGAMENT ANNULAIRE ANTÉRIEUR DU CARPE.

La gouttière profonde que présente la face antérieure du carpe,

(*) L, L, semi-lunaire. — H, os crochu. — Pi, pisiforme. — Py, pyramidal. — S,
palmaire grêle. — vp, ligament annulaire antérieur du carpe. — vp', lame fibreuse qui
du radial antérieur des vaisseaux et nerfs radiaux. — cc1, faisceaux du ligament dorsal
fixent au pisiforme. — cc3, faisceaux qui contournent le bord radial pour se joindre au li-
antérieur. — cc4, lame superficielle du ligament annulaire antérieur du carpe. — Les chiffres
gaines tendineuses des muscles de la main et des doigts. — 1, cubital postérieur. —
du petit doigt. — 3, extenseur commun des doigts et extenseur propre de l'indicateur
second radial externe. — 5, long extenseur du pouce. — 6, long abducteur et court ex-
— 7, radial antérieur. — 8, fléchisseur commun sublime et fléchisseur profond des doigts
seur du pouce.

par une bandelette fibreuse extrêmement épaisse, appelée *ligament antérieur du carpe* (*vp*). Ce ligament naît, en dedans, par deux origines tes, que sépare le nerf cubital, 1° du pisiforme et du tendon du cubeur ; 2° de l'os crochu. Le premier faisceau se porte de haut en bas, transversalement ; de là, leurs fibres réunies, les unes transversales, croisées en nt se terminpèze et au en envoyant ion à l'apol'éminence ec laquelle tinuent. Du ament, qui ment résisa lequel se les aponésertion des thénar et de fait suite, aponévrose le, laquelle aucoup imt au-dessus it, en avant, le tendon épanoui du palmaire grêle et se continue, d inférieur, avec l'aponévrose palmaire. On ne voit et on ne décrit nt que la plus petite portion de ce ligament, sa portion libre. Si en faire une bonne idée, il convient d'enlever avec précaution les i s'insèrent à sa face antérieure ; on voit alors que ce ligament dehors, une courbe à concavité interne, pour aller s'attacher au t au trapèze, et que c'est dans son épaisseur qu'est creusée la adial antérieur, gaine complétement fibreuse en haut (*fig.* 503), fibreuse en bas, où elle convertit en canal la gouttière du trapèze

Sa double origine en dedans.

Fig. 503.

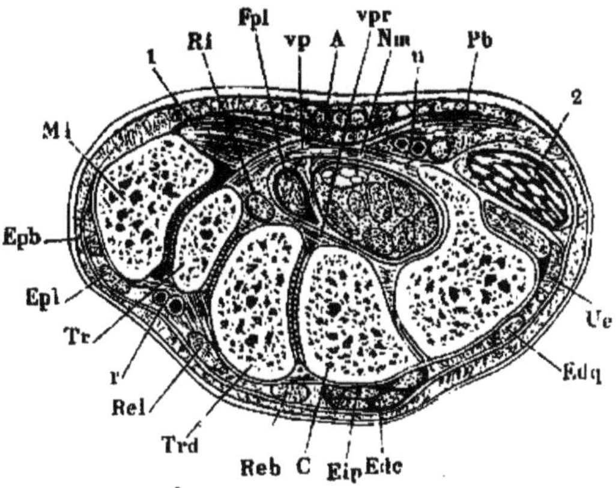

Section horizontale du poignet, passant par l'os crochu (*).

Sa continuité avec l'aponévrose antibrachiale.

Gaine du radial antérieur. Deux synoviales, l'une externe, l'autre interne.

Il existe en arrière, pour le ligament dorsal du carpe, presque aus synoviales qu'il y a de tendons, ici neuf tendons et le nerf médian faisceau unique, lubrifié par *deux synoviales* seulement : l'une, qui appartient au tendon du long fléchisseur du pouce ; l'autre, qui est est commune aux tendons du petit doigt et à ceux de l'annulaire. tendons de l'index et du médius et au nerf médian, ils ne sont enuellement, chez les jeunes sujets, que par du tissu cellulaire trèspossèdent de synoviale que chez les hommes adultes. Cette syno-

— *Trd*, trapézoïde. — *Tr*, trapèze. — M^1, premier métacarpien. — *Ue*, tendon du cubital , tendon de l'extenseur du petit doigt. — *Edc*, *Eip*, tendons de l'extenseur commun des seur propre de l'indicateur. — *Reb*, *Rel*, tendons du second et du premier radial externes. diaux. — *Epl*, *Epb*, tendons du long et du court extenseur du pouce. — *Ri*, tendon du — *Fpl*, tendon du long fléchisseur du pouce. — *Nm*, nerf médian. — *u*, nerf et vaisseaux palmaire cutané. — 1, muscles de l'éminence thénar. — 2, muscles de l'éminence hypoévrose palmaire. — *vp*, ligament annulaire antérieur du carpe. — *vpr*, ligament rayonné

viale moyenne, accidentelle, suivant M. Gosselin (1), communique avec celle du côté interne.

La synoviale externe et la synoviale interne se prolongent, en h[illegible] du ligament annulaire du carpe ; en bas, elles communiquent gén[illegible] première, avec la gaine synoviale du pouce, la dernière, avec la ga[illegible] du petit doigt. Sur les tendons qui vont à l'annulaire, la bourse syn[illegible] se termine en cul-de-sac, à plusieurs centimètres au-dessus de [illegible] métacarpo-phalangienne correspondante.

Il suit de là que les synoviales des gaînes tendineuses phalangien[illegible] et du petit doigt sont une dépendance des grandes synoviales du [illegible] que les synoviales des gaînes tendineuses phalangiennes des autres [illegible] tout à fait indépendantes. Cette disposition, qui offre le plus gra[illegible] anatomie chirurgicale, ainsi que l'a fort bien indiqué M. Maslieu[illegible] n'est cependant pas constante (2). On trouve souvent, chez l'a[illegible] synoviale des tendons du petit doigt terminée en cul-de-sac, co[illegible] doigts du milieu, au niveau de la tête du métacarpien.

La synoviale du long fléchisseur du pouce n'est pas toujours indépendante.

Je ferai remarquer, en outre, qu'au niveau du carpe, la synovi[illegible] long fléchisseur propre du pouce n'est pas toujours indépendante d[illegible] interne ou de la synoviale moyenne, quand elle existe ; la comm[illegible] se faire par une ouverture plus ou moins considérable, située [illegible] tendons.

Disposition des synoviales carpiennes rendue évidente par l'insufflation.

On peut rendre parfaitement évidente la disposition des synovi[illegible] en les insufflant soit par le haut, soit par le bas, ou en y injecta[illegible] coloré. Voici le mode d'insufflation le plus convenable : ouvrez la g[illegible] du tendon du petit doigt au niveau de l'articulation de la deuxièm[illegible] sième phalange, introduisez un chalumeau et insufflez ; faites la m[illegible] sur la gaîne synoviale du pouce.

3. — APONÉVROSE PALMAIRE.

L'*aponévrose palmaire* forme une gaîne commune à tous les [illegible] paume de la main, et se divise en trois portions : une *moyenne*, [illegible] vrose palmaire proprement dite, et deux *latérales*.

Portion moyenne. Son épaisseur. Sa double origine.

a. Portion moyenne. C'est la seule qui soit généralement décrite [illegible] d'aponévrose palmaire ; elle est triangulaire, forte, mais d'une [illegible] riable, et bride d'une manière efficace les nombreux tendons subj[illegible]

Elle naît supérieurement par deux origines bien distinctes : 1° [illegible] palmaire grêle, dont cette aponévrose semble l'épanouissement [illegible] antérieure ou du bord inférieur du ligament annulaire antérieur [illegible]

(1) Recherches sur les kystes synoviaux de la main et du poignet (*M[illegible] Méd.*, t. XVI.)

(2) Voy. *Gazette médicale*, 1840 : *De l'anatomie descriptive et chirur[illegible] vroses des membranes et synoviales de la main.*

(3) Voici comment a lieu la continuité du palmaire grêle et de l'aponé[illegible] ce tendon, parvenu à trois travers de doigt au-dessus de l'articulation du po[illegible] en quelque sorte, de dessous l'aponévrose antibrachiale, par laquelle [illegible] semble subjacent à la peau, dont il est néanmoins séparé par une lame [illegible] mince, et s'épanouit au niveau du ligament annulaire du carpe, avec [illegible] semblent se confondre.

...et épaisse à son origine, qui constitue son angle supérieur, l'aponé...aire va s'élargissant et s'amincissant de haut en bas, en formant un ...cèle très-régulier, et, parvenue au niveau des têtes des métacarpiens, ...et se divise en huit languettes pour les quatre derniers doigts. A l'en...tte division, qui forme la base du triangle qu'elle représente, l'aponé...

Sa division en huit languettes.

Fig. 504.

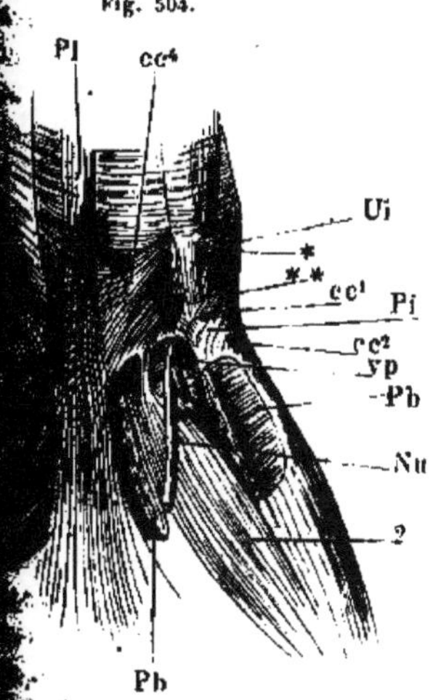

...palmaire, face antérieure (*).

Fig. 505.

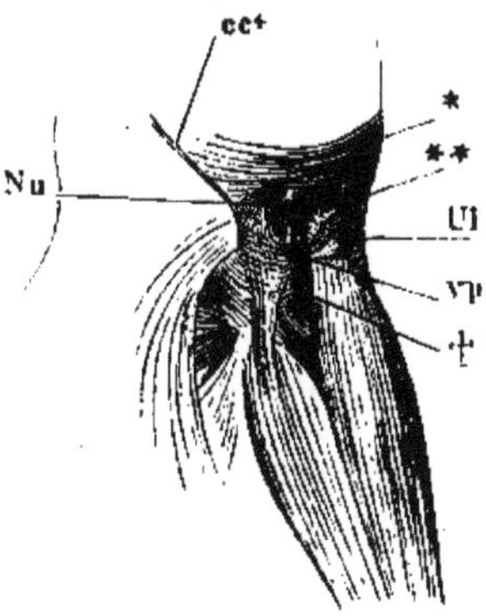

Aponévrose palmaire, face antérieure (**).

...re est bridée et complétée, les vides qu'elle laisse par son épanouis...remplis par des fibres transversales très-fortes, qui se comportent ...e suivante : la couche superficielle de ces fibres mesure toute la ...la base du triangle ; la couche profonde forme, pour chacun des ...iers métacarpiens, une gouttière qui va se continuer avec le liga...rpien inférieur.

Fibres transversales qui la brident.

...e cette disposition sept arcades, savoir : 1° quatre arcades ou demi...ux sous lesquels passent les tendons des muscles fléchisseurs, arcades ...i se continuent avec les gaînes fibreuses phalangiennes de ces ...ois arcades intermédiaires ou intermétacarpiennes, qui donnent ...isseaux et aux nerfs collatéraux des doigts, et aux muscles lombri...es arcades sont de véritables canaux fibreux. Pour en avoir une ...cisez verticalement l'aponévrose palmaire : vous verrez des prolon...névrotiques ou languettes se détacher de la face profonde de l'apo...veau des arcades, ces languettes se contourner sur les côtés des

Sept arcades ou canaux fibreux.

Leur continuité avec les ligaments antérieurs.

...térieur. — Pi, pisiforme. — Pb, Pb, palmaire cutané. — Nu, nerf cubital ; point où il ...muscle radial antérieur. — Pl, tendon du palmaire grêle, s'épanouissant dans l'aponé... cc1, fibres du ligament dorsal du carpe qui se fixent au pisiforme. — cc2 fibres qui se ...et au 5e métacarpien. — cc3, fibres qui contournent le bord radial de l'avant-bras et ...ent annulaire antérieur. — cc4, lame superficielle du ligament annulaire antérieur du ...ent annulaire antérieur. — 1, muscles du thénar. — 2, muscles de l'hypothénar. — ...dorsal du carpe qui se continuent avec l'aponévrose antibrachiale. — **, fibres qui se ...cubital antérieur.

...du ligament dorsal du carpe qui s'attachent au pisiforme et au tendon du cubital anté...tendon, ont été coupés à leur insertion. — †, ouverture par laquelle pénètre la branche ...bital.

tendons pour les embrasser et venir se continuer avec les ligamen des articulations métacarpo-phalangiennes, avec les ligaments inférieurs et avec les ligaments latéraux des articulations méta giennes.

Rapports.

Du reste, l'aponévrose palmaire est intimement unie à la peau pa gements fibreux extrêmement multipliés, d'autant plus solides qu'o plus inférieurement ; sa face profonde adhère non moins intime ment annulaire du carpe, recouvre l'arcade artérielle dite pal ficielle, le nerf médian, le nerf cubital, et les tendons fléchisseurs lulaire lâche, très-extensible, la sépare de ces parties et permet facile des tendons. De son bord interne se détache un prolonge térieur très fort, qui se continue avec l'aponévrose interosseuse région palmaire moyenne de la région palmaire interne ; de son b détache un prolongement moins épais, qui s'enfonce entre l l'éminence thénar et le premier lombrical, et se continue ave d'enveloppe de l'éminence thénar. A l'aponévrose palmaire médi le petit muscle dit *palmaire cutané*, qui prend ses insertions, interne de l'aponévrose, mais derrière cette aponévrose, et dont dineuses transversales peuvent être suivies jusque sur l'éminence

Cloisons de séparation.

A l'aponévrose palmaire se rattache le muscle palmaire cutané.

Comme appendices de l'aponévrose palmaire, je noterai 1° qu *cutanées*, parfaitement décrites par Dupuytren, qui se détachent terminales de l'aponévrose palmaire et viennent se continuer av fort remarquable de fibres transverses interdigitales, signalées pa soulèvent le repli cutané interdigital. Cette couche de fibres tra voit à la réunion du tiers supérieur avec les deux tiers inférieurs phalange, se compose de plusieurs ordres de faisceaux, dont les p passent au-devant de plusieurs doigts, et dont les plus profonds sautoir dans l'espace interdigital et vont d'une phalange à l'a couche transversale partent des languettes fibreuses qui vont se les côtés de la première phalange, jusqu'au niveau de l'articulatio mière phalange avec la deuxième.

Quatre languettes cutanées.

Fibres transverses qui les brident.

b et *c*. *Aponévroses palmaires externe et interne*. Ce sont deux la tiques assez ténues, qui servent de gaine, l'une, aux muscles thénar, l'autre, à ceux de l'éminence hypothénar. Toutes deux avec l'aponévrose palmaire moyenne. L'externe semble, en l'expansion du tendon du long abducteur du pouce, l'interne, du cubital antérieur. Je ferai remarquer que l'aponévrose du m cutané vient s'ajouter à l'aponévrose palmaire externe, en pass ponévrose palmaire moyenne. C'est aux limites entre ces aponév vrose palmaire moyenne que se voient les deux cloisons antéro-p divisent la paume de la main en trois gaines bien distinctes : l que complète l'aponévrose interosseuse, destinée à tous les tend aux principaux vaisseaux et nerfs de la main ; les deux autres la dent les muscles des éminences thénar et hypothénar.

Aponévroses palmaires externe et interne.

Des trois grandes gaines de la paume de la main.

4. — GAINES FIBREUSES ET SYNOVIALES DES TENDONS FLÉCHISSEURS

Au sortir des arcades ou plutôt des gaines si remarquables que ponévrose palmaire, immédiatement au-dessus des articulations chaque paire de tendons fléchisseurs est reçue dans une *gaine* spéciale, qui ne l'abandonne qu'à la dernière phalange. Nous avons vu que la face antérieure des premières et des deuxièmes phalanges est creusée en gouttière longitudinale. Aux bords de cette gouttière s'attache un demi-cylindre fibreux fort régulier, qui a juste la capacité nécessaire pour les deux tendons fléchisseurs. Cette gaîne, très-résistante, ne s'affaisse pas lorsque les tendons ont été enlevés, et l'on peut se faire une idée de son importance, en examinant ce qui se passe lors de la contraction des fléchisseurs, quand elle a été divisée. Elle résulte de la succession d'un nombre de demi-anneaux superposés et parallèles, fortement pressés les uns contre les autres et formant un demi-cylindre ordinairement continu au niveau du corps des phalanges, plus rares et même disparaissant complétement au niveau des articulations et des extrémités osseuses qui constituent ces articulations. Les dernières fibres qui partent des bords de la gouttière au voisinage de l'extrémité articulaire des phalanges, vont tantôt sur le ligament glénoïdien de l'articulation, sans passer du côté opposé, tantôt s'entre-croisent en X sur la face antérieure de l'articulation, avant de s'insérer sur ce ligament (1). Il m'a semblé que dans le mouvement de flexion, ces anneaux circulaires s'enfonçaient les uns dans les autres. La gaîne fibreuse cesse entièrement au-dessus de l'articulation de la deuxième phalange avec la troisième.

Gaines spéciales des tendons fléchisseurs.

Résistance de ces gaines.

Chaque gaine est formée de demi-anneaux superposés.

Une synoviale extrêmement remarquable, qui se prolonge en haut jusqu'au niveau des arcades formées par l'aponévrose palmaire, tapisse, d'une part, la gaîne ostéo-fibreuse dans toute sa longueur, en y adhérant intimement, et, d'autre part, se déploie sur les tendons fléchisseurs, à chacun desquels elle forme une gaîne. Les synoviales des trois doigts médians sont indépendantes des synoviales du carpe, avec lesquelles communiquent ordinairement celles du pouce et du petit doigt.

Synoviale des gaines tendineuses.

La synoviale des doigts forme deux et souvent trois ou quatre replis triangulaires, à base tournée en haut, tout à fait analogues au ligament adipeux du genou. De ces replis, un, supérieur, situé au niveau de l'extrémité supérieure de la première phalange, va du tendon du fléchisseur sublime à celui du fléchisseur profond; un, inférieur, est étendu de l'écartement des deux demi-tendons du fléchisseur sublime aux tendons du fléchisseur profond; d'autres, enfin, vont de la phalange aux tendons. On voit très-bien ces replis synoviaux, en soulevant les tendons fléchisseurs et en les écartant des phalanges. Ces replis me paraissent très-probablement destinés à soutenir les vaisseaux nourriciers des tendons, et non à lier ces tendons entre eux.

Replis synoviaux.

SECTION IV. — MUSCLES DES MEMBRES ABDOMINAUX.

Les muscles des membres abdominaux se rapportent à quatre classes : muscles du bassin, muscles de la cuisse, muscles de la jambe et muscles du pied.

§ 1. — MUSCLES DU BASSIN.

Les muscles du bassin se divisent en ceux qui occupent la région postérieure ou fessière de cette ceinture osseuse et ceux qui en occupent la

Ils occupent la région fessière.

(1) J'ai déjà dit un mot de cette disposition à l'occasion des ligaments des articulations phalangiennes.

région inférieure et antérieure, appelée par Bichat région pelvi-troc
Les premiers sont : les trois fessiers, grand, moyen et petit ; les s
prennent le pyramidal, l'obturateur interne, les jumeaux, le carr
l'obturateur externe.

Le muscle iliaque, qui pourrait être considéré, à juste titre, com
tenant au bassin, a été décrit à l'occasion de la région lombair
temps que le psoas, sous le titre de psoas-iliaque.

A. — Région fessière.

1. — GRAND FESSIER.

Préparation. Le sujet doit être couché sur le ventre, le bassin soulevé par
la cuisse fortement fléchie et portée dans la rotation en dedans. 1° Faire
moyenne de la fesse une incision
dirigée du sacrum vers le grand
2° comprendre dans cette incision
très-adhérente qui recouvre les
nues ; 3° disséquer les deux lam
bas en haut, l'autre de haut en
exactement la direction obliq
charnues.

Fig. 506.

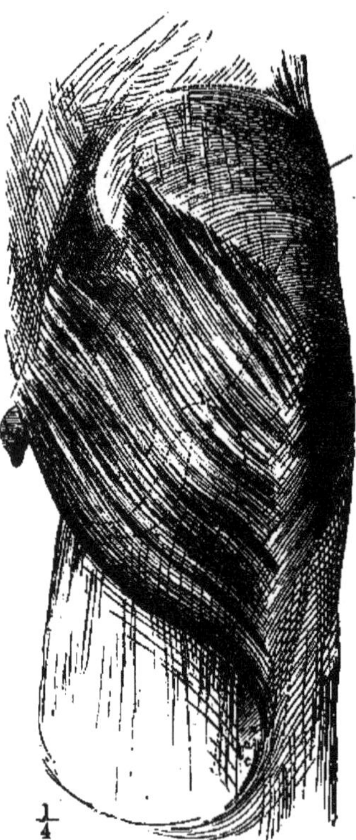

Grand fessier, face postérieure (*).

Situation. Figure. Le *grand fessier* (*glutæus ma
mus*, *Gm*) est le plus superfic
cles de la région postérieure
est large, extrêmement épai
lièrement quadrilatère. C'es
lumineux des muscles du co
il est en rapport avec la
quelque sorte colossale, du
fémur chez l'homme, et
saillie de la fesse (*primus*
mus, sui lateris clunem efform
Son volume considérable est propre à l'espèce humaine. Ce volume considérable,
tères distinctifs du système m
l'espèce humaine, est en ra
station bipède.

Insertions pelviennes multiples. *a. Insertions*. Ce muscle
part, 1° à la ligne demi-cir
rieure de l'os coxal et à to
de cet os qui est située
ligne ; 2° au ligament sacr
tical et au bord externe de
commune des muscles sp
rieurs (*Gm'*, *fig.* 507) ; 3° à la
quelquefois seulement aux tubercules sacrés qui font suite aux apo
verses ou articulaires des vertèbres lombaires, en dehors des trous
rieurs ; aux bords du coccyx et de l'échancrure qui termine en

(*) * Aponévrose du moyen fessier.

...te dernière insertion a lieu souvent par une arcade aponévrotique ...lle passent les derniers nerfs sacrés postérieurs; 4° à la face posté... ...rand ligament sacro-sciatique (Gm"); 5° à la face postérieure de l'a... ...du muscle moyen fessier; — *d'autre part*, à cette série de rugosités qui, ...ochanter, vont à la ligne âpre du fémur (*sacro-fémoral*, Chauss.).

Insertions trochantériennes.

...s charnues, nées du bassin, soit directement, soit par de courtes fibres ...ques, se portent toutes parallèlement en dehors et un peu en bas, et ...nt en faisceaux volumineux, distincts, séparables dans toute leur lon... ...r constituer un corps charnu extrêmement épais, large, quadrilatère, ...er, qui, arrivé à la partie externe de la cuisse, se termine par des ...neuses. Celles-ci sont reçues entre deux lames de l'aponévrose fascia-... extrêmement épaisse à ce niveau. Ces fibres tendineuses s'inclinent ... bas, se rapprochent, abandonnent ensuite l'aponévrose fascia-lata, ..., en manière d'arcade, la base du grand trochanter ou plutôt le ...vaste externe, dont elles sont séparées par une bourse séreuse, et ...insérer successivement, par une série de gros paquets fibreux, à cette ...e de tubercules et d'enfoncements qui, du grand trochanter, vont à ...e du fémur, et qui constituent la bifurcation externe de cette ligne ...bres charnues inférieures du muscle grand fessier se rendent direc... ...ligne âpre; un certain nombre paraissent s'insérer purement et sim... l'aponévrose fascia-lata. Pour bien voir les insertions fémorales du ...r, il faut séparer, par la dissection, son tendon de cette aponévrose.

Direction parallèle des faisceaux musculaires.

Réception des fibres tendineuses entre deux lames du fascia-lata.

Insertion à la bifurcation externe de la ligne âpre;

A l'aponévrose fascia-lata.

...s. Le grand fessier est recouvert par du tissu graisseux extrêmement ...ont il est séparé par une lamelle aponévrotique, expansion de l'apo... ...moyen fessier; cette lamelle envoie dans l'épaisseur du muscle des ...nts celluleux, qui le divisent en gros faisceaux parfaitement sépa... ...rallèles.

Rapports superficiels;

...e le moyen fessier, le pyramidal, les jumeaux, l'obturateur interne, ...oral, la grande échancrure sciatique, la tubérosité de l'ischion, et les ...i-tendineux, demi-membraneux, longue portion du biceps, qui s'y ... recouvre encore le grand trochanter, les muscles grand adduc... ...ps fémoral, les nerfs et les vaisseaux fessiers, ischiatiques, honteux ... le grand nerf sciatique. Le bord supérieur du grand fessier, très-...appliqué sur le moyen fessier; son bord inférieur forme au-dessous ... relief très-prononcé, dont la présence fournit en chirurgie des in... ...-précises, et pour le diagnostic de plusieurs des maladies de l'arti... ...la hanche, et pour les opérations qui auraient pour objet, soit d'at... ...ubérosité de l'ischion cariée ou nécrosée, soit de lever l'étranglement ...s sciatique, soit enfin d'aller à la recherche du nerf sciatique, si ...t besoin d'agir sur ce nerf. Plusieurs bourses séreuses, bien décrites ...vorisent le glissement du grand fessier sur les éminences qu'il revêt. ..., qui le sépare du grand trochanter, est presque toujours multilo... ...deuxième existe entre ce muscle et la tubérosité de l'ischion; elle ...ent. Une troisième se voit entre le tendon du grand fessier et le ...

Profonds.

Importance des rapports du bord inférieur.

Bourses synoviales

...e grand fessier est à la fois *extenseur*, *abducteur* et *rotateur en dehors* ... Quand le fémur est fixe, ce qui arrive dans la station, ce muscle ...sin, qu'il renverse en arrière, qu'il incline de son côté, et auquel il ... mouvement de rotation en vertu duquel la région antérieure du

Action sur la cuisse;

Sur le bassin.

tronc est dirigée du côté opposé. En outre, il est facile de voir que les ... rieures de ce muscle peuvent servir à l'adduction. Par ses conne... ponévrose fémorale, le grand fessier est encore un des tenseurs ... cette aponévrose ; par son attache au coccyx, il s'oppose au renve... os, soit en arrière, soit en avant, soit du côté opposé.

Tenseur de l'aponévrose fémorale.

2. — MOYEN FESSIER.

Préparation. 1. Couper verticalement le grand fessier à sa partie moyen... ce muscle à ses insertions pelviennes ; 2. enlever le tissu adipeux qui sépa... portion de ce muscle qui n'est pas recouverte par le grand fessier ; 3. en... l'aponévrose fascia-lata, et disséquer le muscle du fascia-lata, qui cach... plus antérieures du moyen fessier.

Figure. Situation.

Le *moyen fessier* (*glutæus medius*, G*md*), moyen pour le volume ... large, épais, rayonné, occupe la région fessière, au-dessous du p... déborde en haut et en avant. Le grand fessier ne s'insérant qu'à u... portion de la fosse iliaque, le moyen et le petit fessier se partage... dire, la totalité de cette large fosse.

Insertions pelviennes.

a. Insertions. Le moyen fessier s'insère, *d'une part*, à l'os coxal, ... l'étendue du triangle curviligne qu'interceptent, en arrière, la li... culaire postérieure, en haut, les trois quarts antérieurs de la cr... bas, la ligne demi-circulaire antérieure ; 2° à l'épine iliaque antér... rieure et à l'échancrure subjacente ; 3° à la face profonde d'u... épaisse qui s'insère à la lèvre externe de la crête iliaque, rec... partie supérieure du muscle et se continue avec l'aponévrose f... aponévrose s'épaissit, à la manière d'un tendon, à la réunion du ... avec le tiers moyen de la crête iliaque, et c'est à ce niveau que c... gros tubercule de cette crête ; 4° à une aponévrose profonde qui na... antérieure de la ligne demi-circulaire antérieure et donne attac... nombre de fibres charnues par sa face externe ; 5° enfin, à l'apo... lata, en dedans du muscle du même nom ; — *d'autre part*, à la f... grand trochanter (*grand-ilio-trochantérien*, Chauss.).

Insertions aponévrotiques.

Insertions fémorales. Direction convergente des fibres charnues.

Des nombreuses insertions pelviennes que présente le moyen ... tions qui sont le point fixe le plus habituel de ce muscle, les fibr... portent dans différentes directions : les postérieures d'arrière ... moyennes verticalement, les antérieures d'avant en arrière, d'a... prochées de la direction horizontale qu'elles sont plus antérieur... minent aux deux faces et aux bords d'une aponévrose rayonnée, ... ses fibres, se plisse sur elle-même, devient tendon aplati, et s'in... au bord supérieur, comme on le dit généralement, mais à la ... du grand trochanter (G*md**, *fig.* 508), le long d'une ligne obliqu... bas et d'arrière en avant, en sorte que les fibres les plus antéri... à l'extrémité antérieure du bord inférieur du grand trochanter, ... plus postérieures à la partie la plus postérieur du bord supé... sente quelquefois dans ce point une apophyse très-saillante. Le vo... apophyse mesure en général la force du moyen fessier. Une syn... tendon du moyen fessier de la partie du grand trochanter qu'il r...

Aponévrose radiée. Son plissement.

Insertion à la face externe du grand trochanter.

Synoviale de glissement.

Rapports.

b. Rapports. Recouvert par le grand fessier, par le muscle du fa...

ce muscle recouvre le petit fessier, avec lequel il confond souvent son rne; il recouvre, en outre, les vaisseaux et nerfs fessiers. Son bord infé-ge le pyramidal.

Extenseur et abducteur de la cuisse.

n. Le muscle moyen t à la fois *extenseur ur de la cuisse*. De ibres antérieures du ssier sont rotatrices s et les fibres posté-otatrices en dehors; ntage est pour les , qui sont beaucoup ltipliées, le muscle x ou trois fois plus ur en avant qu'en Ainsi le muscle ssier est *extenseur*, et *rotateur en dedans* e. Quand le fémur ce qui arrive dans , le moyen fessier bassin sur la cuisse, de son côté et lui un mouvement de en vertu duquel la ntérieure du tronc née de son côté. s du grand fessier eux premiers points est son antagoniste dernier. Enfin, les érieures du moyen fessier me paraissent propres à fléchir la cuisse sur cet effet est surtout produit quand la flexion est commencée.

Rotateur en dedans par ses fibres antérieures

Son action sur le bassin.

Fig. 507.

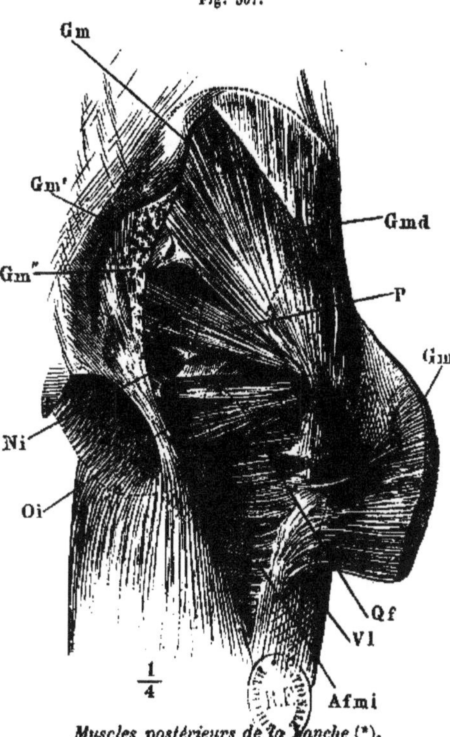

Muscles postérieurs de la hanche (*).

Les fibres antérieures paraissent propres à fléchir le fémur.

3. — PETIT FESSIER.

fessier (*glutæus minor*, Gmi) est subjacent au moyen fessier, qu'il suffit en travers pour le préparer, moins épais, plus régulièrement radié. *ions*. Il s'insère à la partie antérieure de la crête iliaque (Gmi'), au-n moyen fessier, à la partie externe de l'échancrure sciatique et à partie de la fosse iliaque externe qui est au-dessous de la ligne demi-antérieure. De là, ses fibres se portent, en convergeant, les moyennes ent, les antérieures d'avant en arrière, les postérieures d'arrière en face profonde d'une aponévrose radiée, dont les fibres se ramassent ent en bandelettes qui viennent s'insérer isolément au bord antérieur

Insertions pelviennes.

Direction convergente des fibres.

Insertion au bord supérieur du grand trochanter.

(*) ...evé le grand fessier, qui a été coupé le long de ses insertions supérieures (Gm, Gm', Gm'') et ...ns inférieure (Gm) a été renversée en dehors. — *Gmd*, moyen fessier. — P, pyramidal. — ...que, coupé au-dessous du bord inférieur du pyramidal. — *Oi*, obturateur interne. — *Qf*, carré ... vaste externe. — *Afmi*, portion supérieure du grand adducteur profond.

et à la moitié antérieure du bord supérieur du grand trochanter (tro-
chantérien, Chauss.). Le plus souvent la bandelette postérieure est
unie au tendon du pyramidal.

Rapports. *b. Rapports*. Recouvert par le moyen fessier, avec lequel il confond
antérieures, le
recouvre la fosse
terne, le tendon
muscle grand dr
et la partie sup
l'articulation co
dont il est sépar
cellulaire adipe

Abducteur direct. Rotateur. *c. Action*. Il
directement ab
les précédents. S
térieure est rot
dans, et sa moiti
rotatrice en de

Action sur le bassin. fémur est maint
état de fixité, le
étend le bassin,
son côté et imprim
antérieure du tro
vement de rotat
côté ; par ses
rieures, il conc
à la flexion.

Fig. 508.

Muscles postérieurs de la hanche (*).

Action générale. *Remarques*
l'action des fess
muscles que
d'étudier, prennent aussi souvent leur point fixe sur le fémur
bassin. A ce point de vue, ils remplissent des usages très-import
station et la progression. Grâce à ces muscles, le bassin, retenu
arrière, n'obéit pas à la force de gravité du tronc, qui tendrait à le
Leur développement chez l'homme. avant : de là leur énorme développement dans l'espèce humaine, dév
qui atteste la destination de l'homme à l'attitude bipède. Ces mêm
sont les agents principaux de la station sur un seul pied ; ils incline
Ils sont les agents principaux de la station. leur côté, et font équilibre au poids de tout le tronc entraîné du c
Ce sont encore ces muscles qui, dans la station sur un seul pied, im
tronc des mouvements de rotation. Tous sont extenseurs et tous sont
le grand fessier est rotateur en dehors : le moyen et le petit fessier so
Ils opèrent le mouvement de rotation du fémur en dedans. en dedans. On conçoit dès lors comment le mouvement de rotation
est si énergique, malgré l'absence de muscles rotateurs directs d
tandis qu'il existe un grand nombre de muscles affectés spécialeme

(*) Le grand et le moyen fessier (*Gm*, *Gmd*) ont été enlevés. Le pyramidal (P, P) et le
ainsi que l'obturateur interne (*Oi*), ont été coupés à leur sortie du bassin. — *Gmd*, inse
moyen fessier. — *Gmi*, petit fessier. — *Gmi'*, fibres antérieures de ce muscle. — *Gmd*
moyen fessier au grand trochanter. — *Oi**, tendon de l'obturateur interne. — *Oi'*, *Oi''*
— *Gm*, insertion fémorale du grand fessier. — *Oe*, obturateur externe.

hors, qui est, à la vérité, beaucoup plus énergique que la rotation en

B. — Région pelvi-trochantérienne.

1. — PYRAMIDAL.

1° Enlever le grand fessier ; 2° isoler le pyramidal du bord inférieur du, qu'il longe ; 3° pour voir les attaches de ce muscle au sacrum, diviser le ux moitiés latérales par une section antéro-postérieure.

dal (P), quelquefois double, piriforme (*piriformis*, Albinus) plutôt que aplati, presque horizontalement couché le long du bord inférieur du er, qu'il semble continuer et auquel il est quelquefois intimement en partie dans la cavité du bassin, qu'il complète au défaut de l'é-sciatique. Figure. Situation.

ns. Il s'insère, *d'une part*, 1° à la face antérieure du sacrum, dans l'in-gouttières qui font suite aux trous sacrés antérieurs et au niveau de es, par trois ou quatre digitations, que traverse quelquefois le grand ne ; ces insertions sont quelquefois concentrées dans un petit espace, deuxième et du troisième trou sacré antérieur, et alors il n'y a que tions ; 2° à la face antérieure du grand ligament sacro-sciatique ; ie supérieure de l'échancrure sciatique : il n'est pas rare de voir une tteindre la ligne médiane du sacrum ; — *d'autre part*, à la partie du bord supérieur du grand trochanter (*sacro-trochantérien*, Insertions : Au sacrum ; Au grand ligament sacro-sciatique ; A la partie supérieure de l'échancrure sciatique. Insertions trochantériennes.

es insertions pelviennes, les fibres charnues se dirigent presque hori-t en dehors et un peu en bas, et forment un corps charnu qui rem-moins complétement la portion supérieure de la grande échancrure mmédiatement après sa sortie du bassin, le muscle se rétrécit beau-convergence des fibres charnues ; il se termine à la face postérieure d'une aponévrose qui se convertit en un tendon arrondi. Celui-ci se supérieur du grand trochanter, derrière le petit fessier, au-dessus jumeaux et obturateur interne, avec lesquels il est presque toujours uni. Direction horizontale. Convergentes. Tendon de terminaison.

. Sa face antérieure répond, dans le bassin, au rectum, au plexus aux vaisseaux hypogastriques ; hors du bassin, à l'articulation coxo-face postérieure répond au sacrum et au muscle grand fessier ; son ur, aux vaisseaux et nerfs fessiers, qui le séparent du moyen fessier ; érieur, aux vaisseaux ischiatiques, au grand et au petit nerf sciatique : le séparent du petit ligament sacro-sciatique, dont la direction est celle du muscle. C'est entre le bord supérieur de ce muscle et l'é-sciatique que se font les hernies sciatiques. Or, tantôt il touche le l'échancrure ; tantôt il en est séparé par un intervalle considérable, a prédisposition à cette espèce de hernie. Rapports. Rapports avec le sommet de l'échancrure sciatique.

2. — OBTURATEUR INTERNE.

r *interne* (Oi) est un muscle triangulaire, rayonné, réfléchi, étendu érence interne du trou sous-pubien au bord supérieur du grand tro-direction et son trajet sont remarquables. Figure. Situation.

Insertions pelviennes multiples.

a. Insertions. Il s'insère, *d'une part*, 1° à la face postérieure de la obturatrice, à l'arcade aponévrotique qui convertit en canal la gou pubienne (1), et à l'aponévrose pelvienne, qui revêt la face interne 2° à tout le pourtour du trou sous-pubien, savoir : à la face interne de la branche du pubis et asc l'ischion et à tou de la surface qui sépare le tr bien de l'échan que ; 3° par plus élevées, su périeur du bas ses fibres les plu à ce prolonge du grand ligam sciatique qui contre l'ischion — *d'autre part*, a rieur du grand (*sous-pubio-tro terne*, Chauss.).

Fig. 509.

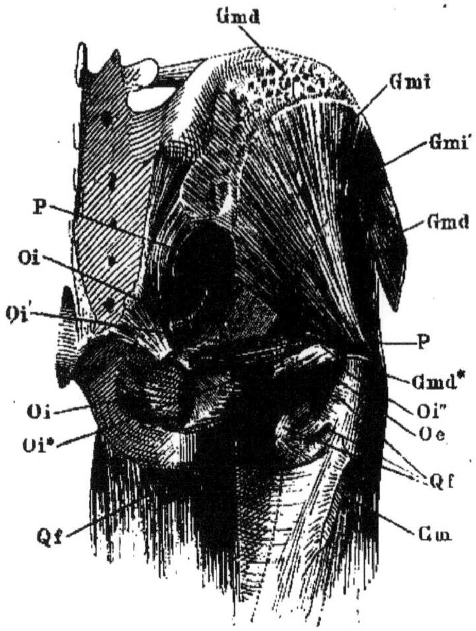

Muscles postérieurs de la hanche (*).

Insertion trochantérienne.

Direction des fibres charnues.

Les insertions qui occupent une face, ont lieu par les fibres ch fibres vont en co celles qui naisse du trou sous-pu tent obliqueme en dehors; les plus inférieures sont horizontales; celles qui naisse du trou sous-pubien, se portent, les supérieures verticalement en b obliquement de dehors en dedans (2). Il en résulte un corps charnu de plus en plus épais et rétréci, qui gagne l'ouverture triangulai haut, par l'épine sciatique et le petit ligament sacro-sciatique, en d grand ligament sacro-sciatique, en dehors, par le corps de l'ischion bassin, ce muscle, très-étroit, se réfléchit à angle droit, comme sur un

La réflexion du muscle à angle droit.

(*) Le grand et le moyen fessier (*Gm*, *Gmd*) ont été enlevés. Le pyramidal (P,P) et le ainsi que l'obturateur interne (*Oi*), ont été coupés à leur sortie du bassin. — *Gmd*, in du moyen fessier. — *Gmi*, petit fessier. — *Gmi'*, fibres antérieures de ce muscle. — moyen fessier au grand trochanter. — *Oi**, tendon de l'obturateur interne. — *Oi''*, *Oi'* — *Gm*, insertion fémorale du grand fessier. — *Oe*, obturateur externe.

(1) L'insertion des fibres musculaires à l'arcade aponévrotique de la ratrice est disposée de manière à ce que le muscle, pendant sa contracti rien rétrécir l'anneau sous-pubien. Quelquefois on trouve deux petites vrotiques, l'une pour le nerf obturateur, l'autre pour l'artère et la veine

(2) Chez quelques sujets, le muscle obturateur interne peut être cons muscle biceps, dont l'un des corps charnus serait constitué par les faisceau en dedans du trou sous-pubien, et l'autre par les faisceaux qui naissent en

l'ischion, est reçu dans une gouttière que lui forment les muscles ju-
se porte horizontalement en dehors, pour venir s'insérer, non dans la
tale, mais au *bord supérieur du grand trochanter*, au-dessous du muscle
au tendon duquel son tendon est accolé, au-dessus du tendon de
ur externe, auquel il est uni par une bandelette fibreuse perpendi-
sa direction.

Insertion au bord supérieur du grand trochanter.

n saisir la texture de ce muscle, il faut le détacher à son insertion
érienne et le renverser de dehors en dedans. On voit alors le tendon se
r la face profonde du muscle, en quatre ou cinq tendons divergents,
e perdre au loin dans l'épaisseur des fibres charnues. Une bourse sé-
développée se voit entre ce tendon et le corps de l'ischion, qui fait
renvoi et qui est revêtu d'une couche cartilagineuse, laquelle est
yée dans le sens des mouvements. C'est à la présence de cette bourse
allusion Cowper et Douglas lorsqu'ils ont appelé ce muscle *marsupialis*
is.

Disposition du tendon trochantérien.

Capsule synoviale.

rts. Dans le bassin, l'obturateur interne répond, par sa face antérieure,
rane obturatrice et au pourtour du trou sous-pubien, par sa face posté-
aponévrose pelvienne et au releveur de l'anus, qui le sépare de la ves-
passage à travers l'ouverture que j'ai décrite, il est en rapport avec les
et nerfs honteux internes. Hors du bassin, il est recouvert par le
sciatique et par le grand fessier, et recouvre l'articulation coxo fémo-
on de l'étendue considérable des insertions pelviennes de l'obturateur
presque totalité de la paroi antéro-latérale du bassin se trouve tapissée
uche musculaire. Il en est de même de la paroi postérieure de cette
est en grande partie revêtue par le muscle pyramidal.

Rapports dans le bassin : A sa sortie ; Hors du bassin.

3. — JUMEAUX PELVIENS.

lle ainsi deux petits faisceaux charnus (*petits jumeaux*, Winslow), acces-
muscle obturateur interne, distingués en *jumeau supérieur* et *jumeau*
ar le plus grand nombre des anatomistes, séparés l'un de l'autre par le
l'obturateur interne, et formant une gouttière dans laquelle il est

Leur situation.

ions. Ils naissent au-dessus et au-dessous de la coulisse de l'obturateur
le jumeau supérieur (Oi', *fig*. 509) s'insère à l'épine sciatique ; le jumeau
Oi"), qui est plus considérable, s'insère, par une extrémité allongée, à la
rne de la tubérosité de la branche ascendante de l'ischion, immédiate-
dessus de l'insertion du grand ligament sacro-sciatique, et même un
igament. Tous deux se portent horizontalement en dehors, s'unissent
is, soit en arrière, soit en avant du tendon de l'obturateur interne,
rassent alors complétement et auquel ils se terminent en totalité ou
et vont s'insérer avec lui au bord supérieur du grand trochanter,
ement au-dessus de la cavité digitale (*ischio-trochantérien*, Chauss.).

Ils sont accessoires du tendon de l'obturateur interne.

Direction horizontale.

orts. Les mêmes que ceux de la portion réfléchie de l'obturateur

Rapports.

sez fréquent de voir manquer le jumeau supérieur ; il n'est pas rare
jumeau inférieur double. J'ai vu plusieurs fois le jumeau supérieur se
au tendon du muscle pyramidal, et le jumeau inférieur au tendon de
ur interne.

4. — CARRÉ FÉMORAL.

Forme d'un parallélogramme. Le *carré fémoral* (*quadratus femoris*, Qf), muscle qui a la forme d'u[illegible] gramme, est situé immédiatement au-dessous du jumeau inférieur[illegible]

Insertions pelviennes. *a. Insertions*. Il s'insère, *d'une part*, au bord externe de la tubérosi[illegible] au-devant du muscle demi-membraneux, dont il est séparé par du tissu[illegible] Insertions fémorales. là, ses fibres se portent horizontalement et parallèlement en dehors, p[illegible] *d'autre part*, à la ligne qui s'étend du grand au petit trochanter, a[illegible] insertions du grand adducteur profond, dont il semble au prem[illegible] continuation, et dont il est toutefois séparé par les vaisseaux circonfle[illegible] (*ischio-sous-trochantérien*, Chauss.). Ce muscle, qui manque quelquef[illegible] assez souvent ses insertions pelviennes jusqu'à la branche ascend[illegible] chion, en sorte qu'il se recourbe en bas sur lui-même, de manière à[illegible] muscle grand adducteur une face et non un bord.

Rapports. *b. Rapports*. Le carré offre, en arrière, les mêmes rapports que les[illegible] cédents; en avant, il recouvre l'obturateur externe et le petit troch[illegible] le sépare souvent une capsule synoviale.

5. — OBTURATEUR EXTERNE.

Préparation. Coupez le carré fémoral en deux parties égales par une sec[illegible] vous aurez à découvert la partie inférieure ou horizontale de l'obturateur e[illegible] en voir la partie supérieure ou pelvienne, il faut enlever les muscles droit[illegible] tiné, psoas-iliaque et petit adducteur profond.

Figure. L'*obturateur externe* (Oe) est triangulaire, aplati, de même forme[illegible] épais, moins considérable que l'obturateur interne, réfléchi comme[illegible] angle obtus.

Insertions sous-pubiennes. *a. Insertions*. Il s'insère, *d'une part*, 1° au pourtour du trou sous-p[illegible] à-dire à la face antérieure du corps et de la branche du pubis, et de[illegible] ascendante de l'ischion (1); 2° à la membrane obturatrice; 3° à l'a[illegible] Insertions au grand trochanter. vrotique qui complète le canal sous-pubien; — *d'autre part*, dans la ca[illegible] du grand trochanter, qui lui est exclusivement destinée, imméd[illegible] dessous de l'obturateur interne et des jumeaux (*sous-pubio-trochant[illegible]* Chauss.).

Direction convergente. Les insertions sous-pubiennes ont lieu directement par les fibres c[illegible] vont toutes en convergeant, les inférieures horizontalement en deh[illegible] périeures obliquement en bas, en arrière et en dehors. Le corps cha[illegible] sulte de la convergence de ces fibres, logé dans la gouttière profonde[illegible] Réflexion de l'obturateur externe. la cavité cotyloïde de la tubérosité de l'ischion, commence à se r[illegible] cette gouttière, continue son trajet derrière le col du fémur, au-des[illegible] il se réfléchit, pour aller s'attacher dans la cavité digitale. Cette inse[illegible] par un tendon que les fibres inférieures ou horizontales du muscle[illegible] et accompagnent jusque dans la cavité digitale.

(1) Je ferai remarquer que l'obturateur externe s'insère en dedans seulem[illegible] sous-pubien, et nullement en dehors, tandis que nous avons vu l'obturateur i[illegible] sérer à toute la circonférence interne de ce trou. On dirait que le muscle o[illegible] terne ne représente que la partie de l'obturateur interne qui naît en de[illegible] sous-pubien.

Rapports.

...rts. Recouvert par le pectiné, les adducteurs, le psoas-iliaque et le ...urateur externe recouvre le trou sous-pubien, le col du fémur et la ...érieure de la capsule de l'articulation coxo-fémorale.

...6. — ACTION DES MUSCLES DE LA RÉGION PELVI-TROCHANTÉRIENNE.

Rotateurs en dehors de la cuisse.

...les de cette région sont évidemment tous rotateurs en dehors de la ...pyramidal, les jumeaux et l'obturateur interne, presque toujours ... insertion trochantérienne, mériteraient le nom de *quadrijumeaux*, ...é donné par les anciens aux jumeaux, au pyramidal et au carré. ...ennent leur point fixe sur le fémur, par exemple dans la station sur ...ed, ils deviennent rotateurs du bassin, et dirigent la face antérieure ...s le côté opposé. Ces muscles ne sont rotateurs que dans l'extension; ...ition assise, ils deviennent abducteurs. Winslow, qui a le premier ...eurs usages relatifs à l'abduction dans l'attitude demi-fléchie, atta...ande importance à l'adhérence du plus grand nombre de ces mus...psule fibreuse de l'articulation coxo-fémorale; il pensait que par là ...u le pincement de cette capsule dans les divers mouvements.

Rotateurs du bassin.

Abducteurs.

Insertion favorable de ces muscles.

Appréciation de l'action des muscles obturateurs.

...n des muscles rotateurs en dehors se fait très-favorablement. D'ail...verrons qu'indépendamment du grand fessier et des fibres posté...moyen et du petit fessier, ils ont pour accessoires, dans la rotation en ...grand nombre d'autres muscles. L'appréciation des effets de la con...muscles obturateur interne et obturateur externe ne présente aucune ... l'on se rappelle que l'action d'un muscle réfléchi doit être calculée ...point de la réflexion, abstraction faite du reste du muscle. Ainsi, ...ateur interne, l'échancrure ischiatique fait l'office d'une poulie de ...ut être considérée comme le point fixe.

C. — Aponévrose fessière.

...égion fessière, comme dans les autres régions, les muscles sont re... des lames cellulo-fibreuses, se rapprochant du tissu cellulaire dans ...profondes, du tissu fibreux dans les couches superficielles. L'aponé...couvre les muscles grand et moyen fessier, s'insère à la lèvre externe ...iaque, au sacrum, au bord du coccyx et au bord postérieur du grand ...ro-sciatique; en bas, elle se continue insensiblement avec l'aponé...ale; au niveau du bord inférieur du grand fessier, cette lame se ... gouttière, pour gagner le grand ligament sacro-sciatique et re... le bord inférieur de ce muscle, mais tout à fait en arrière seule...ans les points où le bord inférieur du grand fessier recouvre le ...r, l'aponévrose se continue sur ce dernier muscle. Un feuillet s'en ...s, pour recouvrir la face profonde du grand fessier, qu'elle sépare ...lus profondément, les lamelles intermusculaires ne me paraissent ...re décrites à titre d'aponévroses.

§ 2. — MUSCLES DE LA CUISSE.

...es de la cuisse se divisent en : 1° *muscles de la région postérieure* : ce ...ps, le demi-tendineux et le demi-membraneux; 2° *muscles de la région antéro-externe* : ce sont le tenseur du fascia-lata, le couturier [...] crural des auteurs ; et 3° *muscles de la région interne* : ce sont le droit [...] pectiné et les trois adducteurs.

A. — Région crurale postérieure.

1. — BICEPS FÉMORAL.

Préparation. Commune aux muscles biceps fémoral, demi-tendineux et [...] neux. Placer le sujet dans la supination, un billot sous le bassin, la jambe [...] l'un des côtés de la table. Faire une incision qui, de la partie moyenne de [...] pris entre la tubérosité de l'ischion et le grand trochanter, aboutisse à l'inter[...] condyles du fémur ; comprendre dans l'incision non-seulement la peau, mais [...] névrose fémorale. Enlever avec soin le tissu cellulaire filamenteux et adip[...] ronne les muscles subjacents, dont on étudiera surtout les rapports avec les [...] nerfs poplités. Pour préparer les insertions supérieures, il faudra sacrifier [...] fessier, que l'on divisera perpendiculairement à ses fibres, au niveau de sa [...]

Figure. Ainsi nommé parce qu'il est bifurqué supérieurement en deux [...]

Fig. 510.

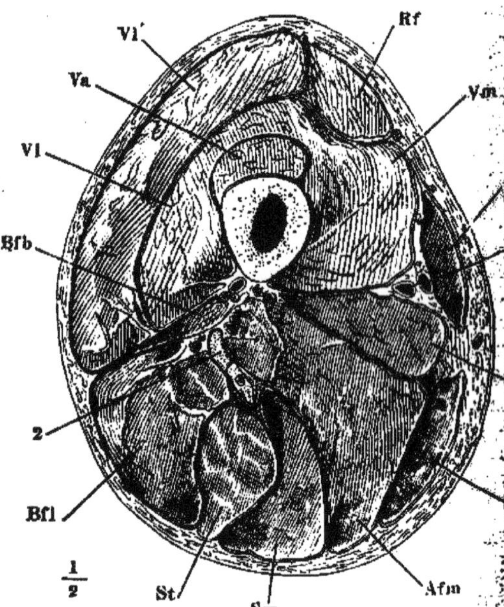

Section horizontale de la cuisse, un peu au-dessus de sa partie [...]

Situation cles ou têtes, le *biceps fémoral* est un muscle long, volumineux, [...] postérieure externe de la cuisse.

(*) *Rf*, droit antérieur. — *Vm*, vaste interne. — *Sar*, couturier. — *Afl*, long adducteur. — *Gr*, droit interne. — *Afm*, grand adducteur profond. — *Sm*, demi-membraneux. — *Bfl*, longue portion du biceps. — *Bfb*, courte portion du biceps. — *Vl*, portion interne. — *Vl'*, vaste externe. — *Va*, portion antérieure du vaste interne. — 1,

Insertions.

…ns. Il présente *supérieurement* deux insertions bien distinctes : l'une, …ité de l'ischion (*Bfl*), l'autre, à la ligne âpre du fémur (*Bfb*) ; *inférieu-* … s'insère à la tête du … un peu à la tubérosité … tibia (*ischio-fémoro-* … Chauss.).

Insertion ischiatique.

… *ischiatique* est com- … longue portion du biceps … -tendineux ; elle a lieu, … à la tubérosité ischia- … ement dite, mais à la … plus externe et la plus … cette tubérosité, au- … en arrière du grand … immédiatement au- … petit jumeau pelvien … Cette insertion se fait … ndon qui, le plus sou- … pas complétement isolé … charnues. D'abord très- … paré de la tubérosité de … une bourse séreuse, … s'épanouit en une apo- … ui donne naissance aux … nues du biceps par son … ne et par sa face posté- … à celles du demi-tendi- … face antérieure. Con- … que-là, les muscles bi- … emi-tendineux forment … charnu qui, après un … à 10 centimètres, se di- … x portions : l'une pos- … externe, c'est la *lon-* … ou *portion ischiatique* … autre antérieure et in- … l'origine du demi-ten- …

Tendon commun au biceps et au demi-tendineux.

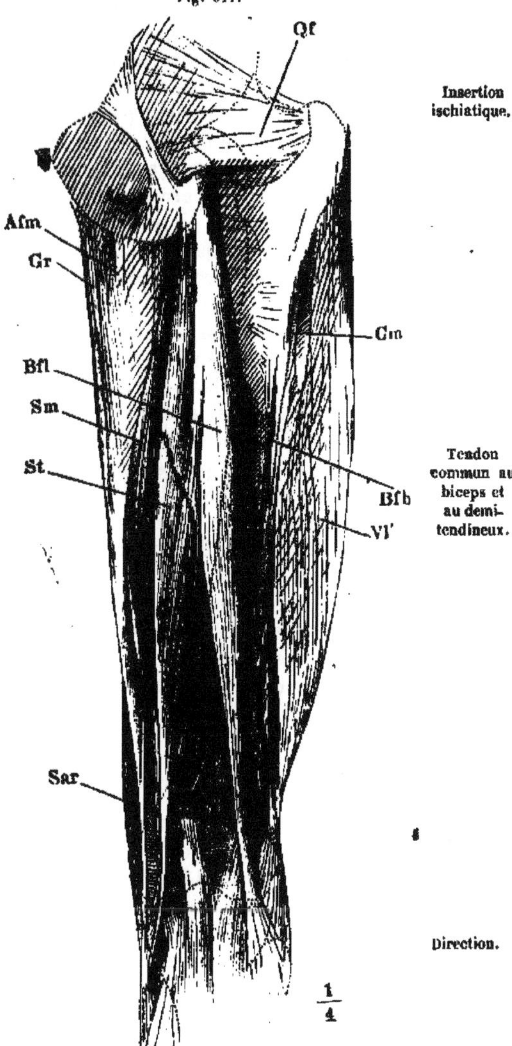

Muscles de la region postérieure de la cuisse (*).

Direction.

… es ainsi d'une manière … les fibres charnues de … rtion du biceps forment … fusiforme, dirigé obli- … bas et un peu en de- … se termine à la face … d'une aponévrose qui …

Aponévrose terminale.

… temps sur la face postérieure du muscle et qui se rétrécit peu à peu … uer le tendon terminal. Au moment où les fibres charnues de la

(*) … fémoral. — G*m*, tendon du grand fessier. — B*fb*, court chef du biceps. — B*fl*, long chef … V*l'*, vaste externe. — S*ar*, couturier. — S*t*, demi-tendineux. — S*m*, demi-membraneux. — … e. — A*fm*, grand adducteur profond.

portion ischiatique du biceps sont sur le point de s'épuiser, l'apo terminaison reçoit par sa face antérieure et par son bord exter charnues de la *portion fémorale* ou *courte portion* du biceps. Celle-ci plus grande portion de l'interstice de la ligne âpre et de la face po la cloison aponévrotique externe de la cuisse, se porte en bas, en de arrière, pour venir s'insérer au tendon commun, que les fibres char pagnent jusques auprès de son insertion inférieure; cette inser non-seulement à la tête du péroné, mais encore à la tubérosité tibia, par une forte division de son tendon, qui envoie en même expansion à l'aponévrose jambière. Son insertion au péroné se fait dehors, en avant et en arrière du ligament latéral externe de l'arti genou, qu'il embrasse en se bifurquant.

Elle reçoit la courte portion.

Insertion au péroné et un peu au tibia.

Rapports.

b. Rapports. Le biceps fémoral est recouvert par le grand fessier névrose fémorale. Il recouvre les muscles demi-tendineux, demi- et vaste externe. Il répond encore au grand nerf sciatique, leque d'abord en dehors, puis en avant, puis au côté interne de ce muscle enfin, aux vaisseaux poplités dans sa courte portion.

Le biceps forme le bord externe du creux du jarret; il répond, p minaison, au muscle jumeau externe et au plantaire grêle.

Fléchisseur de la jambe.

c. Action. Le biceps est *fléchisseur* de la jambe sur la cuisse. Lorsq est produit, il étend, par sa longue portion, la cuisse sur le bassin raison de son obliquité de haut en bas et de dedans en dehors, il im jambe demi-fléchie un mouvement de *rotation* de dedans en dehors jambe est étendue, ce dernier mouvement est impossible, vu l'état des ligaments croisés.

Extenseur de la cuisse sur le bassin.

Rotateur en dehors.

Son rôle dans la station.

Ce muscle prend tout aussi souvent son point fixe en bas qu'en ha dernier rapport, il joue un grand rôle dans le mécanisme de la sta pose efficacement à la chute en avant, attendu qu'il retient le bassin Lorsque le renversement du bassin en arrière est produit, il peu cuisse sur la jambe.

2. — DEMI-TENDINEUX.

Figure.

Situation.

Le *demi-tendineux* (*semitendinosus*, *St*), ainsi nommé à cause de considérable de son tendon, est situé à la partie postérieure interne

Insertions.

a. Insertions. Le demi-tendineux s'insère, *d'une part*, à la tubéro tique; *d'autre part*, à la tubérosité antérieure du tibia (*ischio-préti*

Insertion ischiatique.

L'*insertion ischiatique* se fait par un tendon qui appartient en longue portion du biceps et au demi-tendineux, et qui se prolonge d'une aponévrose le long du bord externe de ce dernier muscle. Qu charnues se fixent directement à la tubérosité ischiatique. Né de ce le demi-tendineux va grossissant, pour constituer un faisceau fus porte d'abord verticalement en bas, puis un peu obliquement de dedans. Parvenu à quatre ou cinq travers de doigt au-dessus de l'ar genou, le muscle se termine par un tendon long et grêle, qui conto bérosité interne du tibia, en décrivant une courbe à concavité Arrivé au-dessous de cette tubérosité, le demi-tendineux se réfléc porter horizontalement d'arrière en avant et s'insérer à la tubéro du tibia, derrière le tendon du muscle couturier, le long du bord

...it interne, auquel il est uni. C'est la réunion de ces trois tendons qui ... patte d'oie (*fig.* 515).

...eur du tendon de terminaison est le trait le plus caractéristique de ... de ce muscle. La texture de ce muscle est remarquable : les fibres ...nt interrompues à leur partie moyenne par une intersection aponé...sez analogue à celle du grand complexus, et cette intersection de...ne de nouvelles fibres charnues qui continuent ce muscle.

Longueur du tendon de ce muscle.

Intersection aponévrotique.

Rapports.

...ts. Recouvert par le grand fessier et par l'aponévrose fémorale, il ... demi membraneux et un peu la partie supérieure du grand adduc...endon se place d'abord derrière le demi-membraneux, puis entre le ...braneux et le ju...rne, avant de ... la tubérosité in...bia.

Fléchisseur.

... La même que ...biceps : c'est un ... très-efficace, en ... réflexion de son ... direction oblique ... d'imprimer à la ...-fléchie un mou... rotation en de... donc congénère ... poplité.

Rotateur en dedans.

Fig. 512.

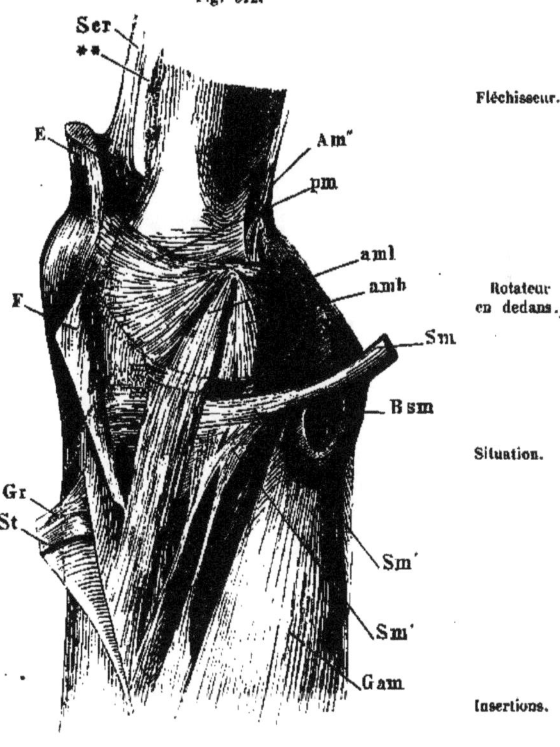

$\frac{1}{2}$

Face interne de la région du genou (*).

...I-MEMBRANEUX.

Situation.

...membraneux (*semi*-..., *Sm*, *fig.* 511), ... la région posté... cuisse, est mince ...rotique dans sa ...rieure (*demi-apo*-... Bichat), épais et ... sa moitié infé-

Insertions.

...ions. Il s'insère : ... à la portion la ...et la plus externe ...sité ischiatique, ... du biceps et du ...eux; *d'autre part*, ...ité interne du tibia, et même au fémur, par une expansion reflexe ...on inférieur (*ischio-poplité-tibial*, Chauss.).

...ose crurale (F), ainsi que les tendons des muscles couturier, plantaire grêle (*Gr*) et demi-... a été divisée et renversée en avant. — E, tendon du triceps crural. — *Scr*, muscle sous-... insertion du muscle grand adducteur profond à la tubérosité interne du fémur. — *Sm*, *Sm'*, ... demi-membraneux. — *Bsm*, bourse synoviale de ce tendon. — *Gam*, muscle jumeau in-... ligament latéral interne. — *amb*, portion postérieure et profonde de ce ligament. — *pm*, ... de la rotule. — **, masse graisseuse.

Mode d'insertion à l'ischion.

L'*insertion ischiatique* se fait par un tendon très-épais, lequel s'éla diatement au-dessous de son insertion. De son bord interne se lame aponévrotique qui se dédouble en deux feuillets, dans l'inter

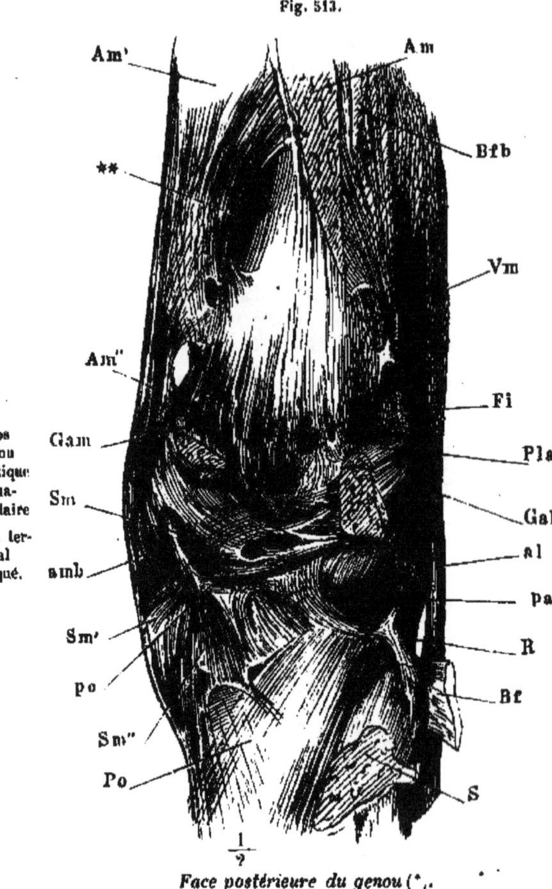

Fig. 513.

$\frac{1}{2}$

Face postérieure du genou (*).

naissent le nues les pl res. Plus ba charnues rectement lui-même, bord extern jusqu'au rieur de la s'enfoncer son épaiss de la réuni ces fibres

Corps charnu prismatique et quadrangulaire

charnu for quatre pan fibres sont ainsi dire, un demi-c vrotique ou hors. Ce dem

Tendon terminal trifurqué.

névrotique suite un te qui, apr millimètre se divise e ches, lesqu minent de suivante : 1 postérieure dedans et constituer partie du li térieur de l du genou

s'insérer au fémur; 2° la branche moyenne se fixe à la partie p la tubérosité interne du tibia, au-dessous de la cavité glénoïde ; 3° horizontale, contourne, au même niveau, la tubérosité interne d la rainure horizontale qu'on y remarque. Une bourse séreuse favo ment de cette troisième portion.

Rapports :

b. Rapports. Le demi-membraneux est recouvert par le grand fe

(*) *Am*, *Am'*, grand adducteur. — *Am"*, son insertion à la tubérosité interne. — ** passage à des vaisseaux. — *Bfb*, court chef du biceps crural. — *Vm*, vaste interne. intermusculaire externe. — *Pla*, origine du plantaire grêle. — *Gal*, jumeau externe. interne. — *Bf*, tendon du biceps. — *S*, soléaire. — *Po*, poplité. — *Sm*, *Sm'*, *Sm"*, tendon braneux. — *al*, ligament latéral externe. — *amb*, portion postérieure du ligament *po*, ligament postérieur oblique. — *pa*, ligament arciforme. — *B*, ligament qui fixe du péroné.

le biceps et l'aponévrose fémorale. Il recouvre le carré fémoral, le ...cteur profond et le jumeau interne de la jambe. Une bourse séreuse ...e l'articulation tibio-fémorale. En outre, il recouvre l'artère et la ...ités, qui répondent bientôt à son côté externe. Le nerf sciatique ...côté externe dans toute son étendue; le muscle droit interne longe ...terne.

Superficiels; Profonds.

...remarquer, à cette occasion, que le biceps, en dehors, le demi-ten-...le demi-membraneux, en dedans, forment les limites latérales d'un ...luleux qui règne tout le long de la région postérieure de la cuisse et ...nue avec le creux poplité. Cet espace celluleux considérable, dans ...us fuse avec une si grande facilité, communique, en haut, avec le ...laire du bassin par l'échancrure sciatique, en bas, avec le creux du ...st en grande partie destiné au grand nerf sciatique; les vaisseaux po-...nent bientôt s'y joindre.

Espace celluleux circonscrit par les muscles postérieurs de la cuisse.

... Identiquement la même que celle du précédent, que le demi-mem-...urpasse de beaucoup pour la force. Le *moment* de tous ces muscles ...est, d'une part, dans la demi-flexion de la jambe sur la cuisse, d'autre ...la demi-flexion du bassin sur la cuisse.

Action identique celle du demi-tendineux. Moment des muscles fléchisseurs.

B. — Région crurale antéro-externe.

1. — TENSEUR DU FASCIA-LATA.

...ion. Pour le mettre à découvert, il suffit d'inciser verticalement le feuillet apo-...épais qui se détache de la partie antérieure de la crête iliaque, et de disséquer ...beaux de cette aponévrose.

...volumineux de tous les tenseurs aponévrotiques (*tensor vaginæ femoris*, ...court, aplati, quadrilatère, contenu dans un dédoublement de l'aponé-...rale, le *tenseur du fascia lata* (*Tf*) occupe le tiers supérieur de la ré-...e de la cuisse.

...ons. Ses fibres naissent 1° de la portion antérieure de la lèvre externe ... iliaque; 2° de la lèvre externe de l'épine iliaque antérieure et supé-...re le couturier et le moyen fessier, par un tendon qui, d'autre part, ...points d'insertion aux fibres les plus antérieures de ce dernier mus-...les faisceaux charnus se portent de *haut en bas* et un peu d'*avant en* ...parvenus à une hauteur variable depuis le quart jusqu'au tiers supé-...cuisse, se terminent par autant de petits faisceaux aponévrotiques, ...stituent, par leur réunion, une bande aponévrotique large et épaisse, ...croise et s'unit avec l'aponévrose fémorale, sans se confondre avec ...bande parcourt verticalement toute la longueur de la cuisse et vient ...n ramassant ses fibres, au tubercule externe de la tubérosité anté-...bia, au-dessus du jambier antérieur (*ilio-aponévrosi-fémoral*, Chaussier).

Insertions.

Direction des faisceaux charnus.

Bande large aponévrotique.

...rts. Ce muscle est caché entre deux lames de l'aponévrose fémorale, ...rne est beaucoup plus épaisse que l'interne. Il est recouvert par la ...ouvre le moyen fessier, le droit antérieur et le vaste externe du tri-...bord antérieur côtoie le bord externe du couturier, dont il est bien-...par un espace triangulaire dans lequel se voit le droit antérieur.

Rapports.

...e muscle est tenseur, non point de l'aponévrose fémorale tout en-...de la bande fibreuse qui lui fait suite, bande extrêmement épaisse,

Tenseur de la bande large.

qu'on peut considérer comme le tendon aponévrotique du muscle *névrotique de la bande large*, Winslow). Tendue par le muscle, cette prime le vaste externe, qui a une si grande disposition au déplacem le tenseur du fascia-lata agit sur la jambe, dont il devient extens direction un peu oblique en bas et en arrière de ses fibres l'a comme rotateur en dedans; mais il concourt bien peu à ce mouve dû principalement, ainsi que je l'ai dit, à la partie antérieure moyen et petit fessier.

Extenseur de la jambe.

2. — COUTURIER.

Préparation. Elle est commune à tous les muscles antérieurs et intern 1° Faites une incision horizontale le long de l'arcade fémorale ; du milieu mière incision, faites-en partir une autre qui descende perpendiculairement bérosité antérieure du tibia. 2° Préparez avec soin l'aponévrose fémorale cles de la région antérieure et interne étant parfaitement séparés les des gaines aponévrotiques, il vous suffira d'ouvrir successivement ces les masses de tissu cellulaire qui remplissent les espaces intermuscul chacun de ces muscles. Il importe de ménager les vaisseaux, afin d'avoir de leurs rapports ; évitez d'ouvrir la veine saphène, qui donne ordinairem sang, ce qui gêne dans la préparation. Si vous l'aviez ouverte, il faudrait sous et au-dessus de l'ouverture; ou mieux, prévenez l'effusion du sang en points différents avant de la couper. Lorsque les muscles superficiels aur vous les diviserez à leur partie moyenne, pour préparer les muscles fondes.

Situation. Figure. Il est le plus long des muscles du corps humain.

Ainsi nommé à cause de ses usages, le *couturier* (*sartorius*, Sar) tra une diagonale la partie antérieure, puis la partie interne de la cu terminer à la partie supérieure de la jambe. C'est le plus long de corps humain, si vous avez égard à sa longueur totale, et plus enc gueur de ses fibres. Il s'en faut bien que cette longueur soit mes ligne étendue directement entre ses deux points d'insertion.

Insertions.

a. Insertions. Ce muscle s'insère, *d'une part*, 1° à l'épine iliaque supérieure, ainsi qu'à la moitié supérieure de l'échancrure placée cette épine ; 2° à une cloison aponévrotique qui sépare le couturier du fascia-lata ; — *d'autre part*, à la lèvre interne de la crête du sous du ligament rotulien (*ilio-prétibial*, Chauss.)

Insertion pelvienne.

La double insertion supérieure ou pelvienne se fait par des fibre ques, plus marquées en arrière et en dehors qu'en avant et en fibres aponévrotiques succèdent presque immédiatement les fib qui constituent un muscle aplati, d'apparence rubanée, mais en tique et triangulaire, de même que la gaine aponévrotique qui muscle va s'élargissant jusqu'au tiers inférieur de la cuisse, et se ment en bas, en dedans et un peu en arrière ; devenu interne son tiers inférieur, il gagne la partie postérieure du condyle inter pour se contourner, par une sorte de réflexion, d'arrière en avant l'articulation du genou. Déjà, au niveau du condyle interne, des névrotiques ont paru sur le bord antérieur du muscle. Les fibr cessent entièrement au moment où ce muscle change de direct porter horizontalement d'arrière en avant. Le tendon aplati qui d'abord étroit, s'élargit considérablement, pour aller se terminer

Il est prismatique et triangulaire. Direction d'abord oblique, puis verticale. Sa réflexion derrière le condyle interne.

devant du ten-
mi-tendineux
interne, aux-
est uni et avec
constitue ce
elle la *patte*
bourse sé-
pare des ten-
ces muscles.
ord inférieur
xpansion apo-
e très-consi-
qui va former
interne de
se jambière.

Mode d'insertion à la crête du tibia.

rts. Le cou-
le plus super-
muscles de la
érieure de la
lacé au-des-
l'aponévrose
il recouvre
les psoas-ilia-
antérieur et
rne du tri-
cteur super-
oit interne,
ucteur, et le
téral interne
ulation du ge-

Rapports. Superficiels Profonds.

ords méritent
d'attention,
est sur leur
doivent être
les incisions
ture de l'ar-
ale. Mais son
plus impor-
lui qu'il af-
artère et la
rales : c'est
satellite de
rale. Ainsi,
érieur de la
uscle forme
cteur super-
cade fémo-
gle irrégu-
se est tour-

Rapports de ses bords.

Rapports avec l'artère fémorale.

Fig. 514.

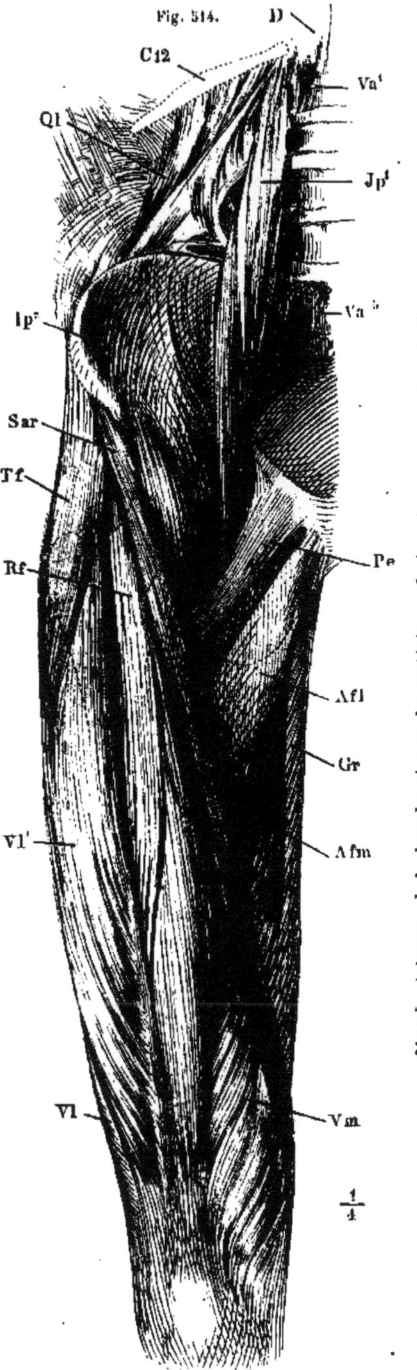

Muscles internes de la hanche et muscles antérieurs de la cuisse, vus par devant (*).

(*) C12, 12e côte. — *Va5*, 5e vertèbre lombaire. — D, pilier du diaphragme. — *Ql*, carré lombaire. — *Jp1*, psoas. — *Jp2*, iliaque. — *Sar*, couturier. — *Tf*, tenseur du fascia lata. — *Rf*, droit antérieur. — *Pe*, pectiné. — *Afl*, second adducteur superficiel. — *Gr*, droit interne. — *Afm*, grand adducteur profond. — *Vm*, vaste interne. — *Vl*, portion externe du vaste interne. — *Vl'*, vaste externe.

née en haut et qui est connu sous le nom de *triangle de Scarpa :* l'art[illegible] représente la perpendiculaire tirée du sommet sur la base de ce [illegible] tiers moyen de la cuisse, l'artère répond d'abord au bord interne, [illegible] postérieure, et enfin [illegible] terne du muscle. A[illegible] rieur, ce muscle rem[illegible] tière profonde, formé[illegible] interne et par le va[illegible] dont le sépare, en b[illegible] valle graisseux, qu'on [illegible] l'application des cau[illegible] couvre encore le nerf [illegible] se dégage de dessous [illegible] térieur au niveau de [illegible] inférieure du grand a[illegible] veine saphène répo[illegible] postérieur du muscle [illegible] de l'articulation du g[illegible]

Fig. 515.

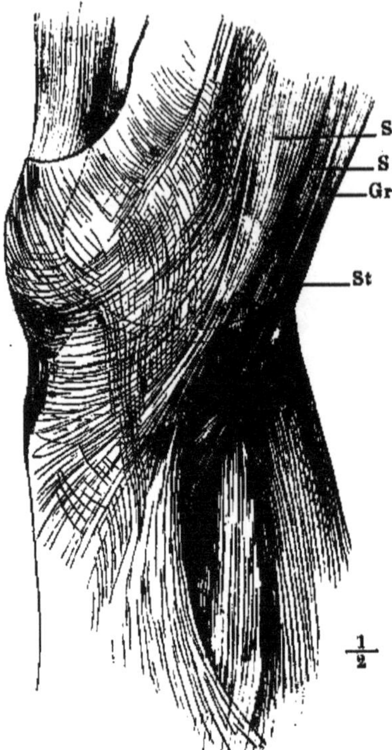

Muscles de la région interne du genou (*).

Intervalle graisseux pour l'applicationdes cautères.

Texture très-simple.

Du reste, la *textu*[illegible] rier est très-simple [illegible] charnues parallèles [illegible] des fibres aponévroti[illegible] ment parallèles, et la [illegible] fibres charnues est m[illegible] tement par celle du m[illegible]

Fléchisseur de la jambe.

c. Action. Le coutu[illegible] *chisseur* de la jambe [illegible] qu'il renverse en de[illegible] croisant sur la jam[illegible] opposé. Quand ce mo[illegible] produit, le muscle flé[illegible] sur le bassin. Il est [illegible] principal de l'attitude [illegible] les tailleurs pendant leur travail; en outre, il est *rotateur* de la jamb[illegible]

Rotateur en dedans.

Lorsque le couturier prend son point d'insertion fixe sur la jambe, [illegible] en avant le bassin sur la cuisse et lui imprime un mouvement de [illegible] vertu duquel la face antérieure du tronc est dirigée du côté oppo[illegible]

3. — TRICEPS FÉMORAL.

Définition.

J'ai cru devoir réunir sous la dénomination de *triceps fémoral* [illegible] ou deux portions d'un même muscle qui ont été longtemps déc[illegible] ment dans les ouvrages d'anatomie, le droit antérieur et le tri[illegible] des auteurs.

Le droit antérieur est la longue portion du triceps.

Le triceps fémoral, tel que nous l'entendons, est composé de tr[illegible] 1° une portion moyenne, ou longue portion : c'est le *droit ant*[illegible] teurs; 2° une portion externe ou *vaste interne*, et 3° une portion in[illegible] *externe*, auquel je rattache la *portion crurale* des anatomistes.

(*) *Sar*, couturier. — *Sm*, demi-membraneux. — *Gr*, droit interne. — *St*, demi-tendin[illegible]

...portion du triceps fémoral, ou *droit antérieur*. Elle est située à la ré...rieure de la cuisse et mesure tout l'intervalle qui sépare la rotule de ...iaque antérieure et inférieure (*ilio-rotulien*, Chauss.). Verticale, épaisse ...sa partie moyenne, elle se rétrécit à ses extrémités.

...ions. Le droit antérieur (Rf, *fig*. 510 et 514) naît par un tendon extrême... qui embrasse l'épine iliaque antérieure et inférieure, dont la saillie est ...nelle à la force de ce muscle. Ce tendon reçoit ...té externe un autre tendon, aplati, qui naît du ...e la cavité cotyloïde, dans une rainure parti... contourne ce sourcil, dont il suit la courbure : *...ndon réfléchi*, qui vient fortifier le *tendon direct* ...fond avec lui (*fig*. 517). Ce tendon s'épanouit ...ement en une large aponévrose, dont la portion ...très-mince, se prolonge au-devant du muscle ...n milieu ; dont la portion interne, très-épaisse, ...n forme de bandelette, dans l'épaisseur de ce ...uscle jusqu'auprès de son extrémité inférieure. Insertions. Tendon direct. Tendon réfléchi. Son épanouissement en une large aponévrose.

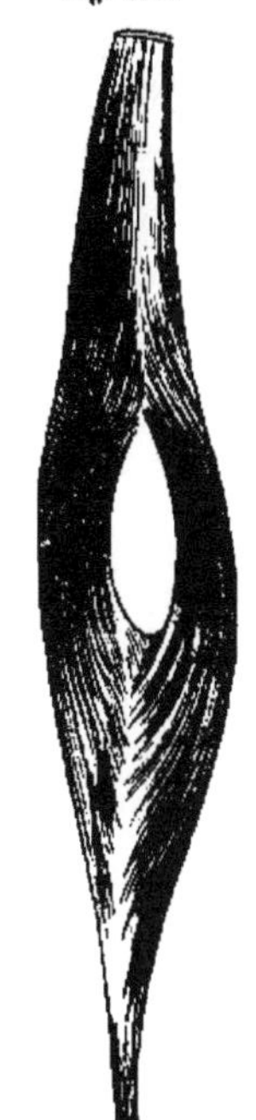

Fig. 516.

Droit antérieur, vu par devant; les fibres ont été écartées les unes des autres.

...a face postérieure et des bords de cette aponé...si que de la face antérieure de sa portion in... fibres charnues se portent toutes en bas et en ...es internes de dehors en dedans, les externes ... en dehors, et constituent par leur réunion ... charnu qui va grossissant de haut en bas, et ...isceaux se terminent, après un court trajet, à ...térieure de l'aponévrose de terminaison. Cette ...e, large, épaisse et resplendissante, occupe les ... inférieurs de la face postérieure du muscle, ...t en concentrant ses fibres, et constitue un ...lati, qui reçoit par son bord interne les fibres ...uperficielles du vaste interne, s'élargit de nou... s'être rétréci, pour venir se confondre avec ... rotulien des muscles vaste interne et vaste ... Direction des fibres charnues. Aponévrose de terminaison.

...t antérieur est formé de deux moitiés symé...séparées par une fente verticale; dans chaque ... fibres musculaires sont étendues de l'aponé...térieure et supérieure à l'aponévrose postérieure et inférieure et con... bord correspondant. Tendon rotulien.

...crural des auteurs ou *vaste interne* et *vaste externe*. Extrêmement ...ux, situé sur un plan postérieur au muscle précédent, étendu des ...du corps du fémur à la rotule et au tibia. C'est à tort qu'on a regardé ... comme divisé supérieurement en trois portions ou têtes (*trifémoro-*...Chauss.), qu'on a décrites séparément, sous les noms de *vaste interne*, ...e et *crural*. On cherche en vain la portion moyenne ; on ne trouve ... portions proprement dites, l'une externe, très-considérable : c'est le ...ne; l'autre interne et antérieure, et même un peu externe, bien ...umineuse, recouverte en partie par le vaste externe et par le droit ... c'est le *vaste interne*. Il n'est composé que de deux portions. La portion moyenne ou le crural des auteurs n'existe pas

...ion externe ou *vaste externe* (Vf, *fig*. 510 et 517). C'est la portion la plus Insertion au grand trochanter.

considérable du triceps; elle naît 1° de la base du grand trochant

Fig. 517.

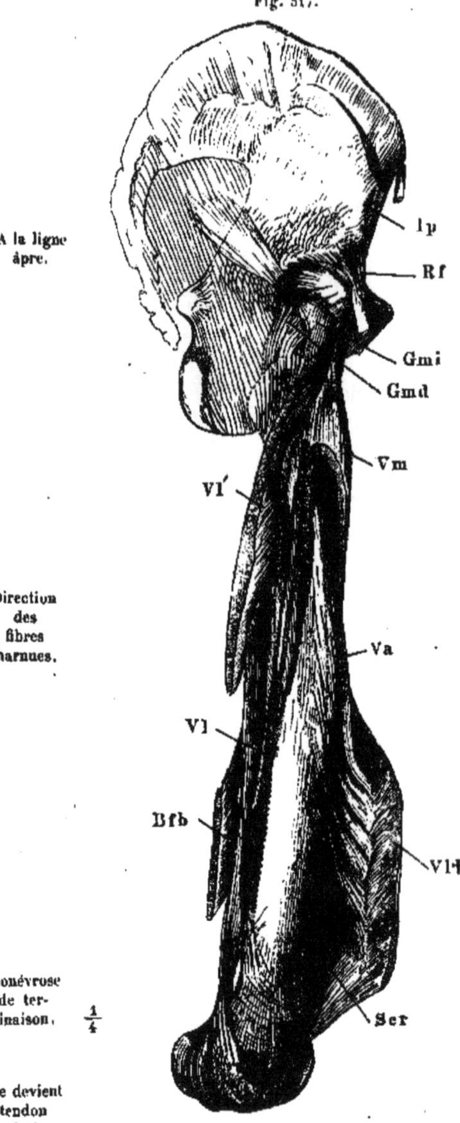

Insertions du triceps fémoral (*).

sente une crête horizonta
insertion; 2° au-devant
trochanter, d'une crête
fait suite au bord anté
cette éminence et qui
tubercule quelquefois
cette insertion anguleus
le tendon du moyen fessie
ligne étendue du grand
A la ligne âpre. la ligne âpre; 4° de tout
de la lèvre externe de la
Toutes ces insertions
moyen d'une large apon
recouvre les trois quarts
du muscle, et de la face
laquelle naissent presque
fibres charnues; 5° enfin,
unes de ses fibres charnu
du tendon du grand fessi
cloison aponévrotique qu
vaste externe de la courte
biceps.

Direction des fibres charnues. Nées de cette manière,
charnues se portent, les
calement en bas, les au
obliquement en bas et en
tant moins longues et pl
qu'elles sont plus inféri
résulte un faisceau très-co
séparé par des vaisseaux,
du tissu cellulaire de la
térieure du vaste intern
couvre en partie. Aprè
plus ou moins long, les
nues se portent, quelque
face interne, le plus gra
Aponévrose de terminaison. 1/4 à la face externe d'une
de terminaison qui, non
que l'aponévrose d'origine
ses fibres, s'épaissit de pl
Elle devient tendon aplati. en se rétrécissant, forme
aplati, quelquefois divisé
lettes très-épaisses et para

(*) La cuisse est vue par sa face externe. Le vaste interne (*Vm*, *Vl*) a été divisé et en g
levé; son insertion inférieure (*Vl*†) a été renversée en avant et sa portion externe (*Vl*) co
de ses insertions. Le vaste externe (*Vl′*) a été divisé verticalement et renversé en arrière
antérieure du vaste interne. — *Bfb*, court chef du biceps, coupé au niveau de son union ave
— *Scr*, sous-crural. — *Gmd*, tendon du moyen fessier. — *Gmi*, tendon du petit fessier.
d'origine du droit antérieur. — *Ip*, psoas-iliaque.

charnues abandonnent régulièrement au niveau du bord externe du rieur, et vient s'insérer à la moitié externe du bord supérieur de la se confondant, à sa erne, avec le droit an- le vaste interne. Les plus inférieures, nées son intermusculaire, ndre directement au ne de la rotule (1).

Son insertion à la moitié externe du bord supérieur de la rotule.

Fig. 518.

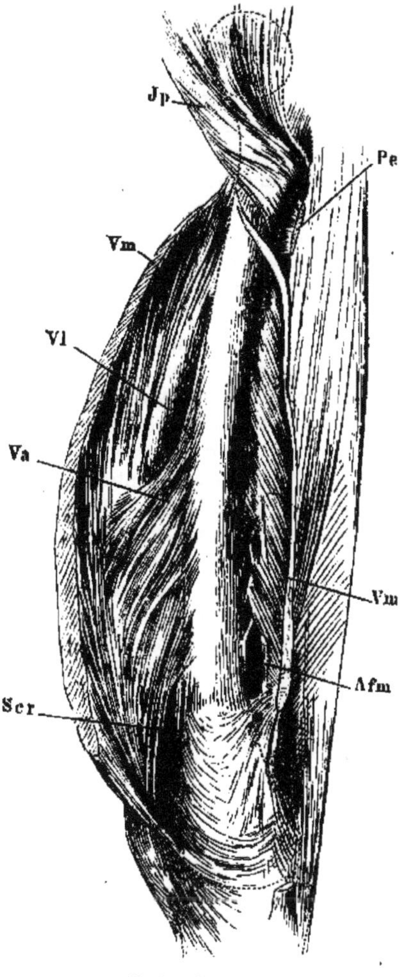

Vaste interne (*).

n *interne du triceps* ou ne. Beaucoup moins se que la portion ex- n'occupe pas le côté u fémur seulement, ntoure cet os ; en sorte t lui considérer trois ne interne, une anté- ne externe. Sa portion m, *fig.* 510) est sous- que : c'est la seule que désignent sous le nom terne. Sa portion an- *Va*) est recouverte par portion ou le droit c'est elle qu'on appe- *crurale*. Sa partie ex- est recouverte par le ne (*Vl*), avec lequel d un assez grand fibres ; mais on peut n séparer en incisant long du bord externe rose moyenne. Ainsi vaste interne naît : ne oblique rugueuse, la partie antérieure mur à la ligne âpre ; re interne de cette u-devant des adduc- double insertion à aponévrose d'origine oins forte et moins étendue que celle du vaste externe, et qui vec les aponévroses des adducteurs, pour concourir avec elles à

Elle entoure le fémur.

Sa partie moyenne constitue le muscle crural des auteurs.

Son aponévrose d'origine.

(*) est vue par sa face interne. Le vaste interne (*Vm*) a été divisé au voisinage de ses inser- et renversé en avant et en arrière. — *Va*, portion antérieure du vaste interne. — *Vl*, por- vaste interne. — *Jp*, psoas-iliaque. — *Pe*, tendon du pectiné. — *Afm*, tendon du grand d. — *Scr*, sous-crural.

antérieur du tendon du vaste externe est libre, parfaitement distinct du antérieur, qu'il double, et de l'aponévrose du vaste interne.

Son insertion aux trois faces et aux trois bords du fémur.

former le canal de l'artère fémorale; 3° les fibres charnues naiss[illegible] la presque totalité de la face interne, de la face antérieure et de [illegible] terne, ainsi que des deux bords antérieurs du fémur; 4° enfin, les fibr[illegible] les plus inférieures viennent de la cloison aponévrotique intermuscul[illegible]

Direction des fibres charnues.

Nées de ces diverses insertions, les fibres charnues se portent dan[illegible] directions : les externes, de dehors en dedans, les moyennes, ver[illegible] les internes, qui sont les plus nombreuses, en bas, en avant et en de[illegible] constituer un corps charnu plus épais en bas qu'en haut, plus épai[illegible] qu'en dehors, corps charnu dont les fibres viennent se rendre [illegible] ment aux deux faces, mais surtout à la face postérieure d'une [illegible] vrose, cachée, en dehors, par l'aponévrose du vaste externe, qui [illegible] mais dont il est facile de la séparer. Celles de ces fibres qui se r[illegible]

Aponévrose de terminaison.

face antérieure de l'aponévrose (ce sont les plus internes), se te[illegible] la manière la plus régulière, suivant une ligne verticale qui longe [illegible] terne du droit antérieur.

Terminaison des fibres charnues.

L'aponévrose de terminaison du vaste interne règne sur la face an[illegible] la portion moyenne du muscle, derrière le droit antérieur. C'est p[illegible] cette circonstance qui a conduit à distinguer deux parties dans le v[illegible] une moyenne ou muscle *crural*, et une interne, appelée *vaste intern*[illegible] la plus superficielle des fibres charnues internes va se rendre, inf[illegible] au bord interne du droit antérieur, ou longue portion ; les fibres [illegible] rieures de cette même partie interne, nées de la branche interne de [illegible] de la ligne âpre et de la cloison intermusculaire correspondante, [illegible]

Insertions au bord interne de la rotule.

horizontales et accompagnent l'aponévrose de terminaison jusqu'à [illegible] au bord interne de la rotule. Du reste, l'aponévrose de termina[illegible] longe, en dedans, jusqu'à la tubérosité interne du tibia, au-dessous [illegible]

A la tubérosité interne du tibia.

elle s'insère, recouverte par les tendons de la patte d'oie, en deda[illegible] ment latéral interne du genou. Cette insertion aponévrotique très-[illegible] sente, en dedans, le fascia-lata et constitue une sorte de ligamen[illegible] terne accessoire de l'articulation du genou.

Le triceps est constitué par trois muscles et trois tendons superposés.

D'après la description qui précède, il est évident que le triceps [illegible] que je le conçois, est composé de trois muscles et de trois tendons [illegible] 1° du droit antérieur, qui forme la couche la plus superficielle; [illegible] externe, qui forme la couche moyenne; 3° du vaste interne, qui form[illegible] profonde.

Rapports de la longue portion.

b. Rapports. La longue portion du triceps ou le droit antérieur de[illegible] sous-aponévrotique dans ses trois quarts inférieurs. Il est recou[illegible] partie supérieure, par le couturier, par les fibres antérieures du [illegible] et par le psoas-iliaque. Il recouvre l'articulation coxo-fémorale, [illegible]

Rapports des vastes externe et interne.

circonflexes antérieurs et les muscles vaste interne et vaste exter[illegible] muscles, entourant le fémur comme dans une gaîne musculeuse, [illegible] ports avec tous les muscles de la cuisse: superficiels dans une [illegible]

Ils sont superficiels dans une partie de leur étendue.

étendue, ils répondent, en avant, au psoas-iliaque, à la longue port[illegible] antérieur, au couturier, et deviennent sous-aponévrotiques dans [illegible] triangulaires que ces muscles laissent entre eux ; en arrière, ils rép[illegible] muscles biceps et demi-membraneux ; en dedans, aux adducteurs, [illegible] et à l'artère fémorale, dont le vaste interne concourt à former la ga[illegible] hors, au grand fessier, qui glisse sur l'extrémité supérieure du vas[illegible] qui en est séparé par une bourse séreuse ; enfin à l'aponévrose fa[illegible] le tenseur. Je dois signaler ici un petit faisceau charnu (Scr) formé par les plus profondes et les plus inférieures du vaste externe, faisceau ment distinct du reste du muscle, qui va s'insérer à la partie supérieure viale du genou : ce faisceau, destiné à s'opposer au pincement de cette a été regardé comme un muscle distinct, auquel on a donné le nom sous-crural.

Faisceau distinct qui s'insère à la synoviale du genou.

. Le triceps fémoral étend la jambe sur la cuisse. Son action est favo- la rotule, qui augmente l'angle d'insertion du triceps, et que nous sidérée comme un os sésamoïde développé dans l'épaisseur de son ous devons donc regarder le triceps comme s'insérant, non à la rotule, tubérosité antérieure du tibia, ou plutôt à la partie la plus inférieure ubérosité. Remarquez que l'insertion rotulienne du tendon se fait au- la base de la rotule, et non point à cette base elle-même, tout comme du ligament de la rotule se fait à la partie antérieure de la rotule, et à l'empreinte inégale que présente, en bas, la face postérieure de cet ition importante, qui augmente l'angle d'insertion de la puissance.

Extenseur. On peut considérer le triceps comme s'insérant au tibia. Mode d'insertion à la rotule.

ps fémoral constitue le muscle le plus puissant du corps humain, au- n'ayant d'aussi larges surfaces d'insertion et, par conséquent, un d nombre de fibres musculaires ; il fait à lui seul équilibre, dans la sta- oids de tout le corps. Aussi peut-on donner le triceps comme un exem- nt de la prédominance des muscles extenseurs sur les fléchisseurs dans régions de l'économie. C'est encore lui qui soulève tout le tronc dans sion et le saut. Ne soyez donc pas étonnés de la rupture de la rotule, son ligament ou du tendon des extenseurs, qui se produit dans une n violente du triceps, malgré le désavantage de son insertion, très- du point d'appui. Le droit antérieur, ou la longue portion, est néces- congénère du vaste interne et du vaste externe ; mais, de plus que s, il a une action sur la cuisse, qu'il peut fléchir sur le bassin.

Force du triceps fémoral.

Il peut rompre la rotule ou son ligament.

on du triceps fémoral est dirigé en bas et un peu en dedans ; le liga- lien, en bas et un peu en dehors, de telle manière que le tendon et font un angle rentrant, extrêmement obtus, ouvert en dehors. Cette ce, jointe à la prédominance du vaste externe sur le vaste interne, la fréquence de la luxation de la rotule en dehors, et l'impossibilité uxation en dedans. Lorsque la rotule est poussée en dedans par des vio- érieures, la contraction musculaire la rétablit immédiatement dans sa a rotule tend, au contraire, à être déplacée en dehors par la contrac- aste externe, et une fois déplacée, elle est maintenue par le même ns sa position vicieuse ; aussi voit-on des luxations de la rotule sinon les, du moins non réductibles d'une manière permanente : aussitôt que sse de contenir cet os, l'action musculaire le ramène dans sa position

Direction anguleuse du ligament rotulien et du tendon extenseur.

Tendance de la rotule au déplacement en dehors.

ps fémoral n'a pas de *moment*, son insertion au tibia se faisant toujours me angle, dans quelque attitude que la jambe soit placée.

Le triceps n'a pas de moment.

C. — Région crurale interne.

cles de la région interne de la cuisse sont le droit interne et les ducteurs, parmi lesquels je range le pectiné : en tout, cinq muscles.

1. — DROIT INTERNE.

Situation. Figure. Ce muscle est le plus superficiel de ceux qui occupent la région [...] cuisse ; il est long, droit et grêle (*gracilis*, Spigel ; *grêle interne*, [...] *fig.* 514).

Insertions. *a. Insertions.* Il s'insère, *d'une part*, sur le côté de la symphyse [...] puis l'épine pubienne jusqu'à le branche ascendante de l'ischion ; [...] à la crête du tibia (*sous-pubio-prétibial*, Chauss.).

Mode d'insertion pelvienne. L'insertion supérieure se fait par des fibres aponévrotiques longi[...] dissantes et parallèles, que bride un faisceau fibreux perpendiculaire [...] dedans de cette ligne d'insertion. Aux fibres aponévrotiques succèdent [...] charnues, parallèles d'abord et formant un faisceau mince et large [...] vergentes, disposition qui donne au droit interne la forme d'un tri[...] très-allongé. Ce muscle s'arrondit en bas, pour se terminer par un [...] et grêle, qui règne longtemps sur son bord postérieur et reçoit suc[...] toutes les fibres charnues, lesquelles sont épuisées immédiatement [...] l'articulation du genou. Devenu libre, le tendon du droit interne se [...] partie postérieure de la tubérosité interne du fémur, qu'il contourne [...] en avant, ainsi que la tubérosité correspondante du tibia, et vient [...] crête de ce dernier os, derrière le tendon du couturier et au-dessus [...] du demi-tendineux, avec lesquels il s'unit pour constituer cet en[...] tendineux à trois branches, connu sous le nom de *patte d'oie* (*fig.* [...]

Tendon terminal. Sa réflexion. Ses insertions à la crête du tibia.

Rapports. *b. Rapports.* Le droit interne est recouvert par l'aponévrose fém[...] peu, en bas, par le couturier ; il recouvre les trois adducteurs, le [...] de l'articulation du genou et le ligament latéral interne, dont il est [...] une bourse séreuse qui lui est commune avec le demi-tendineux [...] phène interne croise obliquement la face interne de ce muscle, [...] extrémité inférieure.

Fléchisseur de la jambe sur la cuisse. Adducteur. *c. Action. Fléchisseur* de la jambe, il la porte en même temps [...] dans, à cause de la réflexion qu'il éprouve autour de l'articulation [...] il est congénère du couturier dans cette portion de son action. Il est [...] temps *adducteur* de la cuisse. Dans la station sur les pieds, il pren[...] d'insertion mobile sur le bassin.

2. — ADDUCTEURS DE LA CUISSE.

Préparation. Commune à tous les adducteurs. Placer la cuisse dans l'ab[...] tendre ces muscles. Diviser les téguments suivant une ligne dirigée du mil[...] fémorale à la rotule ; faire une incision demi-circulaire aux deux extrémités [...] sion longitudinale ; respecter les vaisseaux et nerfs, pour pouvoir étudier le[...] couper la veine saphène à son embouchure dans la veine fémorale ; diviser [...] fémorale ; disséquer les muscles qui se présenteront.

Classifications anciennes et modernes des adducteurs. Il existe, à la région interne de la cuisse, trois muscles qui por[...] d'*adducteurs*, que les anciens connaissaient sous le nom collectif de tr[...] les modernes distinguent, dans l'ordre de leur superposition, en pre[...] et *troisième*, ou, dans l'ordre de leur volume, en *moyen*, *petit* et *grand* [...] minations vagues sont une source de confusion, l'adducteur moyen [...] lume étant le premier dans l'ordre de superposition. J'ai donc cru [...]

noms, en même temps que j'ai rangé le pectiné parmi les adducteurs. …mets quatre adducteurs, que je diviserai en *superficiels* et *profonds*. …uperficiels sont le pectiné et le premier adducteur : je les appellerai *second adducteur superficiels*. Les deux adducteurs profonds sont le …rand adducteur, que j'appellerai *petit adducteur profond* et *grand ad-…fond*. A la rigueur, on pourrait n'admettre que deux adducteurs, l'un …l'autre *profond*, et cette dernière division serait peut-être préférable.

Il existe quatre adducteurs : deux superficiels et deux profonds.

A. — Pectiné ou premier adducteur superficiel.

… (*pecten*, pubis), *premier adducteur superficiel* (Pe, *fig.* 519), est un …adrilatère, situé à la …érieure, antérieure et … la cuisse, en dedans …iaque.

Figure.

Situation.

…ons. Il s'insère, *d'une* …ieurement, 1° à l'épine …° à la crête pectinéale …20); 3° à la surface … qui est au-devant de …(Pe); 4° à la face infé-…e arcade aponévroti-…orle, qui fait suite au …le Gimbernat, s'insère …pectinéale et se conti-…a lame aponévrotique … le muscle pectiné; …, inférieurement, au-…petit trochanter, à la …ne (Pe†) qui s'étend …inence à la ligne âpre …(*sus-pubio-fémoral*,

Insertions : Pubiennes ;

Fémorale.

…rtions pubiennes ont …lement par les fibres …excepté à l'épine du …se voient des fibres …ques très-prononcées.

Mode d'insertion au pubis.

… fibres du pectiné se … bas, en arrière et en …onstituent un faisceau …rd d'avant en arrière, …hors en dedans, dont … viennent, après un …t et en convergeant, s'insérer à la bifurcation interne de la ligne …nes directement, les autres par une aponévrose qui occupe la face … du muuscle.

Direction.

Fig. 519.

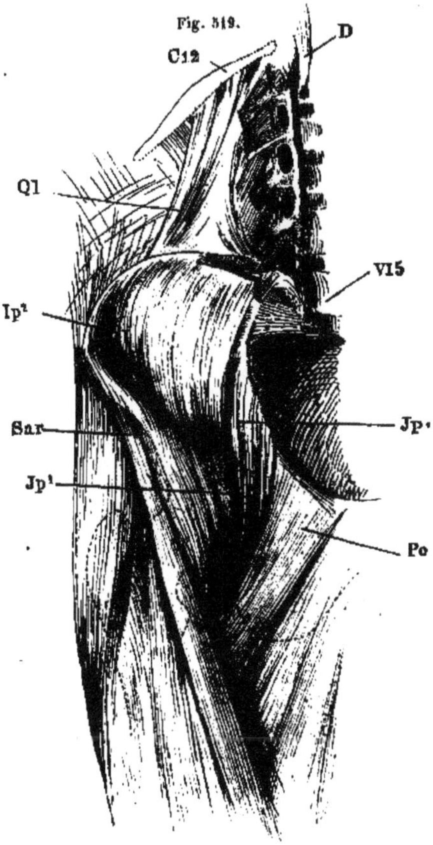

Muscles de la cuisse; face antérieure (*).

(*) … lombaire du psoas-iliaque (Jp^1) a été réséquée, et les insertions vertébrales de cette por-… en dehors. — D, pilier du diaphragme. — C^{12}, 12e côte. — V^5, 5e vertèbre lombaire. — …lombes. — Jp^2, muscle iliaque. — Jp^*, portion interne de l'iliaque. — *Sar*, couturier. —

Rapports : Superficiels; Profonds.

b. Rapports. Le pectiné est recouvert par le feuillet profond de l'a
fémorale et par les vaisseaux fémoraux ; il recouvre la capsule art
petit adducteur profond et l'obturateur externe, dont il est séparé p
seaux et nerfs obturateurs. Son bord externe longe le bord intern
iliaque, dont il est séparé par une ligne celluleuse, à laquelle répo
fémorale; en sorte que, n'était la saillie de ce bord externe, l'artère
l'os immédiatement. Son bord interne répond au deuxième adducteur
ou moyen adducteur, avec lequel il est quelquefois confondu, excep

Rapports des bords

Fig. 520.

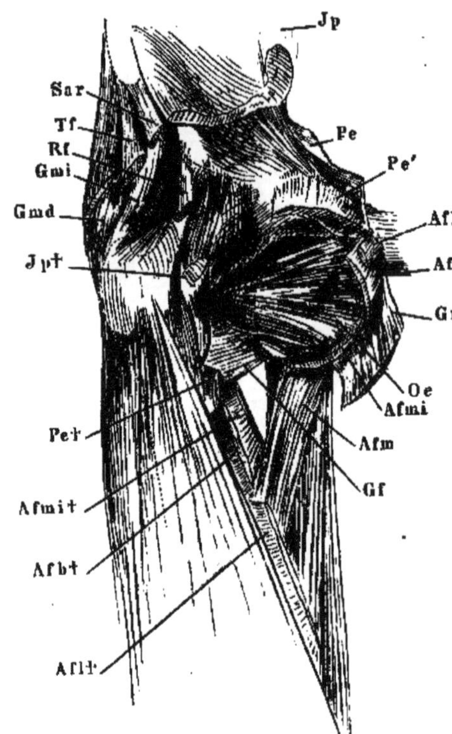

Adducteurs de la cuisse, vus par devant (*).

Rapports avec le canal sous-pubien.

où il en est sép
intervalle dans l
le petit adducte
Un rapport imp
muscle est celui
avec l'orifice
canal sous-pubi
pond à sa face
Il suit de là que
nie sous-pubien
laire, les parti
sont recouvertes
tiné.

B. — Deuxième
perficiel (prem
Boyer; moyen
chat).

Situation. Figure.

Aplati, trian
fig. 514), il est
même plan que
qu'il semble co
bas, et avec lequ
souvent ses ins
rieures. Il y a
solidarité entre
muscles: un pe
mier adducteur
peu développé
toujours coïncid
un deuxième
perficiel consid

Insertions.

a. Insertions. Le deuxième adducteur superficiel s'insère, *d'une par*
du pubis(*Afl*); — *d'autre part*, au tiers moyen de la ligne âpre du fému
bio-fémorale, Chauss.).

L'insertion supérieure ou pubienne se fait par un tendon étr

(*) *Jp*, portion lombaire du psoas-iliaque, excisée. — *Jp*†, terminaison inférieure de
couturier. — *Tf*, tenseur du fascia-lata. — *Rf*, droit antérieur. — *Gmi*, petit fessier. —
sier. — *Pe*, pectiné. — *Pe'*, faisceaux profonds du pectiné — *Pe*†, insertion fémorale
Afl, *Afl*†, insertions du deuxième adducteur superficiel. — *Afb*, *Afb*†, insertions du p
fond. — *Gr*, droit interne. — *Oe*, obturateur externe. — *Afmi*, *Afmi*†, insertions de la p
grand adducteur profond. — *Afm*, portion interne de ce muscle. — *Qf*, carré fémoral.

panouissant en avant, donne naissance à un corps charnu épais et -ci se porte en bas, en arrière et en dehors, et se termine au tiers la ligne âpre du fémur, entre le triceps fémoral, qui est en arrière et il confond ses insertions. Son attache a lieu au moyen de deux la-rotiques, entre lesquelles sont reçues les fibres charnues. Des trous destinés au passage des artères perforantes, se voient au niveau de ne. Direction. Insertion fémorale.

rts. Sous-aponévrotique à sa partie supérieure, ce muscle devient de s profond à mesure qu'il descend. Il répond au couturier, dont il r l'artère et la veine fémorales. Ce dernier rapport est d'une grande ; j'aurai occasion de le rappeler ailleurs. Rapports.

t adducteur profond (second adducteur, Boyer ; petit adducteur, Bichat).

forme que le précédent, il est le second dans l'ordre de superposi-lus petit par le volume (A*fb*). Figure.

s. Il naît au-dessous de l'épine du pubis, en dehors du muscle droit dedans du muscle obturateur externe, dans une étendue variable ; res se portent en dehors, en bas et un peu en arrière, forment un is, aplati d'abord de dedans en dehors, puis d'avant en arrière, rgissant et vient se terminer à la portion moyenne de la ligne ur, au-devant du grand adducteur profond et derrière les adduc-ficiels, avec lesquels il confond ses insertions (*sous-pubio-fémoral* Insertion pubienne. Direction. Insertion fémorale.

s. Recouvert par les adducteurs superficiels, il recouvre le grand ofond ou troisième adducteur ; il est en rapport, par son bord externe, teur externe et le psoas-iliaque ; sond bord interne, qui répond d'a-t interne, s'applique ensuite contre le grand adducteur profond, uelquefois difficile de le séparer. Rapports.

dducteur profond (troisième adducteur, Boyer ; grand adducteur, Bichat).

Pour bien voir ce muscle, il ne suffit pas de l'étudier par sa face anté-trouve préparée lorsqu'on a divisé les muscles précédents ; il faut encore a face postérieure et, pour cela, enlever les trois muscles de la région pos-cuisse, savoir : le biceps, le demi-tendineux et le demi-membraneux.

dducteur profond (troisième adducteur, A*fm* et A*fmi*) est un muscle eux, triangulaire, fort épais en dedans, où il forme presque à lui paisseur de la partie interne de la cuisse. Figure. Situation.

Il s'insère, *d'une part*, 1° à la branche ascendante de l'ischion, dans ueur, et un peu à la branche descendante du pubis ; 2° au sommet, la portion la plus inférieure de la tubérosité de l'ischion ; — *d'autre* terstice de la ligne âpre du fémur, dans toute sa longueur ; 2° à un prononcé qu'on remarque sur le condyle interne du fémur, au-dépression destinée au tendon du jumeau interne (*ischio-fémoral*, Insertions.

ons pelviennes, et surtout les insertions ischiatiques, qui sont les ne peuvent être bien vues que par la face postérieure du muscle ; par des faisceaux aponévrotiques, qui donnent immédiatement Mode d'insertion pelvienne.

naissance aux fibres charnues, lesquelles constituent une masse
épaisse, dirigée en bas
et présentant de gros fais
aussi volumineux et aus
séparables que ceux du
Ce muscle ne tarde pas
en deux portions, ou pl
corps de muscle bien
voir: un interne, un ext

Fig. 521.

Division du muscle en deux corps charnus.

1° Portion interne.

1° La *portion interne*
bord interne du grand
dont elle continue le tr
Arrivées au tiers inf
cuisse, ses fibres sont
un demi-cône aponévro
en dehors, auquel suc
don resplendissant, qui

Son insertion au condyle interne.

au tubercule très-pro
remarque à la partie
et supérieure du cond
fémur. Dans tout son t
don reste accolé à l'
vaste interne.

2° Portion externe.

2° La *portion externe*
donnant la direction
muscle, se dirige de
hors et s'épanouit, en
en gros faisceaux, qui

Son insertion à l'interstice de la ligne âpre.

dans toute l'étendue
de la ligne âpre du fé
aponévrose très-consid
ment unie aux aponévr
adducteurs, et disposé
multiples pour le passa
perforantes.

Ces deux corps de muscle sont quelquefois séparés dans toute leur longueur.

Ces deux divisions
ducteur profond, sépa
l'artère et la veine fé
le canal aponévroti
pagne ces vaisseaux,
ment distinctes dan
étendue, et même
toute leur longueur. L
tique de la portion de
au condyle interne,

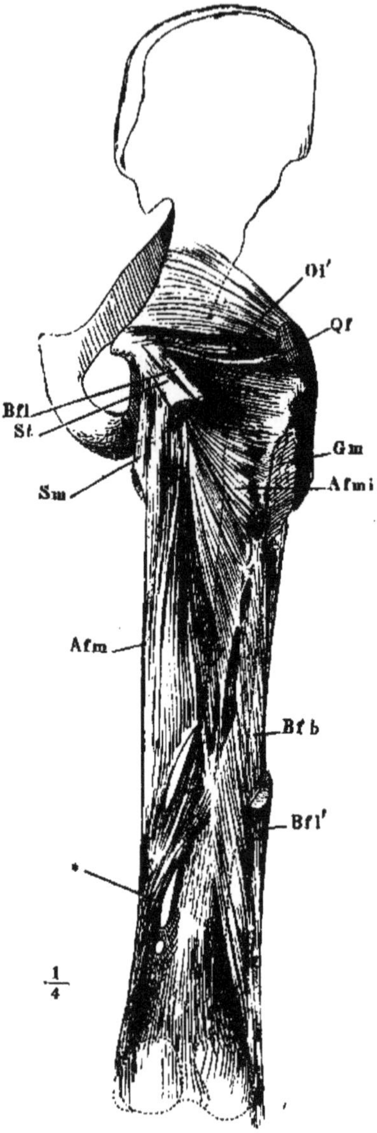

Face postérieure des muscles adducteurs (*).

(*) Oi', jumeau supérieur. — *Bfl*, *St*, *Sm*, tendons du biceps, du demi tendineux
neux. — *Qf*, carré fémoral. — *Gm*, insertion du grand fessier. — *Afmi*, portion
ducteur profond. — *Afm*, portion interne de ce muscle. — *Bfb*, court chef du biceps
long chef du biceps. — *, anneau du troisième adducteur.

...t de la tubérosité de l'ischion ; l'insertion ischiatique de la portion de ...tinée à la ligne âpre a lieu au côté externe de cette tubérosité, à ... déjetée en dehors qu'on y remarque. Cette dernière portion s'insère ...toute la longueur de la branche ascendante de l'ischion et à la ...escendante du pubis, en dehors du muscle droit interne. Les fibres ...périeures, qui sont horizontales, forment un faisceau distinct, comme ...rieur aux fibres suivantes, au-devant desquelles il se contourne, et ...sérer à la ligne étendue du grand trochanter à la ligne âpre, en ... muscle grand fessier.

Faisceau horizontal radié, antérieur au reste du muscle

...rts. Le grand adducteur profond est recouvert par les adducteurs ... et par le petit adducteur profond ; il recouvre le demi-tendineux, le ...demi-membraneux et le grand fessier. Son bord interne est longé, en ... droit interne, en bas, par le couturier ; son bord supérieur répond ...ur externe, en dedans, et au carré, en dehors. Le plus important de ...ports est celui qu'il affecte avec l'artère et la veine fémorales, qui le ...avant de devenir poplitées. Une arcade, ou mieux un canal aponé...quel s'insèrent des fibres charnues, se voit au niveau de ce passage, ...lleurs au niveau du passage de toutes les artères perforantes.

Rapports.

Avec les vaisseaux fémoraux.

...des *muscles adducteurs*. Les muscles que nous venons de décrire sont ... *en dehors* ; mais leur usage principal, ainsi que leur nom l'indique, ..., mouvement extrêmement énergique, vu la force des muscles ... produire. Voyez, en effet, d'une part, la ligne des insertions pelvien...uscles, étendue depuis l'éminence ilio-pectinée jusques et y com...osité de l'ischion ; d'autre part, les insertions fémorales, occupant ...gueur de la ligne âpre, les deux branches de sa bifurcation supé...ondyle interne du fémur. Ces muscles agissent énergiquement dans ... c'est par eux qu'on serre fortement le cheval entre les genoux. Les ...eurs superficiels et le petit adducteur profond, ayant leur insertion ...érieure à leur insertion pelvienne, sont en même temps fléchis... au grand adducteur profond, son usage relatif à la flexion de la ...bassin peut être contesté. Tous s'enroulent, pour ainsi dire, autour ... la rotation en dedans.

Rotateurs en dehors adducteurs

Force de ces muscles.

Ils agissent dans l'équitation

3. — APONÉVROSE FÉMORALE.

...généralités dans lesquelles nous sommes entré au sujet des aponé...facile de concevoir que des muscles aussi nombreux que ceux de la ...uscles aussi longs, aussi lâchement unis entre eux, et qui, d'ailleurs, ...ique tous une réflexion plus ou moins marquée autour de l'arti...enou, doivent être maintenus solidement appliqués les uns contre ...ontre les os : d'où la nécessité de l'*aponévrose fémorale*, qui consti... gaine fibreuse, contenant les muscles sans les comprimer, et ...ce est rigoureusement proportionnelle à la force de ces muscles ...ce au déplacement.

Utilité de l'aponévrose fémorale.

...ficielle ou *sous-cutanée*. Elle est séparée de la peau par une lame ...ince, *fascia superficialis*, dont l'existence est surtout facile à dé...ous de l'arcade fémorale et le long de la veine saphène, et qui ...la réunion de tous les prolongements fibreux nés de la face pro...e. Ces prolongements établissent une adhérence intime entre le

Sa face superficielle.

derme cutané et l'aponévrose fémorale au niveau de l'embouchu[re de la] saphène interne dans la veine crurale. C'est entre l'aponévrose fé[morale et le] fascia superficialis que rampent les vaisseaux et nerfs sous-cutanés,

Les vaisseaux et nerfs sous-cutanés sont situés entre l'aponévrose fémorale et le fascia superficialis.

niquent avec les vais[seaux] profonds, soit par de[s ou]vertures, soit par [des] fibreux plus ou moin[s] ce fascia sont ence[re] ganglions et les va[isseaux lym]phatiques les plus su[perficiels de] l'aine.

Petites gaines spéciales pour les nerfs.

Un grand nomb[re de nerfs] cruraux superficiel[s] nes spéciales, qui s[ont en quel]que sorte, creusées [dans l'épais]seur de cette apon[évrose].

Trous de la partie supérieure de l'aponévrose.

L'aponévrose fémo[rale] et résistante en deh[ors] ce, jaunâtre, élast[ique] me criblée de tr[ous] interne des vaisse[aux] depuis l'arcade [crurale jus]qu'à l'embouchure [de la veine] saphène dans la ve[ine] ces trous, réparti[s dans l'es]pace triangulaire [qui] est en haut et [en] bas, sont destiné[s au passage] d'un très-grand no[mbre de vais]seaux lymphatiq[ues] superficiels, devien[nent] Il n'est pas rare [qu'un gan]glion lymphatique [se loge dans] une de ces ouv[ertures] conformation pa[rticulière de la] paroi antérieure [de la gaine] des vaisseaux [fémoraux a] valu le nom de [Portion criblée] ou *Fascia cribri[formis]*.

Fig. 522.

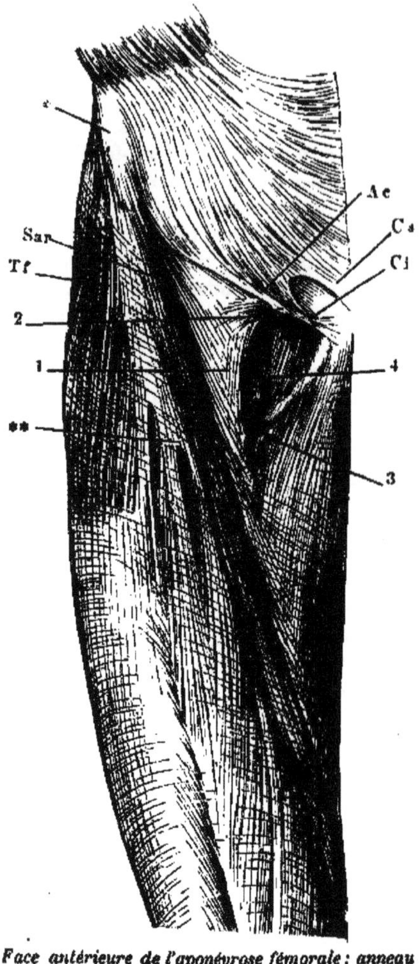

Face antérieure de l'aponévrose fémorale; anneau inguinal externe et canal crural (*).

Portion criblée ou fascia cribriformis.

Ouverture de la veine saphène interne.

De toutes ces [ouvertures, la] plus remarquabl[e sans con]tredit, celle que [traverse la veine] saphène interne, au moment où elle va se jeter dans la vei[ne crurale, à la] partie supérieure de la cuisse, à deux centimètres enviro[n au-dessous de] l'arcade crurale; cette ouverture, qu'on appelle improprement

(*) *, épine iliaque antérieure et supérieure. — *Ac*, arcade fémorale. — *Cs*, pilier [supérieur de l'anneau] inguinal externe. — *Ci*, pilier inférieur. — *Sar*, couturier. — *Tf*, tenseur du fascia [...] térieure du canal crural. — 2, corne supérieure du bord falciforme. — 3, corne [...] crurale ; la veine saphène interne a été enlevée complètement. — **, orifices qui [...] rameaux nerveux.

...ural, ne présente point de bord libre, sa circonférence se confondant ...t avec la gaîne de la veine saphène. Le fascia cribriformis, ou la ...incie de l'aponévrose fémorale, est limité en dehors et en bas par ...demi-circulaire, au niveau de ...fascia lata, s'épaississant su... ...présente comme un bord tran... ...nu sous le nom de *bord falci...* ...fig. 525). Lorsque, par une ...maladroite, on enlève toute ...on amincie du fascia lata qui ...en dedans du bord falciforme, ...t une ouverture nettement ..., en dehors, par ce dernier; ...e ouverture, qui est tout ar... ...ue Scarpa a donné le nom de ...(1).

Fig. 523.

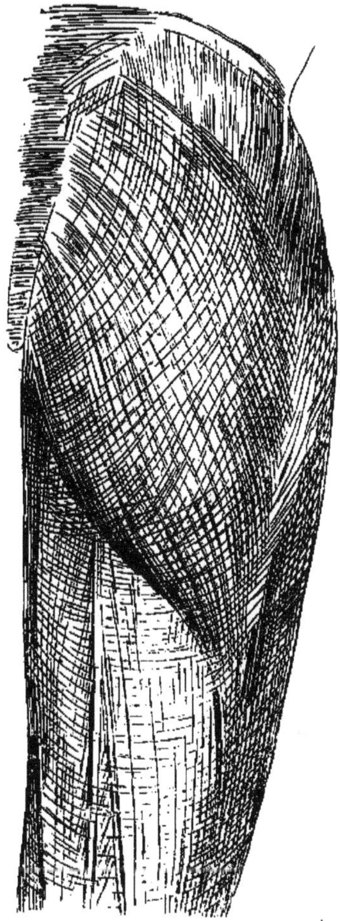

Face postérieure de l'aponévrose fémorale.

Face profonde de l'aponévrose.

...profonde. Elle présente une ...prolongements, qui pénètrent ...ervalle des muscles et leur ...s enveloppes ou gaînes parti... ...tous ces prolongements, les ...idérables sont deux cloisons ...ques latérales, *cloisons inter...* ... étendues de l'aponévrose fé... ...la ligne âpre, et qui ont la ... triangle dont la base est en ...ommet en haut, cloisons ex... ...épaisses, surtout à leur base. ...ngue en *interne* et en *externe*.

Cloison intermusculaire interne.

...*intermusculaire interne* sert ...e cloison, d'aponévrose d'in... ...e gaîne pour le vaste interne; ...ndue depuis la ligne oblique ...qui va du grand au petit ...jusqu'au condyle interne du ...face antérieure donne atta... ...toute son étendue, au vaste ...face postérieure est appli... ...les adducteurs, aux aponé... ...els elle est fortement unie.

Ses rapports.

...xterne s'attache à la ligne ...rd interne est très-épais et ..., où on le sent comme une corde, soutenu qu'il est par le ten... ...du grand adducteur profond. Il semble se continuer, en bas, avec ...latéral interne du genou.

(1) ...parer le fascia cribriformis, il faut éviter de se servir du tranchant du ...avoir découvert l'aponévrose fémorale en dehors et en bas, et le ligament de ..., il faut, au niveau du canal crural, décoller les couches superficielles avec ...vec le manche de l'instrument.

Disposition des faisceaux. La cloison intermusculaire interne est composée de faisceaux lon[...] très-forts, un peu obliquement étendus de dehors en dedans et de ha[...] Ces faisceaux sont bridés en bas, au-dessus du condyle interne, par[...]

Fig. 524.

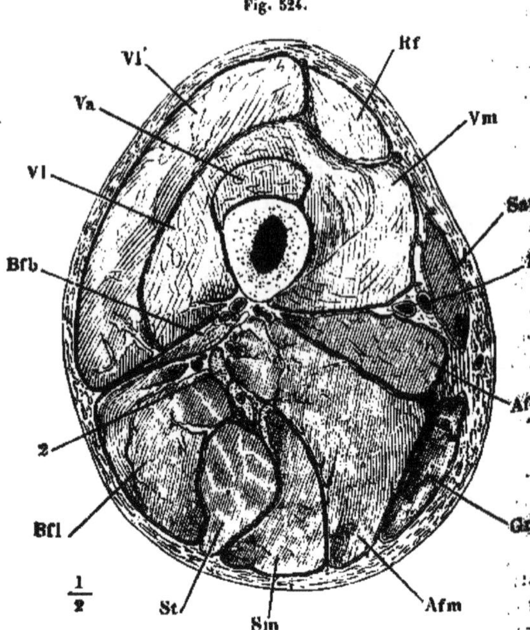

Section horizontale de la cuisse, pratiquée un peu au-dessus de sa partie [...]

transversales; ils sont coupés presque perpendiculairement par les[...] névrotiques des adducteurs.

Du reste, cette cloison est perforée, au voisinage de la ligne âpre[...] vasculaires, qui établissent une communication entre la gaine anté[...] gaine interne des muscles de la cuisse.

Cloison inter-musculaire externe. La *cloison intermusculaire externe* sert à la fois de cloison, d'apon[...] sertion et de gaine pour le vaste externe. Étendue du grand tr[...] condyle externe, au-dessus duquel elle forme une corde saillante[...] insertion, en avant, au vaste externe, en arrière, à la courte portion[...] par son bord interne, elle se fixe à la ligne âpre; par son bord [...] forme une corde saillante, surtout en bas.

Direction de ses fibres. Elle est constituée par des fibres longitudinales, un peu obliques[...] gées de dedans en dehors et fortifiées, au-dessus du condyle, p[...] fibres transversales. De même que la cloison intermusculaire inte[...] perforée, surtout en haut et en bas; en haut, pour le passage d[...] circonflexes, en bas, pour le passage des vaisseaux articulaires.

(*) *Rf*, droit antérieur. — *Vm*, vaste interne.— *Sar*, couturier.— *Afl*, long adducteur [...] — *Gr*, droit interne. — *Afm*, grand adducteur profond. — *Sm*, demi-membraneux.— *St*[...] — *Bfl*, longue portion du biceps. — *Bfb*, courte portion du biceps. — *Vl*, portion exte[...]terne. — *Vl'*, vaste externe. — *Va*, portion antérieure du vaste interne. — 1..... — 2...

...n intermusculaire interne et la cloison intermusculaire externe sé... muscles de la région antérieure de la cuisse de ceux de la région ...de la région postérieure; une cloison moins forte que les précéden... les muscles de la région interne de ceux de la région postérieure. Il ... que l'aponévrose fémorale présente trois grandes loges : une *anté...* ... *interne* et une *postérieure*.

Des trois grandes loges de l'aponévrose fémorale.

...*loge postérieure* est indivise : elle est commune aux muscles biceps, ...ineux et demi-membraneux.

Grande loge postérieure.

...*loge antérieure*, de même que la grande loge interne, se subdivise ...bre de loges secondaires, généralement déterminé par le nombre des ...Le muscle couturier a une gaîne propre, remarquable par sa forme ...e et triangulaire. Le droit antérieur est séparé des muscles vaste ...vaste interne par une lame aponévrotique, très-mince en bas, mais en haut, et composée de fibres verticales. Le tenseur du fascia lata est ...dans la gaîne la plus forte qui existe dans l'économie ; elle est formée ...névrose fascia lata elle-même. La lame profonde de cette gaîne, beau...s épaisse que la lame superficielle, se détache de l'épine iliaque ...et inférieure au-dessous du muscle droit, et peut être considérée ...rigine profonde de la bande large ; elle est composée de fibres ver... ...i se prolongent entre le droit antérieur et le vaste externe. Enfin, on ...nt et en dehors, la gaîne du psoas-iliaque, qui fait suite à l'aponé...o-iliaque.

Grande loge antérieure. Gaînes. Du couturier, Du triceps, Du muscle fascia lata, Du psoas iliaque.

...*loge interne* fournit des lamelles aponévrotiques pour séparer les ...cles de cette région. Ainsi, il y a une gaîne propre pour le droit ...ne gaîne commune pour les deux adducteurs superficiels (pectiné ... adducteur), une gaîne pour le petit adducteur profond (deuxième ...) et une gaîne pour le grand adducteur profond (troisième adducteur). ...e l'obturateur externe se continue avec celle du deuxième adduc... ...commence par une lame ou arcade fibreuse très-forte, oblique de ...dehors, qui naît du bord antérieur du pubis et se porte à la capsule ... l'articulation. Cette arcade cache l'orifice antérieur du canal sous... ...e protége les vaisseaux et les nerfs sous-pubiens.

Grande loge interne. Gaînes du pectiné et des adducteurs. Gaîne de l'obturateur externe.

...s muscles vaste externe et vaste interne, qui occupent toutes les ...la cuisse, ont pour gaîne l'aponévrose fémorale dans leur portion su... ...les cloisons intermusculaires interne et externe et la lame posté... ...utres gaines dans leur portion profonde.

Gaîne des vastes interne et externe.

... des gaînes de la région antérieure et de la région interne, se voit ...*vaisseaux fémoraux*.

Gaîne des vaisseaux fémoraux.

...t la veine fémorales sont contenues dans une gaîne aponévrotique, ...ége au milieu des muscles de la cuisse et qui s'étend de l'anneau ...nneau du troisième adducteur. La portion de cette gaîne comprise ...de fémorale et le point où la saphène interne vient s'aboucher ...ne fémorale, a reçu le nom de *canal crural*, dénomination contre ...n'ai cessé de m'élever, depuis qu'elle a été introduite dans le lan... ...ique, parce qu'elle établit une fausse analogie entre le canal ... la portion supérieure de la gaîne des vaisseaux fémoraux (1).

Il n'y a point de canal crural qui soit analogue au canal inguinal.

...que les hernies inguinales ordinaires parcourent le trajet inguinal dans toute ... les hernies crurales, au moins dans tous les cas que j'ai étudiés, ne sortent

Parois de la gaine des vaisseaux fémoraux.

La *paroi antérieure* de la gaine des vaisseaux fémoraux est formée par le *fascia cribriformis*, puis par l'aponévrose fémorale, puis par la térieure de la gaine du couturier; dans cette dernière portion de son est mince et transparente. La *paroi interne* est constituée, en haut, très-forte du pectiné, plus bas, par celle moins forte des adducteurs *externe* est formée en haut par la gaine très-forte du psoas-iliaque, de laquelle se trouve le nerf crural; une branche de ce nerf, le interne, traverse cette paroi pour se joindre aux vaisseaux. En bas externe est formée par l'aponévrose du vaste interne.

Son origine en dedans

c. Circonférence supérieure. En dedans, l'aponévrose fémorale naît du pubis et de la branche ascendante de l'ischion.

En dehors et en arrière.

En dehors et en arrière, elle naît de la crête iliaque, par des fibres extrêmement multipliées, que brident, surtout en arrière, quelques zontales. Entre l'épine iliaque postérieure et supérieure et la crête elle naît par une arcade aponévrotique, qui lui est commune avec l'apo des muscles spinaux postérieurs.

Continuité de l'aponévrose fémorale avec l'arcade crurale.

En avant, l'aponévrose fémorale naît de l'arcade crurale, avec la se continue si bien que l'arcade lui doit sa tension. Du reste, le mode ou de continuité de l'aponévrose fémorale avec l'arcade fémorale n'est même en dedans et en dehors : en dehors, l'aponévrose fémorale naît feuillet unique, très-épais; en dedans, au niveau des vaisseaux fémoraux naît par deux feuillets, l'un *superficiel*, mince, criblé de trous, l'autre qui fait suite à l'aponévrose lombo-iliaque et recouvre le pectiné, un prolongement entre ce dernier muscle et le psoas-iliaque. Ce feuillet qui constitue la paroi postérieure de la gaine des vaisseaux fémoraux, en dedans à la crête pectinéale. Il est uni à angle aigu par ses bords antérieur, avec lequel il constitue le *canal crural*.

Elle naît en dehors par un seul feuillet.

En dedans par deux feuillets.

Le *canal crural* n'est donc que la portion supérieure, évasée en la gaine des vaisseaux fémoraux. Sa forme est celle d'une *pyramide* qui se continue par son *sommet* avec le reste de la gaine. Ce sommet pond à un orifice que présente la paroi antérieure, pour livrer à la veine saphène interne. Des adhérences intimes unissent les veine à la moitié supérieure du pourtour de l'orifice, qu'on a décrit à formant l'extrémité inférieure du canal crural. L'orifice supérieur répond à l'anneau crural. — Des trois parois du canal crural, l'int formée par l'aponévrose du pectiné, l'externe, par le *fascia iliaca*, l'an le *fascia cribriformis*.

Dans le canal crural sont logés l'artère et la veine crurales, des profonds du membre abdominal et quelques ganglions.

d. Circonférence inférieure. L'aponévrose fémorale se termine infér autour du genou, en se continuant, d'une part, directement avec l'ap jambière, d'autre part, avec les plans fibreux qui recouvrent cette Un mot sur la disposition des couches fibreuses qui entourent cette

Sa disposition :

En arrière.

En arrière, elle reçoit des expansions des tendons du biceps et du et elle se continue avec l'aponévrose jambière, en passant sur le creux

jamais par l'ouverture de la saphène, mais s'échappent immédiatement l'arcade fémorale, en soulevant la portion criblée de l'aponévrose, ou en des ouvertures dont elle est perforée.

…, elle se prolonge au-devant de la rotule, dont elle est séparée par la …euse ; elle est très-ténue et se continue au-devant du ligament rotulien, … ses fibres forment une couche mince, composée de fibres transversales.

En avant.

…dans, elle se continue avec la gaîne du couturier, d'abord puis avec la …horizontale du tendon de ce muscle, dont elle croise perpendiculaire- … fibres, pour aller se continuer avec l'aponévrose jambière.

En dedans.

… plan fibreux se voit, en dedans du genou, un autre plan fibreux, très- …mé de fibres verticales appartenant au vaste interne, fibres verticales … s'insérer à la partie supérieure de la face interne du tibia, sous le cou- … plan fibreux, qu'on pourrait considérer comme les insertions infé-

En dedans est un deuxième plan fibreux du genou, appartenant au vaste interne.

Fig. 525.

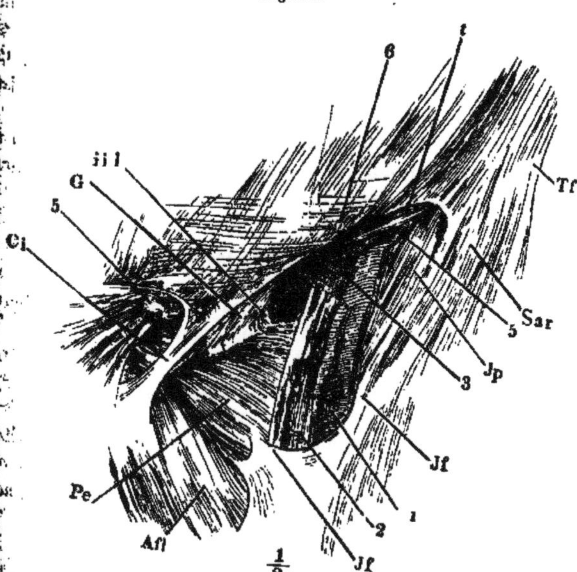

Région inguinale (*).

… tibiales de ce muscle, remplit tout l'intervalle qui existe entre le li- …terne de l'articulation du genou et la rotule. Ses fibres verticales sont …perpendiculairement par d'autres fibres, allant de la tubérosité interne …interne de la rotule.

…ors, l'aponévrose fémorale est confondue avec le fascia lata, dont elle ne …e que par la direction horizontale de ses fibres. Elle s'insère à la tête … et à la tubérosité externe du tibia.

En dehors, l'aponévrose se confond avec le fascia lata. Plan fibreux subjacent.

(*) …ion supérieure de la paroi antérieure du canal crural a été enlevée ; des lignes pointillées in- …verses formes de la partie supérieure du bord falciforme. — Tf, Sar, feuillet superficiel de … des muscles tenseur du fascia lata et couturier. — Jp, aponévrose du psoas-iliaque. — Jf, bord … — Pe, aponévrose pectinéale, se continuant avec l'aponévrose du deuxième adducteur super- … — Ci, pilier inférieur de l'anneau inguinal externe. — G, ligament de Gimbernat. — iil, fascia … — 1, artère crurale. — 2, veine crurale. La veine saphène interne a été coupée à son em- … dans la crurale. — 3, vaisseaux épigastriques ; une ligne pointillée indique leur trajet le long …postérieure de la paroi abdominale. — 4, artère circonflexe iliaque. — 5, cordon testiculaire. … pointillée indiquant la région où se trouve le rebord falciforme du fascia transversalis.

Différences que présente l'aponévrose fémorale sous le rapport de l'épaisseur.

Fascia lata.

e. Texture de l'aponévrose fémorale. Mince en arrière et en dedans, l'aponévrose fémorale est plus épaisse en avant, et extrêmement épaisse en dehors ; on peut même dire que, dans ce sens, elle l'emporte sur toutes les autres membranes fibreuses sous le point de vue de l'épaisseur et de la résistance. Cet épaississement est limité en avant par une ligne verticale partant de l'épine iliaque antérieure et supérieure. On a donné le nom de *fascia lata* à cette portion de l'aponévrose fémorale.

Cet épaississement est dû à des faisceaux aponévrotiques verticaux en partie élastiques, nés de la portion antérieure de la crête iliaque. usage principal de s'opposer à l'adduction exagérée du membre inf joue un rôle important dans le mécanisme de la station.

Direction des fibres.

Du reste, l'aponévrose fémorale est constituée principalement par de horizontales, tantôt régulièrement parallèles, comme on le voit dans les plus ténues de cette aponévrose, tantôt entre-croisées en sautoir. horizontales se voient même au niveau du fascia lata, dont elles se dist par leur direction.

Muscles tenseurs de l'aponévrose fémorale.

Comme muscles tenseurs de cette aponévrose, nous avons le tenseur lata, et le muscle grand fessier, dont le tendon est reçu dans une dupli l'aponévrose fémorale.

§ 3. — MUSCLES DE LA JAMBE

Les muscles de la jambe se divisent en muscles de la région antérieure, cles de la région externe et muscles de la région postérieure.

A — Région jambière antérieure.

Muscles de la région jambière antérieure.

Les muscles de la région jambière antérieure sont : le jambier ou ti rieur, l'extenseur commun des orteils et l'extenseur propre du gros péronier antérieur, quand il existe, n'est autre chose qu'un faisceau de l'extenseur commun.

1. — JAMBIER OU TIBIAL ANTÉRIEUR.

Préparation. 1. Faire à la peau une incision verticale qui, du tubercule an tibia, s'étende jusqu'à la partie moyenne du bord interne du pied ; 2. disséquer lambeaux de peau et mettre à découvert l'aponévrose jambière ; 3. diviser cette verticalement, à partir du milieu de la jambe ; prolonger l'incision jusque vers inférieure du tibia, en ayant soin de laisser intact le ligament annulaire ; 4. aussi haut que possible la dissection et la séparation de l'aponévrose ; 5. enlever l'aponévrose dorsale du pied, qui cache inférieurement le tendon du antérieur.

Situation. **Figure.**

Le *jambier* ou *tibial antérieur* (*Ta*), situé le long de la face externe est un muscle superficiel, long, épais, prismatique triangulaire.

Insertions. **Tibiales.**

a. Insertions. Il s'insère, *d'une part*, 1° à la crête qui borne, en dehors rosité antérieure du tibia et au tubercule, quelquefois si considérable, mine cette crête supérieurement ; 2° à la tubérosité externe du tibia deux tiers supérieurs de sa face externe, qui offre une excavation propor à la force du muscle ; 4° au ligament interosseux, dans toute la partie qui est en dedans des vaisseaux et nerfs tibiaux antérieurs; 5° à la ...onde de l'aponévrose jambière; 6° enfin, à une cloison aponévrotique ...e le muscle jambier antérieur de l'extenseur commun; — d'*autre part*, ...cule du premier cunéiforme, en envoyant une expansion aponévrotique ...ier métatarsien (*tibio sus-tarsien*, Chauss.).

Insertions au premier cunéiforme.

...sertions jambières ont lieu à la surface interne d'une pyramide qua...aire, osseuse et aponé..., formée par le tibia, ...rose jambière, le liga...terosseux et la cloison ...culaire. De là, les fibres ..., se dirigent verticale... bas, et se terminent au... tendon qui apparaît ... l'épaisseur du muscle, ... de son tiers moyen, ...bres charnues abandon... avant, au niveau de son ...érieur, mais qu'elles ac...ent, en arrière, jusqu'au ... où le muscle s'engage ...gament dorsal du cou-de-... peine le tendon a-t-il ... le bord antérieur du ... qu'il se dévie en avant, ... la face externe du tibia, ...tinuer le même trajet ... après avoir franchi la ...mmune à tous les muscles de la région antérieure. Une autre gaine, ... autre chose que l'aponévrose dorsale du pied épaissie, vient recevoir ...n au moment où il se dirige verticalement en bas pour aller s'im...au tubercule du premier cunéiforme.

Mode des insertions jambières.

Direction.

Déviation du tendon.

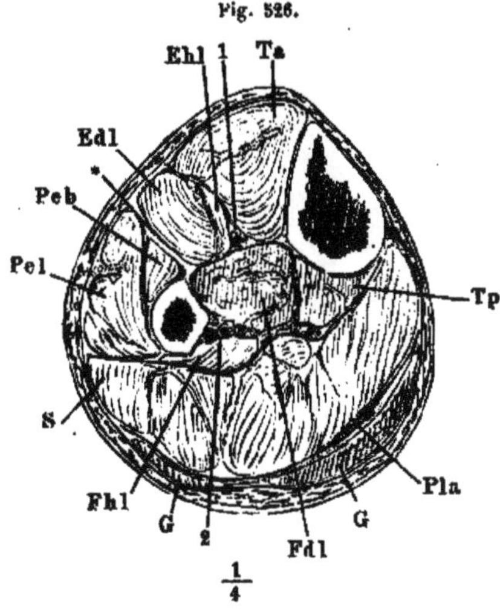

Section horizontale de la jambe, un peu au-dessus de sa partie moyenne (*).

...pports. Le jambier antérieur est recouvert par l'aponévrose jambière et ...du pied; il répond, en dedans, à la face externe du tibia; en dehors, il ...d'abord au muscle extenseur commun des orteils, puis à l'extenseur ... gros orteil, dont il est séparé, en arrière, par les vaisseaux et nerfs ...antérieurs.

Rapports.

...ion. Il *fléchit* le pied sur la jambe; de plus, en raison de l'obliquité de ...on, il relève le bord interne du pied; il imprime, par conséquent, à l'ar... des deux rangées le mouvement de rotation en dedans dont nous avons ... tend à imprimer à l'articulation tibio-tarsienne un mouvement d'*adduc-*... oppose donc au renversement du pied en dehors.

Action.

Fléchisseur.

...ut de gaine propre pour le tendon du muscle tibial antérieur explique ... ce tendon fait une saillie si considérable pendant la contraction du ... saillie qui peut servir de guide pour la ligature de l'artère pédieuse.

Rotateur en dedans ou adducteur.

(*) ...bial antérieur. — *Ehl*, extenseur du gros orteil. — *Edl*, extenseur commun des orteils. — *Peb*, ...nier latéral. — *Pel*, long péronier latéral. — S, soléaire. — G, G, jumeaux. — *Pla*, plantaire ... *Fhl*, long fléchisseur du gros orteil. — *Fdl*, long fléchisseur commun des orteils. — *Tp*, tibial ... — 1, vaisseaux tibiaux antérieurs. — 2, vaisseaux tibiaux postérieurs. — * Cloison intermus...culaire.

Spigel a appelé ce muscle *musculus catenæ*, parce que c'est principal[illegible] le relief formé par le tendon du jam[illegible] rieur que presse l'anneau de fer que [illegible] pied les criminels.

Fig. 527.

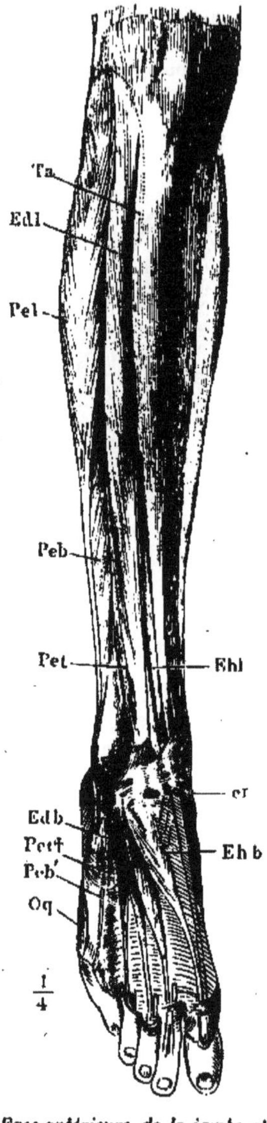

Face antérieure de la jambe et du pied dans l'extension (*).

2. — EXTENSEUR COMMUN DES ORTEILS ET [illegible] ANTÉRIEUR RÉUNIS.

Préparation. Il suffit d'enlever l'aponév[illegible] bière et l'aponévrose dorsale du pied.

Figure. Situation. Insertions.

Allongé, aplati de dedans en dehor[illegible] penniforme, réfléchi, simple à son [illegible] supérieure, divisé en quatre ou cinq [illegible] inférieurement, il est situé en dehors [illegible] dent.

Jambières. Insertion aux orteils.

a. Insertions. Ce muscle (*Edl, Pet*) s'ins[illegible] *part*, 1° à la tubérosité externe du tib[illegible] hors du muscle tibial antérieur ; 2° [illegible] partie de la face interne du péroné [illegible] devant du ligament interosseux ; 3° [illegible] ligament interosseux ; 4° à la portion [illegible] rieure de l'aponévrose jambière et [illegible] aponévrotiques qui le séparent, en de[illegible] jambier antérieur, en dehors, du long [illegible] péronier latéral ; — *d'autre part*, aux [illegible] et troisièmes phalanges des quatre de[illegible] teils (*péronéo-sus-phalangettien commun*)[illegible]

Direction. Tendon de terminaison. Sa division. Sa subdivision.

A partir de leurs nombreuses ins[illegible] *bières*, les fibres charnues se portent [illegible] rentes directions : les plus supérieures [illegible] lement en bas ; les suivantes, oblique[illegible] bas et en avant, d'autant plus obliques [illegible] sont plus inférieures. Toutes viennent [illegible] ter autour d'un tendon qui se dégage [illegible] le long du bord antérieur du muscle [illegible] du tiers supérieur de la jambe. Ce [illegible] divise bientôt en deux portions : l'une [illegible] qui se subdivise elle-même en trois port[illegible] constituer les tendons du deuxième, du t[illegible] et du quatrième orteil ; l'autre extern[illegible] divise ordinairement en deux tendons, [illegible] est destiné au cinquième orteil, tandis qu[illegible] va se fixer à l'extrémité postérieure du [illegible] sien correspondant. Cette dernière por[illegible] manque souvent, n'est qu'incomplète[illegible]

(*) *Ta*, tibial antérieur. — *Edl*, extenseur commun des orteils, et *Pet*, péronier antérie[illegible] dessus du ligament dorsal du pied, *cr*. — *Pet*†, tendon d'insertion du péronier antérieur. [illegible] ronier latéral. — *Peb*, court péronier latéral. — *Ehl*, extenseur propre du gros orteil. — *Ehb*, [illegible] — *Peb'*, tendon que le court péronier latéral envoie au petit orteil. — *Oq*, opposant du petit [illegible]

faisceau du cinquième orteil, auquel elle envoie presque toujours un accessoire : on a fait de cette portion métatarsienne du long extenseur un muscle particulier, sous le titre de *muscle péronier antérieur* (Pet). cru devoir réunir le péronier antérieur au muscle extenseur commun ..., dont il n'est nullement distinct; si peu distinct, qu'il avait été par Cowper sous le nom de *pars extensoris digitorum pedis longi*, et par ... sous celui de *quintus tendo extensoris longi digitorum pedis*.

Le péronier antérieur n'est qu'une subdivision de l'extenseur commun.

... jusqu'au niveau de l'articulation tibio-tarsienne, où il est reçu dans ... qui lui est commune avec le tendon du fléchisseur propre du gros ... extenseur commun se réfléchit sous cette gaîne, devient horizontal, et ... obliquement de dehors en dedans. Au niveau du tarse, il est reçu dans ... beaucoup plus forte, qui lui est propre et au sortir de laquelle les ... dons s'écartent, pour aller occuper la face dorsale du métatarsien de ... quel ils appartiennent. Dans ce trajet, ils croisent à angle très-aigu la ... du muscle pédieux, gagnent la face dorsale des articulations métatarso-... iennes, s'accolent au bord interne des tendons correspondants du mus... ..., reçoivent quelques expansions des muscles lombricaux, mais nul... ... interosseux, et se comportent absolument de la même manière que ... des extenseurs des doigts, formant, comme ces derniers, une gaîne à la face dorsale de la première phalange des orteils. Comme eux en... ... à l'articulation de la première avec la deuxième phalange, ils se ... en trois portions, l'une moyenne, qui va s'insérer à l'extrémité posté... ... la deuxième phalange, les deux autres latérales, qui se réunissent sur ... sale de la seconde phalange, pour aller s'implanter à l'extrémité pos... de la troisième.

Réflexion du tendon sous le ligament annulaire du tarse.

Croisement du pédieux.

Accolement de ses tendons et de ceux du pédieux.

Leur terminaison aux phalanges.

...ports. En dedans, ce muscle répond au jambier antérieur, qu'il longe ... est bientôt séparé par l'extenseur propre du gros orteil; en dehors, il ... pport avec le long et le court péronier latéral. Subjacent à l'aponévrose ... et à l'aponévrose pédieuse, il recouvre le péroné, le ligament inter... ... articulation tibio-tarsienne, le muscle pédieux, qui le sépare du tarse ... tarse, et les orteils.

Rapports.

...on. Comme pour tous les muscles réfléchis, supposez la puissance appli... ... muscle immédiatement après sa réflexion et dans la direction de cette ... réfléchie, vous verrez qu'il *étend* la troisième phalange sur la deuxième, ... sur la première; lorsque cet effet est produit, il fléchit encore le ... la jambe. Ce dernier mouvement, suivant M. Duchenne, s'exécute avec ... moins de force que sous l'influence de la contraction du jambier an... ... dont l'extenseur commun est l'auxiliaire sous ce rapport, et l'antago... ... point de vue des mouvements d'adduction et d'abduction. A raison de ... quité, en effet, il ajoute à l'extension des orteils et à la flexion du pied ... vement oblique en vertu duquel les orteils sont portés en dehors, et la ... pied renversée en dehors.

Extenseur des orteils.

Fléchisseur du pied sur la jambe.

Mouvement du pied en dehors.

... bien apprécier les mouvements du pied en dedans et en dehors, il faut ... compte de la différence de longueur des deux malléoles : or, comme la ... interne est beaucoup plus courte que l'externe, que, par conséquent, ... que représente l'extrémité inférieure de la jambe est moins com... ... dedans qu'en dehors, la plante du pied doit naturellement tendre à se ... en dedans; aussi le muscle triceps sural, en étendant le pied sur la jambe, renverse-t-il nécessairement la plante du pied en dedans. La [illegible] de ce muscle produit le même effet : d'où la théorie du pied-bot var[illegible]

3. — EXTENSEUR PROPRE DU GROS ORTEIL.

Figure. Situation. Allongé, mince, aplati, l'*extenseur propre du gros orteil* (Ehl) est situé à [illegible] antérieure de la jambe, entre le long extenseur commun des orteils et [illegible] bier antérieur.

Insertion jambière. *a. Insertions.* Il s'insère, *d'une part*, à la face interne du péroné, et [illegible] portion attenante du ligament interosseux, en dedans et en arrière [illegible] seur commun. Cette insertion supérieure se fait à une hauteur variable [illegible] souvent, elle ne s'élève pas au-dessus du tiers moyen de la jambe ; [illegible] *part*, à l'extrémité postérieure de la seconde phalange ou phalange ong[uéale du] gros orteil (*péronéo-sus-phalangettien du pouce*, Chauss.).

Direction. Nées directement du péroné et du ligament interosseux, les fibres [illegible] se portent d'abord verticalement à toute la circonférence, puis oblique[ment] face postérieure d'un tendon qui règne le long du bord antérieur du [illegible] que les fibres charnues, toutes obliques à la manière des barbes d'[illegible] accompagnent jusqu'au-dessous de la gaine du tarse qui lui est propre [illegible] tendon se réfléchit à angle droit, se porte obliquement et horizontalement [illegible] rière en avant et dehors en dedans, sur la face dorsale du pied, le long [illegible] dorsale du premier métatarsien et de la première phalange du gros [illegible] quelle il envoie un prolongement de chaque côté, et va s'insérer à la [illegible] phalange ou phalange onguéale de cet orteil.

Réflexion du tendon. Insertion à la seconde phalange du gros orteil.

Rapports. *b. Rapports.* L'extenseur propre du gros orteil répond, en dedans, [illegible] antérieur, dont il est séparé, en arrière, par le nerf et les vaisseaux tibiaux [an]térieurs ; en dehors, à l'extenseur commun des orteils. Son bord [illegible] caché d'abord entre les muscles précédents, devient bientôt sous-aponé[vrotique] et fait, pendant la contraction du muscle, une saillie importante à [illegible] puisqu'elle dirige dans la recherche de l'artère pédieuse, qui se trouve [illegible] en dehors de ce tendon ; aussi peut-on appeler ce muscle *muscle de l'[artère pé]dieuse*. Au dos du pied, il recouvre le muscle pédieux, dont il croise la [direc]tion.

Ses rapports avec l'artère pédieuse.

Extenseur oblique. *c. Action.* Il *étend* la seconde phalange du gros orteil sur la première [illegible] ci sur le métatarse ; quand cet effet est produit, il fléchit le pied sur la [illegible] A raison de son obliquité, il tend, comme le précédent, à porter les [illegible] dehors, mais en relevant un peu le bord interne du pied.

Renversement du pied en dedans.

B. — Région jambière externe.

Elle est formée par les muscles long péronier et court péronier latér[aux].

1. — LONG PÉRONIER LATÉRAL.

Préparation (commune aux deux muscles de cette région). 1° Enlever la peau [illegible] couvre la partie externe de la jambe ; 2° diviser verticalement l'aponévrose jambi[ère] [illegible] la région externe ; 3° renverser les deux lambeaux d'aponévrose, pour arriver [illegible]

(1) Voyez, pour la théorie du pied-bot, *Anatomie pathologique*, avec planches, [illegible] son, planches II et III.

...névrotiques qui séparent les péroniers latéraux, tant des muscles de la région ...que des muscles de la région postérieure de la jambe; 4° pour découvrir le long ...latéral dans sa portion plantaire, enlever l'aponévrose dorsale du pied à la partie ...diviser obliquement de dehors en dedans et d'arrière en avant tous les muscles ...on plantaire, depuis la gouttière du cuboïde jusqu'à l'extrémité postérieure du ...métatarsien.

Figure.

...ficiel (*peronæus primus*, Spigel), long (*peronæus longus*, Albinus), épais, ...que et quadrangulaire dans sa moitié supérieure, le *long péronier latéral* ...528) est situé à la partie externe de la jambe.

Situation.

Insertions.

...rtions. Il s'insère, *d'une part*, 1° en dehors, à la partie externe et anté... ...la tête du péroné; 2° un peu à la portion attenante de la tubérosité ...du tibia; 3° au tiers supérieur de la face externe du péroné; 4° au bord ...et au bord postérieur de cet os, au moyen de cloisons aponévrotiques ...qui séparent le long péronier latéral des muscles antérieurs et des ...postérieurs de la jambe; 5° supérieurement, le long péronier s'in... ...à l'aponévrose jambière; — *d'autre part*, à l'extrémité postérieure ...ier métatarsien, qui présente, en dehors, une apophyse pour cette ... (*péronéo-sous-tarsien*, Chauss.).

Direction.

...supérieurement par des insertions très-multipliées, les fibres charnues, ...ment dirigées, constituent un faisceau épais dans sa moitié supérieure, ...aplati dans sa moitié inférieure, qui se termine par un tendon d'abord ...ns l'épaisseur des fibres charnues; ce tendon se dégage au-dessus de la ...moyenne du péroné et occupe le côté externe du muscle, sous la forme ...ndelette qui va se rétrécissant et s'épaississant. Bientôt abandonné par ...charnues, le tendon du long péronier latéral devient postérieur avec la ...rne du péroné, dont il suit la déviation, se place derrière la malléole ...dans une coulisse qui lui est commune avec le court péronier latéral ...réfléchit d'arrière en avant et de haut en bas, pour gagner le côté ...du calcanéum, sur lequel il est maintenu par une gaine propre (Rps). ...côté externe du cuboïde, le tendon se réfléchit de nouveau, pénètre ...gouttière oblique en dedans et en avant qui est creusée à la face infé... ...de cet os, y est maintenu par une gaine très-forte et très-serrée, et ...son trajet oblique, sans déviation, le long du plan inférieur des os du ...jusqu'à l'extrémité postérieure du premier métatarsien (*fig.* 377 et 378). Il ...que le tendon du long péronier latéral présente une double réflexion, ...une première réflexion derrière la malléole externe (un épaississement ou ...voit ordinairement sur le tendon à ce niveau); une seconde réflexion au ...cuboïde : un os sésamoïde existe presque constamment sur le ten... ...niveau de cette seconde réflexion. Trois gaines fibreuses et trois syno... ...sont affectées à ce tendon : une première derrière la malléole externe, ...onde sur le côté externe du calcanéum, une troisième sur le cuboïde.

Le tendon se dégage au-dessus de la partie moyenne du muscle.

Sa double réflexion : 1° Derrière la malléole externe; 2° Sous le cuboïde.

Trajet oblique sur le tarse.

Trois gaines fibreuses et trois synoviales sont affectées à ce tendon.

...ports. A la jambe, le long péronier latéral est recouvert par la peau et ...névrose jambière; il recouvre le péroné et le court péronier latéral. En ...est séparé par une cloison aponévrotique de l'extenseur commun des ...en arrière, il est séparé par une autre cloison aponévrotique du so... ...en haut, et du fléchisseur propre du gros orteil, en bas. Sur le côté ex... ...pied, son tendon répond, en dehors, à la peau, en dedans, au calca... ...la région plantaire, ce tendon est recouvert, en bas, par toute l'épais...

Rapports à la jambe.

Au côté externe du pied.

A la région plantaire.

seur des parties molles de cette région et répond, en haut, aux li
tarsiens inférieurs.

Fig. 528.

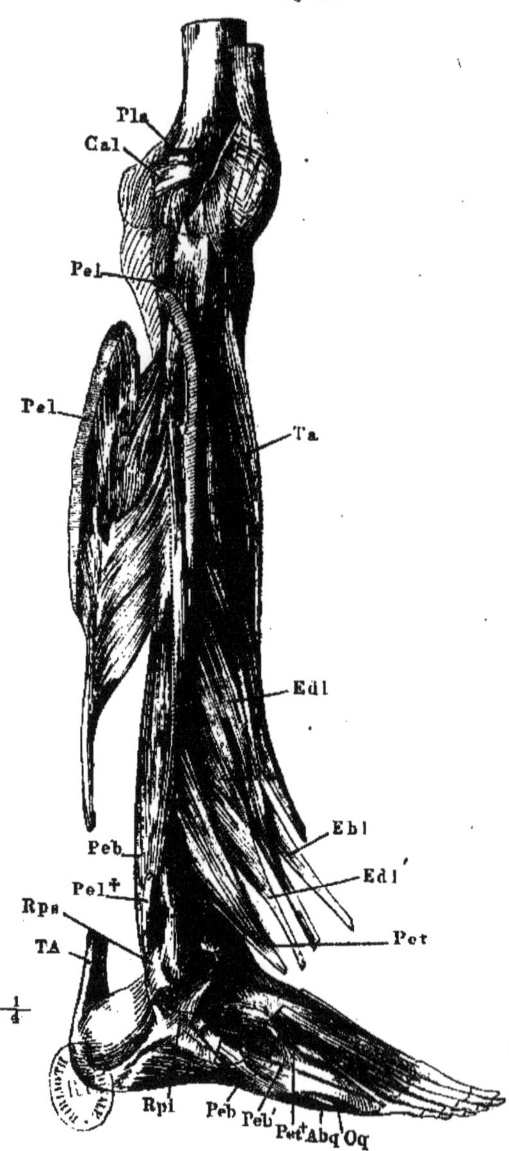

Muscles péroniers latéraux (*).

(*) La jambe et le pied sont vus par leur face externe. Le jumeau externe (*Cal*) et le plantaire grêle (*Pla*) ont été coupés à leur insertion supérieure. — Les fibres du long péronier latéral provenant du tibia (*Pel*) et le tendon terminal du muscle (*Pel'*) ont été divisés, et le muscle renversé en arrière. — [illegible]

c. Action. Rappelons encore qu'un muscle réfléchi agit comme si la p
était appliquée au point même de la réflexion. Ainsi, transportons la p

…ité externe de la gouttière cuboïdienne, c'est-à-dire au lieu qu'oc… …uxième réflexion, nous aurons pour effet un renversement, ou mieux …e rotation du pied en dehors; transportons maintenant la puissance …du premier point de réflexion, c'est-à-dire derrière la malléole ex… …s aurons une extension du pied sur la jambe, avec renversement du …e en haut. Dans ce mouvement, l'extrémité inférieure de la facette …externe de l'astragale tend à porter en dehors la malléole externe, à …la courbure du péroné, qui se fracture quelquefois. On conçoit que, …péroné a éprouvé une solution de continuité, la contraction du long pé…ral, n'étant plus contre-balancée, aura pour effet le renversement de …u pied en dehors et la luxation de l'astragale en dedans. — Rotateur en dehors. — Extenseur.

…M. Duchenne, lorsqu'on localise l'excitation électrique dans le long …téral, on observe les phénomènes suivants : 1° le bord interne de l'a… …s'abaisse avec une grande force ; 2° le pied exécute un mouvement …n qui porte la pointe du pied en dehors; en même temps, son bord …élève un peu, et la malléole interne devient plus saillante. C'est pour… …nné au long péronier latéral le nom d'*extenseur abducteur du pied*. Ce …ivant le même expérimentateur, est le seul qui ait le pouvoir de …solidement abaissée la partie interne de l'avant-pied, et le seul qui …e se tenir sur la pointe du pied. Mais il n'est pas destiné à agir sur …on tibio-tarsienne, ou du moins il n'est qu'un très-faible auxiliaire du …l. — Abducteur

2. — COURT PÉRONIER LATÉRAL.

…t au précédent (*peronæus secundus*, Spigel), moins volumineux, plus …*æus brevis*, Alb., *Peb*, *fig*. 528; *petit péronier*, Winslow), aplati, penni…échi. — Figure.

…ons. Ce muscle s'insère, *d'une part*, 1° à la face externe du péroné, dans …érieure, quelquefois dans les deux tiers inférieurs de cette face, qui … moins profondément excavée pour cette insertion; 2° au bord anté… …bord postérieur du péroné et aux cloisons aponévrotiques qui sé…ourt péronier latéral des muscles de la région antérieure et de ceux … postérieure de la jambe; — *d'autre part*, à l'apophyse de l'extrémité …du cinquième métatarsien, et même quelquefois, par une expansion …quatrième métatarsien ; souvent il envoie un prolongement au ten…ur du petit orteil (*Peb'*, *grand péronéo sus-métatarsien*, Chauss.). — Insertion au péroné. — Au cinquième métacarpien.

…iverses insertions péronières, les fibres charnues se rendent succes… …la face interne et aux bords d'un tendon aponévrotique qui règne …terne du muscle; elles constituent un faisceau charnu qui va gros… …s'effilant, penniforme d'abord, puis demi-penniforme, que les fibres …érieures accompagnent jusqu'à la gaîne tendineuse située derrière …externe. En sortant de la gaîne malléolaire, le tendon se réfléchit à …e droit, est reçu dans une gaîne propre pratiquée sur le côté externe …m, gaîne située au-dessus de celle du tendon du long péronier la…porte un peu obliquement en bas et en avant, pour s'insérer, en s'é…à l'extrémité postérieure du cinquième métatarsien. — Direction. — Gaîne malléolaire. — Réflexion. — Gaîne calcanéenne.

…s. Recouvert par le long péronier latéral, le court péronier latéral …péroné et le côté externe du calcanéum. — Rapports.

Extenseur.

c. Action. La même que celle du long péronier latéral, si vous faites de la portion sous-tarsienne de ce dernier muscle. Ainsi, appliquez à la malléole externe, et vous aurez une extension du cinquième sur le cuboïde, une extension et une rotation en dehors de la rangée sienne du tarse sur la région jambière, une rotation du calcanéum gale, une extension avec tendance à l'abduction du pied, et conséquemment renversement considérable du pied en dehors, lorsque le péroné est court péronier latéral est donc extenseur et abducteur.

Rotateur du pied en dehors.

Il résulte des expériences de M. Duchenne que le mouvement d'ab pied est l'effet principal de la contraction du court péronier latéral muscle tend à placer le pied dans une direction perpendiculaire à la jambe, mais que cette dernière action est si peu énergique qu'il permis d'en faire abstraction.

C. — Région jambière postérieure.

La région jambière postérieure présente deux couches.

On considère à la région jambière postérieure deux couches : l'une superficielle, constituée par le triceps sural (jumeaux et soléaire) et le plantaire, l'autre profonde, que forment le poplité, le jambier postérieur, le fléchisseur commun des orteils et le long fléchisseur du gros orteil.

1. — JUMEAUX ET SOLÉAIRE OU TRICEPS SURAL. — PLANTAIRE GRÊLE

Préparation. Faites une incision verticale qui, partant de la portion supérieure poplité, vienne se terminer au calcanéum; faites une seconde incision demi-circulaire, qui embrasse la portion postérieure de la cuisse; divisez l'aponévrose jambière, et vous aurez découvert les muscles jumeaux, dont vous avec beaucoup de soin les insertions supérieures. Pour bien étudier la texture sertions de ces muscles, il faut les couper transversalement à leur partie moyenne verser leur moitié supérieure de bas en haut.

Prenez garde, en divisant le jumeau externe, de couper en même temps grêle, qui semble un petit faisceau détaché de ce dernier muscle. Le soléaire paré lorsqu'on a enlevé les jumeaux. Pour en bien étudier la texture et les faut le diviser verticalement d'avant en arrière, à côté d'un raphé ou aponévrotique médian, et racler les fibres charnues qui cachent la lame aponé téro-postérieure existant à la partie moyenne de ce muscle : vous aurez ainsi péronière et une moitié tibiale du muscle soléaire.

Le développement des muscles du mollet est propre à l'espèce humaine.

Les *jumeaux* et le *soléaire* réunis constituent un muscle triceps puissant (*musculus suræ*, Sœmm.), le *triceps sural*, qui forme à lui charnue de la jambe vulgairement appelée *mollet*. Le développement muscles est un des caractères les plus tranchés de l'appareil m l'homme, et en rapport avec sa destination à l'attitude bipède. Unie ment dans une insertion commune, qui constitue le tendon appelé *chille*, les trois portions du triceps sural se divisent supérieurement plans bien distincts : l'un antérieur ou profond, c'est le muscle soléaire postérieur ou superficiel, qui se subdivise en deux moitiés latérales,

a. — Jumeaux.

Situation.

Les *jumeaux* ou *gastrocnémiens* (de κνήμη, jambe, et de γαστήρ, v tuent un seul et même corps charnu (*gemellus*, Alb.), extrêmement

...n arrière, le plus superficiel des muscles postérieurs de la jambe (*pri-*
...*m moventium cum secundo*, Vés.), bifide ou à deux têtes supérieurement.

Insertions condyliennes.

...*tions*. Ce muscle bigéminé ...ux condyles du fémur par ...s bien distinctes et sembla-...ne externe, moins forte, qui ...nt au *jumeau externe* ; l'autre ...plus forte, qui appartient au ...*terne*. Toutes deux s'implan-...n tendon très-fort et aplati, ... et en arrière des condyles ..., à deux empreintes digi-...prononcées : celle du ju-...terne (*Gal*), au-dessus d'une ...e plus profonde, destinée au ...oplité ; celle du jumeau in-...*m*), immédiatement en ar-... tubercule d'insertion du ...ducteur profond ; en sorte ...ertion de ce dernier muscle ...n plan un peu postérieur à ... premier. Ces muscles nais-...re, par des trousseaux apo-...es, d'une surface triangu-...neuse, qui surmonte l'em-...igitale et qui termine la ...n inférieure de la ligne ...tendon d'origine, beaucoup ...mineux pour le jumeau in-... pour le jumeau externe, ... en aponévrose sur la face ...re du muscle auquel il ap-... L'aponévrose du jumeau ...qui est plus épaisse et plus ..., embrasse le bord interne ...scle, à la manière d'un de-...ponévrotique.

... ces aponévroses, les fibres ... des deux jumeaux se com-...e la manière suivante : 1° les ...dianes, convergentes, peu ...es, fortifiées par les fibres ...qui proviennent des rugo-...a bifurcation de la ligne ...ortent en dedans et en bas, ...nissent, à la manière des ... d'un V ouvert supérieure-... un raphé médian, qui con-...t dans un simple épaississement de l'aponévrose de terminaison, tantôt

Fig. 529.

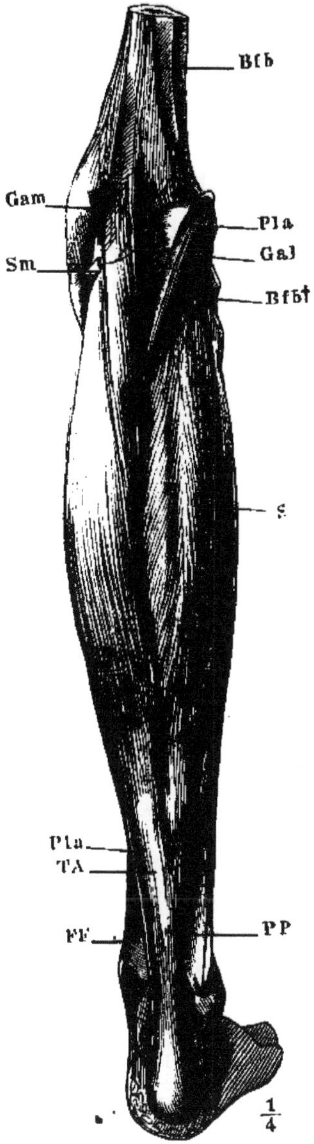

Muscles superficiels de la région postérieure de la jambe (*).

(*) *Bfb*, insertion du court chef du biceps. — *Bfb*†, insertion du tendon du biceps — *Pla*, plantaire grêle. — *Gam*, jumeau interne. — *Gal*, jumeau externe. — *Sm*, tendon du demi-membraneux. — *S*, soléaire. — *TA*, tendon d'Achille. — *FF*, muscles fléchisseurs profonds. — *PP*, muscles péroniers latéraux.

dans une petite cloison aponévrotique; 2° les autres, qui constituent la totalité du muscle, naissent de la face antérieure du tendon d'origine

Tendon d'origine de chaque jumeau.

Épanouissement du tendon d'origine.

Disposition en V des fibres médianes convergentes.

Aponévrose de terminaison.

Les fibres charnues cessent brusquement.

Les deux jumeaux, quoique intimement unis, restent distincts.

Fig. 530.

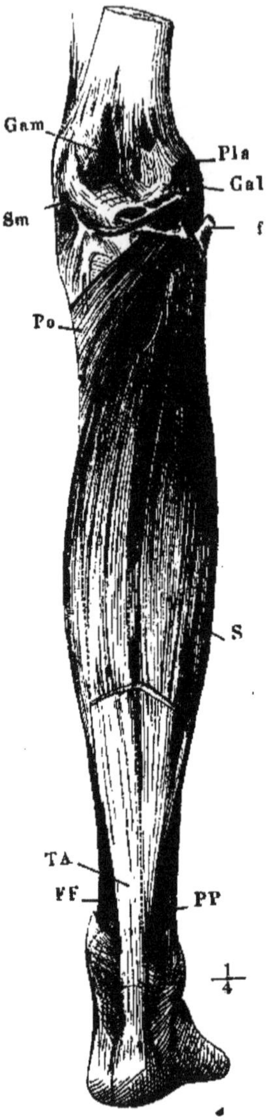

Muscles postérieurs de la jambe; on a enlevé les jumeaux et le plantaire grêle (*).

(*) Po, poplité. — Pla, plantaire grêle. — Gal, jumeau externe. — Gam, jumeau interne. — Bf, biceps. — Sm, demi-membraneux. — G, solaire. — AT, tendon d'Achille. — PP, péroniers latéraux. — FF, fléchisseurs profonds.

ponévrose qui le termine, et se p ticalement en bas, à la face p d'une aponévrose très-épaisse qui toute l'étendue de la surface anté muscle. Cette aponévrose de te commence supérieurement par d tions bien distinctes; elle est d'ab large que le muscle, puis va se co et s'épaississant, et s'unit enfin à l'aponévrose du soléaire. Les fi nues cessent brusquement, au mollet, sur la face postérieure d vrose de terminaison, en form ouvert en bas. Bien que réunis peu de temps après leur origine, le jumeaux ne sont pas confondus meau interne, beaucoup plus l'externe, forme, en dedans du grande partie de cette masse ch nue sous le nom de mollet.

Rapports superficiels.

Profonds.

Os sésamoïde.

b. Rapports. Recouverts par l' jambière, les jumeaux recouv adhérant intimement, les ligam laires qui enveloppent la partie des condyles du fémur; ils répo core au poplité et au soléaire. du jumeau interne répond à la rieure du condyle interne; le jumeau externe répond à la fa du condyle externe. On rencontr quemment dans la portion supé tendons des jumeaux, plus souven paisseur du tendon du jumeau os sésamoïde, qui glisse sur la rieure des condyles, et apparti sule fibreuse qui revêt ces arrière. (*Voyez* Articulation p. 416.)

b. — Plantaire grêle.

Muscle rudimentaire.

Nous devons regarder le pl (*Pla*) comme un petit muscle jumeau externe, ou plutôt comm rudimentaire chez l'homme. So charnu, fusiforme, très-varia volume, se voit au-dessous du jumeau externe.

tions. Il naît de la capsule fibreuse qui revêt le condyle externe, quelquefois portion inférieure de la bifurcation externe de la ligne âpre; de là, il se obliquement en bas et en dedans, et, après 7 à 8 centimètres de trajet, il mine par un tendon aplati, long et grêle, qui, d'abord situé entre les jumeaux et soléaire, vient ensuite s'accoler au bord interne du tendon d'Achille, pour se fixer au calcanéum, tantôt à côté, tantôt au-devant de ce (*petit fémoro-calcanien*, Chauss.); d'autres fois enfin, le petit tendon du grêle se perd dans le tissu adipeux sous-cutané. Ce muscle, qui souvent, est quelquefois double.

Insertions à la capsule fibreuse.
Brièveté du corps charnu.
Son tendon long et grêle.
Son insertion calcanéenne.

c. — **Soléaire.**

Soléaire (S), muscle extrêmement épais, a été ainsi nommé à cause de sa qui l'a fait comparer à une sole ou à une semelle de soulier (*soleus*, Albi- *musculi suræ*, vulgò dicta *soleus*, Sœmm.). Figure.

Insertions. Il s'insère, *d'une part*, au péroné et au tibia; — *d'autre pat*, au calcanéum (*tibio-calcanien*, Chauss.). Insertions.

Insertions péronières (S') ont lieu 1° en arrière et en dedans de la tête du par un tendon extrêmement fort, surtout en dedans, où le péroné pré- pour cette insertion une espèce d'apophyse; ce tendon se prolonge dans ur et le long de la face antérieure du muscle; 2° à la moitié supérieure externe du péroné et au tiers supérieur de la face postérieure du par des fibres aponévrotiques (*l*). Insertions péronières.

Insertions tibiales se font 1° à la ligne oblique de la face postérieure du au-dessous du muscle poplité et à la partie attenante de l'aponévrose muscle; 2° à une aponévrose (*m*) qui naît du tiers moyen du bord in- tibia, et qui se prolonge le long de la face antérieure et dans l'épais- muscle; 3° enfin, quelques fibres charnues proviennent d'une espèce aponévrotique (**) étendue de la tête du péroné à la ligne oblique re du tibia. Tibiales. Arcade aponévrotique d'insertion.

ces insertions, les fibres charnues vont se terminer, en suivant di- rections, à la face antérieure et aux bords d'une aponévrose qui règne postérieure du muscle, va se rétrécissant et s'épaississant de haut unit, au niveau du tiers moyen de la jambe, à l'aponévrose de termi- muscles jumeaux, et se confond bientôt avec elle pour constituer le Achille. Direction. Aponévrose de terminaison.

don d'Achille résulte de la réunion des tendons des jumeaux, du plan- et du soléaire. Il est formé de la manière suivante : l'aponévrose aux, peu de temps après qu'elle a été abandonnée par les fibres char- unit intimement à l'aponévrose de terminaison du muscle soléaire, ue encore à recevoir les fibres charnues par sa face antérieure et rds, et qui, peu après, concentre ses fibres. La cloison antéro-pos- u soléaire vient bientôt s'y joindre. Toutes ces fibres aponévrotiques ramassent pour former le tendon d'Achille; ce tendon, le plus fort volumineux du corps humain, après 5 à 6 centimètres de trajet, aide d'une bourse séreuse, sur les deux tiers supérieurs, très-lisses, te postérieure du calcanéum, et s'élargit un peu, pour se fixer à la érieure rugueuse de cette facette postérieure.

Tendon d'Achille.
Mode de continuité de ce tendon avec les aponévroses des jumeaux et du soléaire.

en étudier la texture du soléaire, divisez ce muscle longitudinale-

Nécessité d'une section verticale antéro-postérieure du muscle.

ment, à côté d'un raphé ou épaississement aponévrotique médian

Fig. 531.

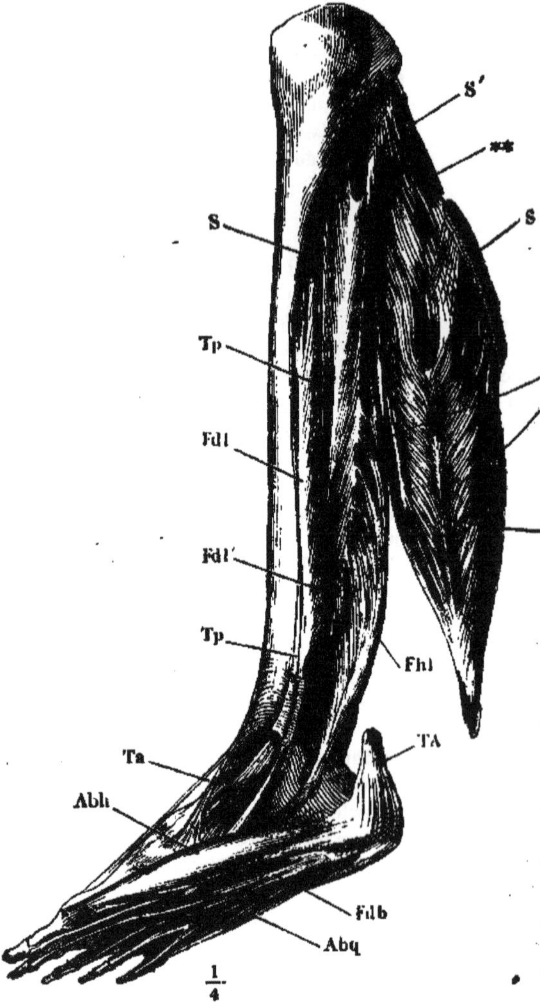

Muscles postérieurs de la jambe (*).

la moitié inférieure de sa longueur : alors vous verrez, en racla

(*) La jambe est vue par sa face interne ainsi que le pied, dont le bord interne insertions tibiales du soléaire (S) et le tendon d'Achille (TA) ont été divisés, et le arrière. — S', insertion péronière du soléaire. — **, arcade fibreuse étendue entre la et la ligne oblique postérieure du tibia. — *l*, tendon d'origine externe. — *m*, tendon — *, lame fibreuse antéro-postérieure du soléaire. — T*p*, tibial postérieur. — F*dl*, long mun des orteils. — F*dl'*, arcade fibreuse qui fournit les fibres inférieures de ce muscle. chisseur du gros orteil. — T*a*, tendon du tibial antérieur. — A*bh*, adducteur du gros orteil fléchisseur des orteils. — A*bq*, abducteur du petit orteil.

charnues, que de la face antérieure de l'aponévrose de terminaison naît une [...]reuse antéro-postérieure (*), espèce de cloison épaisse, qui sépare le [...]en deux moitiés égales et forme avec cette aponévrose deux demi-cônes [...]otiques, dans l'intérieur desquels sont reçues les fibres charnues. Vous [...]drez alors pourquoi Douglas, qui avait appelé les jumeaux les deux têtes [...]et superficielles du grand extenseur du tarse, a appelé le soléaire les deux [...]rnes et profondes de ce même muscle (*duo capita interiora extensoris* [...]tis). Il existe, en effet, pour le soléaire deux aponévroses principales [...] et deux étuis de terminaison; les deux aponévroses d'origine règnent [...]resque totalité de la face antérieure des deux moitiés respectives du [...]).

Deux demi-cônes aponévrotiques reçoivent toutes les fibres charnues.

[...]*ports.* Recouvert par les jumeaux, qui le débordent en dehors et sur-[...]dans, et dont il est séparé par le plantaire grêle, le soléaire présente [...]ande épaisseur immédiatement au-dessous de la partie la plus volu-[...]on du ventre du jumeau interne; conséquemment, il prolonge en bas [...]. Il recouvre les muscles de la couche profonde, savoir : le fléchisseur [...] des orteils, le fléchisseur propre du gros orteil et le jambier posté-[...] vaisseaux et les nerfs tibiaux postérieurs et péroniers.

Rapports.

Superficiels.

Profonds.

[...]n *du triceps sural.* Ce muscle étend le pied sur la jambe. Nous ne trou-[...]le part des conditions aussi favorables pour un grand développement [...] : 1° ce muscle est extrêmement considérable et remarquable par la [...]ité de ses fibres charnues, à tel point qu'il l'emporte sur tous les au-[...]cles de l'économie; 2° nous ne rencontrons nulle part ailleurs un [...]sertion aussi favorable pour la puissance; elle est tout à fait perpen-[...]; 3° nous trouvons ici le levier du deuxième genre : le point d'appui [...]pointe du pied; la résistance, au milieu, représentée par le poids [...] qui repose sur l'articulation tibio-tarsienne; la puissance, à l'extré-[...]anéenne. La portion du levier calcanéen qui dépasse l'articulation en [...]varie beaucoup suivant les sujets; elle existe à peine dans le vice de [...]tion connu sous le nom de *pieds plats*.

Action.

Multiplicité des fibres charnues.

Insertion perpendiculaire.

Levier du deuxième genre.

[...]trisant simultanément ou isolément les trois muscles qui composent [...]sural, M. Duchenne a vu se produire les mouvements suivants : 1° l'ar-[...] et le bord externe de l'avant-pied s'étendent avec force; 2° la moitié [...]de l'avant-pied obéit au mouvement d'extension, mais avec si peu de [...] le premier métatarsien cède à la moindre résistance opposée à [...]; 3° le pied tourne sur l'axe de la jambe, de manière que la pointe [...] porte en dedans et le talon en dehors; 4° pendant l'extension du pied, [...] prennent la forme d'une griffe, c'est-à-dire que leurs premières pha-[...]lèvent et que leurs dernières phalanges se fléchissent (2). M. Duchenne [...]en conséquence, le triceps sural sous le nom d'*extenseur adducteur du* [...]

Variétés dans la longueur du levier calcanéen.

[...]ps sural est l'agent principal de la progression et du saut; c'est lui [...]ve avec tant d'efficacité le poids de tout le corps chargé de fardeaux, [...]

Le triceps sural est l'agent principal de la progression.

[...]ouve quelquefois un muscle soléaire surnuméraire, mince et large, situé au-[...]muscle soléaire, ayant la même attache que lui et venant se fixer au calcanéum [...]on isolé.

[...]forme particulière que prennent les orteils, est un résultat de la tonicité des [...]ui les meuvent.

quelquefois si volumineux. D'après cela, ne soyons pas étonnés que ce muscle puisse être assez énergique, soit pour rompre le tendon, soit pour fracturer le calcanéum. L'action du soléaire, étendu de au calcanéum, est bornée aux mouvements du pied; mais les ju s'insèrent au fémur, peuvent-ils, en outre, après avoir produit l'e pied, fléchir la jambe sur la cuisse? Leur voisinage du point d'appui dernier effet peu énergique; en fait, jamais il n'a été possible à M. de produire cette flexion, même en faisant contracter simultaném chefs du triceps sural au maximum de son appareil.

Rupture du tendon d'Achille. — Action des jumeaux sur la cuisse.

Lorsque le pied est fixe, comme dans la station, le soléaire agit sur en s'opposant à son renversement en avant, que tend sans cesse à centre de gravité du corps; les jumeaux tendent, au contraire, cuisse, et leur action, sous ce rapport, est tout à fait indépendante soléaire.

Action de ces muscles dans la station.

Quant au plantaire grêle, nous devons le considérer comme un l'état de vestige dans l'espèce humaine : chez les animaux, c'est le l'aponévrose plantaire. En raison du grand développement du tal comme coupé chez l'homme, destiné à la station bipède. En se con tend la capsule articulaire du genou, sur laquelle il s'insère.

Action du plantaire grêle.

2. — POPLITÉ.

Figure. — Situation.

Petit muscle triangulaire, très-mince, placé dans le creux du fig. 530, *musculus in poplite occultus*, Vésale; *jarretier*, Winslow).

Insertions.

a. Insertions. Il s'insère, *d'une part*, dans une fossette profonde, en gouttière antéro-postérieure, située à la partie postérieure de la externe du fémur, au-dessous de la fossette d'insertion du mus externe; — *d'autre part*, à toute l'étendue de la surface triangulaire qu en haut, la face postérieure du tibia.

Insertion au fémur par un tendon très-remarquable. — Direction des fibres.

Son insertion fémorale a lieu par un tendon très-fort, qui n'est nu rapport avec la petitesse du muscle. Ce tendon, caché d'abord par l latéral externe du genou et contenu, pour ainsi dire, dans l'intéri ticulation, dont la synoviale l'enveloppe de toutes parts, se porte o derrière l'articulation; après un trajet de 3 centimètres, il se divis nière de l'obturateur interne, en quatre ou cinq petits faisceaux qu'entourent bientôt de toutes parts les fibres charnues. Celles-ci, longues et plus obliques qu'elles sont plus inférieures, vont se rend ment à la surface triangulaire du tibia. Les fibres les plus superficiell à une lame aponévrotique, expansion du demi-membraneux, qui postérieure du muscle et lui forme une gaine très-résistante.

Aponévrose du poplité.

b. Rapports. Recouvert par les muscles jumeaux et plantaire grêle, séparé par les vaisseaux poplités et par le nerf sciatique poplité int plité recouvre l'articulation péronéo-tibiale et le tibia.

Rapports.

c. Action. Il fléchit la jambe sur la cuisse, en lui imprimant un de rotation de dehors en dedans (*obliquè movens tibiam*, Spigel). So rapport, il est antagoniste du biceps. Le poplité sert aussi à tend articulaire du genou.

Fléchisseur.

3. — JAMBIER OU TIBIAL POSTÉRIEUR.

[...]tion. 1° Enlever les muscles jumeaux et soléaire; 2° séparer le jambier posté[...] long fléchisseur commun des orteils, qui le recouvre en partie; 3° enlever avec [...] une aponévrose très-large qui revêt le jambier postérieur; 4° enlever la por[...]échisseur commun qui naît de la face postérieure de cette aponévrose; 5° séparer [...]ent le jambier postérieur du ligament interosseux et des portions adjacentes [...] du péroné; 6° conserver avec soin les expansions aponévrotiques que le jambier [...] envoie constamment au quatrième et au cinquième métatarsien.

[...]bier ou *tibial postérieur* (Tp), le plus profond des muscles postérieurs de la [...]rès-épais, occupe toute la profondeur de l'excavation qu'interceptent [...] le péroné et le ligament interosseux. Figure. Situation.

[...]rtions. Il s'insère, *d'une part*, au tibia et au péroné, ainsi qu'au ligament [...]ux; — *d'autre part*, au scaphoïde du tarse (*tibio-sous-tarsien*, Chauss.). Insertions.

[...]rtions *tibiales* et *péronières* ont lieu par une extrémité bifurquée, pour [...]ge de l'artère tibiale postérieure; l'insertion tibiale se fait à la ligne [...] du tibia, au-dessous du poplité, du soléaire et du fléchisseur commun [...]ils; l'insertion péronière, 1° au bord interne du péroné, au-dessous du [...]; 2° à toute la partie de la face interne du péroné qui est en arrière [...]ent interosseux. Les *insertions interosseuses* ont lieu dans toute l'éten[...] la face postérieure du ligament inter osseux. Enfin, d'autres fibres nais[...]e la face profonde d'une aponévrose qui sépare la couche superficielle [...]cles postérieurs de la jambe de la couche profonde; 2° des cloisons apo[...]ues qui séparent le jambier postérieur du long fléchisseur commun, [...]n dedans, et du long fléchisseur propre du gros orteil, qui est en dehors. Insertions tibiales et péronières. Insertions interosseuses. Aponévrotiques.

[...] nombreuses insertions, les fibres charnues se portent d'abord vertica[...]n bas, tout autour d'un tendon qu'on aperçoit déjà près de l'extrémité [...]re du muscle, sous la forme d'une gerbe tendineuse, qui apparaît en-[...]long de sa face postérieure et qui reçoit les fibres charnues par son [...]rieur. Mais ce tendon n'est autre chose que le bord postérieur épaissi [...]ponévrose qui règne d'avant en arrière dans toute l'épaisseur du mus[...]qui reçoit par ses deux faces latérales les fibres charnues, lesquelles [...]agnent jusqu'au niveau de la malléole interne. Le tendon épais qui [...]du tassement de toutes les fibres aponévrotiques, devenu libre, pénètre [...]e gaîne propre, située en dehors de celle du tendon du long fléchis[...]mmun des orteils. Bientôt il se place au-devant de ce dernier tendon, [...] la malléole interne, où il est maintenu par une gaîne particulière et [...]elle il se réfléchit à angle obtus. Une nouvelle gaîne le reçoit, après [...]ion, en dedans du ligament latéral interne de l'articulation tibio-tar[...]st sous le ligament calcanéo-scaphoïdien inférieur; enfin, il vient se [...] tubercule de l'os scaphoïde, en présentant un os sésamoïde très-épais [...]u de cette insertion. Chez quelques sujets, cet os sésamoïde se voit [...]lieu même de cette insertion; chez d'autres, il existe au niveau du [...] calcanéo-scaphoïdien. Du reste, le tendon du jambier postérieur en[...] expansion très-forte au premier cunéiforme et, en dehors, une expan[...]que au deuxième et au troisième cunéiforme, et même au troisième [...]uatrième métatarsien. Direction des fibres charnues. Tendon de terminaison. Aponévrose placée de champ dans l'épaisseur du muscle. Réception du tendon dans une gaîne. Sa réflexion. Son insertion au tubercule du scaphoïde. Os sésamoïde. Expansion du tendon du jambier postérieur.

[...]ports. Le jambier postérieur est recouvert par le long fléchisseur com- Rapports.

mun des orteils, un peu par le long fléchisseur propre du gros orteil, le soléaire. Il recouvre le ligament interosseux et laportion voisine du péroné.

Extenseur. C'est un muscle réfléchi.

c. Action. Comme le jambier postérieur est un muscle réfléchi, il [illegible] poser toutes ses fibres appliquées au point de réflexion du tendon, c'[illegible] derrière la malléole interne. Or, il est clair que ce muscle a pour effet [illegible] *sion* du pied, et qu'il opère cette extension doublement, et par son [illegible] l'articulation astragalo-scaphoïdienne, et par son action sur l'articulation [illegible] tarsienne; mais ces mouvements s'exécutent avec très-peu d'énergie. [illegible] en outre, et ce serait là, suivant M. Duchenne, sa fonction principale, [illegible] le pied dans l'*adduction*, à en élever le bord interne et à renverser la [illegible] pied en dedans; il est, par conséquent, congénère, en ce sens, du jambier [illegible] rieur et antagoniste des péroniers latéraux. Vous concevez maintenant [illegible] quelques individus, dont le tendon d'Achille avait été coupé ou rupt[illegible] encore pu marcher, et pourquoi, chez tous, l'extension du pied est en[illegible] sible après cette rupture. Mais, dans ce mouvement d'extension, le le[illegible] représente le pied est changé; la puissance représentée par le jambier po[illegible] se trouve transportée entre le point d'appui et la résistance : c'est un le[illegible] troisième genre, et non plus un levier du deuxième genre, comme dan[illegible] où l'extension est produite par le triceps sural.

Il est rotateur en dedans du pied.

Pourquoi l'extension du pied est possible après la rupture du tendon d'Achille.

4. — LONG FLÉCHISSEUR COMMUN DES ORTEILS.

Situation. Figure.

Situé le long de la face postérieure du tibia et à la plante du pied, le [illegible] terne des muscles de la couche profonde, le *long fléchisseur commun* (Fdl[illegible] est penniforme, allongé, aplati d'avant en arrière, réfléchi, terminé pa[illegible] tendons inférieurement.

Insertions.

a. Insertions. Il s'insère, *d'une part*, au tibia; — *d'autre part*, aux dernières [illegible] langes des quatre derniers orteils (*tibio-phalangettien commun*, Chauss.).

Insertions tibiales.

Ses *insertions tibiales* ont lieu : 1° à la ligne oblique du tibia, au-de[illegible] poplité et du soléaire; 2° aux trois cinquièmes moyens de la face postér[illegible] même os. D'autres fibres viennent de la cloison aponévrotique qui le sé[illegible] jambier postérieur (Fdl').

Direction. Tendon de terminaison. Sa réflexion sur la malléole interne. Son croisement et sa communication avec le tendon du long fléchisseur du gros orteil. Sa division en quatre petits tendons.

De ces diverses insertions, les fibres charnues se portent obliquement en [illegible] et en bas, à la face antérieure et aux bords d'un tendon qui commence [illegible] l'extrémité supérieure du muscle et se dégage peu à peu des fibres ch[illegible] celles-ci l'accompagnent, en avant, jusqu'à la malléole interne. Là, il [illegible] derrière cette malléole interne, dans la même gaine que le tendon du [illegible] postérieur, dont il est séparé par une cloison fibreuse; bientôt il aban[illegible] tendon, se place en dehors de lui, se réfléchit à angle obtus sur la mal[illegible] terne, devient horizontal et s'enfonce sous l'astragale et sous la petite t[illegible] antérieure du calcanéum, où il est maintenu par une gaine propre, [illegible] plantaire, ce tendon se porte obliquement en dehors et en avant, croise [illegible] très-aigu le tendon du long fléchisseur du gros orteil, qui passe au-des[illegible] et lui envoie un fort tendon de communication, s'élargit au moment d[illegible] ment, reçoit son muscle accessoire et se divise en quatre tendons, desti[illegible] quatre derniers orteils. Le tendon du deuxième orteil se porte direct[illegible] avant; les tendons des orteils qui suivent, sont d'autant plus obliques qu[illegible] plus externes. Parvenus aux articulations métatarso-phalangiennes, ces [illegible]

..., avec ceux du court fléchisseur commun, dans les gaines de la pre- Leur réception dans des gaines.

Fig. 532.

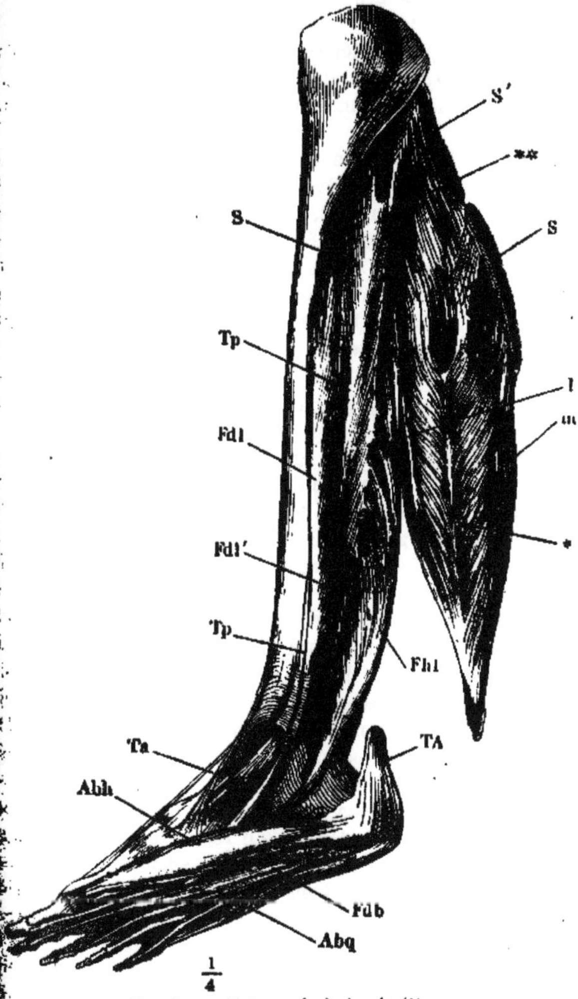

Muscles postérieurs de la jambe (*).

...de la deuxième phalange, se comportent, à l'égard de ce dernier muscle,

(*) ... est vue par sa face interne ainsi que le pied, dont le bord interne est relevé. Les ...ales du soléaire (S) et le tendon d'Achille (TA) ont été divisés, et le muscle renversé en ... insertion péronière du soléaire. — **, arcade fibreuse étendue entre la tête du péroné et ...que postérieure du tibia. — *l*, tendon d'origine externe. — *m*, tendon d'origine interne. — ...se antéro-postérieure du soléaire. — *Tp*, tibial postérieur. — *Fdl*, long fléchisseur commun ... *Fdl'*, arcade fibreuse qui fournit les fibres inférieures de ce muscle. — *Fhl*, long fléchisseur ... — *Ta*, tendon du tibial antérieur. — *Abh*, adducteur du gros orteil. — *Fdb*, court fléchis-...ils. — *Abq*, abducteur du petit orteil.

Rapports de ces tendons avec ceux du court fléchisseur.

de la même manière que les tendons du fléchisseur profond des doigts du fléchisseur sublime (d'où le nom de *perforant*, donné par Spige fléchisseur commun des orteils), et viennent s'insérer aux extrémités des troisièmes phalanges. Des membranes synoviales lubrifient la p dineuse de ce muscle dans toutes les gaines tendineuses qu'il travers

Rapports.

b. Rapports. Recouvert par le soléaire, par les vaisseaux et nerfs tibi rieurs, ce muscle recouvre le tibia et le jambier postérieur. Au pied couvert par le court fléchisseur commun des orteils et par l'adducteu orteil.

Action. Fléchisseur. Rotateur en dedans.

c. Action. Le long fléchisseur commun des orteils *fléchit* la troisième sur la seconde, celle-ci sur la première, la première sur le métatars pondant. Lorsque cet effet est produit, ce muscle étend le pied sur la raison de l'obliquité de sa portion réfléchie, il renverserait un peu la plante du pied en dedans, si l'accessoire ne venait redresser, pour son action, en même temps qu'il augmente sa puissance, comme renforcement. Dans la station, le fléchisseur commun s'oppose au renv ou à la flexion de la jambe en avant.

5. — LONG FLÉCHISSEUR DU GROS ORTEIL.

Situation. Figure.

Le *long fléchisseur du gros orteil* (Fhl, *fig.* 532) est le plus externe et le lumineux des muscles de la région jambière profonde ; il est prismatiq drangulaire, vertical et charnu dans toute sa portion jambière, ten horizontal dans la portion pédieuse.

Insertions.

a. Insertions. Il s'insère, *d'une part*, au péroné, *d'autre part*, à la der lange du gros orteil (*péronéo-sous-phalangien du pouce*, Chauss.).

Insertion péronière. Aponévrotique. Inter-osseuse.

Ses *insertions péronières* ont lieu directement aux deux tiers inférieur postérieure du péroné, ainsi qu'au bord interne et au bord externe D'autres fibres naissent encore 1° de l'aponévrose qui recouvre le jam rieur (ces deux insertions sont séparées l'une de l'autre par les vaiss niers) ; 2° d'une cloison aponévrotique qui sépare le long fléchisseur d teil des muscles long et court péronier latéral ; 3° dans une petite inférieurement, du ligament interosseux.

Direction. Le tendon est abandonné brusquement par les fibres charnues. Sa réflexion dans les gouttières astragalienne et calcanéenne. Il croise le tendon du long fléchisseur commun.

De ces nombreux points d'origine, les fibres charnues se portent obl en bas et en arrière, autour d'un tendon qui règne dans toute la lo muscle, et qu'on aperçoit à la partie inférieure de la jambe, à travers mince de fibres charnues. Celles-ci l'abandonnent brusquement de culation du pied, au niveau de la gouttière oblique astragalienne da ce tendon s'engage ; il se réfléchit dans une gouttière calcanéenne qu à la précédente et qui est située au-dessous de celle du tendon du long commun, puis il s'enfonce sous la plante du pied. Une gaine fibreu et extrêmement forte maintient ce tendon dans les deux gouttières, qu ques en bas, en dedans et en avant. Sous la plante du pied, ce tend dément situé, marche d'arrière en avant, croise à angle aigu le tend fléchisseur commun, au-dessus duquel il est situé et auquel il env longement fibreux assez considérable. Il est ensuite reçu dans une go établit la limite entre le court fléchisseur et l'abducteur oblique du passe au-dessous du ligament glénoïdien inférieur de l'articulation phalangienne de cet orteil, entre les deux os sésamoïdes de l'artic

… la gaine ostéo-fibreuse de la première phalange, et va s'implanter, en …ant, à l'extrémité postérieure de la seconde.

…ports. Recouvert par le soléaire, dont il est séparé par une lame aponé… qui va s'épaississant de haut en bas, recouvert encore par le tendon …, le long fléchisseur du gros orteil recouvre le péroné, le jambier posté… …rtère péronière et, en bas, le ligament interosseux. En dehors, il ré… long et au court péronier latéral; en dedans, il répond médiatement …fléchisseur commun des orteils.

Rapports. En arrière. En avant. En dehors. En dedans.

…n. Ce muscle *fléchit* la seconde phalange du gros orteil sur la première, …i sur le premier métatarsien. Quand cet effet est produit, il étend le …la jambe. Il résulte de l'obliquité de son corps charnu que ce muscle …enverser le gros orteil et le pied en dehors. Sous ce rapport, il est en …n avec le fléchisseur commun des orteils et avec le jambier postérieur. …on tendineuse très-forte qui l'unit au premier de ces muscles, les rend …: il est, en effet, extrêmement rare de les voir se contracter indépen… …t l'un de l'autre.

Fléchisseur. Solidarité du long fléchisseur du gros orteil et du fléchisseur commun.

D. — Aponévrose jambière.

…évrose *jambière* forme une enveloppe générale et résistante à toute la …auf le plan interne du tibia, qu'elle recouvre inférieurement, au niveau …u au-dessus des malléoles.

…urface *externe* est séparée de la peau par le tissu cellulo-graisseux sous… …ans lequel cheminent les vaisseaux et les nerfs superficiels, dont plusieurs …t l'aponévrose, soit directement, soit après avoir parcouru un certain …s son épaisseur. La veine et le nerf saphènes externes en reçoivent une …mplète.

Surface externe.

…rface *interne* recouvre, sans adhérence, tous les muscles de la jambe, …u haut et en avant, où elle sert d'aponévrose d'insertion aux muscles …antérieur et extenseur commun des orteils. De cette surface interne …en dehors, 1° une cloison aponévrotique principale, qui sépare les …de la région jambière antérieure des muscles péroniers; 2° une autre …ponévrotique principale, qui sépare les muscles péroniers des muscles …ion postérieure de la jambe. Il suit de là qu'il existe à la jambe trois …oges : une antérieure, une interne et une postérieure. Celle-ci est sub… … deux autres gaines par une lame aponévrotique transversale, très… va se renforçant en bas et qui sépare les muscles de la couche pro… …térieure et les vaisseaux et nerfs tibiaux et péroniers postérieurs des …e la couche superficielle (triceps sural). Enfin, des lames aponévroti… …ou moins complètes séparent les uns des autres les divers muscles qui …t chacune de ces régions. Ainsi, une lame aponévrotique sépare le …térieur de l'extenseur commun des orteils, puis de l'extenseur propre …rteil; cette lame se perd à la partie moyenne de la jambe. Une lame …ique très-forte sépare le jambier postérieur du fléchisseur commun des …une part, et du fléchisseur propre du gros orteil, d'autre part.

Surface interne. Première cloison aponévrotique intermusculaire. Deuxième cloison. Il existe à la jambe trois grandes gaines. La gaine postérieure est subdivisée par une lame transversale en deux gaines secondaires. Lames aponévrotiques qui séparent les muscles.

…nférence *supérieure*. Si nous étudions maintenant la manière dont …se jambière se continue avec l'aponévrose fémorale, nous verrons …e l'aponévrose fémorale se prolonge directement sur la jambe, pour …la portion postérieure de l'aponévrose jambière, qui reçoit en outre,

Circonférence supérieure.

dans ce sens, une expansion des tendons du biceps, du droit interne, du tendineux et de la bandelette du fascia lata (***) ; qu'*en avant*, cette apo se continue avec l'aponévrose fémorale, au-devant de la rotule, et par directement du bord externe de la tu antérieure du tibia, de la tête du péroné tendon du biceps, que nous avons déjà voyer en arrière une expansion aponévr

Circonférence inférieure. *d.* Par sa *circonférence inférieure*, l'apo jambière se continue avec les ligaments laires du cou-de-pied, que nous allons tout à l'heure.

Épaisseur. Direction des fibres. *e. Texture.* Si nous fixons notre atten l'*épaisseur* de l'aponévrose jambière et *direction* de ses fibres, nous verrons qu'en cette aponévrose est beaucoup plus épais dehors, et surtout qu'en arrière ; que, premier sens et dans ses trois quarts sup elle est composée de fibres obliques ent sées, dont les unes descendent de la c tibia, les autres, du bord antérieur du

Fig. 533.

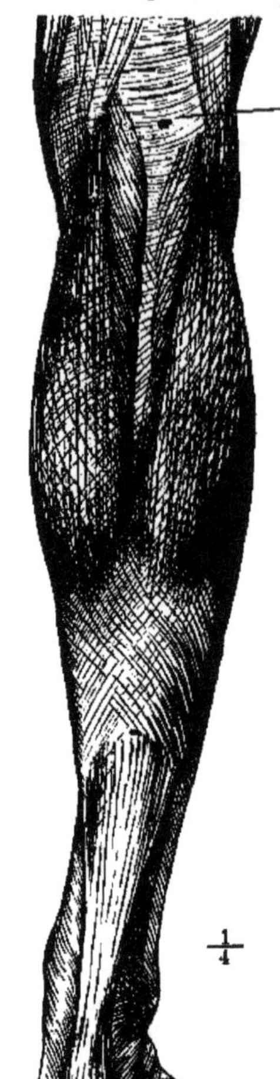

Face postérieure de l'aponévrose jambière (*).

Fig. 534.

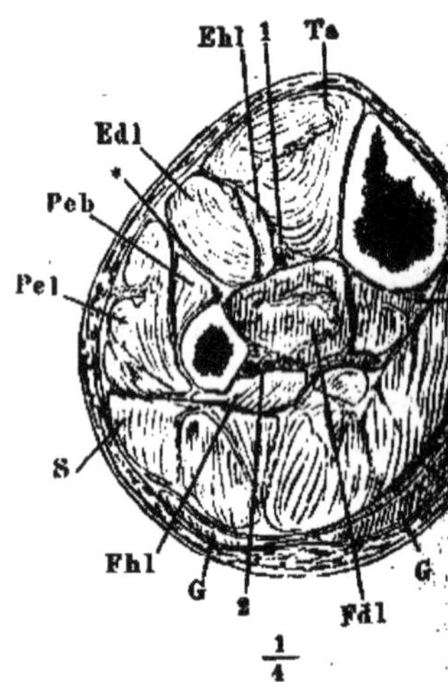

Section horizontale de la jambe, un peu de sa partie moyenne (**).

que dans le quart inférieur de la région jambière antérieure et dans tendue de la région jambière postérieure, elle est formée de fibres c

(*) Orifice que traverse la veine saphène externe.

(**) *Ta*, tibial antérieur. — *Ehl*, extenseur du gros orteil. — *Edl*, extenseur commun des court péronier latéral. — *Pel*, long péronier latéral. *S*, soléaire. — G, G, jumeaux. — *Pi*, — *Fhl*, long fléchisseur du gros orteil. — *Fdl*, long fléchisseur commun des orteils. — *Tp*, — 1, vaisseaux tibiaux antérieurs. — 2, vaisseaux tibiaux postérieurs. — *, cloison intermu

...moment où les muscles de la jambe, devenus tendineux, se réfléchis-...our du coude-pied, il était néces-...e l'aponévrose jambière leur fournît ...es très-résistantes, pour les mainte-...iquées contre l'articulation; d'où la ...é des *ligaments annulaires*.

...ligament annulaire du tarse.

...gaments annulaires du tarse sont au ...de trois : le *ligament dorsal*, le *liga-...rne* et le *ligament externe*.

...ment annulaire dorsal du tarse. L'a-...se jambière s'épaissit au niveau de ...e inférieure et antérieure de la ...t bride la partie correspondante des ...de cette région (*t*, *fig.* 535). Mais il ...n outre, un *ligament annulaire dorsal* ...(*lig. cruciatum*, *cr*), qui naît du cal-...par une extrémité peu large, mais ...au-devant du creux astragalo calca-...porte de dehors en dedans, s'élargit ...p et se décompose, pour ainsi dire, ...festons, l'un supérieur, l'autre infé-...e *feston supérieur* se porte en dedans ...nt, au-dessus de la malléole interne, ...dédouble pour former deux gaines ...es, savoir : l'une interne, qui appar-...jambier antérieur; l'autre externe, ...à l'extenseur commun des orteils ...ronier antérieur. Entre ces deux ...mplètes, séparées de la synoviale ...e par du tissu cellulaire, se voit ...e incomplète (car le ligament an-...se s'est pas dédoublé à son niveau), ...à l'extenseur propre du gros or-...ux vaisseaux et nerfs tibiaux anté-...a gaine interne est la plus élevée et ...à l'extrémité inférieure du tibia; ...externe est la plus inférieure, et ...à l'articulation du coude-pied. Le ...érieur, ou la bifurcation inférieure ...nt annulaire, se dirige d'arrière

Fig. 535.

Épaississement de l'aponévrose jambière.

Ligament annulaire dorsal.

Ses deux festons.

Dédoublement du feston supérieur. Il fournit : 1° Deux gaines complètes; 2° Une gaine incomplète.

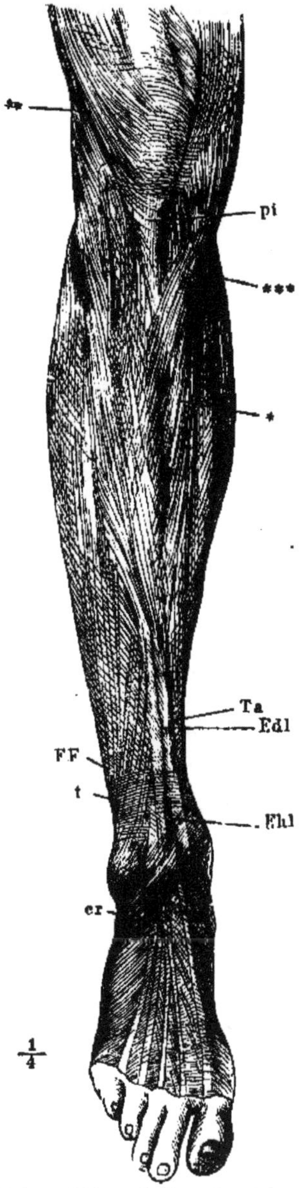

Région antérieure de l'aponévrose jambière (*).

(*) ...ment rotulien. — *Ta*, tendon du tibial anté-..., tendon du long extenseur commun des or-...tendon du long extenseur du gros orteil. — ...péroniers. — *t*, portion inférieure épaissie de ...jambière. — *cr*, ligament annulaire dorsal du ...face interne du tibia. — **, fibres de l'apo-...rale qui se fixent à la tubérosité antérieure du tibia. — ***, expansion aponévrotique des muscles couturier, droit interne et demi-tendineux.

Position respective de ces gaines. Feston inférieur.

Il fournit trois gaines aux mêmes muscles.

en avant et de dehors en dedans, pour gagner la partie antérieure du [illegible] continuer avec l'aponévrose plantaire interne. Ce feston inférieur est [illegible] ligament annulaire, qui fournit, sur le dos du pied, à chacun des [illegible]

Fig. 536.

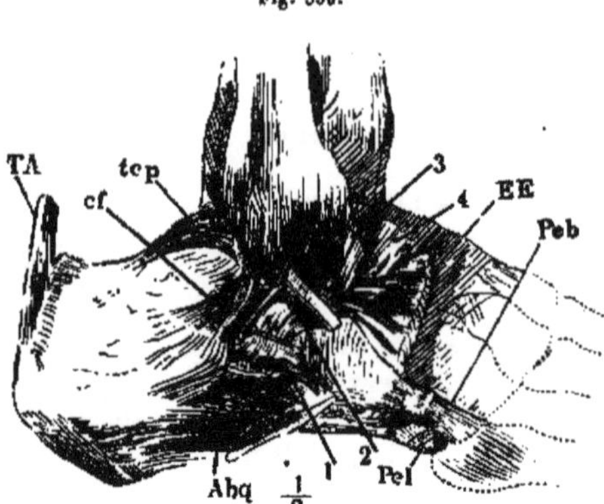

Ligament annulaire externe et origine du ligament annulaire dorsal du [illegible]

précédents une gaine moins forte que celle fournie par le feston [illegible] maintient les tendons solidement appliqués contre le tarse.

II. Les *ligaments annulaires latéraux* du tarse sont deux bandes [illegible] nues à l'aponévrose jambière, d'une part, aux aponévroses plantaires [illegible]

Ligament annulaire interne du tarse.

1° Le *ligament annulaire interne* naît des bords et du sommet de [illegible] interne et va, en rayonnant, s'insérer au côté interne du calcanéum [illegible] interne de l'aponévrose plantaire interne. Sous cette gaine, plus [illegible] qu'en haut et complétée par la concavité du plan interne du calcanéum [illegible] le nerf et les vaisseaux tibiaux postérieurs, ainsi que les tendons [illegible] postérieur, du fléchisseur commun des orteils et du fléchisseur [illegible] orteil. Quatre gaines bien distinctes renferment toutes ces parties [illegible] plus superficielle est destinée aux vaisseaux et au nerf; deux gaines [illegible] placées derrière la malléole interne, appartiennent, la plus [illegible] jambier postérieur, la plus postérieure, au fléchisseur commun [illegible] Bientôt ces deux gaines se séparent, au moment où les deux tendons [illegible] pour se rendre à leur destination : la gaine du jambier postérieur [illegible] jusqu'à l'insertion de ce muscle ; la gaine du fléchisseur commun [illegible] jusqu'à ce qu'il pénètre sous l'aponévrose plantaire. Quant à la [illegible] chisseur propre du gros orteil, elle est plus inférieure que les [illegible] obliquement étendue le long de l'astragale et du calcanéum, jusque [illegible] névrose plantaire interne.

Sa disposition en quatre gaines.

Disposition de ces quatre gaines par rapport aux tendons.

Ligament annulaire externe.

2° Le *ligament annulaire externe*, étendu du bord de la malléole [illegible] calcanéum, forme une gaine commune aux deux péroniers latéraux ; [illegible] est complétée, en dedans, par les ligaments latéraux externes de l'[illegible]

(*) TA, tendon d'Achille. — *cf*, ligament péronéo-calcanéen. — *tcp*, ligament [illegible] térieur. — EE, muscle pédieux. — *Peb*, *Pel*, tendons des muscles court et long péronier [illegible] abducteur du cinquième orteil. — 1, 2, ligament annulaire externe, divisé pour montrer [illegible] des péroniers latéraux. — 3, 4, insertion superficielle et insertion profonde du ligament [illegible] du tarse.

nique (Rps, *fig.* 528), elle se subdivise bientôt en deux gaines (1, 2, nt l'une est destinée au tendon du court péronier latéral, et l'autre, au long péronier latéral.

§ 4. — MUSCLES DU PIED.

Leur division en muscles de la face dorsale, muscles de la face plantaire et muscles interosseux.

Trois régions plantaires.

cles du pied sont répartis entre sa face dorsale, occupée par un seul pédieux, sa face plantaire et la région interosseuse. Les muscles de ntaire se subdivisent en trois régions : muscles de la région plantaire ; muscles de la région plantaire interne et muscles de la région planne.

A. — Région dorsale.

PÉDIEUX.

ion. Enlever l'aponévrose dorsale du pied et les tendons des muscles de la réure de la jambe.

Situation.

Figure.

eux (*extensor digitorum brevis*, *Edb*, *fig.* 527), situé à la face dorsale du n muscle mince, aplati, quadrilatère, divisé en quatre portions antét, accessoire du long extenseur commun des orteils.

ons. Il s'insère, *d'une part*, au calcanéum ; — *d'autre part*, aux quatre rteils (*calcanéo-sus-phalangettien commun*, Chauss.).

Insertion calcanéenne.

n *calcanéenne* a lieu par une extrémité arrondie 1° dans une petite située en dehors du pied et formée par le calcanéum et l'astragale *galo-calcanéen*) ; 2° à toute la portion du calcanéum qui est au-devant x. Cette insertion se fait par des fibres charnues entremêlées de faisévrotiques. De là, ce muscle se porte d'arrière en avant et de dehors et se divise bientôt en quatre faisceaux charnus, dont chacun ren petit muscle penniforme et ne tarde pas à se terminer par un petit oportionné à la force du faisceau. Le faisceau interne (*Ehb*), dont uteurs font un muscle à part, est le plus considérable, parce qu'il est gros orteil ; il se place sous le tendon de l'extenseur propre, qu'il gle très-aigu, et va s'insérer à la face dorsale de l'extrémité postéla dernière phalange. Le deuxième, le troisième et le quatrième pédieux, destinés au deuxième, au troisième et au quatrième orteil, ment subjacents aux tendons correspondants de l'extenseur commun, ont à angle très-aigu. Arrivés aux articulations métatarso-phalans tendons se placent en dehors de ceux de l'extenseur commun et se avec eux, pour compléter la gaine tendineuse de la face dorsale de phalange et se terminer comme l'extenseur commun.

Direction.

Division du muscle en quatre faisceaux ou petits muscles.

Les tendons croisent ceux du long extenseur commun.

Disposition de ces tendons à leurs insertions phalangiennes.

Rapports superficiels.

Rapport avec l'artère pédieuse.

ts. Recouvert par l'aponévrose dorsale du pied, par les tendons des tenseur commun des orteils et extenseur propre du gros orteil, le ouvre la rangée métatarsienne du tarse, le métatarse, un peu les érosseux et les phalanges. L'artère pédieuse longe d'abord le bord muscle, qui la recouvre au moment où cette artère va traverser le pace interosseux pour devenir plantaire.

Extenseur.

Conséquences de son obliquité.

Il étend les quatre premiers orteils ; il n'agit que sur la première u pouce. Son obliquité le rend propre à corriger la direction oblique en sens opposé qu'imprime aux orteils l'action du long extenseur co[...] sorte que l'action opposée de ces muscles se détruit et que les [...] étendus directement. Il n'est pas rare de voir le muscle pédieux p[...] cinquième faisceau, qui va se perdre sur quelqu'une des articulations [...] phalangiennes.

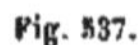
Fig. 537.

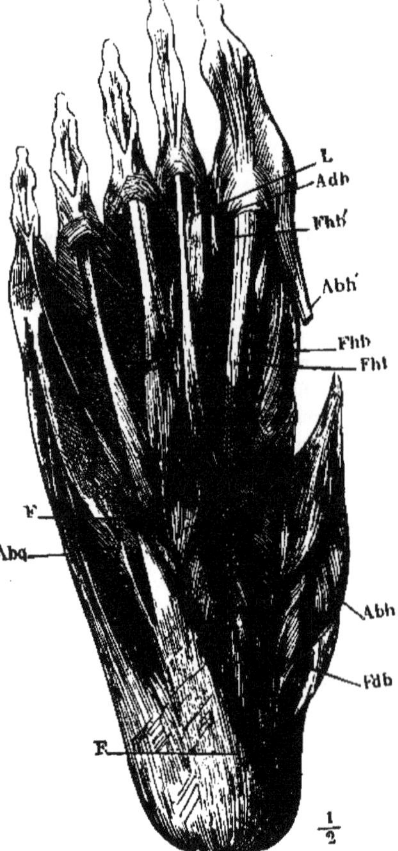

Muscles superficiels de la région plantaire (*).

B. — Région [...] moyenne.

Nous trouvons dan[...] gion le court fléchisse[...] des orteils, l'accesso[...] fléchisseur commun [...] bricaux.

1. — COURT FLÉCHISSE[...] DES ORTEIL[...]

Préparation. Pour le [...] couvert, il suffit d'enle[...] vrose plantaire, qui lu[...] ment unie en arrière.

Figure. Situation

Le *court fléchisseur* [...] *orteils* (Fdb) est un m[...] épais, étroit posté[...] terminé antérieureme[...] tre tendons.

Insertions. Calcanéenne. Aponévrotique. Direction.

a. Insertions. Il s'ins[...] dedans de la tubéros[...] du calcanéum; 2° à la [...] rieure de l'aponévros[...] moyenne et d'une [...] propre qui règne sur [...] férieure de ce muscl[...] une dépendance de l'a[...] plantaire; 3° il naît, [...] d'une cloison aponévr[...] le sépare des muscles [...] gion plantaire externe. [...] corps charnu étroit e[...] arrière, qui se porte d[...] d'arrière en avant, [...]

Sa division en quatre faisceaux.

sant, et se divise bientôt en quatre faisceaux, quelquefois seulement en [...] constituent autant de petits muscles penniformes bien distincts. Le[...] de ces petits muscles, longs et grêles, dégagés des fibres charnues, a[...] river aux articulations métatarso-phalangiennes, s'aplatissent, se [...]

(*) F,F, aponévrose plantaire, coupée au niveau de l'origine du court fléchisseur des o[...] Abq, abducteur du petit orteil. — Abh, portion charnue de l'adducteur du gros orteil [...] — Abh', tendon de ce muscle. — Fh', tendon du long fléchisseur du gros orteil. — Fhb, [...] du gros orteil. — Fhb', Adh, abducteur oblique du gros orteil. — L, lombrical.

...ons du long fléchisseur commun et dans la même gaine, se bifurquent ...au de la première phalange, pour laisser passer le tendon du long flé- ...r commun, se creusent en gouttière, se réunissent au-dessus de lui, se ...ent encore, pour aller se fixer le long des bords de la seconde phalange ...nom de *perforatus*, Spigel; ...*du pied*, Winslow). On voit ...ue le court fléchisseur des ...représente, sous le rapport ...ivision de ses tendons, le ...eur superficiel ou sublime ...gts.

Double bifurcation du tendon.

Insertions sur les bords de la phalange.

Fig. 538.

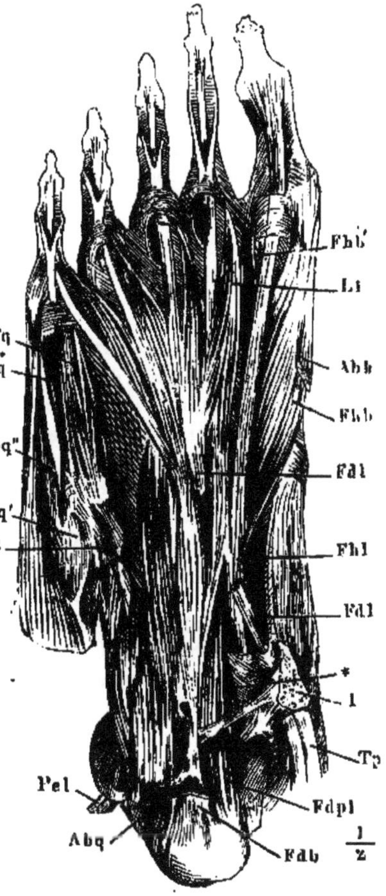

Muscles de la région plantaire; couche moyenne (*).

Rapports.

...*ports*. Recouvert par l'apo- ...plantaire et par la peau, ...scle répond, en haut, aux ... et aux nerfs plantaires, ...don du long fléchisseur ..., à son accessoire et aux ...aux, dont il est séparé par ...ne aponévrotique. En de- ...mme en dedans, l'aponé- ...lantaire envoie un prolon- ...qui isole complétement ce ...des muscles voisins.

Action.

...*ion*. Il *fléchit* la seconde ...e des quatre derniers or- ...r la première, et celle-ci ...étatarsien correspondant.

...SSOIRE DU LONG FLÉCHISSEUR ...COMMUN DES ORTEILS.

Situation.

Figure.

...uscle (F*dpl*) forme une ...charnue assez considérable, ...quadrilatère, située à la ...stérieure de la plante du ...

Insertions.

...*rtions*. Il naît, en arrière, ...e extrémité bifurquée : ...des fibres charnues, de la ...inférieure de la gouttière ...enne et un peu du liga- ...alcanéo-scaphoïdien; 2° par un tendon aponévrotique, de la face in- ... du même os. Ce tendon s'étend quelquefois jusqu'à l'apophyse calca-

Direction.

(*) ...ourt fléchisseur des orteils (F*db*) a été enlevé. Il en est de même de l'adducteur du gros orteil, ...a laissé que le tendon (A*bh*). — F*hb*, court fléchisseur du gros orteil. — F*hb'*, portion de l'ab- ...oblique qui se confond en arrière avec le court fléchisseur. — F*dl*, long fléchisseur commun des ... F*hl*, long fléchisseur du gros orteil. — T*p*, tendon du tibial postérieur. — F*dpl*, accessoire du ...isseur commun. — A*bq*, A*bq'*, A*bq''*, abducteur du petit orteil. — P*el*, tendon du long péronier ... O*q*, F*q*, opposant et court fléchisseur du cinquième orteil. — 1, 2, insertions de l'aponévrose ... aux ligaments du bord interne et du bord externe du pied. — *, faisceaux d'origine de l'acces- ...long fléchisseur commun.

Double terminaison des fibres charnues au tendon du long fléchisseur commun. néenne postérieure externe. De là ses fibres se portent directement d'
avant, et se terminent de la manière suivante : les fibres inférieures
tent au bord externe et un peu à la face inférieure du tendon du
commun ; les supérieures, à plusieurs petites aponévroses qui se
bientôt entre elles, reçoivent une expansion considérable du tendon
seur propre du gros orteil, et viennent se confondre avec les divisions
du fléchisseur commun, qui augmente d'épaisseur immédiatement ap

Rapports. *b. Rapports.* Ce muscle répond, *en bas*, au court fléchisseur commu
teils, aux vaisseaux et aux nerfs plantaires ; par sa *face supérieure*, il
calcanéum et au ligament calcanéo-cuboïdien inférieur.

Action. *c. Action.* C'est un muscle de renforcement qui concourt à la flexi
teils. A raison de son obliquité, il redresse l'action, oblique dans un se
du long fléchisseur commun.

3. — LOMBRICAUX DU PIED.

Identiques aux lombricaux des doigts. Les lombricaux (L), qui constituent une deuxième classe de musc
soires du long fléchisseur commun des orteils, représentent fidèlemen
bricaux des doigts : ce sont quatre petites languettes charnues, qu
décroissant de dedans en dehors, et dont les deux dernières sont sou
phiées. Ces petits muscles sont étendus de l'angle de division des tendo
fléchisseur commun au côté interne des premières phalanges des qua
Insertions. où ils s'insèrent, et au bord correspondant des tendons des extenseur
ils envoient une expansion. On les distingue par les noms numériqu
mier, *deuxième*, *troisième* et *quatrième*. Le premier est couché le long
fléchisseur du second orteil.

Rapports. Recouverts par le court fléchisseur des orteils, ces petits muscles se
de dessous l'aponévrose plantaire, dans l'intervalle des gaines que ce
vrose fournit aux tendons fléchisseurs, s'accolent au côté interne de
Terminaison. tion métatarso-phalangienne correspondante et vont se terminer au cô
de la première phalange et, par une expansion fibreuse, au bord in
tendons de l'extenseur commun.

Action. Même *action* que les lombricaux de la main.

C. — Région plantaire interne.

Leur division en muscles qui s'insèrent au côté interne et muscles qui s'insèrent au côté externe de la première phalange. De même que pour la main, je diviserai les muscles de l'éminence
du gros orteil en deux ordres : 1° ceux qui vont du tarse au côté in
première phalange ; 2° ceux qui vont du tarse au côté externe de
phalange. Ici, comme pour les muscles du pouce, le tendon du long
propre du gros orteil est la limite entre ces deux ordres de muscle
sorte que, par la rectification que je propose, le muscle court fléchisse
orteil des auteurs se trouve divisé en deux portions, dont l'interne co
court fléchisseur proprement dit, et dont l'externe se trouve rallié à l'
oblique.

1. — MUSCLES QUI S'INSÈRENT AU CÔTÉ INTERNE DE LA PREMIÈRE PHALANGE DU G

Préparation. Pour mettre à découvert l'adducteur, il suffit d'enlever l'apon
taire interne ; sous le tendon de l'adducteur, vous trouverez le court fléchisseur

uscles qui s'insèrent au côté interne de la première phalange du gros ont l'adducteur et le court fléchisseur de cet orteil. Distincts à leurs s postérieures, ces deux muscles sont souvent confondus à leurs in- antérieures : aussi Wins- a-t-il réunis sous le nom ar du pied.

Le court adducteur et le court fléchisseur forment souvent un seul muscle.

DDUCTEUR DU GROS ORTEIL.

uscle (*Abh*) est le plus su- de la région plantaire

Situation.

ertions. Il s'insère : 1° en à l'apophyse postérieure ne du calcanéum; 2° au annulaire interne, sous passent les vaisseaux et iaux postérieurs; 3° à la érieure de l'aponévrose interne et à la face infé- une lame aponévrotique e tout le long de la face du muscle. De là les fi- rnues se portent autour don qui s'en dégage, en iveau du premier cunéi- t que les fibres charnues gnent quelquefois, en qu'auprès de son inser- sésamoïde interne de la phalange.

Insertions. Calcanéenne. Aponévrotique. Direction. Insertion à l'os sésamoïde interne.

Fig. 539.

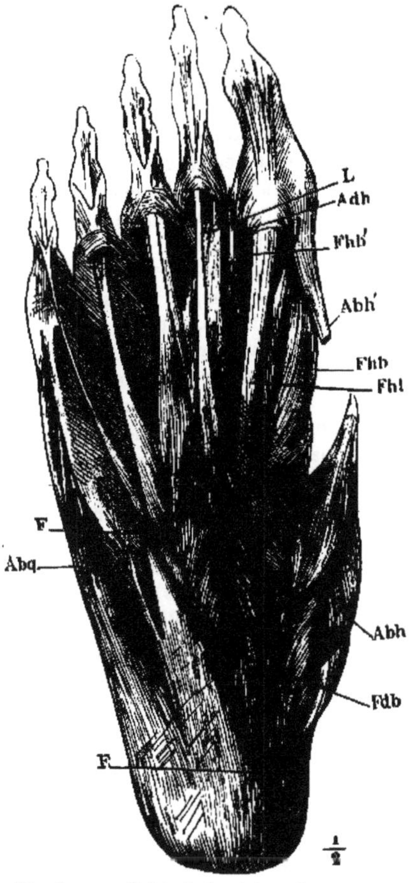

Muscles superficiels de la région plantaire (*).

orts. Recouvert par l'apo- plantaire interne, séparé les de la région plantaire par une cloison fibreuse insertion à quelques fi- nues, ce muscle recouvre échisseur propre du gros ccessoire du long fléchis- mun, les tendons du long fléchisseur commun des orteils et du long du gros orteil, l'insertion tarsienne des muscles jambier antérieur postérieur, les vaisseaux et nerfs plantaires, et les articulations in- tarse.

Rapports.

n. Ce muscle est *fléchisseur* bien plus encore qu'adducteur du gros

Action.

(*) ponévrose plantaire, coupée au niveau de l'origine du muscle court fléchisseur des orteils abducteur du petit orteil. — *Abh*, portion charnue de l'adducteur du gros orteil renversé — *Abh'*, tendon de ce muscle. — *Fhl*, tendon du long fléchisseur du gros orteil. — *Fhb*, court du gros orteil. — *Fhb'*, *Adb*, abducteur oblique du gros orteil. — L, lombrical.

2. — COURT FLÉCHISSEUR DU GROS ORTEIL.

Délimitation de ce muscle. Toute la partie du court fléchisseur des auteurs qui s'insère à l'os sésamoïde interne, appartient au court fléchisseur. Insertion à la deuxième rangée du tarse. Insertions aponévrotiques. Direction.

Prenant, pour la délimitation de ce muscle, les mêmes bases que pou du court fléchisseur du pouce, je n'appelle court fléchisseur que la por court fléchisseur des auteurs qui va de la seconde rangée du tarse à l' moïde interne de l'articulation métatarso-phalangienne du gros orte portant à l'abducteur oblique de cet orteil la portion du court fléchis auteurs qui s'insère à l'os sésamoïde externe. Cette modification me pa fisamment motivée par la règle que nous avons établie pour la distinct muscles. La communauté des points fixes d'origine ne suffit pas, en eff établir l'unité de deux muscles, si les points d'insertion mobile sont d Une ligne celluleuse et le tendon du long fléchisseur propre du gr constituent, en avant, la ligne de démarcation entre le court fléchis l'abducteur du gros orteil.

a. Insertions. Cela posé, le court fléchisseur du gros orteil (*Fhb*) naît d conde rangée du tarse, et en particulier du cuboïde et du troisième forme (*fig.* 539 et 541), par des fibres aponévrotiques qui font suite ments inférieurs du tarse et qui lui sont communes avec la partie in l'abducteur oblique du gros orteil. Le tendon du jambier postérieur, o le prolongement que ce tendon envoie au quatrième métatarsien, fou core quelques insertions aponévrotiques. Les fibres charnues provena diverses insertions forment un faisceau progressivement croissant, qui uni à l'abducteur oblique, s'en isole bientôt et se termine par un ta va s'insérer à l'os sésamoïde interne de l'articulation métatarso-phal et à son ligament glénoïdien. Il n'est pas rare de voir le plus grand des fibres charnues de ce muscle venir se rendre au tendon de l'abdu pouce, avec lequel il forme alors un muscle biceps dont il est la courte

Insertions à l'os sésamoïde interne. Variétés d'insertion. Rapports.

b. Rapports. Le court fléchisseur du gros orteil répond, en bas, vrose plantaire interne et au tendon de l'abducteur du pouce, autou il se moule, et dont il est séparé par une lame aponévrotique, except cas de confusion des deux muscles. Remarquez que le court fléchisseu ment où finit le corps charnu de l'adducteur, répond supérieureme don du long péronier latéral et au premier métatarsien.

c. Action. La même que celle du précédent, mais beaucoup moins é beaucoup moins étendue.

II. — MUSCLES QUI S'INSÈRENT AU COTÉ EXTERNE DE LA PREMIÈRE PHA DU GROS ORTEIL.

Ce sont les muscles abducteur oblique et abducteur transverse.

Préparation. Il suffit, pour les mettre à découvert de diviser transversale renverser en avant le court fléchisseur commun des orteils, les tendons du commun et son accessoire, en redoublant de précautions au moment où derrière les têtes des os métatarsiens, pour éviter d'entamer le petit musc transverse.

1. — ABDUCTEUR OBLIQUE DU GROS ORTEIL.

Figure.

Le plus volumineux des muscles de la région plantaire (*Adh*), pris triangulaire, remplissant le vaste creux que forment, en bas, les

...tatarsiens, et que circonscrit, en dedans, le premier métatarsien ; la deuxième rangée du tarse à l'os sésamoïde externe du gros orteil ...*sous-phalangien du pouce*,

Situation.

...ions. Il naît, en arrière, ...origines bien distinctes : ...n considérable, qui lui ...ne avec le court fléchis...os orteil (F*hb'*, *fig.* 539), ...cuboïde ; l'autre, beau... volumineuse, vient de la ...tendon du long péronier ...s extrémités postérieures ...me, du quatrième et du ...e métatarsien, et des li...transverses qui les unis...ces diverses origines, les ...arnues se dirigent plus obliquement en dedans, ...erminer par un faisceau ...ique à l'os sésamoïde ex... l'articulation métatarso...nne du gros orteil, et au ...érieur du ligament glé...e cette articulation.

Double insertion postérieure.

Direction.

Insertions à l'os sésamoïde externe.

...rts. Il répond par sa *face* ...au long et au court flé... commun des orteils, à ...e du long fléchisseur, ...ricaux et à l'aponévrose ... par sa *face supérieure*, ...es interosseux et à l'ar...ire externe ; par sa *face* ... premier métatarsien, ... du long péronier latéral ...rt fléchisseur du pouce.

Rapports.

Fig. 540.

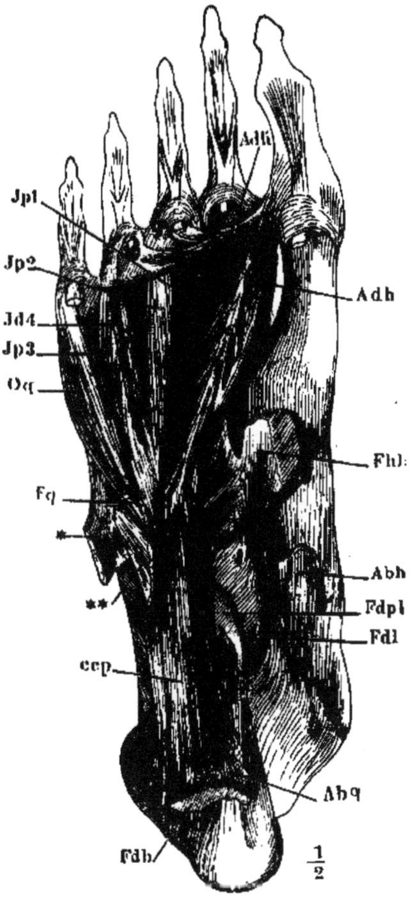

Muscles de la région plantaire ; couche profonde (*).

...n. Il porte très-énergi...le gros orteil dans l'ab... la flexion.

Action.

2. — ABDUCTEUR TRANSVERSE DU GROS ORTEIL.

...sceau transversal (*transversus pedis*, Riolan, A*dh*), espèce d'appendice

Situation.

(*) ...e fléchisseur des orteils (F*db*) et l'abducteur du petit orteil (A*bq*) ont été divisés au voisinage ...tion postérieure et enlevés. — A*dh*, portion principale de l'abducteur oblique au gros orteil. ...ucteur transverse. — F*hb*, insertion du court fléchisseur du gros orteil. — A*bh*, insertion de ...du gros orteil. — F*dpl*, insertion de l'accessoire du long fléchisseur commun. — F*dl*, tendon ...isseur commun. — *ccp*, ligament calcanéo-cuboïdien inférieur. — F*q*, fléchisseur du petit ... à son origine. — O*q*, opposant du petit orteil. — J*p*^{1,2,3}, interosseux plantaires. — J*d*^{4}, qua...seux dorsal. — *, insertion de l'aponévrose plantaire externe à la tubérosité du cinquième ... **, insertion de l'aponévrose plantaire moyenne à la même tubérosité.

Figure. C'est un appendice de l'abducteur oblique. Insertions au cinquième métatarsien. Direction. Insertion phalangienne confondue avec celle de l'abducteur oblique. Rapports.

du précédent, représenté à la main par les fibres transversales de l'a du pouce; étendu du cinquième métatarsien à l'os sésamoïde externe culation métatarso-phalangienne du gros orteil (*métatarso-sous-phalang versal du pouce*, Chauss.).

a. Insertions. Ce muscle, variable pour la force, naît, en dehors, de la tête du cinquième métatarsien, par une languette tendineuse qui se porte transversalement en dedans. A cette languette charnue d'autres fibres, nées du ligament transverse antérieur du métatarse et névrose interosseuse. Toutes viennent s'insérer au côté externe de la phalange du gros orteil, en confondant souvent leurs insertions avec l'abducteur oblique.

b. Rapports. Ce muscle répond, en bas, aux tendons des muscles long fléchisseur commun des orteils et aux lombricaux; en haut, aux int Il est logé dans la partie antérieure de l'excavation profonde du métat gaîne aponévrotique particulière lui est destinée.

Action.

c. *Action*. *Abducteur* du gros orteil, il rapproche les têtes des os mét

D — Région plantaire externe.

Elle est constituée par l'abducteur et par le court fléchisseur du pe

1. — ABDUCTEUR DU PETIT ORTEIL.

Préparation (commune pour l'abducteur et le court fléchisseur). Il suffit, vrir le premier de ces muscles, d'enlever l'aponévrose planéaire externe, vrir le second, d'enlever ou de renverser le premier.

Figure. Situation. Insertions. Direction. Faisceau charnu de renforcement.

De même forme, de même structure, et à peu près de même vo l'adducteur du gros orteil; étendu du calcanéum à la première du petit orteil (*calcanéo-sous-phalangien du petit orteil*, Chauss.).

a. Insertions. Ce muscle (A*bq fig.* 539) naît, par des fibres à névrotiques et charnues, de l'apophyse calcanéenne externe, du de l'apophyse calcanéenne interne, et d'une aponévrose qui règne supérieure de ce muscle. De ces diverses insertions, qui ont lieu nière successive, les fibres charnues se portent obliquement autour don, qu'elles abandonnent au niveau de l'extrémité postérieure du métatarsien. Le corps charnu du muscle semble finir là; mais il par d'autres fibres, qui naissent de la face supérieure de l'aponévrose externe, et qui vont s'insérer, tantôt au tendon commun, tantôt isolé à côté de ce tendon, à la partie externe de la première phalange du Il arrive souvent qu'un petit faisceau charnu, détaché du corps du s'implanter à l'extrémité postérieure du cinquième métatarsien, temps qu'une languette de l'aponévrose plantaire externe qui tendon.

Variété anatomique de terminaison.

Action.

b. Action. Abducteur et fléchisseur du petit orteil.

2. — COURT FLÉCHISSEUR DU PETIT ORTEIL.

Figure. Situation.

Petit faisceau charnu couché le long du bord externe du cinqui tarsien, faisant suite à la série des muscles interosseux, avec lesqu longtemps confondu (*interosseus*, Spigel), étendu de la deuxième rang cinquième métatarsien à la première phalange du petit orteil (*tarso-sous-phalangien du petit orteil*, Chauss., Fq, *fig.* 538).

Insertions. Il naît 1° de la couche ligamenteuse qui revêt la face plantaire de la rangée métatarsienne du tarse; 2° de l'extrémité postérieure du cinquième métatarsien, et se termine au côté externe de la première phalange du petit orteil, ou, plus exactement, au bord postérieur du ligament glénoïdien de l'articulation métatarso-phalangienne de cet orteil. Un certain nombre de fibres charnues vont s'insérer tout le long du bord externe du cinquième métatarsien; ces fibres forment quelquefois un petit muscle distinct, qui représente l'opposant du petit doigt de la main (Og).

Insertion postérieure. Insertion à la première phalange. Fibres qui vont s'insérer au cinquième métatarsien. Elles sont le vestige de l'opposant.

Rapports. Recouvert par l'aponévrose plantaire, devenue extrêmement mince à son niveau, recouvert par le tendon de l'abducteur du petit orteil, ce muscle recouvre le cinquième métatarsien et le premier interosseux plantaire.

Rapports.

Action. La même que celle du précédent, sous le rapport de la flexion, mais moins énergique et moins étendue.

Action.

E. — Région interosseuse.

MUSCLES INTEROSSEUX.

Les interosseux du pied, représentant très-exactement ceux de la main, donnent lieu aux mêmes considérations.

Les interosseux du pied sont identiques aux interosseux de la main.

Ils s'insèrent 1° aux facettes latérales de l'espace interosseux dans lequel ils sont contenus; 2° au côté externe et inférieur des premières phalanges, et nullement aux bords des tendons des muscles extenseurs. Ils sont au nombre de sept, savoir : quatre interosseux dorsaux, et trois interosseux plaintaires, auxquels on peut ajouter l'abducteur oblique du gros orteil, qui n'est autre chose qu'un interosseux plantaire renforcé. Comme à la main, les interosseux dorsaux sont tous abducteurs, par rapport à l'axe du pied, et les interosseux plantaires tous adducteurs; mais l'axe du pied, au lieu d'occuper l'orteil du milieu, doit passer par le second orteil.

Au nombre de sept : Quatre dorsaux; Trois plantaires. Les interosseux dorsaux sont tous abducteurs. Et les interosseux plantaires tous adducteurs.

Fig. 541.

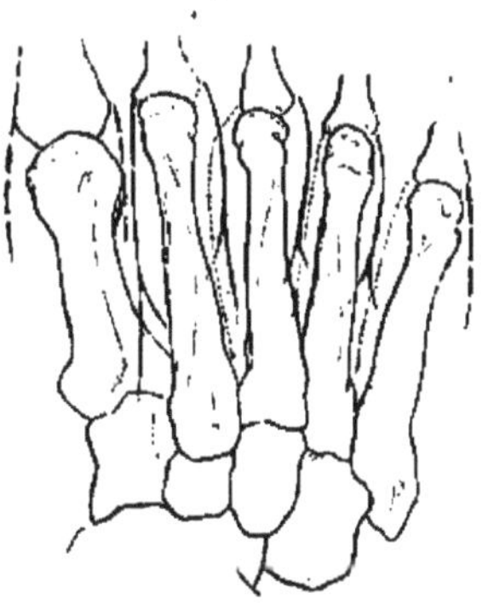

Figure schématique des muscles interosseux du pied (*).

Comme à la main, les interosseux dorsaux apparaissent dans la région plantaire, à côté des interosseux plantaires; et telle est l'étroitesse des espaces interosseux du pied, que ces muscles appartiennent bien plus à la région plantaire que ceux de la main à la région palmaire. Aussi les muscles interosseux dorsaux qui répondent au quatrième et au cinquième orteil, s'insèrent-ils, non-seulement aux deux tiers inférieurs du plan interne du métatarsien correspondant, mais encore à la facette inférieure de l'extrémité postérieure du métatarsien. Il résulte de là que les muscles interosseux, vus du côté de la face plantaire, paraissent un tout continu, dans lequel il serait difficile

Situation des interosseux dorsaux et plantaires. Ils semblent former un tout continu. Lamelles aponévrotiques qui séparent les paires de chaque espace.

(*) Les interosseux dorsaux sont représentés par des lignes simples, les interosseux plantaires par des lignes pointillées, et les véritables abducteurs, par des lignes interrompues.

de faire la part des muscles de chaque espace interosseux, si l'aponévrose in-terosseuse plantaire n'envoyait des prolongements qui les séparent les uns des autres. D'autre part, une ligne celluleuse établit la ligne de démarcation entre l'interosseux dorsal et l'interosseux plantaire de chaque espace.

Insertion des interosseux dorsaux à deux métatarsiens.

Du reste, comme à la main, les interosseux dorsaux s'attachent à la fois aux deux métatarsiens correspondants, mais plus spécialement à la face latérale du métatarsien qui ne regarde pas la ligne médiane du pied (1); comme à la main encore, leur extrémité postérieure est traversée par les artères perforantes postérieures, et par l'artère pédieuse elle-même pour le premier interosseux dorsal.

Insertion des interosseux plantaires à un seul métatarsien.

Les interosseux plantaires ne s'attachent qu'à l'un des métatarsiens, au plan latéral qui regarde la ligne médiane du pied ; encore ne s'insèrent-ils pas à toute l'épaisseur de ce métatarsien, mais seulement aux deux tiers inférieurs de cette épaisseur, couverts qu'ils sont par les interosseux dorsaux. Contrairement à ce qui a lieu à la main, les tendons des muscles interosseux plantaires ne viennent nullement s'unir aux tendons des muscles extenseurs et vont s'insérer au tubercule que présente inférieurement et de chaque côté l'extrémité postérieure de la première phalange.

Rapports.

Les *rapports* généraux des interosseux sont les suivants : en haut, ils sont séparés des tendons extenseurs par une lamelle aponévrotique : c'est l'aponévrose dorsale interosseuse; en bas, ils sont séparés des muscles intrinsèques du pied par une aponévrose très-forte, beaucoup plus forte qu'à la main : c'est l'aponévrose interosseuse plantaire profonde, qui envoie des cloisons entre les diverses paires de muscles interosseux.

F. — Aponévroses du pied.

Ce sont les *aponévroses dorsales* et les *aponévroses plantaires.*

1. — APONÉVROSES DORSALES DU PIED.

Elles comprennent l'*aponévrose dorsale* proprement dite, l'*aponévrose pédieuse* et les *aponévroses interosseuses dorsales.*

Aponévrose dorsale du pied.

Tandis que le bord postérieur du ligament annulaire se confond avec l'aponévrose jambière, qui semble s'implanter sur lui, le bord antérieur de ce ligament se continue avec l'*aponévrose dorsale du pied :* c'est une lame aponévrotique mince, qui recouvre tous les tendons de la région dorsale du pied, se perd, en avant, au niveau des extrémités antérieures des os du métatarse, et s'attache, sur les côtés, aux bords du pied, en se continuant avec l'aponévrose plantaire. Ces tendons sont, d'autre part, séparés du muscle pédieux par une aponévrose plus ténue, qui engaîne ce dernier muscle : c'est l'*aponévrose pédieuse.* Enfin, sur cette même face dorsale du pied, se voient les *aponévroses inter-osseuses dorsales*, au nombre de quatre, une pour chaque espace interosseux.

Aponévrose pédieuse.

Aponévroses interosseuses dorsales.

2. — APONÉVROSES PLANTAIRES.

Les *aponévroses plantaires* sont au nombre de trois, savoir : une *moyenne* et deux *latérales.*

(1) Il m'a paru que la plupart des interosseux dorsaux du pied ne s'inséraient qu'à un seul métatarsien.

Aponévrose plantaire moyenne. *Sa division en quatre bandelettes qui se bifurquent elles-mêmes.* *Des quatre gaines.* *Des trois arcades qu'elles interceptent.* *Résistance de l'aponévrose plantaire moyenne.*

ponévrose *plantaire moyenne*, extrêmement forte, s'implante à la tubéro-rne du calcanéum, se rétrécit immédiatement, puis s'élargit graduelle-ans diminuer notablement d'épaisseur. Parvenue au niveau des extré-térieures des métatarsiens, elle se divise en quatre bandelettes, qui se ent elles-mêmes presque immédiatement pour embrasser les tendons urs des quatre derniers orteils, se moulent sur les parties latérales de ons, leur forment une gaîne presque complète qui s'insère au bord su-et aux bords latéraux du ligament glénoïdien inférieur des articulations o-phalangiennes, et se continuent avec les gaînes tendineuses des or-s quatre gaînes sont séparées par trois arcades, sous lesquelles passent bricaux, les muscles interosseux, et les vaisseaux et nerfs plantaires. Il ne parfaite analogie entre l'aponévrose plantaire moyenne et l'aponé-palmaire moyenne. Seulement la première est beaucoup plus résistante ; stitue, pour le pied, un véritable ligament, qui s'oppose efficacement à ion forcée des phalanges sur les os du métatarse, et maintient la voûte postérieure de la face plantaire du pied. Les bords de l'aponévrose plan-oyenne se recourbent de bas en haut, pour embrasser, de chaque côté, fléchisseur commun des orteils, se continuer avec les aponévroses laté-former, entre les muscles de la région plantaire moyenne et les muscles ons plantaires latérales, des cloisons complètes en avant, incomplètes en Par sa face supérieure, cette aponévrose donne insertion, en arrière, au échisseur des orteils. L'aponévrose propre de ce muscle semble se déta-la face supérieure de l'aponévrose plantaire.

Fibres transversales qui brident l'aponévrose plantaire.

ibres transversales brident, en avant, l'aponévrose plantaire. Je signalerai occasion d'autres fibres transversales, bien distinctes des précédentes, le ligament transverse, propre aux quatre derniers orteils, qui répond à ie moyenne de la face inférieure des premières phalanges de ces orteils, st éminemment propre à s'opposer à leur écartement.

Aponévrose plantaire externe. *Sa bifurcation.*

s *aponévroses plantaires latérales*, *l'externe*, très-forte dans sa moitié posté-mince dans sa moitié antérieure, donne attache, par sa face supérieure, ucteur du petit orteil et se bifurque au niveau de l'extrémité postérieure quième métatarsien. La branche externe de sa bifurcation est extrême-rte ; elle va s'insérer à l'apophyse de l'extrémité postérieure du cin-métatarsien, et peut être considérée comme un moyen d'union très-pour l'articulation de cet os avec le cuboïde. *L'aponévrose plantaire in-* t mince, comparativement à l'aponévrose plantaire externe. Elle com-en arrière, par une arcade étendue de la malléole interne au calcanéum ; bord interne, elle s'attache au bord interne du tarse et se continue avec ent annulaire dorsal et avec l'aponévrose dorsale du pied ; par son bord elle se continue avec l'aponévrose plantaire moyenne, ou plutôt elle se it de bas en haut, pour compléter la gaîne des muscles internes du pied. rois aponévroses dont je viens de parler, forment trois gaînes bien distinc-s leurs cinq sixièmes antérieurs, mais qui communiquent entre elles en

Aponévrose plantaire interne.

Gaîne plantaire interne. *Gaîne plantaire externe.*

aîne *plantaire interne* contient les muscles adducteur et court fléchisseur s orteil, que sépare l'un de l'autre une lame aponévrotique fort mince ; ontient, en outre, l'artère et le nerf plantaires internes.

aîne *plantaire externe* renferme l'abducteur et le court fléchisseur du pe-il, que sépare également l'un de l'autre une lame aponévrotique.

Gaine plantaire moyenne.

Enfin, la *gaine plantaire moyenne* renferme le court fléchisseur comm orteils, le tendon du long fléchisseur commun, l'accessoire, les lombri tendon du long fléchisseur propre du gros orteil, l'abducteur oblique et l' teur transverse, les vaisseaux et les nerfs plantaires externes. La gaine d

Gaines diverses des muscles du pied.

fléchisseur commun est complétée, en haut, par une lame aponévroti la sépare des tendons du long fléchisseur commun et de l'accessoire. No vons une gaine propre pour l'abducteur oblique, et une subdivision d gaine pour l'abducteur transverse. Cette gaine propre est formée, en h l'aponévrose interosseuse, en bas, par une lame aponévrotique mince la circonférence de l'excavation profonde dans laquelle sont logés

Aponévrose interosseuse inférieure.

ducteurs. Enfin, l'*aponévrose interosseuse inférieure* est remarquable p épaisseur et par les cloisons qu'elle envoie entre les paires de muscles osseux.

Gaines phalangiennes des tendons fléchisseurs.

Quant aux gaines qui reçoivent les tendons fléchisseurs des orteils au des phalanges, elles ressemblent si exactement à celles des fléchis doigts que je ne puis que renvoyer à ce que j'ai dit plus haut à ce suje trouvons également pour les tendons des muscles des orteils le même de synoviales et de cellulosité lâche et membraneuse que pour les te doigts. Partout où il y a gaine tendineuse et osseuse, le glissement es par une synoviale; il n'y a, au contraire, qu'une cellulosité lâche et neuse partout où il y a glissement sur une aponévrose de contention.

TABLEAU
DES MUSCLES
DANS L'ORDRE PHYSIOLOGIQUE

...t important de connaître les muscles dans l'ordre de leur superposition ...e topographique, il ne l'est pas moins de les connaître dans l'ordre de ...ges ou ordre physiologique (1). C'est pour concilier autant que possible ...tages de ces deux manières de présenter la myologie qu'après avoir ...rdre topographique dans la description des muscles en particulier, je ...enter ici le tableau des muscles classés d'après leurs rapports physiolo-... Une remarque essentielle à faire, c'est que les dénominations de *muscles* ... *de la cuisse*, etc., n'ont pas la même acception dans l'une et l'autre ... Ainsi, par muscles du bras, on entend, dans la méthode topographique, ...les qui occupent la région du bras, tels que le deltoïde, le biceps, etc.; ... méthode physiologique, les muscles qui meuvent le bras sur l'épaule, ...le grand pectoral, le grand dorsal, etc., lesquels sont des muscles du ...ns l'ordre topographique. Règle générale : les muscles qui meuvent un ...ent le segment de membre placé au-dessus de cet os.

Importance de l'étude des muscles dans l'ordre physiologique.

Remarque importante.

I. — MUSCLES DE LA COLONNE VERTÉBRO-CRANIENNE.

...divisent en extenseurs, fléchisseurs et muscles latéraux ou fléchisseurs ... qui inclinent la colonne vertébrale, soit à droite, soit à gauche. Il n'y a ... rotateurs proprement dits, la rotation ayant été confiée aux mêmes ...qui font exécuter les mouvements d'extension.

Division des muscles de la colonne vertébrale.

...*nseurs*. Ils occupent la région postérieure de la colonne vertébrale. Ce ...les muscles spinaux postérieurs ou longs du dos, divisés en sacro-lom-...g dorsal et transversaire épineux ; 2° et 3° le transversaire du cou et le ...plexus, que l'on peut regarder comme des faisceaux de renforce-... long dorsal ; 4° le splénius ou long dorsal de la tête et du cou ; 5° le

Muscles extenseurs.

...ge, plutôt que ma conviction personnelle, m'a fait préférer l'ordre topogra-... l'ordre physiologique. La seule objection qu'on puisse faire à l'ordre physiolo-... celle-ci : « cet ordre ne permet pas de disséquer tous les muscles sur le même ... Cette objection ne porte que sur un petit nombre de régions, et comme ces ...nt paires, ne peut-on pas sacrifier les muscles superficiels d'un côté ? D'ailleurs, ...che de remettre l'étude des muscles profonds après celle des muscles super-...ngage donc les élèves à suivre dans leurs dissections, tantôt l'ordre physiolo-...ôt l'ordre topographique.

grand complexus ou transversaire épineux de la tête; 6° les inter… parmi lesquels on peut comprendre le grand et le petit droit postérieur… tête; 7° le grand oblique ou épineux transversaire de l'atlas; 8° le pet… ou transversaire épineux de la tête.

Muscles fléchisseurs.

2° *Fléchisseurs.* Ils occupent la région antérieure de la colonne verté… nienne. Les principaux fléchisseurs ont été transportés en avant, et s'at… au sternum et à ces longues apophyses transverses qu'on appelle côtes;… 1° le grand droit de l'abdomen; 2° le sterno-cléido-mastoïdien. D'autres… cles qui concourent à la flexion, occupent la région cervicale antérieure… fonde; ce sont : le grand droit antérieur de la tête, le petit droit ant… le long du cou.

Muscles fléchisseurs latéraux.

3° *Fléchisseurs latéraux.* Ce sont : 1° les intertransversaires du cou et… bes, parmi lesquels je range le droit latéral de la tête; 2° le scalène an… et le scalène postérieur; 3° le carré des lombes.

II. — MUSCLES DE LA CHARPENTE THORACO-ABDOMINALE.

Les muscles des côtes ne sont ni élévateurs ni abaisseurs.

Ce sont : 1° les intercostaux externes et internes, qui ne sont *ni élév…* abaisseurs; 2° de petits muscles accessoires, savoir : les sous-costaux… heyen et les sur-costaux; ces derniers sont des *élévateurs;* 3° le pet… postérieur et inférieur, qui est un *élévateur;* 4° le petit dentelé pos… inférieur, qui est un *abaisseur;* 5° le petit dentelé antérieur ou triang… sternum, *abaisseur;* 6° le diaphragme, cloison musculeuse qui a po…

Muscles des parois abdominales.

principal d'agrandir le diamètre vertical du thorax. Les muscles des p… dominales sont tellement liés d'action avec les muscles du thorax que… cription se trouve naturellement placée à côté de celle des muscles pr… on peut les considérer comme des expirateurs. Ils sont tous *abaisseurs…* ce sont : 1° le grand oblique, qui n'est autre chose qu'un grand … externe, étendu entre les côtes et le bassin; 2° le petit oblique, qu'on … sidérer comme un grand intercostal interne : le crémaster en est, au … partie, une dépendance; 3° le transverse, qui peut être considéré com… mant avec le diaphragme un seul et même muscle, interrompu par … tions costales.

III. — MUSCLES QUI MEUVENT LA MACHOIRE INFÉRIEURE.

La mâchoire supérieure est dépourvue de muscles.

Les os de la mâchoire supérieure étant articulés entre eux et av… d'une manière immobile, on ne trouve pas de muscles propres qui s'… Ce n'est pas pour la mâchoire supérieure qu'existent les muscles fa… tables peauciers, qui ne s'insèrent aux divers os de la face que pour… un point fixe. Il n'en est pas de même de la mâchoire inférieure…

Muscles qui meuvent la mâchoire inférieure.

pourvue de deux ordres principaux de muscles, d'*élévateurs* et d'… auxquels sont associés des muscles *diducteurs.* Les muscles élévateurs… teurs sont prépondérants; les muscles abaisseurs n'ont d'autre fonction… ramener la mâchoire au point d'où elle doit partir pour s'élever.

1° Élévateurs.

1° *Élévateurs.* Ce sont : les masséters, les temporaux et les ptérygo… ternes.

2° Diducteurs.

2° *Diducteurs :* les ptérygoïdiens externes.

3° Abaisseurs.

Abaisseurs. Ce sont les muscles de la région sus-hyoïdienne et de la région hyoïdienne, et plus particulièrement le digastrique.

IV. — MUSCLES QUI MEUVENT L'OS HYOÏDE.

Divisés en élévateurs et abaisseurs.

...e divisent en élévateurs et abaisseurs :

...*élévateurs* appartiennent tous à la région sus-hyoïdienne; ce sont : les ...hyoïdiens, les mylo-hyoïdiens et les génio-hyoïdiens.

...*abaisseurs* sont les muscles de la région sous-hyoïdienne, savoir : les ...hyoïdiens, les sterno-thyroïdiens, les thyro-hyoïdiens et les scapulo-hyoï-...

V. — MUSCLES QUI MEUVENT LE BASSIN.

Le bassin n'a pas de muscle propre.

...cherche vainement des muscles propres pour le bassin. L'ischio-coccygien ...seul muscle intrinsèque. Les muscles extrinsèques qui se fixent au bassin, ...rtiennent pas à cette cavité, dont les parois doivent seulement servir de ...fixe à ces divers muscles, et ce n'est que dans certaines circonstances que ...in échange son rôle de point fixe pour celui de point mobile. Ainsi, dans ...tion horizontale, dans l'action de grimper, dans l'attitude renversée du ...r, c'est le bassin qui se meut sur la colonne vertébrale, d'une part, et ...fémur, de l'autre.

VI. — MUSCLES QUI MEUVENT L'ÉPAULE.

Les muscles qui meuvent l'épaule se divisent en élévateurs et abaisseurs.

...muscles de l'épaule se divisent en élévateurs et abaisseurs; les uns et les ...sont rotateurs.

...*élévateurs* sont : le trapèze, le rhomboïde et l'angulaire.

...*abaisseurs* sont : le petit pectoral, le sous-clavier et le grand dentelé. Il ...n distinguer les élévateurs et les abaisseurs de l'épaule des élévateurs ...abaisseurs du moignon.

VII. — MUSCLES QUI MEUVENT LA CUISSE SUR LE BASSIN.

Les mêmes muscles sont extenseurs et abducteurs. Un seul muscle fléchisseur. Muscles adducteurs. Rotateurs en dehors. Rotateurs en dedans.

...muscles se divisent en extenseurs, fléchisseurs, adducteurs et rotateurs.

...mêmes muscles sont *extenseurs* et *abducteurs* : ce sont les trois fessiers, ...moyen et petit.

...*exion* a pour agent le seul psoas-iliaque.

...*duction* est confiée à quatre muscles, le pectiné et les trois adducteurs.

...*ation en dehors* a pour agents spéciaux six petits muscles : le pyramidal, ... jumeaux pelviens, l'obturateur interne, le carré fémoral et l'obtura-...erne.

...*tation en dedans* a pour agent le tenseur du fascia-lata, mais surtout la ...ntérieure des muscles moyen et petit fessiers.

VIII. — MUSCLES QUI MEUVENT LE BRAS SUR L'ÉPAULE.

Division des muscles qui meuvent le bras sur l'épaule.

...muscles se divisent en *abducteurs*, qui sont en même temps *fléchisseurs*, en ...s et en *rotateurs*. On cherche en vain des muscles propres pour le mou-...en avant ou de *flexion*, et pour le mouvement en arrière ou d'*extension*; ...uvements sont opérés par les muscles adducteurs et abducteurs.

Abducteurs. Les *abducteurs* sont le deltoïde, le coraco-brachial et le sus-épineux.

Adducteurs. Les *adducteurs* sont le grand pectoral, le grand dorsal et le grand ro[illegible]

Rotateurs. Les *rotateurs* sont le sous-épineux et le petit rond, pour la rotation [illegible] hors; le sous-scapulaire, pour la rotation en dedans.

IX. — MUSCLES QUI MEUVENT LA JAMBE SUR LA CUISSE.

Ces muscles se divisent en fléchisseurs et extenseurs.

Fléchisseurs. Les *fléchisseurs* sont : le biceps fémoral, le demi-tendineux, le demi-m[illegible] neux, le poplité, le couturier et le droit interne.

Extenseurs. L'*extension* est confiée à un seul muscle, le triceps fémoral, dont le droi[illegible] rieur forme la longue portion, et le triceps fémoral des auteurs les deu[illegible] portions, le vaste externe et le vaste interne.

Je ferai remarquer que tous ces muscles, naissant du bassin, ont le [illegible] usage de mouvoir la jambe sur la cuisse, et celle-ci sur le bassin.

X. — MUSCLES QUI MEUVENT L'AVANT-BRAS SUR LE BRAS.

Ces muscles se divisent en fléchisseurs et extenseurs.

Fléchisseurs. Les *fléchisseurs* sont le biceps et le brachial antérieur.

Extenseurs. Les *extenseu*[illegible] triceps brachial, dont la longue portion représente le droit antérieur [illegible] ceps fémoral et l'anconé.

XI. — MUSCLES QUI MEUVENT LE RADIUS SUR LE CUBITUS.

Divisés en pronateurs et supinateurs. Ces muscles se divisent en rotateurs de dehors en dedans, ou *pron*[illegible] sont le rond pronateur et le carré pronateur; et en rotateurs de ded[illegible] hors, ou *supinateurs :* ce sont le long supinateur et le court supinateu[illegible] miers occupent la région antérieure; les seconds, la région posté[illegible] l'avant-bras (1).

XII. — MUSCLES QUI MEUVENT LA MAIN SUR L'AVANT-BRAS.

Ces muscles se divisent en fléchisseurs et extenseurs.

Les *fléchisseurs* sont le radial antérieur ou grand palmaire, le petit p[illegible] et le cubital antérieur.

Les *extenseurs* sont les deux radiaux externes et le cubital postérieur.

L'*adduction* et l'*abduction* sont confiées aux muscles extenseurs et flé[illegible]

XIII. — MUSCLES QUI MEUVENT LES DOIGTS.

Ces muscles se divisent en extenseurs, fléchisseurs, adducteurs et ab[illegible]

Extenseurs. Les *extenseurs* sont l'extenseur commun des doigts, l'extenseur p[illegible] petit doigt, le long abducteur du pouce, le long et le court extenseur d[illegible] l'extenseur propre de l'index, les lombricaux et les interosseux.

(1) Il est à remarquer que, par exception à la règle générale que j'ai posée [illegible] ces muscles occupent, non le segment de membre située au-dessus de l'avant-b[illegible] dire le bras, mais l'avant-bras lui-même.

…*chisseurs* sont le fléchisseur superficiel des doigts, le fléchisseur pro-… les lombricaux qui en dépendent et le long fléchisseur propre du … Fléchisseurs.

…tenseurs et les fléchisseurs des doigts appartiennent aux régions de …ras; les *adducteurs* et les *abducteurs* appartiennent tous à la main : ce … interosseux dorsaux et palmaires, au nombre de sept, quatre dorsaux …palmaires.

Les adducteurs et abducteurs appartiennent à la région métacarpienne.

…s muscles ont été *surajoutés* au pouce et au petit doigt. Les muscles …s au pouce sont : 1° ceux qui constituent l'éminence thénar : court ab-… opposant et court fléchisseur ; 2° l'adducteur du pouce, qui n'est autre …un interosseux palmaire. Ces muscles donnent aux mouvements de …t d'opposition du pouce une très-grande énergie.

Muscles surajoutés au pouce.

…scles *surajoutés* au petit doigt constituent l'éminence hypothénar; ils …pétition des muscles de l'éminence thénar : ce sont le court abducteur, …échisseur et l'opposant. Si l'on ne décrit ici que trois muscles, et non …tre, comme au pouce, c'est parce que l'interosseux palmaire du petit …i représente l'adducteur du pouce, n'offrant rien de particulier, est …ec les autres interosseux palmaires.

Muscles surajoutés au petit doigt.

XIV. — MUSCLES QUI MEUVENT LE PIED SUR LA JAMBE.

…scles sont divisés en fléchisseurs et extenseurs. Ces mêmes muscles im-…à l'articulation des deux rangées du tarse un mouvement de *rotation* …d à l'*adduction* et à l'*abduction*.

…*tenseurs* sont les jumeaux et le soléaire ou le triceps sural, avec lequel … un petit muscle rudimentaire, le plantaire grêle; le jambier ou tibial …r et les péroniers latéraux.

… qu'un seul muscle *fléchisseur*, savoir le jambier antérieur. Le péro-…érieur, quand il existe, n'est qu'une dépendance de l'extenseur com-… orteils.

…trouve pas à la jambe de muscles analogues aux pronateurs et aux su-… de l'avant-bras.

Muscles divisés en extenseurs et fléchisseurs.

XV. — MUSCLES QUI MEUVENT LES ORTEILS.

…scles sont divisés en extenseurs et en fléchisseurs.

…*tenseurs* sont l'extenseur commun des orteils et le péronier antérieur … l'extenseur propre du gros orteil et le pédieux ou petit extenseur des …

Muscles extenseurs.

…*chisseurs* sont le long fléchisseur commun des orteils, son accessoire, …mbricaux, qu'on peut considérer comme des dépendances du long flé-… le court fléchisseur commun des orteils et le long fléchisseur propre …orteil.

Fléchisseurs.

…irement à ce qu'on a vu pour les doigts, plusieurs extenseurs et flé-… font partie des muscles intrinsèques du pied. Comme à la main, les …rs et *abducteurs* des orteils occupent les régions thénar, hypothénar et …uses.

…nterosseux sont les adducteurs et les abducteurs des orteils; ils sont au … de sept, dont quatre dorsaux et trois plantaires.

Adducteurs et abducteurs.

Les muscles surajoutés au gros orteil sont les muscles de l'éminen
du pied, court abducteur et court fléchisseur ; l'abducteur oblique et
teur transverse du gros orteil.

Muscles surajoutés.

Les muscles surajoutés au petit orteil sont les muscles de l'hypot
pied : abducteur et court fléchisseur de cet orteil.

XVI. — PEAUCIERS.

Les peauciers sont concentrés à la face.

Ces muscles, qui s'insèrent à la peau, au moins par une de leurs ex
sont tous, chez l'homme, à l'exception du palmaire cutané, concentrés
autour des ouvertures qu'elle présente.

Peauciers de l'auricule.

Les *peauciers de l'auricule* sont destinés à l'ouverture du condu
externe ; ils sont à l'état de vestige chez l'homme : ce sont les auric
une portion de l'occipital.

Peauciers des paupières.

Les *muscles des paupières* se divisent en constricteurs et en dilatate

Divisés en constricteurs.

Il n'y a qu'un seul *constricteur*, l'orbiculaire des paupières ; le sour
nous avons décrit comme une des origines du frontal, peut être
comme son accessoire.

Et en dilatateurs.

Il y a deux muscles *dilatateurs :* l'élévateur de la paupière supé
frontal.

Peauciers du nez.

Les *peauciers du nez* sont au nombre de cinq paires : le pyramida
autre chose qu'une languette d'origine du frontal, l'élévateur profon
quefois l'élévateur superficiel, le pinnal transverse, le pinnal radié
forme.

Peauciers des lèvres.

Les *peauciers des lèvres* sont : 1° un *constricteur*, la portion labiale
nato-labial ou muscle orbiculaire ; 2° neuf paires de *dilatateurs*, qui
vateur superficiel, l'élévateur profond, le grand zygomatique, le can
tion buccale du buccinato-labial ou buccinateur, le triangulaire, le
peaucier proprement dit ou peaucier du cou, et souvent deux mus
soires, le risorius et le petit zygomatique.

TABLEAU GÉNÉRAL

DES

INSERTIONS MUSCULAIRES [1]

I. — COLONNE VERTÉBRALE

colonne vertébrale donne insertion : 1° aux muscles qui meuvent les ver-
les unes sur les autres et la tête sur la colonne vertébrale ; 2° à plusieurs
uscles qui meuvent les côtes ; 3° à plusieurs des muscles qui meuvent les
bres supérieurs, savoir : à ceux qui meuvent l'épaule sur le tronc, à ceux
euvent le bras sur l'épaule ; 4° à plusieurs des muscles qui meuvent le
bre inférieur, savoir : à ceux qui meuvent la cuisse sur le bassin.

vertèbres donnent insertion aux muscles :

Par leurs apophyses épineuses et par leurs lames ;

Par leurs apophyses transverses et par leurs apophyses articulaires ;

Par leur corps.

A. — VERTÈBRES CERVICALES.

I. — Atlas.

L'atlas donne insertion à onze paires de muscles.

A son apophyse épineuse, représentée par son tubercule postérieur, à une seule paire de muscles : *au petit droit postérieur de la tête.*

A ses apophyses transverses, si développées, à neuf paires de muscles.

1° *A l'oblique supérieur de la tête ou petit oblique.* — Par la face supérieure de l'apophyse transverse, en dehors du trou dont elle est percée.

2° *A l'oblique inférieur ou grand oblique.* — Par la face inférieure et par le bord postérieur de l'apophyse transverse.

3° *Au droit latéral.* — Par la lèvre supérieure du bord antérieur de l'apophyse transverse, immédiatement au-devant de l'oblique supérieur.

[1] Ce tableau doit être considéré comme le complément de l'ostéologie et de la myo-
. Il remplit la lacune qui existe dans la description des os relativement aux insertions
laires, dont je n'ai dû indiquer que les principales, celles qui se rattachent essen-
ment à la conformation extérieure des os, sous peine de surcharger péniblement et
ement la mémoire. Ce tableau présente une description aussi exacte et aussi com-
que possible des os considérés sous le point de vue des attaches qu'ils fournissent
uscles ; si bien que j'ai été tenté de lui donner le titre suivant : *De l'Ostéologie sous*
port des insertions musculaires. C'est donc un résumé de la myologie.

4°, 5°, 6° et 7° *Aux faisceaux supérieurs de l'angulaire, du splénius du cou, scalène postérieur, du transversaire du cou.* — Par la lèvre inf... du bord antérieur de l'apophyse transverse.

8° *Au petit droit antérieur de la tête.* — Par la base de l'apophyse ... verse et par la partie voisine de la masse latérale.

9° *A la première paire des intertransversaires du cou.* — Par la face ... rieure de l'apophyse transverse.

c. Par son corps ou arc antérieur, à deux paires de muscles.

1° *Au long du cou* (faisceau le plus élevé de ce muscle). — Par le ... cule antérieur.

2° *Au petit droit antérieur de la tête.* — Par la partie latérale de l'... térieur, au voisinage de la base de l'apophyse transverse.

II. — A I

L'axis donne insertion à onz paires de muscles.

a. Par son apophyse épineuse, si prodigieusement développée, à quatre pa... muscles.

1° *Au grand droit postérieur de la tête.* — Par la face supérieure de l'... physe épineuse, au côté interne d'une fossette très-prononcée ... tuée de chaque côté de la ligne médiane de cette apophyse, plus exactement par la crête oblique qui limite en dedans ... fossette, crête oblique qui constitue l'une des branches de bifurca... tion de l'apophyse épineuse.

2° *Au grand oblique ou oblique inférieur.* — Par toute l'étendue de ... sette creusée sur la face supérieure de l'apophyse épineuse ... chaque côté de la ligne médiane.

3° *Au transversaire épineux.* — Immédiatement au-dessous de la fo... l'oblique inférieur, par la face postérieure et les bords d'une ... physe anguleuse, verticalement dirigée en bas, qui termine ... branche de bifurcation de l'apophyse épineuse (on pourrait ... peler apophyse du transversaire épineux).

4° *A la première paire des inter-épineux du cou.* — Par le bord inte... branches de bifurcation de l'apophyse épineuse de l'axis ... conséquent, en dedans de l'insertion du transversaire épi...

b. Par ses apophyses transverses, si grêles, à sept paires de muscles.

1° *A l'angulaire.* — Son deuxième faisceau.

2° *Au splénius du cou.* — Son deuxième faisceau.

3° *Au scalène postérieur.* — Son deuxième faisceau.

4° *Au transversaire du cou.* — Son deuxième faisceau.

5° *A la première paire* et 6° à la *deuxième paire* des *intertransversaires* ...

7° A un faisceau du *long cou.*

...son corps, à une seule paire de muscles : *au long du cou*, par la crête médiane antérieure de ce corps.

III. — Troisième, quatrième, cinquième, sixième et septième vertèbre cervicale.

...inq dernières vertèbres cervicales donnent attache, pour la plupart, à dix-sept paires de muscles.

...LEURS APOPHYSES ÉPINEUSES ET LEURS LAMES, à six paires de muscles.

1°, 2°, 3° et 4° *Au trapèze, au splénius, au rhomboïde, au petit dentelé postérieur et supérieur.* — Par le sommet des apophyses épineuses de la sixième et de la septième vertèbre cervicale.

5° *Au transversaire épineux.* — Par toute la longueur des apophyses épineuses, et par toute la longueur des lames des vertèbres. (Cette insertion a lieu par faisceaux distincts, qu'on peut diviser en superficiels et profonds.)

6° *Aux inter-épineux du cou.* — Par les branches de bifurcation des apophyses épineuses. (L'angle de bifurcation donne insertion à l'aponévrose cervicale médiane.)

...LEURS APOPHYSES TRANSVERSES, à douze paires de muscles.

1° *Au grand complexus.* — Par l'angle rentrant que forment, en arrière, les apophyses transverses avec les apophyses articulaires de ces vertèbres, et ordinairement aux tubercules dits apophysaires.

2° *Au petit complexus.* — Par l'angle rentrant que forment, en arrière, les apophyses transverses avec les apophyses articulaires de la sixième et de la septième vertèbre cervicale. (Ce petit muscle confond ses insertions avec celles du grand complexus.)

3° *Au transversaire épineux.* — Par l'angle rentrant qui sépare les apophyses transverses des apophyses articulaires des cinq dernières vertèbres cervicales, et par les tubercules apophysaires de ces vertèbres.

4° et 5° *Au transversaire du cou et au scalène postérieur.* — Par les tubercules postérieurs des cinq dernières vertèbres cervicales.

6° *Au sacro-lombaire.* — Par les tubercules postérieurs des quatrième, cinquième, sixième et septième vertèbres cervicales. (Ces insertions sont confondues avec celles du scalène postérieur.)

7° *A l'angulaire de l'omoplate.* — Par les tubercules postérieurs de la troisième et de la quatrième vertèbre cervicale. (Ces insertions sont confondues avec celles du transversaire du cou. Nous avons vu que le faisceau principal de l'angulaire s'insère à l'atlas, et le deuxième à l'axis.)

8° *Au scalène antérieur.* — Par les tubercules antérieurs des apo[illegible] transverses et par l'échancrure qui s'observe au sommet lib[illegible] ces apophyses.

9° *Au grand droit antérieur de la tête.* — Par les tubercules antérie[illegible] apophyses transverses des troisième, quatrième, cinquiè[illegible] sixième vertèbres cervicales.

10° *Au long du cou.* — 1° Par les tubercules antérieurs des troisième[illegible] trième et cinquième vertèbres cervicales, aux faisceaux supé[illegible] du long du cou ; 2° par les mêmes tubercules antérieurs des[illegible] sième et quatrième vertèbres cervicales, aux faisceaux inférie[illegible] ce muscle.

11° *A la paire des intertransversaires supérieurs (antérieur et postérie[illegible]* Par les deux lèvres de la gouttière de l'apophyse transverse.

12° *A la paire des intertransversaires inférieurs (antérieur et postérieur)* Par les deux lèvres de la face inférieure de la même apo[illegible] transverse.

c. Par leur corps, *aux faisceaux internes ou épineux du muscle long du cou,* partie latérale des corps de vertèbre.

B. — VERTÈBRES DORSALES.

Les vertèbres dorsales donnent insertion :

a Par leurs apophyses épineuses, à huit paires de muscles.

1° *Au trapèze.* — Par le sommet des apophyses épineuses des dix p[illegible] res, quelquefois des douze vertèbres dorsales.

2° *Au rhomboïde.* — Par le sommet des apophyses épineuses des ci[illegible] mières vertèbres dorsales.

3° *Au petit dentelé postérieur et supérieur.* — Par le sommet des apo[illegible] épineuses des trois premières vertèbres dorsales.

4° *Au grand dorsal.* — Par le sommet des apophyses épineuses des sept dernières vertèbres dorsales.

5° *Au petit dentelé postérieur et inférieur.* — Par le sommet des apo[illegible] épineuses des deux dernières vertèbres dorsales.

6° *Au splénius.* — Par le sommet des apophyses épineuses des ci[illegible] mières vertèbres dorsales.

7° *Au transversaire épineux.* — Par toute la longueur et toute la[illegible] des faces latérales des apophyses épineuses et par le bord in[illegible] des lames de toutes les vertèbres dorsales.

8° *Aux faisceaux épineux du sacro-lombaire.* — Par le sommet des [illegible] ses épineuses des deux ou trois premières vertèbres dors[illegible]

b Par leurs apophyses transverses, à six paires de muscles.

1° *Au grand complexus.* — Par le sommet des apophyses transve[illegible] cinq, six et même sept premières vertèbres dorsales.

2° Au *petit complexus*. — Par le sommet des apophyses transverses des deux premières vertèbres dorsales. (Cette origine du petit complexus n'est pas constante.)

3° Au *transversaire du cou*. — Par le sommet des apophyses transverses des cinq ou six premières vertèbres dorsales, et quelquefois des cinq vertèbres qui suivent les deux premières.

4° Au *long dorsal* (à ses faisceaux transversaires). — Par le sommet des apophyses transverses de toutes les vertèbres dorsales. (Cette insertion se fait à la partie inférieure du sommet.)

5° Au *transversaire épineux*. — Par toute la longueur et toute la largeur de la face postérieure des apophyses transverses de toutes les vertèbres dorsales. (La face postérieure des apophyses transverses peut être considérée comme l'insertion d'origine des faisceaux du transversaire épineux, et le sommet de ces apophyses transverses comme l'insertion de terminaison des faisceaux du long dorsal.)

6° *Aux surcostaux*. — Par la partie inférieure du sommet des apophyses transverses, en dehors des tendons du long dorsal.

LEUR CORPS, à trois paires de muscles.

1° Au *long du cou*. — Aux faisceaux inférieurs et aux faisceaux internes de ce muscle, par le corps des trois premières vertèbres dorsales.

2° Au *petit psoas*. — Par le corps de la douzième vertèbre dorsale.

3° Au *grand psoas*. — Par le corps de la douzième vertèbre dorsale.

C. — VERTÈBRES LOMBAIRES.

Les vertèbres lombaires donnent insertion :

LEURS APOPHYSES ÉPINEUSES, à quatre paires de muscles.

1° Au *grand dorsal*.

2° Au *petit dentelé postérieur et inférieur*.

3° Au *long dorsal*. — Par le sommet des apophyses épineuses.

4° Au *transversaire épineux*. — Par toute la longueur et toute la largeur des faces latérales quadrilatères de ces apophyses.

LEURS APOPHYSES TRANSVERSES ET LEURS TUBERCULES APOPHYSAIRES, à sept paires de muscles.

1° Au *diaphragme*. — Par la base de l'apophyse transverse de la deuxième, et quelquefois aussi de la troisième vertèbre lombaire (1), au-devant de cette base.

2° Au *carré des lombes*. — Par le sommet des apophyses transverses des quatre premières vertèbres lombaires : 1° aux faisceaux obliques

...constituer l'extrémité externe de l'arcade du psoas, qui se fixe à la deuxième ...longe quelquefois jusqu'à la troisième vertèbre lombaire.

internes ou ilio-transversaires, 2° aux faisceaux transvers[illegible] de ce muscle.

3° *A la portion psoas du psoas-iliaque.* — Par la base des apophyse[illegible] verses des vertèbres lombaires, à la face antérieure de ce[illegible]

4° *Au long dorsal.* — 1° A *ses faisceaux externes* de terminaison, par le [illegible] met des apophyses transverses et par la face postérieure [illegible] apophyses au voisinage du sommet; 2° à *ses faisceaux in*[illegible] terminaison, par le sommet des tubercules apophysaires.

5° *Aux intertransversaires des lombes.* — Par le bord supérieur et [illegible] inférieur de ces apophyses.

6° *Au transverse de l'abdomen.* — Au sommet moyen de son aponév[illegible] térieure, par le sommet des apophyses transverses; au feuil[illegible] térieur de cette même aponévrose, par la base des apophyse[illegible] verses, au-devant de cette base.

7° *Au transversaire épineux.* — Par les tubercules apophysaires de [illegible] les vertèbres lombaires. (Rappelons que les tubercules apoph[illegible] des vertèbres lombaires représentent les apophyses transve[illegible] vertèbres dorsales, et que les apophyses transverses ou cost[illegible] des lombes représentent les côtes.)

c. Par leur corps, à deux et quelquefois à trois muscles.

1° *Au diaphragme.* — Par la partie antérieure du corps de la quat[illegible] de la troisième vertèbre lombaire; le pilier droit s'insère à [illegible] trième et à la troisième; le pilier gauche, à la troisième seul[illegible]

2° *A la portion psoas du psoas-iliaque.* — Par les parties latérales [illegible] des quatre premières vertèbres lombaires et par la parti[illegible] rieure du corps de la cinquième.

3° *Au petit psoas* (quand il existe). — Par la partie latérale du corp[illegible] première vertèbre lombaire.

D. — SACRUM.

Le sacrum donne attache à dix paires de muscles.

a. Par sa face antérieure, à une seule paire de muscle.

Au pyramidal, par les parties latérales de cette face antérieure, [illegible] tervalle des trous sacrés antérieurs, et un peu en dedans [illegible] trous. Quelquefois les insertions sacrées du pyramidal [illegible] centrées entre le troisième et le quatrième trou sacré.

b. Par sa face postérieure, à sept paires de muscles.

1°, 2°, 3° et 4°. *Au grand dorsal, au grand fessier, au petit dentelé po*[illegible] *et inférieur, à l'aponévrose postérieure du muscle transverse.* [illegible] crête épinière du sacrum. Cette quadruple insertion se fait [illegible] fibres tendineuses croisées en sautoir; de telle sorte que [illegible] vrose du grand fessier droit se continue avec les aponévr[illegible] grand dorsal, du petit dentelé postérieur et inférieur et du transverse du côté opposé. En outre, l'insertion du grand fessier a lieu, en bas, à la branche de bifurcation correspondante de la crête épinière.

5° et 6° *Au sacro-lombaire et au long dorsal* (ou plutôt à l'aponévrose commune de ces muscles). — Par la crête épinière du sacrum.

7° *Au transversaire épineux* (ou plutôt à ses faisceaux profonds). — Par tout l'intervalle qui sépare la crête épinière des tubercules qui représentent la série des apophyses transverses et articulaires du sacrum.

SA BASE, à une seule paire de muscles.

À la portion iliaque du psoas iliaque. — Par toute la portion de cette base qui concourt à la formation de la fosse iliaque interne.

SON SOMMET, à une seule paire de muscles.

À l'ischio-coccygien, sur les côtés de l'articulation du sacrum avec le coccyx.

E. — COCCYX

Le coccyx donne attache à quatre paires de muscles.

1° *Au grand fessier.* — Par sa face postérieure et par ses bords.

2° et 3° *A l'ischio-coccygien et au releveur de l'anus.* — Par ses bords.

4° *Au sphincter de l'anus.* — Par son sommet.

II. — TÊTE

A. — OS DU CRANE.

I. — Occipital.

les muscles qui s'insèrent à l'occipital se fixent à sa face superfi- lie, entre la ligne demi-circulaire supérieure et l'angle antérieur de os. Cette région, qui représente les lames, les apophyses étalées et rps des vertèbres, donne attache à douze paires de muscles.

1° *A l'auriculaire postérieur* (au tendon extrêmement grêle de ce muscle). — Par la protubérance occipitale externe.

2° *Au trapèze.* — Par la protubérance occipitale externe, et par le tiers interne de la ligne courbe supérieure.

3° *Au sterno-cléido-mastoïdien.* — Par la protubérance occipitale externe, et par toute la longueur de la ligne courbe supérieure.

4° *Au splénius.* — Par la lèvre inférieure du quart externe de la ligne courbe supérieure.

5° *Au grand complexus.* — *a.* A la partie interne ou digastrique de ce muscle, par la lèvre inférieure du tiers interne de la ligne courbe occipitale supérieure ; *b.* A la portion externe ou non digastrique de ce muscle, par la ligne courbe inférieure et par l'intervalle qui la sépare de la ligne courbe occipitale supérieure.

6° *Au muscle occipital.* — Par la lèvre supérieure des deux tiers externes de la ligne courbe supérieure.

7° *Au grand droit postérieur de la tête, ou axoïde-occipital.* — Par la partie externe des inégalités qu'on remarque au-dessous de la ligne courbe occipitale inférieure.

8° *Au petit droit postérieur de la tête, ou atloïde-occipital.* — Par la partie interne de ces mêmes inégalités.

9° *A l'oblique supérieur ou petit oblique.* — Par la moitié externe de la ligne courbe occipitale inférieure, qui présente une saillie en forme de crête pour cette insertion.

10° *Au grand droit antérieur de la tête.* — Par la face inférieure de l'apophyse basilaire.

11° *Au petit droit antérieur.* — Par cette même face inférieure, à une dépression très-prononcée qui se voit au devant du condyle de l'occipital, en dedans de la fossette condylienne antérieure.

12° *Au droit latéral.* — Par la face inférieure de l'éminence jugulaire, en dehors du condyle de l'occipital, en arrière du trou déchiré postérieur, au-devant de la fosse condylienne postérieure.

II. — Os temporal.

L'os temporal donne insertion à treize muscles.

a. Dans sa région mastoïdienne (1), à cinq muscles.

1° *Au splénius de la tête.* — *a.* Par la moitié postérieure de la face externe de l'apophyse mastoïde, dans toute la hauteur de cette apophyse; *b.* par le sommet de cette même apophyse.

2° *Au sterno-cléido-mastoïdien.* — *a.* Par la moitié antérieure de la face externe de l'apophyse mastoïde; *b.* par son bord antérieur; *c.* par son sommet.

3° *Au petit complexus.* — Par le bord postérieur de l'apophyse mastoïde.

4° *Au digastrique.* — Par la rainure digastrique et même, à l'aide d'un prolongement tendineux, un peu en arrière de cette rainure, à la partie inférieure du bord postérieur de l'apophyse mastoïde, au-dessous du petit complexus.

5° *A l'auriculaire postérieur.* — Par la base de l'apophyse mastoïde.

b. Dans sa portion écailleuse, à trois muscles.

1° *Au crotaphyte ou temporal.* — Par toute l'étendue de la face externe de la portion squameuse.

2° *A l'auriculaire antérieur profond.* — Par la base de l'apophyse zygomatique.

3° *Au masséter.* — Par le bord inférieur de l'apophyse zygomatique.

(1) Il est bon de se rappeler que les apophyses mastoïdes représentent les apophyses transverses des vertèbres.

... PORTION PYRAMIDALE ET SON APOPHYSE STYLOÏDE, à cinq muscles.

... Au *pétro-pharyngien*. — Par la face inférieure de la pyramide.

... Au *péristaphylin interne*. — Par la face inférieure de cette pyramide, près du sommet.

... 4° et 5° *Aux muscles stylo-hyoïdien, stylo-glosse et stylo-pharyngien*. — Par l'apophyse styloïde.

III. — Sphénoïde.

L'os sphénoïde donne insertion à onze paires de muscles.

... APOPHYSES PTÉRYGOÏDES, à quatre paires de muscles.

... Au *ptérygoïdien externe*. — Par toute l'étendue de la face externe de l'aile externe de l'apophyse ptérygoïde, par la crête qui sépare la fosse temporale de la fosse zygomatique, et par une apophyse en forme d'épine qui se voit à l'extrémité interne de cette crête.

... Au *ptérygoïdien interne*. — Par la fosse ptérygoïde et par le crochet de l'aile interne.

... Au *constricteur supérieur du pharynx*. — Par le tiers inférieur du bord postérieur de l'aile interne, et par le crochet qui le termine.

... Au *péristaphylin externe*. — Par la fossette scaphoïdienne qui surmonte l'aile interne de l'apophyse ptérygoïde, et par la partie voisine de la grande aile du sphénoïde.

... GRANDES AILES, à deux paires de muscles.

... Au *crotaphyte ou temporal*. — Par toute la portion de la grande aile située au-dessus de la crête transversale qui sépare la fosse temporale de la fosse zygomatique.

... Au *ptérygoïdien externe*. — Par toute la portion de la grande aile située au-dessous de la crête transversale, portion qui fait partie de la fosse zygomatique.

... PETITES AILES, à six paires de muscles.

... 2° et 3° Au *droit supérieur, à l'élévateur de la paupière supérieure et au grand oblique*. — Par la face inférieure des petites ailes, au-devant de la base.

... 5° et 6° *Au droit inférieur, au droit interne, au droit externe*. — Par la base des petites ailes.

IV. — Ethmoïde.

L'ethmoïde ne donne insertion à aucun muscle.

V. — Frontal.

... os frontal donne insertion à quatre paires de muscles.

... Au *sourcilier* (une des origines principales du frontal). — Par la partie interne de l'arcade sourcilière.

... Au *frontal* (à la partie médiane de ce muscle). — Par la bosse nasale.

3° *A l'orbiculaire des paupières.* — Par l'apophyse orbitaire inte[illegible] frontal.

4° *Au releveur superficiel (releveur commun de l'aile du nez et de la lè[illegible] périeure).* — Par l'apophyse orbitaire interne.

5° *Au temporal.* — Par la crête temporale et par la partie du fronta[illegible] derrière cette crête.

VI. — Pariétal.

Le pariétal donne insertion à un seul muscle.

Au crotaphyte ou temporal, par la ligne courbe du temporal, et p[illegible] partie de la face externe de l'os qui est située au-dessous d'elle[illegible]

B. — OS DE LA FACE.

I. — Os maxillaire supérieur.

L'os maxillaire supérieur donne insertion à huit muscles.

a. Par sa face externe et par l'apophyse montante, à sept muscles.

1° *A l'élévateur propre ou releveur profond de la lèvre supérieure.* — Par [illegible] ligne demi-circulaire située au-dessus du trou sous-orbitaire.

2° *Au canin.* — *a.* Par la partie la plus élevée de la fosse canine [illegible] dessous du trou sous-orbitaire; *b.* par la base de l'apophyse m[illegible] tante de l'os maxillaire, immédiatement au-dessous du rele[illegible] profond.

3° *Au transverse des auteurs.* — Par la partie interne de la fosse ca[illegible]

4° *Au pinnal transverse.* — Par la partie latérale et inférieure de l'o[illegible] antérieur des fosses nasales.

5° *Au pinnal radié (myrtiforme).* — Par la fossette incisive.

6° *Au buccinato-labial (buccinateur et orbiculaire des lèvres).* — *a.* A la [illegible] tion buccale ou buccinateur, par le bord alvéolaire supérieur [illegible] tout l'espace compris entre la tubérosité maxillaire et la c[illegible] ticale qui sépare la fosse canine de cette tubérosité; *b.* à la [illegible] labiale supérieure, par la fossette incisive, où elle conf[illegible] fibres avec celles du pinnal radié, qui sont en dehors.

7° *A l'orbiculaire des paupières.* — *a.* Au tendon direct de ce muscle [illegible] lèvre antérieure de la gouttière lacrymale; *b.* par la partie [illegible] rieure et interne de la base de l'orbite, au-dessus du relev[illegible] fond.

8° *A l'élévateur commun ou releveur superficiel.* — Par le côté inte[illegible] rebord de l'orbite, et par la face externe de l'apophyse mo[illegible]

b. Par sa face orbitaire, à un seul muscle.

Au petit oblique de l'œil. — Par la partie antérieure et interne de [illegible] face, immédiatement derrière la base de l'orbite.

II. — Os palatin.

L'os palatin donne insertion à quatre muscles.

SA PORTION HORIZONTALE, à deux muscles.

Au péristaphylin externe. — Par la crête de la face inférieure qui avoisine le bord postérieur de l'os.

Au palato-staphylin. — Par l'épine nasale postérieure.

SA PORTION VERTICALE ET SA TUBÉROSITÉ, à deux muscles.

Au ptérygoïdien externe. — Par la facette externe de la tubérosité, facette qui, sur une tête articulée, se voit au bas de la face externe de l'aile externe de l'apophyse ptérygoïde.

Au ptérygoïdien interne. — Par la facette de la tubérosité qui fait partie de la fosse ptérygoïde.

III. — Os malaire.

L'os malaire donne insertion à deux muscles.

A FACE EXTERNE, à un seul muscle.

Au grand zygomatique. — Par la partie la plus postérieure de la face externe de l'os.

ON BORD INFÉRIEUR, à un seul muscle.

Au masséter.

IV. — Os unguis.

L'os unguis donne attache à un seul muscle.

Au tendon réfléchi de l'orbiculaire des paupières, par la crête verticale de cet os.

ropres du nez, le vomer et les cornets inférieurs ne fournissent point d'insertions musculaires.

V. — Os maxillaire inférieur.

axillaire inférieur donne attache à onze paires de muscles.

A. — CORPS.

A FACE ANTÉRIEURE DE SON CORPS, à trois paires de muscles.

Au muscle de la houppe du menton. — Par la fossette mentonnière.

Au triangulaire. — Par la face antérieure du corps de l'os, un peu au-dessus du bord inférieur.

Au carré du menton. — Par le bord inférieur de l'os maxillaire et par la ligne oblique externe.

A FACE POSTÉRIEURE DE SON CORPS, à trois paires de muscles.

1° *Au génio-hyoïdien.* — Par les tubercules inférieurs de l'apoph

2° *Au génio-glosse.* — Par les tubercules supérieurs de cette apoph

3° *Au mylo-hyoïdien.* — Par toute la longueur de la ligne dite mylo

c. Par son bord inférieur, à un seul muscle.

Au digastrique (ventre antérieur). — Par la fossette dite digast

d. Par son bord supérieur ou alvéolaire, à un seul muscle.

Au buccinato-labial. — Par la face externe de ce bord, au ni deux dernières dents molaires.

B. — branches.

a. Par leur face externe, à un seul muscle. — *Au masséter*, par toute l de cette face externe.

b. Par la face interne, à un seul muscle. — *Au ptérygoïdien interne*, p interne de l'angle de cette branche.

c. Par l'apophyse coronoïde, à un seul muscle. — *Au crotaphyte ou tem* les bords et le sommet de l'apophyse coronoïde.

d. Par le condyle, à un seul muscle. — *Au ptérygoïdien externe*, par l creusée en avant du col de ce condyle.

e. Par le bord inférieur, à deux muscles.

1° *Au masséter*, par la lèvre externe.
2° *Au ptérygoïdien interne*, par la lèvre interne.

III. — DES OS DE LA POITRINE

A. — STERNUM.

Le sternum donne insertion à huit paires de muscles.

a. Par sa face antérieure, à trois muscles.

1° *Au grand pectoral.* — Par toute la hauteur de la face ant sternum, de chaque côté de la ligne médiane. (Cette in fait par des fibres aponévrotiques continues dans le quart et entre-croisées dans les trois quarts inférieurs de ce

2° *Au sterno-cléido-mastoïdien.* — Par la partie la plus élevée antérieure du sternum, tantôt de chaque côté de la ligne tantôt par des fibres entre-croisées au niveau de cette li

3° *Au muscle grand droit de l'abdomen.* — Par la face antérieu pendice xiphoïde.

b. Par sa face postérieure, à trois muscles.

1° *Au sterno-hyoïdien.* — Par la partie la plus élevée de la face du sternum, sur les parties latérales de cette face, au l'articulation sterno-claviculaire (les fibres sternales de manquent assez souvent).

2° *Au sterno-thyroïdien.* — Au-dessous du précédent, sur les parties latérales de la face postérieure du sternum : les fibres les plus inférieures atteignent le niveau de l'articulation du sternum avec le cartilage de la deuxième côte.

3° *Au diaphragme.* — Par la face postérieure de la base de l'appendice xiphoïde, de chaque côté de cet appendice (les fibres xiphoïdiennes du diaphragme manquent quelquefois).

SES BORDS, à deux paires de muscles.

1° *Au triangulaire du sternum.* — Par des dentelures aponévrotiques qui répondent aux espaces intercostaux (le premier espace seul en est dépourvu). La dernière dentelure s'attache à la moitié supérieure des bords de l'appendice xiphoïde.

2° *Au transverse de l'abdomen.* — Par la moitié inférieure des bords de l'appendice xiphoïde.

B. — COTES ET CARTILAGES COSTAUX.

tes et les cartilages costaux, qui peuvent être considérés comme de longues apophyses transverses, donnent insertion :

1° Aux muscles qui vont d'une côte à l'autre : intercostaux et sous-costaux ;

2° Aux muscles qui vont des côtes au sternum : triangulaire du sternum ;

3° Aux muscles qui vont des côtes à la colonne vertébrale : scalènes, surcostaux, diaphragme, petits dentelés postérieurs, long dorsal ;

4° Aux muscles qui vont des côtes à l'épaule : grand dentelé, petit pectoral, sous-clavier ;

5° Aux muscles qui vont des côtes à l'humérus : grand pectoral, grand dorsal ;

6° Aux muscles qui vont des côtes aux os du bassin : grand oblique, petit oblique, transverse, carré des lombes, sacro-lombaire.

I. — Première côte.

La première côte donne attache à dix muscles.

FACE EXTERNE OU CUTANÉE, à cinq muscles.

Au scalène postérieur. — Par le tiers postérieur de cette face supérieure, jusques et y compris la tubérosité et même la partie voisine du col de la côte ; des rugosités et quelquefois une sorte de gouttière répondent à cette insertion.

Au premier des surcostaux. — Par la partie postérieure de la face supérieure, immédiatement en dehors de la tubérosité.

Au scalène antérieur. — Par une petite surface tuberculeuse qui occupe la partie moyenne de cette face et qui avoisine le bord interne de la côte.

Au sous-clavier. — Par l'extrémité antérieure de cette face externe.

5° *A la première digitation du grand dentelé.* — Par une ligne obli[...] dehors et en avant, intermédiaire à l'insertion du sous-clavi[...] celle du scalène antérieur.

b. Par sa face interne ou pulmonaire, à un seul muscle.

A l'intercostal interne, au voisinage du bord externe de l'os.

c. Par son bord supérieur, à deux muscles.

1° *Au scalène antérieur.* — Par un tubercule plus ou moins saillan[...] à la réunion du tiers antérieur avec les deux tiers postéri[...] la côte, tubercule qui se prolonge plus ou moins sur la face [...] de l'os.

2° *Au scalène postérieur.* — Par le tiers postérieur rugueux de ce b[...]

d. Par son bord inférieur, à cinq muscles.

1° *Au premier intercostal externe.* — Par les deux tiers externes de [...] seur de ce bord.

2° *Au premier intercostal interne.* — Par le tiers interne de l'épai[...] ce bord.

3° *Au premier surcostal.* — Par la partie postérieure de ce bord, e[...] de la tubérosité.

4° *Au sacro-lombaire* (à un faisceau de terminaison de ce muscle[...] la tubérosité de la première côte.

5° *Au long dorsal* (à un faisceau de terminaison). — En dehors de [...] rosité de la première côte (il est d'ailleurs assez rare qu[...] dorsal envoie un faisceau costal à la première côte).

I *bis*. — Premier cartilage costal.

Le premier cartilage costal donne attache à trois muscle[...]

a. Par sa face externe, à deux muscles.

1° *Au sous-clavier.* — Par la portion de cette face qui avoisine l'e[...] antérieure de la côte.

2° *Au grand pectoral.* — Par toute la face antérieure de ce carti[...]

b. Par son bord inférieur, à un seul muscle. — *A l'intercostal interne* [...] fois par sa face postérieure et par ses bords à la languette [...] du triangulaire du sternum ou petit dentelé antérieur).

II. — Deuxième côte.

La deuxième côte donne attache à huit muscles.

a. Par sa face externe ou cutanée, à quatre muscles.

1° *Au grand dentelé.* — Par un tubercule très-saillant, qui occ[...] tie moyenne de cette face externe.

2° *Au petit dentelé postérieur et supérieur* (à la digitation supé[...] muscle). — Par la face externe de l'os.

3° *Au sacro-lombaire.* — Par la partie postérieure de la face externe, au voisinage de la tubérosité.

4° *Au deuxième surcostal.* — Par la partie de la face externe située entre l'angle et la tubérosité.

PAR SA FACE INTERNE OU PULMONAIRE. — *Aux sous-costaux,* lorsqu'ils existent. Quelquefois (et cette observation s'applique à toutes les côtes) les *intercostaux internes* empiètent sur la face interne de cet os.

PAR SON BORD SUPÉRIEUR, à cinq muscles.

1° *Au premier intercostal externe.* — Par les deux tiers externes de l'épaisseur de ce bord.

2° *Au premier intercostal interne.* — Par le tiers interne de l'épaisseur de ce bord.

3° *Au scalène postérieur.* — Par la partie de ce bord qui est en dehors de la tubérosité.

4° *Au sacro-lombaire* (à un faisceau de terminaison de ce muscle). — Par la tubérosité (1).

5° *Au petit dentelé postérieur et supérieur* (à la digitation supérieure). — Par la partie postérieure du bord supérieur de cet os.

PAR SON BORD INFÉRIEUR. — *Au deuxième muscle intercostal.*

II *bis.* — Deuxième cartilage costal.

Le deuxième cartilage costal donne attache à six muscles.

1° *Au grand pectoral.* — Par la partie interne de sa face antérieure.

2° *A la première paire de muscles intercostaux, ou plutôt à l'intercostal interne.* — Par son bord supérieur.

3° *A la deuxième paire de muscles intercostaux, ou plutôt à l'intercostal interne.* — Par son bord inférieur.

4° *Au triangulaire du sternum* (à la première digitation). — Par la face postérieurede ce cartilage.

III. — Troisième côte.

La troisième côte donne attache à treize muscles.

PAR SA FACE EXTERNE OU CUTANÉE, à quatre muscles (2).

1° *Au grand dentelé* (à la deuxième digitation de ce muscle). — Par la surface légèrement rugueuse qui occupe toute la hauteur de l'os, dans une largeur de trois centimètres environ, à la réunion du tiers antérieur de la côte avec les deux tiers postérieurs.

2° *Au petit dentelé postérieur et supérieur.* — Par sa face externe, suivant une ligne oblique en bas et en dehors, immédiatement en dehors de l'angle des côtes.

(1) Le long dorsal envoie rarement un faisceau de terminaison à la deuxième côte.

(2) Rarement le *long dorsal* envoie un faisceau costal à la troisième côte, et, dans le cas où il existe, ce faisceau s'insère entre l'angle et la tubérosité.

3° *Au troisième muscle surcostal.* — Par sa face externe, en dehors de la tubérosité.

4° *A un faisceau de terminaison du sacro-lombaire.* — Par la partie inférieure de l'angle de la côte.

b. Par sa face interne, à un ou deux muscles.

1° *Aux muscles sous-costaux*, quand ils existent;

2° *Au triangulaire du sternum*; cette dernière insertion a lieu au voisinage du cartilage.

c. Par son bord supérieur, à cinq muscles.

1° et 2° *A la deuxième* paire des muscles *intercostaux*;

3° A la digitation correspondante du *grand dentelé*;

4° *Au petit pectoral*;

5° *Au troisième surcostal* (1).

d. Par son bord inférieur, à deux muscles. — *A la troisième* paire de muscles *intercostaux*.

III *bis*. — Troisième cartilage costal.

Le troisième cartilage costal donne attache :

a. Par sa face antérieure, à un seul muscle. — *Au grand pectoral*, au voisinage du sternum.

b. Par sa face postérieure, à un seul muscle. — *Au triangulaire du sternum*.

c. Par ses bords, à deux muscles. — *Aux intercostaux internes*.

IV. — Quatrième côte.

La quatrième côte donne attache à treize muscles.

a. Par sa face externe, à cinq muscles.

1° *Au grand dentelé*. — Par une surface rugueuse, aussi étendue que celle de la troisième côte, sur un plan un peu antérieur, à la réunion du cinquième antérieur avec les quatre cinquièmes postérieurs de la côte.

2° *Au petit dentelé postérieur et supérieur*. — Au-devant de l'angle des côtes, suivant une ligne oblique de dedans en dehors et de haut en bas.

3° *A un faisceau de renforcement du sacro-lombaire, et à un faisceau de terminaison du même muscle*. — *a*. Au faisceau de renforcement, par la partie supérieure de l'angle de la côte, et souvent en dedans de cet angle; *b*. au faisceau de terminaison, par la partie inférieure de l'angle de la côte.

4° *A un faisceau externe du long dorsal*. — Par le milieu de l'espace compris entre la tubérosité et l'angle de la côte : le long dorsal ne s'étend pas toujours jusqu'à la quatrième côte.

(1) Quelquefois le *scalène postérieur* s'étend jusqu'au bord supérieur de la troisième côte.

5° *Au quatrième surcostal.* — En dehors de la tubérosité.

PAR SA FACE INTERNE, à un seul muscle. — *Au triangulaire du sternum* et, en outre, aux *sous-costaux*, lorsqu'ils existent.

PAR SON BORD SUPÉRIEUR, à sept muscles. — *A la troisième* paire des *intercostaux*, *au grand dentelé, au petit pectoral, au petit dentelé postérieur et supérieur, au quatrième surcostal, au triangulaire du sternum.*

PAR SON BORD INFÉRIEUR, à quatre et quelquefois à cinq muscles. — *A la quatrième* paire des *intercostaux*, à un faisceau de terminaison du *sacro-lombaire* dorsal, au *triangulaire du sternum*, et quelquefois à un faisceau costal du *long dorsal.*

IV *bis.* — Quatrième cartilage costal.

Le quatrième cartilage costal donne attache :

PAR SA FACE ANTÉRIEURE. — *Au grand pectoral.*

PAR SA FACE POSTÉRIEURE. — *Au triangulaire du sternum* (troisième digitation).

PAR SON BORD SUPÉRIEUR. — *Au petit pectoral*, à la troisième digitation du *triangulaire du sternum* et à l'*intercostal interne.*

PAR SON BORD INFÉRIEUR. — A la troisième digitation du *triangulaire du sternum* (1).

V. — Cinquième côte.

La cinquième côte donne attache à quinze muscles.

PAR SA FACE EXTERNE OU CUTANÉE, à sept muscles.

1° *Au grand dentelé.* — Par sa partie antérieure, dans une étendue de trois à quatre centimètres, à trois centimètres de distance du cartilage.

2° *Au petit pectoral* (à la dernière languette de ce muscle). — Par la portion de côte qui avoisine le cartilage.

3° *Au grand oblique de l'abdomen* (à la digitation la plus élevée de ce muscle). — Par la partie inférieure de cette face externe, suivant une ligne oblique en bas et en dehors.

4° *Au grand droit de l'abdomen.* — Par la partie la plus antérieure de cette face, au voisinage du bord inférieur de la côte.

5° *Au petit dentelé postérieur et supérieur.* — En dehors de l'angle de la côte, suivant une ligne oblique en bas et en arrière.

6° *A un faisceau de renforcement et à un faisceau de terminaison du sacro-lombaire.* — Au faisceau de renforcement, par la partie supérieure de l'angle de la côte, et souvent en dedans de ce angle ; au faisceau de terminaison, par la partie inférieure de cet angle.

(1) Le triangulaire du sternum s'insère donc à la face postérieure et aux bords du cartilage et aux bords de la quatrième côte. Je dois rappeler que ce muscle, ascendant dans ses premières digitations, devient horizontal à partir de la troisième.

7° *Au long dorsal* (à un faisceau de terminaison costal). — Par le milieu l'intervalle compris entre l'angle et la tubérosité de la côte.

8° *Au cinuqième surcostal.* — Par la partie la plus postérieure de cette externe.

b. Par la face interne ou pulmonaire, aux *sous-costaux*.

c. Par le bord supérieur, à sept muscles.

1° et 2° *A la quatrième paire des muscles intercostaux.* — Par les lèvres térieure et postérieure de ce bord.

3° *Au grand dentelé.* — Par la partie de ce bord qui avoisine l'ins de ce muscle à la face externe de la côte.

4° *Au petit dentelé postérieur et supérieur* (ou plutôt à la partie la externe de la digitation du muscle). — En dehors de l'angle côte.

5° *Au surcostal* (ou plutôt à la partie la plus externe de l'insertion muscle). — En dehors de la tubérosité.

6° *Au triangulaire du sternum* (ou plutôt à une aponévrose de la quat digitation de ce muscle). — Par la partie du bord supérieu avoisine le cartilage.

d. Par le bord inférieur, à cinq muscles.

1° et 2° *A la cinquième* paire des *intercostaux*;

3° A la moitié inférieure de la digitation la plus élevée du *grand o*

4° A la digitation supérieure *du grand droit*. Par la partie la plus rieure de ce bord;

5° A un faisceau de terminaison externe du *long dorsal*. — Entre la rosité et l'angle de la côte.

V *bis*. — Cinquième cartilage costal.

Le cinquième cartilage costal donne insertion :

a. Par la face antérieure, *au grand pectoral* et *au grand droit de l'abdomen*.

b. Par la face postérieure, à la quatrième digitation *du triangulaire du st* qui est horizontale. (Nous avons vu que cette digitation s'atta outre aux bords supérieur et inférieur de la cinquième côte.)

c. Par les bords, aux *intercostaux internes* correspondants et, en outre, bord inférieur, au *grand droit de l'abdomen*.

VI. — Sixième côte.

La sixième côte donne attache à treize muscles.

a. Par la face externe ou cutanée, à cinq muscles.

1° A la cinquième digitation du *grand dentelé*, à trois centimètres tilage ; cette insertion a lieu suivant une ligne oblique en dehors ;

2° A la deuxième (et lorsque l'insertion à la cinquième côte n'a pas lieu à la première) digitation du *grand oblique de l'abdomen*, suivant la même ligne oblique, au-dessous du précédent;

3° Quelquefois à la digitation la plus inférieure *du petit dentelé postérieur et supérieur*, au-devant de l'angle de la côte;

4° A un faisceau de terminaison et un faisceau de renforcement *sacro-lombaire*;

5° *Au surcostal* correspondant, entre l'angle et la tubérosité.

Par la face interne, à deux, trois et quelquefois quatre muscles : 1° au *triangulaire du sternum*; 2° *aux sous-costaux*; 3° quelquefois à la digitation la plus élevée du *diaphragme* et à celle du *transverse*.

Par le bord supérieur, à trois muscles : 1° et 2° *à la cinquième* paire de muscles *intercostaux*, et 3° *au grand dentelé*.

Par le bord inférieur, à quatre muscles : *à la sixième* paire de muscles *intercostaux*, au faisceau de terminaison costal *du long dorsal*, et à la moitié inférieure de *la deuxième* digitation *du grand oblique*.

VI *bis*. — Sixième cartilage costal.

Le sixième cartilage costal donne insertion :

Par la face antérieure, à une digitation du muscle *grand droit de l'abdomen*.

Par les bords supérieur et inférieur, *aux intercostaux internes*, et, par le bord inférieur, au muscle *grand droit de l'abdomen*.

Par la face postérieure, quelquefois à la digitation la plus élevée *du diaphragme* et à celle *du transverse*, toujours au *triangulaire du sternum* par la face interne et par le bord supérieur du cartilage.

VII. — Septième côte.

La septième côte donne attache à treize muscles.

Par la face interne ou cutanée, à trois muscles : 1° à la sixième digitation *du grand dentelé*; 2° à la troisième digitation *du grand oblique*; 3° à un faisceau de terminaison et à un faisceau de renforcement *du sacro-lombaire*. (Ces deux faisceaux s'insèrent à l'angle de la côte.)

Par le bord supérieur, à cinq muscles : *à la sixième* paire des *intercostaux*, *au grand dentelé*, au *surcostal* (les surcostaux ne s'insèrent plus à la face externe de la côte, mais bien à son bord supérieur à partir de la septième côte, *au triangulaire du sternum* (cinquième digitation).

Par le bord inférieur, à quatre muscles : *à la septième* paire *des intercostaux*, au faisceau de terminaison costal *du long dorsal*, à la moitié inférieure de la digitation *du grand oblique*.

VII *bis*. — Septième cartilage costal.

Le septième cartilage costal donne insertion :

Par la face postérieure, à la sixième digitation *du triangulaire du sternum*.

b. PAR LES BORDS :

1° *A l'intercostal interne.* — Par la partie du bord supérieur qui suit la direction de la côte.

2° A la digitation la plus élevée *du diaphragme.* — Par le bord inférieur de ce cartilage.

VIII. — Huitième côte.

La huitième côte donne attache à treize muscles.

a. PAR LA FACE EXTERNE, à trois muscles : à la septième digitation *du grand dentelé*, à la quatrième *du grand oblique*, à un faisceau de terminaison et à un faisceau de renforcement *du sacro-lombaire.* (Les faisceaux du sacro-lombaire s'insèrent toujours à l'angle des côtes.)

b. PAR LE BORD SUPÉRIEUR ET LE BORD INFÉRIEUR, comme pour la septième côte : *intercostaux, grand dentelé, surcostal,* faisceau de terminaison *du grand dorsal,* moitié inférieure de la digitation *du grand oblique.*

VIII *bis*. — Huitième cartilage costal.

Le huitième cartilage costal donne insertion :

a. PAR LA FACE INTERNE, à deux muscles.

1° *Au diaphragme.* — Par le bord supérieur et par la partie la plus élevée de la face interne du cartilage, dans toute la partie de ce cartilage qui suit le trajet de la côte.

2° *Au transverse de l'abdomen.* — Par la partie la plus inférieure de la face interne de ce cartilage, dans la même étendue que le diaphragme. (Il n'y a point d'entre-croisement entre les digitations du transverse et celles du diaphragme : ces insertions sont superposées.)

b. PAR LE BORD SUPÉRIEUR ET LE BORD INFÉRIEUR, mêmes insertions que pour le septième cartilage.

IX. — Neuvième côte.

La neuvième côte donne insertion :

a. PAR LA FACE EXTERNE :

1° A une petite digitation *du grand dorsal*, suivant une ligne oblique en bas et en dehors;

2° A la cinquième digitation *du grand oblique;*

3° A un faisceau de renforcement et à un faisceau de terminaison du *sacro-lombaire.*

b. PAR LE BORD SUPÉRIEUR, mêmes insertions qu'à la huitième côte, moins le grand dentelé, dont la dernière digitation ne dépasse pas la huitième côte.

Par le bord inférieur, mêmes insertions qu'à la huitième côte; en outre, insertion de la digitation la plus élevée *du petit dentelé postérieur et inférieur*, à trois centimètres environ de l'angle des côtes.

IX *bis*. — Neuvième cartilage costal.

Mêmes insertions que pour le huitième cartilage. La face interne donne également attache au *diaphragme* et au *transverse;* le bord inférieur, au *petit oblique* de l'abdomen.

X. — Dixième côte.

Mêmes insertions que pour la neuvième ; en outre, le *diaphragme* et le *transverse*, qui ne s'inséraient pas aux côtes précédentes, mais bien à leurs cartilages, s'insèrent à la partie de la dixième côte qui avoisine le cartilage dans l'espace de quinze millimètres.

X *bis*. — Dixième cartilage costal.

Le dixième cartilage costal donne insertion :

Par la face interne.

1° *Au diaphragme*. — Par la moitié supérieure de la face interne.

2° *Au transverse*. — Par la moitié inférieure de cette même face interne.

Par le bord inférieur, *au petit oblique de l'abdomen*.

XI. — Onzième côte.

La onzième côte donne insertion :

Par la face externe, à trois muscles.

1° *A la troisième digitation du grand dorsal*, au voisinage du cartilage;

2° *A la septième digitation du grand oblique;*

3° A un faisceau de terminaison et à un faisceau de renforcement *du sacro-lombaire*.

Par la face interne, à deux muscles : *au diaphragme et au transverse*, par la partie de la côte qui avoisine le cartilage.

Par ses bords supérieur et inférieur, mêmes insertions que pour la neuvième et la dixième côte; le bord inférieur donne attache au troisième faisceau *du petit dentelé postérieur et inférieur*.

XI *bis*. — Onzième cartilage costal.

Le onzième cartilage costal donne insertion :

Par sa face interne, *au diaphragme* et *au transverse*.

Par son sommet et par son bord inférieur, *au petit oblique*.

XII. — Douzième côte.

La douzième côte donne attache à neuf muscles:

a. Par son bord supérieur, à trois muscles.

1° et 2° *A la douzième paire* de muscles *intercostaux;*

3° *Au dernier surcostal.* (Le dernier surcostal est le plus fort de la sér

b. Par son bord inférieur, à quatre muscles.

1° *Au sacro-lombaire* (ou plutôt au premier faisceau de terminaison de muscle, faisceau qui est le plus considérable de tous ceux même ordre). — Par la moitié interne de ce bord inférieur.

2° *Au long dorsal* (ou plutôt au premier faisceau de terminaison de muscle. — En dehors du précédent, au voisinage de la tubér

3° *Au carré des lombes.* — Par la lèvre antérieure de la moitié inter bord inférieur, au-devant du sacro-lombaire, et à peu près da même étendue.

4° *Au petit oblique.* — Par le tiers externe ou antérieur du bord infé de cet os.

c. Par sa face interne, à deux muscles.

1° *A la digitation* la plus postérieure et la plus inférieure *du diaphra*

2° A celle *du transverse.*

XII *bis.* — Douzième cartilage costal.

Le douzième cartilage costal donne insertion :

a. Par sa face externe, *à la quatrième* digitation *du grand dorsal.*

b. Par son sommet, *à la huitième* digitation *du grand oblique.*

c. Par sa face interne et par son bord inférieur, *au diaphragme* et *au trans verse.*

IV. — DES MEMBRES THORACIQUES.

A. — OS DE L'ÉPAULE.

I. — Clavicule.

La clavicule donne attache à six muscles.

A. — Extrémité interne.

L'extrémité interne de la clavicule donne attache à trois muscles

1° *Au sterno-cléido-mastoïdien.* — Par la partie supérieure de son extr interne.

2° *Au grand pectoral.* — Par la partie antérieure de cette même extrémité interne.

3° *Au sterno ou cléido-hyoïdien.* — Par la partie postérieure de cette extrémité interne.

B. — CORPS.

Le corps de la clavicule donne insertion à cinq muscles.

…r SA FACE SUPÉRIEURE, à trois muscles.

1° *Au deltoïde.* — Par la partie de cette face supérieure qui avoisine le bord antérieur, au niveau du tiers externe de ce bord.

2° *Au trapèze.* — Par la partie de cette face supérieure qui avoisine le bord postérieur, au niveau du quart externe de ce bord.

3° *Au sterno-cléido-mastoïdien.* — Par la partie interne de cette face supérieure, dans une étendue variable; cette insertion occupe toute la largeur de cette face, depuis le bord antérieur jusqu'au bord postérieur.

…r SA FACE INFÉRIEURE, à un seul muscle, *au sous-clavier*, qui s'insère à toute la longueur de la rainure que présente la face inférieure de cette face.

…r LE BORD ANTÉRIEUR, à deux muscles.

1° *Au grand pectoral.* — Par les deux tiers internes du bord antérieur, qui est une véritable face au niveau de cette insertion.

2° *Au deltoïde.* — Par les tiers externe, concave et rugueux de ce bord (1).

…r LE BORD POSTÉRIEUR, à un seul muscle : *au trapèze*, par toute l'épaisseur du tiers externe de ce bord postérieur.

C. — EXTRÉMITÉ EXTERNE.

…extrémité externe de la clavicule donne insertion à deux muscles.

1° *Au deltoïde*, en avant.

2° *Au trapèze*, en arrière.

II. — Omoplate.

…oplate donne insertion à seize muscles, y compris un faisceau du grand dorsal.

…r SA FACE POSTÉRIEURE, à six muscles.

1° *Au sus-épineux.* — Par les deux tiers internes de la fosse sus-épineuse.

…l est remarquable que les os ne présentent jamais de rugosités au niveau des inser… …ui se font directement par les fibres musculaires, tandis qu'ils offrent des rugosités … moins prononcées lorsque les insertions se font par des tendons ou des aponé… …or, ces rugosités ou saillies inégales ont un développement proportionnel à celui …dons ou des aponévroses d'insertion.

2° *Au sous-épineux.* — Par les deux tiers internes de la fosse so[...]neuse.

3° *Au petit rond.* — *a.* Par les deux tiers supérieurs d'une crête ver[...] (*crête des muscles ronds*) qui limite en dehors la fosse sous-épi[...] — *b.* Par les deux tiers supérieurs de la surface étroite et ru[...] comprise entre cette crête et le bord externe de l'os.

4° *Au grand rond.* — Par le tiers inférieur de la crête des muscles [...] et par le tiers inférieur de la surface qui sépare cette cr[...] bord externe de l'os. Une ligne oblique sépare la portion étr[...] rugueuse qui appartient au petit rond, de la portion plus la[...] lisse qui appartient au grand rond.

5° *Au trapèze.* — *a.* Par la lèvre supérieure du bord postérieur de [...] de l'omoplate. — *b.* Par une partie de l'épaisseur de ce bor[...]térieur. — *c.* Par la partie non articulaire du bord supéri[...] l'acromion, lequel fait suite à la lèvre supérieure du bord [...]rieur de l'épine.

6° *Au deltoïde.* — *a.* Par la lèvre inférieure du bord postérieur de [...] de l'omoplate. — *b.* Par le bord inférieur ou externe de l'ac[...] qui fait suite à la lèvre inférieure du bord postérieur de l'ép[...] l'omoplate. Il est à remarquer que l'insertion du deltoïde [...] non-seulement au bord, mais encore à la partie voisine [...] face postérieure de l'acromion.

b. PAR SA FACE ANTÉRIEURE, à deux muscles.

1° *Au sous-scapulaire.* — Par toute l'étendue de cette face, moins [...]sinage des angles supérieur et inférieur de l'omoplate.

2° *Au grand dentelé.* — Par toute la portion de la face antérieure q[...]sine l'angle supérieur, et par toute la portion de cette f[...] avoisine le bord postérieur au niveau de l'épine de l'omop[...]

c. PAR SON BORD SUPÉRIEUR, à deux muscles.

1° *Au sus-épineux.* — Par la lèvre postérieure de ce bord.

2° *Au scapulo-hyoïdien.* — Dans une étendue variable, au ded[...] l'échancrure coracoïdienne.

d. PAR SON BORD INTERNE OU SPINAL, à six muscles.

1° *Au sous-scapulaire.* — Par la lèvre antérieure de ce bord, ma[...]ment au-dessous du niveau de l'épine de l'omoplate.

2° *Au sous-épineux.* — Par la lèvre postérieure de toute la portio[...] bord qui est au-dessous de l'épine de l'omoplate.

3° *Au sus-épineux.* — Par toute la portion de la lèvre postérieur[...] bord qui est au-dessus de l'épine de l'omoplate.

4° *A l'angulaire.* — Par l'interstice de ce bord, dans la portion se[...] qui est au-dessus de l'épine.

5° *Au rhomboïde.* — Par l'interstice de ce bord, dans la portion qu[...] dessous de l'épine, et plus particulièrement au voisinage de [...] inférieur.

6° *Au grand dentelé.* — Par l'interstice, dans toute la longueur de c[...]

Par son bord externe, à quatre muscles.

1° *Au triceps brachial.* — Par la partie la plus élevée de ce bord, immédiatement au-dessous de la cavité glénoïde, à une surface triangulaire rugueuse, large en haut, étroite en bas.

2° *Au sous-scapulaire.* — Par la lèvre antérieure de ce bord.

3° *Au petit rond.* — Par les deux tiers supérieurs de la lèvre postérieure de ce bord.

4° *Au grand rond.* — Par le tiers inférieur de cette lèvre postérieure.

Par son angle supérieur et interne, à trois muscles.

1° *Au sus-épineux.* — Par la lèvre postérieure.

2° *Au grand dentelé.* — Par la face interne de cet angle.

3° *A l'angulaire.* — Par l'interstice.

Par son angle supérieur et externe, y compris l'apophyse coracoïde, à trois muscles.

1° *Au biceps.* — *a.* A la longue portion, par la partie la plus élevée du pourtour de la cavité glénoïde. — *b.* A la courte portion, au sommet de l'apophyse coracoïde. (Cette insertion se confond avec celle du coraco-brachial.)

2° *Au coraco-brachial.* — Par le sommet de l'apophyse coracoïde.

3° *Au petit pectoral.* — Par le bord antérieur de cette apophyse près de son sommet.

Par son angle inférieur, à trois et souvent à quatre muscles : *au grand dentelé, au rhomboïde, au grand rond,* et à un faisceau *du grand dorsal,* quand il existe.

B. — HUMÉRUS.

L'humérus donne insertion à vingt-quatre muscles.

A. — Extrémité supérieure.

L'extrémité supérieure de l'humérus donne insertion à quatre muscles.

Par le grand trochanter, à trois muscles :

1° *Au sus-épineux,* par la plus élevée de ses trois facettes.

2° *Au sous-épineux,* à sa facette moyenne, au-dessous de celle du sus-épineux.

3° *Au petit rond,* par sa partie inférieure.

Par le petit trochanter, à un seul muscle : *au sous-scapulaire.*

B. — Corps.

Le corps de l'humérus donne insertion à dix muscles.

Par sa face externe, à deux muscles :

1° *Au deltoïde.* — Par les deux branches du *V* deltoïdien.

2° *Au brachial antérieur.* — Par toute la portion de la face exter[...] est au dessous du *V* deltoïdien.

b. PAR SA FACE INTERNE, à quatre muscles.

1° *Au grand dorsal.* — Par le fond de la coulisse bicipitale.

2° *Au grand rond.* — Par la lèvre postérieure de cette coulisse.

3° *Au coraco-brachial.* — Par une ligne oblique qui s'étend de la [...] postérieure de la coulisse bicipitale au bord interne de l'hu[...] Cette insertion a lieu immédiatement au-dessous de celle du [...] rond.

4° *Au brachial antérieur.* — Par toute la portion de la face intern[...] est au-dessous de l'insertion du coraco-brachial (c'est-à-di[...] la moitié aux deux tiers inférieurs).

c. PAR SA FACE POSTÉRIEURE, à un seul muscle, *au triceps brachial*, 1° à la p[...] vaste externe de ce muscle, par le tiers supérieur de cette face [...] rieure, suivant une ligne oblique en bas et en dehors; 2° à la portion [...] interne, par la moitié ou les deux tiers inférieurs de cette face (1).

d. PAR LE BORD ANTÉRIEUR, à trois muscles.

1° *Au grand pectoral.* — Par la partie supérieure de ce bord, qui [...] fond avec la lèvre antérieure de la coulisse bicipitale.

2° *Au deltoïde.* — Par la branche antérieure du *V* deltoïdien, qui se [...] fond également avec la lèvre antérieure de cette coulisse.

3° *Au brachial antérieur.* — Par toute la portion de ce bord qui [...] dessous du *V* deltoïdien.

e. PAR LE BORD EXTERNE, à quatre muscles.

1° *Au brachial antérieur.* — Par les deux tiers inférieurs de la lèv[...] rieure de ce bord.

2° *Au triceps brachial.* — Par le tiers moyen de la lèvre postérieure [...] bord, à la portion vaste externe du triceps; et par le tiers inf[...] de la lèvre postérieure du même bord, à la portion vaste in[...]

3° et 4° *Au long supinateur et au premier radial externe.* — Par l'int[...] de ce bord.

f. PAR LE BORD INTERNE, à quatre muscles.

1° *Au coraco-brachial.* — Par l'interstice de ce bord, dans une éten[...] riable, à la réunion du tiers supérieur avec les deux tiers inf[...]

2° *Au triceps brachial* (*à sa portion vaste interne*). — Par la lèvre post[...] de ce bord, dans les quatre cinquièmes inférieurs de sa lon[...]

3° *Au brachial antérieur.* — Par la lèvre antérieure de ce bord.

4° *Au rond pronateur.* — Par la portion inférieure de ce bord.

(1) Les fibres charnues du petit rond, qui vont s'insérer directement à l'humérus [...] dent en bas le grand trochanter, et s'insèrent à la partie la plus élevée de la face [...] rieure de l'os; de même, les fibres les plus inférieures du sous-scapulaire s'insèr[...] lèvre postérieure de la coulisse bicipitale, immédiatement au-dessus du grand rond.

C. — EXTRÉMITÉ INFÉRIEURE.

...trémité inférieure de l'humérus donne insertion à douze muscles.

...AR LA TUBÉROSITÉ INTERNE, à quatre et souvent à cinq muscles : *au rond pronateur, au radial antérieur, au palmaire grêle, au fléchisseur superficiel* des doigts, et quelquefois à une languette *du fléchisseur profond.*

...AR LA TUBÉROSITÉ EXTERNE, à six muscles : *au deuxième radial externe, à l'extenseur commun des doigts, à l'extenseur propre du petit doigt, au cubital postérieur, à l'anconé et au court supinateur.*

C. — OS DE L'AVANT-BRAS.

I. — Cubitus.

Le cubitus donne insertion à treize muscles.

A. — EXTRÉMITÉ SUPÉRIEURE.

L'extrémité supérieure donne insertion à quatre muscles.

...AR L'OLÉCRANE, à trois muscles.

1° *Au triceps brachial.* — Par toute la portion horizontale de la face postérieure de l'olécrâne, moins une petite portion qui avoisine le bec olécrânien. Une saillie, quelquefois considérable, limite en arrière cette surface d'insertion.

2° *A l'anconé.* — Par le bord interne de l'olécrâne.

3° *Au cubital antérieur.* — Par la partie inférieure du bord interne de l'olécrâne.

...AR L'APOPHYSE SIGMOÏDE, à un seul muscle : *au brachial antérieur* : 1° à la face inférieure de l'apophyse sigmoïde ; 2° à une excavation triangulaire qui lui est subjacente et qui fait partie du corps de l'os.

B. — CORPS DU CUBITUS.

Le corps du cubitus donne insertion à neuf muscles.

...AR SA FACE ANTÉRIEURE, à deux muscles.

1° *Au fléchisseur profond des doigts.* — Par les quatre cinquièmes supérieurs de cette face.

2° *Au carré pronateur.* — Par le cinquième inférieur.

...AR SA FACE POSTÉRIEURE, à sept muscles.

1° *A l'anconé.* — Par une surface triangulaire, légèrement rugueuse, qui occupe le cinquième supérieur de la face postérieure ; cette surface triangulaire est terminée inférieurement par une ligne saillante, oblique en bas et en dedans, qui donne insertion, en dedans, à l'anconé, en dehors, au court supinateur.

2° *Au cubital postérieur.* — Par les deux tiers internes de la face po
rieure du cubitus, au-dessous de l'anconé.

3° *Au court supinateur.* — Par la ligne oblique qui limite inférieurem
la surface d'insertion de l'anconé.

4°, 5°, 6° et 7° *A la masse commune au long abducteur du pouce, à son c
extenseur, à son long extenseur et à l'extenseur propre de l'index.* —
Par une crête verticale située au-dessous de la surface d'insertion
l'anconé, crête verticale qui sépare les deux tiers internes du
externe de cette face postérieure. — *b.* Par le tiers interne de c
face à laquelle s'attachent successivement tous ces muscles com
par étages.

c. Par sa face interne, à un seul muscle : *au fléchisseur profond des doigts,*
les quatre cinquièmes supérieurs de cette face.

d. Par son bord antérieur, à cinq muscles.

1° *Au brachial antérieur.* — Par la lèvre externe d'une petite crête (1)
surmonte la partie supérieure de ce bord.

2° et 3° *Au rond pronateur et au fléchisseur superficiel des doigts.* — Par
terstice de cette crête.

4° *Au fléchisseur profond des doigts.* — Par la lèvre interne de cette crê
par les quatre cinquièmes supérieurs du bord antérieur.

5° *Au carré pronateur.* — Par le cinquième inférieur de ce bord.

e. Par son bord postérieur ou sa crête, à trois muscles.

1° *A l'anconé.* — Par la lèvre postérieure du quart supérieur de ce b

2° *Au fléchisseur profond des doigts.* — Par la lèvre antérieure de ce q
supérieur et par le tiers moyen du bord antérieur.

3° *Au cubital antérieur.* — Par le tiers moyen de ce bord, au-devan
fléchisseur profond des doigts.

f. Par son bord externe, à un seul muscle, *au court supinateur* (2), à la p
supérieure de ce bord, qui présente une surface triangulaire exc
rugueuse, située immédiatement au-dessous de la petite cavité
moïde du cubitus. Le reste de ce bord est affecté au ligament i
osseux.

C. — Extrémité inférieure.

L'extrémité inférieure ne donne attache à aucun muscle.

(1) Cette crête, qui donne insertion à quatre muscles, savoir : le brachial antérie
rond pronateur, le fléchisseur superficiel des doigts et le fléchisseur profond des d
est quelquefois surmontée d'une apophyse d'insertion plus ou moins saillante.

(2) Il serait mieux de distinguer trois lèvres au bord externe du cubitus : une lèv
térieure, une lèvre postérieure et un interstice. L'interstice donnerait insertion au
ment interosseux; la lèvre antérieure, au fléchisseur profond des doigts dans les
quarts supérieurs, et au carré pronateur dans le quart inférieur; la lèvre posté
donnerait insertion, en haut, au court supinateur et à l'anconé, et successivement, e
par étages, aux muscles long abducteur, court extenseur, long extenseur du po
extenseur propre de l'index.

II. — Radius.

Le radius donne insertion à onze muscles.

A. — EXTRÉMITÉ SUPÉRIEURE.

[L'ex]trémité supérieure donne insertion à un seul muscle, *au court supina[teu]r*, par la portion du col du radius qui est située entre le bord infé[rie]ur du ligament annulaire et la tubérosité bicipitale.

B. — CORPS.

Le corps du radius donne insertion à douze muscles.

[P]AR SA FACE ANTÉRIEURE, à cinq muscles.

1° *Au biceps*. — Par la partie interne, rugueuse, de la tubérosité dite bicipitale au radius.

2° *Au court supinateur*. — Par une ligne oblique étendue de la tubérosité bicipitale au bord externe du radius.

3° *Au long fléchisseur propre du pouce*. — *a*. Par la lèvre inférieure de cette ligne oblique, disposée en crête chez les sujets vigoureux. — *b*. Par toute la hauteur de la face antérieure de l'os, moins la surface destinée au carré pronateur.

4° *Au fléchisseur sublime*. — Par l'interstice de cette même ligne oblique.

5° *Au carré pronateur*. — Par le quart ou le cinquième inférieur de cette même face antérieure.

[P]AR SA FACE POSTÉRIEURE, à quatre muscles.

1° *Au court supinateur*. — Par le tiers supérieur de la face postérieure.

2°, 3°, 4° *A la masse commune aux muscles long abducteur, court extenseur et long extenseur du pouce*. — Par les deux tiers inférieurs de la face postérieure.

[P]AR SA FACE EXTERNE, à trois muscles.

1° *Au court supinateur*. — Par le tiers supérieur de la face externe.

2° *Au rond pronateur*. — Par une empreinte rugueuse, assez étendue, qui occupe la partie moyenne de cette face externe, au-dessous du court supinateur.

3° *Au fléchisseur profond*. — Par la partie de cette face externe qui est au-dessous de l'insertion du rond pronateur.

[P]AR SON BORD ANTÉRIEUR, à cinq muscles.

1° *Au court supinateur*. — Par la partie de ce bord qui est au-dessus de l'insertion du rond pronateur.

2° *Au fléchisseur sublime*. — Par le tiers moyen de la longueur de ce bord.

3° *Au long fléchisseur propre du pouce*. — Par toute la portion de ce bord qui est intermédiaire à la ligne oblique antérieure et au carré pronateur.

4° *Au carré pronateur.* — Par le cinquième inférieur de ce bord (1).

5° *Au long supinateur.* — Par la partie la plus inférieure de ce bord au... rieur devenu externe, derrière le carré pronateur.

e. Par le bord postérieur, à cinq muscles.

1° *Au court supinateur.* — Par son tiers supérieur.

2°, 3°, 4° *A la masse commune aux muscles long abducteur, court ex... et long extenseur du pouce.* — Par son tiers moyen.

5° *Au rond pronateur.* — Au niveau de la partie moyenne de ce bord... fibres les plus inférieures de ce muscle viennent seules s'y insé...

f. Par son bord interne, à six muscles.

1°, 2°, 3° et 4° *Au court supinateur et à la masse commune aux muscles ... abducteur, court extenseur et long extenseur.* — Par sa lèvre p... rieure.

5° et 6° *Au long fléchsiseur propre du pouce et au carré pronateur.* — ... lèvre antérieure du bord interne.

C. — extrémité inférieure.

Par son extrémité inférieure, le radius ne donne insertion à ... muscle.

D. — OS DE LA MAIN.

I. — Os du carpe.

Les muscles qui se fixent au carpe, s'insèrent principalement au scap... et au trapèze, d'une part, au pisiforme et à l'os crochu, d'autre ... c'est-à-dire aux os qui occupent l'extrémité externe et l'extrémité ... terne de cette région. Un seul muscle s'insère par quelques faisceau... trapézoïde et au grand os : c'est le muscle adducteur du pouce.

Les os du carpe donnent attache à huit muscles.

A. — os scaphoïde.

L'os scaphoïde donne insertion à un seul muscle, au *court abduct... pouce* ou *scaphoïdo-phalangien*, par la partie interne de son apop... en dedans de la coulisse du muscle radial antérieur.

B. — os trapèze.

L'os trapèze donne attache à trois muscles.

1° *A l'opposant du pouce (trapézo-métacarpien).* — Par sa face antérieu... plus particulièrement en dedans.

(1) Le bord antérieur, mousse dans toute son étendue, n'est bien distinct qu'à sa ... inférieure, dans le lieu d'insertion du carré pronateur.

2° *Au court fléchisseur du pouce* (*trapézo-phalangien*). — Par le même côté interne de la face antérieure, au-dessous du précédent (1).

3° *Au court abducteur du pouce*. — Par un petit faisceau au-dessous du précédent.

C. — OS PISIFORME.

Le pisiforme donne attache à deux muscles :

1° *Au cubital antérieur*. — Par la partie inférieure de la face antérieure de cet os.

2° *A l'adducteur du petit doigt*. — Par le côté interne de l'extrémité inférieure de cet os.

D. — OS CROCHU.

L'os crochu donne insertion à deux muscles :

1° *Au court fléchisseur du petit doigt* (*unci-phalangien*). — Par le côté antérieur de l'apophyse de l'os crochu.

2° *A l'opposant du petit doigt* (*unci-métacarpien*). — Par le côté antérieur de cette apophyse, au-dessous du précédent (2).

II. — Métacarpe.

Les os du métacarpe donnent attache à quinze muscles.

A. — PREMIER MÉTACARPIEN.

Le premier métacarpien donne insertion à quatre muscles.

SON EXTRÉMITÉ SUPÉRIEURE, à trois muscles.

1° et 2° Aux tendons réunis des muscles *long abducteur et court extenseur du pouce*. — Au côté externe et antérieur de cette extrémité supérieure.

3° A quelques faisceaux *du premier interosseux dorsal*. — Au côté interne de l'extrémité supérieure.

Lorsque l'opposant est très-considérable, le court fléchisseur ne s'insère pas au tra- mais seulement au ligament carpien antérieur.

Lorsque l'opposant est très-considérable, il s'insère seul à l'os crochu ; alors le court eur ne s'insère qu'au ligament carpien antérieur, auquel s'insèrent d'ailleurs tous cles des régions thénar et hypothénar. Le ligament antérieur du carpe n'est, en autre chose que le résultat de l'entre-croisement en X des fibres tendineuses des les qui appartiennent à l'éminence thénar et de celles qui appartiennent à l'éminence hénar, et principalement des fibres tendineuses des deux opposants. Il est facile de , à travers cet entre-croisement, les fibres tendineuses des muscles qui appartien- au thénar jusqu'à l'os crochu et au pisiforme, comme aussi celles des muscles de nence hypothénar jusqu'au scaphoïde et au trapèze.

b. Par son corps, à deux muscles.

1° *A l'opposant du pouce.* — Par toute la longueur de son bord externe, par une partie de sa face antérieure.

2° *Au premier interosseux dorsal.* — Par les trois quarts supérieurs de son bord interne.

B. — CINQUIÈME MÉTACARPIEN.

Le cinquième métacarpien donne attache à quatre muscles.

a. Par son extrémité supérieure, à deux muscles.

1° *Au cubital postérieur.* — Par le côté interne de cette extrémité supérieure.

2° *Au troisième interosseux palmaire.* — Par le côté antérieur et externe de cette extrémité supérieure.

b. Par son corps, à trois muscles.

1° *A l'opposant du petit doigt.* — Par le bord interne et par la partie voisine de la face interne de l'os.

2° *Au troisième interosseux palmaire.* — Par les deux tiers antérieurs de sa face externe.

3° *Au quatrième interosseux dorsal.* — Par le tiers postérieur de cette même face externe.

C. — DEUXIÈME MÉTACARPIEN.

Le deuxième métacarpien donne attache à six muscles.

a. Par son extrémité supérieure, à deux muscles.

1° *Au radial antérieur.* — Par la partie antérieure et externe de cette extrémité supérieure.

2° *Au premier radial externe.* — Par la partie postérieure et externe de cette même extrémité supérieure.

b Par son corps, à quatre muscles.

1° *Au premier interosseux dorsal.* — Par toute la largeur et toute la hauteur de la face externe.

2° *Au premier interosseux palmaire.* — Par les deux tiers antérieurs de sa face interne.

3° *Au deuxième interosseux dorsal.* — Par le tiers postérieur de cette même face interne.

4° *A l'adducteur du pouce.* — Par son bord antérieur, qui devient face supérieurement. Cette insertion a lieu immédiatement au-dessous de l'extrémité supérieure de l'os, et même un peu à cette extrémité supérieure.

D. — TROISIÈME MÉTACARPIEN.

Le troisième métacarpien donne attache à cinq muscles.

PAR SON EXTRÉMITÉ SUPÉRIEURE, à deux muscles.

1° *Au deuxième radial externe.* — Par le côté postérieur et externe de cette extrémité supérieure.

2° *A l'adducteur du pouce.* — Par le côté antérieur de cette extrémité supérieure.

PAR SON CORPS, à trois muscles.

1° *Au deuxième interosseux dorsal.* — Par sa face externe.

2° *Au troisième interosseux dorsal.* — Par sa face interne.

3° *A l'adducteur du pouce.* — Par son bord antérieur, dans toute sa longueur.

E. — QUATRIÈME MÉTACARPIEN.

Le quatrième métacarpien donne attache à trois muscles.

L'EXTRÉMITÉ SUPÉRIEURE ne donne point d'insertion musculaire.

PAR SON CORPS, le quatrième métacarpien donne attache à trois muscles.

1° *Au deuxième interosseux palmaire.* — Par les deux tiers antérieurs de sa face externe.

2° *Au troisième interosseux dorsal.* — Par le tiers postérieur de la face externe.

3° *Au quatrième interosseux dorsal.* — Par sa face interne, dans toute son étendue.

L'EXTRÉMITÉ INFÉRIEURE ne donne point d'insertion musculaire.

III. — Doigts.

A. — PREMIÈRES PHALANGES.

I. — Première phalange du pouce.

La première phalange du pouce donne insertion à quatre muscles.

SON EXTRÉMITÉ SUPÉRIEURE :

1° et 2° *Au court abducteur et au court fléchisseur du pouce.* — Par le côté externe et antérieur de cette extrémité supérieure. Cette insertion a lieu par un gros tubercule. Un os sésamoïde se voit dans l'épaisseur du tendon commun d'insertion.

3° *A l'abducteur du pouce.* — Par le côté interne et antérieur de cette extrémité supérieure, à un gros tubercule que présente l'extrémité supérieure dans ce sens ; un os sésamoïde se voit dans l'épaisseur du tendon d'insertion.

4° *Au court extenseur du pouce.* — En arrière de l'extrémité supérieure de cette phalange.

Le corps et l'extrémité inférieure de la première phalange du pouce ne donnent attache à aucun muscle.

II. — Première phalange de l'index.

La première phalange de l'index donne attache à deux muscles.

Par son extrémité supérieure :

1° *Au premier interosseux dorsal.* — Par le côté externe et un peu en ar-rière de l'extrémité supérieure.

2° *Au premier interosseux palmaire* (1). — En dedans et en arrière de cette extrémité supérieure.

Le corps et l'extrémité inférieure de la première phalange de l'index ne donnent point d'insertion musculaire.

III. — Première phalange du medius.

La première phalange du médius donne attache à deux muscles.

Par son extrémité supérieure :

1° *Au deuxième interosseux dorsal.* — Par la partie latérale externe et pos-térieure de cette extrémité.

2° *Au troisième interosseux dorsal.* — Par la partie latérale interne et pos-térieure de cette même extrémité.

Le corps et l'extrémité inférieure ne fournissent aucune insertion musculaire.

IV. — Première phalange de l'annulaire.

La première phalange de l'annulaire donne attache à deux muscles.

Par son extrémité supérieure :

1° *Au deuxième interosseux palmaire.* — Par la partie latérale externe et postérieure de cette extrémité.

Au quatrième interosseux dorsal. — Par sa partie latérale interne et pos-térieure.

Le corps et l'extrémité inférieure ne fournissent aucune insertion musculaire.

V. — Première phalange de l'auriculaire.

La première phalange de l'auriculaire donne attache à trois muscles.

Par son extrémité supérieure :

1° *Au troisième interosseux palmaire.* — Par la partie latérale externe et postérieure de cette extrémité.

(1) Ces muscles ne s'insèrent que partiellement à cette extrémité supérieure; une expan-sion principale de leur tendon va se fixer aux bords des tendons des extenseurs, et se terminer avec ces derniers muscles. Cette disposition est commune à tous les muscles interosseux dorsaux et palmaires.

2° et 3° *A l'abducteur et au court fléchisseur du petit doigt.* — Par la partie latérale interne et postérieure de cette même extrémité.

Le corps et l'extrémité supérieure ne fournissent aucune insertion musculaire.

B. — DEUXIÈMES PHALANGES.

I. — Deuxième phalange des quatre derniers doigts.

Les deuxièmes phalanges des quatre derniers doigts donnent attache à deux muscles.

PAR L'EXTRÉMITÉ SUPÉRIEURE, à un muscle : à la division moyenne du tendon de l'*extenseur commun des doigts*, par un tubercule très-prononcé situé à la partie postérieure de la circonférence de cette extrémité supérieure.

PAR LE CORPS, à un muscle : aux deux divisions du tendon du *fléchisseur sublime*, par la moitié inférieure de la face antérieure du corps, et par la moitié inférieure des bords.

II. — Deuxième phalange du pouce.

La deuxième phalange du pouce donne attache à trois muscles.

PAR SON EXTRÉMITÉ SUPÉRIEURE, à deux muscles.

1° *Au long extenseur du pouce.* — Par la partie postérieure de cette extrémité postérieure.

2° *Au court abducteur du pouce.* — Par ce même côté postérieur. Il est à peu près constant de voir une expansion du tendon du court abducteur venir s'accoler au tendon du long extenseur pour partager ses insertions. Dans un cas, la totalité du court abducteur venait se confondre avec le tendon de l'extenseur ; par conséquent, dans ce cas, le court abducteur ne s'insérait pas à la première phalange du pouce.

PAR SON CORPS, à un seul muscle : *au long fléchisseur propre du pouce*, qui s'attache, non à l'extrémité postérieure, mais bien à la partie moyenne de la face antérieure de la dernière phalange.

III. — Troisième phalange des quatre derniers doigts.

Les troisièmes phalanges donnent attache à cinq muscles.

PAR LEUR EXTRÉMITÉ SUPÉRIEURE, à quatre muscles.

1° Aux deux divisions latérales *de l'extenseur commun.*

2° et 3° A une portion *des interosseux dorsaux et palmaires.*

4° *Au lombrical* correspondant (1). Cette insertion a lieu en arrière de l'ex-

(1) Les lombricaux s'insèrent presque toujours en totalité au bord externe des tendons extenseurs. Il n'est pas rare de voir l'un d'eux se porter au bord interne de ce tendon ; quelquefois le quatrième lombrical se bifurque : une des branches va au bord externe du tendon du petit doigt, et l'autre branche au bord interne du tendon de l'annulaire.

trémité supérieure de la troisième phalange, à toute l'étendue diamètre transverse de cette phalange, qui présente une saillie marquable pour cette insertion.

b. Par son corps, à un muscle : au *fléchisseur profond*, qui s'insère à la moitié périeure de la face antérieure de cette phalange, rugueuse et saill dans toute l'étendue de cette insertion.

V. — DES MEMBRES ABDOMINAUX

A. — OS COXAL.

L'os coxal donne attache à trente-deux muscles.

a. Par sa face externe, à six muscles.

1° *Au grand fessier.* — Par la portion la plus postérieure de la fosse iliaque en arrière de la ligne courbe demi-circulaire postérieure (su rieure des auteurs).

2° *Au moyen fessier.* — Par toute l'étendue du triangle curviligne qu'in ceptent, en arrière, la ligne courbe demi-circulaire postérieure, haut, les cinq sixièmes antérieurs de la crête iliaque, et en bas ligne demi-circulaire antérieure.

3° *Au petit fessier.* — Par toute l'étendue de la fosse iliaque externe est au-dessous de la ligne demi-circulaire antérieure.

4° *Au tendon réfléchi du droit antérieur de la cuisse.* — Par la rainure cotyloïdienne.

5° *Au muscle obturateur externe.* — Par le pourtour du trou ovalaire sous-pubien, savoir : par la face antérieure du corps et de la b che du pubis et par la face antérieure de la branche de l'ischion

6° *Au petit adducteur profond.* — Par la face antérieure de la branche cendante du pubis, immédiatement au-dessous de l'épine pubie

b. Par sa face interne, à trois muscles.

1° *A la portion iliaque du muscle psoas-iliaque.* — Par toute l'étendue d fosse iliaque interne.

2° *A l'obturateur interne.* — Par le pourtour du trou sous-pubien, savo la face postérieure du corps et de la branche descendante du p à la face postérieure de la branche ascendante de l'ischion, toute l'étendue de la surface quadrilatère qui sépare le trou pubien de l'échancrure ischiatique.

3° *Au releveur de l'anus.* — Par la crête qui fait partie du détroit supé du bassin.

c. Par son bord supérieur ou crête iliaque, à sept muscles.

1° *Au grand oblique.* — Par la moitié antérieure de la lèvre externe crête iliaque.

2° *Au grand dorsal.* — Par le tiers postérieur de cette lèvre externe,

3° *Au petit oblique.* — Par les trois quarts antérieurs de l'interstice.

4° *Au transverse de l'abdomen.* — Par les trois quarts antérieurs de la lèvre interne.

5° *Au carré des lombes.* — Par le quart postérieur de cette lèvre interne.

6° *Au sacro-lombaire.* — Par l'interstice de la tubérosité de la crête iliaque, et de la portion voisine de cette crête.

7° *Au transversaire épineux.* — Par la lèvre interne de la tubérosité de la crête iliaque et de l'épine iliaque postérieure et supérieure.

Par son bord inférieur, à quatre muscles.

1° *Au droit interne.* — Par la lèvre antérieure du bord interne de la branche descendante du pubis, dans toute la hauteur de la symphyse.

2° *Au grand adducteur.* — Par toute la hauteur de la branche ascendante de l'ischion.

3° *A l'obturateur externe.* — Par la lèvre antérieure de ce bord inférieur.

4° *A l'obturateur interne.* — Par la lèvre postérieure de ce même bord.

Par le bord antérieur et par l'épine iliaque antérieure et supérieure, à sept muscles.

1° *Au couturier.* — Par la lèvre externe de l'épine iliaque antérieure et supérieure.

2° *Au muscle iliaque.* — Par la lèvre interne de l'épine iliaque antérieure et supérieure, et par l'épine iliaque antérieure et inférieure.

3° *Au muscle fascia lata.* — Par l'interstice.

4° *Au tendon direct du muscle droit antérieur de la cuisse.* — Par l'épine iliaque antérieure et inférieure.

5° *Au pectiné ou premier adducteur superficiel.* — *a.* Par la crête pectinéale. — *b.* Par la surface triangulaire qui est au-devant de cette crête. — *c.* Par l'épine du pubis.

6° *Au deuxième adducteur superficiel.* — Par l'épine du pubis.

7° *Au grand droit de l'abdomen.* — Par l'épine du pubis.

Par le bord postérieur et par la tubérosité de l'ischion, à neuf muscles.

1° et 2° *Au biceps et au demi-tendineux.* — Par la partie la plus postérieure et la plus élevée de la tubérosité de l'ischion, et par la crête qui la limite en haut et en arrière, immédiatement au-dessous de la gouttière sous-cotyloïdienne. Les fibres tendineuses les plus superficielles du tendon commun à ces deux muscles se continuent avec le grand ligament sacro-sciatique. Un faisceau assez considérable du demi-tendineux s'insère au bord interne de la tubérosité de l'ischion.

3° *Au demi-membraneux.* — Par la partie externe de la tubérosité de l'ischion.

4° *Au grand adducteur.* — Par la partie interne et par la partie inférieure rugueuse de la tubérosité de l'ischion.

5° *Au carré crural.* — Par la crête qui limite en dehors la tubérosité de l'ischion, au-dessous du demi-membraneux.

6° et 7° *Au jumeau inférieur et au jumeau supérieur.* — Au jumeau inférieur, par la partie supérieure de la tubérosité de l'ischion, au-dessous de la gouttière sous-cotyloïdienne; au jumeau supérieur, par la face externe de l'épine sciatique et par son bord inférieur.

7° *Au transverse du périnée.* — Par la lèvre interne de la tubérosité de l'ischion.

8° *A l'ischio-coccygien.* — Par les bords et le sommet de l'épine sciatique.

9° *A l'ischio-caverneux.* — Par la lèvre interne de la tubérosité de l'ischion, au-dessus du muscle transverse du périnée.

B. — FÉMUR.

Le fémur donne attache à seize muscles, si toutefois l'on considère comme ne constituant qu'un seul et même muscle, 1° l'obturateur interne et les jumeaux, 2° le psoas et l'iliaque, 3° les jumeaux et le plantaire grêle du triceps sural.

A. — EXTRÉMITÉ SUPÉRIEURE.

Par son extrémité supérieure, le fémur donne attache à huit muscles.

a. PAR LE PETIT TROCHANTER, à un seul muscle. Au *psoas-iliaque*, qui s'insère à toute la surface du petit trochanter, depuis sa base jusqu'à son sommet.

b. PAR LE GRAND TROCHANTER, à sept muscles.

1° *Au moyen fessier.* — Par la *face externe* du grand trochanter, suivant une ligne oblique en bas et en avant, de telle sorte que les fibres les plus antérieures de ce muscle s'insèrent au bord inférieur du grand trochanter, et les fibres les plus postérieures à l'angle de réunion du bord supérieur avec le bord postérieur de ce même trochanter, angle de réunion qui présente quelquefois une apophyse très-saillante.

2° *Au petit fessier.* — Par toute la hauteur du *bord antérieur* et à la moitié antérieure du *bord supérieur* du grand trochanter.

3° *Au pyramidal.* — Par la partie postérieure du *bord supérieur* du grand trochanter. Ses insertions font suite à celles du petit fessier, qui lui sont antérieures.

4° *A l'obturateur interne et aux jumeaux.* — Par la lèvre interne du bord *supérieur* du grand trochanter, en dedans du pyramidal, et par la face interne de ce grand trochanter, non point dans la cavité digitale, mais en avant et en haut de cette cavité digitale, à une empreinte que présente la face interne du grand trochanter au niveau de la base du col du fémur.

A l'obturateur externe. — Par la *cavité digitale* du grand trochanter, qui lui est exclusivement destinée.

5° *Au carré crural.* — Par la portion inférieure du *bord postérieur* du grand trochanter, au-dessous de l'insertion du moyen fessier; le carré s'insère, en outre, non point à la crête saillante étendue du grand au petit trochanter, mais derrière cette crête, à une ligne peu prononcée qui va se confondre avec la bifurcation externe de la ligne âpre.

7° *Au vaste externe du triceps.* — *a.* Par le *bord inférieur* ou crête horizontale du grand trochanter. — *b.* Par la lèvre antérieure du *bord antérieur*, si épais et si inégal, du grand trochanter, au-devant de l'insertion du petit fessier, que nous avons vu se faire à la lèvre postérieure de ce même bord (1).

B. — CORPS DU FÉMUR.

Par son corps, le fémur donne attache à huit muscles.

PAR SES TROIS FACES, à un seul muscle. Au *triceps fémoral*, savoir : à la *portion vaste interne* du triceps fémoral par ses trois faces, et au *vaste externe* par la partie la plus élevée de sa face externe.

PAR SES BORDS INTERNE ET EXTERNE, à un seul muscle, au *vaste externe* du triceps.

PAR SON BORD POSTÉRIEUR OU LIGNE APRE, à neuf muscles.

1° *Au psoas-iliaque.* — Par la partie supérieure de la *branche interne de bifurcation* de la ligne âpre, et par une dépression plus ou moins prononcée qui se trouve au-devant du petit trochanter.

2° *Au pectiné ou premier adducteur superficiel.* — Par la partie supérieure de la *branche interne de bifurcation* de la ligne âpre, au-dessous du précédent.

3° *Au petit adducteur profond.* — Par la *branche externe* de bifurcation de la ligne âpre, au-dessous du carré crural et sur la même ligne que ce muscle.

4° *Au grand fessier.* — Par la série de rugosités qui, du grand trochanter, vont à la ligne âpre. La surface d'insertion du grand fessier est remarquable par son étendue en hauteur, qui est de cinq centimètres au moins, par sa largeur, qui est de sept millimètres, par sa surface rugueuse, par une dépression plus ou moins prononcée que surmonte quelquefois une apophyse aussi saillante que le petit trochanter, au niveau et en dehors duquel elle est placée (2).

5° *Au deuxième adducteur superficiel* (*adducteur moyen*). — Par le tiers moyen de l'*interstice de la ligne âpre*, au-devant du grand adducteur profond.

Pour bien décrire le grand trochanter, sous le rapport des insertions musculaires, ...viendrait de considérer à cette éminence deux faces et quatre bords : 1° une face ...ne, qui donne attache au moyen fessier; 2° une face *interne*, en grande partie con...e avec le corps de l'os, et qui donne attache, en haut et en avant, à l'obturateur in... et aux jumeaux réunis, en bas et en arrière, par la cavité digitale, à l'obturateur ...e; 3° un *bord antérieur*, qui donne attache, par sa lèvre postérieure, au petit fes... par sa lèvre antérieure, au vaste externe du triceps. Un interstice très-épais, rendu à l'aide d'une synoviale, pour le glissement du tendon du petit fessier, sépare ces insertions; 4° un *bord postérieur*, qui donne attache, supérieurement, au moyen fes... inférieurement, au carré crural; 5° un *bord supérieur*, qui donne attache au pyra... à l'obturateur interne et aux jumeaux réunis; 6° un *bord inférieur*, qui donne ... au vaste externe.

J'ai vu cette apophyse donner quelques insertions au carré.

6° *Au grand adducteur profond.* — 1° Par l'*interstice de la ligne âpre*, dans toute sa longueur; 2° par la branche externe de la bifurcation supérieure de cette ligne âpre, en avant du muscle grand fessier.

7° *A la courte portion du biceps.* — Par les *trois quarts inférieurs de l'interstice de la ligne âpre*, en dehors du grand adducteur profond, et par la partie supérieure de la branche externe de la bifurcation inférieure de la ligne âpre.

8° *Au vaste interne et au vaste externe du triceps fémoral.* — Par toute la hauteur de la *lèvre interne de la ligne âpre*, pour le vaste interne, et par toute la hauteur de la *lèvre externe* de la même ligne, pour le vaste externe. L'un et l'autre muscle s'insèrent en outre à la partie supérieure des branches de la bifurcation inférieure de la ligne âpre.

9° *Aux jumeaux du triceps surâl et au plantaire grêle.* — Par la partie inférieure des *branches interne* et *externe* de la bifurcation inférieure de la ligne âpre. L'empreinte d'insertion du jumeau interne est beaucoup plus étendue et plus prononcée que l'empreinte d'insertion du jumeau externe. Le plantaire grêle s'insère à la capsule fibreuse du condyle externe et à la partie inférieure de la bifurcation externe de la ligne âpre (1).

C. — EXTRÉMITÉ INFÉRIEURE.

Par son extrémité inférieure, le fémur donne attache à huit muscles.

a. PAR LE CONDYLE INTERNE, à deux muscles.

1° *Au jumeau interne.* — Par une empreinte digitale ou fossette rugueuse située *en arrière* de ce condyle interne, immédiatement au-dessus de la surface articulaire, en arrière du tubercule d'insertion du grand adducteur, au bas de la surface inégale triangulaire qui termine la bifurcation interne de la ligne âpre, surface triangulaire qui est également destinée à l'insertion du jumeau interne.

2° *Au grand adducteur profond ou troisième adducteur.* — Par le tubercule très-prononcé qu'on remarque à la partie la plus élevée du condyle interne, au-devant de l'empreinte ou fossette destinée au jumeau interne.

b. PAR LE CONDYLE EXTERNE, à quatre muscles.

1° *Au jumeau externe.* — Par une empreinte ou fossette digitale située, non plus en arrière du condyle, comme pour le jumeau interne, mais en dehors de ce condyle, au niveau de la partie la plus élevée de la facette articulaire de ce condyle; empreinte digitale moins considérable que celle du jumeau interne.

2° *Au muscle poplité.* — 1° Par une fossette plus profonde que la précédente, au-dessous de laquelle elle est située; fossette disposée en rainure, qui occupe la partie inférieure et externe du condyle.

(1) Chez un sujet dont le plantaire grêle était très-développé, les fibres les plus supérieures de ce muscle s'attachaient à la portion de la capsule synoviale qui occupe le côté externe de l'articulation du genou, jusqu'au voisinage de la rotule.

terne et qui longe le bord externe du cartilage articulaire de ce condyle; 2° à la crête saillante qui circonscrit cette empreinte ou fossette.

3° *A quelques faisceaux du vaste externe.* — Par la saillie qui limite en haut la facette du jumeau externe.

4° *Au demi-membraneux.* — A l'expansion réflexe du tendon inférieur de ce muscle, expansion qui se confond avec le ligament postérieur de l'articulation, par la surface qui est située immédiatement au-dessus de la partie postérieure du condyle externe.

C. — OS DE LA JAMBE.

I. — Rotule.

rotule, os sésamoïde développé dans l'épaisseur du tendon du muscle *triceps fémoral*, donne insertion à ce muscle, 1° par les deux tiers antérieurs de l'épaisseur de sa base et par la partie voisine de sa face antérieure ; 2° par la partie supérieure de ses bords latéraux. Cette double insertion forme une ligne courbe à concavité inférieure.

le donne insertion au *ligament rotulien* par la partie inférieure de la face antérieure. Quelques faisceaux fibreux passent au-devant de la rotule et vont du tendon au ligament, lequel est évidemment une dépendance du tendon du triceps fémoral.

II. — Tibia.

Le tibia donne insertion à quatorze muscles.

A. — EXTRÉMITÉ SUPÉRIEURE.

L'extrémité supérieure du tibia donne attache à sept muscles.

PAR LA TUBÉROSITÉ INTERNE, à un seul muscle, au *demi-membraneux*, qui s'insère par deux tendons distincts : 1° dans une rainure horizontale, rugueuse, creusée sur le côté interne et postérieur de cette tubérosité interne; 2° en dedans de cette rainure, aux inégalités qui la séparent de l'échancrure intercondylienne postérieure.

PAR LA TUBÉROSITÉ EXTERNE, à quatre muscles.

1° *Au biceps* (ou plutôt à une expansion du tendon inférieur de ce muscle). — Par la partie de la tubérosité externe qui est située au-dessus et un peu en avant de la facette péronéale du tibia. (Nous verrons que le biceps s'insère plus particulièrement à la tête du péroné.)

2° *Au long péronier latéral.* — Par la portion de la tubérosité externe attenante à la facette péronéale.

3° et 4° *A l'extenseur commun des orteils et au jambier antérieur.* — Par la partie antérieure et inférieure de cette tubérosité.

PAR LA TUBÉROSITÉ ANTÉRIEURE, à quatre muscles.

1° *Au triceps fémoral.* — Par le gros tubercule qui termine inférieurement la tuberosité antérieure du tibia, et qui surmonte le bord antérieur ou la crête de cet os.

2° *Au fascia lata.* — Par le tubercule externe, quelquefois très-saillant, de la tubérosité antérieure du tibia, tubercule qu'on pourrait appeler *tubercule du fascia lata.*

4° *Au jambier antérieur.* — Par la partie inférieure de ce tubercule, et par la ligne saillante qui limite en dehors la tubérosité antérieure du tibia et qui fait suite à la crête ou bord antérieur de cet os.

5° *A l'extenseur commun des orteils.* — Par la partie la plus externe de cette ligne saillante, en dehors du précédent.

B. — CORPS DU TIBIA.

Le corps du tibia donne attache à sept muscles.

a. PAR SA FACE INTERNE, à quatre muscles : 1° a une expansion apenévrotique du *vaste interne ;* 2°, 3° et 4° aux tendons réunis en forme de patte d'oie des muscles *couturier, demi-tendineux* et *droit interne.* Tous ces muscles s'insèrent à la partie supérieure de cette face, et à la partie interne du tubercule qui termine inférieurement la tubérosité antérieure du tibia.

b. PAR SA FACE EXTERNE, à un seul muscle : au *jambier extérieur,* qui s'attache aux deux tiers supérieurs de cette face.

c. PAR SA FACE POSTÉRIEURE, à quatre muscles.

1° *Au poplité.* — Par toute l'étendue de la surface triangulaire que présente en haut cette face postérieure, et que limite en bas une ligne oblique (*ligne oblique tibiale*).

2° *Au soléaire.* — Par l'interstice de la ligne oblique.

3° *Au fléchisseur commun des orteils.* — Par la lèvre inférieure de la ligne oblique tibiale, et par la moitié interne des trois cinquièmes moyens de la surface postérieure du tibia.

4° *Au jambier postérieur.* — *a.* Par la partie la plus externe de la ligne oblique tibiale, en dehors du long fléchisseur commun des orteils. — Par les deux cinquièmes moyens de la face postérieure du tibia, en dehors du long fléchisseur commun des orteils : une petite crête verticale sépare la moitié interne de cette face, destinée au long fléchisseur commun des orteils, de la moitié externe, destinée au jambier postérieur.

d. PAR LE BORD ANTÉRIEUR OU CRÊTE, à un seul muscle. — Au *jambier intérieur,* dans son tiers supérieur.

e. PAR LE BORD INTERNE, à quatre muscles.

1° A une expansion aponévrotique du *demi-membraneux,* supérieurement.

2° Au *poplité.*

3° Au *soléaire*, au niveau du point où ce bord est coupé à angle aigu par la ligne oblique tibiale.

4° Au *long fléchisseur commun des orteils*, au-dessous de ce point.

Aucun muscle ne s'insère au bord externe.

C. — EXTRÉMITÉ INFÉRIEURE.

Aucun muscle ne s'insère à l'extrémité du tibia.

III. — Péroné.

Péroné donne insertion à neuf muscles, l'extenseur commun des orteils et le péronier antérieur étant considérés comme un seul et même muscle.

A. — EXTRÉMITÉ SUPÉRIEURE.

L'extrémité supérieure du péroné donne attache à trois muscles.

1° *Au biceps fémoral.* — Par les deux apophyses, l'une antérieure, l'autre postérieure, celle-ci plus saillante, que présente en dehors la partie supérieure de la tête du péroné.

2° *Au soléaire.* — *a.* Par la face postérieure de la tête du péroné, qui présente dans ce sens une facette rugueuse, terminée en dedans par une crête. — b. Par la face externe de cette même tête.

3° *Au long péronier latéral.* — Par la partie antérieure de la tête du péroné : une crête très-prononcée sépare cette surface de celle qui est destinée au muscle soléaire (1).

B. — CORPS DU PÉRONÉ.

Le corps du péroné donne insertion à six muscles.

PAR LA FACE EXTERNE, à deux muscles.

1° *Au long péronier latéral.* — Par le tiers supérieur de la face externe.

2° *Au court péronier latéral.* Par la moitié inférieure, et quelquefois par les deux tiers inférieurs de cette même face externe.

PAR LA FACE INTERNE, à trois muscles.

1° *A l'extenseur commun des orteils et au péronier antérieur réunis.* — Par la partie de la face interne du péroné qui est au-devant du ligament interosseux.

2° *A l'extenseur propre du gros orteil.* — Par les deux tiers inférieurs de la

(1) Sous le rapport des insertions musculaires, on pourrait donc distinguer quatre faces à la tête du péroné : une interne, articulaire, qui s'articule avec le tibia; trois non articulaires, savoir : une antérieure, qui donne attache au long péronier latéral, une externe et une postérieure, qui donnent attache au soléaire et au biceps.

portion de la face interne du péroné qui est au-devant du ligament en dedans et en arrière du précédent.

3° *Au jambier postérieur.* — Par toute la portion de la face interne du péroné qui est en arrière du ligament interosseux.

c. Par la face postérieure, à deux muscles.

1° *Au soléaire.* — Par le tiers supérieur de cette face postérieure.

2° *Au fléchisseur propre du gros orteil.* — Par les deux tiers inférieurs de cette même face postérieure.

d. Par le bord antérieur, à deux muscles.

1° *Au court péronier latéral.* — Par la moitié inférieure ou par les deux tiers inférieurs de la lèvre externe de ce bord.

2° *A l'extenseur commun et au péronier antérieur réunis.* — Par la lèvre interne de ce bord.

e. Par le bord externe, à quatre muscles.

1° et 2° *Au long péronier latéral et au court péronier latéral.* — Par la lèvre antérieure de ce bord.

3° *Au soléaire.* — Par le tiers supérieur de la lèvre postérieure de ce bord.

4° *Au fléchisseur propre du gros orteil.* — Par les deux tiers inférieurs de cette même lèvre postérieure.

C. — Extrémité inférieure.

L'extrémité inférieure du péroné ne donne attache à aucun muscle.

D. — OS DU TARSE.

I. — Os du tarse.

Les os du tarse donnent insertion aux muscles qui meuvent le pied sur la jambe et à un grand nombre des muscles intrinsèques du pied. Le calcanéum est de tous les os du tarse celui qui fournit le plus d'insertions musculaires ; l'astragale en est complétement dépourvu ; le deuxième cunéiforme ne reçoit qu'une expansion du tendon du jambier postérieur.

A. — Calcanéum.

Le calcanéum donne insertion à six muscles.

a. Par sa face inférieure, à quatre muscles.

1° *Au court fléchisseur commun des orteils.* — Par toute la surface inférieure de la grosse tubérosité calcanéenne interne.

2° *A l'abducteur du gros orteil.* — Par le côté interne de cette même tubérosité.

3° *Au court adducteur du petit orteil.* — Par la partie la plus externe de tubérosité interne et par l'échrancrure qui sépare cette tubérosité de la tubérosité externe.

4° *A l'accessoire du long fléchisseur commun des orteils.* — Par une triple origine : *a*, en dehors, par la partie la plus postérieure du calcanéum ; *b*, en dedans, par la partie inférieure externe de la tubérosité inférieure de la gouttière calcanéenne ; *c*, en bas, par la partie inférieure du calcanéum, en dedans du ligament calcanéo-cuboïdien inférieur, et même à la face inférieure de ce ligament.

Par sa face postérieure, à un seul muscle, au *triceps sural.* — Par les deux tiers et quelquefois les trois quarts inférieurs de la face postérieure de cet os. Cette insertion, qui se fait par l'intermédiaire du tendon d'Achille, a lieu par plans successifs : une crête saillante limite inférieurement cette insertion.

Par sa face supérieure, à un seul muscle, *au pédieux* : 1° par une éminence qui occupe la partie antérieure externe de cette face supérieure, au voisinage de la face antérieure ou cuboïdienne de l'os, au-dessus de la gouttière du long péronier latéral ; 2° dans l'espèce de creux placé entre cette éminence et la facette astragalienne externe de la face supérieure de l'os.

B. — ASTRAGALE.

Aucun muscle ne s'insère à l'astragale.

C. — SCAPHOÏDE.

Le scaphoïde ne donne attache qu'à un seul muscle.

Au jambier postérieur, par le gros tubercule qu'on remarque en dedans et en bas de la circonférence de cet os, au bord interne du pied.

D. — PREMIER CUNÉIFORME.

Le premier cunéiforme donne attache à trois muscles.

1° *Au jambier antérieur.* — Par le côté interne et inférieur de cet os, immédiatement derrière sa face antérieure.

2° *Au jambier postérieur* (ou plutôt à une expansion très-considérable de son tendon). — Par la face inférieure de l'os, derrière l'insertion du jambier antérieur.

3° *Au premier interosseux dorsal.* — Par le bord supérieur ou tranchant du coin que représente le premier cunéiforme. Cette insertion se fait à l'aide d'un petit tendon.

E. — DEUXIÈME CUNÉIFORME.

Le deuxième cunéiforme donne insertion à un seul muscle.

Au jambier postérieur, ou plutôt à une expansion très-prononcée du tendon de ce muscle, par le bord inférieur ou tranchant de cet os.

F. — TROISIÈME CUNÉIFORME.

Le troisième cunéiforme donne attache à trois muscles.

1° *Au jambier postérieur* (ou plutôt à une expansion de son tendon, ana-logue à celle qu'il envoie au premier et au deuxième cunéiforme). — Par son bord ou tranchant inférieur.

2° et 3° *Au court fléchisseur du pouce et à un faisceau de son abducteur oblique.* — Par le côté externe du bord inférieur ou tranchant de cet os.

G. — CUBOÏDE.

Le cuboïde donne insertion à deux muscles.

1° *Au jambier postérieur* (ou plutôt à une expansion postérieure de son tendon). — Par la face inférieure du cuboïde, en dedans de la gouttière du long péronier latéral (1).

2° *A l'abducteur oblique du gros orteil.* — *a.* Par toute la partie excavée et rugueuse de la face inférieure du cuboïde qui est postérieure à la gouttière du long péronier latéral; *b.* A un petit faisceau de ce muscle, par le bord antérieur de cette gouttière.

II. — Os du métatarse.

A. — PREMIER MÉTATARSIEN.

Le premier métatarsien donne attache à quatre muscles.

a. PAR SON EXTRÉMITÉ POSTÉRIEURE, à trois muscles.

1° *Au jambier antérieur* (ou plutôt à une division peu considérable, mince, mais constante, de son tendon, que nous avons vue s'insérer essentiellement au premier cunéiforme). — Par le côté interne de cette extrémité postérieure.

2° *Au long péronier latéral.* — Par la partie inférieure et externe de cette extrémité postérieure, à l'apophyse très-remarquable qu'on observe dans ce point.

3° *Au premier interosseux dorsal* (2). — Par le côté interne de cette extrémité.

b. PAR SON CORPS, à un seul muscle, *au long péronier latéral*, dont une forte expansion s'étend à la partie postérieure du bord externe.

L'extrémité antérieure ne donne attache à aucun muscle.

(1) Il suit de là que le jambier postérieur s'insère essentiellement au scaphoïde, et que la couche superficielle de son tendon se divise, à la manière d'une patte d'oie, en quatre tendons, dont trois antérieurs et un postérieur; celui-ci s'insère au cuboïde; les trois antérieurs s'insèrent aux trois cunéiformes. L'expansion destinée au premier cunéiforme est plus considérable que l'expansion destinée au deuxième cunéiforme et que celle qui va au troisième.

(2) Le premier interosseux dorsal ne prend aucune insertion au corps du premier métatarsien.

B. — CINQUIÈME MÉTATARSIEN.

Le cinquième métatarsien donne attache à sept muscles.

PAR SON EXTRÉMITÉ POSTÉRIEURE, à trois muscles.

1° *Au court péronier latéral.* — Par toute l'étendue de la face externe de l'apophyse postérieure, si remarquable, de cet os.

2° *Au court fléchisseur du petit orteil* (ou plutôt à un petit faisceau musculaire qui vient s'ajouter à ce muscle). — Par la face postérieure de la même apophyse.

3° *A l'abducteur du petit orteil.* — Par la face inférieure de cette extrémité inférieure, en dedans du précédent.

PAR SON CORPS, à quatre muscles.

1° *Au péronier antérieur.* — Par le bord supérieur et par le côté externe du corps, immédiatement au-devant de la facette latérale par laquelle l'extrémité postérieure du cinquième métatarsien s'articule avec celle du quatrième.

2° *A l'abducteur du petit orteil.* — Par la face inférieure et par le bord externe du corps, en dehors du troisième interosseux plantaire.

3° *Au troisième interosseux plantaire.* — Par la face inférieure du corps, en dedans de l'abducteur du petit orteil.

4° *Au quatrième interosseux dorsal.* — Par toute la longueur et toute la largeur de la face interne du corps de l'os.

L'extrémité antérieure ne donne attache à aucun muscle.

C. — DEUXIÈME MÉTATARSIEN.

Le deuxième métatarsien donne attache à deux muscles.

SON CORPS.

1° *Au premier interosseux dorsal.* — Par toute la hauteur de la face interne du corps, et par la lèvre interne de son bord inférieur.

2° *Au deuxième interosseux dorsal.* — Par toute la hauteur de la face externe du corps de l'os.

extrémité postérieure et son extrémité antérieure ne fournissent aucune insertion musculaire.

un interosseux plantaire ne s'insère au deuxième métatarsien. Je ppellerai, relativement à la détermination des interosseux, que le uxième métatarsien est au pied ce que le troisième métacarpien est a main.

D. — TROISIÈME MÉTATARSIEN.

Le troisième métatarsien donne attache à trois muscles.

R SON EXTRÉMITÉ POSTÉRIEURE, à un seul muscle, *à l'abducteur oblique du gros orteil* (ou plutôt à un gros faisceau de ce muscle), par la face inférieure de cette extrémité postérieure.

b. Par son corps, à deux muscles.

1° *Au premier interosseux plantaire.* — Par son bord inférieur et par deux tiers inférieurs de sa face externe.

2° *Au deuxième interosseux dorsal.* — Par la partie supérieure et pos rieure de la face externe.

L'extrémité antérieure ne donne attache à aucun muscle.

E. — Quatrième métatarsien.

Le quatrième métatarsien donne attache à trois muscles.

a. Par son extrémité postérieure, à un seul muscle, *à l'abducteur oblique*, pa face inférieure de cette extrémité postérieure.

b. Par son corps, à deux muscles.

1° *Au troisième interosseux dorsal.* — Par toute la hauteur de la fa externe de cet os, et par la lèvre interne de son bord inférieur;

2° *Au deuxième interosseux plantaire.* — Par la lèvre externe de son b inférieur et par le tiers inférieur de sa face externe (1).

Par son extrémité antérieure, le quatrième métatarsien ne donne atta à aucun muscle.

III. — Orteils.

A. — Premières phalanges.

Le corps et l'extrémité antérieure des premières phalanges ne donn attache à aucun muscle.

1. — Première phalange du gros orteil.

La première phalange du gros orteil donne attache à quatre muscle

1° et 2° *A l'adducteur du gros orteil et à son court fléchisseur réunis.* — le côté inférieur et interne de son extrémité postérieure. Cett sertion se fait à l'aide d'un os sésamoïde en forme de rotule.

3° et 4° *A l'abducteur oblique et à l'abducteur transverse.* — Par le côté rieur externe de son extrémité postérieure. Cette insertion se l'aide d'un os sésamoïde.

2. — Première phalange du cinquième orteil.

La première phalange du cinquième orteil donne attache à quatre mu

1° *Au court adducteur.* — Par le tubercule externe que présente, son extrémité postérieure.

(1) Les deux tiers supérieurs de la face externe ne donnent pas attache à l'inte dorsal. Il semblerait qu'au pied tous les interosseux dorsaux et plantaires soient r du côté de la face plantaire. Généralement les interosseux du pied ne s'attachent q seul métatarsien. Les interosseux plantaires s'insèrent à la phalange qui est soute le métacarpien auquel ils s'insèrent; les interosseux dorsaux, au contraire, s'insère phalange soutenue par un métacarpien autre que celui auquel ils s'insèrent : nous trouvé qu'un seul interosseux dorsal s'insérant à la fois à deux métacarpiens; deuxième interosseux dorsal.

2° *Au court fléchisseur.* — Par le tubercule interne que présente, en bas, cette même extrémité.

3° *Au quatrième lombrical.* — Par le côté interne de cette extrémité.

4° *Au troisième interosseux plantaire.* — Par le côté interne de cette même extrémité, où il se confond avec le quatrième lombrical.

3. — Première phalange du deuxième orteil.

La première phalange du deuxième orteil donne attache à trois muscles.

1° *Au premier interosseux dorsal.* — Par le tubercule externe que présente, en bas, son extrémité postérieure.

2° *Au premier interosseux plantaire.* — Par le tubercule interne que présente, en bas, cette même extrémité.

3° *Au premier lombrical.* — Par le côté interne de cette extrémité postérieure.

4. — Première phalange du troisième orteil.

Elle donne attache à trois muscles.

1° *Au troisième interosseux dorsal.* — Par le tubercule externe inférieur de cette extrémité.

2° *Au deuxième interosseux plantaire.* — Par le tubercule interne inférieur.

3° *Au deuxième lombrical.* — Par le côté interne de cette extrémité postérieure.

5. — Première phalange du quatrième orteil.

Elle donne attache à trois muscles.

1° *Au quatrième interosseux dorsal.* — Par le tubercule inférieur externe de son extrémité postérieure.

2° *Au troisième interosseux plantaire.* — Par le tubercule inférieur interne.

3° *Au troisième lombrical.* — Par le côté interne de cette extrémité postérieure (1).

B. — DEUXIÈMES PHALANGES.

La deuxième phalange du deuxième, du troisième, du quatrième et du cinquième orteil donne insertion à deux muscles.

PAR SON EXTRÉMITÉ POSTÉRIEURE, à un muscle, *à l'extenseur commun des orteils*, par la partie supérieure de cette extrémité. Cette insertion se fait à l'aide de la division médiane du tendon correspondant de l'extenseur commun.

PAR SON CORPS, à un muscle, *au court fléchisseur commun des orteils*, dont les

(1) Il est à remarquer qu'au pied, les interosseux sont tout à fait étrangers aux tendons extenseurs, avec lesquels nous les avons vus se confondre en grande partie à la main ; les lombricaux envoient une très-faible expansion à l'extenseur.

deux divisions s'insèrent aux bords et à la face inférieure de cet os, jusqu'au voisinage de l'extrémité antérieure.

Par leur extrémité antérieure, les deuxièmes phalanges ne donnent attache à aucun muscle.

C. — TROISIÈMES PHALANGES.

Les troisièmes phalanges donnent attache à deux muscles.

a. PAR LEUR EXTRÉMITÉ POSTÉRIEURE, à un muscle, *à l'extenseur commun des orteils*, par la partie supérieure de cette extrémité. Cette insertion se fait à l'aide des deux divisions latérales du tendon de l'extenseur commun.

b. PAR LEUR CORPS, à un muscle, *au long fléchisseur commun des orteils*, par la moitié postérieure de la face inférieure de leur corps, à une éminence rugueuse fort remarquable.

Os hyoïde.

L'os hyoïde donne insertion à dix paires de muscles.

A. — CORPS.

Le corps de l'os hyoïde donne insertion

a. PAR SA FACE ANTÉRIEURE, à quatre paires de muscles. — Au *digastrique*, au *stylo-hyoïdien*, au *mylo-hoïdien*, au *génio-hyoïdien*.

b. PAR SA FACE POSTÉRIEURE, à deux paires de muscles. — Au *génio-glosse*, au *thyro-hyoïdien*.

c. PAR SON BORD SUPÉRIEUR, à une seule paire. — A l'*hyo-glosse* (portion basio-glosse).

d. PAR SON BORD INFÉRIEUR, à deux paires de muscles. — Au *sterno-hyoïdien*, à l'*omoplat-hyoïdien*.

B. — CORNES.

Les cornes de l'os hyoïde donnent insertion

a. PAR LEUR FACE POSTÉRIEURE, à une paire de muscles. — Au *thyro-hyoïdien*.

b. PAR LEUR BORD SUPÉRIEUR, à deux paires de muscles. — A l'*hyo-glosse* (portion cérato-glosse) et au *constricteur moyen du pharynx* (hyo-pharyngien).

c. PAR LEURS DEUX PETITES CORNES, à deux paires de muscles. — Au *stylo-pharyngien*, au *constricteur moyen du pharynx*.

FIN DU PREMIER VOLUME.

TABLE DU PREMIER VOLUME

AVANT-PROPOS.

CONSIDÉRATIONS GÉNÉRALES.

APPAREIL DE LA LOCOMOTION

I. — DES OS OU DE L'OSTÉOLOGIE

CONSIDÉRATIONS GÉNÉRALES.

II. — DES ARTICULATIONS OU DE L'ARTHROLOGIE

CONSIDÉRATIONS GÉNÉRALES.

ARTICULATIONS EN PARTICULIER.

Articulations de la colonne vertébrale.

Articulations de la tête.

Articulations du thorax.

Articulations des membres thoraciques.

Articulations des membres abdominaux.

III — DES MUSCLES ET DES APONÉVROSES OU DE LA MYOLOGIE

CONSIDÉRATIONS GÉNÉRALES.

DES MUSCLES EN PARTICULIER.

Muscles du tronc et du cou.

Muscles du crâne et de la face.

Muscles des membres thoraciques.

Muscles des membres abdomin[illegible]

TABLEAU DES MUSCLES DANS L'ORDRE PHYSIOLOGIQUE.

TABLEAU GÉNÉRAL DES INSERTIONS MUSCULAIRES.

I. — INSERTIONS QUE FOURNIT LA COLONNE VERTÉBRALE.

II. — INSERTIONS QUE FOURNISSENT LES OS DE LA TÊTE.

III. — INSERTIONS QUE FOURNISSENT LES OS DE LA POITRINE.

IV. — INSERTIONS QUE FOURNISSENT LES MEMBRES THORACIQUES.

V. — INSERTIONS QUE FOURNISSENT LES MEMBRES ABDOMINAUX.

FIN DE LA TABLE DES MATIÈRES DU PREMIER VOLUME.

CORBEIL. — TYP. ET STÉR. DE CRÉTÉ FILS.

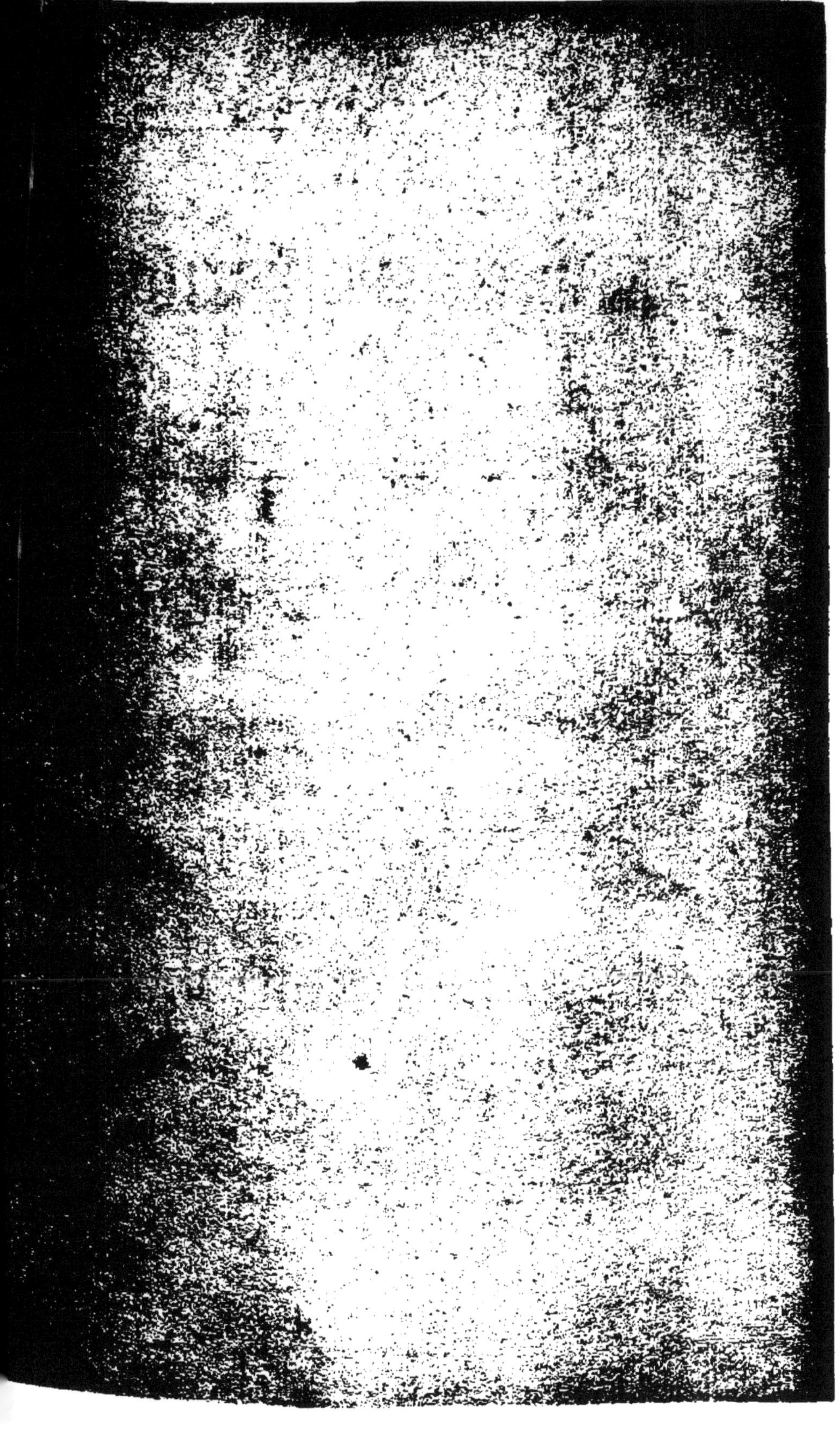

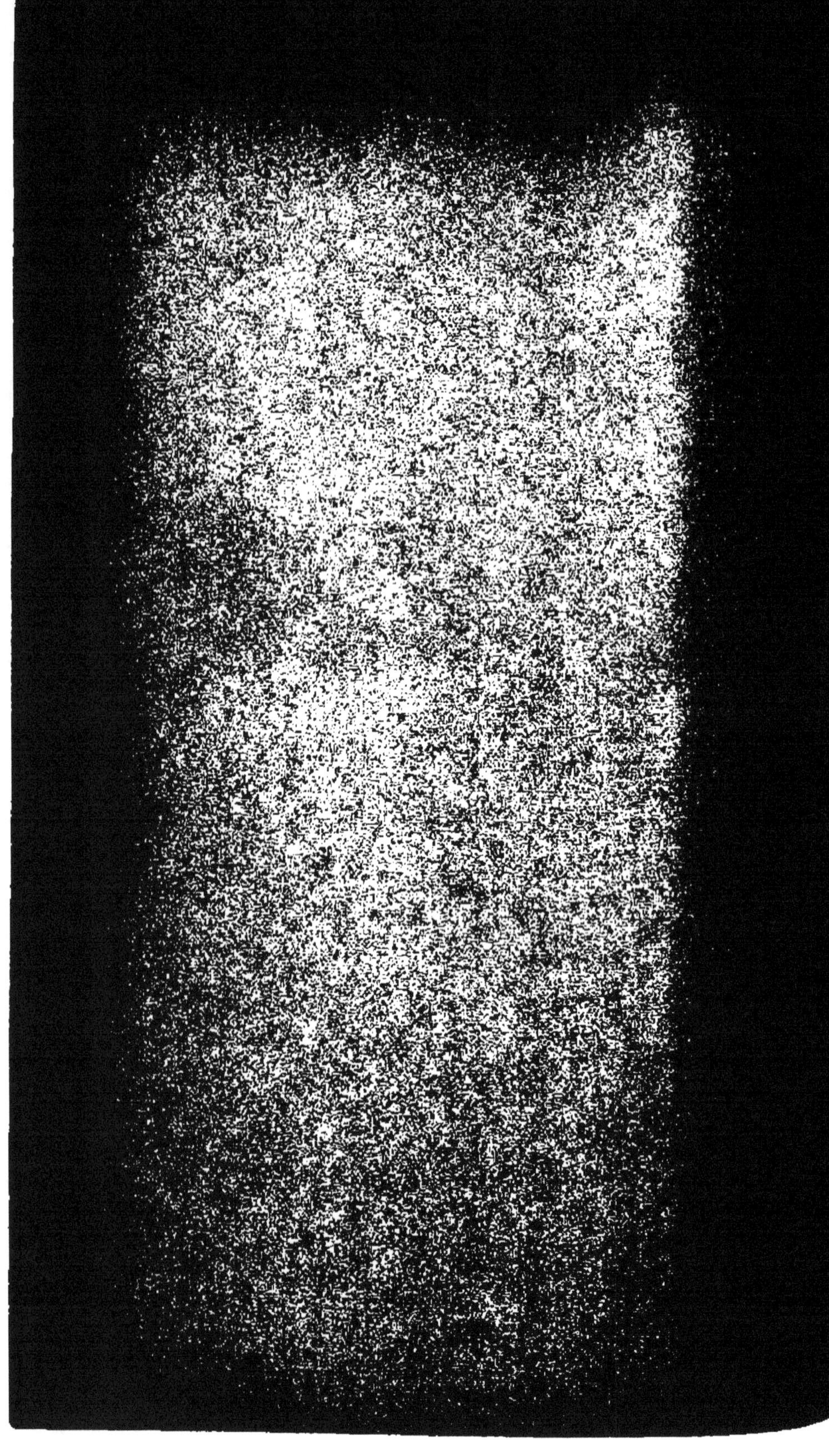

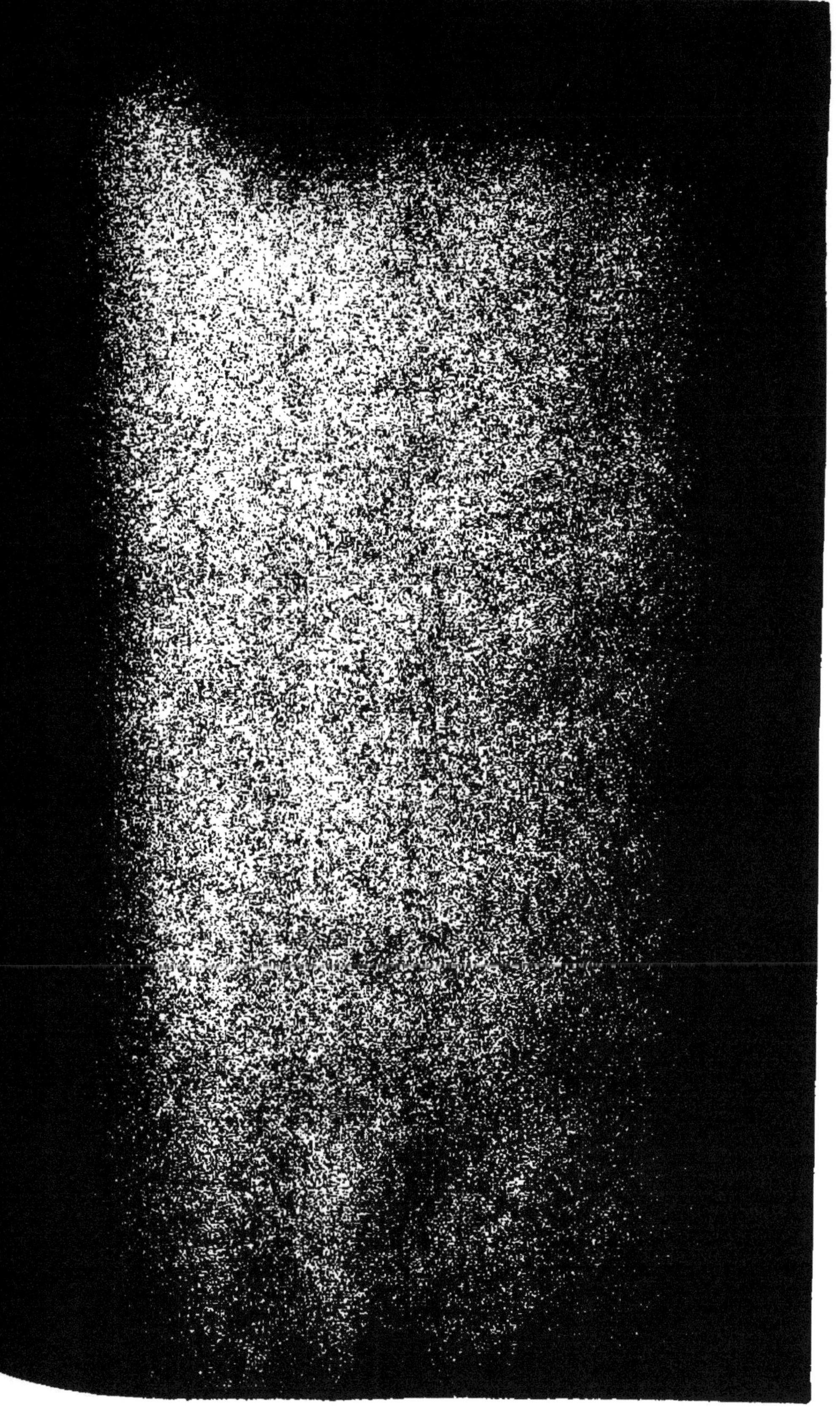

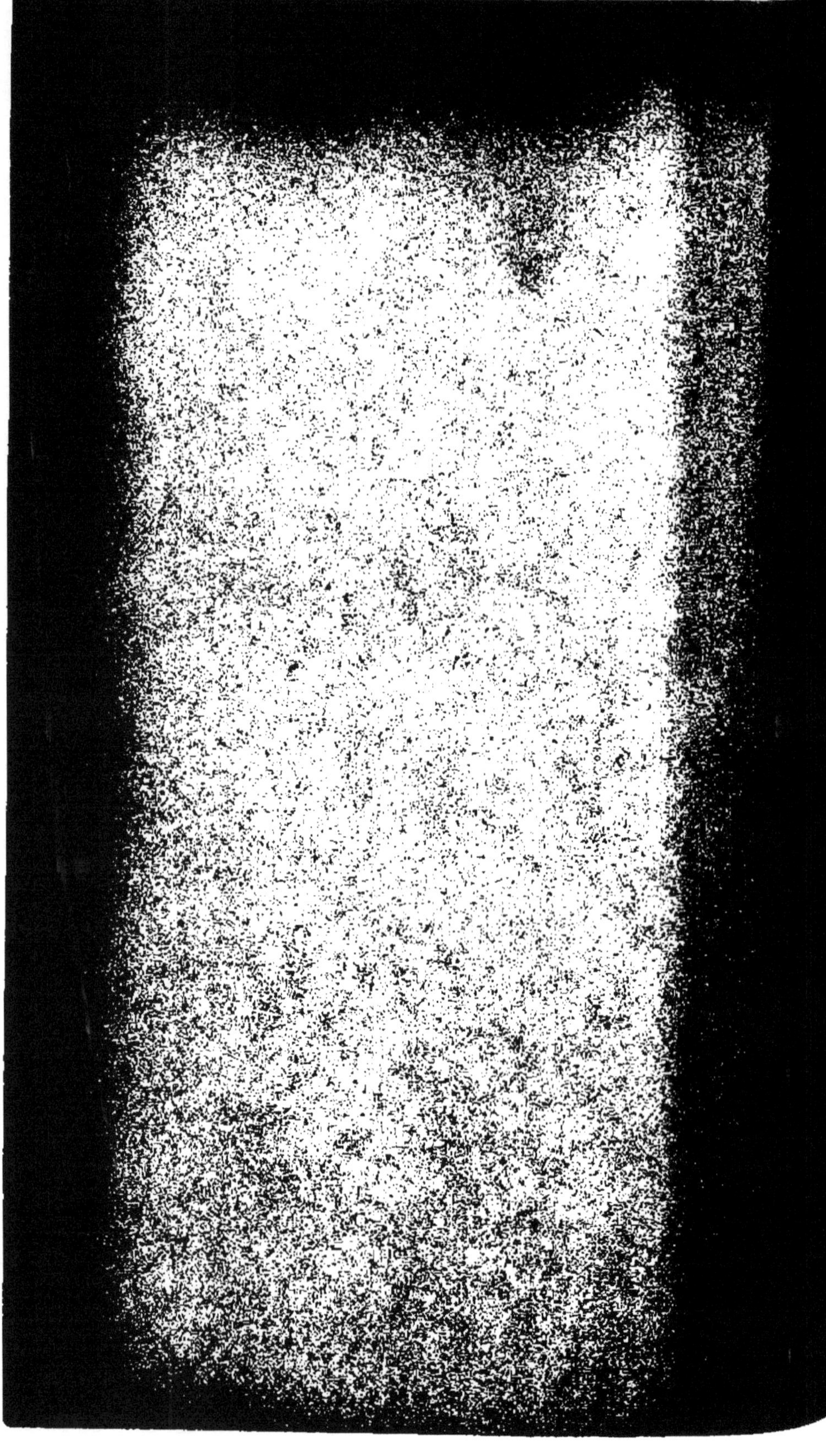

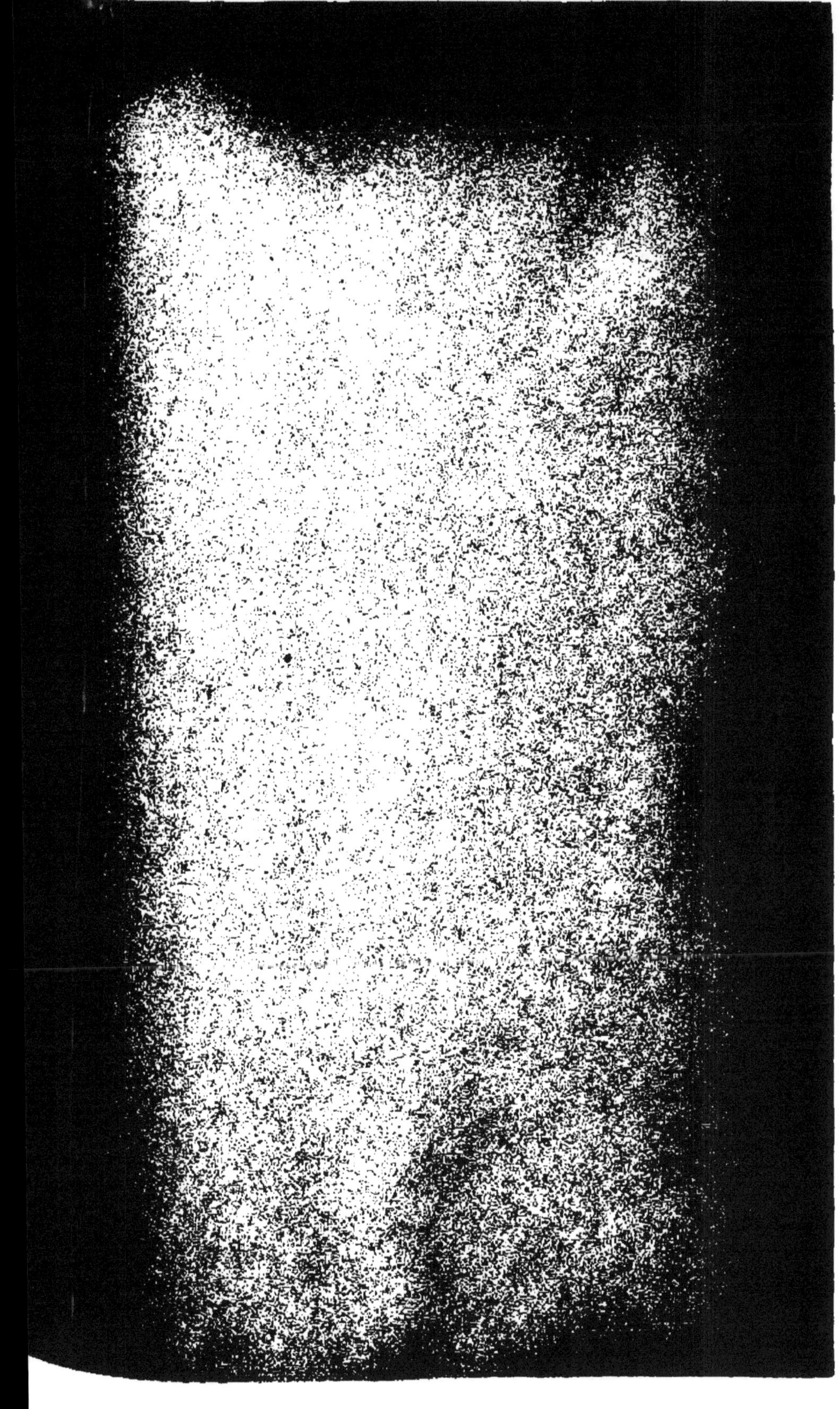

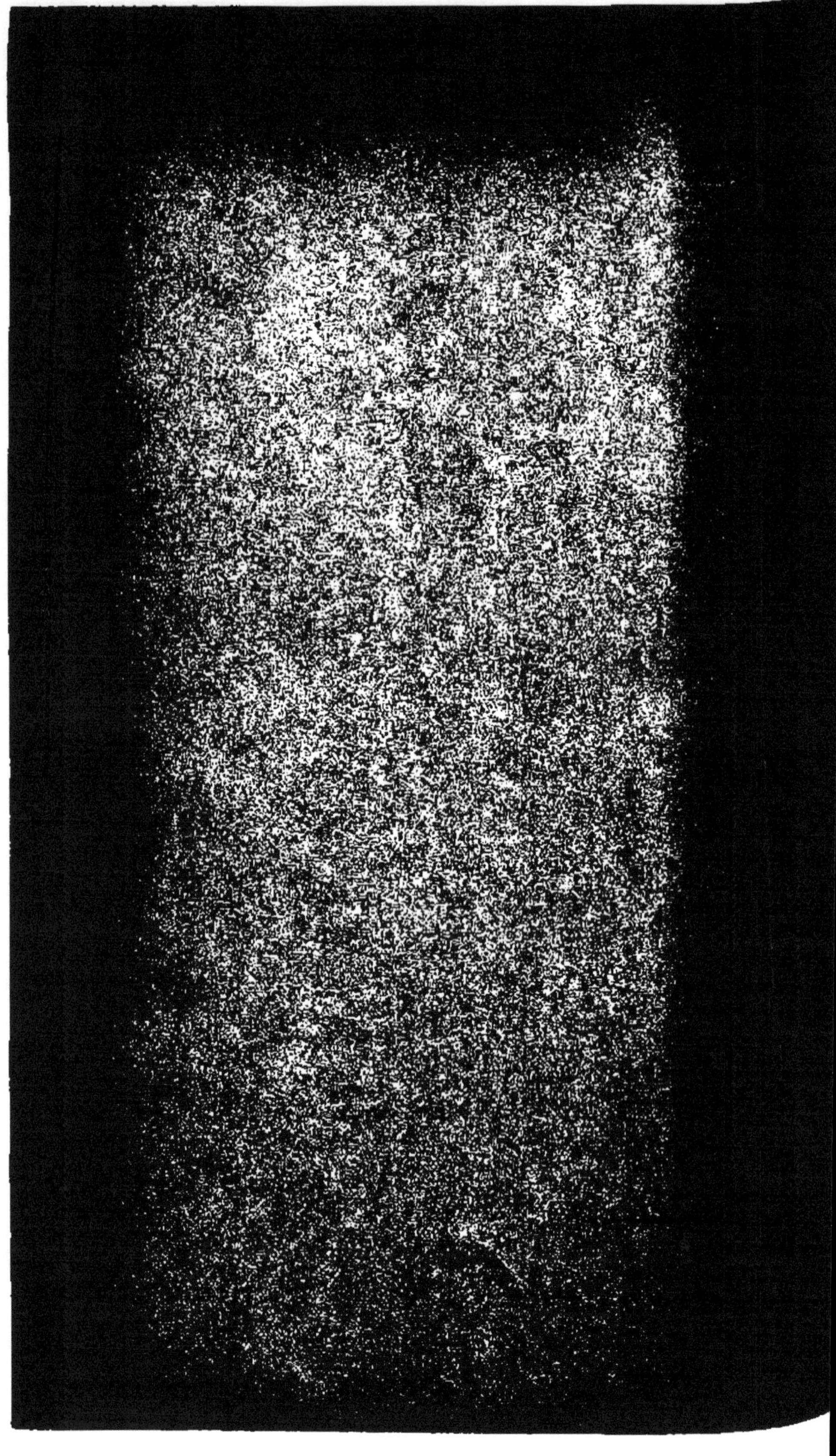

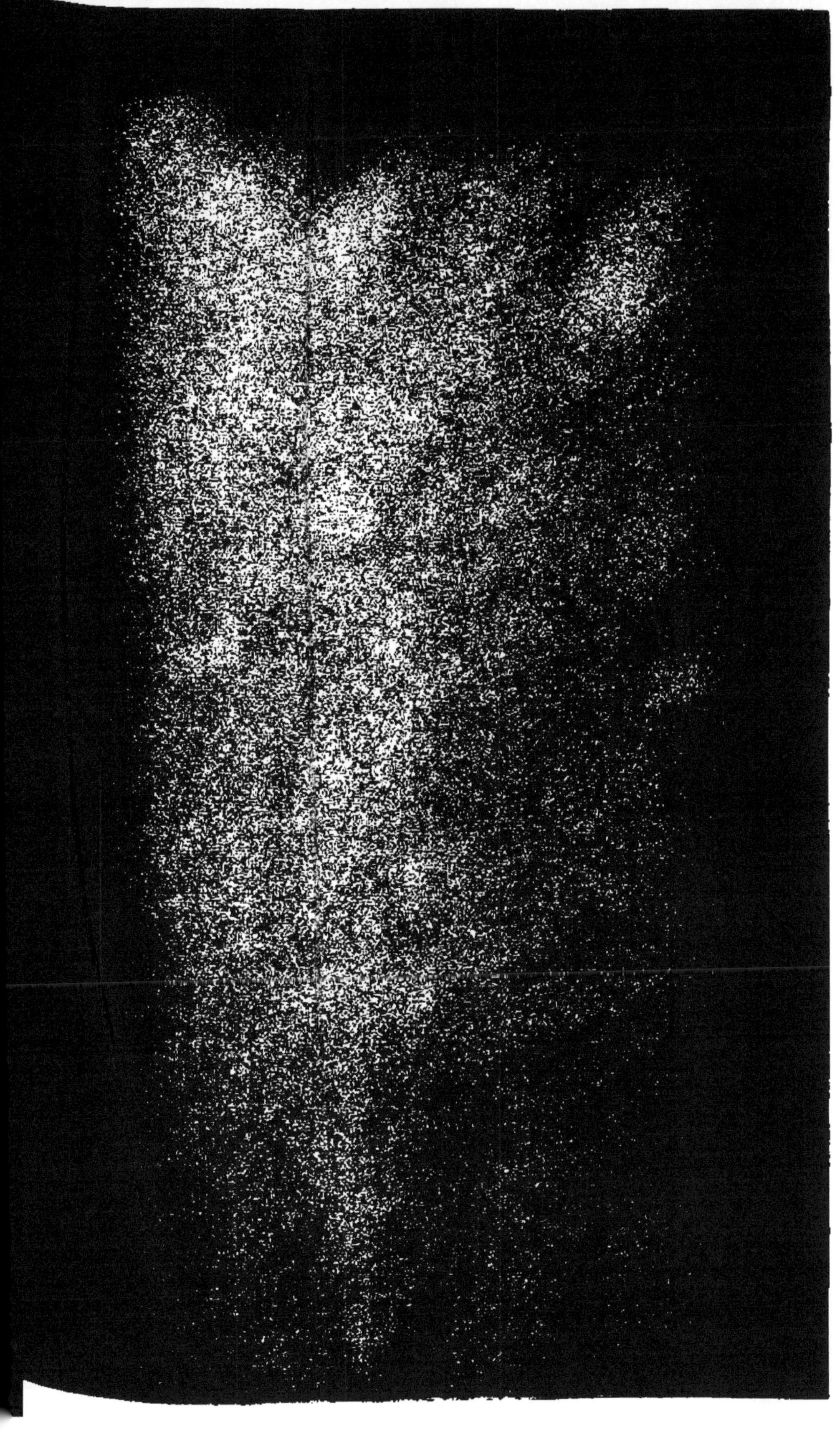

www.ingramcontent.com/pod-product-compliance
Ingram Content Group UK Ltd.
Pitfield, Milton Keynes, MK11 3LW, UK
UKHW020258200726
13857UKWH00001B/23

9 782012 986251